最新胸部CT診断学

松本満臣

著

朝倉書店

序

　拙著「胸部のCT診断」を上梓したのは1986年秋で，今から振り返ると胸部CTの単行本としては比較的早い時期であった．幸いにして発刊以来，望外の評価を得ることができ，研修医の方々を中心に多くの建設的な意見や助言をいただいた．発刊以来すでに11年を経過したが，この間における胸部CT診断の進歩には画像診断の歴史に残るめざましいものがある．

　まず第一に，CT機器の進歩の中で胸部のCT診断に最も重要な"高分解能CT"が出現したことである．これにより，伸展固定肺標本とマクロあるいはサブマクロの病理との対比を促進した．

　Heitzmanの名著"The Lung"で勉強したころには，胸部単純写真と伸展固定肺標本との間には大きなギャップがあり，単純写真の所見と病理像とを結びつける導線を見いだすのは困難であった．高分解能CT所見はこのギャップを埋めるとともに，"radiologic-pathologic correlation"を飛躍的に前進させた．

　高分解能CTによる画像と病理の対比の研究は，当初びまん性肺疾患から始まったが，やがて孤立性肺結節性病変のような限局性肺疾患へと進み，小型肺癌の精密検査にも積極的に用いられるようになってきた．

　いうまでもなく，高分解能CTと病理との対比による新しいCT診断学の構築は，わが国のすぐれた研究者によるものであり，わが国の誇りでもある．

　第二の大きな進歩は，"ヘリカルCT"の出現である．ヘリカルスキャンデータは体積データであり，連続した画像であるため，小さな肺病変を見逃しなく拾い上げるとともに，thin-section CTから得られる3次元画像は短期間にすばらしくきれいになった．肺結節と周辺の肺血管構造との関連や心大血管病変，CT内視法などの新しい診断法が構築され，さらに増加しつつある肺癌の治療成績向上への切り札として，ヘリカルCTによる肺癌検診への応用の可能性について夢がふくらんでいる．この分野でもわが国の研究者の果たした役割は大きい．

　このような急速な進歩もあって，1990年ころから改訂の要望があった．しかし，あまりにも急速な進歩の過程で，新知見が次々と報告されているときに改訂版をだすことについて，筆者はすぐに内容が陳腐化してしまう可能性を危惧した．また，当時筆者は猛烈に多忙であったという二つの理由で延び延びになってしまった．

　時を経て新しい職場へと移ったが，その間に貴重な症例を蓄積することができた．群馬大学や群馬県立がんセンターにおける内科医，外科医，放射線科医，病理医による定期的なカンファレンスでも多くの有意義な検討がなされ，これらをとおして多くを学ぶことができた．現在もなお進歩の波は速いが，高分解能CTなどの新しい診断技術の胸部診断における役割も安定したものになったと考え，ここに新

たに「最新胸部CT診断学」として上梓する運びとなった．前著「胸部のCT診断」は1983年出版の「全身CT診断学」の姉妹版であったともいえる．同じように，本書は「全身CT診断学」が1991年に内容を一新して出版された「最新CT診断学」の姉妹版であると考えている．

多くの参考書が出回っている中で，どのような内容を盛り込むべきかいろいろと模索した．筆者自身が読影にあたって参考になったのは，自験例の検討に加えて，自ら読んだすぐれた論文と，しっかりした内容の単行本から得た知識であった．単純写真やCTには，病理学的変化を反映する所見がその画像特性とともに示されている．画像の病態的な成り立ちを理解することが，ことに鑑別診断において重要である．そこで，本書では原点に戻って，画像の成り立ちとその背景にある病理学的変化の関連についての記述を盛り込むことを心がけた．前著同様，胸部疾患の診療に従事されている放射線科，内科，外科などの研修医を主な対象として執筆したものである．

もとより浅学非才であり，不十分な点があるかもしれない．それらについては機会があれば小改訂を加えていきたいと考えている．ご叱正を賜れば幸いである．

本書がCTの読影に携わる読者諸氏にとって参考となれば，これ以上の喜びはない．

1997年10月

著　者

目 次

1. 胸部のCTの実施法 ……………………………………………………………… 1
　A. CT装置の進歩と概要 …………………………………………………………… 2
　B. CT画像 …………………………………………………………………………… 3
　　1. ピクセル・ボクセル・マトリックス ……………………………………… 3
　　2. CT値 …………………………………………………………………………… 3
　　3. ウィンドウ幅・ウィンドウレベル ………………………………………… 4
　　4. アーチファクト ……………………………………………………………… 6
　　5. 部分体積効果 ………………………………………………………………… 9
　C. 高分解能CT ……………………………………………………………………… 10
　D. ヘリカルCT ……………………………………………………………………… 11
　E. 超高速CT ………………………………………………………………………… 13
　F. 検査手技 ………………………………………………………………………… 14
　G. 造影CT …………………………………………………………………………… 17
　　1. 胸部の造影CT ………………………………………………………………… 17
　　2. 造影剤の血行動態 …………………………………………………………… 17
　　3. 造影剤投与法 ………………………………………………………………… 18
　H. 肺濃度 …………………………………………………………………………… 19

2. 肺，縦隔，胸膜・胸壁のCT横断解剖 ………………………………………… 21
　A. 肺区域のCT横断解剖 …………………………………………………………… 22
　　1. 右上葉 ………………………………………………………………………… 22
　　2. 左上葉上区 …………………………………………………………………… 28
　　3. 右中葉 ………………………………………………………………………… 28
　　4. 左上葉舌区 …………………………………………………………………… 28
　　5. 右下葉・左下葉 ……………………………………………………………… 29
　　6. 葉間胸膜 ……………………………………………………………………… 31
　　7. 肺靱帯 ………………………………………………………………………… 32
　B. 縦隔のCT横断解剖 ……………………………………………………………… 32
　　1. 胸郭入口部および肺尖部 …………………………………………………… 32

	2．大動脈弓	38
	3．Aortic-Pulmonic window	39
	4．肺動脈	41
	5．肺静脈および左房	41
	6．心室・冠静脈洞	41
	7．横隔膜脚	42
C．	縦隔リンパ節	42
D．	縦隔の区分	48
	1．縦隔区分法	48
	2．縦隔区分と好発病変	49
E．	胸壁のCT横断解剖	49
	1．胸壁・壁側胸膜の解剖	49
	2．正常壁側胸膜のCT像	53

3. 孤立性肺結節性病変 ……………………………………………………55

A．	孤立性肺結節性病変の一般的事項	56
	1．分類と頻度	56
	2．孤立性肺結節性病変と誤りやすい肺外病変	58
	3．孤立性肺結節影へのアプローチ	59
B．	末梢部肺癌	64
	1．末梢部肺癌の組織型と進展様式	64
	2．画像における発育形態分類と病理	65
C．	病変の"場"と画像所見	79
	1．辺縁の性状	80
	2．内部構造	81
	3．既存構造との関係	84
	4．炎症の広がりと既存構造	87
	5．病変の"場"と既存構造	89
D．	肺癌との鑑別が問題となる孤立性肺病変	95
	1．結核腫	95
	2．過誤腫	100
	3．硬化性血管腫	105
	4．限局性器質化肺炎	109
	5．リンパ球増殖性病変	109
	6．円形無気肺	113
	7．クリプトコッカス症	114

	8. 肺犬糸状虫症	116
	9. 肺内気管支嚢胞	117
	10. 肺分画症	118
	11. 悪性線維性組織球腫	120
	12. 胸脾症	120
	13. 肺動静脈瘻	120
	14. 肺内リンパ節	121
	15. 孤立性肺転移	122
	16. 肺梗塞	123
	17. 空洞形成性病変	124
E.	ヘリカル CT を用いた肺癌検診	124
	1. 肺癌検診の足跡と検診結果の概要	124
	2. 群馬県の肺癌検診と肺癌治療成績	125
	3. ヘリカル CT による肺癌検診	126
	4. 肺癌検診用 CT の開発とパイロットスタディ	126
	5. 放射線医学総合研究所プロジェクトによる CT 肺癌検診	133

4. 肺門部肺癌および気道病変 ……………………………………………… 141

A.	気　　道	142
B.	気 管 腫 瘍	142
C.	気管・気管支のびまん性病変	145
	1. 再発性多発軟骨炎	145
	2. アミロイドーシス	146
	3. Wegener 肉芽腫症	146
	4. 骨軟骨増殖性気管気管支症	146
	5. 結核性気管支狭窄	146
	6. サルコイドーシス	147
	7. 巨大気管気管支	148
	8. 気管支軟化症	148
D.	肺門部扁平上皮癌	148
	1. 気管支の構造と肺門部肺癌	148
	2. 肺門部扁平上皮癌の進展と画像所見	148
	3. 肺門部早期癌	152
E.	無　気　肺	154
	1. 閉塞性無気肺	154
	2. その他の原因による無気肺	157

F. 気管支拡張症 …………………………………………………………………160
G. 肺気腫 ……………………………………………………………………163
H. 肺野のモザイクパターン ……………………………………………………164

5. 肺癌の病期診断 …………………………………………………………167
A. 肺癌の病期分類 …………………………………………………………168
B. 肺癌の病期診断と検査法 ………………………………………………170
C. T因子の診断 ……………………………………………………………171
 1. 胸壁浸潤・胸膜播種 ………………………………………………171
 2. 肺内転移 ……………………………………………………………175
 3. 縦隔・大血管・心膜・心房浸潤 …………………………………180
D. N因子の診断 ……………………………………………………………190
E. CTによる肺癌のresectabilityの評価 ……………………………196
 1. 切除可能癌と切除不能癌のCT所見の比較 ………………………196
 2. Resectability診断基準の評価 ……………………………………199
F. 肺癌術後のCT …………………………………………………………200

6. 限局性肺病変 ……………………………………………………………207
A. 肺結核 ……………………………………………………………………208
 1. 1次結核 ……………………………………………………………208
 2. 2次結核 ……………………………………………………………211
B. 肺膿瘍 ……………………………………………………………………225
C. 肺真菌症 …………………………………………………………………229
D. 肺梗塞 ……………………………………………………………………232

7. びまん性肺疾患 …………………………………………………………235
A. 肺実質と間質 ……………………………………………………………236
B. 肺小葉と高分解能CT …………………………………………………237
C. びまん性肺疾患の分類 …………………………………………………238
D. 小葉中心性病変 …………………………………………………………241
E. 汎小葉性病変 ……………………………………………………………242
F. 気管支血管周囲間質分布病変 …………………………………………243
G. 非小葉性ランダム分布病変 ……………………………………………243
H. 主な疾患 …………………………………………………………………244
 1. びまん性汎細気管支炎 ……………………………………………244
 2. 塵肺 …………………………………………………………………246

3. 好酸球性肉芽腫 ……………………………………………………… 252
　　4. 肺リンパ管筋腫症 …………………………………………………… 256
　　5. 呼吸細気管支炎 ……………………………………………………… 258
　　6. 収縮性細気管支炎 …………………………………………………… 258
　　7. 過敏性肺炎 …………………………………………………………… 260
　　8. BOOP ………………………………………………………………… 260
　　9. 慢性好酸球性肺炎 …………………………………………………… 262
　　10. 肺胞蛋白症 …………………………………………………………… 263
　　11. 癌性リンパ管症 ……………………………………………………… 268
　　12. サルコイドーシス …………………………………………………… 269
　　13. リンパ球増殖性疾患 ………………………………………………… 273
　　14. 肺線維症 ……………………………………………………………… 275
　　15. 血行性肺転移 ………………………………………………………… 279
　　16. 肺胞微石症 …………………………………………………………… 283
　　17. 肺気腫 ………………………………………………………………… 285
　　18. 薬剤性肺傷害 ………………………………………………………… 285
　　19. カリニ肺炎 …………………………………………………………… 288

8. 縦隔病変 …………………………………………………………………… 295
A. 縦隔病変の分析 ………………………………………………………… 296
B. 胸腺 ……………………………………………………………………… 298
C. 胸腺肥大と胸腺過形成 ………………………………………………… 299
D. 異所性胸腺 ……………………………………………………………… 300
E. 胸腺腫 …………………………………………………………………… 300
　　1. CT 所見 ……………………………………………………………… 300
　　2. 病期分類 ……………………………………………………………… 302
　　3. 非浸潤性胸腺腫と浸潤性胸腺腫の鑑別診断 ……………………… 303
　　4. 浸潤性胸腺腫の進展 ………………………………………………… 310
F. 胸腺癌 …………………………………………………………………… 310
G. 胚細胞腫 ………………………………………………………………… 312
　　1. 奇形腫 ………………………………………………………………… 314
　　2. 精上皮腫 ……………………………………………………………… 318
　　3. その他の胚細胞腫瘍 ………………………………………………… 319
H. その他の胸腺腫瘍 ……………………………………………………… 320
　　1. 神経内分泌腫瘍 ……………………………………………………… 320
　　2. 悪性リンパ腫 ………………………………………………………… 320

	3. 胸腺嚢胞	321
	4. 胸腺脂肪腫	325
I.	胸腔内甲状腺腫	326
J.	心膜嚢胞	329
K.	リンパ管腫	331
L.	血管性腫瘍	332
M.	縦隔脂肪沈着症	332
N.	腹部脂肪組織のヘルニア	332
O.	脂肪性腫瘍	335
P.	縦隔および肺門リンパ節腫大	336
	1. リンパ節石灰化	336
	2. 低吸収を示すリンパ節腫大	337
	3. リンパ節腫大の原因疾患と診断上の注意点	337
Q.	神経性腫瘍	339
R.	Castleman病	344
S.	縦隔気腫・縦隔膿瘍	345
T.	大動脈解離	348
U.	胸部大動脈瘤	352
V.	大動脈弓とその分岐異常	354
W.	食道病変	357
	1. 食道癌	357
	2. 良性病変	367
X.	縦隔病変と反回神経麻痺	367

9. 胸膜・胸壁病変 … 375

A.	肺・胸膜・胸壁病変の鑑別診断	376
B.	胸膜病変	376
	1. 胸水	376
	2. 膿胸	378
	3. アスベストーシスの胸膜病変	382
	4. 限局性線維性胸膜腫瘍	383
	5. びまん性胸膜肥厚	386
	6. 悪性中皮腫またはびまん性中皮腫	386
	7. その他の限局性胸膜・胸壁腫瘍	389

索　　引 … 399

1. 胸部のCTの実施法

　X線CT（computed tomography）とは，X線装置とコンピュータを使って体内断層像を再生する装置で，1972年にイギリスのHounsfieldとAmbroseによって発表された．この革命的といえる診断法は，まず神経放射線領域に導入され，その後1970年代の"CTフィーバー"とよばれる熱狂的なブームを迎えた．CTの体幹部への臨床応用の初期には，腹部の実質臓器の診断にいち早く用いられ，その有用性が高く評価されたこともあって，胸部のCT診断はやや遅れた．これには，胸部単純X線写真が胸部疾患にきわめて有用な検査法として存在し，かつ100年にわたる知識と経験の蓄積があったことによる．

　しかし現在では，胸部のCTスキャンは単純X線撮影に次いで行われる検査として考えられているだけでなく，精密検査としての役割をも果たしている．これは，thin-section high-resolution CT（HRCT）やスキャンタイムの短縮すなわち高速化，さらに最近ではスリップリング方式による連続回転型CTによるヘリカルスキャン（らせんスキャン，スパイラルスキャン），ミリ秒単位のスキャンを可能にした超高速CTなどのハードおよびソフトの著しい進歩と，HRCTとサブマクロの病理標本との対比による肺疾患の病態に迫る新しい展開が可能になってきたことなどによる．このような進歩が，まさに車の両輪のごとく，胸部のCT診断能を飛躍的に高めてきたといってよい．

　CTの利点は，横断像でしかもすぐれた密度分解能を有することと，広い観察範囲をカバーすることである．進歩の著しいMRIは現在まだ微細な肺構造を画像化するまで至っておらず，肺病変の診断においてはまだCTに一日の長がある．肺実質から軟部組織構造，あるいは骨格系などを，1回のX線曝射で明瞭に画像化するのはCT以外にない．

　なお，HounsfieldとCTの数学的基礎を築いた物理学者Cormackには，1979年にノーベル医学・物理学賞が与えられている．

A. CT装置の進歩と概要

　CT装置は，X線管と検出器を含むガントリ（gantry），患者テーブル，コンピュータおよび観察コンソール（viewing console）に大別される（図1-1）．X線管と検出器およびそれらの運動の仕方によって第1～4世代に分類されているが，現在国内で使用されているCT装置の大部分は第3世代装置で，一部が第4世代である[1]（図1-2）．

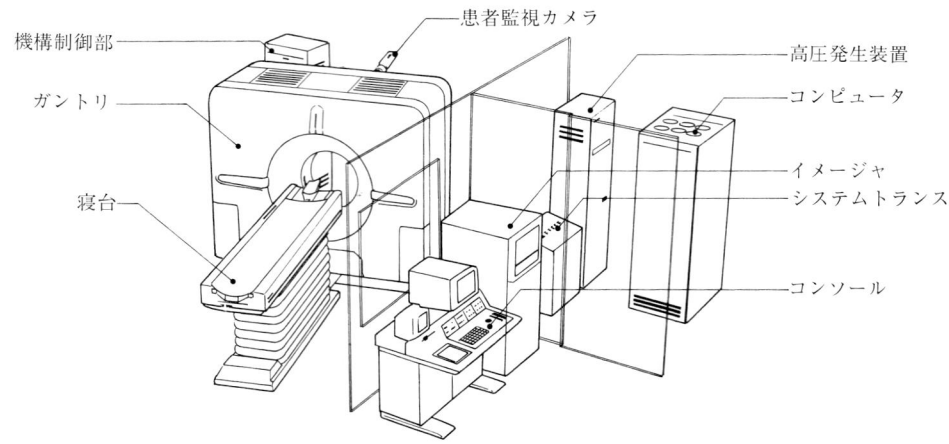

図 1-1　CT装置の構成

　第3世代方式では30～40度のファンビーム（扇状X線ビーム）を用い，360度回転する間に一定角度ごとにパルスX線を曝射してデータを収集するものでローテイト/ローテイト（rotate/rotate，R/R）方式とよばれている（図1-2a）．回転運動のみによっているためスキャン時間を1～2秒程度に短縮できるほか，X線の利用効率にすぐれている．

　第4世代方式では円周状に多数の検出器を配列し，X線管のみがファンビームを出しながら回転する（図1-2b）．この方式では高速化が可能となり1秒程度のスキャン時間にまで短縮されている．しかし，ファンビームの両端ではX線ビームと検出器の向きとが一致しないので，X線

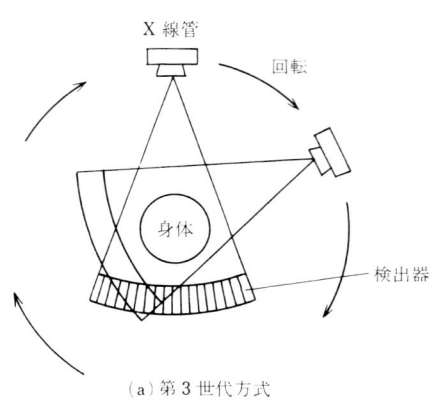

(a) 第3世代方式

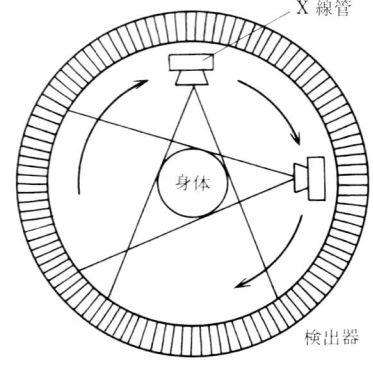

(b) 第4世代方式

図 1-2　第3, 4世代CTのX線管, 検出器と運動

利用効率がわるくなる欠点がある．X線ビームの方向と検出器の向きとを合わせる工夫（章動，nutate；ニューテイト/ローテイト方式，nutate/rotate，N/Rとよばれる）が必要となること，検出器の数が多くなることなどのため，装置の価格は高額にならざるをえない（図1-3）．

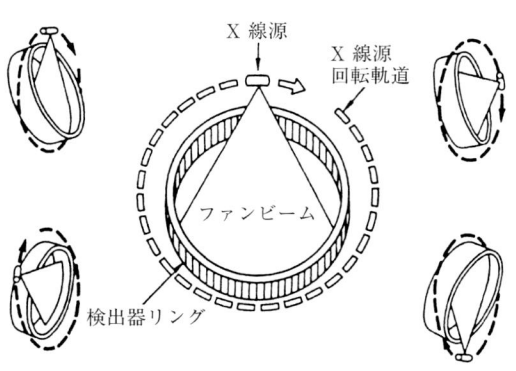

図 1-3　ニューテート/ローテート方式

近年のCT装置の進歩のうちで特筆に値するものに，スリップリング方式を用いた連続回転型CT装置がある．これは電車のパンタグラフと架線との関係に似て，リング状に配列された電気的導体のレールと，そのレールに接触しながら回転する電気的導体であるブラシからなっている（図1-4）．これを介してX線管球への送電やスキャ

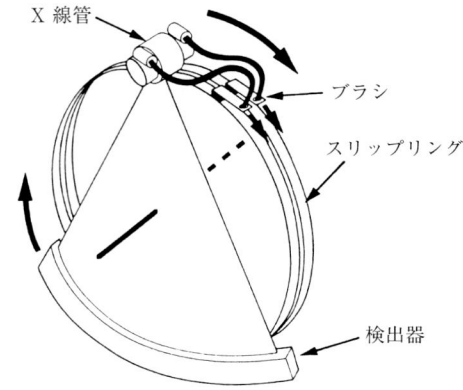

図 1-4　スリップリング方式による連続回転型CT

ンデータのやりとりが行われている．この方式によって連続回転が可能となり，後述するヘリカルスキャンあるいはスパイラルスキャンとよばれる新しい検査法が開発され，胸部疾患の診断にも頻用されるようになった．

B. CT 画 像

1. ピクセル・ボクセル・マトリックス

多方向から得た投影データをもとに解析的再構成法を用いて画像の再構成が行われ，2次元断層像として表示される（図1-5）．この場合，ボクセルの厚さ方向はモニタ上ではみえない．ボクセルの厚さはスライス幅を示し，これはスキャン時のX線ビーム幅に相当する．モニタ上での1区画をピクセル（pixel）または画素（picture element）という．

つまり，CT像は人体横断面のピクセルという微小区域ごとのX線吸収係数の分布図である．ある画像を構成しているピクセル数を縦と横の掛け算で表現し，これをマトリックス数といい，マトリックス数 512×512 というように表現する．マトリックス数と濃度分解能および空間分解能には密接な関係がある．マトリックス数を増加させると空間分解能は向上するが，ノイズが増加するので濃度分解能は逆に低下するという相反する関係がある[1]．

2. CT 値

再構成された画像の各ボクセルのX線吸収値はCT値（Hounsfield unit, HU）で示される．すなわち，CT値は，

$$\frac{組織のX線吸収係数 - 水のX線吸収係数}{水のX線吸収係数} \times 1000$$

水のCT値を0，空気を-1000，骨はカルシウム含有量によって異なるが約+1000というCT

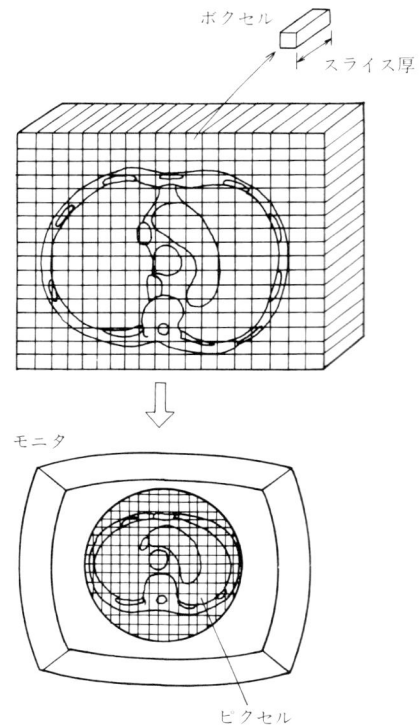

図 1-5 ピクセル，ボクセル

値になっている[1]．

3. ウィンドウ幅・ウィンドウレベル

再構成された CT 画像の CT 値は±1000 以上，すなわち 2000 段階以上に及んでいる．これは人間の眼の識別能力や画像表示装置の性能をはるかに越えている．そこで，CT 画像の有効な表示を行うためのウィンドウ機能が備わっている．

図 1-6 は人体主要構成組織の CT 値を示したものである．例えば，人体内の脂肪と水と軟部組織をはっきりと区別してみえるように表示するためには，CT 値として−200〜＋100 HU 程度をカバーするような「のぞき窓」(window) が必要となる．この場合の CT 値の最高値＋100 と最低値−200 の間をウィンドウ幅 (window width) という．また，このウィンドウ幅の中央値−50 をウィンドウレベル (window level) またはウィンドウセンタ (window center) という．

画像モニタ上では各ボクセルの CT 値のうち，

(ウィンドウレベル＋ウィンドウ幅)÷2

以上の CT 値を有するものは真白（最高輝度）で表示され，

(ウィンドウレベル−ウィンドウ幅)÷2

以下の値を有するものは真黒（最低輝度）で表示される．このウィンドウ幅の中に含まれる CT 値を有するボクセルは，その値に応じた濃淡となってモニタ上に表示される．

空気と脂肪組織とを区別するためには，上記のようなウィンドウ幅やウィンドウレベルの設定では空気も脂肪組織も真黒に表されるため不適当であり，新たにウィンドウセッティングを行わなければならない．すなわち，仮に−1000〜0 HU を選んだとすれば，0 HU が最高輝度，−1000 が最低輝度，ウィンドウレベルの−500 は両者中間の輝度を示し，空気は脂肪組織よりも黒く表示されて脂肪組織との識別が容易となる．

ある一定のウィンドウレベルのもとでウィンドウ幅を狭くすると，小さな吸収差の組織や病変の識別が容易となる．逆にウィンドウ幅を広くすると，わずかな吸収差の組織や病変の識別は困難となる．その例を図 1-7 に示す．スイカのみずみずしい感じを表現するにはウィンドウ幅 500，ウィンドウレベル−30 が妥当であろう．軟部組織の内部のわずかな脂肪や空気の有無を検討するためには，むしろウィンドウ幅 300，ウィンドウレベル＋100 くらいが適当である．

このように，ウィンドウ幅やウィンドウレベル

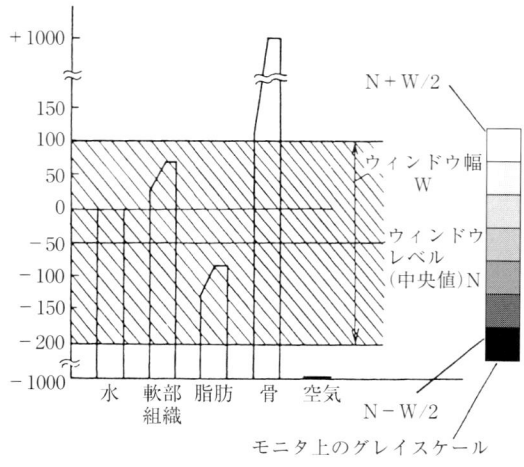

図 1-6 主要構成組織の CT 値

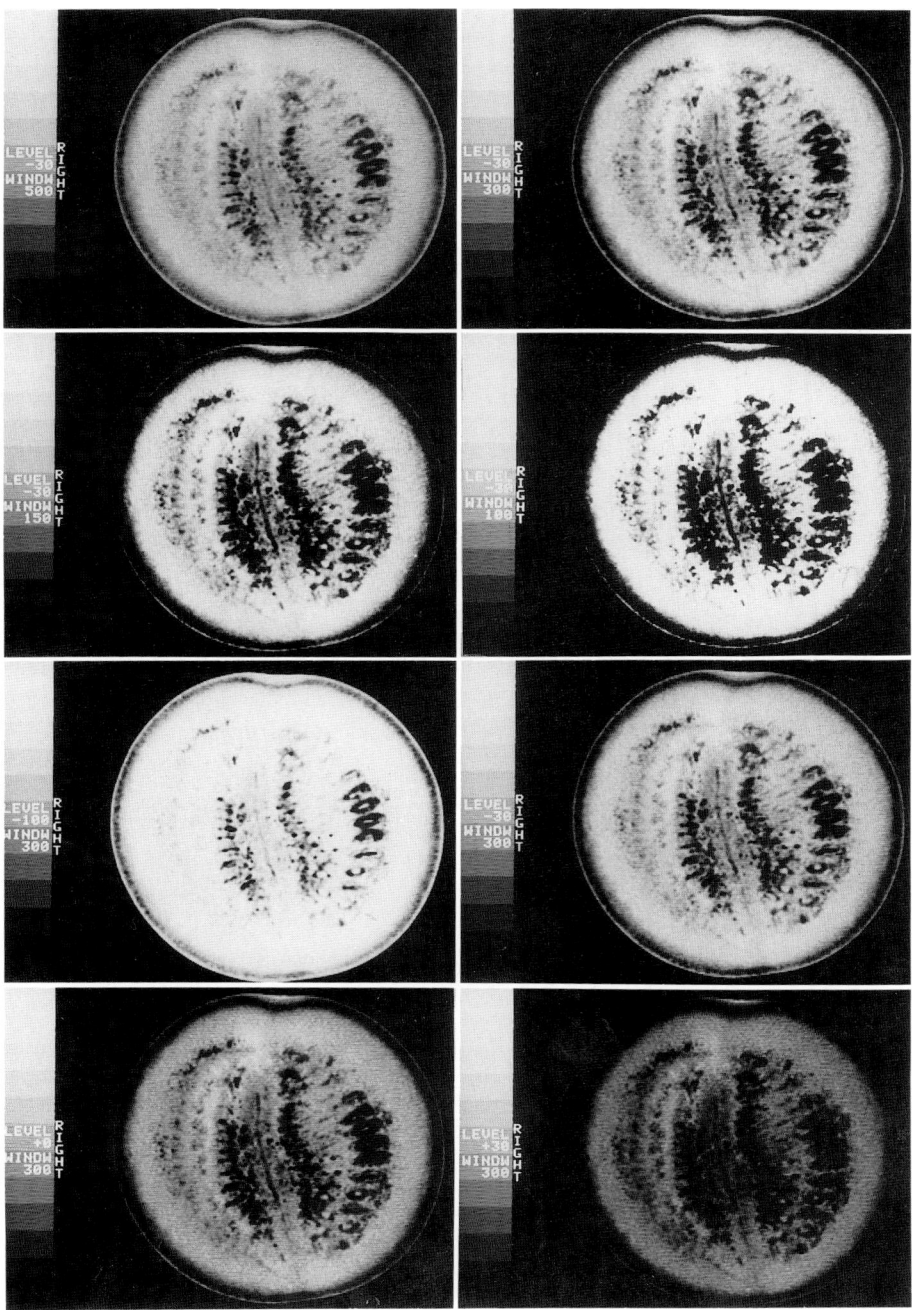

図 1-7 ウィンドウ幅とウィンドウレベル
スイカの CT 像．ディスプレイ条件によって画像を自由に変えることができる．関心領域，病変の性状によって最適と思われるディスプレイ条件を決めるとよい．逆に，病変に特徴的なディスプレイが行われないときは見逃しや誤診につながる可能性がある．

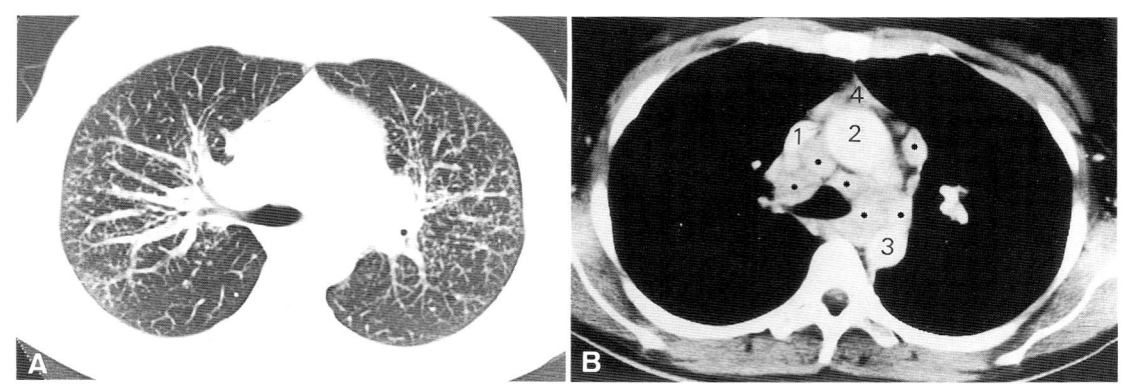

図1-8 肺野条件と縦隔条件（サルコイドーシス：23歳女）
造影CT．Aは肺野条件でのディスプレイ，Bは縦隔条件でのディスプレイである．Aでは両肺の粒状病変，肺血管壁のやや不整な輪郭がよく描出されているが，縦隔は一様に真っ白に表現されており，縦隔内部を知ることはできない．Bでは肺野は全体に真っ黒になってみえないが，縦隔内部がよくみえる．すなわち，強く造影された上大静脈（1），上行大動脈（2），下行大動脈（3），胸腺（4）や，リンパ節腫大（＊）が明らかである．また胸壁や脊椎・肋骨などの構造もよく描出されている．

の設定は診断の対象となる部位や病変の性状によって決めるべきである．一般に胸部の場合には肺野条件と縦隔条件の2通りのディスプレイが必要であり，肺野ではウィンドウ幅1200〜2000，ウィンドウレベルは−600〜−700程度が，縦隔条件ではウィンドウ幅300〜450，ウィンドウレベル30〜50程度が選択されることが多い（図1-8）．これはCT画像ディスプレイの1つの例であるが，同じ施設でこのような標準的なディスプレイ条件を設定しておけば，たとえ最適でなくても最適画像から大きく逸脱することは避けられる．もちろん，ある症例で標準的なディスプレイでモニタを観察したとき満足のいく画像でないと判断されれば，その症例の診断に適したウィンドウセッティングが行われなければならない．さらに，骨画像，拡大画像，単純CTと造影CT，あるいは高分解能CT（high-resolution CT, HRCT）などのように，いろいろの画像ディスプレイでは，それぞれの断層面，画像の種類は病変によって最適と思われるディスプレイ条件を選ぶことが大切である．

対象とする病変の最も物理学的に正しい画像表示には，病変のCT値と周囲健常部のCT値の中間のウィンドウレベルを選択するのがよいとされている[2,3]．例えば，CT値50の肺結節性病変と周囲健常肺のCT値が−800の場合のディスプレイには−375 HUをウィンドウレベルとして選択するとよい．これは肺結節性病変の大きさをX線写真と対比するような場合には特に有効である．胸部では肺野条件と縦隔条件の2通りのディスプレイが行われるが，このような2つの組織や病変のCT値の中間値をウィンドウレベルとするディスプレイはあまり行われていない．しかし，中間値近辺のCT値ウィンドウレベルとする画像を追加撮影しておくと，後に読影する際に役立つことがある．

ここで注意しなければならないのは，CT値は絶対的なものではないということである．同じファントムを使用しても，装置により，あるいは同一モデルのCT装置であってもその装置により，CT値が多少異なることである．詳細は割愛するが，ファントム中のテストピースの大きさや位置，ファントムをガントリの中心に置くか，偏心して置くか，スキャン電圧，スライス厚，X線管球の使用状況など多くの条件でCTは微妙に変化するとされている[4]．

4．アーチファクト

アーチファクトの原因は，患者の動きによるものとCT装置によるものとに大別される[5,6]．CT画像の観察でよく認められるものについて述べる．

a. 体動によるアーチファクト（motion artifact）

スキャン中に患者が動いたり，呼吸停止が不十分であったりすると，患者の断層面内に設定した仮想的な位置座標系と計算機内部で設定した位置座標系が狂ってしまうことにより発生する．図1-9は呼吸停止が不十分であるために発生したア

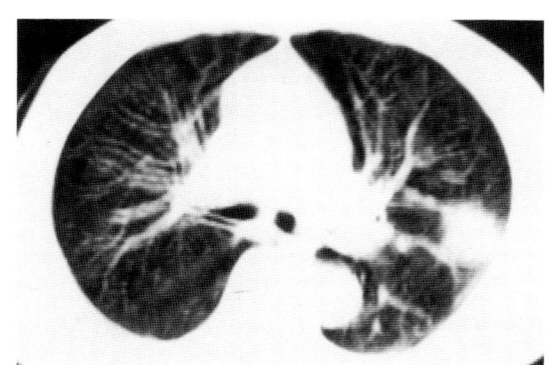

図 1-9 呼吸停止不完全によるアーチファクト
呼吸停止が不完全で，スキャン中にわずかに呼吸したため，肺血管や気管支壁が2本線になってみえている．ことに右肺において著しい．最近はスキャンタイムが1～2秒の装置が多いため，本例のような経験は少なくなっている．

ーチファクトで，同一の肺血管が2本にみえている．胸部では呼吸停止は十分できても心臓の拍動が肺に伝わり，さらに心臓と肺の密度の差が大きいことも加味されてストリークを生じる（図1-10）．ことに左下肺野の領域では心拍動の影響を受けて血管から細い線状のストリークが出てあ

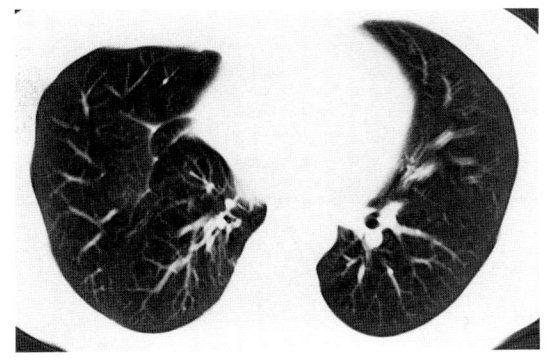

図 1-10 心拍動によるアーチファクト
心臓の拍動で最も動きの大きい左室に近い領域の左肺上葉舌区の血管・気管支が2本にみえている．

たかも星の形にみえたりすることあり，これを"star" artifact とか "twinkling star" artifact とよんでいる．このとき細長い血管から2本のストリークが出ると気管支の透亮像のようにみえることがあり，気管支拡張症と誤らないように注意しなければならない．また1.5～2 mm の thin-section 高分解能 CT（high-resolution CT, HRCT）では正常の場合にも葉間胸膜が描出されるが，その場合に葉間胸膜が2本にみえることがあり，"double fissure" artifact とよばれている[7]．

また胸水貯留，ことに左側の胸水では心拍動が直接胸水に伝わり，肺との間に同様のストリークを生じやすい．

b. スキャン時間に関連したアーチファクト

Burns ら[8]は，スキャン時間1秒では大動脈起始部に double-lumen artifact とよばれる大動脈解離に似たアーチファクトがみられることを報告している（図1-11）．このアーチファクトは1秒スキャンそのものに原因があり，画像再構成アルゴリズムには無関係であろうとされている[9]．心拍動によるアーチファクトを抑制するために妥当なスキャン時間を計算した報告では，心臓の動きを抑制するには 19.1 msec 以下，心臓近辺の肺血管の動きを抑制するためには 93.5 msec 以下の短いスキャン時間が必要であり，超高速 CT（後述）といえども必ずしもこの要求を満たしていないとしている[10]．したがって，1秒以上のスキャン時間では動きによるアーチファクトは避けられないと考えるべきであり，このようなアーチファクトがあることをよく知ったうえで読影を行うことが重要である．

この現象を分析した最近の報告[11]によれば，心不全例にはこのアーチファクトはまったく観察されず，逆にこのアーチファクトが認められれば重篤な心機能異常を否定しうるという．

c. 金属によるアーチファクト

ペースメーカ，IVH カテーテル，人工弁などでは著しい放射状のストリークがみられる．造影剤が停滞しやすい部位でも同様のアーチファクトがみられる（図1-12）．

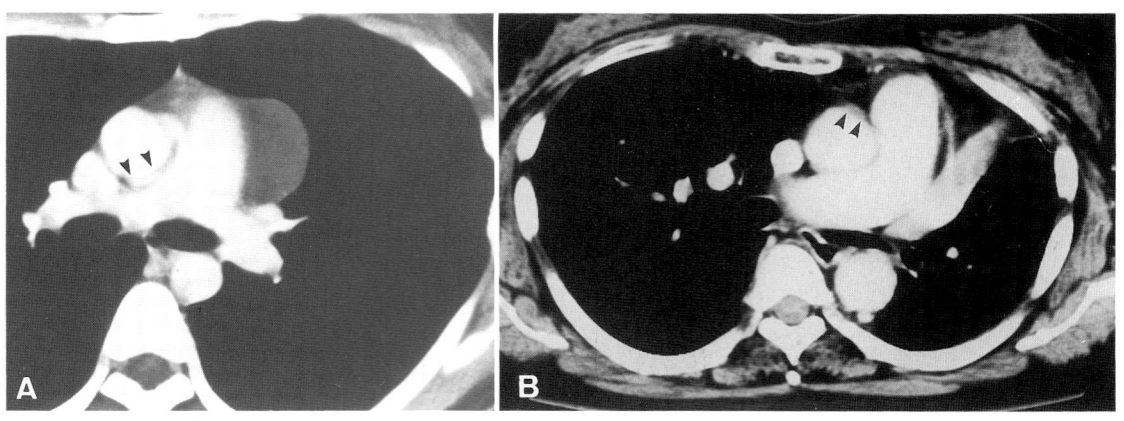

図 1-11 Double lumen artifact
A，Bともに1秒スキャンCT装置によるものである．▲で示したように，上行大動脈にあたかも大動脈解離に類似したアーチファクトがみられる．Aは胸腺嚢胞の33歳女性，Bは左上葉無気肺の52歳女性で，いずれも高血圧などの循環器疾患を疑わせる自他覚所見はない．このアーチファクトは上行大動脈に多くみられる．

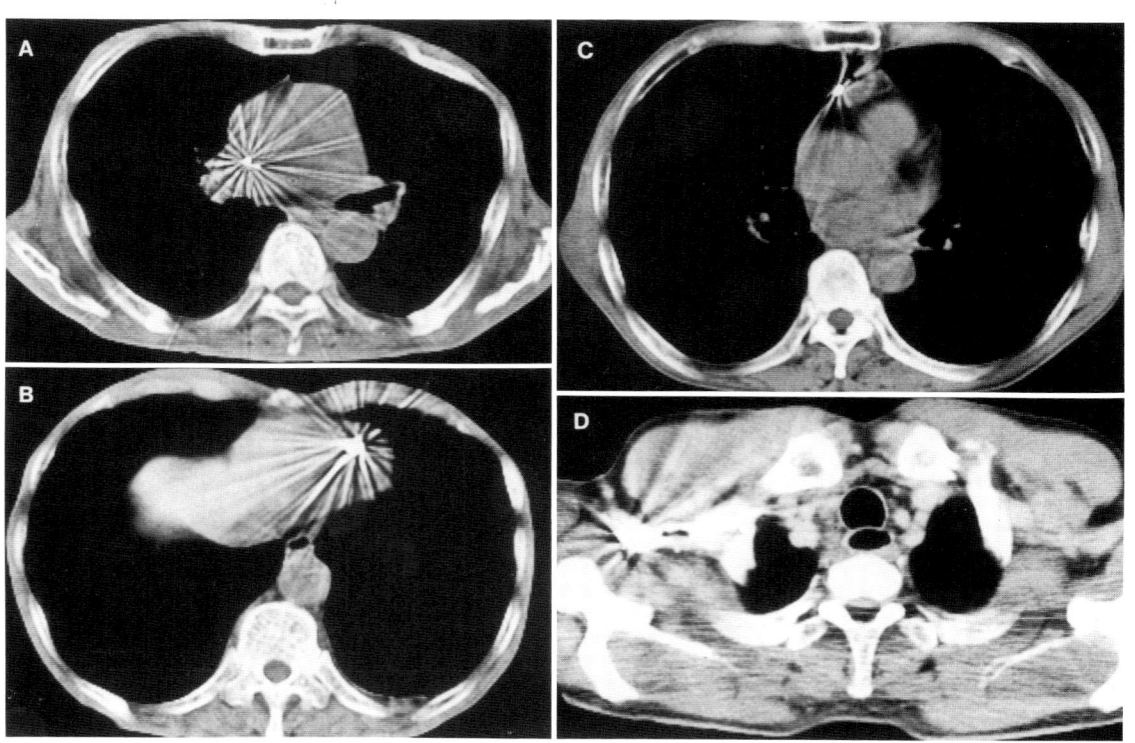

図 1-12 金属によるアーチファクト
A，B：ペースメーカによるアーチファクト，C：食道癌術後，胃管のペッツによるアーチファクト，D：造影剤の停滞によるアーチファクト．

d. Beam hardening artifact

X線は純粋な単一波長で形成されているわけではない．したがって波長の長い軟X線は厚い骨組織などがあると吸収されてしまう．深部になるにつれて軟線は吸収されて，波長の短い硬いX線のみが人体内を通過して検出器に到達する

ことになる．ところが，画像を再構成するコンピュータは単一波長のX線として計算するため，吸収された軟X線と透過した硬いX線との補正ができない．そのため厚い骨組織の深部ではCT値が低くみえるアーチファクトとして表現される[5,6]．この beam hardening artifact は頭部 CT でよくみられる．すなわち，左右の側頭骨の間には著しい線状または帯状の低吸収域がアーチファクトとして認められる．このほかにも骨盤部，左右の肩関節部，左右の大腿骨の領域がスキャンされるときにもよく認められる（図1-13）．

e. リングアーチファクト

同心円状のアーチファクトで，第3，4世代のCTでは起こりやすいアーチファクトとされている．検出器またはそのデータチャンネルの欠陥によるもので修理を要する[5,6]（図1-14）．

5. 部分体積効果

部分容積現象，partial volume effect, partial volume phenomenon, partial volume averaging, volume averaging effect などともよばれる．

ある3次元のボクセルのCT値はこれに含まれるCT値の平均として2次元面にピクセルとして表示される．ここで，10 mm スライス厚でのスキャンの場合を例にとってみよう．5 mm の大きさでCT値が50 HUの肺結節があり，周囲肺組織のCT値が－800 HUとする．この場合のボクセルのCT値はこれらの平均として計算されるので，結節のCT値は50 HUよりも低くなってしまう（図1-15）．すなわち，あるボクセル内で

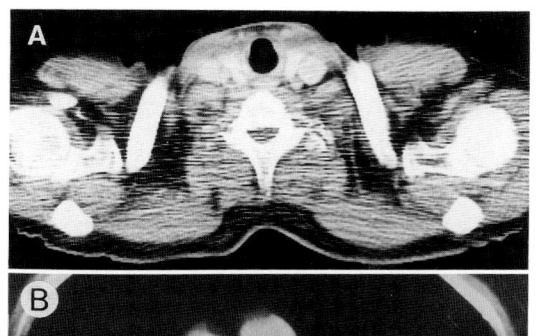
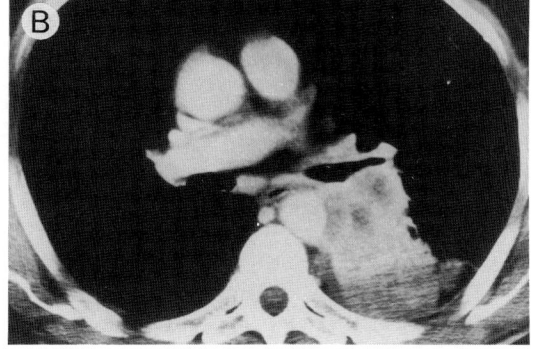

図 1-13　Beam hardening artifact
A では肩関節レベルであるため上腕骨骨頭により，B では肺門部付近のレベルであるが椎体により，beam hardening artifact がみられる．

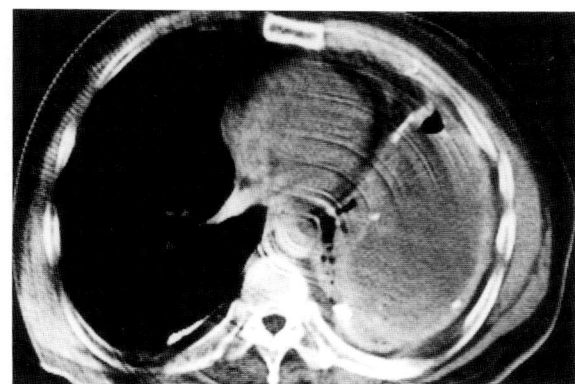

図 1-14　データチャンネルエラーによるリングアーチファクト

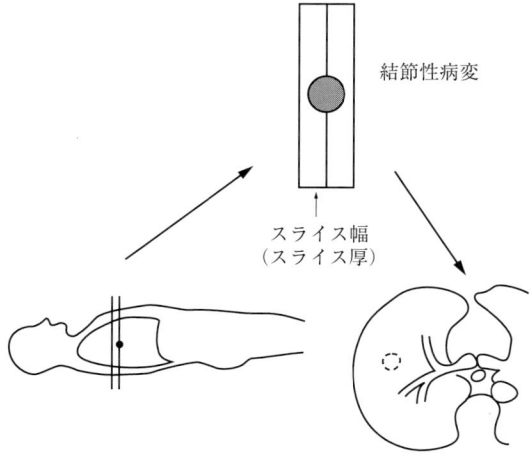

図 1-15　Partial volume effect

CT値が平均化されて本来の肺結節の正しいCT値が示されないことになる．このような現象を部分体積現象といい，図1-16のように計算され

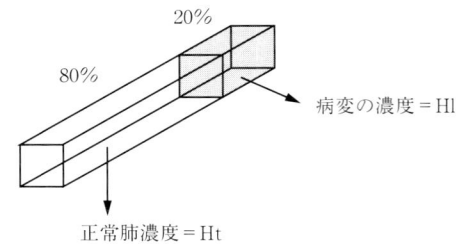

図 1-16 部分体積効果(partial volume effect)[12]

平均の濃度＝80%Ht＋20%Hl
ボクセル内で病変の占める％を x とすると
平均濃度＝(100−x)%Ht＋x%Hl＝Ht−x%Ht＋x%Hl
　　　　＝(Hl−Ht)x%＋Ht
本文の場合は Ht＝−800, Hl＝50, x＝50 であるので, 平均濃度は(50−(−800))×50%＋(−800)＝375 HU

る[12]. この場合のボクセルの健常肺と病変の CT 値の差は 425 HU で, 平均値は −375 HU となる. 一般に隣接するボクセル間で 10〜20 HU の差があれば, 隣接するボクセル間の CT 値の差は画像的に十分検出可能である. したがってこの肺結節は, 隣接のボクセルの CT 値と 425 HU の差を有しているので容易に検出される. ただし, 平均 CT 値が −375 HU であるため, この結節はウィンドウレベル 30〜50 HU の縦隔条件ではみえなくなってしまい, ウィンドウレベルが −600〜−700 HU の肺野条件の画像でないとみえないことになる (図 1-17).

胸部の CT では肺野の CT 値が −800 HU の場合, 10 mm スライスでは 1 mm の病変が, 縦隔で脂肪組織がよく保たれている場合には 3 mm の大きさが発見可能な最小径とされているのは, このような計算式からみて十分理解できる. もちろん, 石灰化のような著しく高い CT 値を有する病変では, スライス厚よりも小さいものでもある程度の大きさがあれば, partial volume effect の影響を受けにくいので, 縦隔条件の画像でも石灰化とわかる像を呈する.

肺野の観察には, partial volume effect を逆に利用できる. つまり, 5 mm とか 2 mm とかの薄いスライスでは partial volume effect は軽減されるが, 血管構造を広い範囲にわたって追跡することはできない. 10 mm スライスではボクセル内を斜めに走行する肺血管は partial volume effect によって本来の正しい CT 値とはならないものの, 血管構造として十分に追跡可能である.

なお, 今まで示してきたように, CT 画像はスライス断面を尾側から頭側に見上げたときのように左右を表示することになっている.

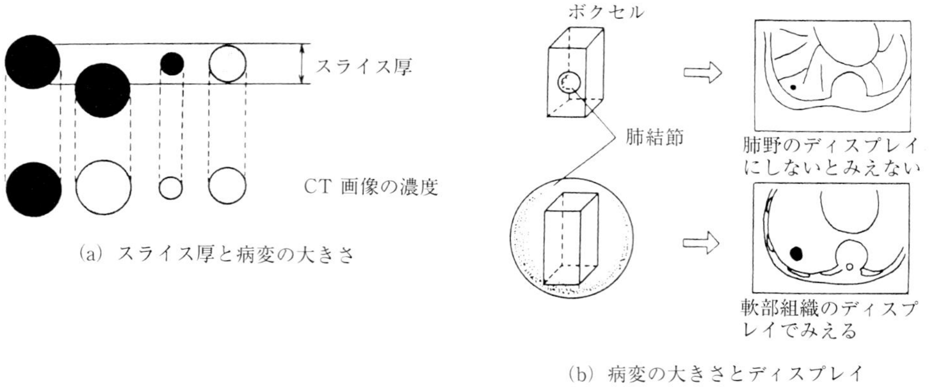

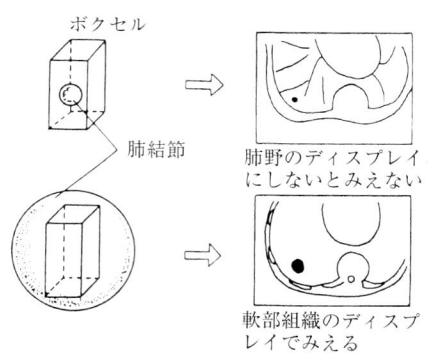

(a) スライス厚と病変の大きさ

(b) 病変の大きさとディスプレイ

図 1-17 Partial volume effect

C. 高分解能 CT

高分解能 CT (high-resolution CT, HRCT) は, 胸部疾患における種々の非侵襲的検査法の 1

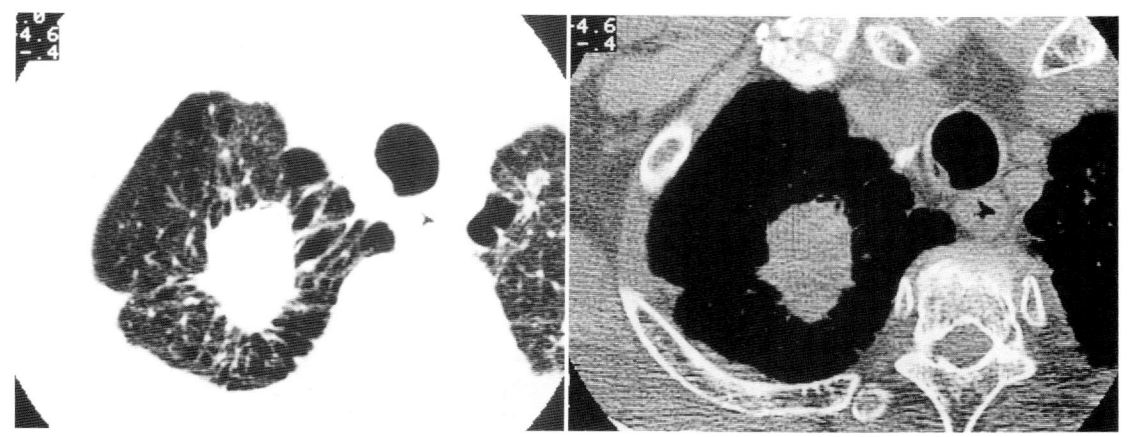

図 1-18 高分解能 CT
右上葉の扁平上皮癌である．辺縁の不整な腫瘤が集束像を伴っているのがよくわかる．腫瘍は比較的均一な濃度を示し，石灰化などは認められない．肺野条件では気腫性変化の強い肺であることがわかる．

つとして，肺の形態学的な変化を最もよく描出する方法として定着してきた（図 1-18）．高分解能 CT では次のような事柄が満たされなければならない．すなわち，(1) 1～2 mm 程度の薄いスライス（thin-section）を使用して partial volume effect を少なくする．(2)いわゆる高分解能アルゴリズムによる画像再構成を行う．(3) thin-section によるノイズを軽減するために，管電圧や管電流を上げて検出器に達するフォトン（photon）数を増やす．(4)撮影後に標的を絞ってピクセルサイズを小さくし，マトリックスを増やして画像再構成を行い，解像力を上げる（これを targeted reconstruction という）．撮像視野（FOV, field of view）が 30 cm の円だとマトリックス 512×512 でピクセルサイズは 0.68 mm であるが，25 cm の FOV だとピクセルサイズは 0.49 mm に，15 cm の FOV だとピクセルサイズは 0.29 mm となり，解像力が向上する[13,14]．

HRCT による肺野の観察では，一般にウィンドウ幅 1200～2000，ウィンドウレベル －700～－600 程度の画像がよい．

D. ヘリカル CT

CT の患者テーブルを連続的に一定速度で移動させ，X 線管球を連続回転すると，患者をらせん状にスキャンした投影データを収集できる．この方法をヘリカル CT（helical CT）あるいはらせん CT（スパイラル CT, spiral CT）とよんでいる（図 1-19）．

この方法では電車の架線とパンタグラフとの関係に似たスリップリングが用いられ，X 線管球は高速で連続回転し，1 回の吸気息止めでテーブル移動速度に応じたスキャン範囲をカバーでき

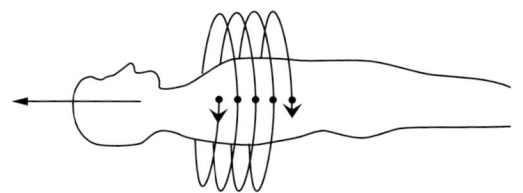

図 1-19 ヘリカル CT
ヘリカル CT ピッチ(P)＝[テーブル移動速度(mm/s)/スライス幅(mm)]×回転時間(s)
精検レベルでは P＝1 が，肺癌集検レベルでは P＝2 が用いられることが多い．

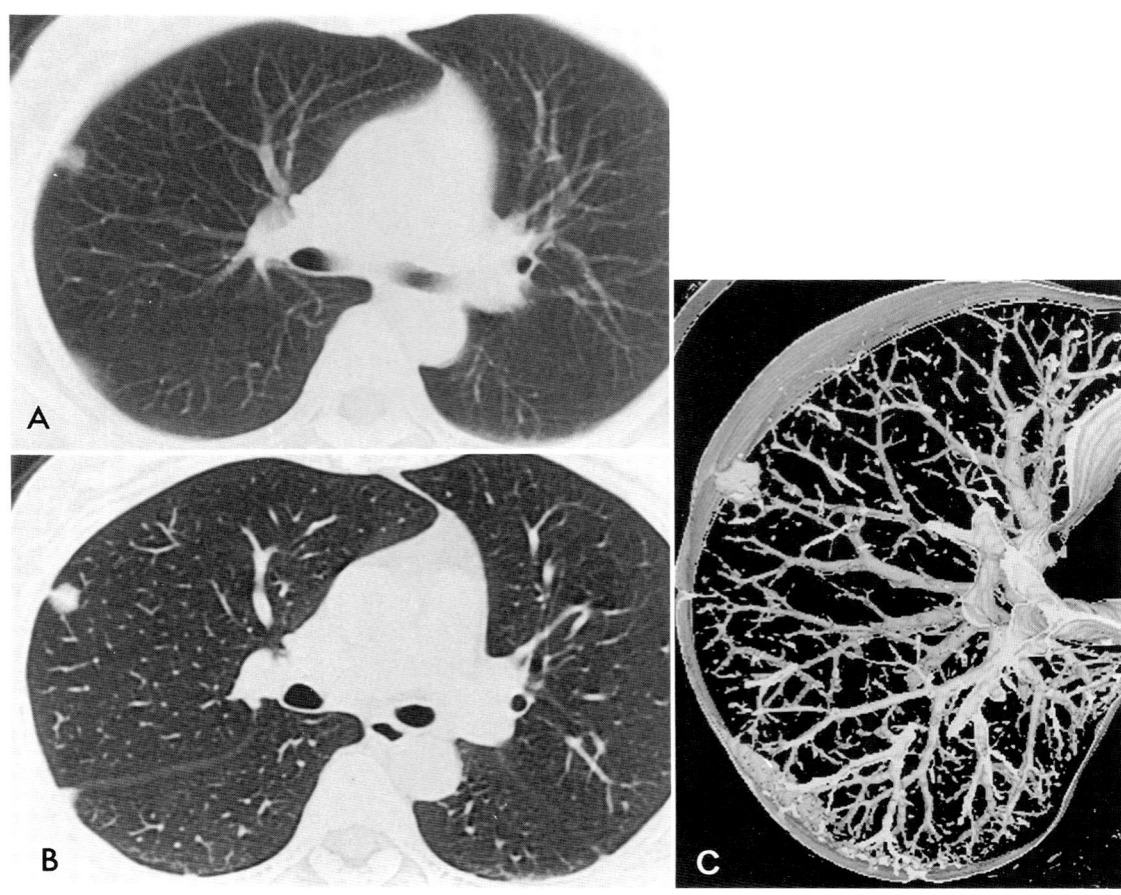

図 1-20　ヘリカル CT とその 3 D 表示
A：スライス幅 10 mm，テーブル移動速度 10 mm/s，回転速度 1 秒，ピッチ＝1．
B：スライス幅 2 mm，テーブル移動速度 2 mm/s，回転速度 1 秒，ピッチ＝1．
C：B で収集された画像の 3 D 表示．
本例は 48 歳女性の腺癌であるが，3 D では金平糖状の小腫瘍と胸膜陥入，さらに関与血管などの把握が容易である．

る．胸部では切れ目のない画像が収集できるため，肺野の小結節性病変の検出にすぐれており，また 3 次元（3 D）表示にも従来の方法より有利である[15-23]（図 1-20）．

また，造影剤の投与量が少なくてすむなどのメリットがある[24,25]．胸部の造影 CT にヘリカルスキャン（helical scan）を行う場合の造影剤濃度を検討した報告によれば 240 mgI/ml の製剤で安定した高い造影効果が得られ，かつ造影剤注入経路，すなわち肩関節近辺の高濃度の造影剤によるアーチファクトが軽度であった[26]．

近年，ヘリカル CT を肺癌検診に応用する気運が高まっており，すでにいくつかの報告がある．これについては後述するが，今後ヘリカル CT は胸部の CT 診断において重要な役割を果たすことが期待される．

E. 超高速 CT

　超高速 CT (ultrafast CT) は飯沼, 舘野ら[27]によって提案されたスキャナで, 機械的な動きを一切なくして電子銃と電子の偏向コイルを用いた特殊なシステムである. この考え方をベースにイマトロン社が実用化した (図 1-21).

　電子銃から出た電子ビームが偏向コイルで方向を変え, 4 組のタングステンのターゲットに衝突してX線を発生させ, このX線でスキャンする. したがって電子ビーム CT (electron beam CT) ともよばれる. ターゲットは 216 度にわた

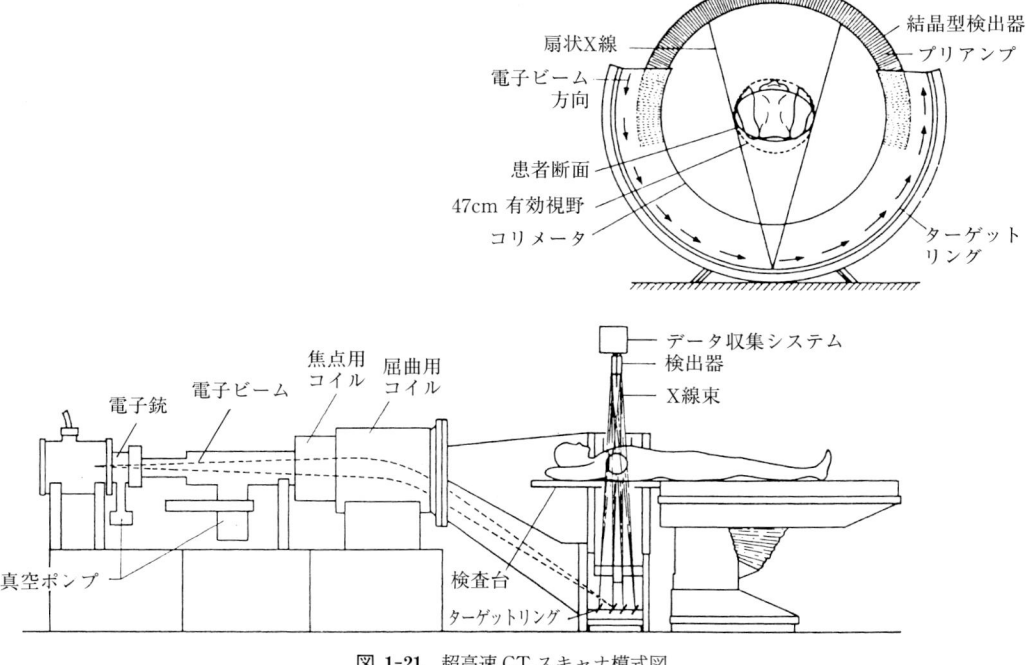

図 1-21　超高速 CT スキャナ模式図

って円弧状に配列され, 電子ビームは物理的にきわめて短時間に 210 度回転するため数十 msec の単位でスキャンが可能である. マルチスライスモードではスキャン速度は 50 msec で 1 回のスキャンで 256×256 マトリックスの再構成画像 8 スライスが得られる. シングルモードではスキャン速度 100 msec で 512×512 マトリックスの画像が得られる. したがって, 動きの速い心大血管病変の診断に有効である. 操作モードにはフローモード, シネモード, ボリウムモードがある. フローモードは急速静注された造影剤を追跡して撮影することにより 50 msec で最大 8 スライスが得られる. シネモードでは心壁運動異常の検出, 左室および右室容積の定量化, 心臓弁機能の評価などに用いられる. また, 超高速スキャンであるため, 小児, 老人, 重症患者など検査中に息止めの十分にできない場合にも応用が拡大される (図 1-22).

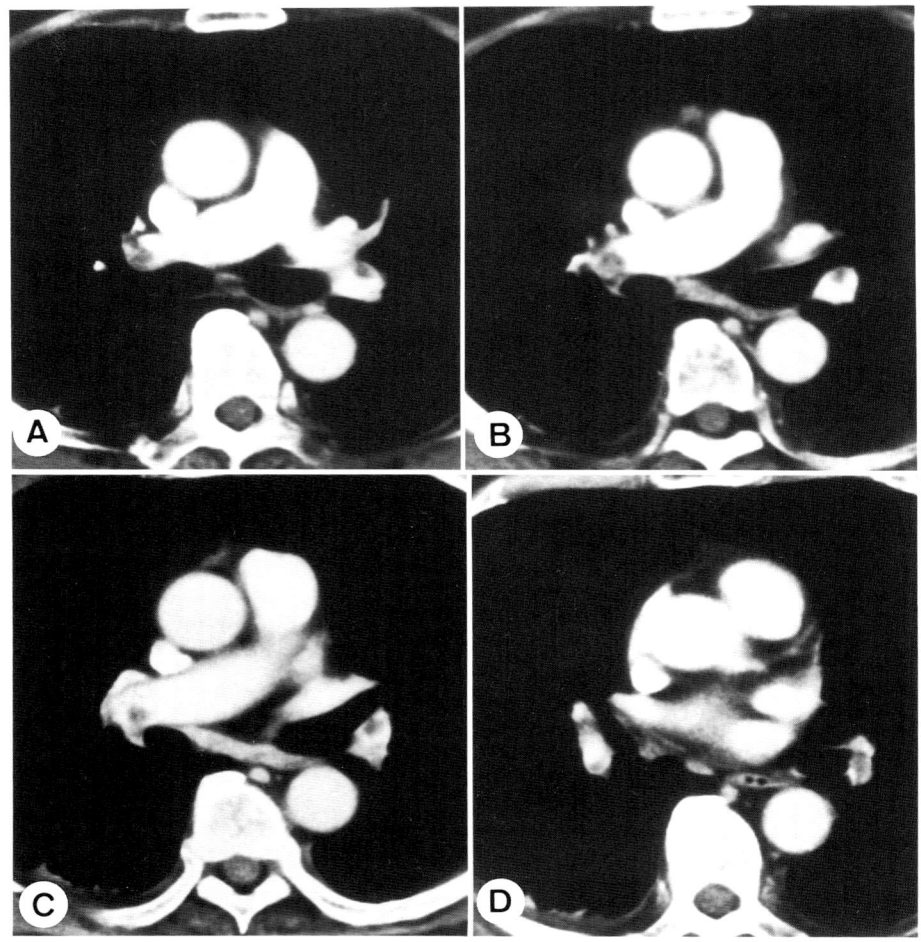

図 1-22 超高速 CT（肺塞栓症；71歳男）
イマトロン C-150 による画像で，スキャンタイムは 0.3 秒である．両側肺動脈の塞栓は強く増強された肺動脈内の低吸収域としてみられる．短時間撮影であるため"pseudo-dissection"はみられない(p. 7 参照).

F. 検査手技

　通常，CT のテーブルに背臥位となり，両手を頭の上の方に上げた体位をとる．ここで，通常，X 線管球をガントリの頂上部の 12 時の位置に固定し，深吸気で呼吸を止めてテーブルを移動しながら X 線を照射して胸郭全体をカバーする位置決め用のデジタルトポグラム（computed radiography）を撮影する．このトポグラムは CT メーカーによって名称が異なり，東芝製では scannogram，GE 横河製では scout view などとよばれている．胸部 CT では正面像を撮影することが多いが，必要に応じて側面像を撮影してもよい．頸部や脊椎の CT では側面像を撮影することが多い．

　あらかじめ CT 検査室に持参された X 線写真などを参考にしてデジタルトポグラムで位置決めを行い，撮影部位，スライス幅，スライス厚などを決定する．一般には，10 mm スライス，10 mm 間隔で 1 回の深吸気息止めでスキャン→テ

ーブル移動→スキャンを数回繰り返す通常スキャン（conventional scan）により肺尖部から肺底部までの全肺野をスキャンするが，ヘリカルスキャンの可能なCT装置では始めからヘリカルスキャンを行ってもよい．

呼吸は一般に深吸気で止めるのがよい．呼吸の深さによって肺実質がどのように変化するかを図1-23に示す．3枚の画像は同一レベルのCTであ

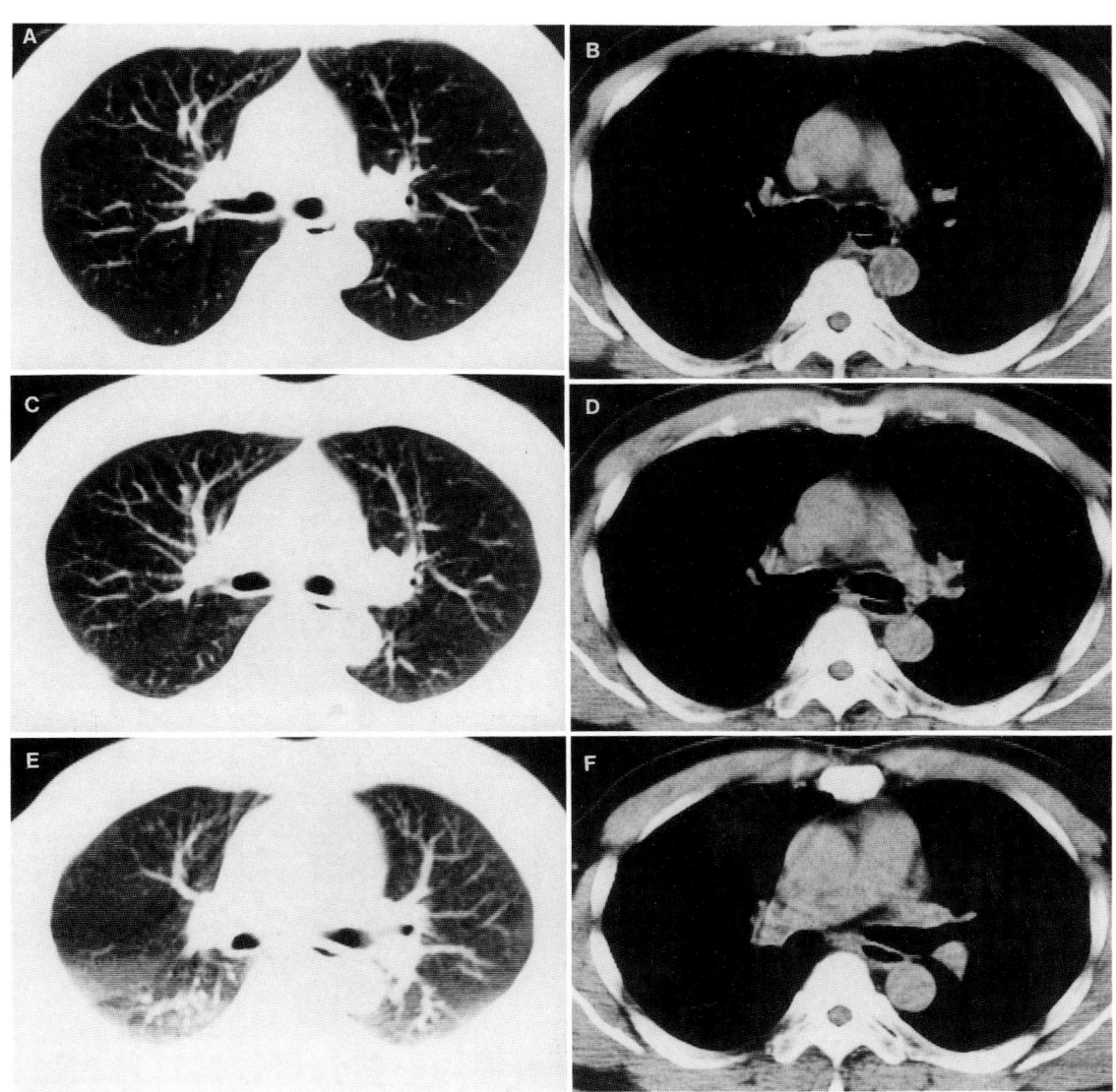

図 1-23　呼吸停止の深さと肺縦隔のCT画像
A，B：深吸気，C，D：軽い吸気，E，F：呼気．

るが，深吸気，軽い吸気，呼気でスライスに含まれる解剖学的構造が少しずつずれているのがわかる．肺野の病変を肺血管や気管支を指標として追跡することが多いので，同一位相のCT画像でないと読影が困難になることから，通常スキャンの場合には再現性のよい深吸気が適している．また，軽い吸気あるいは呼気のCT像では，肺容積の減少とともに肺のCT値が高くなるばかりでなく，背部の胸壁直下の肺野にdependent densityとよばれる淡い高吸収域が出現する．これを病変

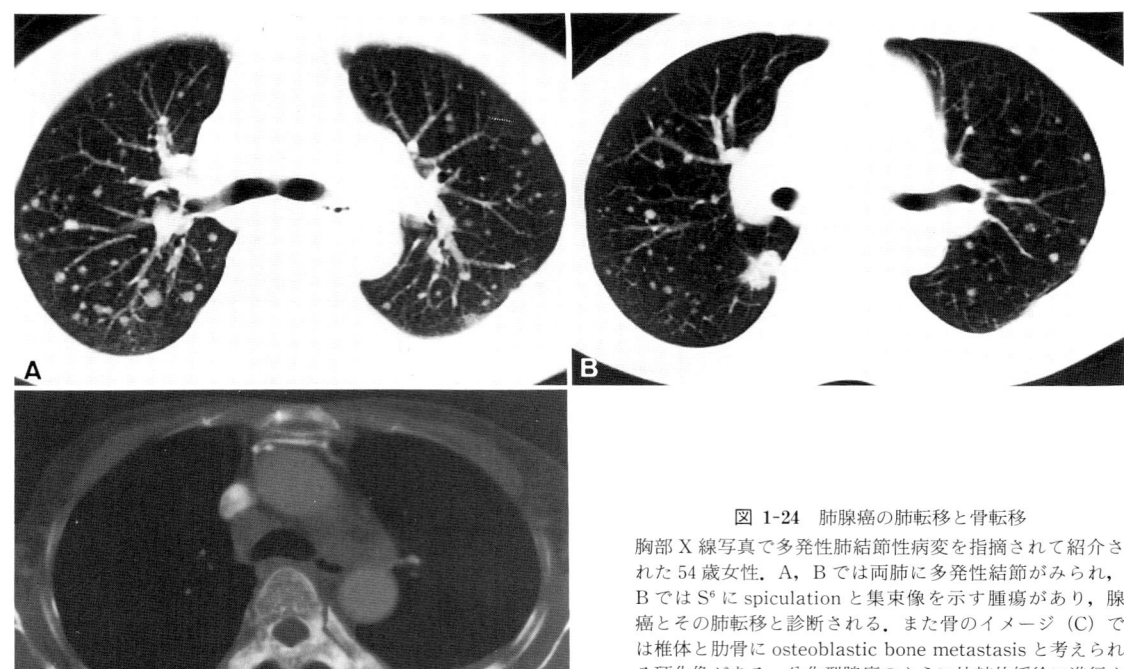

図 1-24 肺腺癌の肺転移と骨転移
胸部 X 線写真で多発性肺結節性病変を指摘されて紹介された 54 歳女性. A, B では両肺に多発性結節がみられ, B では S^6 に spiculation と集束像を示す腫瘍があり, 腺癌とその肺転移と診断される. また骨のイメージ (C) では椎体と肋骨に osteoblastic bone metastasis と考えられる硬化像がある. 分化型腺癌のように比較的緩徐に進行するような癌では, ときに osteoblastic bone metastasis がみられる. 肺癌は骨転移の頻度の高い疾患の 1 つであり, bone image での観察が必要である.

と見誤らないためにも深吸気の呼吸停止がよい.

ただし, air trapping などを捉えようとする場合には, むしろ深呼吸をさせながらヘリカルスキャンを行ったり, 呼気で息止めして通常スキャンを行うこともある.

診断対象となる疾患や検査目的に合わせて適宜検査法を変えることも重要である.

例えば肺癌が疑われる場合には, 筆者らは次のような検査法を採用している. まず単純 CT で 2 mm の thin-section で 3〜5 mm 間隔で数スライスを撮影した後, 造影剤を投与して全肺野を 10 mm スライス, 10 mm 間隔でスキャンする. 最後にもう 1 度, 2 mm スライスで単純 CT で撮影した部位を撮影している. 最近では, これらをすべてヘリカルスキャンで行うことも多い.

全肺野をスキャンすると, 肝の上半分と副腎, 腎の上部が検査範囲に入る. 上葉に肺癌がある場合でも, 下肺野に胸膜播種が認められたり, 肝転移や副腎転移が認められることもあるので, 初回検査では必ず全肺野を含むスキャンが必要である. また, 椎体や肋骨に転移が認められる場合もあるので, 必ず骨イメージのディスプレイを行うようにしている[28] (図 1-24). 造影剤の投与方法については次項で述べる.

側臥位や腹臥位をとる頻度は少ないが, 胸壁腫瘍を胸水から分離したり, 肺底部背側の胸壁直下のわずかな肺濃度増強が肺線維症などの病変なのか, あるいは dependent density なのかの鑑別には腹臥位が採用される. また, 本書では割愛するが, CT ガイド生検などの interventional radiology では背臥位のみならず腹臥位が必要となることはしばしばである.

G. 造影 CT

1. 胸部の造影 CT

胸部の CT，ことに肺野病変では造影剤増強法（contrast enhancement）を行う頻度は脳や腹部の CT に比べると明らかに低い．胸部はもともと X 線的にコントラストのよい部位であることによる．造影 CT が必要なのは次のような場合である．

(1) 肺癌の縦隔浸潤あるいは縦隔リンパ節転移が疑われる場合．縦隔リンパ節転移が疑われる場合でも，縦隔に十分な脂肪組織があればリンパ節と心大血管との識別は一般に容易であるが，脂肪組織が少ないとリンパ節と血管構造との識別が容易でない場合がある．後者の場合には造影 CT を行うほうが判定は容易になる．またリンパ節の増強効果も診断上の参考情報となる．

(2) 心大血管病変が疑われる場合．例えば胸部大動脈瘤，大動脈解離，血管奇形，肺癌の心大血管への浸潤の判定などで，造影 CT が不可欠である．

(3) 肺門リンパ節腫大と肺動脈との鑑別を目的とする場合．MRI では flow void のため肺動脈は無信号となるので，リンパ節腫大と肺動脈との鑑別や位置関係の把握には必ずしも造影剤を必要としないが，CT では肺動脈を造影剤で高濃度に造影してリンパ節とのコントラストをつけることが必要となる．

(4) 肺動静脈瘻が疑われる場合．

(5) 腫瘍あるいはこれと鑑別を要する炎症性病変の vascularity を検討する場合．多くは単純 CT と通常の造影 CT でよいが，thin-section の dynamic CT を行って造影効果から鑑別診断を行う場合もある．

(6) 無気肺中の腫瘍の広がりを判定しようとする場合．

2. 造影剤の血行動態

経静脈性に投与された造影剤は時間経過とともに血管内から血管外細胞外組織へと移行する．静注後1～2分で血管内の造影剤濃度と血管外細胞外の造影剤濃度は平衡期に移行する．血管内容積よりも血管外容積が数倍大きいので，しばらくの間は血管内から血管外細胞外組織への造影剤の移行が進んで血管内濃度よりも血管外濃度が高くなる時期がある（図1-25）．やがて数分後には全身

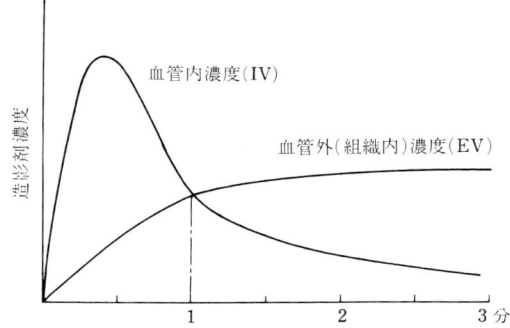

図 1-25 Bolus CT 時の時間-濃度曲線
造影剤注入後より血管外へのしみだしが起こり，約1分で血管内濃度と血管外濃度（組織内濃度とみる）はほぼ同じ濃度に達する．以後は血管外濃度のほうが高い．

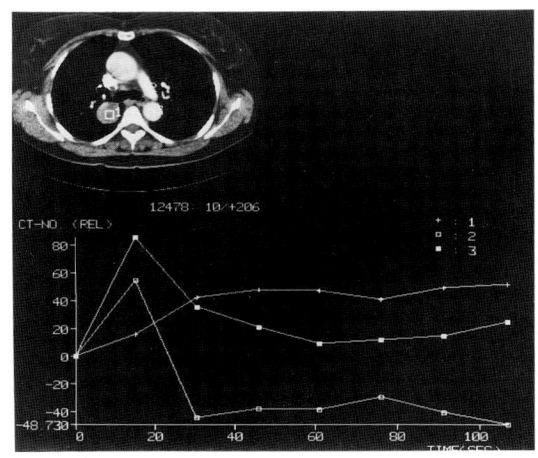

図 1-26 Dynamic CT における時間-濃度曲線（硬化性血管腫）
ROI 1 は腫瘍，ROI 2 は肺動脈，ROI 3 は下行大動脈にとってある．造影剤注入前後の CT 値の相対値を表示してある．病変（ROI 1）は時間経過とともに次第に CT 値が上昇していることがわかる．

を循環した造影剤と血管外細胞外組織から再び血管内に戻ってきた造影剤は腎から尿中に排泄される．図1-26のように時間経過と造影剤あるいは造影剤増強効果を表すカーブを時間濃度曲線（time-density curve）という．

脳には血液脳関門（blood-brain barrier, BBB）があり，これが正常に機能する場合には，造影剤は血管外細胞外組織へは移行しない．したがって脳疾患では病巣はBBBの破壊により選択的に造影剤増強効果を示すことになる．しかし，体幹部CTでは，BBBが存在しないので，病巣も正常組織もそれらのvascularityに応じた造影効果を示すのが脳と異なる点である[29-32]．

有効な造影剤増強効果を得るためには次のような点を考慮する必要がある[12]．

（1）造影剤の投与量，投与速度とスキャンを行うタイミングとの関係．肺縦隔では腹部の場合よりもスキャン開始時間は早めでよいが，腹部ではスキャン開始時間を遅く設定する必要がある．また，肝のヘリカルCTでは動脈優位相と門脈優位相とをタイミングよく撮影することが大事で，go-and-return方式などのスキャンが行われている（図1-27）．

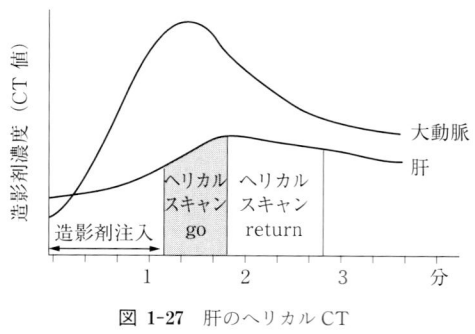

図 1-27 肝のヘリカルCT

（2）病変のvascularityは動脈相で判定されるため，動脈相をスキャンする機会を逃すようなタイミングを避けなければならない．

（3）動脈相以降の造影剤増強効果には血管外細胞外スペースの多寡がかかわってくる．診断対象となる病変の血管外スペースと健常部のそれとの比率が病変と健常組織との濃度差を決める．

（4）血管透過性は造影剤の血管内から血管外への移行および血管外から血管内への造影剤の移行と大いに関係がある．

（5）腎からの造影剤の排出．

3．造影剤投与法

前述の造影剤の血行動態をふまえたうえで，検査目的に応じた投与法が選択されるが，以前と比べるとスキャン時間の短い高速CTが普及したため，造影剤の点滴静注による増強法はほとんど行われないのが現状である．なお，ヘリカルスキャンを行う場合の造影剤濃度に関する文献の一部をヘリカルCTの項（p.12）で紹介した．

a. 急速静注（bolus injection）

19Gあるいは21G翼状針により肘静脈から300 mgI/ml 程度の造影剤（60％水溶性ヨード造影剤に相当）を毎秒1～3 ml の速度で注入器（インジェクタ）を用いて急速静注を行う．

インジェクタがないときには，造影剤ボトルに陽圧を加えて急速静注を行う方法もあるが，ヘリカルスキャンが頻繁に行われるようになってくると造影剤の注入速度を厳密に調節することが要求されるので，インジェクタを用いるべきである．

50～100 ml 程度の造影剤を急速静注すると，図1-25のような時間濃度曲線が得られる．造影剤注入直後は，造影剤は主として血管内にあり，ボーラス期（bolus-effect phase）とみることができる．次いで，非平衡期（non-equilibrium phase）を経て平衡期（equilibrium phase）へと移行する[33]．

このボーラス期は造影剤を急速に静注した直後の血管内濃度が最も高い相で，その持続時間はおよそ1分程度である．非平衡期は約1分後に始まり，すぐに平衡期に入る．平衡期は動脈内濃度と静脈内濃度がほぼ同じ程度の濃度になった時期で，急速静注後およそ2分で平衡期に入り，急速静注が終了するまで持続する．臨床的に有用な情報が得られるのはボーラス期と非平衡期であることが多い．したがって肘静脈から標的血管までの循環時間をあらかじめ知っておくとよい．参考となるデータが核医学検査で得られている．[99m]Tc-

MDP 20 mCi を全量 10 ml として 2 秒間で注射した場合の通過時間は，上大静脈で静注後 4～10 秒，肺動脈で 6～12 秒，上行大動脈で 10～18 秒，下行大動脈および頸部血管で 12～20 秒とされている[12]．実際には，ある程度の造影剤の量が標的血管に達した後にスキャンを開始することになるので，上記の計測値を参考にしながら，やや遅れてスキャンを開始するとよい．

スキャンスピードが 1～2 秒の CT 装置では，100 ml の造影剤を急速静注しながらヘリカルスキャンを行ったり，あるいは段階的にテーブル移動を行いながら通常スキャン（conventional scan）を行うこともできる．後者を dynamic incremental scan といい，血管構造，例えば縦隔や肺門部の血管とそれ以外のものを識別するのによい方法である[34-36]．筆者らは，厳密な dynamic study を必要とする場合を除き，100 ml の造影剤を初め毎秒 2 ml で 40 ml 注入し，その後は毎秒 1 ml で残りの 60 ml を注入している．スキャンは注入開始後 15 秒ごろから開始し，1 回の息止めで数スライスの dynamic incremental scan を行うと，造影剤の注入を終えたころには全肺野のスキャンが終了することになる．

b． ダイナミック CT（dynamic CT）

50～100 ml の造影剤を毎秒 2～3 ml の速度で急速静注して，同一スライス断面で連続的，経時的にスキャンする方法である．肺動静脈瘻などでは右心系の造影剤濃度のピークと左心系のそれとの間で最も高濃度になることから診断が容易になる．胸部ではこの方法を用いるべき疾患が多くないので，最近ではむしろヘリカルスキャンや dynamic incremental scan のほうが利用頻度が高い．

H． 肺 濃 度

肺の密度，すなわち CT における肺の吸収係数（肺濃度）は肺組織，血液，空気によって決まる．これらは肺内で均等に分布しているわけではなく，また生理学的な種々の変化に対応して常に連続的に変化している．吸気の程度が変われば肺の密度は変わる．加重部では重力によって血液量は増加し，肺胞内の空気量は減少する．

肺疾患の大部分は肺密度の増強あるいは減弱のいずれかを示すので，CT の臨床応用の当初から肺密度の測定による肺疾患の診断への期待がもたれていた．これまでは CT による肺濃度の測定には正確度や再現性などの問題があった．最近，スパイロメトリ同期法による CT 検査法が報告されるようになり，新たな展開の可能性が出てきた[37,38]．

文　献

1) 今里悠一：原理総論．最新 CT 診断学（永井輝夫，平敷淳子，松本満臣，編），朝倉書店，東京，1991；pp 1-23．
2) Baxter BS, Sorenson JA: Factors affecting the measurements of size and CT number in computed tomography. *Invest Radiol* 1981; 16: 337-341.
3) Koehler RP, Anderson RE, Baxter BS: The effect of computed tomography viewer controls on anatomical measurements. *Radiology* 1979; 130: 189-194.
4) Levi C, Gray JE, McCullough EC, Harty RR: The unreliability of CT numbers as absolute values. *AJR* 1983; 139: 443-447.
5) Silverman PM, Godwin JD, Johnson GA: Technical aspects. *In* Computed Tomography of the Chest (Godwin JD, ed), JB Lippincott, Philadelphia, 1984; pp 9-31.
6) Miraldi F, Wiesen EJ: Imaging principles in computed tomography. *In* Computed Tomography of the Whole Body (Haaga JR, Alfidi RJ, eds), CV Mosby, St Louis, 1988; pp 1-13.
7) Webb WR, Müller NL, Naidich DP: High-Resolution CT of the Lung, Raven Press, New York,

8) Burns MA, Molina PL, Gutierrez FR, Sagel SS: Motion artifact simulating aortic dissection on CT. *AJR* 1991; **157**: 465-467.
9) Posniak H, Olson M, Demos T: Motion artifact simulating aortic dissection. *AJR* 1993; **160**: 420.
10) Ritchie CJ, Godwin JD, Crawford CR, et al: Minimum scan speed for suppression of motion artifact in CT. *Radiology* 1992: **185**: 37-42.
11) 那須克宏, 藤本 肇, 山本正二, ほか: 1秒スキャンCTにおける dissection like artifact についての検討. 日本医放会誌 1995; **55**: 727-731.
12) Naidich DP, Zerhuoni EA, Siegelman SS: Computed Tomography and Magnetic Resonance of the Thorax, Raven Press, New York, 1991; pp 1-34.
13) Mayo JR, Webb WR, Gould R, et al: High-resolution CT of the lungs: an optimal approach. *Radiology* 1987; **163**: 507-510.
14) Webb WR, Müller NL, Naidich DP: High-resolution CT of the Lung, Raven Press, New York, 1992; pp 4-13.
15) 片倉俊彦, 木村和衞, 鈴木憲二, ほか: CTの基礎的研究. 第9報―螺旋状スキャン（ヘリカルスキャン）の試み. 断映研会誌 1989; **16**: 247-250.
16) Kalender WA, Seisser W, Klotz E, et al: Spiral volumetric CT with single breath-hold technique, continuous transport, and continuous scanner rotation. *Radiology* 1990; **175**: 181-183.
17) Vock P, Soucek M, Daepp M, et al: Lung: spiral volumetric CT with single breath-hold technique. *Radiology* 1990; **176**: 864-867.
18) Costello P, Andreson W, Blume D: Pulmonary nodule: evaluation with spiral volumetric CT. *Radiology* 1991; **179**: 875-876.
19) 竹村俊哉, 酒井英郎, 楠本昌彦, ほか: ヘリカルCTの肺癌2次検診への応用. 日本医放会誌 1992; **52**: 1322-1324.
20) Remy-Jardin M, Remy J, Giraud F, et al: Pulmonary nodules: detection with thick-section spiral CT versus conventional CT. *Radiology* 1993; **187**: 513-520.
21) 森 清志, 片山信仁, 奥山 厚, ほか: Helical scan CTによる肺結節性病変の存在診断―転移性肺腫瘍を中心に―. 日本医放会誌 1993; **53**: 812-819.
22) Kalender WA: Technical foundations of spiral CT. *Semin US CT MRI* 1994; **15**: 81-89.
23) 松本満臣, 堀越浩幸, 茂木孝夫, ほか: らせんCTによる肺癌二次検診―肺癌検診用CT（LSCT）のパイロットスタディと診断結果―. 日本医放会誌 1995; **55**: 172-179.
24) Costello P, Dupuy DE, Ecker CP, et al: Spiral CT of the thorax with reduced volume of contrast material: a comparative study. *Radiology* 1992; **183**: 663-666.
25) Remy-Jardin M, Remy J, Wattine L: Central pulmonary thromboembolism: diagnosis with spiral volumetric CT with the single-breath-hold technique—comparison with pulmonary angiography. *Radiology* 1992; **185**: 381-387.
26) 古平 毅, 島本佳寿広, 廣田英輝, ほか: 胸部ヘリカルCTにおける至適造影剤濃度の検討. 日本医放会誌 1995; **55**: 138-144.
27) Iinuma TA, Tateno Y, et al: Proposed system for ultrafast computed tomography. *J Comput Assist Tomogr* 1977; **1**: 494-499.
28) 松本満臣: 肺癌―CTから何を読み取るべきか―. 内科 1992; **70**: 449-457.
29) Kormano M, Dean PB: Extravascular contrast material: the major component of contrast enhancement. *Radiology* 1976; **121**: 379-382.
30) Newhouse JH, Murphy XR Jr: Tissue distribution of soluble contrast: effect of dose variation and changes with time. *AJR* 1981; **136**: 463-467.
31) Ono N, Martinez CR, Fara JW, Hodges FJ III: Diatrizoate distribution in dogs as a function of administration rate and time following intravenuos injection. *J Comput Assist Tomogr* 1980; **4**: 174-177.
32) Gardeur D, Lautrou J, Millard JC, et al: Pharmacokinetics of contrast media: experimental results in dog and man with CT implications. *J Comput Assist Tomogr* 1980; **4**: 178-185.
33) Burgener FA, Hamlin DJ: Contrast enhancement in abdominal CT: bolus vs. infusion. *AJR* 1981; **137**: 351-358.
34) Glazer GM, Francis IR, Gebarski K, et al: Dynamic incremental computed tomography in evaluation of the pulmonary hila. *J Comput Assist Tomogr* 1983; **7**: 59-64.
35) Reese DF, McCullough EC, Baker HL: Dynamic sequential scanning with table incrementation. *Radiology* 1981; **140**: 719-722.
36) Shepard JO, Dedrick CG, Spizarny DL, McLoud TC: Dynamic incremental computed tomography of the pulmonary hila using a flow-rate injector. *J Comput Assist Tomogr* 1986; **10**: 369-371.
37) Kalender WA, Rienmüller R, Seisser W, et al: Measurement of pulmonary parenchymal attenuation: use of spirometric gating with quantitative CT. *Radiology* 1990; **175**: 265-268.
38) Kalender WA, Fichte H, Bautz W, et al: Semiautomatic evaluation procedures for quantitative CT of the lung. *J Comput Assist Tomogr* 1991; **15**: 248-255.

2. 肺, 縦隔, 胸膜・胸壁のCT横断解剖

　CTが中枢神経系のみならず全身に応用されるようになって，医学部学生時代に解剖学で主として冠状面や矢状面から観察してきた人体構造を横断面，それも横断断層画像として観察するようになり，初期には少なからず違和感があったことを思い出す．筆者自身もそうであったが，あわてて横断解剖図譜を求めて勉強した放射線科医が多いことと思われる．今でも，放射線科に入局してCT診断に携わるようなると，横断解剖の参考書を求めることになるし，経験のある放射線科医であっても全身のCT画像を読影するときには横断解剖学の知識が必須である．

　全身の横断解剖を理解することは，CT診断に不可欠であるばかりでなく，やがてMRIを読影するようになっても，超音波を読影するようになっても，その知識が大いに役立つことはまちがいない．

　CT以前の診断学では，肺は空気という自然の陰性造影剤を含んでいるために肺区域の解剖学を応用した読影がかなり普及していたこともあって，CTの横断面では肺区域の読影にはさほど違和感はないであろう．しかし，縦隔は従来blind spotとされていた領域であり，その内部構造を観察できるのは，まさに夢のような気分であったことを思い出す．

　本章では胸部のCT診断に必要な解剖学的知識を，まず肺区域解剖からはじめ，次いで縦隔，胸壁について述べてみたい．

　なお，肺の末梢構造のCT横断解剖学については第7章で述べる．

A. 肺区域のCT横断解剖

　肺野条件でのCT画像で気管支，肺動脈，肺静脈，葉間胸膜の解剖を知っておくことは，種々の肺疾患の診断の基礎知識としてきわめて重要である．

　肺区域の読影は通常，気管支，肺動脈あるいは肺静脈を肺門部あるいは左房から末梢側へと追跡しながら行うのがよい．まず，左右の主気管支あるいは葉気管支がよくみえるスライスを探し，ここから1スライスずつ頭側へ，あるいは尾側へと順に気管支や肺血管を追跡しながら読影を進める（図2-1）．10 mm スライス，10 mm 間隔の CT 画像では葉間胸膜のみえ方はさまざまである（p. 31参照）．一般に葉間胸膜は描出されないことが多い．その場合は無血管帯（broad avascular band）としてみえ，血管や気管支はこれを横切らない[1]．10 mm スライスで正常胸膜がみえないことが多いのは，葉間胸膜自体がきわめて菲薄なためと，大葉間裂（major fissure），小葉間裂（minor fissure）がスライス面に対して斜めに，あるいは水平に位置していることによる．しかし，1.5〜2 mm の thin-section CT，ことに高分解能 CT では partial volume effect の影響が少なく，葉間胸膜は細い線状構造として描出される．一般に 10 mm スライスで葉間胸膜が明瞭に描出される場合は異常所見であることが多い[2]．

1. 右上葉[2,3]

　気管支分岐（図2-1）を参考にしながらまず右肺門部で左右の主［気管支］幹のみえるレベルから追跡することにする．図2-2 G は右主気管支から右上［葉気管支］幹が分岐するレベルで，気管分岐部のレベルにほぼ相当する．右上幹が1スライス内に含まれると長さ約1cmの上幹がみえ，その後壁はすぐ S^6 あるいは S^2 の肺に接している．この右主気管支から右上幹にかけての後壁は均一で平滑な線としてみえる．正常では後壁の厚さは 5 mm を越えない．後壁が結節状にみえたり不整にみえるのはリンパ節腫大や癌などの浸潤性病変を示唆する所見であり，異常と判定される．例外は奇静脈の拡張で，その場合には上下のスライスを順に追跡すると，そのつながりから奇静脈と判定できる[4]．

　右上幹はすぐに3分岐して B^1，B^2，B^3 を出す．B^1 は上方に向かうので，円形の透亮像として認められる．B^2 はやや後方外側に分岐し，B^3 はほぼ同一断面でやや前方外側に分岐して管状の透亮像としてみえる（図2-2 G）．B^2 と B^3 分岐部が同一スライス面に入らないこともある．

　B^2 は後上方に B^2a を分岐する．このスライス面では右上幹から最も後方に分岐する気管支である．B^2b は外側に向かって分岐する．B^2a の後方には，右主気管支から斜め後方に血管の少ない，いわゆる無血管帯（broad avascular band）がみえる（図2-2 G, H）．無血管帯より前方が上葉であり，後方が下葉（S^6）である．この無血管帯の中央部に上下葉を境する葉間胸膜（major fissure）がある．葉間胸膜は thin-section を用いると細い線状構造としてみえるようになるが，10 mm スライスでは前述のように無血管帯として認められるにすぎない．

　B^3 は外側に B^3a を，ほぼ前方に B^3b を分岐する（図2-2 G）．

　B^1 は1スライス上方で後上方へ B^1a，前上方へ B^1b を分岐する（図2-2 E）．

　右上幹の前方には上幹動脈（truncus superior）が接してみえる（図2-2 G）．上幹動脈は右肺門に達する直前に心膜内で右主肺動脈から分岐している．B^3 の透亮像の内側には，上幹動脈から分岐した A^3 が伴走している．A^3 は B^3 が B^3a と B^3b とに分岐するのに沿って A^3a と A^3b に分岐する．B^3a を A^3a が伴走しているのがみえる（図2-2 G）．

　このように肺内では気管支と肺動脈とは互いに伴走しているのが特徴的である．したがって，血

A. 肺区域のCT横断解剖

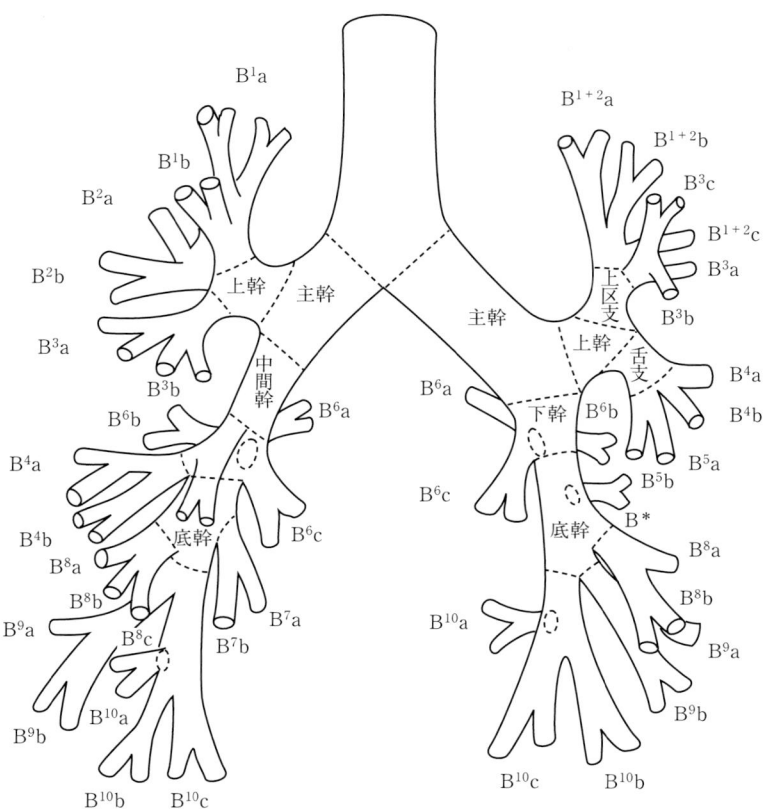

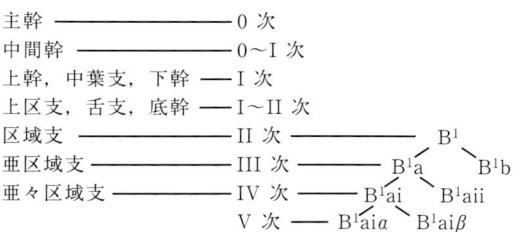

図 2-1　気管支分岐と名称

管が肺動脈であることの同定は伴走する気管支の有無によって決定できる．

　S^1とS^3に分布する肺動脈は上幹動脈から分岐し，気管支の上あるいは内側に位置している．一方，S^2に分布する肺動脈が上行動脈（ascending artery）より分岐する通常の型（図2-3）では，A^2は気管支の下方に位置するように走行するので，B^2の分岐する1～2スライス下方にその起始部を認めることもある．

　A^2は分岐してA^2a，A^2bとなるが，これらもそれぞれB^2a，B^2bに伴走する．

　肺静脈の血流は肺から左房へと向かうが，ここでは肺血管を肺門部から末梢部へと追跡するため，血流方向とは逆の表現を用いることになるのであらかじめご了承願いたい．

　肺静脈は，肺動脈が気管支と伴走して区域・亜

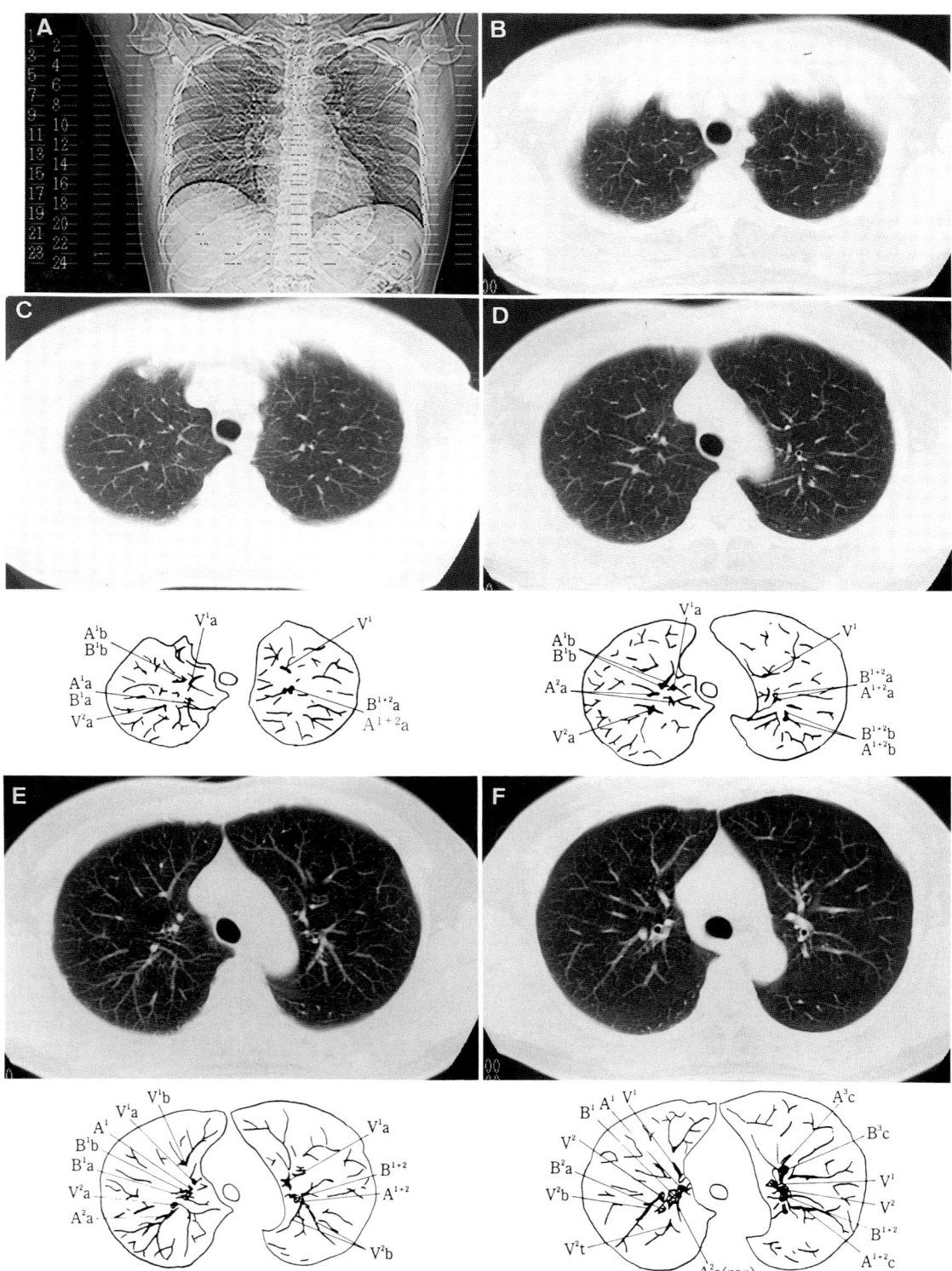

図 2-2　正常肺の肺野条件 CT 画像（A～F）
A：スキャノグラム，B：スキャノグラムの3に相当．以下Cは4, Dは5, Eは6, Fは7．

A. 肺区域のCT横断解剖

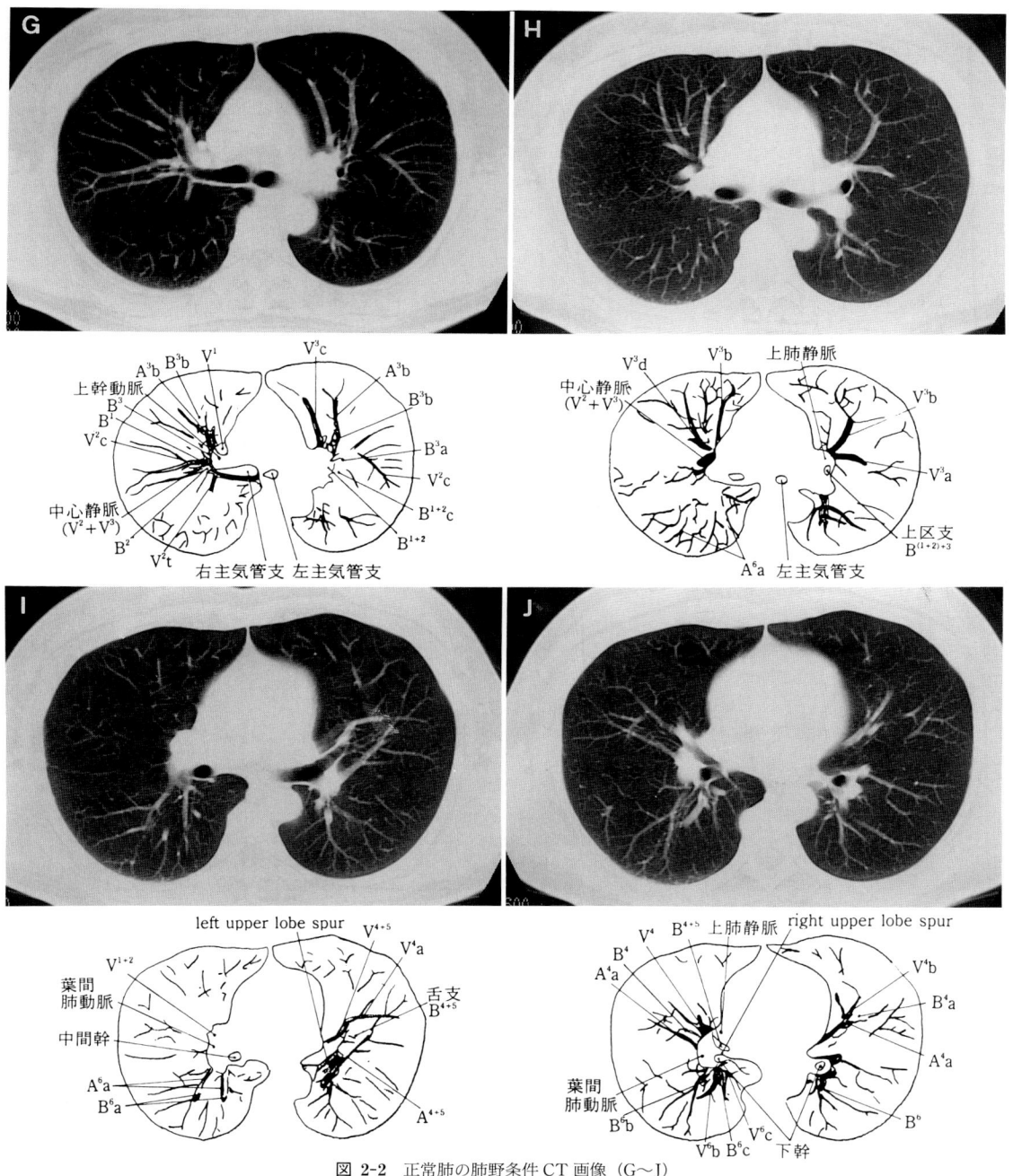

図 2-2 正常肺の肺野条件CT画像（G〜J）
Gはスキャノグラム（A）の8, Hは9, Iは10, Jは11に相当.

区域の中心部に入るのと異なり，区域・亜区域の境界面を走行するのが大きな特徴である．したがって，限局性病変の局在や進展範囲の判定などには重要な指標となる．つまり肺における肺動脈・気管支と肺静脈との関係は，肝における門脈・胆管と肝静脈との関係に類似している．

右上肺静脈（right superior pulmonary vein）は V^1 と V^{2+3} が合流して形成されるが，右上（葉気管支）幹のみえるレベルでは V^{2+3} が，B^2，B^3 の間にはさまれて円形を呈している（図 2-2 G,

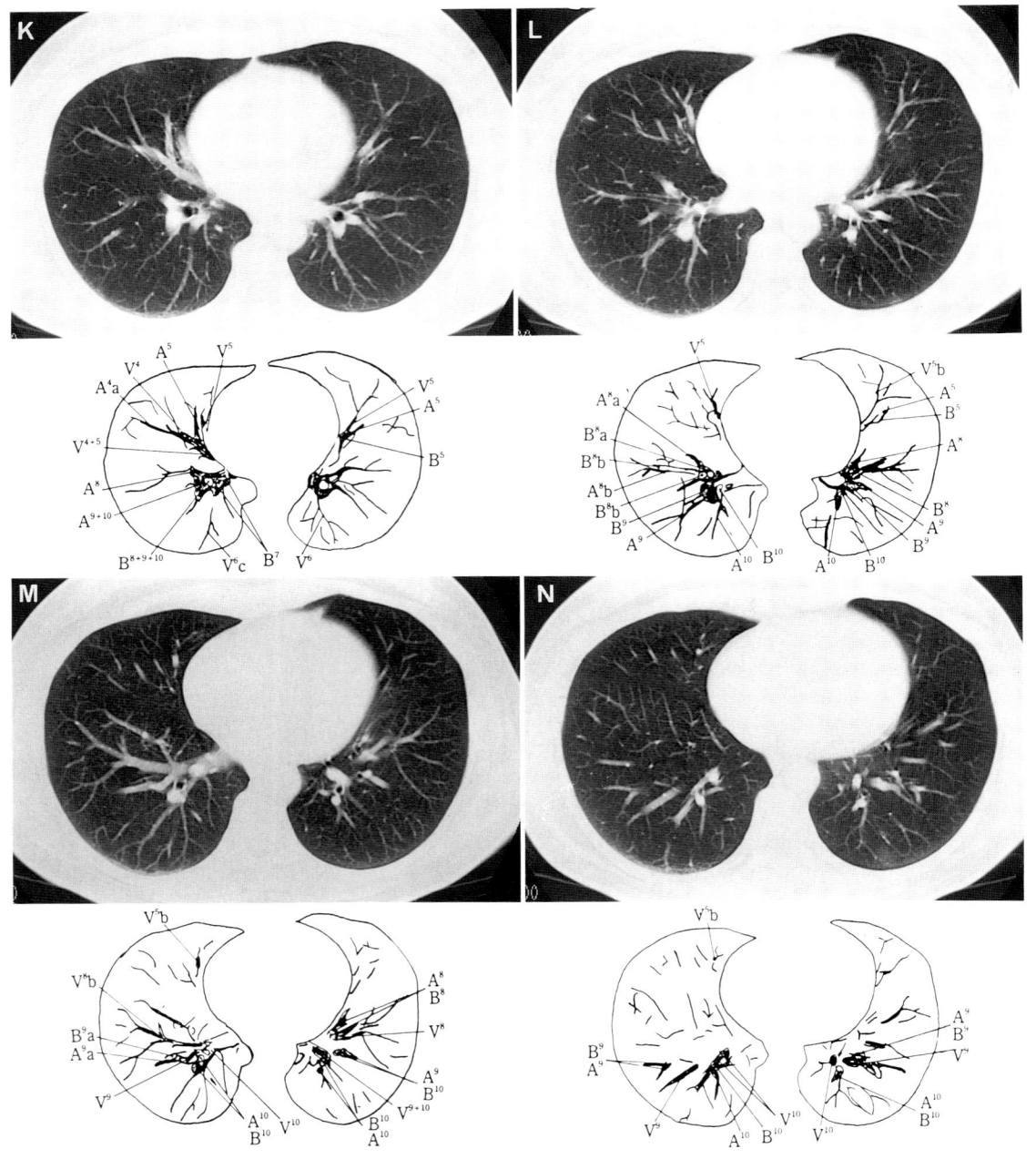

図 2-2 正常肺の肺野条件CT画像 (K〜N)
Kはスキャノグラム (A) の12, Lは13, Mは14, Nは15に相当.

2-4). 右上葉の肺静脈の分岐型はこの中心静脈型 (central vein型: V^1, V^{2+3}型) が80%を占めており, V^1とV^{2+3}に分かれている.

中心静脈 (V^{2+3}) がB^2とB^3の間を上行するスライスの近辺でV^2cが外側に向かって伸びてい

る. V^2cはS^2とS^3の境界, 亜区域レベルでいうならS^2bとS^3aとの境界を走る静脈であり, 病変がS^2にあるかS^3にあるかを決定するのに重要な指標となる (図2-2 G, 2-4).

V^2cのみえるスライスあるいはその下方のスラ

A. 肺区域のCT横断解剖

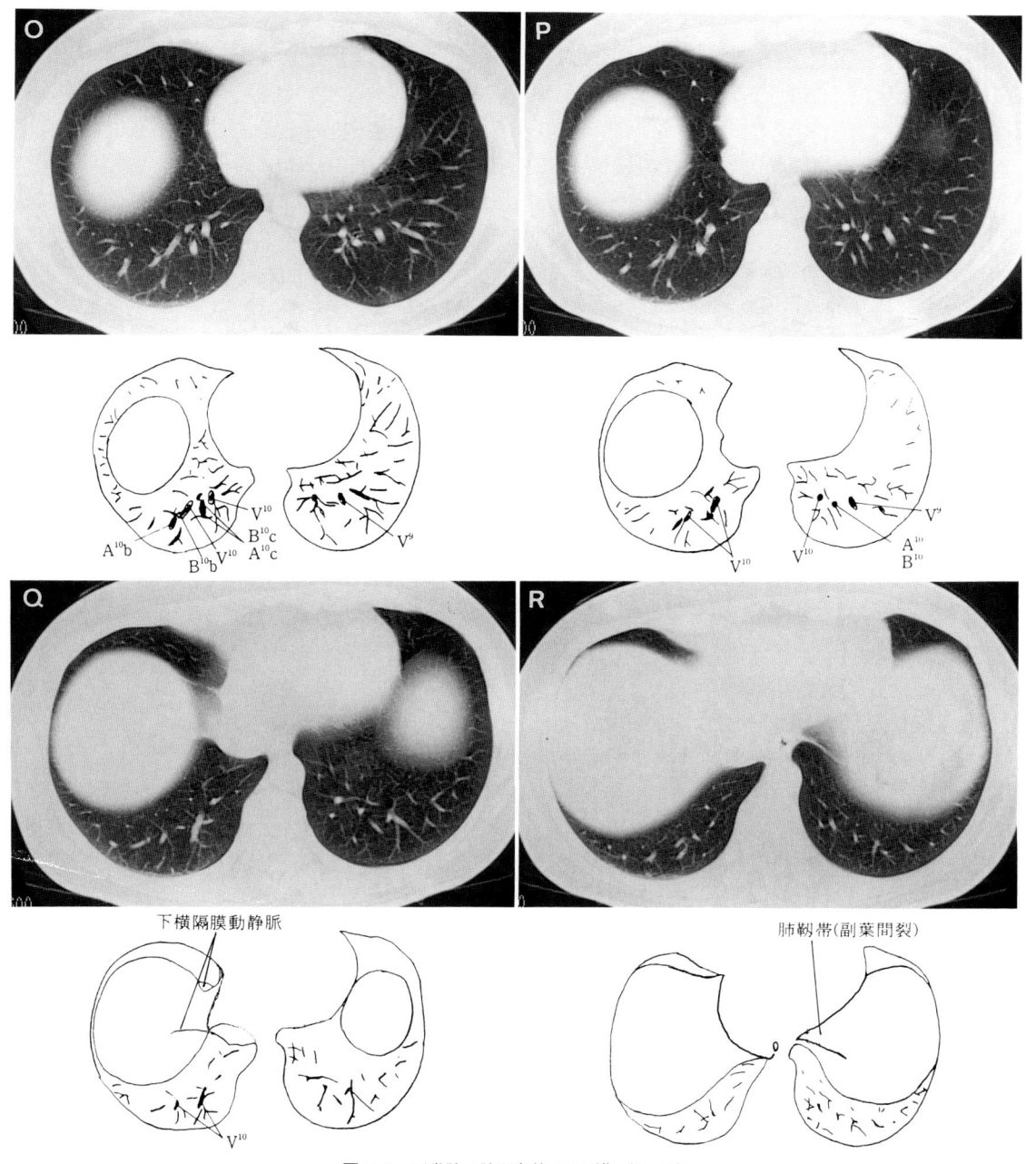

図 2-2 正常肺の肺野条件CT画像（O〜R）
Oはスキャノグラム（A）の16，Pは17，Qは18，Rは19に相当．

イスでS^3bの下縁を走行するV^3bが前方に伸びている．V^3bは右中葉との境界を決める指標となる．このスライスか1スライス上方にはS^3aとS^3bとの境界面を走行するV^3a（V^3d）がみえる（図2-2 H, 2-4）．

V^2tはS^2aの下縁を通る静脈でS^6との境界部にある．一般にこの静脈は小さいこと，およびA^2aの近くを通るため識別がむずかしいことが多い．

V^2はV^2cを外側に出した上方で，外側にV^1l

(S^1, S^2およびS^3の境界を走る静脈でS^1の外側下縁にある)と後外側にV^2b (S^2aとS^2bとの間を走行)を出した後にV^2aとなって後上方に進む(図2-2 C〜E, 2-4).

一方,V^1は上肺静脈から分かれて縦隔側でA^1, B^1の前方にみえる.V^1からS^1bとS^3b間を走るV^1bを分岐し,V^1a (S^1aとS^1b間を走る)となって終わる(図2-2 C〜G, 2-4).

このように,肺静脈は区域,亜区域間の境界部を走行し,区域,亜区域を識別する指標として利用できる(図2-5).

2. 左上葉上区[2,3]

左主気管支は右肺のように独立した中[葉気管]支幹がないため右の中間[気管支]幹の中央部の高さまで下がって左上[葉気管支]幹と左下[葉気管支]幹に分かれる.左主[気管支]幹は長さ4 cm,左上[葉気管支]幹のそれは1 cmである.上幹からは上区[気管]支$B^{(1+2)+3}$と下区または舌[区気管]支B^{4+5}に分かれる(図2-1, 2-2 G〜I).左上幹の後壁には左主気管支を前方から後方に乗り越え,$S^{(1+2)+3}$への肺動脈を分岐したあとの左肺動脈がやや三角形を呈して接している(図2-2 H, I).

左上幹の前方には,前方に向かってA^3bが分岐し,その内側に左上肺静脈がみえる.

1スライス上へいくと,右上幹の分岐するレベルでB^{1+2}が円形の透亮像としてみえ,外側に$B^{1+2}c$を出し,後上方に$B^{1+2}a$, $B^{1+2}b$を出す.B^{1+2}の内側には左主気管支を乗り越える左肺動脈があり,内側前方には左上肺静脈がみえる(図2-2 G, H).

左上肺静脈は右上葉のように葉間面近くを進むのとは異なり,そのまま縦隔面に近いところを上行している.V^1はそのまま上行するが,V^2はB^{1+2}とB^3の間を内側から外側に向かって横切りB^{1+2}の外側に出る.このような左上区の肺静脈の分岐型は semicentral vein 型(V^{1+2}型)とよばれ,70%を占めている(図2-2 F, 2-6).

さらに1スライス上方へいくと(図2-2 E),$B^{1+2}a$の内側に$A^{1+2}a$がみえ,その前方にV^1aがみえる.なお,左上葉上区の前下方に位置するS^3の下縁にはV^3の分枝がみられる(図2-2 G, H).

以上のような右上葉,左上葉上区の代表的な気管支と肺静脈の分岐を図示したのが図2-6であり,肺区域,亜区域と肺静脈との関係を示したのが図2-7である.

3. 右中葉[2,3]

中[葉気管]支幹はB^6が後方に分岐するレベルで前外方に向かう透亮像としてみられ,外側に広がるB^4と内側前方に向かうB^5とに分かれる(図2-2 J).B^4, B^5に伴走する肺動脈は,中間肺動脈幹から中支幹の外上方を通るように分岐してB^4, B^5の外側に沿うように走行する.

ここで注目したいのは右上葉における気管支と肺動脈の位置関係と,右中葉における気管支と肺動脈の関係である.上葉では気管支の内側に肺動脈が位置するのに対し,中葉では気管支の外側に肺動脈が位置していることである.この気管支と肺動脈の位置関係により,無気肺が上葉であるのか中葉であるのかが判然としないときに肺葉の同定が可能となる[5].

肺静脈は基本的に気管支,肺動脈より下位にあり,各区域間を走行した後に中支幹の分岐部より1〜2 cm下方で縦隔側に走り,右上葉肺静脈と合流して上肺静脈となって左房へと還流する(図2-2 K).中葉静脈(V^{4+5})は基部1本のものが約50%,2本のものが40%,残りの約10%は3本からなっているとされている.V^4aはS^4aとS^5aの境界を走り,V^4bはS^4bとS^5aの間を,V^5bはS^5bの下縁を走行する(図2-8).

4. 左上葉舌区[2,3]

舌区枝は,左主気管支と上幹がみえるレベルで前方やや外側で下方に分岐する.舌区は右肺の中葉に相当する部分であるが,中葉ではS^4が外側,S^5が内側に分布するのとは異なり,舌区ではS^4が上方,S^5が下方に広がりを有している(図2-1, 2-2 J〜L).

舌区の肺動脈の分岐型にはバリエーションが多

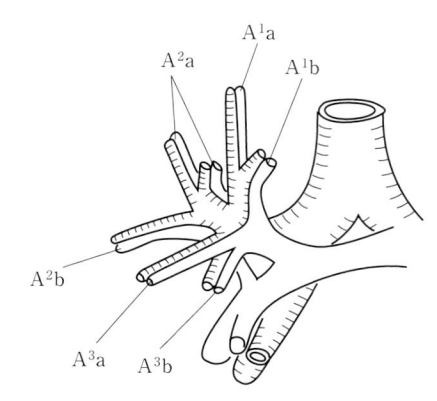

図 2-3 右上葉肺動脈の代表的分岐型（前面）
（山下[3]により作図）

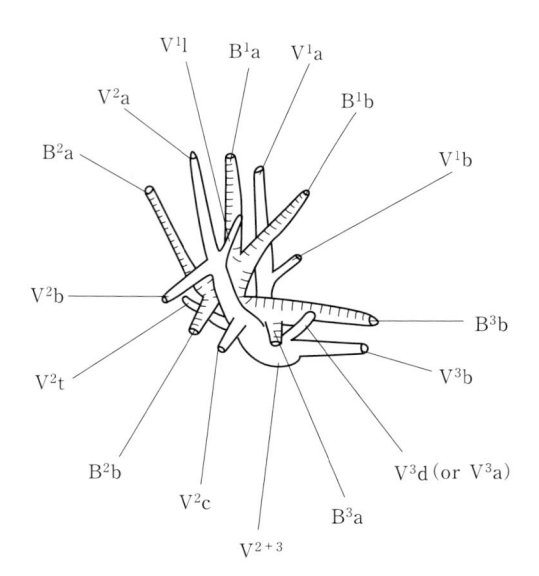

図 2-4 右上葉の肺静脈の代表的分岐型（外側面）
（山下[3]により作図）

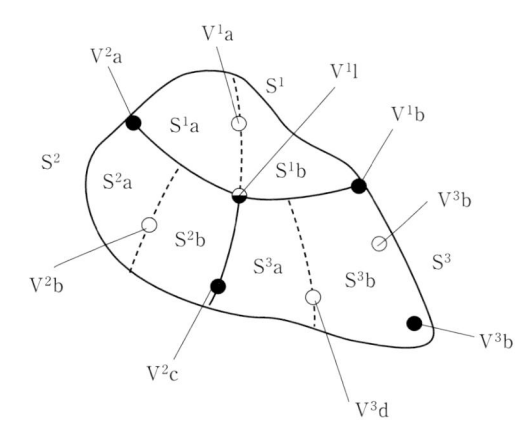

図 2-5 右上葉の区域・亜区域と肺静脈の関係（外側面）
（山下[3]により作図）

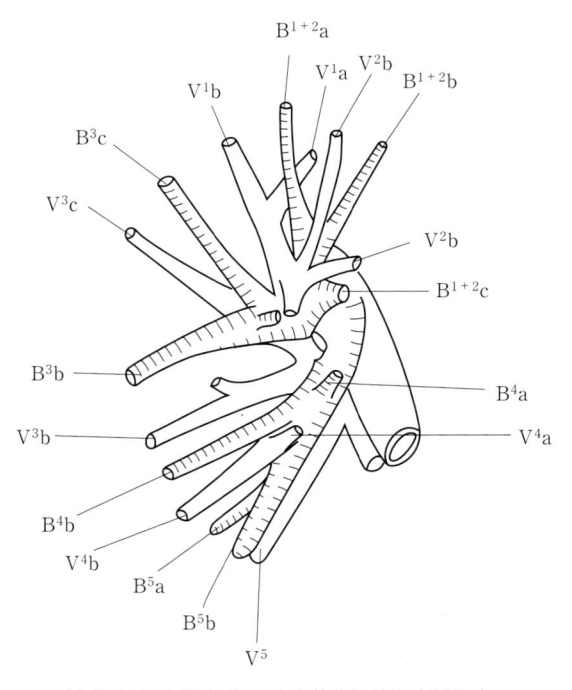

図 2-6 左上葉の代表的な肺静脈分岐型（外側面）
（山下[3]により作図）

い．最も多いのは中葉と類似の走行（気管支の外側）をとる葉間面型で約70％を占める（図2-9）．縦隔・葉間面型は約20％を占める．縦隔・葉間面型は左肺動脈を乗り越える前の pars mediastinalis および乗り越えた後の pars interlobaris の両方から分岐する型である．縦隔面型は約10％で，pars mediastinalis から分岐して気管支の上面につく型である（図2-9）．

舌区の肺静脈は中葉と同様に気管支・肺動脈の下位にあり，舌区支の前方で上区肺静脈と合流して左上肺静脈となる．

この部は心拍動によるアーチファクトが出現しやすく，詳細な読影は困難なことがある．

5. 右下葉・左下葉[2,3]

中間［気管支］幹（bronchus intermedius）から中［葉気管］支幹（right middle lobe bron-

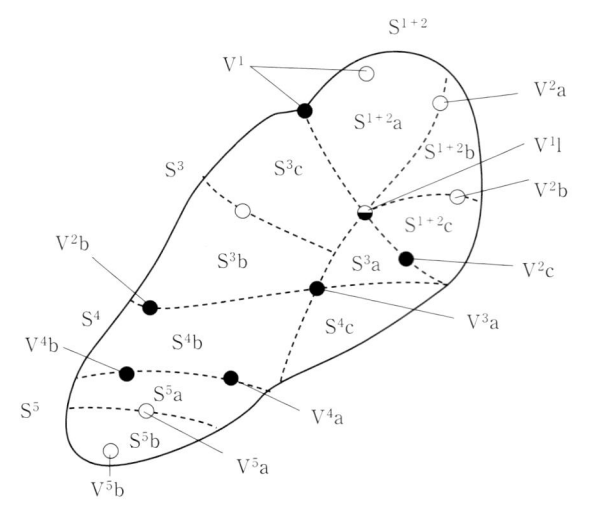

図 2-7 左上葉の区域・亜区域と肺静脈の関係（外側面）
（山下[3]により作図）

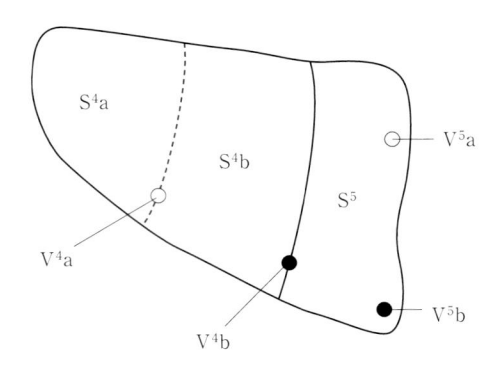

図 2-8 右中葉の区域・亜区域と肺静脈の関係（外側面）
（山下[3]により作図）

chus）と下葉の B^6 の分岐がほぼ同じ高さでみえる（図 2-2 J）。中間［気管支］幹は B^6 を分岐して［肺］底［気管支］幹（bronchus basalis）となる。このとき，中支幹と底幹とのなす角度は鋭角であり right upper lobe spur とよばれ，右下葉気管支の起始部を示す指標とされている（図 2-2 J）。同様に，左側では舌区支が左下［葉気管支］幹となす角度も鋭角で left upper lobe spur とよばれて左下葉気管支の起始部の指標となる。

下［葉気管支］幹から最初に分岐する B^6 は，右肺では中支幹の分岐部付近，左肺では上下幹分岐のやや下方で後方に向かい，B^6a を外上方へ，B^6b を外側へ，B^6c を内下後方へ分岐する（図 2-2 I, J）。S^6 の肺動脈は下幹の外側にある下肺静脈から分岐して，それぞれの気管支の上位を伴走する。

B^6 を分岐して底幹となった後，B^7 が縦隔側に出る（図 2-2 K）。次いで B^8 を外側に出し（図 2-2 L），最後に B^9 を分岐して B^{10} となる。対応する肺動脈はそれぞれの気管支の外側について伴走する。

肺静脈は気管支よりも内側に位置し，かつ気管支・肺動脈系よりも下位で各区域間を走行し，B^8 と B^{9+10} 間を内側に向かって上行し，V^6 と合流して下肺静脈（inferior pulmonary vein）とな

外側面
葉間面型

縦隔・葉間面型

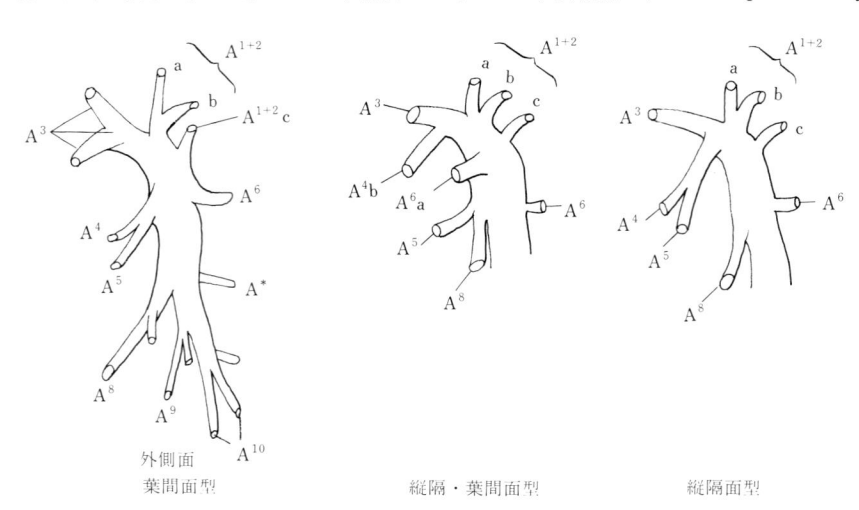

縦隔面型

図 2-9 舌区肺動脈の分岐型（山下[3]により作図）

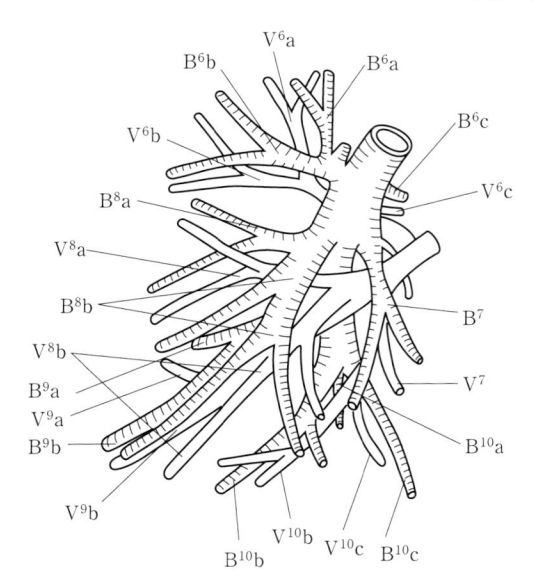

図 2-10　右下葉の代表的な肺静脈分岐型（前面）
（山下[3]により作図）

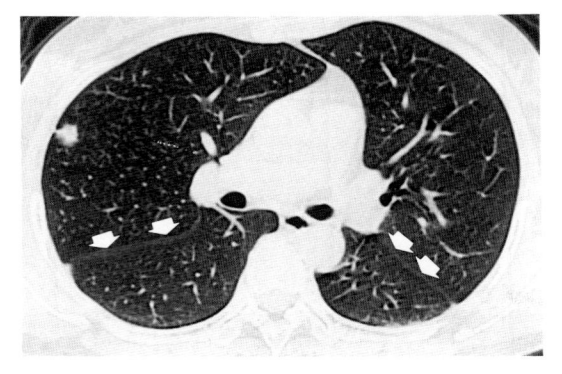

図 2-11　2 mm スライス CT による葉間胸膜（↑）の描出

り，心臓の後方の左房へ入る（図 2-2 L〜O，2-10）．

一般に加齢とともに下葉の容積が減少するため，高齢者では肺動脈と肺静脈とが接近して識別が困難になることがあるが，気管支，肺動脈，肺静脈の位置関係をよく知っておくことが解剖学の理解につながる．

6. 葉間胸膜

葉間胸膜は 1.5〜2 mm の thin-section CT（図 2-11）で検出できることは前にも述べたが，ここで正常例における葉間胸膜についてふれておく．

Glazer ら[6]は左右肺の major fissure について 50 例を対象に通常の 10 mm スライスと 2 mm の thin-section 像で検討している．あらかじめ選択された 3 つのレベルで major fissure は 90〜100% に低吸収帯あるいは線状，索状の高吸収帯として描出された．呼吸あるいは心拍動によって葉間胸膜が 2 本の線または索状物としてみえるのを double-fissure sign というが，心拍動の最も強い肺底部の心室レベルで観察されることが多い．不完全分葉は右肺で 64%に，左肺で 52%にみられた．つまり，約半数に major fissure の部分的欠損が存在することになる[6]．

Minor fissure は，10 mm スライスでは 50 例中 92% に円形もしくは卵円形の無血管帯としてみられ，Goodman ら[7]はこれを right mid-lung window とよんだ．Berkman ら[8]によれば，thin-section CT が行われた 40 例中，minor fissure は 32 例（80%）で曲線もしくは直線状の高吸収域として認められ，4 分の 1 円もしくは半円状の構造として認められた．この中で，肺炎の中の空洞様にみえた部分が実は thin-section CT で中葉であることが判明した例をあげている．8 例（20%）では minor fissure の欠損があり，残りの 32 例では minor fissure が描出された．後者 32 例のうち 7 例（22%）では不完全欠損（分葉不全），2 例（6%）では完全分葉とは断定できなかったとしている[8]．Minor fissure の形は中葉の上面の形態によって大きく 2 つのタイプに分けられた．すなわち，中葉の上面の最も高位にある部分が内側にあるものと外側にあるものである．上葉の S³ の下縁を走行する V³b は 75% に認められ，この静脈を同定することによって，minor fissure の欠損や分葉不全でも上葉と中葉の境界を知ることができるとしている[8]．

松岡ら[9]によると，2 mm の thin-section CT で minor fissure は欠損部を除き線状の高吸収域として全例に描出された．Minor fissure の欠損がなく，完全分葉していたものは 29% で，残りの 71% では何らかの欠損，すなわち不完全分葉であったとしている．不完全分葉例を詳細に検討すると，V³b もしくはその分枝が minor fissure

に接している症例20例中18例でV³bの内側にminor fissureの何らかの欠損がみられた[9]．

このように，minor fissureの不完全分葉は意外に多いことがわかる．

7. 肺靱帯

肺靱帯は解剖学用語では肺間膜（Lig. pulmonare）とよばれているが，英語文献では[inferior] pulmonary ligamentとされている．ここでは肺靱帯としておく．

Berkmenら[10]はcadaverのCTスキャンにおいて，肺靱帯は食道の近くから横隔膜に伸びている線状の高吸収域としてみえ，下大静脈の中央部から右方に伸びるもう1本の線状構造は右横隔神経であるとした．

これに対して尾尻，氏田ら[11,12]は全肺のヘリカルスキャン像とcadaverにおける解剖学所見とを対比して次のような結論を得ている．

(1) 肺野条件CTでは，肺門下レベルで肺靱帯は縦隔と内側肺底区に向かう気管支血管束を結び線状に確認される．

(2) 横隔神経は右心横隔膜角にて縦隔脂肪とともに持ち上げられた壁側胸膜に覆われ，肺野条件CTの肺底部レベルで右側は下大静脈，左側は左心後縁に接する小三角形構造として描出される．

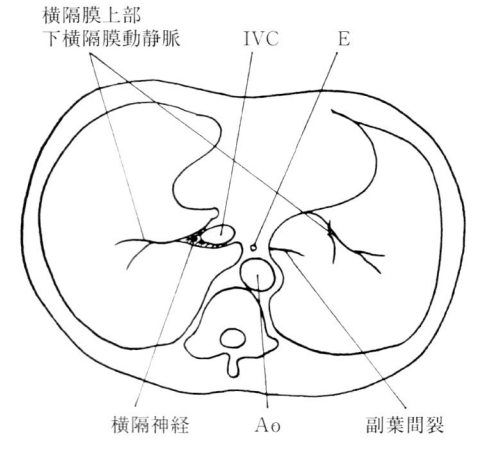

図2-12 肺底部正常CT像[11]

右側は全例に確認される．

(3) 肺底レベルでは，肺靱帯の付着部位は両側とも食道側壁であり，横隔神経付着部や横隔膜上の下横隔膜動静脈とは明らかに異なる．同レベルCTで食道左側壁より外側に伸びる線状構造は，下肺靱帯に連続した副葉間裂に一致した．

(4) 肺野条件設定CTの肺底レベルで右側は下大静脈，左側は左心後縁から外側の横隔膜円蓋部に向かい，水平方向にのびる線状構造は，横隔神経ではなく横隔膜を腹腔側より穿通した下横隔膜動脈と伴走静脈が横隔膜胸腔面胸膜外腔を走行するのに一致する[11,12]（図2-2 Q，R，2-12）．

B. 縦隔のCT横断解剖

1. 胸郭入口部および肺尖部

胸郭入口部は胸骨柄と第1肋骨，第1胸椎を通る平面で頸部から縦隔に移行する部位である（図2-13，2-14）．通常，CTでは体幹の長軸と直角の横断断層面で撮影するので，第2胸椎から第4胸椎のレベルにかけて数スライスにわたる横断面に相当する．胸部大動脈弓から分岐した血管分枝と頸髄から上肢に分布する腕神経叢（brachial plexus）からの神経分枝が走行する部位である．

まず，中央部に気管が円形あるいは類円形の透亮像としてみえ，その後方に食道が正中部あるいは正中からやや左側にみえる．その後方には椎体がある．気管の右側には腕頭動脈，左には総頸動脈がある（図2-13 C，D）．上方のレベルでは右側は腕頭動脈が鎖骨下動脈と総頸動脈に分岐しているのがわかる（図2-13 B）．左側では総頸動脈の外側に鎖骨下動脈がある（図2-13 B）．

内頸静脈は総頸動脈の前外側に太い血管としてみえる（図2-13 A，B）．頸部の太い血管は，静脈が前方にあり動脈はやや後方にある．内頸静脈の左右の径にはかなりの個人差があり，左右が同じ太さとは限らない．一般に右が左より太いこと

B. 縦隔のCT横断解剖

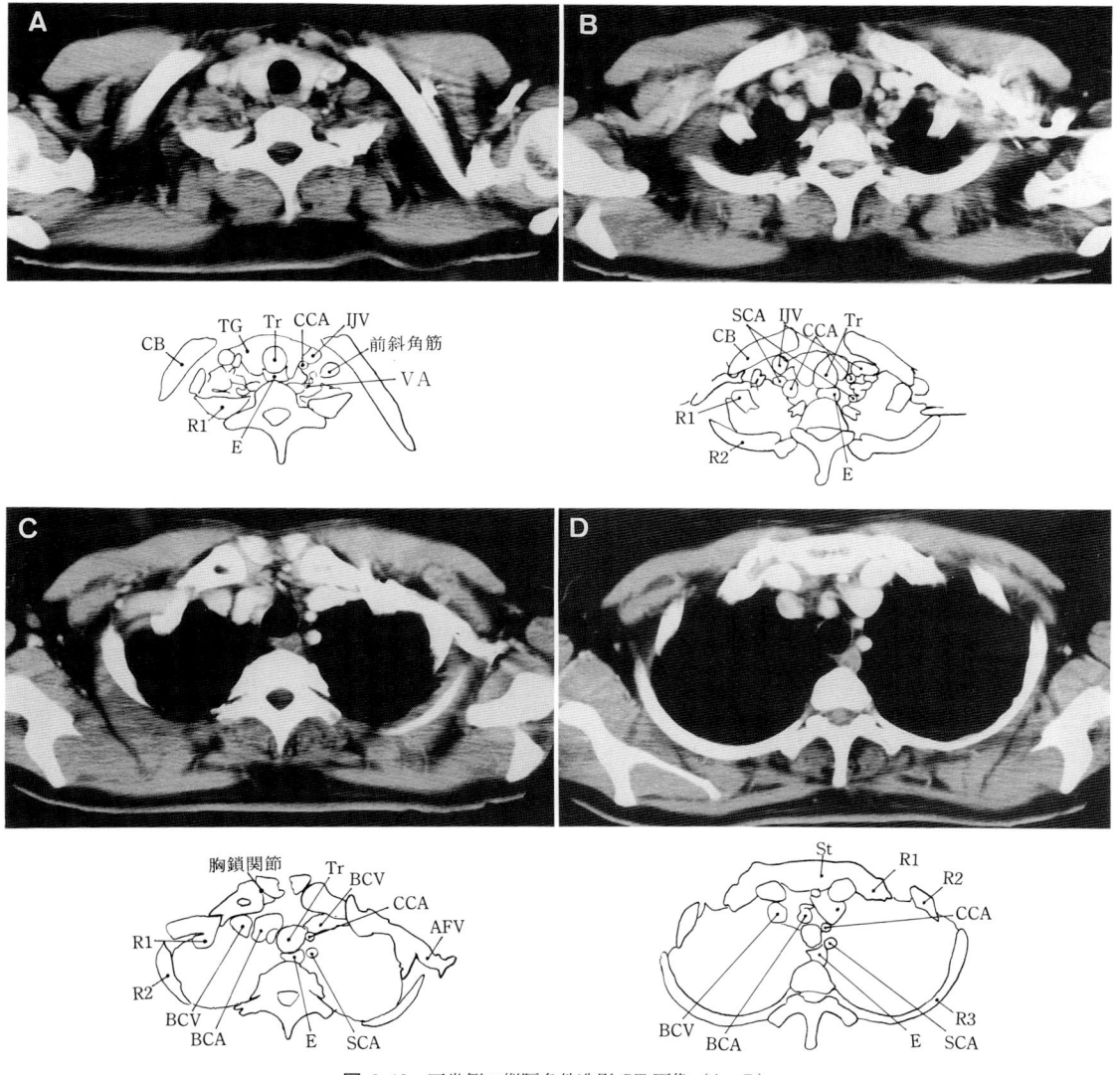

図2-13 正常例の縦隔条件造影CT画像（A〜D）
画像は図2-2Aのスキャノグラムに相当する．A：1，B：2，C：3，D：4．
AFV：腋窩静脈，BCA：腕頭動脈，BCV：腕頭静脈，CB：鎖骨，CCA：総頸動脈，E：食道，IJV：内頸静脈，R1〜3：第1〜3肋骨，SCA：鎖骨下動脈，St：胸骨，TG：甲状腺，Tr：気管，VA：椎骨動脈．

が多い．したがって内頸静脈の左右の太さが非対称であることだけから異常と断定することはできない．鎖骨下静脈は前斜角筋の前を通って内側に向かい，さらに鎖骨のすぐ後方で鎖骨下動脈の全面を走行して内頸静脈と合流して腕頭静脈となり，上大静脈に注ぐ（図2-13 A〜E）．

少し下方へ進むと胸鎖関節から胸骨柄のレベルとなる．胸鎖関節のすぐ後ろにあるのが左右の腕頭静脈（brachiocephalic vein）である．すなわち頸部から胸郭入口部の最も前方に位置する血管である．右腕頭静脈は垂直方向に走行するため円形あるいは楕円形の断面として描出されるが，左腕頭静脈は左上方から右下方へと斜めに走行するため帯状あるいは紡錘形の構造としてみえる（図2-13 D, E）．ここでは，partial volume effectにより腕頭静脈の一部がリンパ節あるいは腫瘤状にみえることがあり，注意を要する[13,14]．

やや下方のレベルでは，左腕頭静脈は胸骨の後

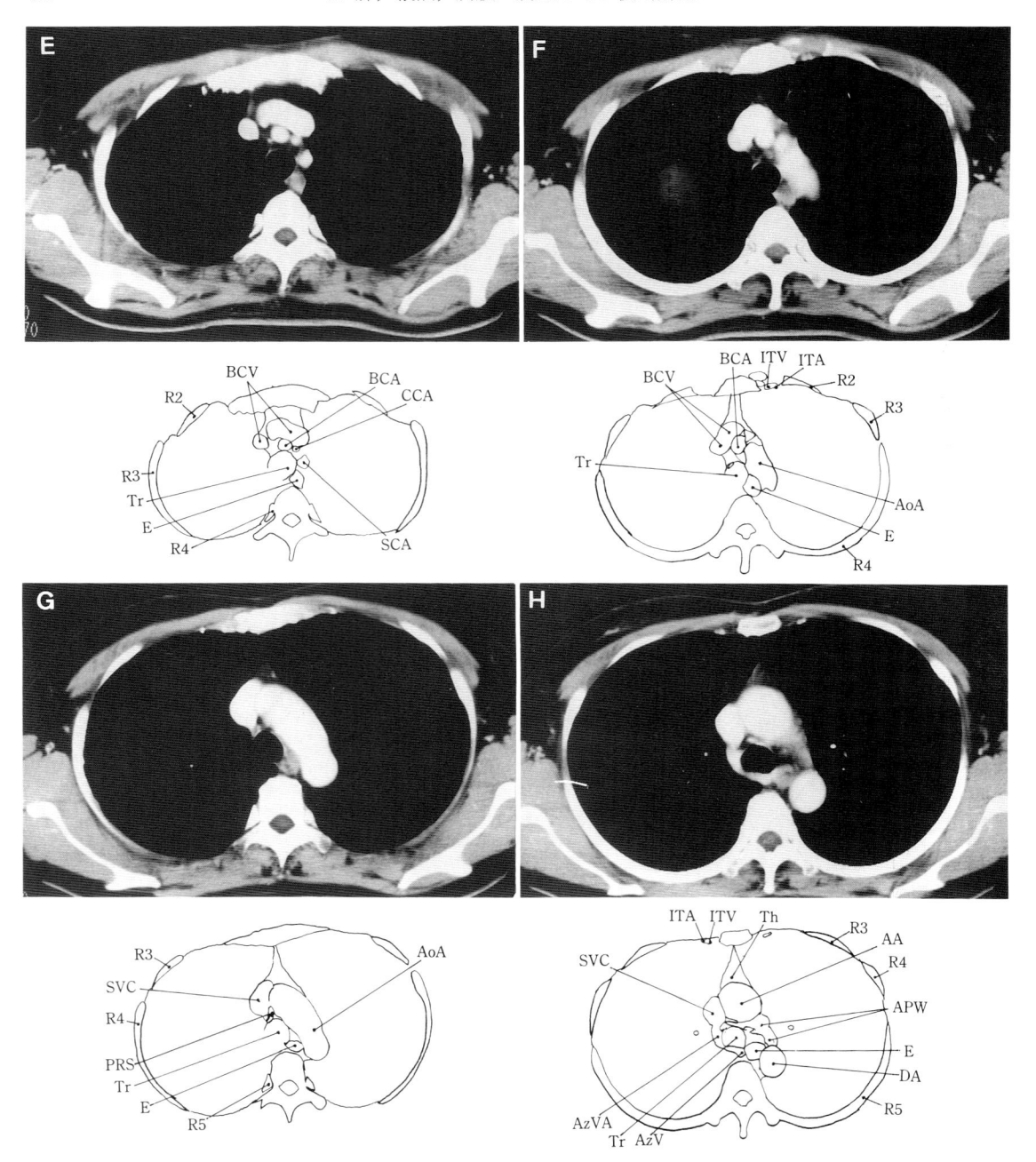

図 2-13 正常例の縦隔条件造影 CT 画像 (E〜H)

画像は図 2-2 A のスキャノグラムに相当する．E：5，F：6，G：7，H：8．
AA：上行大動脈，AoA：大動脈弓，APW：A-P window，AzV：奇静脈，AzVA：奇静脈弓，BCA：腕頭動脈，BCV：腕頭静脈，CCA：総頸動脈，DA：下行大動脈，E：食道，ITA：内胸動脈，ITV：内胸静脈，PRS：pretracheal retrocaval space，R 2〜5：第 2〜5 肋骨，SCA：鎖骨下動脈，SVC：上大静脈，Th：胸腺，Tr：気管．

方の前縦隔を横切って右へ向かい，やがて右腕頭静脈と合流して上大静脈となる（図 2-13 F）．なお，左腕頭静脈が大動脈弓の全面を通過すると

き，あたかも大動脈解離の intimal flap のようにみえることがあるので注意を要する[13,14]．

腕頭静脈の後方で気管の前方には，3 個の血管

B. 縦隔のCT横断解剖

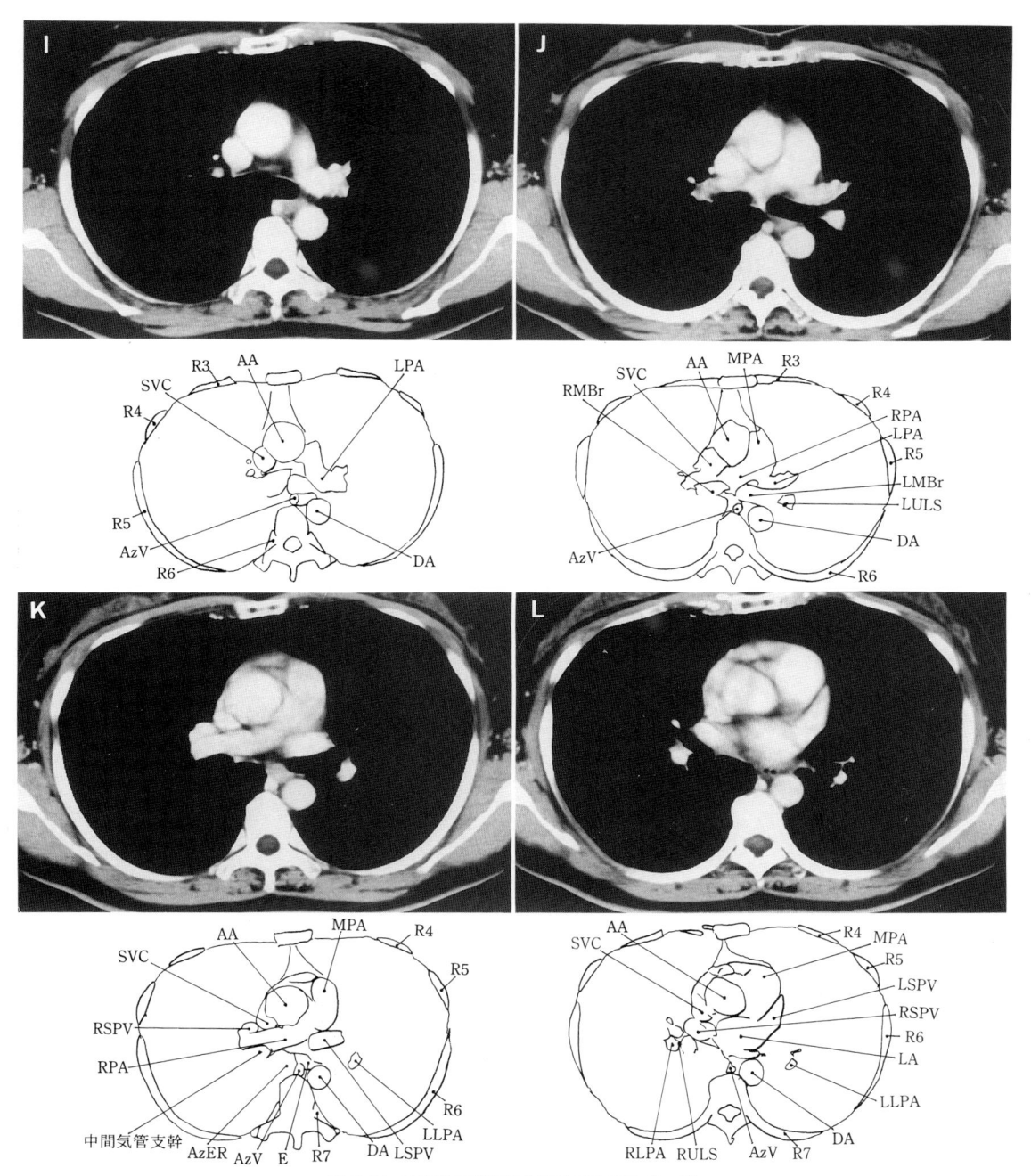

図 2-13 正常例の縦隔条件造影CT画像（I〜L）

画像は図2-2 Aのスキャノグラムに相当する．I：9, J：10, K：11, L：12.
AA：上行大動脈，AzER：奇静脈食道陥凹，AzV：奇静脈，DA：下行大動脈，E：食道，LA：左房，LLPA：左下肺動脈，LMBr：左主気管支，LPA：下肺動脈，LSPV：左上肺静脈，LULS：left upper lobe spur，MPA：肺動脈幹，R 3〜7：第3〜7肋骨，RLPA：右下肺動脈，RMBr：右主気管支，RPA：右肺動脈，RSPV：右上肺静脈，RULS：right upper lobe spur，SVC：上大静脈．

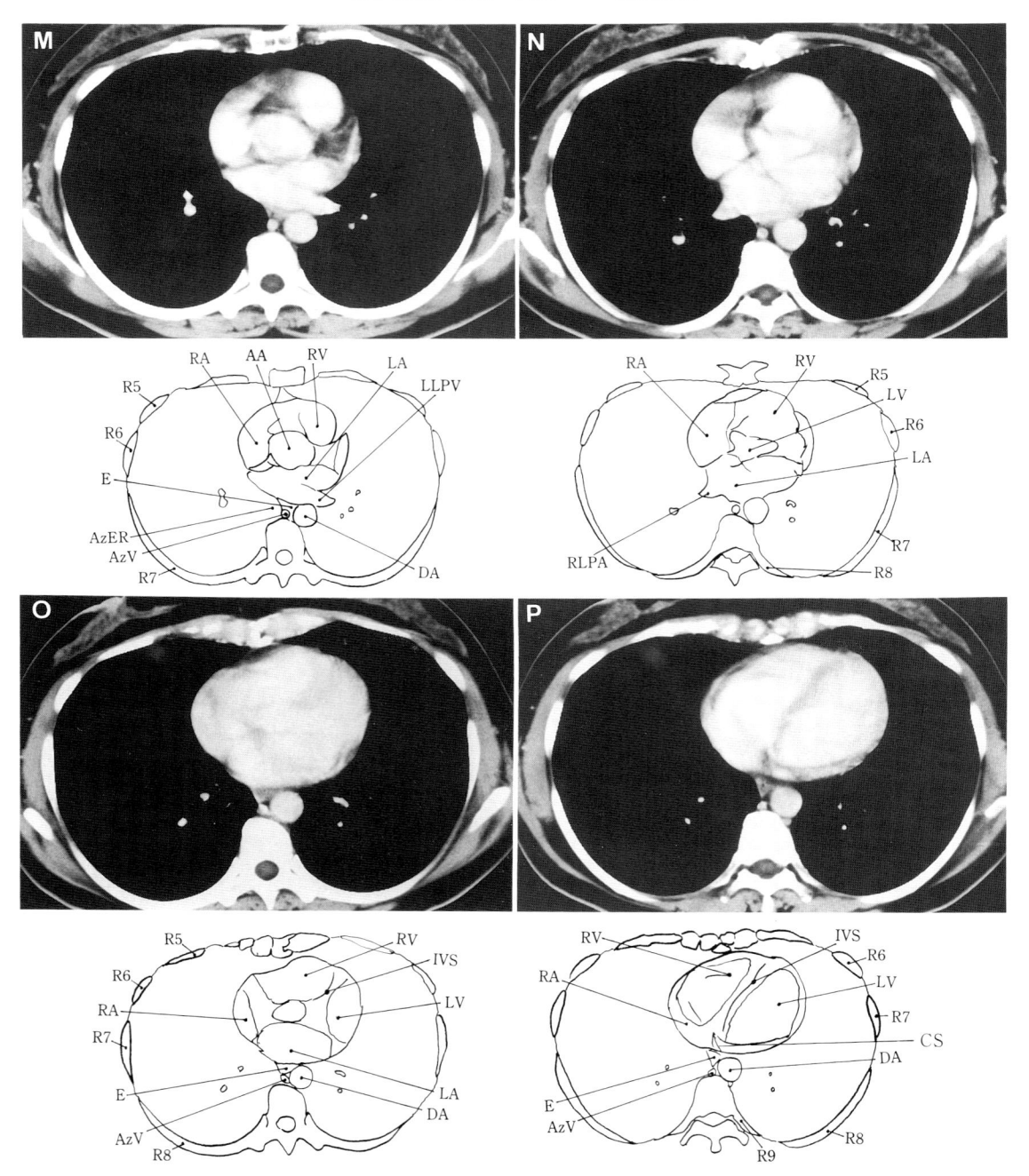

図 2-13 正常例の縦隔条件造影 CT 画像（M〜P）
画像は図 2-2 A のスキャノグラムに相当する．M：13, N：14, O：15, P：16.
AA：上行大動脈, AzER：奇静脈食道陥凹, AzV：奇静脈, CS：冠静脈洞, DA：下行大動脈, E：食道, IVS：心室中隔, LA：左房, LLPV：左下肺静脈, LV：左室, R 5〜9：第 5〜9 肋骨, RA：右房, RLPA：右下肺動脈, RV：右室.

の断面が円形を呈している．これらは大動脈弓の分枝で，気管をとりまいて特徴的な配列を示す．気管の前方あるいはやや右前方にみえるのが腕頭動脈（brachiocephalic artery）で，気管の左前方に左総頸動脈（left common carotid artery）がみえ，その外側後方に左鎖骨下動脈（left sub-

B. 縦隔のCT横断解剖

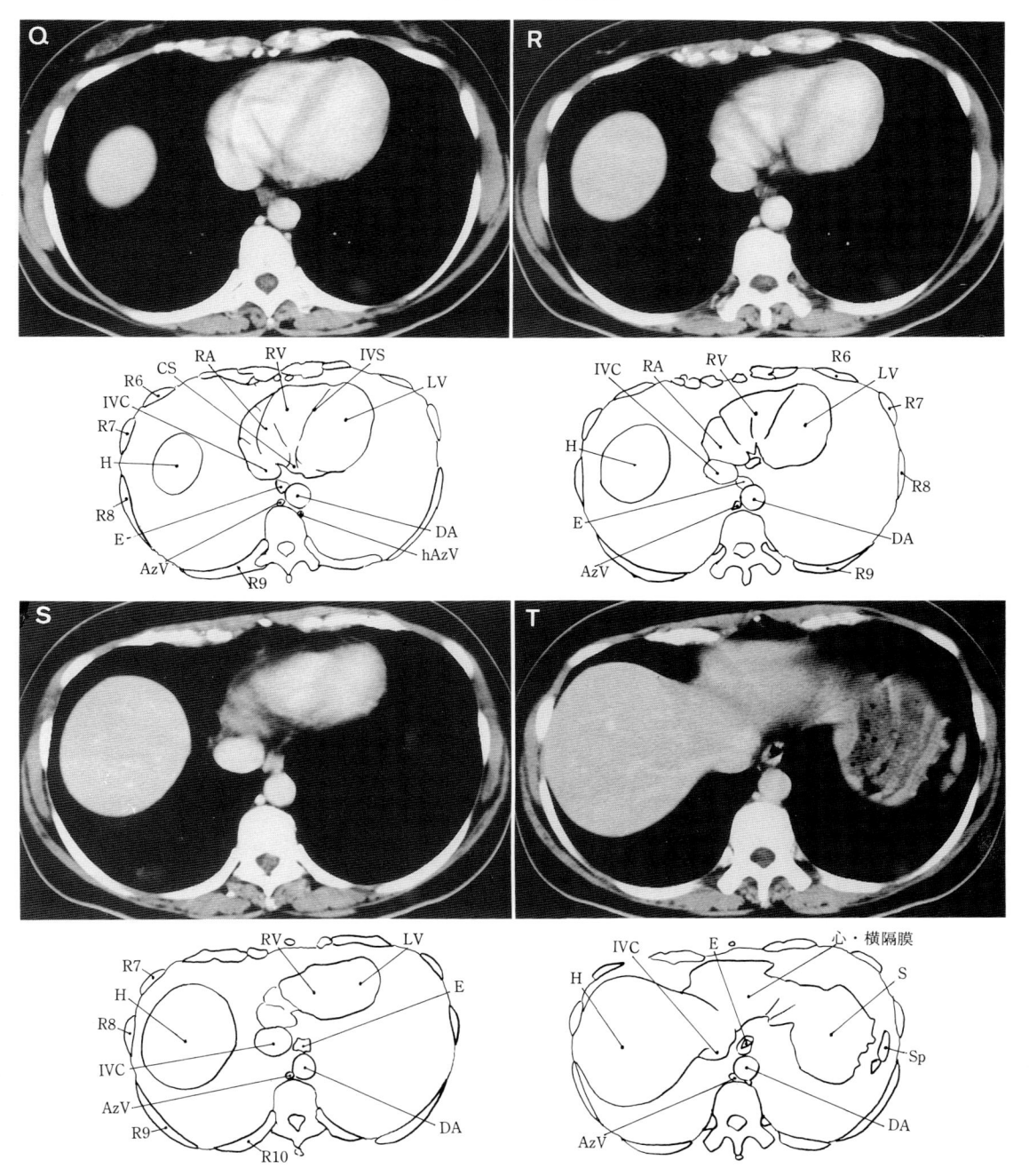

図 2-13 正常例の縦隔条件造影CT画像（Q〜T）
　画像は図2-2Aのスキャノグラムに相当する．Q：17，R：18，S：19，T：20．
AzV：奇静脈，CS：冠静脈洞，DA：下行大動脈，E：食道，H：肝，hAzV：半奇静脈，IVC：下大静脈，IVS：心室中隔，LV：左室，R6〜10：第6〜10肋骨，RA：右房，RV：右室，S：胃，Sp：脾．

clavian artery）がみえる（図2-13E）．
　高齢者では腕頭動脈が蛇行・延長して，円形の断面ではなく管状にみえることがある．これはbucklingとよばれているが，蛇行・延長した腕頭動脈は後方に突出し気管の右側に出る．屈曲蛇行が強いと，血管の断面が通常よりも数が多くみ

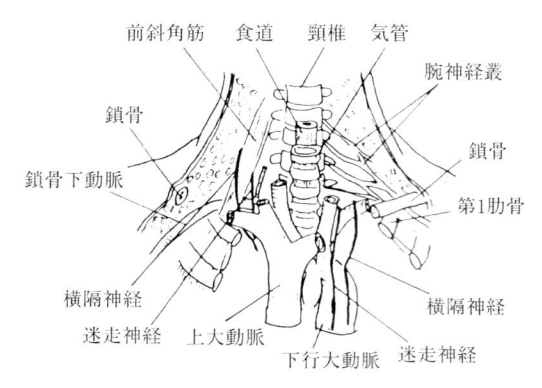

図 2-14 胸郭入口部の解剖

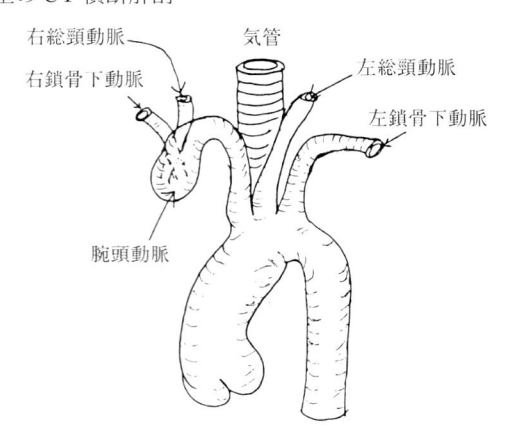

図 2-15 腕頭動脈蛇行症 (buckling of the brachiocephalic artery)

える場合もあり，リンパ節腫大などの腫瘍性病変と誤りやすいので注意を要する（図2-15）[13,14]。

このレベルでは食道は内部に空気を含んでいることが多く，その場合には食道壁は輪状にみえる．食道の後方で左右の肺が互いに接すると，食道と椎体全面との間には線状あるいは帯状の構造が認められるようになる．これを後接合線（posterior junction line）という．後接合線は左右の壁側胸膜，臓側胸膜の4枚の胸膜からなり，食道の腸間膜（"mesentery" of the esophagus）ともよばれる[13]．正常でも後接合線を形成しないことも多く，その厚さもさまざまで臨床的意義はあまりない．ただし，経時的に記録された画像の観察で病変の出現とともに後接合線の変化があれば診断上役立つ情報となる可能性がある．

迷走神経（vagus nerve）は右側では腕頭動脈と腕頭静脈の間を下降し，左側では腕頭静脈の後方で総頸動脈と鎖骨下動脈との間を下降する（図2-14）．迷走神経は，右側では鎖骨下動脈のレベルで右反回神経（right recurrent nerve）を分岐し，鎖骨下動脈を前方から後方にくぐって気管の右側に達した後に上行する．

一方，左側では，左反回神経は下方の大動脈弓をくぐって食道の左壁に沿って上行する（図2-16）．反回神経そのものがよくみえるわけではないが，左右の反回神経の位置を知っていれば反回神経麻痺と関連する病態の把握に役立つ．

2. 大動脈弓

気管の前方に上行大動脈がみえ，気管を取り巻くように左後方に走行し，気管の左後方で下行大動脈となる．下行大動脈と後部大動脈弓は食道の左壁に接近して存在する．上行大動脈の右側には左右の腕頭静脈が合流した上大静脈がみえる．上大静脈の左前壁は上大静脈と接している．食道は大動脈弓の内側壁と気管の左後壁および椎体の前縁に囲まれて正中よりやや左側に位置している（図2-13 G）．

大動脈弓の前方には脂肪組織を含んだ縦隔が大動脈弓前壁を底辺とし，胸骨を頂点とする三角形あるいはやや幅の広い構造としてみえる．この前縦隔の脂肪組織の中に，成人では退縮した胸腺がみえることがある（図2-13 H）．このレベルでは，左右の肺が胸骨の後面で互いに接していると，この脂肪組織の幅が狭くなり，前接合線（anterior junction line）を形成する．前接合線の上限は胸骨上縁の切痕部で，下限は心臓が胸骨後の軟部組織に接する部分である．

上大静脈と気管，奇静脈弓で囲まれた部分はpretracheal-retrocaval space[15]とよばれ，脂肪組織，線維性結合組織の中にリンパ節を含んでいる（図2-13 G；リンパ節については後述）．

大動脈弓の左前壁に線状あるいは楕円形の結節性構造がときにみられる．これは左上肋間静脈（left superior intercostal vein）で，左第2〜4肋間静脈がこの部位を通って左腕頭静脈に注ぐので，リンパ節腫大と誤らないように注意が必要である[16]（図2-17）．左上肋間静脈は胸部単純X

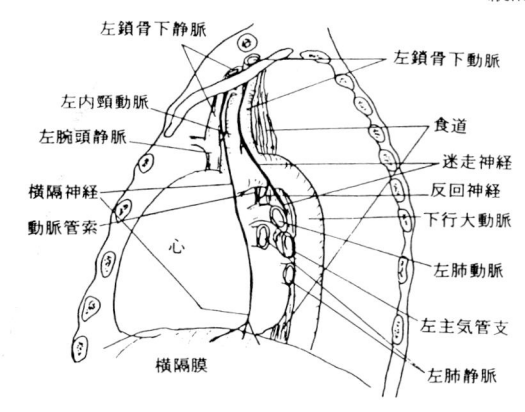

図 2-16 横隔神経と迷走神経の走行（左縦隔面）

線写真では aortic nipple とよばれている。Lund[17]によれば左上肋間静脈は縦隔病変のうち 85 例中 5 例にしか検出されなかった。これは左上肋間静脈が CT 断面で斜めであるためと，太い大動脈が接するためであろうとしている。一方，右上肋間静脈は右第 2～4 肋間静脈が合流して椎体の右前面に出て下行して奇静脈に注ぐので，85 例中 54 例に検出されている[14]。右上肋間静脈の走行中には，左側と異なり椎体と食道が隣接するのみで太い血管構造がないことも，検出されやすい要因であろうとしている[17]。

左上肋間静脈と鑑別を要するものとしては，左上大静脈遺残 (persistent left superior vena cava, PLSVC), anomalous left brachiocephalic vein がある[13,18,19]。PLSVC は多くの場合本来の上大静脈も残存しており，この上大静脈とともに縦隔の左縁に造影剤で増強効果を示す血管構造が認められ，下行して冠静脈洞から右房に流入する[18,19]（図 2-18）。

左反回神経は大動脈の外側で迷走神経から分岐し，動脈管索（Botallo 靱帯）の後方で大動脈弓をくぐって内側に出て気管左壁で食道の前面を上行する（図 2-16）。

3. Aortic-Pulmonic window（A-P window）

A-P window は大動脈弓と左肺動脈との間に位置する部位を指し，内側は気管，食道で境され，外側は縦隔胸膜で境されている（図 2-13 H）。A-P window の広さには個人差があり，通常の 10 mm スライス厚のスキャンではわずか 1 スライス程度にしかみえないこともある。場合に

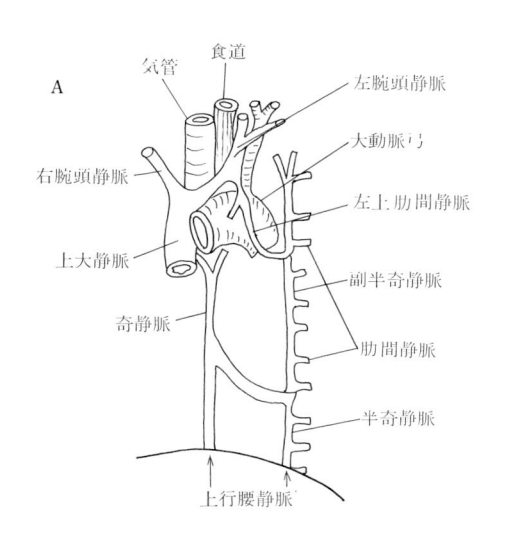

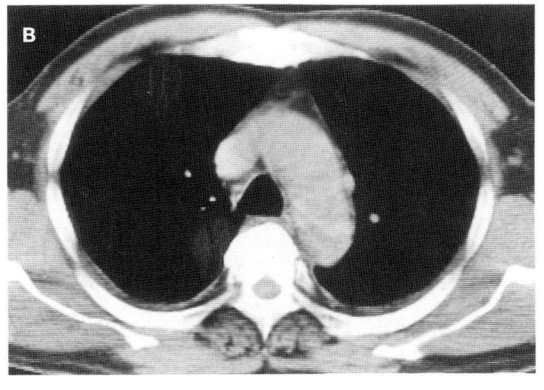

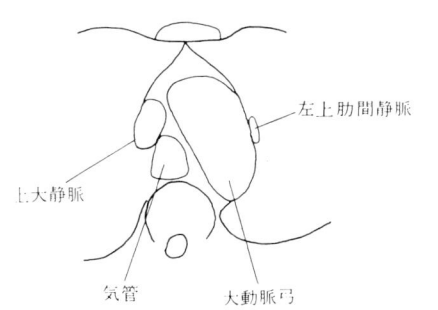

図 2-17 左上肋間静脈

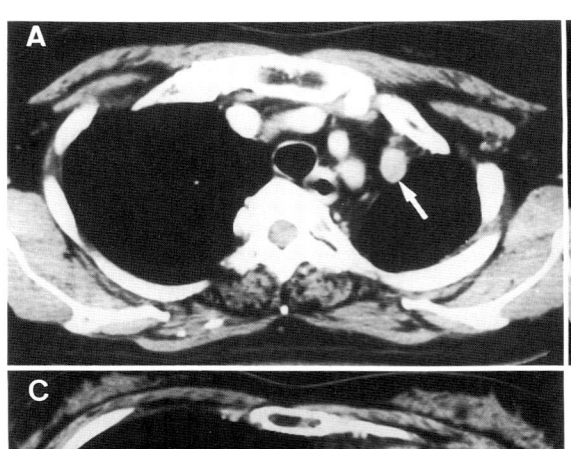

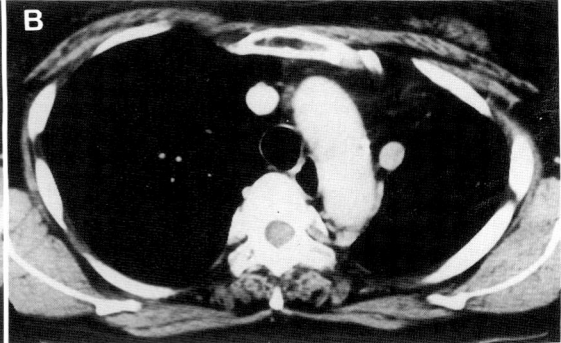

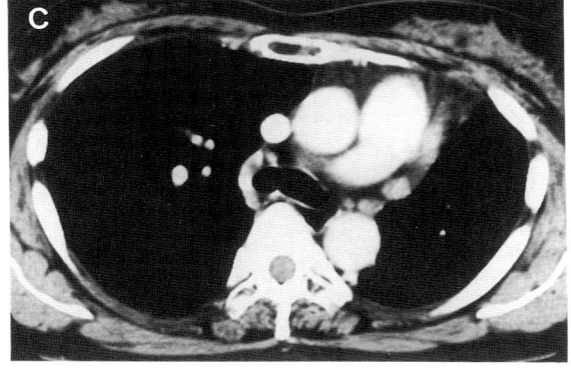

図 2-18 左上大静脈遺残（52 歳女）
A では左鎖骨下静脈（↑）は胸骨後面を走行せず下方へ向かう．B では大動脈弓の外側を下行し，C では肺動脈の後方に達している．

よっては partial volume effect により大動脈弓と肺動脈とが同時に描出されて A-P window そのものがよくみえないこともある．リンパ節転移などの病態の把握には thin section を用いた画像が必要なこともある．

A-P window には疎な結合組織と脂肪が存在する．内側には左気管気管支リンパ節（left tracheobronchial node）が大動脈弓と気管左壁との間にあり，外側には大動脈下リンパ節（Botallo リンパ節, subaortic or Botallo's node）が大動脈弓下縁と肺動脈上縁との間にある．

また，大動脈弓のレベルで迷走神経より分岐した左反回神経は Botallo 靱帯の後方で大動脈弓の下をまわって気管左壁の外側に達する．この部位へのリンパ節転移は左反回神経麻痺を起こし，嗄声の原因となることでよく知られている[13]．

気管は A-P window のレベルで左右の主気管支に分岐する．右主気管支を乗り越えるように奇静脈弓が後方から上大静脈に注ぐのが 1 スライス断面にうまくみえることがある（図 2-13 H）．奇静脈は大動脈裂孔を通って下行大動脈の右側を上行し，第 5 胸椎のレベルで前方に向かい奇静脈弓を形成する．奇静脈は奇静脈弓を形成する直前に右上肋間静脈を後上方から受ける．奇静脈弓の径は背臥位 X 線断層撮影で 14.2 ± 2.6 mm[20]とされており，15 mm 以上に拡張している場合は，右心不全，上大静脈・下大静脈閉塞，肺高血圧症，下大静脈欠損奇静脈連結などを疑う必要がある．右肺は気管分岐部の後方で縦隔に密に接し，奇静脈食道陥凹（azygoesophageal recess）を形成する．奇静脈食道陥凹は奇静脈と食道に沿って下方へ伸びている．縦隔条件のディスプレイでは，右主気管支の後壁は通常みえない（図 2-13 I, J）．

奇静脈食道陥凹の深さはまちまちである．50 歳以下では一般に陥凹の最も深いところが正中を越えて左側に存在することはまれであるが，50 歳を越えると陥凹の程度が増強し正中を越えて左胸腔内にまで飛び出したようになる頻度が高くなることが知られている[21]．例外的に高齢者では下行大動脈の蛇行により下大静脈のレベルで右肺に向かって凸の輪郭を呈したものが 8 例中 3 例あったとしている[21]．

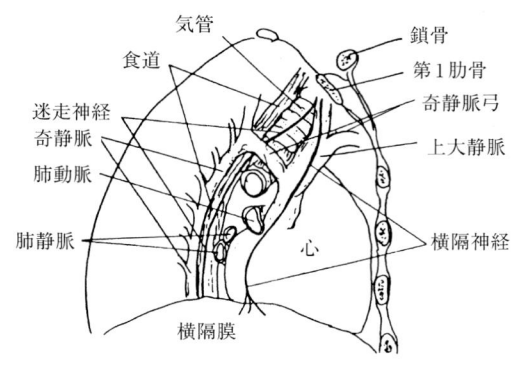

図 2-19 横隔神経と迷走神経の走行（右縦隔面）

重要なことは，奇静脈食道陥凹の形態で，健常者では縦隔に向かって凸，右肺に向かって凹の輪郭を呈することである[13,21]．奇静脈食道陥凹が右肺に向かって凸の輪郭を呈する場合は病的と考えられており，その原因としては，気管分岐部リンパ節腫大，左房の拡張，縦隔の気管支嚢胞，食道腫瘍，傍食道リンパ節腫大などがよく知られている[13,22,31]．

横隔神経（phrenic nerve）は C^3，C^4，C^5 より起こり，前斜角筋の全面を下行し鎖骨下動脈との間を通って胸腔内に入る．右側では左側に比べてほぼ垂直に下行し，右腕頭静脈，上大静脈の外側に達する．左側では左総頸動脈と鎖骨下動脈との間を通り，迷走神経の外側に位置する．大動脈弓のレベルでは，左上肋間静脈の前方を通って下行し，A-P window の下方では心膜（pericardium）と縦隔胸膜との間を通り，心膜枝，胸膜枝を出して横隔膜に達する（図 2-14，2-16，2-19）．

4. 肺動脈

左肺動脈は右肺動脈よりやや高位にあり，上行大動脈を左側から左後方に走行して左主気管支を乗り越えて左肺門に達する（図 2-13 I～K）．

右肺動脈は左肺動脈よりもほぼ 1 スライス尾側でその全長が描出される．すなわち，上行大動脈の左前方で肺動脈幹（pulmonary trunk）より分岐し，上行大動脈の後方を迂回するように右へ進み，上大静脈と中間気管支幹の間を通って右肺門に達する（図 2-13 K）．上大静脈と中間気管支幹は右肺動脈径を測定するのによい指標となる．この部の肺動脈径は成人で 13.3 ± 1.5 mm とされている[23]．

中間気管支幹の後方では右肺下葉が縦隔側に深く入り込んで奇静脈食道陥凹を形成している（図 2-13 J～L）．このレベルは気管分岐部直下で，縦隔リンパ節のうちで最も発達のよい気管分岐部リンパ節がある．このリンパ節が腫大すると縦隔に向かって凸の輪郭を呈することはすでに述べた．

中間気管支幹の後壁は縦隔条件の画像では通常みえない．逆に，中間気管支幹の後壁がはっきりとみえるのは何か異常があることを疑わなければならない（図 2-13 I～K）．

左主気管支は下行大動脈の左前方で上葉と下葉気管支［幹］に分岐する．この分岐部は spur (left upper lobe spur) で鋭角を示している．上葉気管支と下葉気管支の分岐したところに肺動脈が挾まれたようにみえる（図 2-13 J）．図 2-13 L に right upper lobe spur がみえる．

5. 肺静脈および左房

心臓の後部には左房がある．左房の上方では，両側前外側に上肺静脈が左房に注ぎ込むところがあたかも"角を出すように"みえる．右房は右上肺静脈流入部の前方にあり，その内側には円形の上行大動脈の起始部がみえ，さらにその左側には肺動脈幹あるいは右室がある（図 2-13 L）．

やや下方のスライスでは，左房は左右に紡錘形となり外側やや後方から下肺静脈を受ける．ここでも下肺静脈流入部は"角を出した"ようにみえる．右房は左房の右前方で大きくなり，その左で心臓のほぼ中央に上行大動脈の起始部がみえる．さらに左には左室の一部がみえるようになる．心臓の中央部前方には右室がみえる（図 2-13 M, N）．

6. 心室・冠静脈洞

左右の心室がみえるレベルである．右室は心臓の中心部で前方にあり，その左に心室中隔，左室が並ぶ．右室の右側には右房がみえる．造影 CT では心房・心室が造影剤で高濃度となり，心室中

図 2-20 横隔膜脚

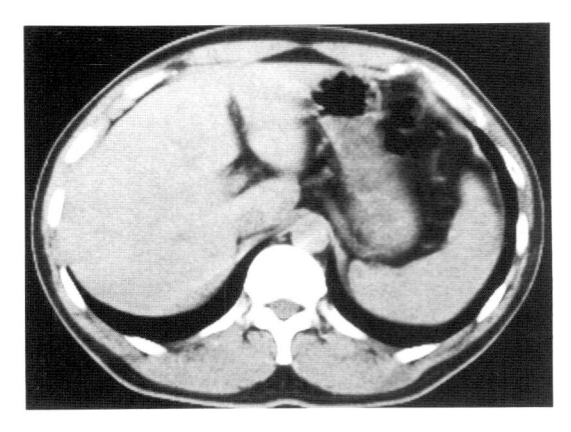

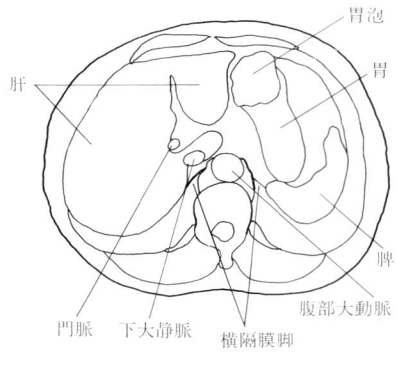

隔が低吸収域として心臓の中央後方から左前方に帯状にみえる．心室レベルの下方では冠静脈洞が右房に流入するのがみえる[15]（図 2-13 P, Q）．前述のように，左上大静脈遺残は冠静脈洞に開口し，右房に流入する[18,19]．さらに下方では，右房に流入する下大静脈が後外側に肺野に突出してみえ，肝の最上部がみえてくる．

横隔神経は，心臓の外側やや後方を下行し，前述のように，肺野条件 CT の肺底部レベルで右側は下大静脈，左側は左心後縁に接する小三角形構造として描出される[11,12]（図 2-12, 2-16, 2-19）．

左迷走神経は食道の左側を下行するが，右迷走神経は奇静脈食道陥凹の形成とともに下方へ行くにしたがって食道に接近し，やがて左右の迷走神経が食道の左右を下行するようになる．心室レベルより下方では，胎生期の胃の回転によって左迷走神経は食道の左壁から左前に，右迷走神経は右壁から食道の後方にと移動する．

7. 横隔膜脚

横隔膜脚（crura of the diaphragm）は腱状の構造をもち，右脚（right crus）は第 1, 2, 3 腰椎の椎体前面，左脚（left crus）は第 1, 2 腰椎前面に付着している．つまり，横隔膜脚は右側の方が太くて長い（図 2-20）．下行大動脈は，横隔膜で形成される大動脈裂孔（aortic hiatus）を通って腹部大動脈となる．奇静脈は大動脈の右側，半奇静脈は大動脈の後方にある．胸管は食道の後方にある．

横隔膜脚がみえるレベルでは肝，脾，胃などがみえているが，横隔膜脚より後方はまだ後縦隔の下部で，前方が後腹膜腔および腹腔である．この位置関係は病変が胸部にあるか腹部にあるかの鑑別に重要である．

C. 縦隔リンパ節

肺門・縦隔リンパ節の部位と命名については，わが国では肺癌取扱い規約[25]に定められたもの（図 2-21）を用いることが多い．最新版は 1995 年に改訂されたもので，CT などの横断画像においてリンパ節部位の局在診断を容易にするために細かい取り決めが行われたので，これに沿って述べる（図 2-22）．また，リンパ節部位の判定を理解するために，広範な石灰化をきたした珪肺症例を提示しておくことにする（図 2-23）．

♯1 **上縦隔上部リンパ節**（superior mediastinal or highest mediastinal lymph node）：肺尖から左腕頭静脈が気管正中線と交叉する高さ（交叉が描出されるスライス面を含む）の範囲に存在するリンパ節（図 2-21, 2-22, 2-23 A〜J）．

C. 縦隔リンパ節

♯1 Superior mediastinal or highest mediastinal
♯2 Paratracheal
♯3 Pretracheal, retrotracheal or posterior mediastinal (♯3p), and anterior mediastinal (♯3a).
♯4 Tracheobronchial
♯5 Subaortic or Botallo's.
♯6 Paraaortic (ascending aorta)
♯7 Subcarinal
♯8 Paraesophageal (below carina)
♯9 Pulmonary ligament
♯11 Hilar (main bronchus)
♯11 Interlobar
♯12 Lobar…upper lobe, middle lobe and lower lobe
♯13 Segmental
♯14 Subsegmental

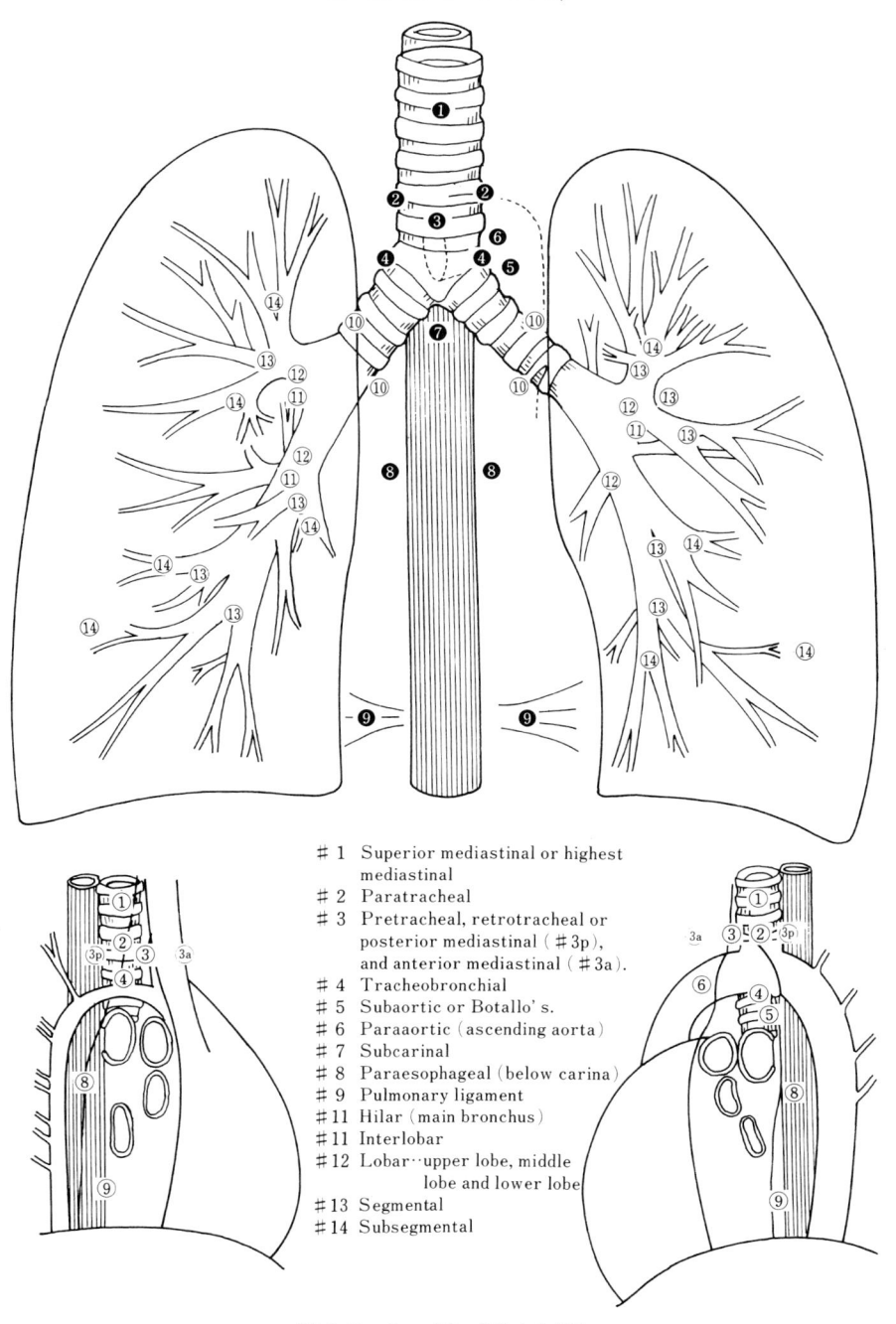

図 2-21 リンパ節の部位と命名[25]

♯2 **気管傍リンパ節** (paratracheal lymph node)：♯1よりも尾側（左腕頭静脈と気管正中線の交叉が描出されるスライス面は含まない）で，奇静脈弓より頭側に位置し（奇静脈弓が描出されるスライス面は含まない），リンパ節の中心が気管前壁線と気管後壁線の間に位置するリンパ節（図2-21，2-22）．

♯3a **前縦隔リンパ節** (anterior mediastinal lymph node)：♯1よりも尾側でリンパ節の中心が上大静脈-上行大動脈前壁線より前に位置する

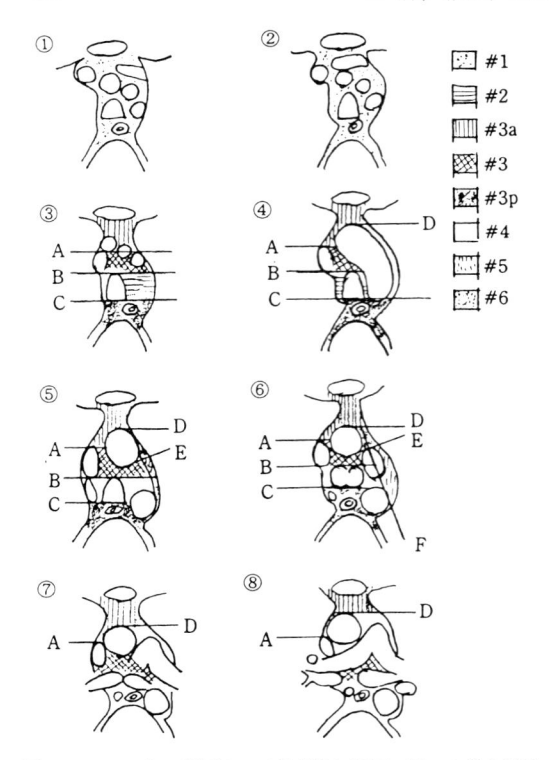

図 2-22 CT 像の縦隔リンパ節部位と評価に用いる基本線[25]
A：上大静脈前壁線，B：気管前壁線，C：気管後壁線，D：上行大動脈前壁線，E：上行大動脈後壁線，F：大動脈左壁線

リンパ節（図 2-21，2-22，2-23 G～I）．

♯3 気管前リンパ節（pretracheal lymph node）：♯1 よりも尾側で右主肺動脈の頭側に存在し，リンパ節の中心が気管前壁線あるいは主気管支前壁線より前，上大静脈前壁線より後で，大動脈左側線より右側に位置するリンパ節（図 2-21，2-22，2-23 I～L）．

♯3p 気管後リンパ節（retrotracheal or posterior mediastinal lymph node）：♯1 よりも尾側で気管分岐部の頭側に位置し（左右の主気管支が離れて存在するスライス面は含まない），リンパ節の中心が気管後壁線より後方に位置するリンパ節（図 2-21，2-22，2-23 I，J）．

♯4 気管気管支リンパ節（tracheobronchial lymph node）：奇静脈弓およびその尾側（奇静脈が描出されるスライス面を含む）で，リンパ節の中心が気管前壁線と気管後壁線との間にあり，大動脈左側線より右側，奇静脈弓より左側に位置するリンパ節で気管に接するもの（注：左♯4 の領域にリンパ節の中心が存在するが，気管と明らかに離れているのは♯5 とする）（図 2-21，2-22，2-23 I～K）．

♯5 大動脈下リンパ節（subaortic or Botallo's lymph node）：大動脈弓と左主肺動脈の間に存在し，リンパ節の中心が大動脈左側線の左側で，上行大動脈後壁が描出される部位では上行大動脈の後壁線の後方に位置するリンパ節（図 2-21，2-22，2-23 I～K）．

♯6 大動脈傍リンパ節（paraaortic lymph node）：上行大動脈，大動脈弓の左側に存在し，リンパ節の中心が上行大動脈前壁線より後方，上行大動脈後壁が描出される部位では上行大動脈後壁線の前に位置するリンパ節（図 2-21，2-22）．

♯7 気管分岐部リンパ節（subcarinal lymph node）：気管分岐下に接し，リンパ節の中心が主気管支前壁線より後方に位置するリンパ節．

〔注〕 左右の主気管支または中間気管支幹の縦隔側に接して位置するリンパ節のうち，気管分岐下に連続性をもたないリンパ節は♯10 とする（図 2-21，2-22，2-23 L～O）．

♯8 食道傍リンパ節（paraesophageal lymph node）：気管分岐部より尾側（左右の主気管支が離れて描出されるスライス面）で食道に接しているが，気管支とは離れて位置するリンパ節（図 2-21，2-22，2-23 S～V）．

♯9 肺靱帯リンパ節（pulmonary ligament lymph node）：下肺静脈の尾側に位置するリンパ節（図 2-21，2-22，2-23 R～X）．

〔注 1〕 リンパ節の命名に迷ったときは，小さい番号のリンパ節名を選ぶ．例：♯2 と♯3 では♯2，♯7 と♯8 では♯7（ただし，♯3a と♯3 で迷ったときは♯3 とする）．

〔注 2〕 リンパ節の左右について．
1）♯1 のリンパ節は気管正中線によって左右を区別する．
2）♯3a のリンパ節は前縦隔中央線によって左右を区別する．
3）♯3p，♯8 リンパ節は食道正中線によって左右を区別する．

〔注 3〕 左主肺動脈の左側に接して存在する

C. 縦隔リンパ節

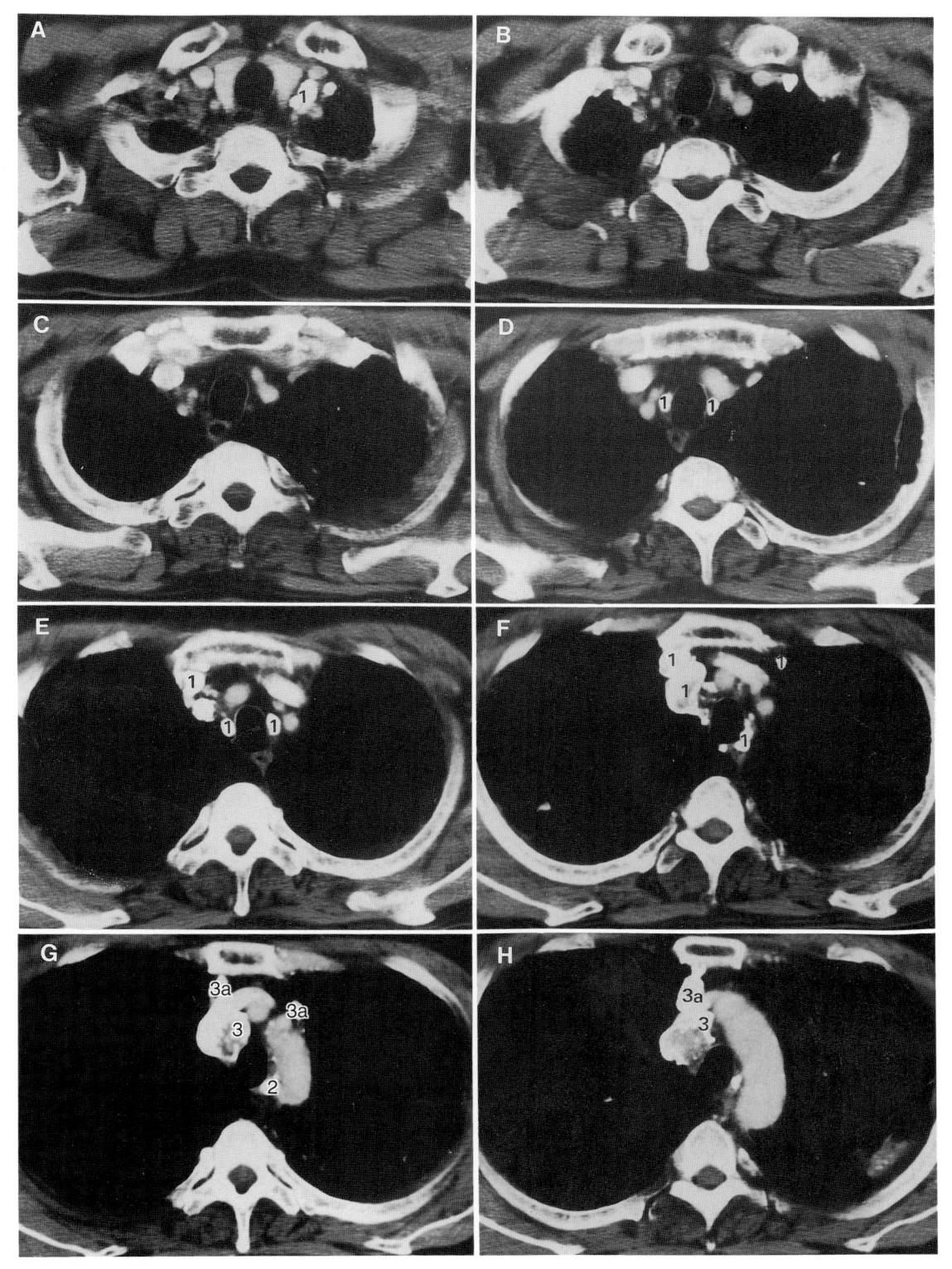

図 2-23 広範なリンパ節石灰化のみられた珪肺症例の造影 CT 像（A〜H）

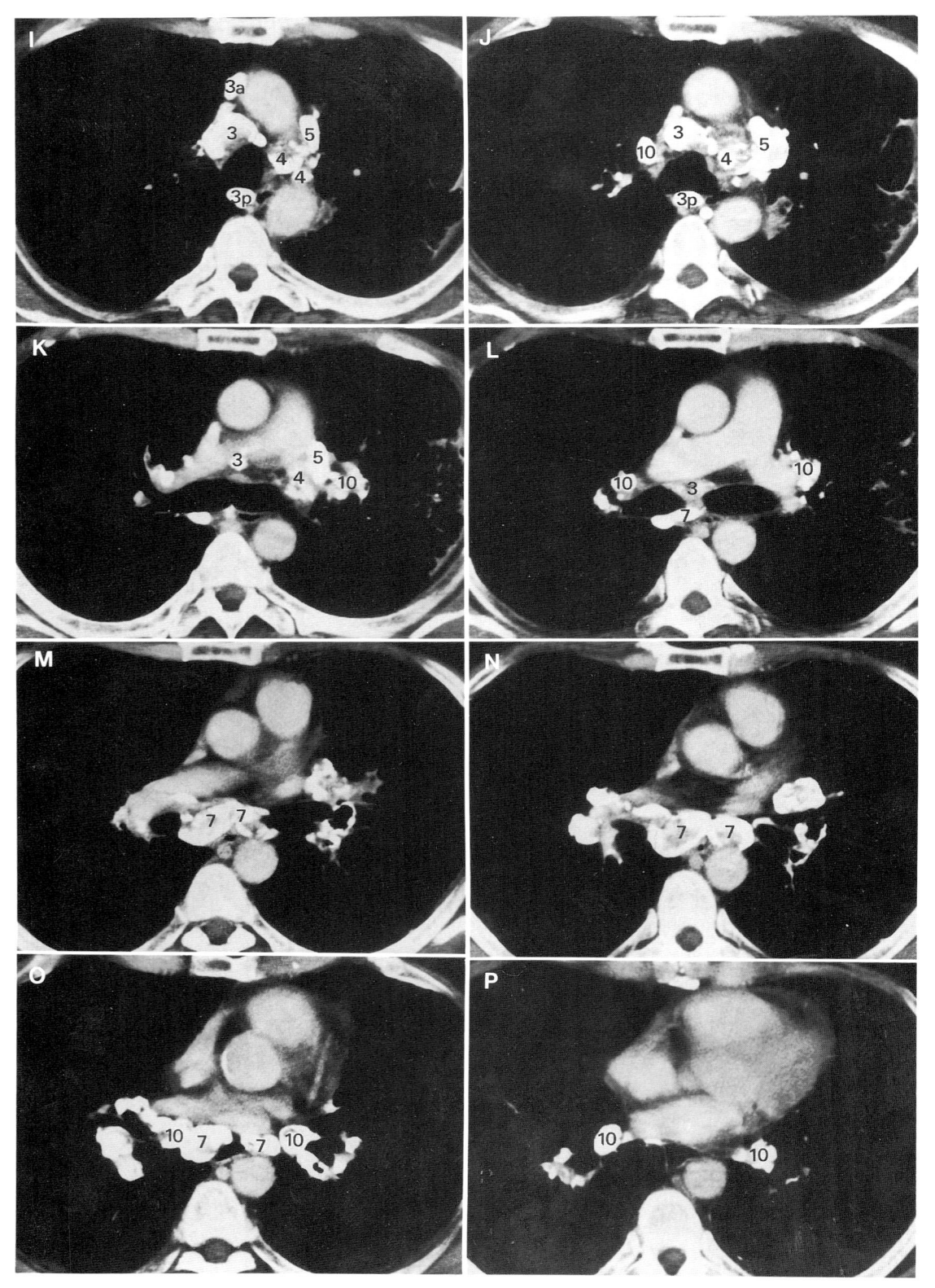

46　　　　　　　　　　　　　2. 肺, 縦隔, 胸膜・胸壁の CT 横断解剖

図 2-23　広範なリンパ節石灰化のみられた珪肺症例の造影 CT 像（I～P）

C. 縦隔リンパ節

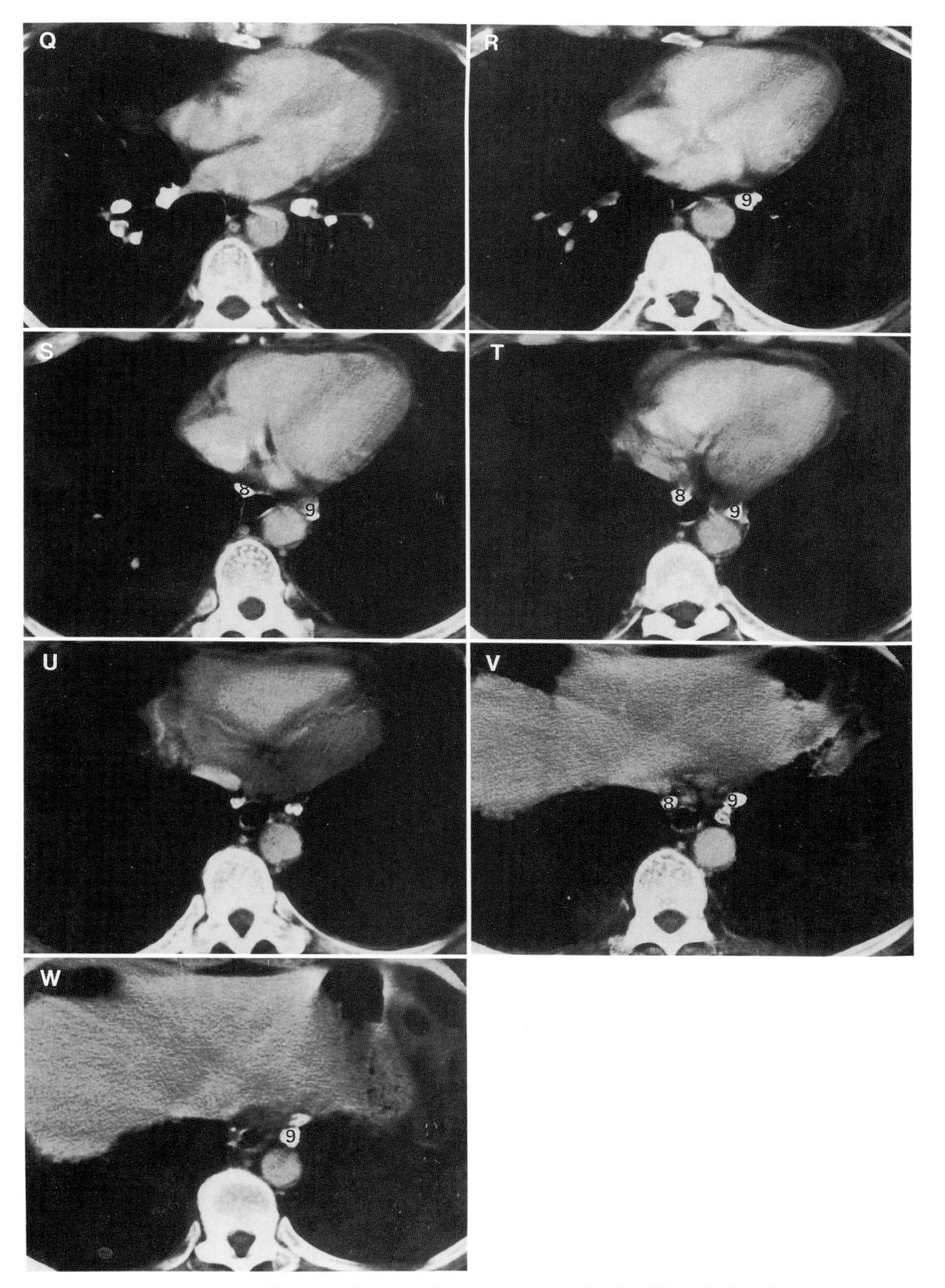

図 2-23 広範なリンパ節石灰化のみられた珪肺症例の造影 CT 像 (Q〜W)

リンパ節は♯10とする（図2-23L）．

このようなリンパ節部位のCT読影基準に用いられる境界線は次のように定義されている（図2-22）．

気管正中線：気管の正中を前後に走る線．
気管前壁線：気管の前縁に接して左右に走る直線．
気管後壁線：気管の後縁に接して左右に走る直線．
主気管支前壁線：主気管支の前壁に沿った線．気管分岐下においては左右の前壁を結ぶ直線．
上大静脈前壁線：上大静脈の前縁に接して左右に走る直線．
上行大動脈前壁線：上行大動脈の前縁に接して左右に走る直線（上大静脈と上行大動脈がともに描出されるスライス面では上大静脈前壁線が上行大動脈の右壁に交わる点と上行大動脈縁を上行大動脈右壁に沿って結び，上大静脈-上行大動脈前壁線とする）．
上行大動脈後壁線：大動脈左側線に直交し，上行大動脈の後縁に接する直線．
大動脈左側線：上行大動脈と下行大動脈が離れて描出されるスライス面において，上行大動脈と下行大動脈の左側壁を結ぶ直線．
前縦隔中央線：前縦隔結合組織の中央を前後に走る直線．
食道正中線：食道の正中を前後に走る直線．

D. 縦隔の区分

1. 縦隔区分法

従来から用いられている縦隔の区分は胸部単純X線側面像に投影されて示されてきた．解剖学的分類[26]では図2-24Aのように，胸骨柄下縁と第4胸椎下縁を結んだ線より上方を上縦隔，これより下方を下縦隔とし，下縦隔をさらに心大血管より前方を前縦隔，心大血管を含み気管後壁を結んだ線より後方を後縦隔としている．Felson[27]の縦隔区分は図2-24Bのごとくで，気管の前縁から心陰影後縁を通る線より前方を前縦隔とし，胸椎の椎体より1cm後方を結んだ線より後方を後縦隔，この2つの線の間を中縦隔としている．従来の縦隔病変に関する報告の多くは上記の2つのいずれかに基づいて分類されている．

CTの出現によって従来よりもさらに縦隔構造や病変の進展様式を詳細に検討できるようになったことから，横断解剖を主体とする縦隔区分法が提唱されるようになった．Heitzman[13,28]は1977年，"The Mediastinum"において図2-24Cのように縦隔を7つの領域に分けた．すなわち，I：胸郭入口部（thoracic inlent），II：前縦隔（anteiror mediastinum），III：大動脈弓上部（supraaortic area），IV：大動脈弓下部（infra-aortic area），V：奇静脈弓上部（supra-azygos

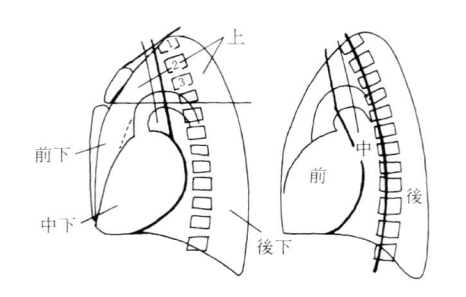

A. 解剖学的分類　　B. Felsonの分類　　C. Heitzmanの分類

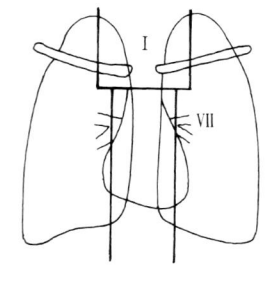

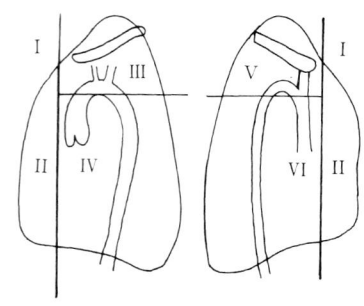

図 2-24　縦隔の区分

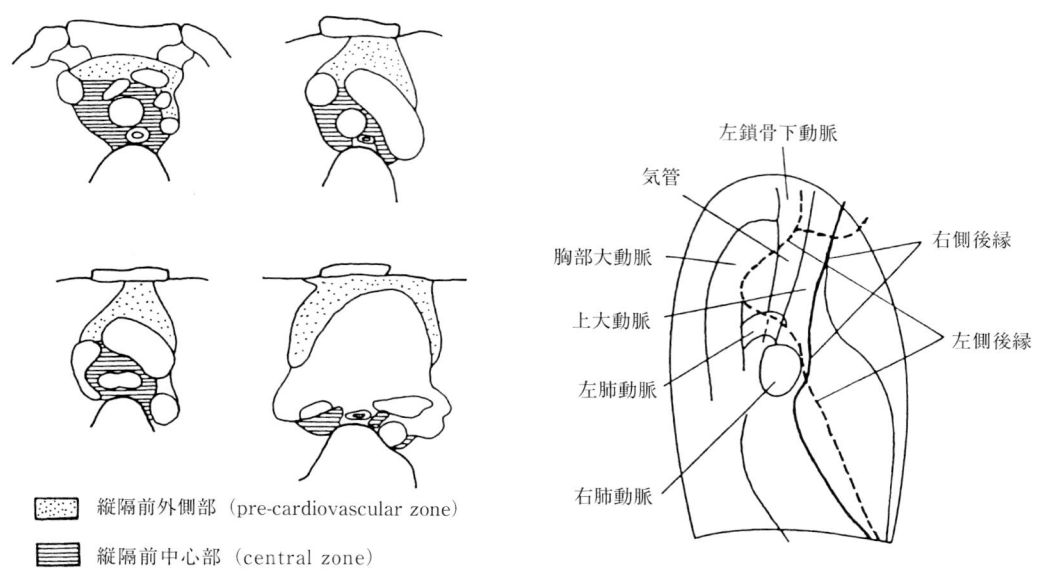

図 2-25　曽根[29,30]の縦隔区分

area)，VI：奇静脈弓下部 (infra-azygos area)，VII：肺門部 (hila) である．

また，曽根ら[29,30]は，縦隔大血管・心臓より前方を縦隔前外側部 (pre-cardiovascular zone)，心臓より後方で気管・食道を取り巻く椎体前縁よりやや後方までを縦隔中心部 (central zone)，椎体の後外側から後胸壁沿いを傍脊柱部 (paravertebral zone) の 3 つを区分した（図 2-25）．

解剖学的区分法および Heitzman の区分法はどちらかといえば画像解剖学的な指標を重視したもので，Felson および曽根の区分法は好発部位や進展様式を重視した分類といえよう．筆者は単純かつ明快な Felson の区分法をよく用いている．いずれの区分法を用いるにしろ，どの分類によって記録したものかを明確にする必要がある．

2. 縦隔区分と好発病変

上述のように縦隔の種々の区分法があると，それぞれの領域に好発する病変が区分法によって異なる可能性がある．ここでは，Felson の縦隔区分による好発病変を表 2-1 に[31]，Heitzman の縦隔区分での代表的疾患を表 2-2 にまとめておくこととする[13]．それぞれの疾患や鑑別診断については第 3 章で述べる．

E.　胸壁の CT 横断解剖

1. 胸壁・壁側胸膜の解剖

胸壁の最内層は壁側胸膜が覆っている．壁側胸膜は肺門の周囲で折り返して臓側胸膜に連続し，肺門周囲の折り返しの部分は肺門下部で横隔膜の方向に細長く伸びて，肺靱帯 (pulmonary ligament) または肺間膜に移行している．つまり，肺靱帯は 2 層の胸膜からなり，肺下葉の内側の一部はここでは胸膜に覆われることなく，縦隔とつながっている．肺靱帯の付着部は食道の左右の側壁であることはすでに述べた．

壁側胸膜の外側には胸膜下（外）脂肪組織 (subpleural or extrapleural fat layer) と胸内筋膜 (endothoracic fascia) がある．胸膜下（外）脂肪組織は胸郭の後外側部の第 4〜8 肋骨沿いに

表 2-1 Felson の縦隔区分と好発病変[31]

I. 前縦隔
  A. 充実性胸腺病変 (solid thymic lesions)
    1. 胸腺腫 (thymoma)
    2. 正常胸腺 (normal thymus)：新生児
    3. 胸腺過形成 (thymic hyperplasia)：小児
    4. 胸腺脂肪腫 (thymolipoma)
    5. リンパ腫 (lymphoma)
  B. 充実性奇形腫類似腫瘍 (solid teratoid lesions)
    1. 奇形腫 (teratoma)
    2. 胎児性癌 (embryonal cell carcinoma)
    3. 絨毛癌 (choriocarcinoma)
    4. セミノーマ (seminoma)
  C. 甲状腺/副甲状腺 (thyroid/parathyroid)
    1. 胸腔内甲状腺腫 (intrathoracic goiter)
    2. 甲状腺腺腫/甲状腺癌 (thyroid adenoma/carcinoma)
    3. 異所性副甲状腺腺腫 (ectopic parathyroid adenoma)
  D. リンパ節 (lymph nodes)
    1. リンパ腫 (lymphoma；Hodgkin, NHL)：胸腺内にも発生
    2. 転移 (metastases)
    3. 良性リンパ節過形成 (benign lymph node hyperplasia)
    4. 血管芽球性リンパ節腫症 (angioblastic lymphadenopathy)
    5. リンパ節炎 (lymphadenitis)
  E. 心大血管 (cardiovascular)
    1. 腕頭動脈蛇行症 (tortuous brachiocephalic artery)
    2. 上行大動脈瘤 (aneurysm of ascending aorta)
    3. Valsalva 洞動脈瘤 (aneurysm of sinus of Valsalva)
    4. 心臓腫瘍 (cardiac tumor)
    5. 心外膜脂肪パッド (epicardial fat pad)
  F. 嚢胞 (cyst)
    1. 嚢胞性ヒグローマ (水滑液嚢腫) (cystic hygroma)
    2. 気管支嚢胞 (bronchogenic cyst)
    3. 肺葉外肺分画症 (extralobar sequestration)
    4. 胸腺嚢胞/皮様嚢腫 (thymic cyst/dermoid cyst)
    5. 心膜嚢胞 (pericardial cyst)
    6. 膵仮性嚢胞 (pancreatic pseudocyst)
  G. その他 (others)
    1. 神経性腫瘍 (迷走神経，横隔神経) (neural tumor；vagus, phrenic nerve)
    2. 傍神経節腫 (paraganglioma)
    3. 血管腫/リンパ管腫 (hemangioma/lymphangioma)
    4. 間葉系腫瘍 (線維腫，脂肪腫) (mesenchymal tumor；fibroma, lipoma)
    5. 胸骨腫瘍 (sternal tumors)
      (a) 転移 (乳癌，肺癌，腎癌，甲状腺癌) (metastases from breast, bronchus, kidney, thyroid)
      (b) 原発悪性腫瘍 (軟骨肉腫，骨髄腫，リンパ腫) (malignant primary；chondroma, myeloma, lymphoma)
      (c) 原発良性腫瘍 (軟骨腫，動脈瘤様骨嚢胞，巨細胞腫) (benign primary；chondroma, aneurysmal bone cyst, giant cell tumor)
    6. 肺癌/胸膜腫瘍の浸潤 (lung cancer/pleural tumor；invading mediastinum)
    7. 縦隔脂肪沈着症 (mediastinal lipomatosis)
      (a) Cushing 病 (Cushing disease)
      (b) ステロイド治療 (corticosteroid therapy)
    8. Morgagni ヘルニア/限局性横隔膜挙上 (Morgagni hernia/localized eventration)
    9. 膿瘍 (abscess)
II. 中縦隔
  A. リンパ節 (lymph nodes)
    注意：中縦隔のリンパ節腫瘤の 90% は悪性．
    (a) 腫瘍性リンパ節腫大 (neoplastic adenopathy)
      1) 悪性リンパ腫 (lymphoma) (Hodgkin：NHL=2：1)
      2) 白血病 (leukemia)：白血病の 25%，lymphocytic ＞granulocytic
      3) 転移 (metastasis)：肺癌，上部消化管癌，前立腺癌，腎癌
      4) 血管免疫芽球性リンパ節腫症 (angioimmunoblastic lymphadenopathy)
    (b) 炎症性リンパ節腫大 (inflammatory adenopathy)
      1) 結核/ヒストプラズマ症 (tuberculosis/histoplasmosis)
      2) ブラストミセス症 (まれ)/コクシジオイデス症 (blastomycosis/coccidiomycosis)
      3) サルコイドーシス (sarcoidosis)：主として傍気管リンパ節腫大
      4) ウイルス性肺炎 (特に麻疹，猫ひっかき病) (viral pneumonia)
      5) 伝染性単核症/百日咳肺炎 (infectious mononucleosis/pertusis pneumonia)
      6) アミロイドーシス (amyloidosis)
      7) ペスト/野兎病 (plague/tularemia)
      8) 薬物反応 (drug reaction)
      9) Castleman 病 (巨大リンパ節過形成) (Castleman disease=giant lymph node hyperplasia)
      10) 膠原病 (connective tissue disease；rheumatoid, SLE)
      11) 細菌性肺膿瘍 (bacterial lung abscess)
    (c) 吸入性疾患によるリンパ節腫大
      1) 珪肺 (silicosis)
      2) 炭坑夫肺 (coal-worker's pneumoconiosis)
      3) ベリリウム肺 (berylliosis)
  B. 前腸嚢胞 (foregut cyst)
    1. 気管支嚢胞 (bronchogenic cyst)
    2. 腸嚢胞 (enteric cyst=esophageal duplication cyst)
    3. 肺葉外肺分画症 (extralobar sequestration)
    4. 食道裂孔ヘルニア (hiatal hernia)
  C. 原発性病変 (primary tumor；infrequent)
    1. 気管癌 (carcinoma of trachea)
    2. 肺癌 (bronchogenic carcinoma)
    3. 食道腫瘍 (leiomyoma, carcinoma, leiomyosarcoma)
    4. 中皮腫 (mesothelioma)
    5. 顆粒細胞筋芽細胞腫 (granular cell myoblastoma of trachea；rare)
  D. 血管性病変 (vascular lesion)
    1. 動脈瘤 (aneurysm)
    2. 静脈拡張 (上大静脈，奇静脈) (distended veins；SVC, azygos vein)
III. 後縦隔
  A. 腫瘍 (neoplasm)
    1. 神経性腫瘍 (最も多い) (neurogenic tumor：30% malignant)
      (a) 末梢神経由来 (成人に多い．特徴：80%は球形，3/4 は筋肉より低い濃度)
        1) 神経鞘腫 (schwannoma=neurilemmoma)：32%
        2) 神経線維腫 (neurofibroma)：10%
        3) 悪性神経鞘腫 (malignant schwannoma)
      (b) 交感神経節由来 (小児に多い．特徴：80%は縦長の紡錘形)
        1) 神経節細胞腫 (ganglioneuroma)：25%，良性
        2) 神経芽 (細胞) 腫 (neuroblastoma)：15%，悪性，10 歳未満
        3) 神経節芽細胞腫 (ganglioneuroblastoma)：14%
      (c) 傍神経節由来 (まれ)
        1) 傍神経節腫 (paraganglioma=chemodectoma)：4%
        2) 褐色細胞腫 (pheochromocytoma)
    2. 脊椎腫瘍 (spine tumor)：転移，動脈瘤様骨嚢胞 (aneurysmal bone cyst)，脊索腫 (chordoma)，軟骨肉腫 (chondrosarcoma)，Ewing 肉腫
    3. リンパ腫 (lymphoma)
    4. 浸潤性胸腺腫 (invasive thymoma)
    5. 間葉系腫瘍 (mesenchymal tumor；fibroma, lipoma, leiomyoma)
    6. 血管腫 (hemangioma)
    7. リンパ管腫 (lymphangioma)
    8. 甲状腺腫瘍 (thyroid tumor)
  B. 炎症/感染 (inflammation/infection)
    1. 感染性脊椎炎 (infectious spondylitis)
    2. 縦隔炎 (mediastinitis)

3．リンパ節過形成（lymphoid hyperplasia）
　　4．サルコイドーシス（sarcoidosis）
　　5．膵仮性嚢胞（pancreatic pseudocyst）
　C．血管性腫瘤（vascular mass）
　　1．下行大動脈瘤（aneurysm of descending aorta）
　　2．奇静脈および副奇静脈拡張（enlarged azygos＋hemi-azygos vein）
　　3．食道静脈瘤（esophageal varices）
　　4．血管奇形（congenital vascular anomalies）：下大静脈奇静脈連結（interruption of IVC with azygos/hemiazygos continuation）
　D．外傷（trauma）
　　1．大動脈瘤/仮性動脈瘤（aortic aneurysm/pseuroaneurysm）
　　2．血腫（hematoma）
　　3．被胞化血胸（loculated hemothorax）
　　4．外傷性仮性髄膜瘤（traumatic pseudomeningocele）
　E．前腸嚢胞（foregut cyst）
　　1．気管支嚢胞（bronchogenic cyst）
　　2．腸嚢胞（enteric cyst）
　　3．神経腸嚢胞（neuroenteric cyst）
　　4．肺葉外肺分画症（extralobar sequestration）
　F．脂肪性腫瘤（fatty mass）
　　1．Bochdalek ヘルニア（Bochdalek hernia）
　　2．縦隔脂肪沈着症（mediastinal lipomatosis）
　　3．脂肪含有腫瘍（fat-containing tumors）：脂肪腫（lipoma），脂肪肉腫（liposarcoma），奇形種（teratoma）
　G．その他（others）
　　1．被胞化胸水（loculated pleural effusion）
　　2．外側髄膜瘤（lateral meningocele）
　　3．髄外造血（extramedullary hematopoiesis）
　　4．新生児偽腫瘍（"pseudomass" of the newborn）

表 2-2　Heitzman による縦隔区分と好発病変[10]

I．胸郭入口部（thoracic inlet）
　・大血管異常（abnormalities of the great vessels）
　・胸郭内甲状腺腫（intrathoracic goiter）
　・胸腺疾患（thymic lesions）
　・頭頸部からの感染の進展（infection spread from the head and neck）
　・気管腫瘍（tracheal masses）
　・神経性腫瘍（neurogenic tumors）
II．前縦隔（anterior mediastinum）
　・胸腺腫（thymoma）
　・胸腺嚢胞（thymic cyst）
　・胸腺脂肪腫（thymolipoma）
　・類精上皮腫（seminomatous tumors）
　・奇形種（teratoma）
　・胸腔内甲状腺腫（intrathoracic artery）
　・内胸動脈拡張（dilated internal thoracic artery）
　・前縦隔血腫（anterior mediastinal hematoma）
　・胸骨傍リンパ節腫大（enlargement of parasternal lymph nodes）
　・横隔膜リンパ節腫大（enlargement of diaphragmatic or cardiophrenic angle nodes）
　・前縦隔脂肪沈着（collections of fat in the anterior mediastinum）
　　—pericardial fat pad
　　—epicardial fat pad
　　—Cushing 症候群およびステロイド治療による脂肪沈着症（fat deposition in Cushing's syndrome and following steroid therapy）
　・副甲状腺腫（parathyroid adenoma）
　・肺ヘルニア（anterior herniation of the lung）
III．大動脈弓上部（supra-aortic area）
　・大動脈体，傍神経節腫（aortic bodies and paraganglioma）
　・左上大静脈遺残（persistent left superior vena cava and left vertical vein）
　・左上肋間静脈拡張（dilated left superior intercostal vein）
　・脊椎傍線の変化をきたす疾患（IV の項参照）
IV．大動脈弓下部（infra-aortic area）
　・Botallo リンパ節腫大
　・脊椎傍線の変化をきたす疾患（disease altering the paraspinal line）
　　—外傷性大動脈瘤破裂（traumatic rupture of the esophagus）
　　—食道穿孔（spontaneous rupture of the esophagus）
　　—神経性腫瘍（neurogenic tumors）
　　—静脈の異常（venous abnormalities）
　　—髄外造血（extramedullary hematopoiesis）
　　—脂肪浸潤（abnormal fatty infiltration）
　　—胸水（pleural effusion）
　　—骨・軟骨腫瘍（bone and cartilage tumors）
　　—傍脊椎膿瘍（paraspinous abscess）
　・後腹膜膿瘍（median crus syndrome）
V．奇静脈弓上部（supra-azygos area）
　・奇静脈葉（azygos lobe）
　・右側大動脈弓（right aortic arch）
　・奇静脈拡張（prominent azygos vein）
　・上行大動脈拡張による上大静脈偏位（laterally displaced superior vena cava by the dilated ascending aorta）
　・上行大動脈拡張（widened ascending aorta）
　・腕頭動脈，鎖骨下動脈，右腕頭静脈の拡張（ectatic innominate or right subclavian artery, or right brachiocephalic vein）
　・気管腫瘍（tracheal tumors）
　・食道腫瘍，アカラシア（esophageal tumor and achalasia）
　・胸腔内甲状腺腫（posterior goiter）
　・右気管傍リンパ節，気管気管支リンパ節腫大（enlargement of right paratracheal or tracheobronchial lymph nodes）
　・後接合線の変化をきたす疾患（diseases altering the posterior junction line）
　・脊椎傍線の変化をきたす疾患（IV の項参照）
VI．奇静脈弓下部（infra-azygos area）
　・奇静脈食道陥凹の変化をきたす疾患（diseases distorting the azygoesophageal recess）
　　—気管分岐部リンパ節腫大（subcarinal lymph node enlargement）
　　—左房拡大（left atrial enlargement）
　　—気管支嚢胞（bronchogenic cyst）
　　—食道腫瘍および食道傍リンパ節腫大（esophageal masses, paraesophageal lymph node enlargement）
　　—右側大量胸水（massive right pleural effusion）
　　—食道裂孔ヘルニア（hiatus hernia）
　・脊椎傍線の変化をきたす疾患（IV の項参照）
VII．肺門部（hila）
　・肺門リンパ節腫大（enlargement of hilar lymph nodes）
　・肺血管異常（abnormalities of hilar vessels）

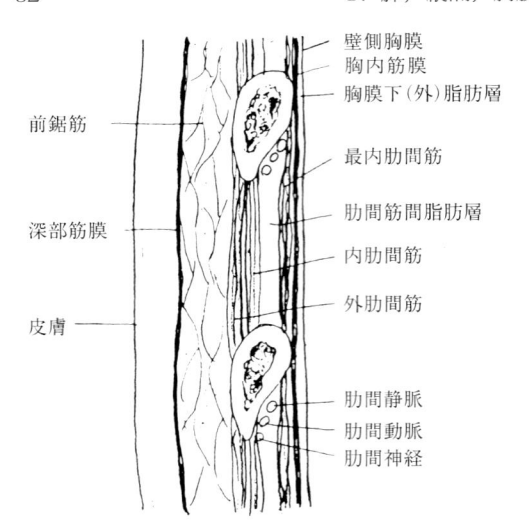

2. 肺，縦隔，胸膜・胸壁の CT 横断解剖

図 2-26 胸壁冠状断

前鋸筋（serratus snterior m.），深部筋膜（deep fascia），皮膚（skin），壁側胸膜（parietal pleura），胸内筋膜（endothoracic fascia），胸膜下（外）脂肪層（subpleural or extrapleural fat layer），最内肋間筋（innermost intercostal m.），内肋間筋（internal intercostal m.），外肋間筋（external intercostal m.），肋間静脈（intercostal vein），肋間動脈（intercostal artery），肋間神経（intercostal nerve）

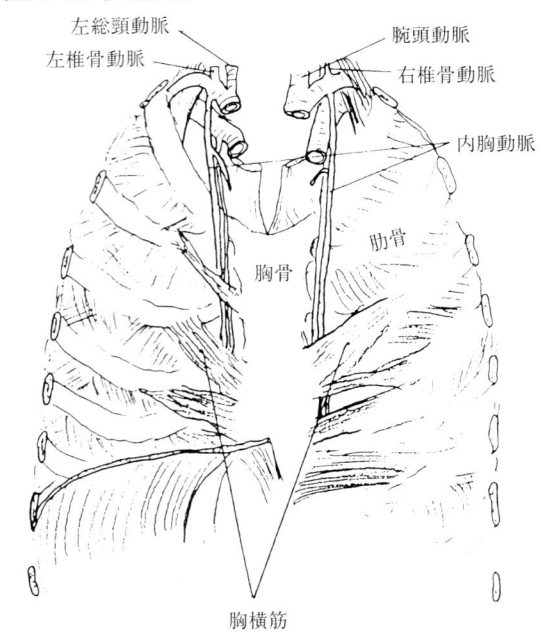

図 2-27 前胸壁（後方よりみる）

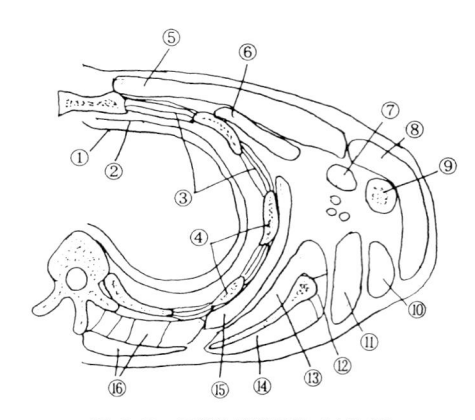

図 2-28 正常胸壁横断像（上胸部）

①壁側胸膜（parietal pleura），②胸内筋膜（endothoracic fascia），③肋間筋（intercostal muscle），④肋骨（rib），⑤大胸筋（major pectralis m.），⑥小胸筋（minor pectralis m.），⑦腋窩静脈（axillary vein），⑧三角筋（deltoid m.），⑨上腕骨（humerus），⑩僧帽筋（trapezius m.），⑪大円筋（teres major m.），⑫小円筋（teres minor m.），⑬肩甲下筋（subscapularis m.），⑭棘下筋（infraspinatus m.），⑮前鋸筋（serratus anterior m.），⑯固有背筋（proper dorsalis m.）

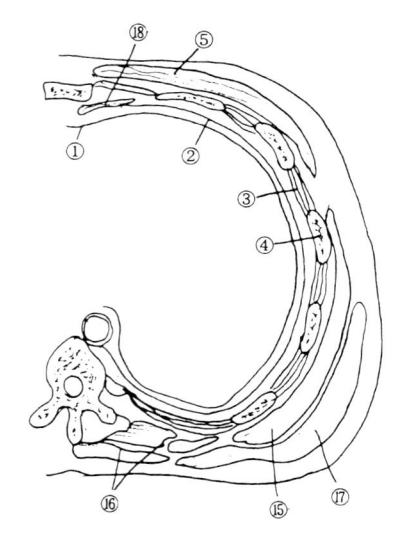

図 2-29 正常胸壁横断像（下胸部）

①壁側胸膜（parietal pleura），②胸内筋膜（endothoracic fascia），③肋間筋（intercostal muscle），④肋骨（rib），⑤大胸筋（major pectralis m.），⑯固有背筋（proper dorsalis m.），⑰広背筋（latissimus dorsi m.），⑱胸横筋（transverse thoracic m.）

E. 胸壁のCT横断解剖

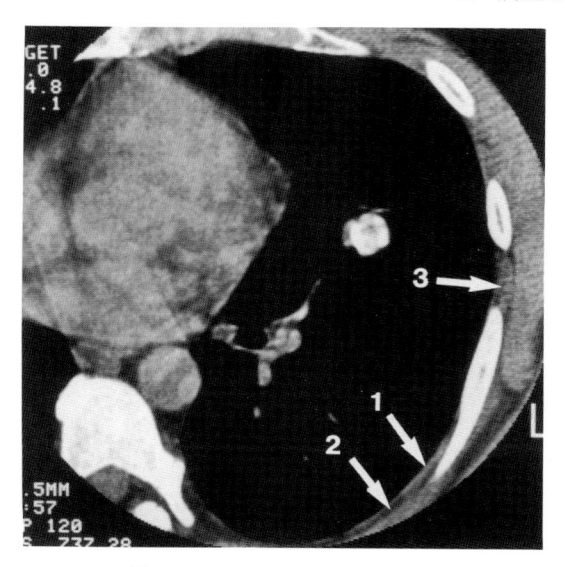

図2-30 胸膜・胸壁の高分解能CT
1：臓側胸膜，壁側胸膜，胸内筋膜，最内肋間筋によって構成される線状構造，2：壁側胸膜下（外）脂肪層，3：内外肋間筋

いる[32-34]）。

胸郭の前方では外肋間筋は貧弱で，肋軟骨接合部より正中側では外肋間筋膜となる。胸郭の前方では最内肋間筋も貧弱で，この胸腔側には胸横筋があり，剣状突起や下部胸骨と第2～6軟骨間を走っている[32-34]）。

肋間筋の外側には前鋸筋が，前方では大胸筋，小胸筋がみられる[32-34]）。

2. 正常壁側胸膜のCT像

臓側（肺）胸膜，壁側胸膜の描出は高分解能CTをもってしても決して容易ではない。肋間では臓側胸膜，壁側胸膜，胸内筋膜（endothoracic fascia）および最内肋間筋が重なって1～2 mmの線状構造として肺の低吸収域の外側に認められる（図2-30）[35,36]）。

壁側胸膜の外側には薄い脂肪層があり，胸膜下（外）脂肪層（subpleural fat layer, or extrapleural fat layer）とよばれている[37]）（図2-30）。通常，この脂肪層は明瞭に描出されることは決して多くなく，胸膜の肥厚や胸膜に接して病変がある場合にのみ脂肪層を同定できる場合もある。

豊富である。その外側には肋間筋が最内肋間筋，内肋間筋，外肋間筋の3層構造を形成し，最内肋間筋と内外肋間筋の間には肋間筋間脂肪層がある（図2-26～2-29）。この脂肪層内に肋間静脈，肋間動脈，肋間神経の順に肋骨内方下面に配列して

文献

1) Naidich DP, Zerhouni AE, Siegelman SS: Computed Tomography and Magnetic Resonance of the Thorax, 2 nd ed, Raven Press, New York, 1991; pp 411-412.
2) 森 雅樹，森 裕二，ほか：肺の解剖．臨放 1986; **31**: 1201-1214.
3) Yamashita H: Roentgenologic Anatomy of the Lung, Igaku-Shoin, Tokyo, 1978.
4) Landy M: Azygos vein abutting the posterior wall of the right main and upper lobe bronchi: a normal variant. *AJR* 1983; **140**: 461-462.
5) Otsuji H, Hatakeyama M, Kitamura I, et al: Right upper lobe versus right middle lobe: differentiation with thin-section, high-resolution CT. *Radiology* 1989; **172**: 653-656.
6) Glazer HS, Anderson DJ, DiCroce JJ, et al: Anatomy of the major fissure: evaluation with standard and thin-section CT. *Radiology* 1991; **180**: 839-844.
7) Goodman LR, Golkow RS, Steiner RM, et al: The right mid-lung window: a potential source of error in computed tomography of the lung. *Radiology* 1982; **143**: 135-138.
8) Berkmen YM, Auh YH, Davis SD, et al: Anatomy of the minor fissure: evaluation with thin-section CT. *Radiology* 1989; **170**: 647-651.
9) 松岡勇二郎，小山和行，大友 邦，ほか：正常の右上中葉間胸膜のthin-section CT像．日本医放会誌 1990; **50**: 1504-1512.
10) Berkmen YM, Davis SD, Kazam E, Auh YH, Yankelevitz D, Girgis FG: Right phrenic nerve: anatomy, CT appearance, and differentiation from the pulmonry ligament. *Radiology* 1989; **173**: 43-46.
11) 尾尻博也，氏田万寿夫，有泉光子，石原 潔，多田信平：横隔神経・横隔膜上部下横隔膜動静脈・下肺靱帯のCT解剖．臨放 1993; **38**: 47-53.
12) Ujita M, Ojiri H, Ariizumi M, Tada S: Appearance of the inferior phrenic artery and vein on CT scans of the chest: a CT and cadaveric study. *AJR* 1993; **160**: 745-747.

13) Heitzman ER: The Mediastinum. Radiologic Correlations with Anatomy and Pathology, 2 nd ed, Springer-Verlag, Berlin, 1988.
14) Proto AV, Rost RC Jr: CT of the thorax: pitfalls in interpretation. *Radiographics* 1986; **5**: 693-812.
15) Silverman PM, Korobkin M, Moore AV: Normal anatomy. *In* Computed Tomography of the Chest (Godwin JD, ed), JB Lippincott, Philadelphia, 1984; pp 33-57.
16) 成松明子, 山田恵子, 藤原陽子, ほか: 傍大動脈弓部の静脈CT像―大動脈弓リンパ節との鑑別をめぐって―. 臨放 1981; **26**: 1003-1008.
17) Lund G: The CT appearance of the superior intercostal veins. *Europ J Radiol* 1982; **2**: 122-124.
18) 樋口　睦, 成松明子: CT解剖 (縦隔). 胸部画像診断 Update (古瀬　信, 松本満臣, 編), 中外医学社, 東京, 1992; pp 67-75.
19) Dedrick CG: Nonneoplastic disorders of the mediastinum. *In* Radiology: Diagnosis-Imaging-Intervention (Taveras JM, Ferrucci JT, eds), vol 1, 1987; chap 75.
20) Doyle FH, Read AE, Evans KT: The mediastinum in portal hyperension. *Clin Radiol* 1961; **12**: 114-129.
21) Lund G, Lien HH: Computed tomography of the azygoesophageal recess. Normal appearances. *Acta Radiol Diagn* 1982; **23**: 225-230.
22) Lund G, Lien HH: Abnormalities of the azygoesophageal recess at computed tomography. *Acta Radiol Diagn* 1983; **24**: 3-10.
23) O'Callaghan JP, Heitzman ER, Somogyi JW, et al: CT evaluation of pulmonary artery size. *J Comput Assist Tomogr* 1982; **6**: 101-104.
24) Micklos TJ, Proto AV: CT demonstration of the coronary sinus. *J Comput Assist Tomogr* 1985; **9**: 60-64.
25) 日本肺癌学会 (編): 臨床・病理　肺癌取扱い規約, 第4版, 金原出版, 東京, 1995.
26) Meschan I, Bechtold RE: The mediastinum and hilar abnormalities (Excluding the heart and great vessels). *In* Roentgen Signs in Diagnostic Imaging (Meschan I, Farrer-Meschan RM, eds), WB Saunders, Philadelphia, 1987; vol 4: pp 664-783.
27) Felson B: Chest Roentgenology, WB Saunders, Philadelphia, 1987.
28) Heitzman ER: The Mediastinum. Radiologic Correlations with Anatomy and Pathology, CV Mosby, St Louis, 1977.
29) Sone S, Higashihara T, Morimoto S, et al: Potential space of the mediastinum: CT pneumomediastinography. *AJR* 1982; **138**: 1051-1057.
30) Sone S, Gamsu G, Ikezoe J, et al: Mediastinal distortions from focal masses: a CT and radiographic study. *J Thorac Imaging* 1987; **2**: 67-74.
31) Dähnert W: Radiology Review Manual, 2 nd ed, Wiliams & Wilkins, Baltimore, 1993; pp 274-276.
32) Clemente CD: Gray's Anatomy, 30 th Am. ed, Lea & Febiger, Phildelphia, 1985; pp 457-482.
33) Wechsler RJ, Steiner RM: Cross-sectional imaging of the chest wall. *J Thorac Imaging* 1989; **4**: 29-40.
34) 酒井文和, 曽根脩輔, 清野邦武, ほか: 胸壁および胸膜のcross sectional imaging. 画像診断 1989; **9**: 576-589.
35) Im JG, Webb WR, Rosen A, et al: Costal pleura: appearances at high resolution CT. *Radiology* 1989; **171**: 125-131.
36) 上谷雅孝, 藤本俊史, 森　雅一, ほか: 胸膜・胸壁病変のCT. 画像診断 1991; **11**: 437-446.
37) Sargent EN, Boswell WD, Ralls PW, et al: Subpleural fat pads in patients with exposed to asbestos: distinction from non-calcified pleural plaques. *Radiology* 1984; **152**: 273-277.

3. 孤立性肺結節性病変

　筆者が強く勧誘されて放射線科に入局したのちに，医師としての最初の受け持ち患者は72歳男性の肺癌例であった．肺結核の古い病巣があり，その中に発生した扁平上皮癌で，早期診断困難例と思われた．入院したときにはかなり巨大な腫瘤を形成していた．肺原発巣に対して放射線治療を行っているうちに中枢神経系の症状が現れ，結局脳転移をはじめとする転移巣が出現して死亡した．

　受け持ちの第2例は58歳女性の腺癌例であった．入院時から骨転移が多数みられ，腸管の麻痺症状や直腸膀胱障害が顕著であった．最後には脳転移による発熱中枢の刺激のためか，明らかな炎症病巣はないにもかかわらず，40～42度の高熱が続いて死亡した．

　いずれも進行癌ではあったが，患者の苦痛を救うための満足な医療ができたかどうか，はなはだ不安であった．受け持ち医としての限界を感じ，救命できないことでずいぶんくやしい思いをしたものである．

　消化器や呼吸器を中心に放射線科医としてのスタートを切ったが，当時放射線科に紹介される患者はほとんどすべて手のつけられない進行癌ばかりであった．治るうちに癌をみつけることが重要だと痛切に感じていた．

　以来，臨床医としての筆者の最大の関心事は，自然に癌の早期発見へと向けられた．癌の画像診断を自分の専門領域と決めたのはこのころである．30年近くも昔のことである．

　1974年からは結核検診の間接フィルムを利用した肺癌検診が始まり，筆者も週2回病院に泊まり込みルーチンワーク以外の間接写真の読影業務に従事するようになった．振り返れば，ずいぶんと小さな肺癌を診断できたが，一方では受け持ち患者の年間最大死亡数は15例で大部分が肺癌例であることも事実であった．肺癌の末期は悲惨である．患者はもちろん，受け持ち医である筆者もずいぶんと大変な思いをした．

　小さい肺癌を診断すると明るい気分になったが，進行癌である受け持ち患者が次々と亡くなるのは無念であった．このギャップの大きさは何ともたとえようがない．

　時は流れてCTが登場し，さらにhigh-resolution CTからスリップリング方式の高速CT，ヘリカルCTへと発展してきた．肺癌そのものもずいぶんと小さいうちに発見される例が多くなってきた．

　筆者が孤立性肺結節性病変の鑑別診断に最大の関心があるのは，以上のような個人的背景によるものである．

　本章では，肺癌の特徴を発育進展様式とCT診断との関連から述べることとし，次いで鑑別診断の対象となる主な疾患について解説する．

A. 孤立性肺結節性病変の一般的事項

1. 分類と頻度

肺の腫瘤性病変では大きさ 3 cm 以上は腫瘤（mass, tumor）と表現され，大きさ 3 cm 以下は結節（nodule）と表現されるのが一般的である．したがって，大きさが 3 cm 以下の孤立性病変では孤立性肺結節影（solitary pulmonary nodule, SPN）と表現される[1]．

ここでは，本章で図示した症状の大部分が 3 cm 以下であるため，"結節性"と表現した．

肺癌への関心の高まりと，検診の普及などによって，筆者が肺結節性病変を勉強し始めた 30 年近くも前の状況と比べると，最近では小型の肺癌の占める頻度が高くなってきた．筆者の外来では画像診断を中心に診療を進めていることもあっ

表 3-1　肺腫瘍の分類[1]

I. 肺　癌
 1. 扁平上皮癌（squamous cell carcinoma）
 2. 腺癌（adenocarcinoma）
 3. 小細胞癌（small cell carcinoma）
 4. 大細胞癌（large cell carcinoma）
 5. 腺扁平上皮癌（adenosquamous cell carcinoma）
II. 神経内分泌由来の腫瘍
 1. カルチノイド（carcinoid tumor）
 2. pulmonary tumorlets
 3. その他
III. 気管・気管支腺由来の腫瘍
 1. 腺様嚢胞癌（adenoid cystic carcinoma）
 2. 粘表皮癌（mucoepidermoid carcinoma）
 3. 多形腺腫（pleomorphic adenoma；mixed tumor）
 4. オンコサイトーマ（oncocytoma；oxyphilic adenoma）
 5. 平滑筋上皮腫（myoepithelioma）
 6. 粘液腺腺腫（mucous gland adenoma；気管支嚢胞腺腫，bronchial cystadenoma）
 7. その他の上皮性腫瘍
  a. 気管気管支乳頭腫（tracheobronchial papilloma）
  b. 肺腺腫（pulmonary adenoma）
  c. 悪性黒色腫（malignant melanoma）
IV. リンパ系腫瘍，白血病
 1. Hodgkin 病（Hodgkin's disease）
 2. 非 Hodgkin リンパ腫（non-Hodgkin's lymphoma）
 3. 白血病（leukemia）
 4. 多発性骨髄腫（multiple myeloma）
 5. 形質細胞腫（plasmacytoma）
 6. その他
  a. lymphomatoid granulomatosis
  b. lymphocytic interstitial pneumonitis (pseudolymphoma)
  c. angioimmunoblastic lymphadenopathy
  d. multicentric reticulohistocytosis
  e. 髄外造血（extramedullary hematopoiesis）
V. 軟部組織・骨・軟骨由来の腫瘍
 1. 筋由来
  a. 平滑筋腫，平滑筋肉腫（leiomyoma, leiomyosarcoma）
  b. 横紋筋肉腫（rhabdomyosarcoma）
 2. 血管組織由来
  a. グロムス腫瘍（glomus tumor）
  b. 血管外皮腫（hemangiopericytoma）
  c. Kaposi 肉腫（Kaposi's sarcoma）
  d. intravascular bronchioloalveolar tumor, IVBAT (epithelioid hemangioendothelioma)
  e. 血管肉腫（angiosarcoma）
  f. 増殖性血管内皮腫症（proliferating (systemic) angio-endotheliomatosis）
 3. 骨・軟骨由来
  a. 軟骨腫，軟骨肉腫（chondroma, chondrosarcoma）
  b. 骨肉腫（oesteosarcoma）
 4. 神経組織由来
  a. 神経線維腫，神経鞘腫，神経原性肉腫（neurofibroma, schwannoma, neurogenic sarcoma）
  b. granular cell tumor
 5. 脂肪組織由来
  a. 脂肪腫（lipoma）
  b. 脂肪肉腫（liposarcoma）
 6. 線維，組織球由来
  a. 線維腫，線維肉腫（fibroma, fibrosarcoma）
  b. 粘液腫（myxoma）
  c. 悪性線維性組織球腫（malignant fibrous histiocytoma, MFH）
VI. 組織発生不明の腫瘍
 1. 良性淡明細胞腫瘍（benign clear cell tumor）
 2. 傍神経節腫（paraganglioma；chemodectoma）
 3. 硬化性血管腫（sclerosing hemangioma）
 4. 癌肉腫（carcinosarcoma）
 5. 胚芽腫（pulmonary blastoma）
 6. 肺胚細胞腫瘍（pulmonary germ cell tumor）
 7. 肺胸腺腫（pulmonary thymoma）
VII. 非腫瘍性腫瘤
 1. 過誤腫（hamartoma）
 2. 炎症性気管気管支ポリープ（inflammatory tracheo-bronchial polyp）
 3. 形質細胞肉芽腫（plasma cell granuloma）
 4. 硝子化肉芽腫（hyalinizing granuloma）
 5. 子宮内膜症（endometriosis）
 6. 血管腫（肺動静脈奇形）（hemangioma (pulmonary arteriovenus malformation)）
 7. 肺毛細管性血管腫症（pulmonary capillary hemangiomatosis）
 8. リンパ管腫（lymphangioma）
 9. 気管支嚢胞，肺分画症（bronchogenic cyst, pulmonary sequestration）
VIII. 2 次性（転移性）腫瘍

A. 孤立性肺結節性病変の一般的事項

表3-2　肺結節性病変[2]

頻度：(a) 低リスク群でのX線検査では肺癌の頻度は5%以下
　　　(b) 切除例では40%が悪性腫瘍，40%が肉芽腫

A．炎症/感染症
　1．肉芽腫（最も多い）
　　　tuberculosis, sarcoidosis, histoplasmosis, coccidiomycosis, nocardiosis, cryptococcosis, talc, *Dirofilaria immitis* (dog heartworm), gumma, atypical measles infection
　2．液体貯留
　　　abscess, hydatid cyst, bronchogenic cyst, bronchocele
　3．既存空洞内腫瘤
　　　fungus ball, mucoid impaction
　4．円形無気肺
　5．炎症性偽腫瘍
　6．パラフィノーマ
B．悪性腫瘍
　(a) 肺原発悪性腫瘍
　　1．肺癌（2番目に多い）
　　2．悪性リンパ腫
　　3．肺原発肉腫
　　4．形質細胞腫（原発性/2次性）
　　5．淡明細胞癌，カルチノイド，巨細胞癌
　(b) 転移性腫瘍（4番目に多い）
C．良性腫瘍
　(a) 肺組織：過誤腫（3番目に多い）
　(b) 脂肪組織：脂肪腫（通常胸膜病変）
　(c) 線維組織：線維腫
　(d) 筋組織：平滑筋腫
　(e) 神経組織：神経鞘腫，神経線維腫，傍神経節腫
　(f) リンパ組織：肺内リンパ節
　(g) 沈着物：amyloid, splenosis, endometrioma, 髄外造血
D．血管性
　1．動静脈奇形
　2．血管腫
　3．血腫
　4．器質化梗塞
　5．肺静脈瘤
　6．リウマチ/血管炎性結節
E．発生異常
　1．気管支嚢胞
　2．肺分画症
F．吸入物質
　1．珪肺大結節
　2．粘液塞栓（アレルギー性気管支肺アスペルギルス症）
G．肺結節と誤りやすいもの
　1．葉間胸膜胸水
　2．縦隔腫瘍
　3．胸膜腫瘍（胸膜中皮腫）
　4．胸壁構造や病変：乳頭，肋骨病変，皮膚腫瘍（母斑，神経線維腫，脂肪腫）
　5．アーチファクト：ボタン，留め金など

て，住民検診で異常を指摘された患者が大部分を占め，肺病巣は3cm以下のものが圧倒的に多くなってきた．

　SPNを呈する疾患を原因別に列記すると表3-1のようになる[1]．しかし，これだけ多くの疾患を羅列しても混乱を起こすだけである．日常の診療では画像所見を分析して，頻度の高い疾患から鑑別診断を行うのが一般的である．したがって，臨床的に遭遇する機会の多い疾患に対しては十分な知識が必要である．そこで，多数の手術例をまとめた報告[2]をみると，SPNを呈する代表的な病変とその頻度は表3-2，3-3のごとくである．SPNが発見されたら，最も重要な関心事は良性か悪性かの鑑別診断であるので，まず表3-2，3-3

のようにおおまかに分類して，CTなどの画像所見をみて鑑別診断を進めることになる．

　筆者自身の経験例をまとめると次のようになった[4]．1979年4月から1987年3月までにCTが行われ，手術によって診断の確定した孤立性肺結節影181例の内訳は，悪性145例，良性36例で，悪性が約80%を占めていた．さらにそれを病理組織学別にみると表3-4のごとくである．悪性病変は腺癌82例，扁平上皮癌41例，大細胞癌9

表3-3　肺結節性病変の頻度[3]

1．悪性腫瘍：40%		
	原発性：	30%
	転移性：	10%
2．良性結節：60%		
	感染性肉芽腫：	50%
	非感染性肉芽腫：	2%
	良性腫瘍：	2%
	その他：	6%

表3-4　肺結節性病変（自験例1979年4月～1987年3月）[4]

分　類	手術例	%
A．肺原発悪性腫瘍	145	80.1
1．腺癌	82	45.3
2．扁平上皮癌	41	22.6
3．大細胞癌	9	5.0
4．小細胞癌	4	2.2
5．その他	9	5.0
B．良性病変	36	19.9
1．結核腫	14	7.7
2．非特異的炎症	6	3.3
3．過誤腫	5	2.8
4．肺内気管支嚢胞	4	2.2
5．硬化性血管腫	2	1.1
6．その他	5	2.8
合　計	181	100.0

例，小細胞癌4例などであり，良性病変では結核腫14例，非特異的炎症6例，過誤腫5例，肺内気管支嚢胞4例，偽リンパ腫3例，硬化性血管腫2例などであった．

2. 孤立性肺結節性病変と誤りやすい肺外病変

肋骨，脊椎，胸膜，胸壁の変化が肺結節影と見誤るような所見を呈することがある．乳房の乳頭はよく知られているが，そのほかにも第1肋骨の肋軟骨の石灰化，胸膜ことに背側の限局性の石灰化や肥厚，肋骨のbone island，椎体の骨棘などがある．これらはCTの横断画像をもってすれば容易に鑑別診断が可能である（図3-1, 3-2, 3-3）．

表3-1, 3-2に掲げた病変すべてに正確な鑑別診断を行うことはとうてい不可能であるが，比較的頻度の高い疾患についてはその画像上の特徴を知っておくとよい．次の項では孤立性肺結節性病変のCT診断法についてまとめておきたい．

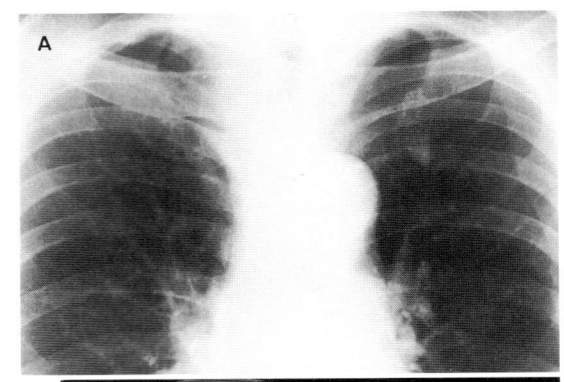

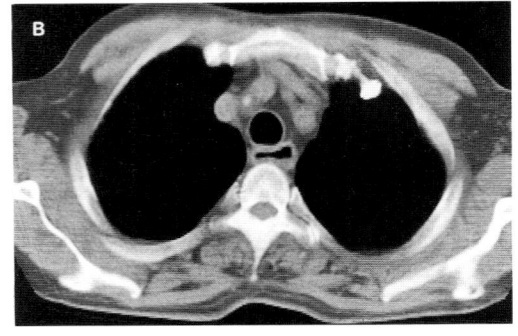

図 3-1　左第1肋軟骨石灰化

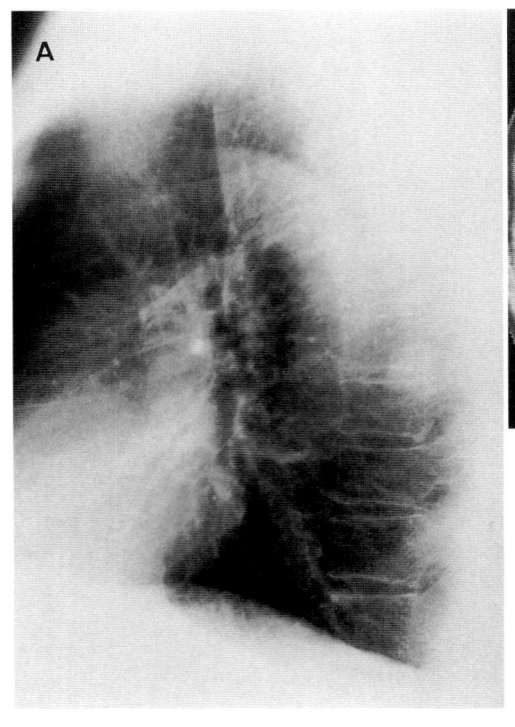

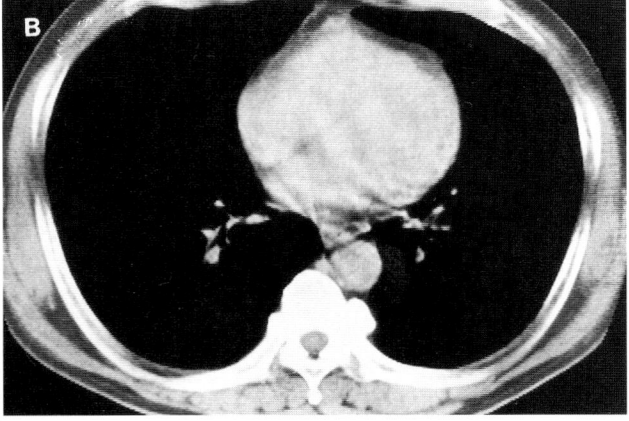

図 3-2　肋骨の外骨腫
胸部側面像でS^6領域に結節影がみえるが，CTでは肋骨の外骨腫とわかる．

A. 孤立性肺結節性病変の一般的事項

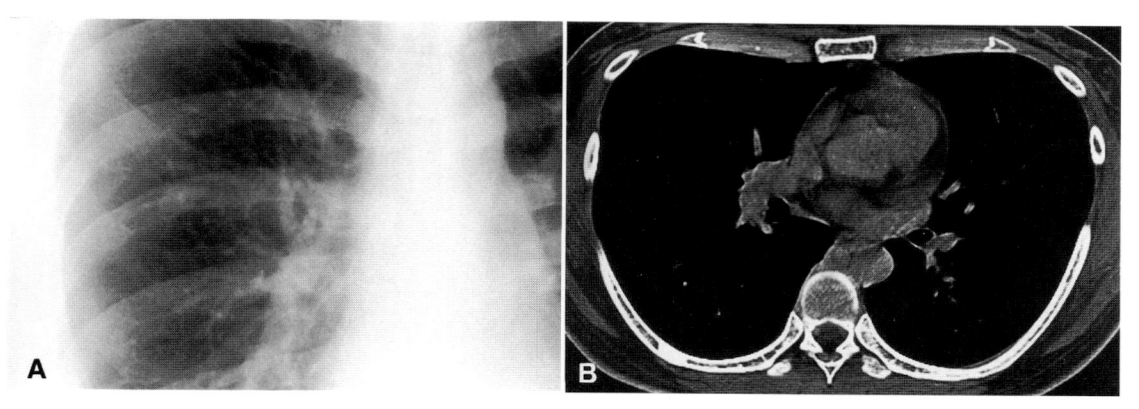

図 3-3 肋骨の bone island（35 歳女）
胸部単純 X 線写真で，右中肺野に後肋骨と重なる結節影がある（A）．CT では肋骨の bone island と判明した（B）．

3. 孤立性肺結節影へのアプローチ

従来から単純写真や断層撮影で行われてきた鑑別診断は，病理学的な変化を反映した孤立性肺結節影内の石灰化の有無や，結節影周囲の散布巣の有無などを含む形態的な分析に基づいている（表3-5)[1]．

CT による孤立性肺結節影の鑑別診断が従来の方法と異なる点は，CT の濃度分解能が X 線写真よりも格段にすぐれていることによる．したがって，(1)石灰化の検出がより正確になったこと，(2)thin-section HRCT でより肉眼病理に近い観察が可能となったこと，(3)造影剤による造影効果をより詳細に観察できるようになったことなどである．

a. CT 値計測による孤立性結節影の鑑別診断

結節影の CT 値を計測し，良性・悪性の鑑別診断を行おうとする基礎には，(1)結核をはじめとする肉芽腫が含有する石灰化は，悪性腫瘍が含有する石灰化よりも量的に多く，かつ高頻度であること，(2)肉芽腫の大部分の石灰化は X 線写真では描出されず，これを濃度分解能のよい CT を用いることによって検出して鑑別診断を目指すものであること，(3)CT による濃度測定（CT densitometry）は単純 X 線写真による濃度測定よりも鋭敏でかつ信頼性が高いものであること，などの大前提がある[5]．

CT がデジタル化された豊富なデータを含んでいることを利用して，小さな結節性病変の CT 値をラインプリンタで打ち出し，これによって良性・悪性の鑑別を試みた一連の CT densitometry の研究は Siegelman ら[6]によって 1982 年に発表された論文に端を発している．

Siegelman ら[6]は，石灰化を 88 例 91 病変（肺原発性悪性腫瘍 45 例，転移 13 例，良性病変 33 例）を対象に CT 値の計測を行った．スライス厚は partial volume effect を避けるため 2〜5 mm が用いられた．最も高い CT 値を示した 32 ボクセルについてみると，悪性腫瘍では平均 92 HU

表 3-5 孤立性肺結節性病変の鑑別診断[1]

	良　性	悪　性
大きさ	小さい（2 cm 以下） 結核腫を除けば好発部位なし	大きい（2 cm 以上） 転移を除けば主として上葉
境界辺縁	明瞭，平滑	不明瞭，分葉状
石灰化	層状，多発点状 ポップコーン状	非常にまれ
散布巣	多い	少ない
2 年以上変化なし	良性と診断しうる	ほとんどない
ダブリングタイム	<30 日 または >490 日	両者の中間

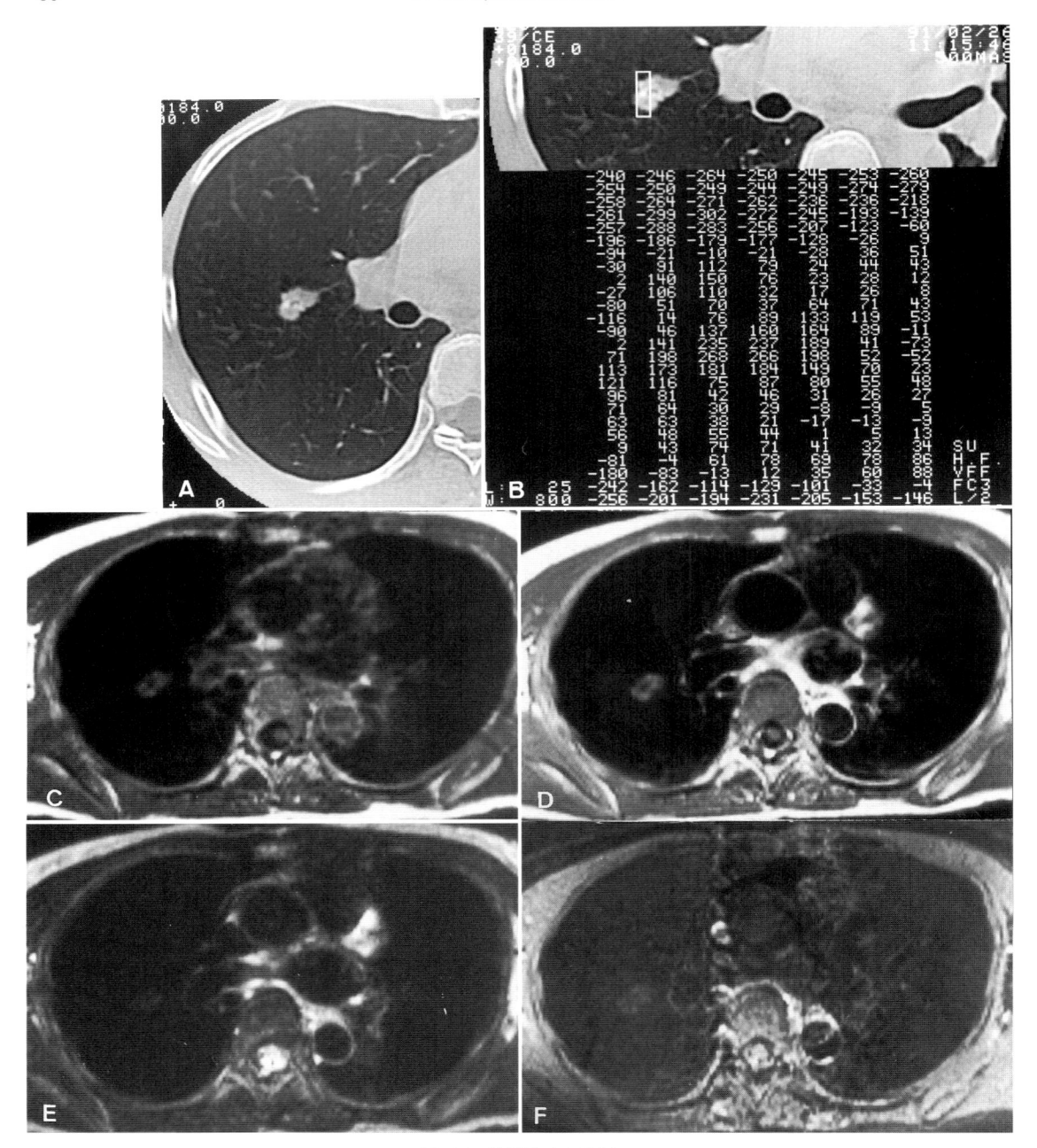

図 3-4 結核腫（53 歳女）

住民検診で異常陰影を指摘され，精査のため紹介された．A は 2 mm の thin-section CT, B はその CT densitometry である．不整形の病巣の内部には小さい点状の石灰化を疑わせる高吸収域がある．B では CT 値を計測した範囲内に 200 HU を越えるピクセルがあり，CT 画像の高吸収部と一致していることがわかる．すなわち石灰化と判断してよい所見である．なお，CT densitometry では bone algorithm でなく soft-tissue algorithm を用いるべきである．C〜F は MRI．C は T_1 強調像（SE 500/15）で骨格筋と比べて同等かやや低い信号強度を示す．D は Gd-DTPA による造影 MRI（SE 500/15）で，病巣の辺縁部がわずかに造影されている．典型的ではないが thin-rim enhancement といってよい所見である．E は T_2 強調像（SE 2000/90）で低信号を示し，F の STIR 像（IR 1900/130/22）でも低信号である．硬化性病変で内部の水分量が少ないことを表している．なお，1 年後の thin-section CT では病巣はやや縮小し，明らかな石灰化が認められた．

(SD±18 HU）で最も高い CT 値は 147 HU であった．すなわち 58 例の悪性腫瘍のすべてが 147 HU 以下の CT 値であった．33 例の良性病変のうち 20 例は 164 HU 以上を示した．この結果から，CT 値が 164 HU 以上を示すものは良性病変が考えられるとした（図 3-4）[6]．

さらに，プリントアウトされた CT の分布をみると，悪性病変では高い吸収値（100〜150 HU）が結節の周辺部に存在し，中心部には 100 HU 以下の吸収値がみられた．これを"edge effect"とよんだ．この所見は 45 例の悪性腫瘍のうち 20 例で認められ，さらに転移例にも認められたことから悪性を疑う所見の 1 つになるとしている．なお，良性病変の 1 例に"edge effect"が認められたが，乾酪壊死巣が証明された[6]．

さらに Siegelman ら[6]は組織型の明らかな肺癌 44 例の CT 値を計測している（表 3-6）．平均

表 3-6 肺癌 44 例の組織型と CT 値[6]

組織型	例数	CT 値 平均	CT 値 範囲
腺癌	21	86	57〜126
扁平上皮癌	9	104	80〜139
小細胞癌	5	96	74〜108
大細胞癌	9	93	59〜119

CT 値が最も高いのは扁平上皮癌の 104 HU，次いで小細胞癌の 96 HU，大細胞癌 93 HU で，最も低値を示したのは腺癌 86 HU であった[6]．

この肺癌の CT 値測定結果は肺癌の進展様式を考慮するとよく理解できる．すなわち，腺癌は腫瘍細胞が肺胞上皮を置換しながら肺胞から肺胞，細葉から細葉，小葉から小葉へと気管支肺胞系の構成単位を横断するように進展するので初期には肺胞腔は保たれ，X 線的にも CT 上淡い濃度にとどまることが多い．したがって，初期であればあるほど CT 値はあまり高くなりえない．日常経験する小型の 2 cm 前後の腺癌では，肺野条件のディスプレイではよく観察できるが縦隔条件では消失してしまう．Siegelman らの腺癌の低い CT 値はこのような所見を裏づけていると思われる．

一方，最も高い CT 値を示した扁平上皮癌は隣接する肺組織を順次破壊して膨張性，圧排性に発育し，中心部は壊死に陥りやすい．よって CT 値は腺癌より高く，かつ中心部は壊死により吸収値が低下すると考えられる（B. 末梢部肺癌，p. 64 参照）．

この Siegelman らの報告に対して多くの追試が行われている[7-18]．しかしその結果は必ずしも一致していない．Godwin ら[8]は，病変の大きさによって最も高い CT 値を示す 2，4，8 あるいは 16 ボクセルを選び，この平均値を計算して CT number index とよんだ．悪性病変では CT number index の平均は 69.5 HU で標準偏差は 23.8 HU であった．4 標準偏差をとって，69.5 HU＋4×23.8 HU＝165 HU を基準にすると悪性病変はすべて 165 HU 以下であった．一方，この値 165 HU を良性・悪性の鑑別に用いると，22 個の良性病変のうちわずか 6 個が良性と診断されたに過ぎず，他の 16 個の病変は悪性と鑑別できない結果になったとしている．

中田ら[12]は，4 cm 未満の結節性病変 69 例（良性 27 例，悪性 42 例）の CT 値を測定した．その結果，(1)悪性結節 39 例の CT 値は 24〜92 HU（平均 53 HU）で，100 HU を越えるものはみられなかった．(2)良性結節 25 例の CT 値は 5〜538 HU（平均 126 HU）で，このうち悪性結節より十分高い 180 HU 以上の CT 値を示したのは 6 例であった．この 6 例のうち 4 例では通常の断層撮影でも石灰化の存在を指摘できていた．(3)69 例全体では CT で良性としえたのは 6 例（9％）となり，63 例（91％）では良性・悪性の区別がつかなかった．また，CT 値のみで良性と診断できたものに限ると 3％となり，CT 値計測の有用性はかなり低いと考えられるとしている．

尾上[13]は原発性肺悪性腫瘍群と良性腫瘍群とを鑑別する CT 値は 157 HU で，転移腫瘍群を含めた良性・悪性の境界値は 183 HU であるとし，肺結節の質的診断に際し，結節の辺縁の性状，濃度，胸膜との関連，大きさ，末梢集束像などの項目が鑑別に有用であることを重要視している．その結果，CT 値による診断に加え，形態的特徴も併せて解析した結果，CT 値のみでは悪性との鑑別ができなかったが，良性結節の診断精度を向上させることができたとしている．

CT値は，たとえ同一のメーカーのものでも装置により多少の差があり，同一の物質でも周囲の物質によって左右され，また画像再構成アルゴリズムによっても変わる[5,7,8]．

そこで，Zerhouniら[14]はどのCT装置にも使用できる胸部ファントム（reference phantom）を作成し，10施設で共同研究を行い，その結果を報告している．単純X線写真やX線断層撮影で石灰化の認められない384結節を対象とした．118結節（31%）は良性と証明された．これらのうち65結節（55%）には石灰化が認められた．65結節のうち28結節にはthin-section CTで石灰化が発見され，残りの37結節ではreference phantom CTで石灰化の存在が明らかとなった[14]．また，結節性病変の石灰化で良性と診断できる石灰化のパターンは，(1)びまん性石灰化（diffuse），(2)層状石灰化（laminated），(3)中心部または標的状石灰化（central or target），(4)ポップコーン石灰化（popcorn）であると強調した（図3-5）．384結節のうち177結節は悪性であったが，42%は2cm以下，15%が1cm以下であり，小さいから良性とはいえないとしている．しかし，大きいものは悪性が多く，3cm以上の36病変のうち35病変が悪性であった[14]．結節の境界・辺縁の様相だけで良性・悪性の鑑別はできない．平滑な辺縁を有する178結節中100結節（56%）は悪性であり，spiculationを示す結節は悪性が多いが12%が良性であったとしている．Reference phantomより低いCT値を示した結節の23%は良性であったが，良性疾患118例中65例（55.1%）を正診できたと報告している[14]．

Hustonら[17]は断層撮影で石灰化を認めない112例の腫瘍性病変にreference phantomを用いた結果を報告している．112例中33例はreference phantomよりも高吸収値を，79例は低吸収値を示した．高吸収値を示した1例は子宮内膜癌からの肺転移例で，微細石灰化による高吸収値と思われた．32例は4.5年までの経過観察および手術で良性と判定された．Referecne phantomより低吸収値を示した79例では26例が悪性，22例が良性，31例は4.5年までの経過観察で良性と判定された．すなわち，良性疾患85例中32例（37.6%）を正診できたとし，断層撮影で石灰化のない症例あるいは良性か悪性かを判断しかねる場合には，reference phantomを用いた検査は有用であるとした[17]．

渡辺[18]は肺結節病変101例につきCTで結節内の石灰化の有無および結節辺縁の状態を分析することにより良性・悪性の鑑別を行った．石灰化の有無については胸部ファントムを用いた実験的検討をまず行った．疑似結節のCT値は結節の大きさ，占拠部位，撮影機種および撮影条件の違いにより変化したが，同じ径の結節を同一の機種，条件で撮影すればほぼ一定の値を示した．これにより石灰化存在の閾値となる基準CT値を実験的に設定した．臨床的には，実験的に設定した基準CT値を上回る値を示したものを石灰化が存在するとした．CT上，悪性結節では結節内石灰化がみられた症例はなく，良性結節では40例中14例（35.0%）に結節内石灰化を認めた．結節辺縁は原発性肺癌，中でも腺癌で不整な結節が多く，良性疾患および転移性腫瘍では平滑な辺縁を有するものが多かった．CT上，結節内部に石灰化があり辺縁が比較的整なものを良性と判定したところ，良性疾患40例中13例（32.5%）が正診された[16]．

Khanら[19]は，75例の結節について標準の10

中心型　　　　　　　リング状，層状

ポップコーン状　　　全体

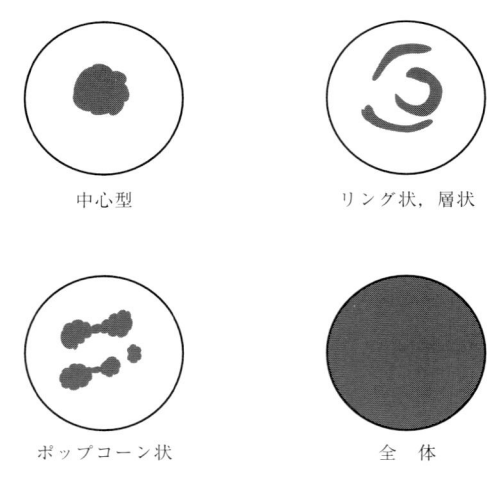

図3-5　良性石灰化の4つのパターン

mmスライス，thin-section CT，およびreference phantom CTを用いて比較している．経過観察では59例62結節について行われ，53結節が良性，9結節が悪性であった．62結節のうち21結節はthin-section CTで良性と判定され，reference phantom CTでは62結節中33結節が良性とされた．良性結節中の石灰化の存在についてのsensitivityはreference phantom CTで58％と最も高く，thin-section CTで36％，10mmスライスCTは12％であった．6例の過誤腫ではthin-section CTで脂肪の存在を証明することが最も信頼性が高かった．Thin-section CTとreference phantom CTの併用が良性結節の診断に有用であったが，thin-sectionのみによる良性結節診断のsensitivityはreference phantom CTを用いることによって22％向上したとしている[19]．

東[16]の報告では，CT値，等CT値分布図（iso-CT value map）ならびにdual-energy CT scanなどを併用することにより，肺結節性病変の良性・悪性の鑑別診断に有用な情報を得ることができた．すなわち，(1)悪性疾患と良性疾患を鑑別するCT値の境界値は78.8 HUであり，この境界値を用いると悪性を良性と誤診する確率は1.3％であった．(2)原発性悪性腫瘍で，辺縁部，中間部，中心部のCT値を比較すると，中心部でのCT値のばらつきが大きかった．(3)良性疾患では悪性疾患に比べてそのCT値は高く，辺縁部，中間部，中心部のいずれもそのばらつきは大きかった．(4)CT値による診断に加えて，等CT値分布図を作成し，結節内部のCT値の分布を解析した結果，5型に分類でき，良性と悪性の鑑別診断能を向上させることができた．(5)さらにdual-energy CT scanは1回のスキャンで高圧および低圧撮影をすることができるので，CT値の変化から良性・悪性の鑑別に有用であった．また，結節内部に含まれるカルシウム等価物質の有無の判定が可能であった[16]．

以上のように，種々の工夫によって次第に臨床応用への努力がなされているが，現時点ではCT densitometryのみから良性・悪性の鑑別を行うことには慎重でなければならない．CT densitometryによる診断は，良性と診断する場合にのみ有効であると認識しておいたほうがよい．また，たとえCTが石灰化の検出にすぐれているとしても，悪性腫瘍の14％に切除標本で石灰化が認められ[3]，筆者の経験では少数例ではあるが，伸展固定肺を作成して軟X線撮影を行った肺癌手術例の約35％に石灰化を認めている[20]という事実から，石灰化があれば良性とすることにはならないことを銘記すべきである．

b. Thin-section CTによる結節性病変の鑑別診断

1～2mmの薄いスライスを用いてCT特有のpartial volume effectをできるだけ少なくし，そのCT画像で形態変化を分析することによって鑑別診断を進める方法である．Thin-sectionによる高分解能CT（HRCT，high-resolution CT）では画像再構成にedge enhanceした骨のアルゴリズムが用いられている．CT densitometryを行うには，このHRCT画像は骨アルゴリズムの再構成画像特有の影響を受けており，不適当である．Edge enhanceしていない軟部組織の画像再構成アルゴリズムによる画像を用いる必要がある．

Thin-section HRCTによるCT診断の役割としては，CT densitometryへの応用ではなく，HRCTよるCT像とセミマクロ病理像との対比が行われるようになり，結節性病変の鑑別診断に関する研究は一躍脚光を浴び，多くの報告がなされるようになったことのほうが大きい[21-35]．これらの報告については後述する．

c. 造影剤増強効果による結節性病変の鑑別診断

さらに近年，thin-sectionの造影CTや造影MRIによる造影剤増強効果の差異によって結節性病変の鑑別を行う方法が報告されるようになった[36-45]．これらの報告によれば，肺癌は結核腫よりも有意に高い造影剤増強効果を示すことが報告され，肺癌と良性結節との鑑別に役立つとしている．ただし，肺癌と鑑別すべき良性疾患として陳旧性の結核腫などが多く，限局性の器質化肺炎な

どの比較的新鮮な炎症性病変などが対象疾患として少ない点が問題であろう．このような良性結節と肺癌との造影剤増強効果の差を明らかにできれば有力な診断法となろう．

B. 末梢部肺癌

　画像診断ことにX線，CT，MRIなどは基本的に形態診断であり，それもマクロないしセミマクロの病理学的変化が，それぞれの診断法のもつ特性によって表現された画像に反映されているに過ぎない．肺結節性病変の鑑別診断においても，このことは画像診断の基礎として心得ておかねばならない．もし仮に，炎症性腫瘤と悪性腫瘍とがマクロのレベルで鑑別がつかなければ，画像でも鑑別診断は多くの場合困難である．

　しかし一方では，2cmくらいの大きさになると肺末梢部に発生した肺癌はそれなりの特徴を示しながら発育する．したがって，それらの病理学的特徴を画像的に捉えることができれば，典型例での鑑別診断は比較的容易となる．

　ここでは，末梢部肺癌が示す病理学的変化の中で画像診断に重要と思われる特徴について考え，画像と病理との対比を試みてみたい．

　近年，肺癌の中で扁平上皮癌の減少と腺癌の増加傾向が国内外で認められており[46,47]，末梢部肺癌の発見，孤立性肺結節性病変の鑑別診断などの点では画像診断の果たす役割は今後もますます重要性を増していくことになると思われる．

1. 末梢部肺癌の組織型と進展様式

　肺野末梢部に発生する肺癌といえばまず腺癌を思いつく．筆者の経験[4]（表3-4）では，孤立性肺結節性病変の手術例181例のうちで肺原発悪性腫瘍は146例で，その組織型は腺癌82例（56％），扁平上皮癌42例（29％），大細胞癌9例（6％），小細胞癌4例（3％），腺扁平上皮癌4例（3％），その他5例（3％）であった．また，2cm以下の小型肺癌24例についての山田ら[48]の報告で組織型をみると，腺癌18例（75％），扁平上皮癌6例（25％）となっている．すなわち，末梢部肺癌で最も多いのは腺癌であり，次いで扁平上皮癌，そしてその他と3群に大別される．

　末梢部肺癌とは亜区域支より末梢の気管支肺胞系の上皮性悪性腫瘍を指す．肺末梢部では癌細胞の増殖の場となる既存組織構築が菲薄な膜様組織であるため，腫瘍は容易に腫瘤形成性に発育進展するが，癌病巣の発育先端部は細気管支肺胞系という肺組織独特の構造に基づいた肺癌特有の進展様式がみられる．岡田[49]は腫瘍発育先端部の進展様式を肺胞中隔との関係から病理組織学的に次の6型に分類している．

　なお，最近病理学的所見と画像，ことにHRCTとの対比について野口の分類（Noguchi M : Cancer 1995 ; 75 : 2844-2852）が用いられるようになってきたので参照されたい．

a. 表層浸潤型（肺胞上皮型）

　癌細胞が肺胞中隔に沿って肺胞上皮を置換しながら発育進展するものである．腫瘍の発育とともに中心部は炭粉沈着を伴う線維化が出現し，これに向けて胸膜の陥入が出現する．しかし，関与する気管支血管系は腫瘍内で遅くまで開存している．典型例は細気管支肺胞上皮癌であるが，高分化型乳頭状腺癌にもよくみられる．

b. 表層浸潤中隔肥厚型

　表層浸潤型の亜型で，肺胞中隔の肥厚が早期から認められる．肺胞中隔の肥厚は線維化によるもので，腫瘍の中心部に向かうほど密となり，炭粉沈着の多い瘢痕組織となる．胸膜陥入や関与気管支血管系の腫瘍中心部に向かう末梢性集束がみられる．典型例は高分化乳頭状腺癌であるが，細気管支肺胞上皮癌にもみられることがある．

c. 肺胞充満型

　癌細胞は肺胞腔内を充満するように増殖し，隣接する肺胞腔内に次々と進入して発育進展する型

である．経気道性に発育進展するものと考えられるが，肺胞孔を通じて隣接する肺胞腔に侵入するような像も認められる．中心部の線維化や瘢痕化はより軽度で，周辺部には既存の肺胞中隔が間質結合組織の形で残されていることが多い．胸膜の陥入はよりゆるやかである．低分化腺癌に最も多く，低分化扁平上皮癌や大細胞癌にみられる．

d. 間質（肺胞中隔）浸潤型

肺胞中隔の間質を浸潤性に発育増殖していくもので，間質結合組織の反応性増生を早くから随伴する．そのため癌病巣の発育先端部は肺胞中隔が周囲の健常部に向かって突起状に肥厚したり，丸みを帯びたり，三角形に突出したりする．既存の肺胞中隔は容易に破壊されて早くから癌組織の間質成分となってしまうが，中心部の瘢痕化や炭粉沈着は軽度であることが多い．扁平上皮癌は低分化になるにつれてこの型の発育様式を示すようになる．また小細胞癌，大細胞癌，あるいは非上皮性悪性腫瘍の周辺部は通常この型の発育進展様式を示す．

e. 圧排増殖型

周囲肺組織を圧排しながら結節状に増殖発育するもので，周辺部では圧排された肺組織は緻密化して偽被膜を形成することが多い．分化型扁平上皮癌，大細胞癌に多く，発育の早い低分化腺癌にもみられることがある．

f. 破壊増殖型

既存の肺組織を容易に破壊しながら発育進展していく型で，上記のいずれの型にも属さないものか，あるいは組織型による発育進展様式の特徴が消失したものである．肉眼的に腫瘍は不整形を示し，組織学的には癌病巣の周辺部でも種々の程度の間質の増生を伴うことが多い．組織型のいかんを問わず進行癌になるにつれて破壊増殖型の出現頻度が高くなる．

2. 画像における発育形態分類と病理

上記の病理学的な発育進展様式に関する分類は，個々の小型肺癌の病理と画像の詳細な検討には大いに役立つ．ひるがえって，画像診断医の立場からは顕微鏡レベルの診断ができるわけではないので，画像を観察したときに発育進展様式を基礎とした読影が可能な簡便，かつ明快な分類が望ましい．それぞれの型の特徴をマクロあるいはセミマクロの画像診断に役立つように分類すると，浸潤性増殖と圧排性増殖の2つに大別される[50]．

a. 浸潤性増殖

(1) 表層進展と深達進展　癌細胞が肺胞壁を被覆ないし置換するように増殖するもので，腫瘍中心部に線維化をきたし収縮性変化を生じるも

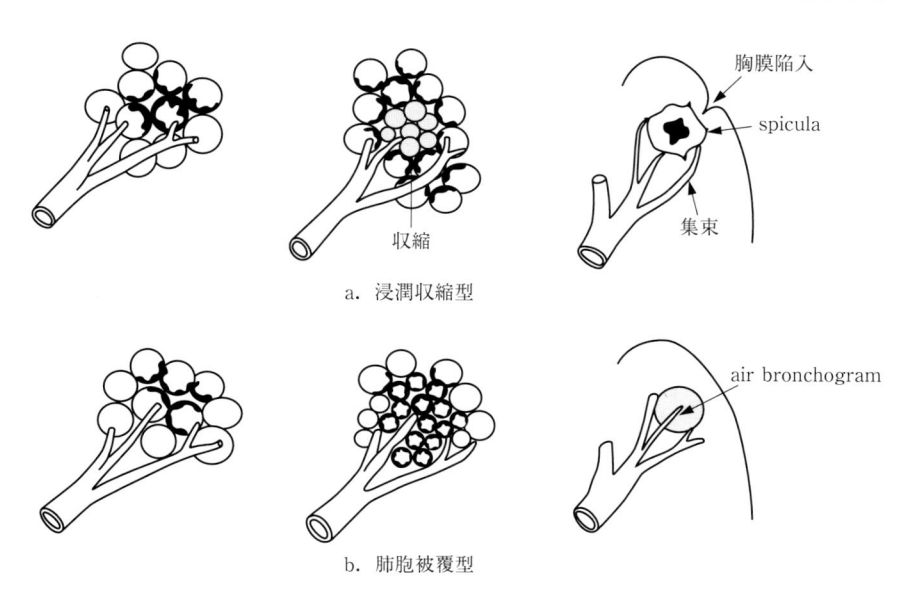

図 3-6　浸潤性増殖（高木[50]に基づいて作図）

図 3-7　表層進展と深達進展（鈴木ら[51]に基づいて作図）

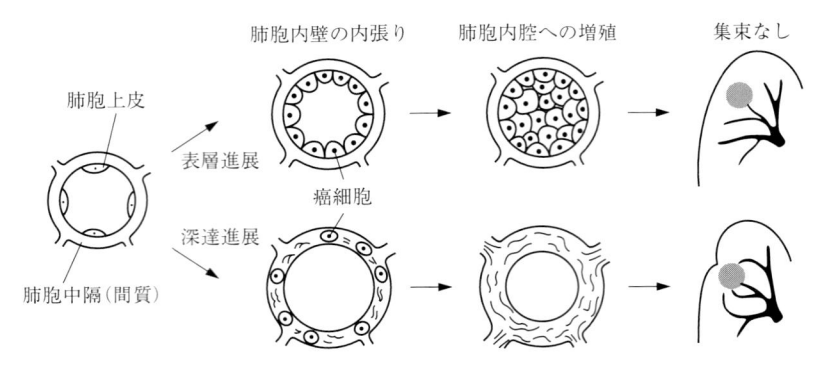

のと，生じ方の少ないものとがある．分化型腺癌がこのタイプの代表である（図3-6）．

　気管支肺胞系の末梢に発生した腺癌は，中枢の太い気管支に発生する腺癌とは異なり，初め肺胞上皮を置き換えるように発育していく．これは，複雑な立体構造を示す肺胞系を大彎切開した切除胃のように1枚に広げてしまうと，1層の癌細胞が肺胞上皮を置換しながら進展していく過程は，広げた切除胃の粘膜面を1層の癌細胞が発育進展していくのと同じである．すなわち，粘膜面のみに限局する癌細胞は粘膜下層や筋層方向への深達進展を伴っていないとみなすことができる．これは表層進展とよばれている[51]．さらに腫瘍が増殖すると1層の癌細胞は内腔すなわち肺胞腔に向かって2層，3層とどんどん高さを増し，ついには肺胞腔を充満するようになっても，これは胃内腔に向かって突出した部分に相当しており，深達度とは何ら関係がないことが理解できる（図3-7）．

　広げた切除胃の下層，つまり粘膜下層，筋層などへの深達度方向への進展を肺ではどのように理解すればよいであろうか．肺胞壁の下層すなわち肺胞中隔をみると，腫瘍細胞が浸潤する所見もあるが，それより目立つのは肺胞中隔がさまざまに増生し，線維化によって肥厚していることである．肺癌が発生して最も時間経過の古い腫瘍中心部では線維化した肺胞中隔が1塊となって集合しており，これは肉眼的に腫瘍中心部の炭粉沈着を伴った瘢痕様の部分に相当する．すなわち腫瘍細胞自体の肺胞中隔への浸潤よりも，肺胞中隔の線維化による肥厚そのものを深達進展の指標とみなすことができる[51]（図3-7）．

　この線維化は時間経過とともにコラーゲン（弾性線維）が増え，最終的には硝子化していくことが知られている[52,53]．重要なことは，腫瘍中心部の線維化巣が古くかつ硬くなるにつれて周囲の既存構造の集束性変化が強くなることと，線維化の進んだものほどリンパ節転移や遠隔転移を伴うものが多く予後が悪いという事実である[52,53]．すなわち，肺胞中隔の線維化による肥厚と線維化の進行程度こそが予後を規定する重要な因子であり，浸潤性増殖を呈する末梢部肺癌の深達進展と理解できる．

(2) 画像と病理の対比　分化型腺癌のX線所見は辺縁不整で淡く，境界不鮮明な低濃度陰影である．X線写真あるいは高分解能CT（HRCT）上の腫瘍の濃度は中心部ほど濃度が高く，辺縁部にいくにつれて濃度が低くなる（図3-8，3-9）．小型であればあるほどX線写真での濃度は低く，見落とされる危険性すらある．高分解能CTではX線写真よりもはるかに密度分解能がすぐれていることもあって，病巣と健常肺では明らかな濃度差があり，見落とすことはまずない．

　さらに高分解能CTを詳細に観察すると，腫瘍中心部の濃度は血管構造の輪郭をも消失させるほどの高い濃度域としてみられるのに対し，辺縁部の低濃度域は血管の濃度よりも低く，血管構造そのものがみえている（図3-8，3-9）．

　これを病理学的にみると，腫瘍中心部では肺胞

B. 末梢部肺癌

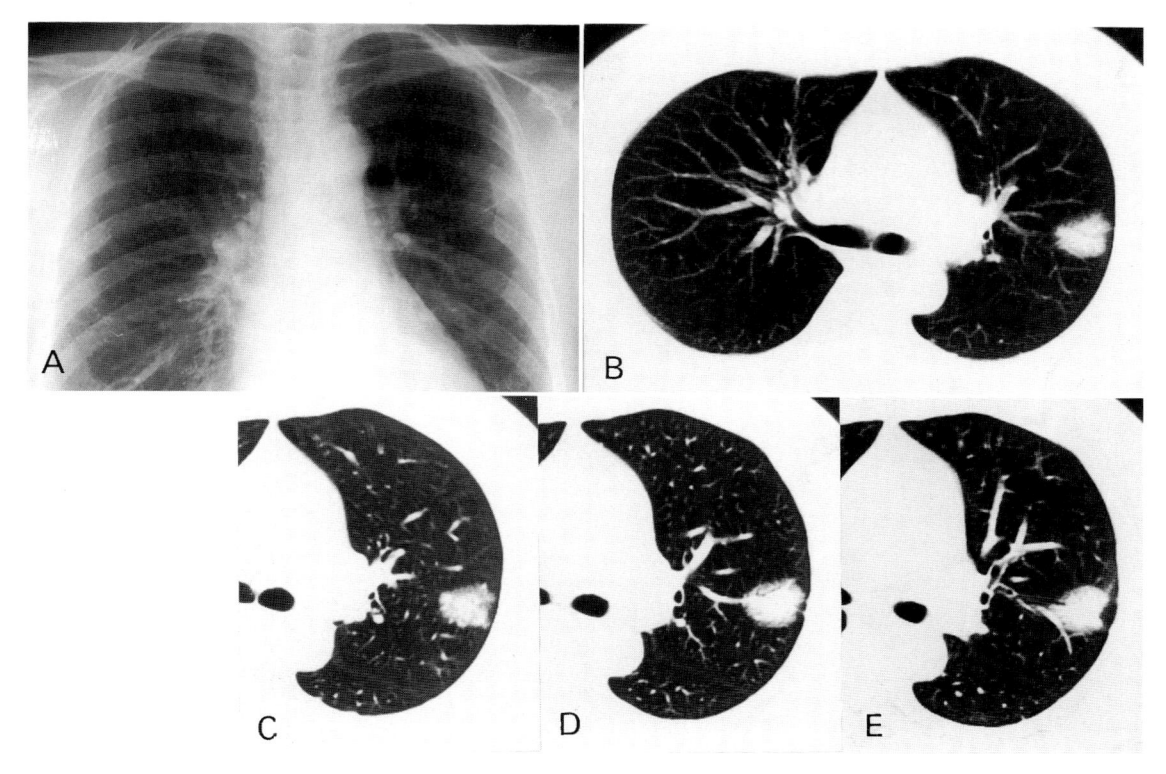

図 3-8 分化型腺癌（58歳女）
A：胸部単純 X 線写真，B：10 mm スライス，C〜E：2 mm スライス．
単純 X 線写真では胸膜陥入による線状影のみがみられ，腫瘤そのものを指摘するのは困難である．10 mm スライス CT では辺縁部に淡い density を有するやや不整形の高吸収域がある．2 mm スライス CT では腫瘍辺縁部の淡い ground-glass density（いわゆる halo sign）がよく描出されている（C,D）．$B^{1+2}c$ が腫瘍内に入り（E），その末梢で air bronchogram を呈している（D）．また，V^2c が腫瘍に関与していることもよくわかる（D）．

腔を充満するような細胞性あるいは表層進展もあるが，それよりも主体はむしろ間質の増生と肥厚，さらには線維化であって，深達進展によるものであることがわかる．これに対して腫瘍辺縁部では，腫瘍は肺胞壁を内張りするように増殖しており，健常部よりもやや厚みを帯びた表層進展が主体で，まだ肺胞腔は充満しておらず気腔が残存していることがわかる（図3-10）．

このような分化型腺癌では，腫瘍の中心部の線維化による収縮機転によって周囲の気管支血管系を集束するが，画像的にはこの末梢性集束像そのものが線維化の進行度ならびに予後と関連する所見であることを理解することが重要である．したがって，分化型腺癌が疑われ，かつ強い胸膜陥入や血管気管支の末梢性集束像がある場合には，たとえ腫瘍径そのものは小さくてもすでに進行癌である可能性が高いことを考えておく必要がある（図3-11）．また，線維化が進むにつれて収縮機転が強くなるため，経過を観察しても集束像はより顕著になるが腫瘍径そのものは大きくなるとは限らないので注意しなければならない．

ここで，腫瘍辺縁部にみられるスリガラス濃度（ground-glass density）の低濃度域について最近の画像と病理との対比を行った報告についてふれておく．古泉ら[54]は孤立性肺病変に伴う低濃度域について thin-section HRCT 像と病理との対比を行った．肺癌68病変について辺縁部の低濃度域の有無をみると，31病変（46％）に明らかな低濃度域が認められている．31病変中23病変（74％）は腺癌であり，さらに低濃度域が境界鮮明であった13例中12例（92％）が高分化腺癌であった．この部分では肺胞上皮置換性に腫瘍細胞

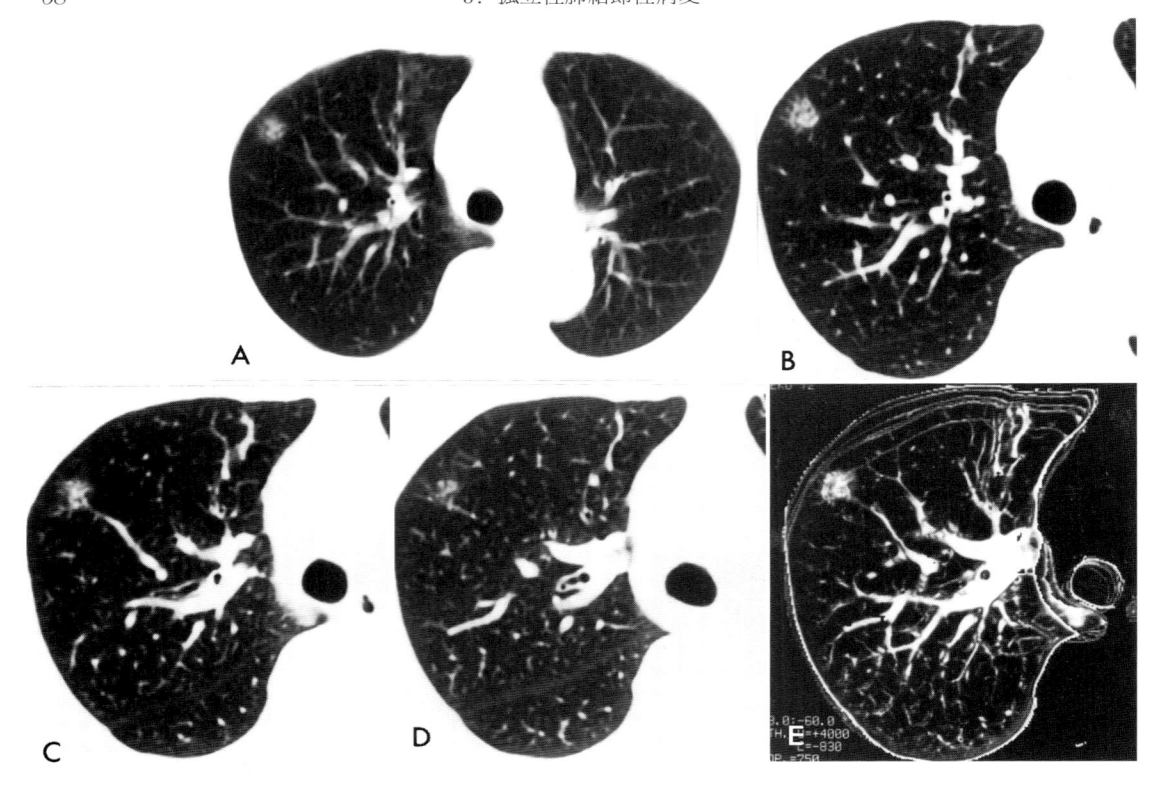

図 3-9 細気管支肺胞上皮癌（71歳女）
A：10 mm ヘリカル CT，B〜D：2 mm ヘリカル CT，E：2 mm ヘリカル CT の 3 D 表示．
10 mm ヘリカル CT で淡い高吸収域がみえる．2 mm スライスイメージでも ground-glass density であり，病変部の肺血管が透見できる．Bubble-like の低吸収域もよく観察できる．C では V^1_1 が病変に向かって伸びており，S^1a と S^1b とにまたがる病変であることがわかる．E の 3 D イメージでは，これらの立体的位置関係が把握しやすい．

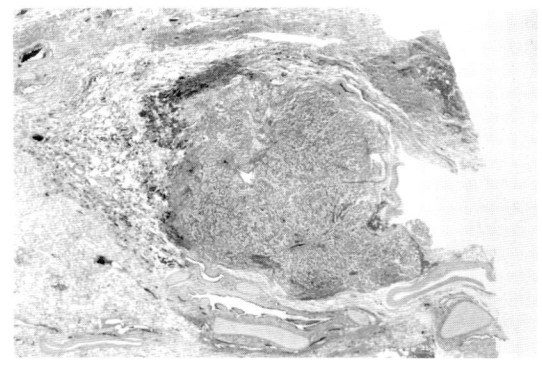

図 3-10 高分化腺癌の病理セミマクロ像（72歳女）
pT1N0M0．腫瘍の大きさは 1 cm である．腫瘍は肺胞壁を置換するように増殖している．周囲の健常肺組織と比較すると，何層かに積み上げられた状態になっている．この程度の大きさでは間質の増生はあまり目立たない．表層進展が主体の病理像である．

が進展しており，かつ肺胞構造がよく保たれていること，低濃度域と健常肺組織との境界の一部は小葉間隔壁によって形成されていることを病理学的に確認したとしている．

さらに古泉ら[55,56]は，腺癌の高濃度域と低濃度域とで腫瘍の分化度，発育形式，間質の変化について検討した．肺癌の thin-section HRCT における濃度は，間質の割合（間質の肥厚の程度）と肺胞腔の充満の程度（腫瘍細胞量と肺胞腔内の粘液，炎症細胞や壊死の量）によって規定されるが，高濃度域では間質の変化が強くコラーゲン量が増加して基底膜の破壊が強いこと，低濃度域では間質の変化が軽度でコラーゲン量は少なく，かつ基底膜の破壊・断裂がほとんどないことを認めている．

以上の結果から thin-section HRCT における浸潤性増殖型の肺癌の濃度は，表層進展による細胞数や細胞密度にもよるが，それよりもはるかに間質の変化に規定される度合いが高いといえる．つまり，thin-section HRCT は分化度，発育形

B. 末梢部肺癌

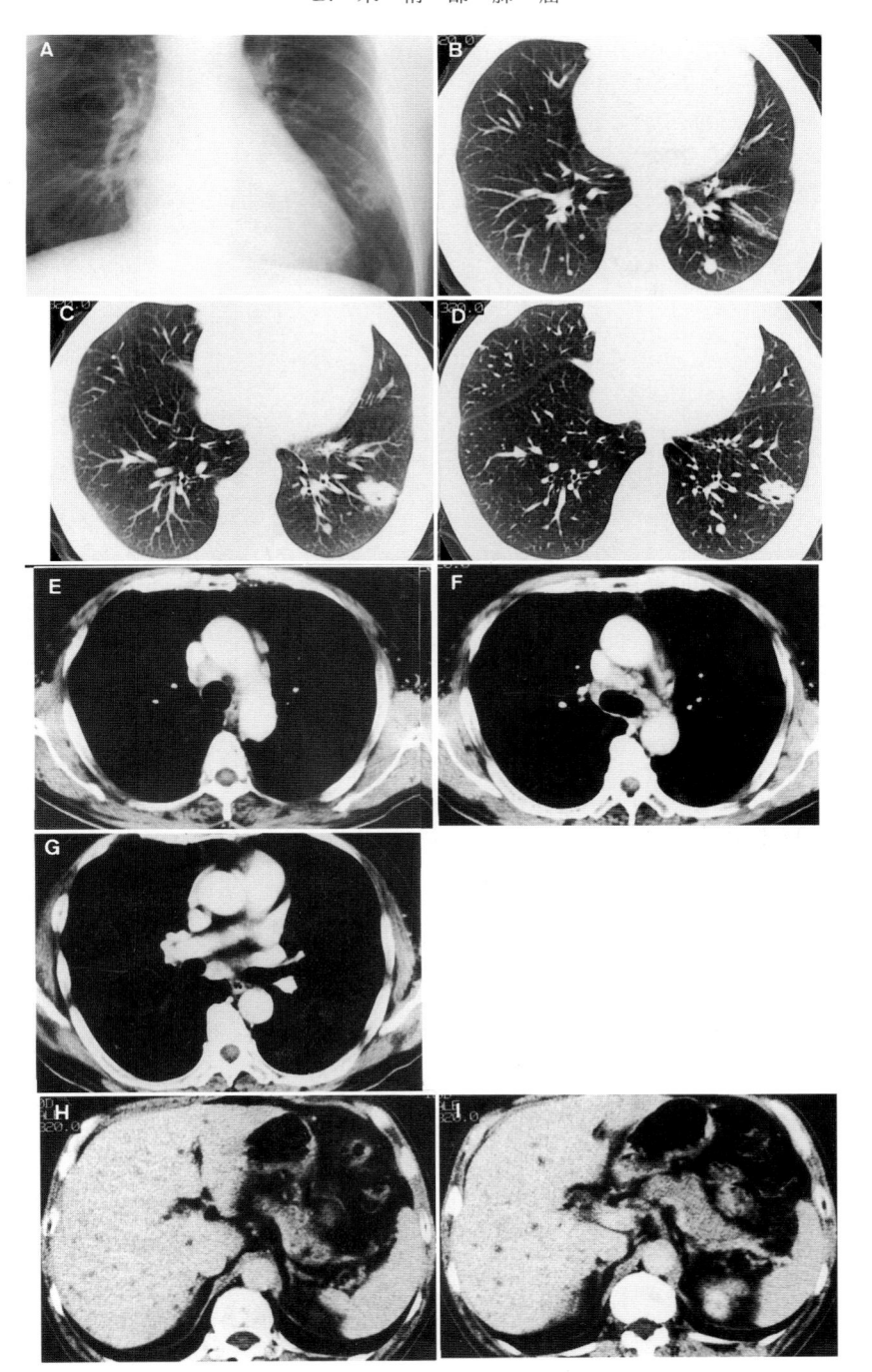

図 3-11 広範な転移を示した腺癌（63歳男）

職場検診で胸部異常影を指摘された．胸部Ｘ線写真（A）では左下肺野に淡い不整な陰影がある．この部分のCTがB～Dで，B, Cは10 mmスライス，DはCと同一レベルの2 mmスライス画像である．不整形でノッチ，胸膜陥入，周囲血管の集束像，air bronchogramを伴う結節がみられる．病変の濃度はほぼ一様に高く，ground-glass attenuationを示す部分は存在しない．すなわち病変は決して大きくはないが，間質増生の進んだ腺癌と考えられる．両肺には散在性に小結節影がみられ，転移と診断される．縦隔をみるとリンパ節転移が明らかである（E～G）．さらに，同時に得られた肝レベルのCT（H, I）をみると肝内に多発性の低吸収域があり，肝転移と判定される．本例のように比較的小さな腺癌であっても，間質増生の強い場合は高吸収性であり，かつ遠隔転移を有する可能性があることを銘記すべきである．

式，間質量と変化などを反映したものである．

（3）腺癌における空洞あるいは囊胞様変化
肺癌では癌組織内に組織欠損がみられることはしばしば経験される．扁平上皮癌における空洞形成がよく知られているが，空洞または囊胞様の組織欠損はむしろ扁平上皮癌よりも腺癌に多いとされている[57,58]（図3-12）．このような組織欠損を病理学的に検討した報告[46]によれば，腫瘍内部の組織欠損は腺癌の15％に認められ，その成因と特徴は次のごとくである．（1）癌細胞の肺胞壁破壊による囊胞形成が47％を占めて最も多く，高～中分化腺癌で乳頭状腺癌が大部分を占めた．（2）虚血性壊死によるものは31％で，中～低分化癌の乳頭状腺癌と管状腺癌が同じ頻度でみられた．（3）粘液貯留による肺胞壁の伸展断裂が8％にみられ，肺胞上皮癌に多い傾向があった．（4）

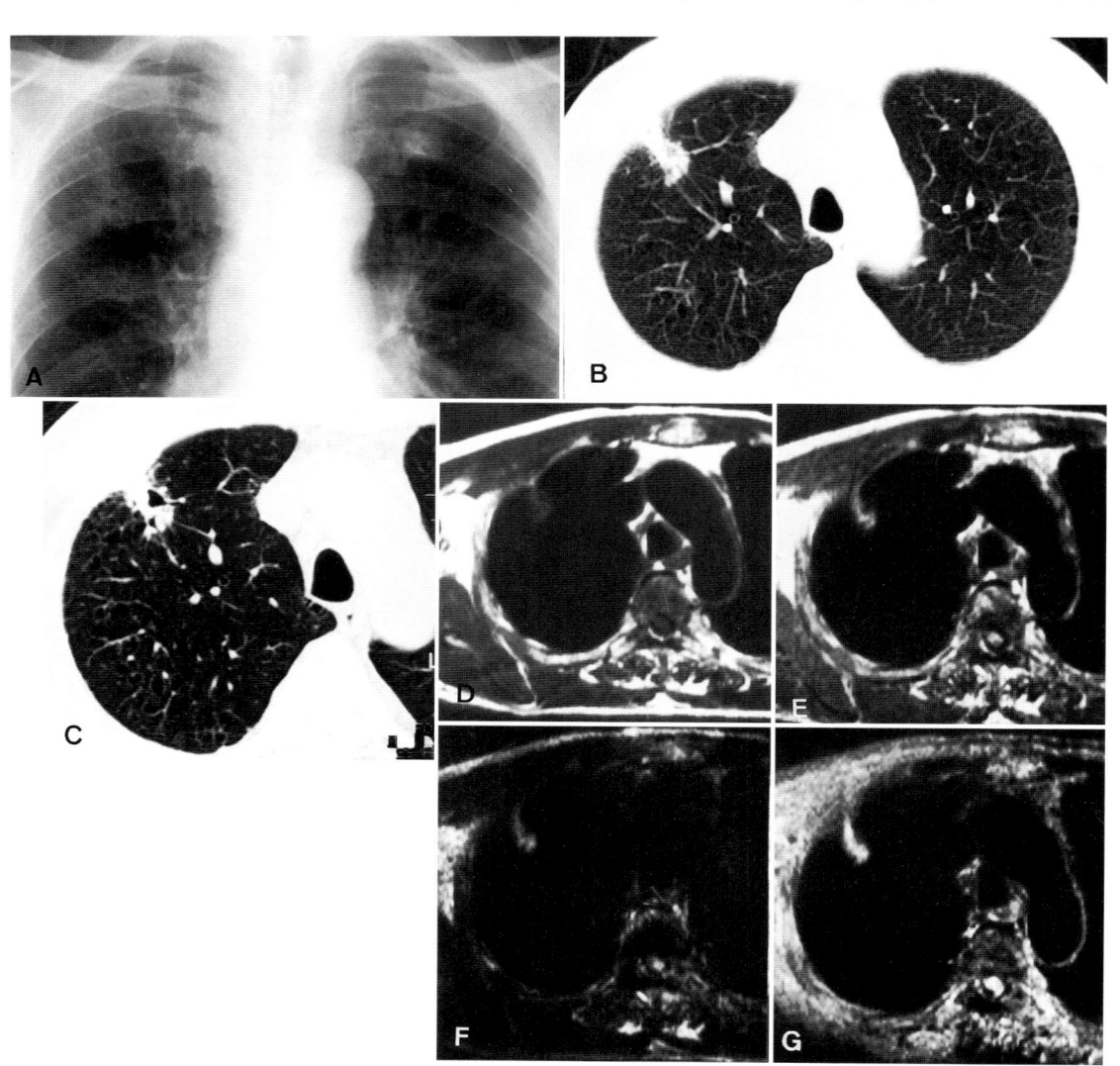

図 3-12 高分化腺癌（65歳男）
住民検診で異常影を指摘された．胸部単純X線撮影では，右上肺野に境界不明瞭な淡い陰影がある（A）．10 mmスライスイメージ（B）では胸壁に接する不整形の病変がみえ，A^{1}a，A^{1}b，V^{1}aの血管分枝の集束像がある．2 mmスライスイメージでは病変内のair bronchogramとともに空洞様の透亮像が認められる．DはMRI T$_1$強調像（SE 580/15）でiso～low density，Eは造影T$_1$強調像（SE 400/20）で不規則な増強効果を示している．FはT$_2$強調像（SE 4000/77），GはSTIR像（2000/130/22）で高信号を示した．腺癌の集束性変化が強いということは，線維化が進んでいることを表している．また腺癌例では本例のように空洞様の小透亮像もしばしば認められる．Cでは小葉中心性ならびに傍小葉性の気腫像も認められる．

ブラや蜂窩肺内の肺癌発生は5％で腫瘍径は75mmと大きかった．つまり，高分化腺癌例でみられる囊胞様あるいは空洞様所見は主として腫瘍の発育過程における癌細胞による肺胞壁などの組織破壊に起因するものと推測される[46,49]．

なお，細気管支肺胞上皮癌や乳頭状腺癌などの分化型腺癌では，末梢気管支が腫瘍によって破壊される以前に組織欠損とは別の透亮像すなわちair bronchogram あるいは bubble-like appearance としてみえるのも重要な特徴の1つである[50]．

(4) 細気管支肺胞上皮癌　細気管支肺胞上皮癌 (bronchioloalveolar carcinoma) は腫瘤，consolidation，多発性陰影の3型に大別でき，それぞれの頻度は腫瘤が43％，consolidationが30％，多発性陰影が27％である[51]．腫瘤形成型はいわゆる分化型腺癌の画像所見を呈するが，粘液産生のあるconsolidation型では粘液の存在によりCT値が低く病巣内部を走行する肺血管がみえることがある．この所見は造影CTの縦隔条件画像でより明瞭となる．病巣内の血管がよくみえる所見はCT angiogram signとよばれている[52]（図3-9）．

細気管支肺胞上皮癌では air bronchogram signが特徴的所見の1つとしてよく知られている．Wongら[63]は肺胞腔が癌細胞によって充満してconsolidationをきたし，かつ同時にair bronchogram signが認められた1例を報告した．そして細気管支肺胞上皮癌で air bronchogram signが認められる機転として次の4つのパターンがあるとした．すなわち，(1)癌細胞が肺胞上皮を置換しながら進展するとともに肺胞中隔の線維増生による肥厚が進行して濃度増強をきたすが，隣接する気管支内腔は含気が保たれて air bronchogram としてみえる．(2)癌細胞が剝離して肺胞腔を埋めて consolidation をきたすために air bronchogam としてみえる．(3)癌細胞が肺胞壁に乳頭性に増殖して肺胞腔を埋め尽くして consolidation となり air bronchogram がみえる．(4)粘液が分泌されて肺胞腔を充満するために consolidation となり，その結果 air bronchogram がみえる．

b. 圧排性増殖（図3-13）

岡田の分類[49]における肺胞充満型，間質（肺胞中隔）浸潤型，圧排増殖型を含むもので扁平上皮癌（図3-14，3-15），低分化腺癌（図3-16，3-17），小細胞癌（図3-18），大細胞癌（図3-19），粘液産生型腺癌，カルチノイド（図3-20）などがある．

このタイプは典型的には気管支血管系が腫瘍に入るところで腫瘍の発育が抑えられてノッチ (notch) としてみられ不整な形態をとるが，境界鮮明で辺縁平滑にみえることもしばしばあるため，肺癌の診断はおろか良性か悪性かの鑑別診断さえも困難なことがある[64]．境界鮮明で辺縁平滑な結節で，悪性と診断するのに有用なCT所見は気管支閉塞，ノッチ，air bronchogram，亜区域間に存在，腫瘍径4cm以上などで，これらの所見を指標として retrospective に検討すると sensitivity 47％，specificity 94％，accuracy 86％となったが，術前の prospective な読影では sensitivity 61％，specificity 76％，accuracy 69％と不満足な結果であった[64]．

このように，前述の浸潤性増殖を示す分化型腺

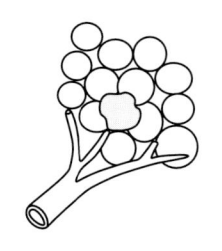

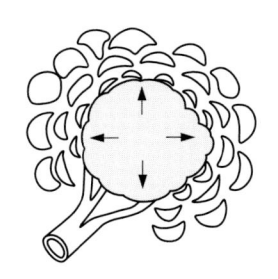

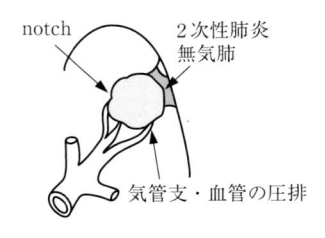

図 3-13　圧排性増殖（高木[50]に基づいて作図）

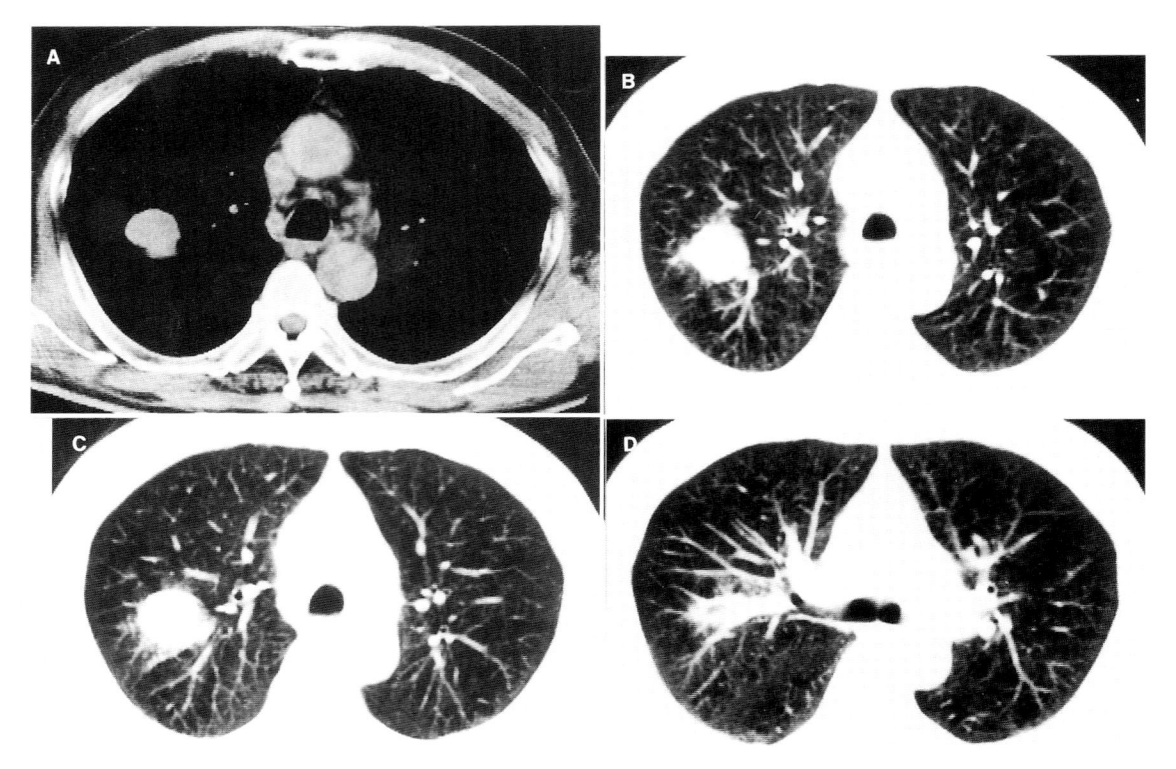

図 3-14 扁平上皮癌（75歳男）

縦隔条件（A）では，境界明瞭でやや不整な腫瘤が右上葉にみえる．縦隔にはいくつかのリンパ節がみられるが，大きさはいずれも短径 10 mm 以下である．腫瘤の下縁を V^2c が通り，腫瘤は A^2b と A^3a との間に挟まれた位置にある．明らかな集束像や胸膜陥入はみられない．A^2b は腫瘤に接して，軽い圧排を受けているようにみえる．圧排性増殖を示す病変と考えられる．辺縁がやや不整でnotch 様にみえることから悪性を疑う．手術の結果，腫瘤は S^2 にあり，大きさは 3.5×2.3 cm で，中分化扁平上皮癌，pT2N0M0であった．

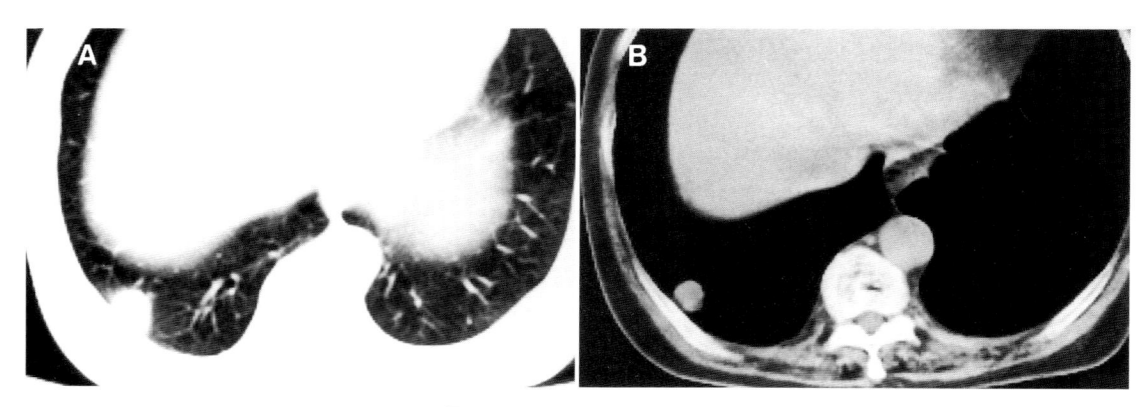

図 3-15 扁平上皮癌（73歳女）

右下葉 S^9 と S^{10} との境界部に類円形の結節がある（A）．縦隔条件ではやや分葉傾向を示す平滑な結節で，内部もほぼ均質である．扁平上皮癌をはじめとする圧排性増殖を示す病変が鑑別診断にあがる．手術によって中分化扁平上皮癌と診断された．pT1N0M0 であった．

B. 末梢部肺癌

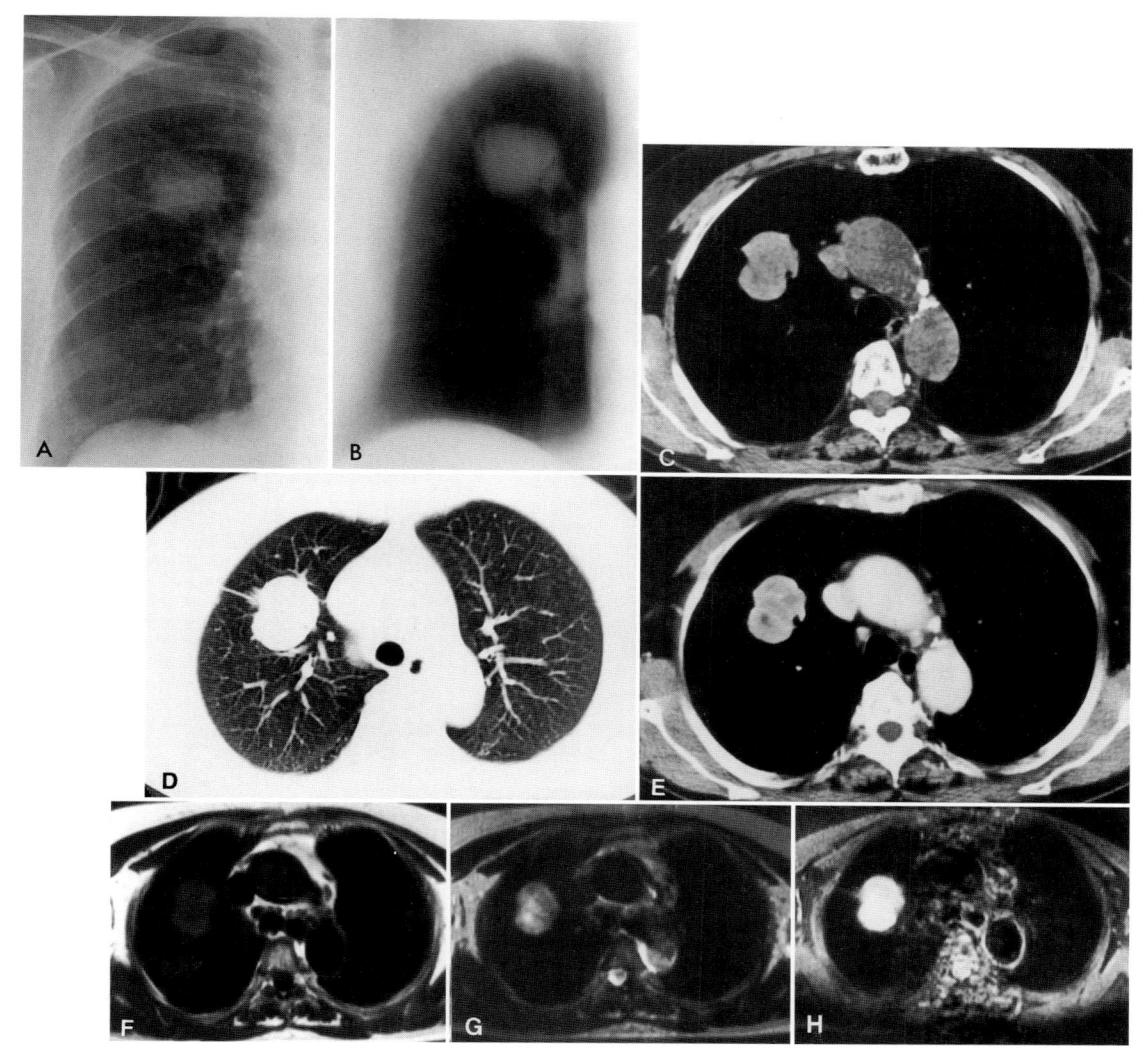

図 3-16 低分化腺癌（66歳女）
住民検診で異常影を指摘された．単純 X 線写真（A）および断層撮影（B）では境界鮮明，辺縁平滑な結節影がみられた．CTでは縦隔条件（C）および肺野条件（D）ともに明らかな notch がみられた．また胸膜陥入によると思われる線状影がある．隣接する A^1a，A^1b はやや圧排性である．造影 CT（E）では明らかな増強効果があり，内部はやや不均等な増強効果を示した．縦隔には小さなリンパ節がある．MRI の T_1 強調像（SE 710/15）（F）では筋肉と iso-intensity を，T_2 強調像（SE 1700/90）（G）では不均等な high intensity を，STIR 像（IR 1300/130/22）では著しい high intensity を示した．手術の結果，低分化腺癌と診断された．なお，リンパ節転移はなかった．

癌の CT 像は特徴的で，その診断は比較的容易であるのに対し，圧排性増殖を示すより小型の病変の CT 診断は良性・悪性の鑑別診断さえも必ずしも容易でない．ヘリカル CT の普及により 1 cm 前後の小結節性病変が多数発見されるようになると，肉芽腫や過誤腫などの良性病変か，扁平上皮癌や低分化腺癌などを代表とする肺癌なのかの鑑別診断がますます重要になると思われる．

SPECT や PET，あるいは筆者が検討中の STIR 併用 MRI[62]などにも期待がかけられる．

（1）扁平上皮癌 末梢部発生の扁平上皮癌（squamous cell carcinoma）は，原発する末梢気管支の壁が菲薄であるため癌はすぐに気管支壁を破り腫瘤形成性に発育する．高分化扁平上皮癌は肺胞充満とともに圧排性増殖を主体とし，低分化扁平上皮癌は間質浸潤の頻度が高くなる[49]．

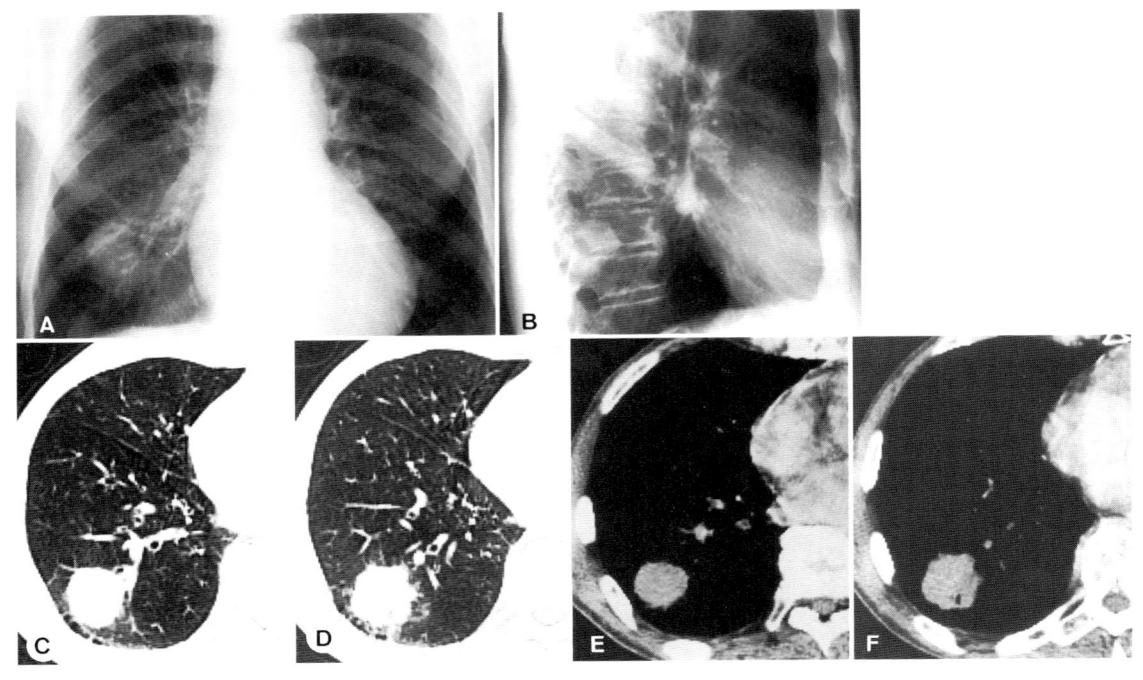

図 3-17 低分化腺癌（73歳男）

単純X線写真正面像（A）および側面像（B）では右下葉に肺門側にノッチを有する結節がある．C～Fは2mmスライスの造影CTである．C, Dは肺野条件で，結節はB²aとB⁹bの分岐した末梢にあり，辺縁は分葉状である．縦隔条件（E, F）では内部は比較的均質でB⁹bの末梢のair bronchogramと思われる低吸収域がみえる．結節の末梢側にはごく軽度の含気減少があることがわかる（C, D）．扁平上皮癌や低分化腺癌などが考えられる．手術の結果は低分化腺癌であった．

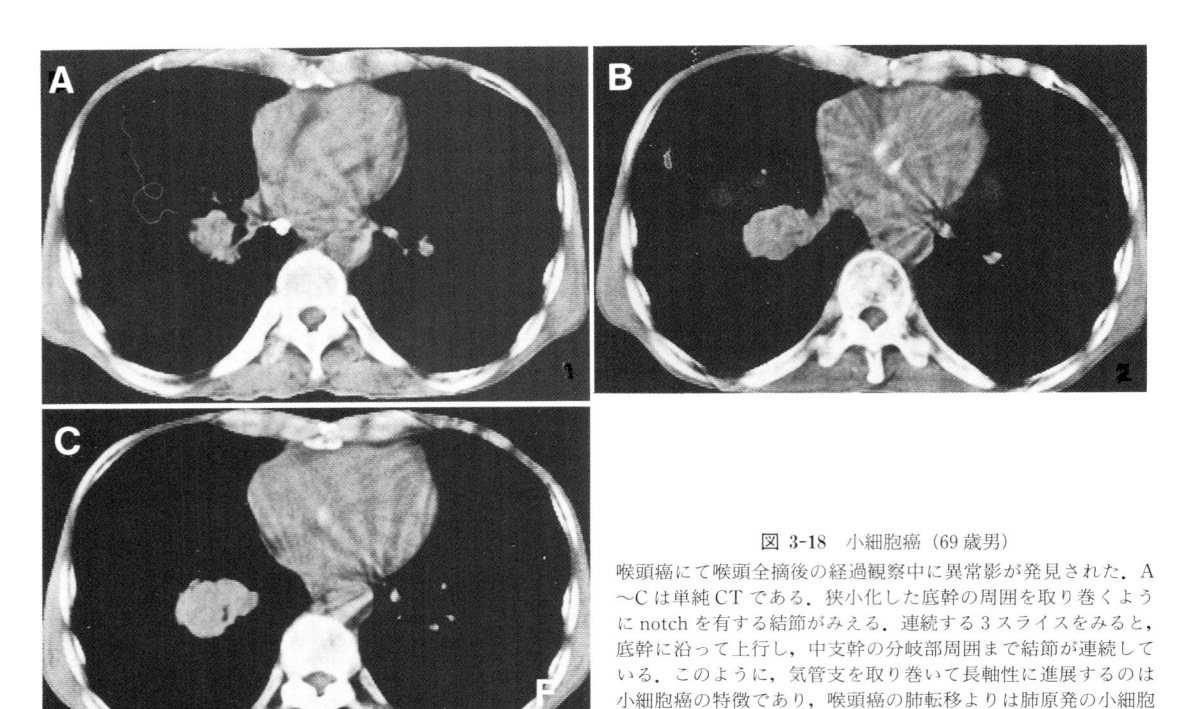

図 3-18 小細胞癌（69歳男）

喉頭癌にて喉頭全摘後の経過観察中に異常影が発見された．A～Cは単純CTである．狭小化した底幹の周囲を取り巻くようにnotchを有する結節がみえる．連続する3スライスをみると，底幹に沿って上行し，中支幹の分岐部周囲まで結節が連続している．このように，気管支を取り巻いて長軸性に進展するのは小細胞癌の特徴であり，喉頭癌の肺転移よりは肺原発の小細胞癌の可能性が高いと考えた．気管支鏡下の生検にてsmall cell carcinoma, intermediate cell typeと診断された．

B. 末梢部肺癌

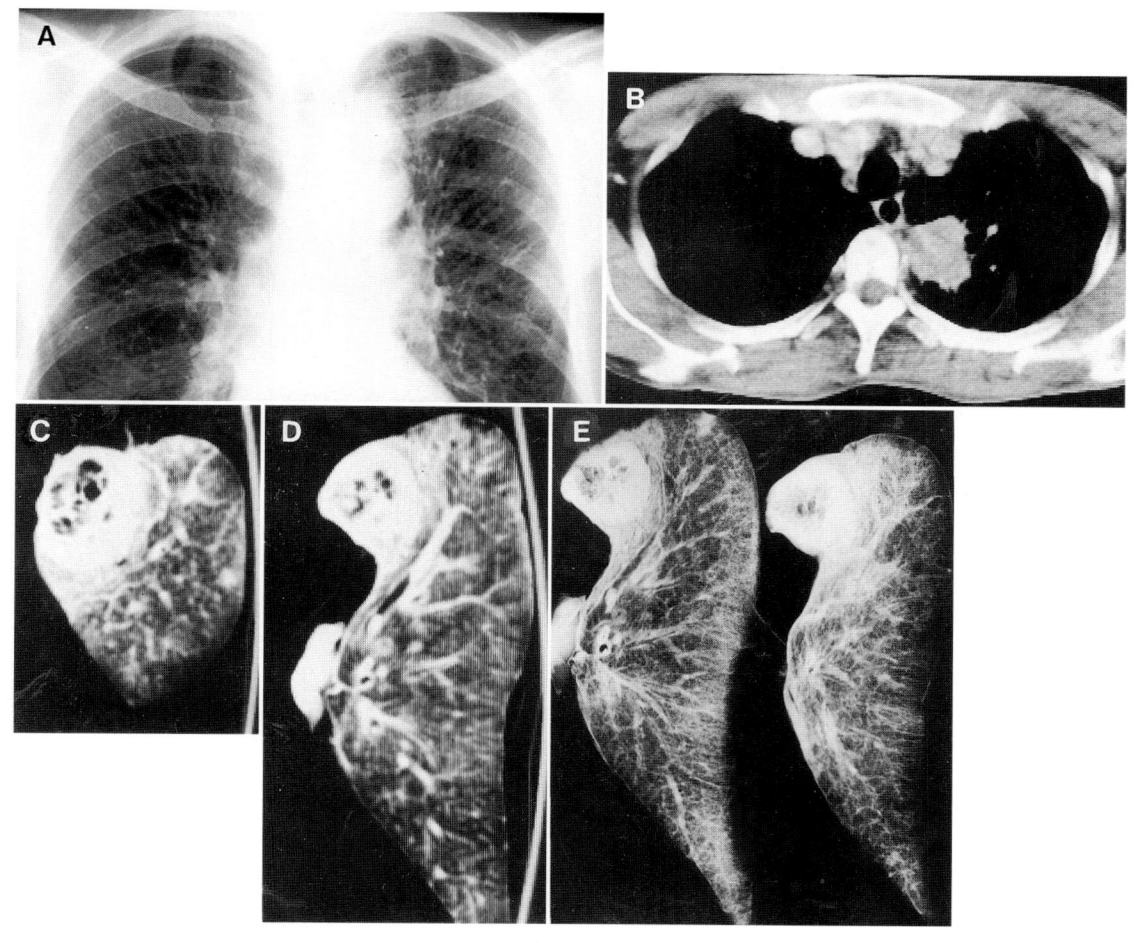

図 3-19 大細胞癌（50歳男）

住民検診にて異常影を指摘された．胸部単純X線写真（A）で大動脈弓の上部に異常陰影がある．造影CTでは左上葉上区のS^{1+2}a領域の傍椎体部に不整形の結節がある．形態から良性のものは考えにくく，扁平上皮癌，大細胞癌などが考えられた．壁側胸膜浸潤の判定は難しいが，椎体と結節との間にはわずかに低吸収域があることから，たとえ浸潤はあっても切除可能と診断した．手術では，腫瘍は壁側胸膜に浸潤していた．また，#5大動脈下リンパ節が腫大して心嚢に浸潤し，心膜合併切除が行われた．Large cell carcinoma, giant cell type, pT3N2M0であった．C～Eは本例の切除標本の伸展固定肺のCT像と軟X線写真である．CはBと同じ横断面のCT，Dは冠状断面のCT，Eは冠状断面の軟X線写真である．結節の境界は術前CTでみるよりも平滑であった．内部に空洞がみられるが，術前CTでは空洞はみられない．大細胞癌は比較的空洞形成のない癌である．おそらく手術操作あるいは伸展固定肺作成中に中心部の壊死が空洞化したものであろう．B^{1+2}は結節を取り巻くように走行しており，大細胞癌の圧排性増殖の特徴を示している．なお，肺門部の軟部腫瘤影は#5リンパ節と心膜とを一緒に切除したものである．B^{1+2}の起始部にみられる小さいポリープ様病変は腫瘍ではなく，凝血塊であった．

末梢部扁平上皮癌28例の病理学的検討によれば次のような特徴が示されている[66]．

1) 肺胞構造との関係からみた発育形式は，肺胞構造を保ちつつその内腔を埋めていく，いわゆる肺胞腔内充填型が基本的な形式である．その際肺胞上皮は腫瘍増殖によって押し上げられて腫瘍を被覆する．

2) 病理学的亜型として充実増殖型，中心瘢痕型，びまん性間質増殖型の3亜型がある．その頻度は充実増殖型（46％），中心瘢痕型（29％），びまん性間質増生型（25％）の順である．

3) 中心瘢痕型は腺癌に類似の肉眼像を呈し，癌胞巣，血管などの構造は放射状配列を示し，胸膜陥入もみられた．

4) びまん性間質増生型はルーペ像で観察すると境界不鮮明で，中心部には強い線維化がある．

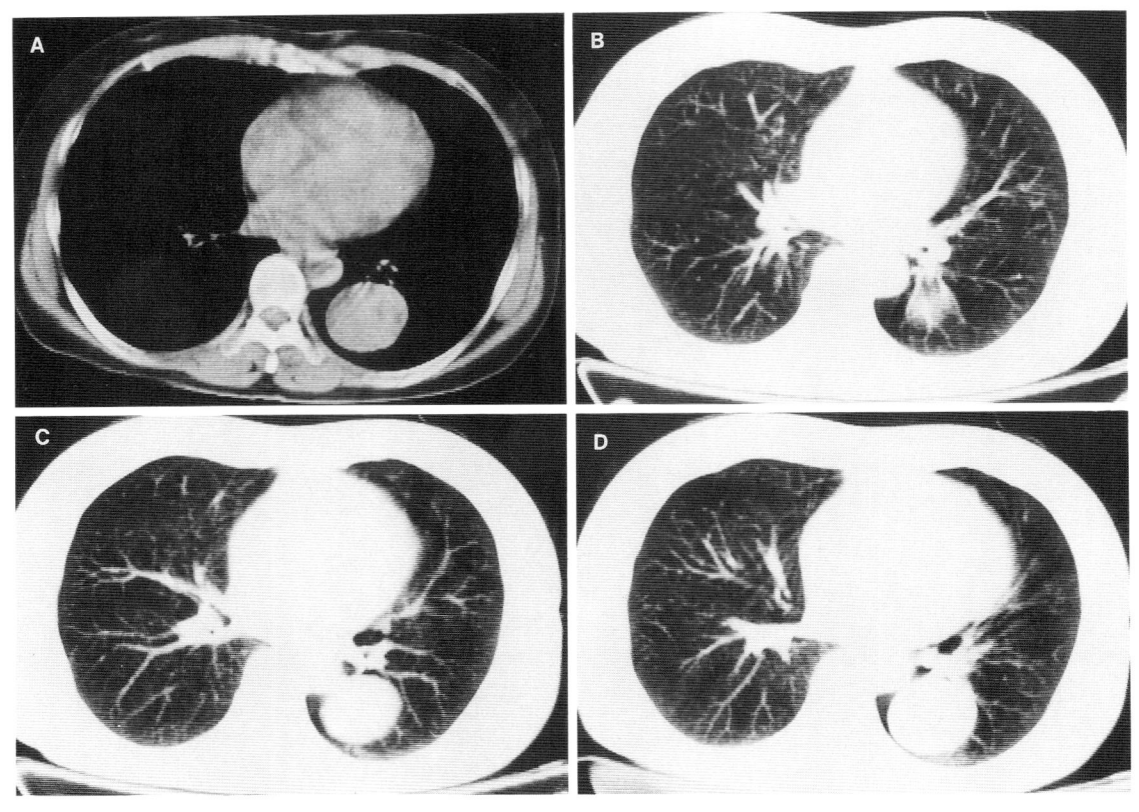

図 3-20 カルチノイド (56歳女)

住民検診にて異常影を指摘された．B〜D は連続する 3 スライスで 10 mm スライス画像である．A は D の縦隔条件画像である．S^6 に円形の境界明瞭で平滑な腫瘤がある．内部は均質で石灰化や脂肪組織を認めない．血管は腫瘤の上部でわずかに圧排されているようである（B）．過誤腫の可能性は残るがカルチノイドを疑った．手術の結果 S^6 に 4.0×4.0 cm の腫瘤があり，carcinoid, pT2N0M0 と診断された．

腫瘍辺縁部には強い間質反応がみられた．間質反応の実態は間質の増量・浮腫，炎症細胞浸潤から線維の増生までさまざまであった．

さらに，上記の扁平上皮癌の 3 亜型と X 線像とを対比すると次のような所見が得られた（図 3-21）[66]．

1) 充実増殖型では境界は基本的に明瞭であり，全例にノッチがみられた．

2) 中心瘢痕型では境界はおおむね明瞭でノッチを示すものが多いが集束像が顕著であった．

3) びまん性間質増生型では境界はおおむね不明瞭で全例にスピクラがみられた．集束像が高率にみられ，X 線的には分化型腺癌との鑑別が困難ないし不可能であった．

(2) **Kulchitsky 細胞癌**　小細胞癌は Kulchitsky 細胞由来とされている．この細胞からは classical carcinoid, atypical carcinoid, small cell carcinoma などへ分化するポテンシャルがあるとされ，これらを総称して Kulchitsky 細胞癌 (Kulchitsky cell carcinoma, KCC) とよばれるようになった．Kulchitsky 細胞は神経分泌顆粒を有し，神経分泌細胞癌 (neuroendocrine carcinoma) ともよばれている．最近では Kulchitsky cell carcinoma (KCC) I（定型的カルチノイド，classical carcinoid），KCC II（非定型的カルチノイド，atypical carcinoid），KCC III（小細胞癌，small cell carcinoma）と分類する報告がみられるようになった[67-69]．

これらの 3 つの組織型は共通の形態的および生物学的特徴を有し，その臨床像は類似性を示しながら同時に異なった病態を示す．すなわち，KCC I（カルチノイド）は低悪性度癌で転移を起

B. 末梢部肺癌

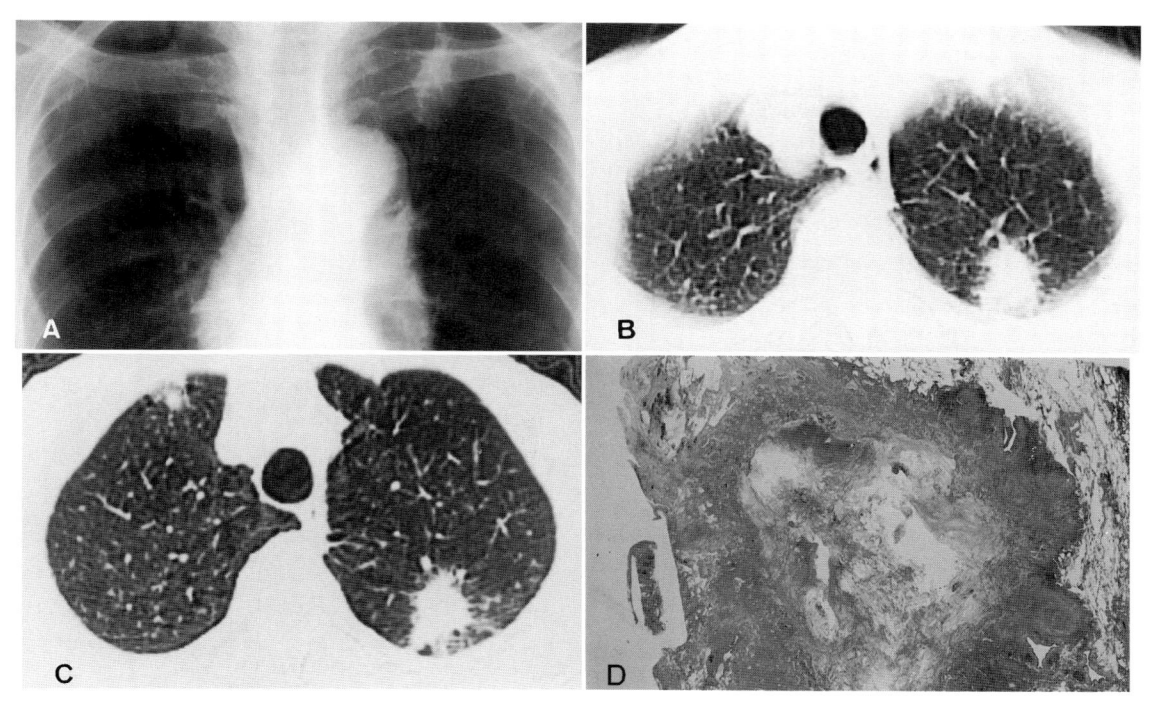

図 3-21 低分化扁平上皮癌（78歳男）

住民検診で異常影を指摘された．胸部Ｘ線写真では左上肺野に結節影がある（A）．肺癌検診用CT（LSCT）では，$S^{1+2}c$に辺縁の不整な比較的高濃度の腫瘤があり，肺癌確実と診断された（B）．精検時の2mmスライスCT像では腫瘍の胸壁側に線状，索状影が明瞭に描出されている．手術の結果，低分化扁平上皮癌であった．病理ルーペ像（D）では，辺縁部にはノッチを示す圧排性増殖が認められるが，中心部には広く線維化と壊死が認められた．pT2N0M0であった．

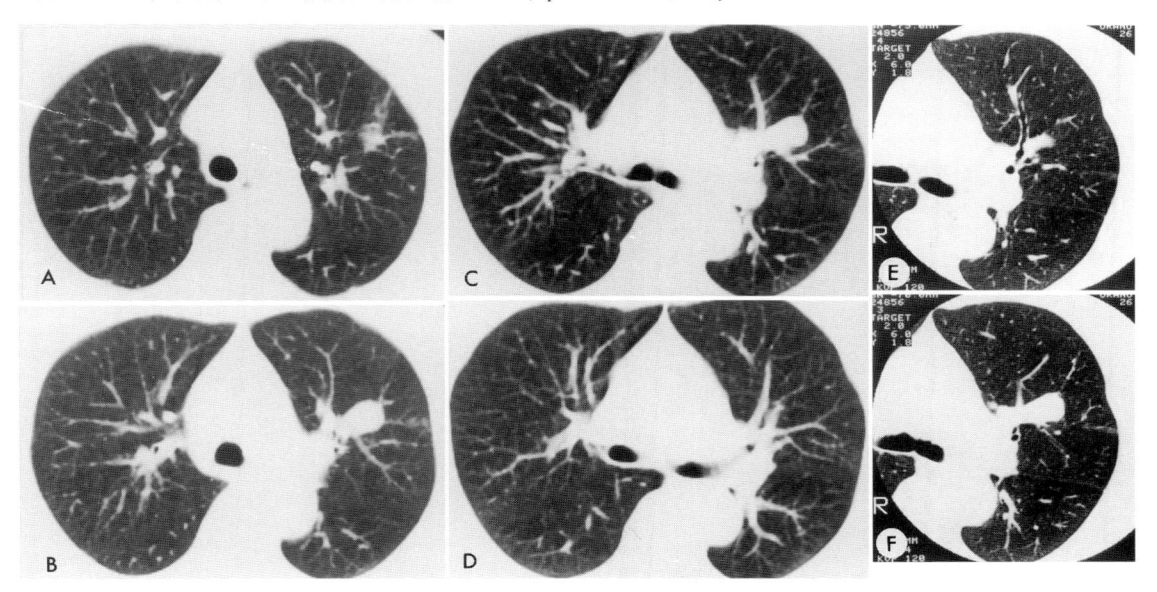

図 3-22 カルチノイド（70歳女）

住民検診にて異常影を指摘された．A～Dは10mmスライスのconventional scanの連続する4断面である．左上葉の$B^{1+2}a$と$B^{1+2}b+c$とが分岐する部位に平滑な結節がある．結節の末梢には$S^{1+2}a$領域に軽度の含気の減少がある．E, Fは1.5mmスライスの高分解能CTで，Eで腫瘍の中枢側が$B^{1+2}b$の内腔に突出して軽度の狭窄を示していることがわかる．$B^{1+2}a$の起始部はみあたらず，気管支内腔に突出した腫瘍によって閉塞されていると考えられる．術前気管支鏡にて同部に腫瘍を認め，生検によってカルチノイドと診断され，手術で確認された．結節の末梢に軽度の含気不全があるときは，endobronchialに発育した腫瘍性病変を考えるべきであり，本例のようにカルチノイドや扁平上皮癌ではときどきみられる所見である．また楕円形の結節を形成しているカルチノイドでは，結節の長軸が近傍の気管支または血管と平行であることが多く，parallel sign[84]として知られている．

こす頻度は低く，手術による予後は良好である．一般に50歳前後の女性に多く，喫煙との関係はないとされている．カルチノイド症候群を呈することは少ない．90％は中枢の気管支に発生し亜区域支から中枢側が好発部位である．気管支内腔にポリープ状に発育し，気管支の深達進展は軽度である．約半数が無気肺，閉塞性肺炎，反復する肺炎などの気管支狭窄症状をきたす．したがって，気管支狭窄の2次変化によって発見される．大きさは通常3cm以下でリンパ節転移は少ない．10％程度は肺の末梢に発生し，圧排性増殖による結節影で発見される（図3-20，3-22）．

KCC II（非定型的カルチノイド）は，KCC Iと同様，中枢性にも末梢性にも発生する．カルチノイドよりやや大きく，Fosterら[68]の症例では平均3.9cmで40％にリンパ節転移が認められている．正確な病理診断は，生検のみでは困難なことが多い[67-69]．

KCC III（小細胞癌）は気管支腺あるいはその導管にみられるKulchitsky細胞由来とされ，主として気管支粘膜下の壁内に発生し，粘膜下の壁内を進展する．すなわち小細胞癌はスキルス胃癌に似て粘膜面への腫瘍の露出よりも粘膜下進展が著しいのが特徴の1つである．気管支の長軸方向への進展は，気管支粘膜が保たれたままで粘膜下を進むため，気管支壁の肥厚を伴う気管支内腔の狭小化として表現される．この長軸性進展は原発巣から中枢側へも末梢側へも広がっていくため，全体として気管支樹に一致した枝分かれを示すようになる[51,70]．

X線的には長軸性の気管支狭窄あるいは閉塞と周囲の腫瘍形成がみられ，縦隔リンパ節腫大を伴う進行癌であることが多い（図3-18）．小細胞癌が太い気管支に好発する扁平上皮癌と異なる点として注目すべきことは，気管支狭窄や閉塞の割には末梢支配領域の閉塞性肺炎や無気肺が軽いことである．気管支内腔に腫瘍が露出して突出する扁平上皮癌に対して，小細胞癌では腫瘍の大部分が粘膜下にあり，粘膜上皮の線毛機能が保たれていることによるとされている[51,70]．

小細胞癌の好発部位は中枢側の太い気管支であるが肺野の末梢部にも発生する．AFIPの報告[71]では小細胞癌の14％が末梢発生であった．腫瘍影としてみられるが，中枢側あるいは末梢側に向かって粘膜下を長軸性に進展する．

病理組織学的には燕麦細胞型（oat cell type）と中間細胞型（intermediate cell type）の2型に分類されている．前者はリンパ球様の細胞から

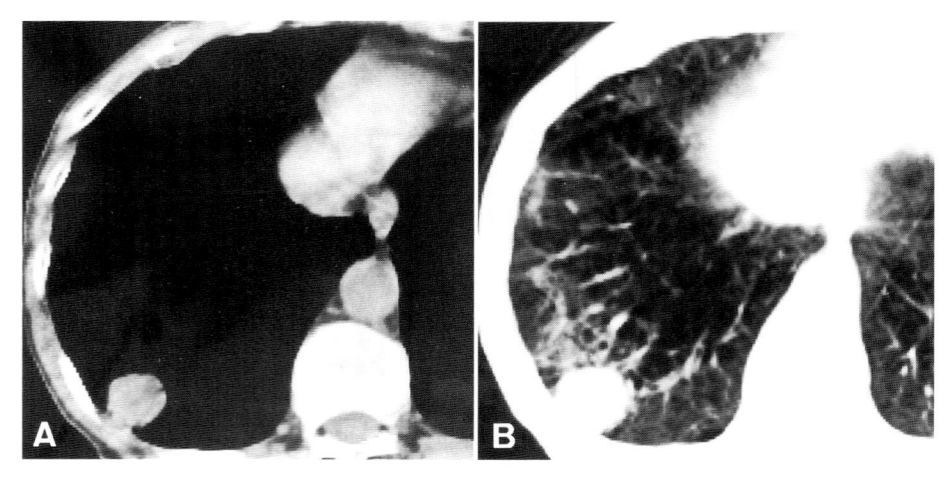

図 3-23　小細胞癌（70歳男）
集団検診で異常を指摘された．比較的平滑な，増強効果のある結節が右下葉S[9]〜S[10]領域にある（A）．周囲肺には軽度の肺線維症によるground-glass densityと気腫性変化が認められる（B）．肺線維症や気腫など先行する肺の損傷のある場合には肺癌が発生しやすいので，このような患者では定期検査が重要であるかもしれない．手術の結果small cell carcinoma, intermediate cell type, pT1N0M0であった．

なり悪性度が高い．後者は大細胞癌との中間の大きさからなり，燕麦細胞型に比べ悪性度が低い．

小細胞癌は，初診時すでに肺門・縦隔リンパ節転移を有することが多く，さらに肝，副腎などへの遠隔転移の認められることすらある．したがっ て手術対象となる例は少なく，放射線治療や化学療法が奏効するのでこれらが治療に用いられる．

小細胞癌が手術適応となるのは，(1) 3 cm 以下，(2) 末梢発生，(3) リンパ節転移のない場合であろう（図 3-23）[72,73]．

C. 病変の"場"と画像所見

本章 A.3.「孤立性肺腫瘤影へのアプローチ」で述べたように，その診断には thin-section による CT densitometry，形態分析，造影剤増強効果による分析などが行われている．一般にはこれらは併用されるが，日常診療で最も頻繁に用いられるのは thin-section HRCT による形態学的診

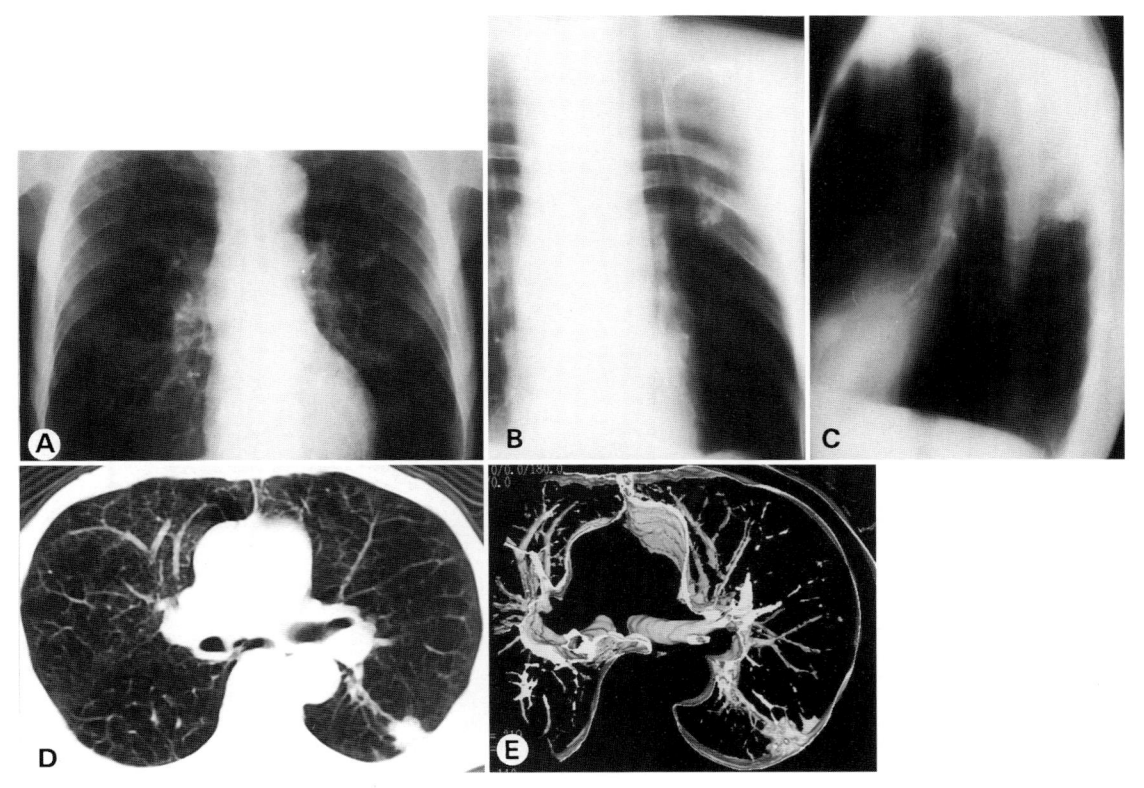

図 3-24 分化型腺癌（76 歳男）
住民検診にて異常影を指摘された．胸部単純 X 線写真（A），正面断層（B），側面断層（C）で左 S^6 に淡い陰影があり，不整形で内部は不均等，辺縁には spiculation がみられる．D は 10 mm スライス CT，E は 2 mm スライスヘリカル CT の 3 D 表示である．両側肺は気腫性で低吸収域が多発している．病変は S^6b にあり，B^6b が腫瘍の中心部に向かい，内側後方からは V^6b が関与しているのがわかる．辺縁部には淡い点状の低吸収域がいくつかみられ，いわゆる bubble-like appearance を呈している．腫瘍は胸壁に接しており，3 D 画像では幅広く胸膜陥入がみられる．胸壁からの CT ガイド生検により分化型腺癌と診断された．本例は脳梗塞の既往があり，現在も治療中であること，肺気腫のため肺機能がよくないことなどから手術は行われず，放射線治療が行われた．

腫瘤性病変の形態やその局在, すなわち病変の "場" は進展様式の反映であって, 病変の周囲の既存構造との関連も病変の種類や肺癌の組織型によってそれぞれに特徴がある. けれども, 良性・悪性の鑑別診断に絶対的所見というものは存在しないといったほうがよい. 悪性腫瘍に多くみられる所見, 良性病変に多くみられる所見を総合的に判断して悪性らしさ, 良性らしさを判定しているというのが実際である[74-77].

形態学的診断の検討項目として重要なものは, (1)辺縁の性状, (2)内部構造, (3)周囲既存構造との関連である.

1. 辺縁の性状

境界鮮明か不鮮明かがまず問題となる. X線写真で境界不鮮明であっても, thin-sectionのHRCTでは淡い濃度でありながら境界明瞭で容易に腫瘍と健常部との境界を追跡できることはしばしばあり, X線写真の所見とCT所見とは必ずしも一致しない. スピクラ (spiculation) やノッチ (notch) も thin-section CT ではX線写

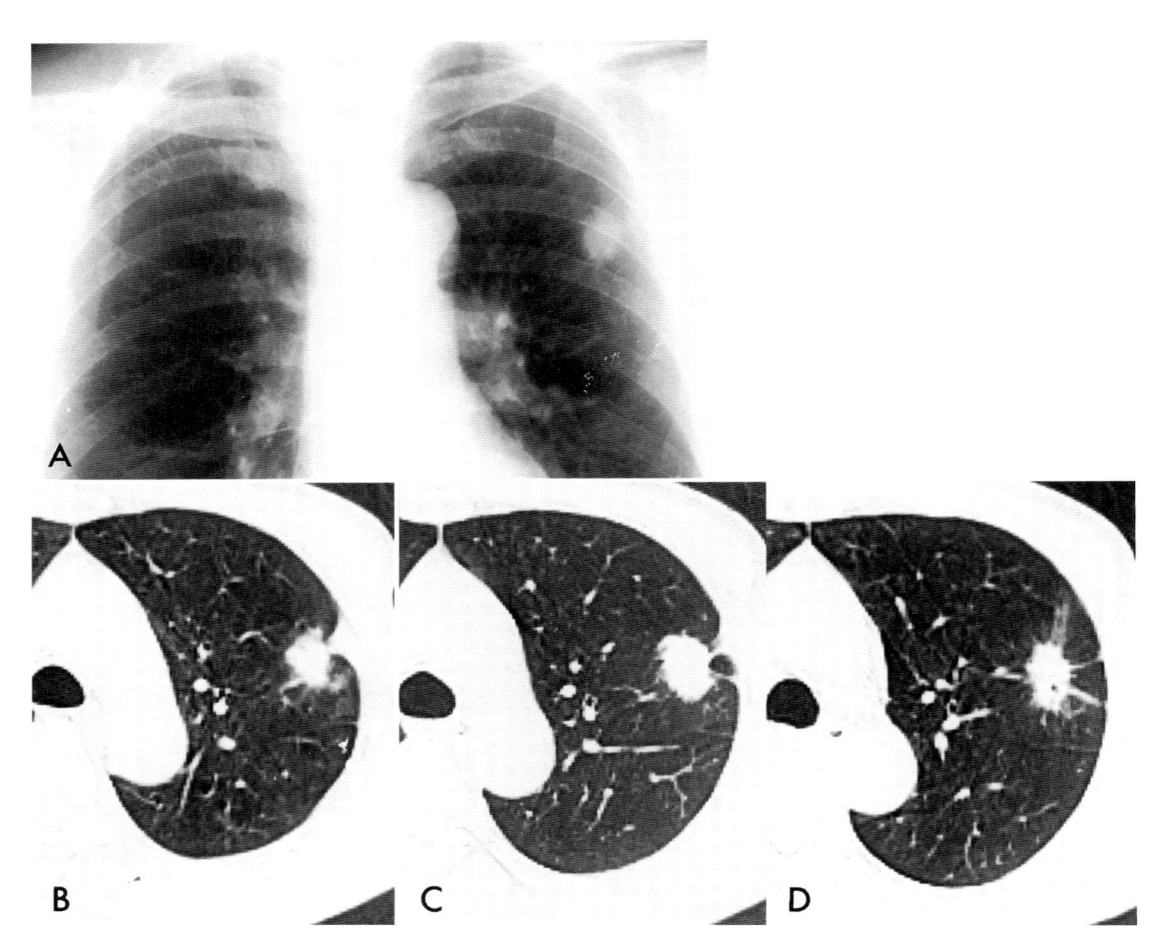

図 3-25 中分化腺癌 (69歳男)
住民検診にて異常影を指摘された. 胸部単純X線写真 (A) では左中肺野の胸膜直下に楕円形の結節があり, 周囲血管の集束像がみられる. Bは10 mmスライス, C, Dは2 mmスライスCT像である. 10 mmスライスCTでは結節周辺の集束性変化がうかがわれる. 胸壁面から緩やかに立ち上がる胸膜陥入がみえる. 2 mmスライスでは, 辺縁は不規則で細かな索状, 線状の突起物がみられる. 結節内部には air bronchogram もみられる. $A^{1+2}b$ および A^3a が結節に向かっているのがわかる. 胸膜陥入も明らかで分化型腺癌と診断される. 生検にて中分化腺癌と診断されたが, 患者は治療を拒否した.

C. 病変の"場"と画像所見

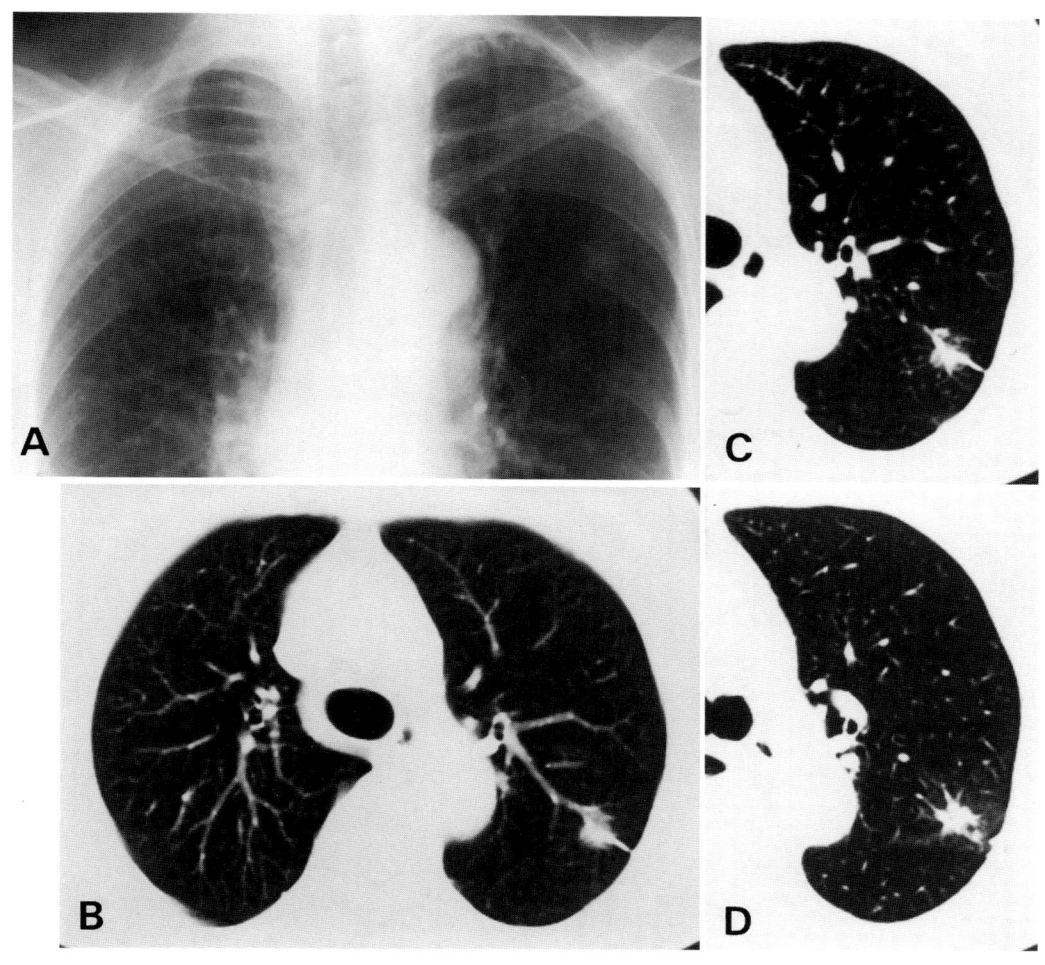

図 3-26 高分化腺癌（77歳女）
住民検診にて異常影を指摘された．胸部単純 X 線写真（A）では左上中肺野に淡い陰影がある．B は 10 mm スライス，C, D は 2 mm スライス CT である．10 mm スライスでは断層面が厚いため，結節の上下の血管が広い範囲にわたって描出されている．V^2b が結節に向かっているのがわかる．2 mm スライスでは辺縁は不整で，棘状の突起物がみえる．胸膜陥入が線状または索状に描出され，さらに結節周囲には淡い ground-glass attenuation がみられる．高分化腺癌で pT1OM0 であった．

真よりもはっきりと認められることが多い．

Thin-section CT で病巣の周辺部に低濃度域がある場合には，腫瘍細胞が肺胞壁を内張りするように表層進展している分化型腺癌であることが多い（図 3-8, 3-9, 3-12）[23,28,35]．スピクラは腺癌の大多数に認められる所見で，病理では癌の辺縁から肺実質に向かって線維性構築物として認められる．ノッチは癌が周辺部で肺実質に向かって突出して張り出した部分の間の切れ込みで，通常気管支や血管が腫瘍に出入りする部分に相当する（図 3-24, 3-25, 3-26, 3-27）[23,28,35]．

2. 内部構造

圧排性増殖を示す末梢部扁平上皮癌，小細胞癌，大細胞癌，カルチノイドなどは充実性で一般に均質な濃度を呈することが多い．扁平上皮癌は中心部に壊死を起こすことが多く，造影 CT で中心部の低濃度域として描出され，縦隔条件画像で観察される（図 3-28, 3-29, 3-30）．中心部に高濃度域があり，周辺部にいくにつれて次第に濃度が低くなるのは分化型腺癌で高頻度に認められ，thin-section HRCT でよく認められることは前述した（図 3-8, 3-9, 3-12, 3-31, 3-32）．

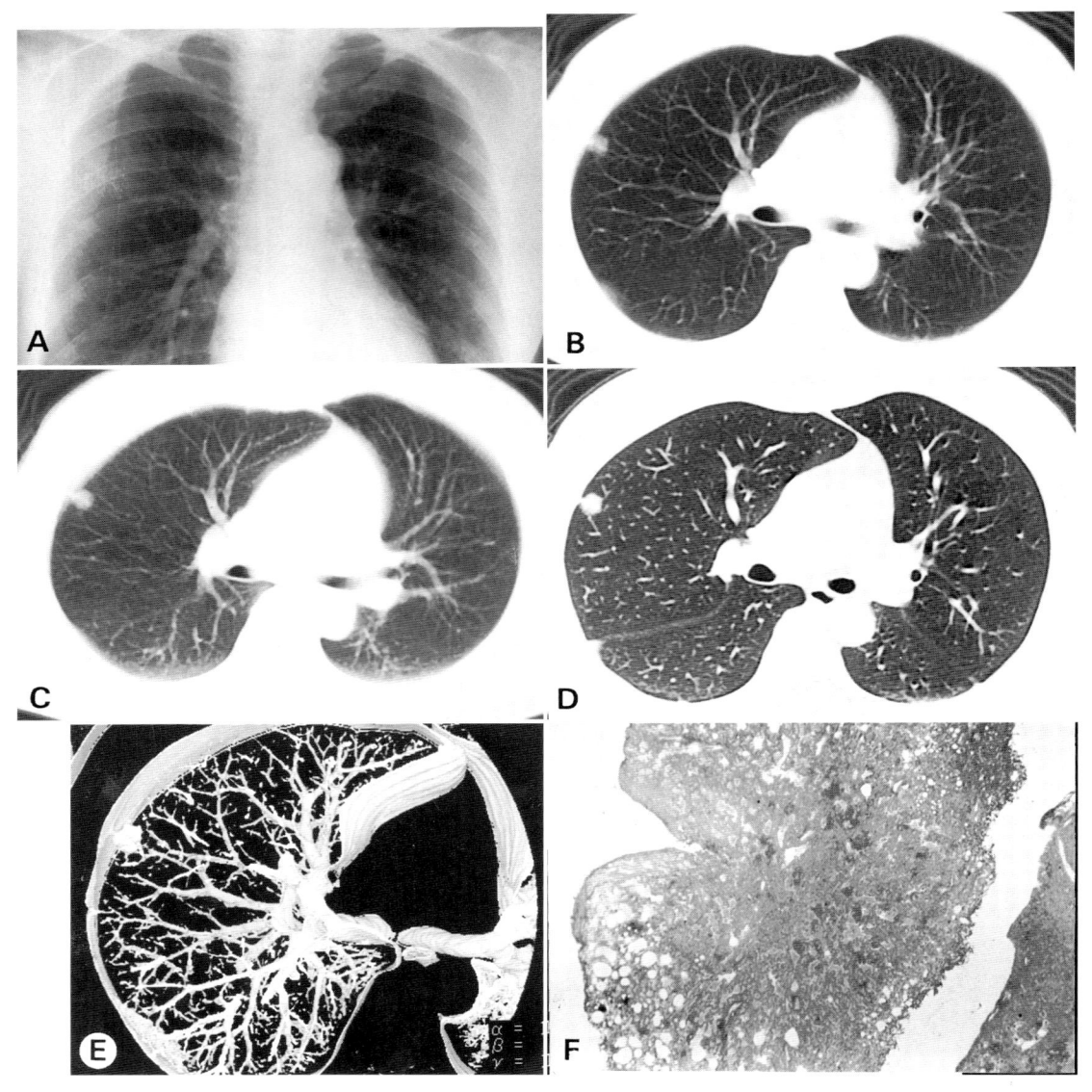

図 3-27　分化型腺癌

A：胸部単純 X 線写真，B：吸気息止め 10 mm スライス，ヘリカル CT，C：平静呼吸下 10 mm スライス，ヘリカル CT，D：2 mm スライス，ヘリカル CT，E：2 mm スライス，ヘリカルスキャン像の 3D 再構成，F：切除標本のセミマクロ像．

胸部単純 X 線写真では右中肺野に淡い不整形の異常陰影を認める（A）．CT では大きさ約 1 cm の結節が明瞭に描出されている．病変の検出能の点では平静呼吸下スキャンでも問題はない（B，C）．2 mm スライスでは五角形を呈した結節がみえ，胸膜陥入像も明らかである（D）．3D 画像では金平糖状に小突起を有する結節の輪郭がよくわかる（E）．切除標本ルーペ像では小さい腫瘍の割に間質増生が強く，表層進展部が少ない．胸膜陥入が明瞭であるが p0 であった（F）．

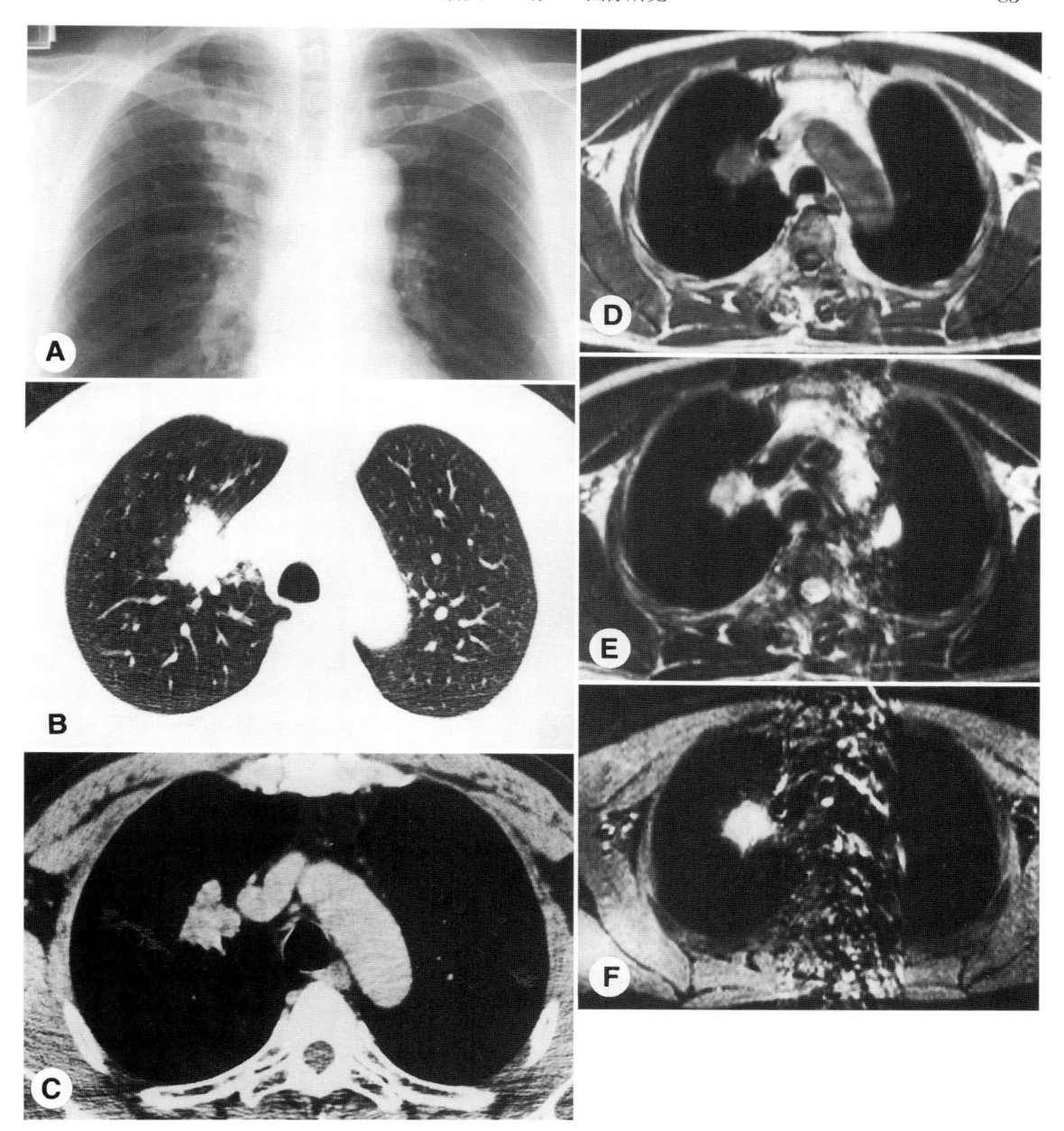

図 3-28 扁平上皮癌（58歳男）

A：胸部単純X線写真．右上肺野に辺縁不整な異常陰影がある．B, C：2mmスライスCT．不整形の結節性病変があり，やや不規則な増強効果がみられる．D〜F：MRI．T_1強調像（SE 720/15）では骨格筋と等信号強度（D），T_2強調像（SE 1400/90）では高信号強度を呈し（E），STIR像（TR/TI/TE, 1400/140/22）では著しい高信号強度を示している．生検および手術で扁平上皮癌であった．

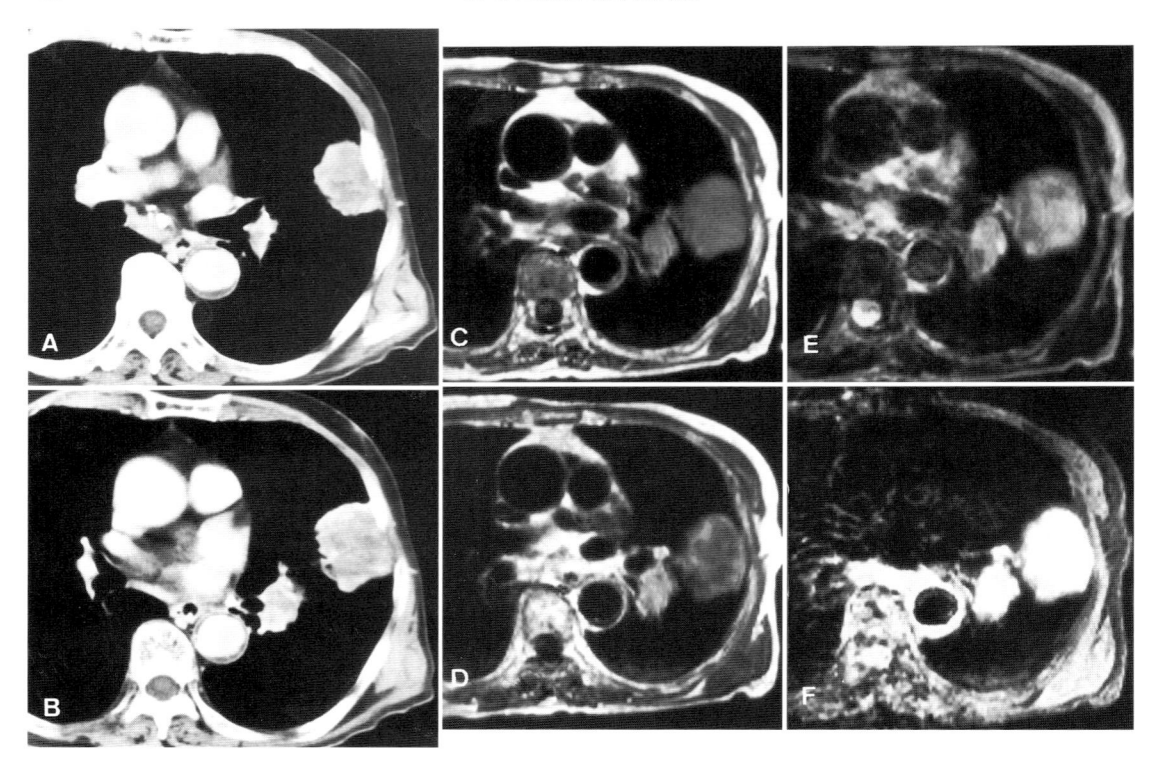

図 3-29　扁平上皮癌（70歳男）
A, B：造影CT. 左上葉 S³a の領域に胸壁に接する結節があり，中心部よりも辺縁部の造影剤増強効果が強い．左肺門リンパ節腫大が認められる．C：MRI, SE 940/15, D：造影 SE 950/15, E：SE 1700/90, F：STIR 1700/130/22.

病巣内の石灰化があれば良性病変である確率が高いが，肺癌でも石灰化が認めらることがあり注意を要する（図3-33, 3-34）．石灰化の分析についてもすでに述べた（pp.59〜63参照）．石灰化と脂肪組織とが混在すればまず良性（過誤腫）としてよい（図3-35, 3-36）．

腫瘍内の比較的大きな空洞は扁平上皮癌でみられるが，小空洞または囊胞様組織欠損は扁平上皮癌よりも腺癌に多いとされていることはすでに述べた．病巣内を貫通する気管支透亮像は air bronchogram sign として知られており，上下のスライスを追跡しながら管状または樹枝状の空気を含む構造を確認することができる．Air bronchogram や bubble-like appearance は細気管支肺胞上皮癌や乳頭状腺癌などの分化型腺癌の特徴である（図3-37, 3-38, 3-39, 3-40）[35,50,60]．

3. 既存構造との関係

病巣周囲の既存構造の集束像，胸膜陥入は腺癌の重要な特徴である．腺癌の約90％が胸膜直下に発生する．その進展は肺の解剖学的構造とは一致せず，隣接する亜々区域，亜区域，区域などにまたがった広がりとなる．腺癌の進展とともに，病巣中心部の瘢痕様組織の収縮により周囲の肺の構造が引き込まれて，いわゆる末梢性集束像を呈するようになる．

亜区域や区域にまたがる病変に集束性変化が加わる結果，これらの境界を走行する肺静脈を巻き込むようになる[20,51,78,79]．集束像は臓側胸膜にもみられ，胸膜陥入（pleural tail sign, pleural tag, pleural retraction, pleural indentation）という（図3-41）[51,78-80]．なお，わが国では胸膜陥入を pleural indentation というが，これは英語圏では一般的でない．

腺癌自体の腫瘍の最先進部は表層進展により肺

C. 病変の"場"と画像所見

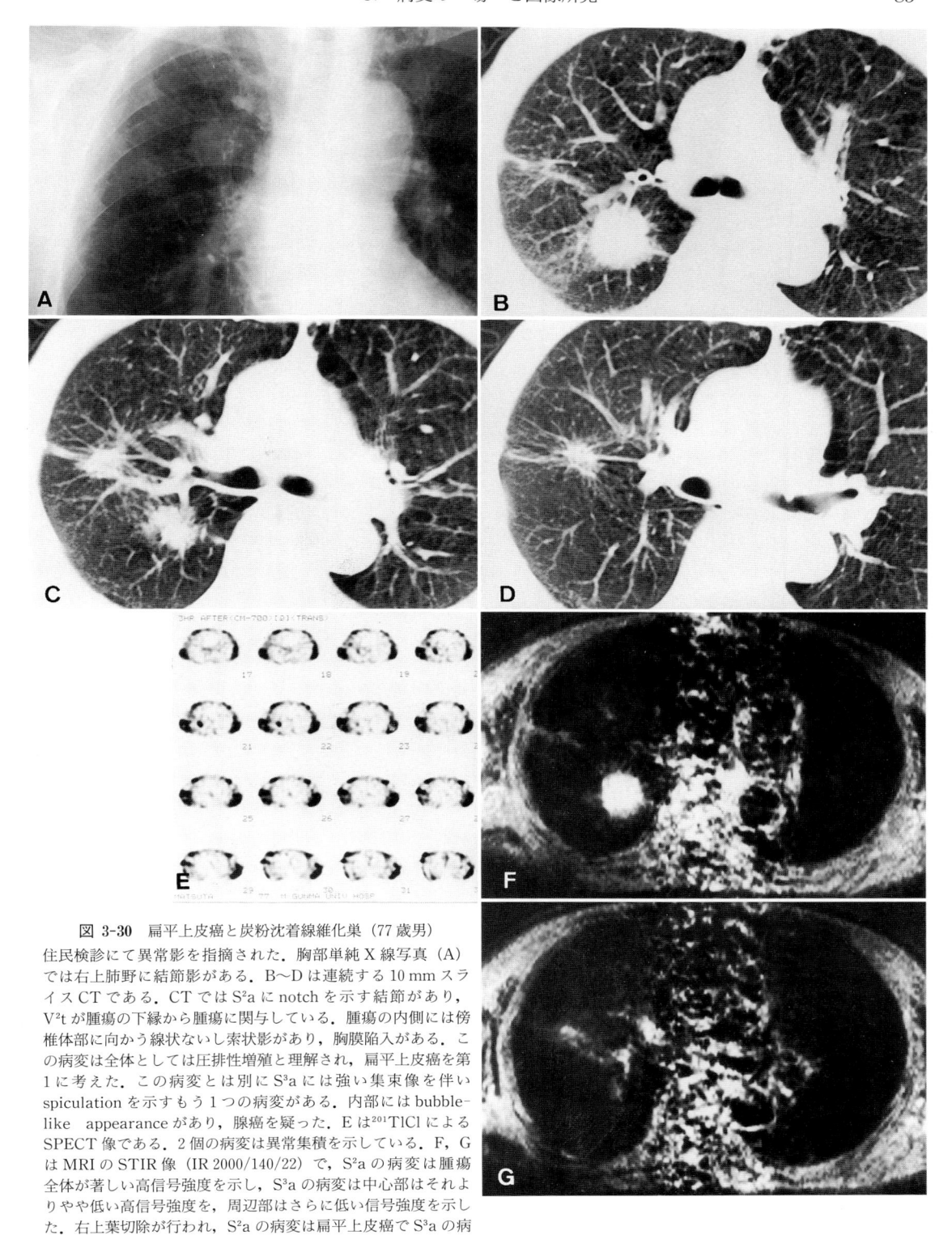

図 3-30 扁平上皮癌と炭粉沈着線維化巣（77 歳男）
住民検診にて異常影を指摘された．胸部単純 X 線写真（A）では右上肺野に結節影がある．B〜D は連続する 10 mm スライス CT である．CT では S^2a に notch を示す結節があり，V^2t が腫瘍の下縁から腫瘍に関与している．腫瘍の内側には傍椎体部に向かう線状ないし索状影があり，胸膜陥入がある．この病変は全体としては圧排性増殖と理解され，扁平上皮癌を第 1 に考えた．この病変とは別に S^3a には強い集束像を伴い spiculation を示すもう 1 つの病変がある．内部には bubble-like appearance があり，腺癌を疑った．E は $^{201}TlCl$ による SPECT 像である．2 個の病変は異常集積を示している．F, G は MRI の STIR 像（IR 2000/140/22）で，S^2a の病変は腫瘍全体が著しい高信号強度を示し，S^3a の病変は中心部はそれよりやや低い高信号強度を，周辺部はさらに低い信号強度を示した．右上葉切除が行われ，S^2a の病変は扁平上皮癌で S^3a の病変は炭粉沈着による線維化巣であった．

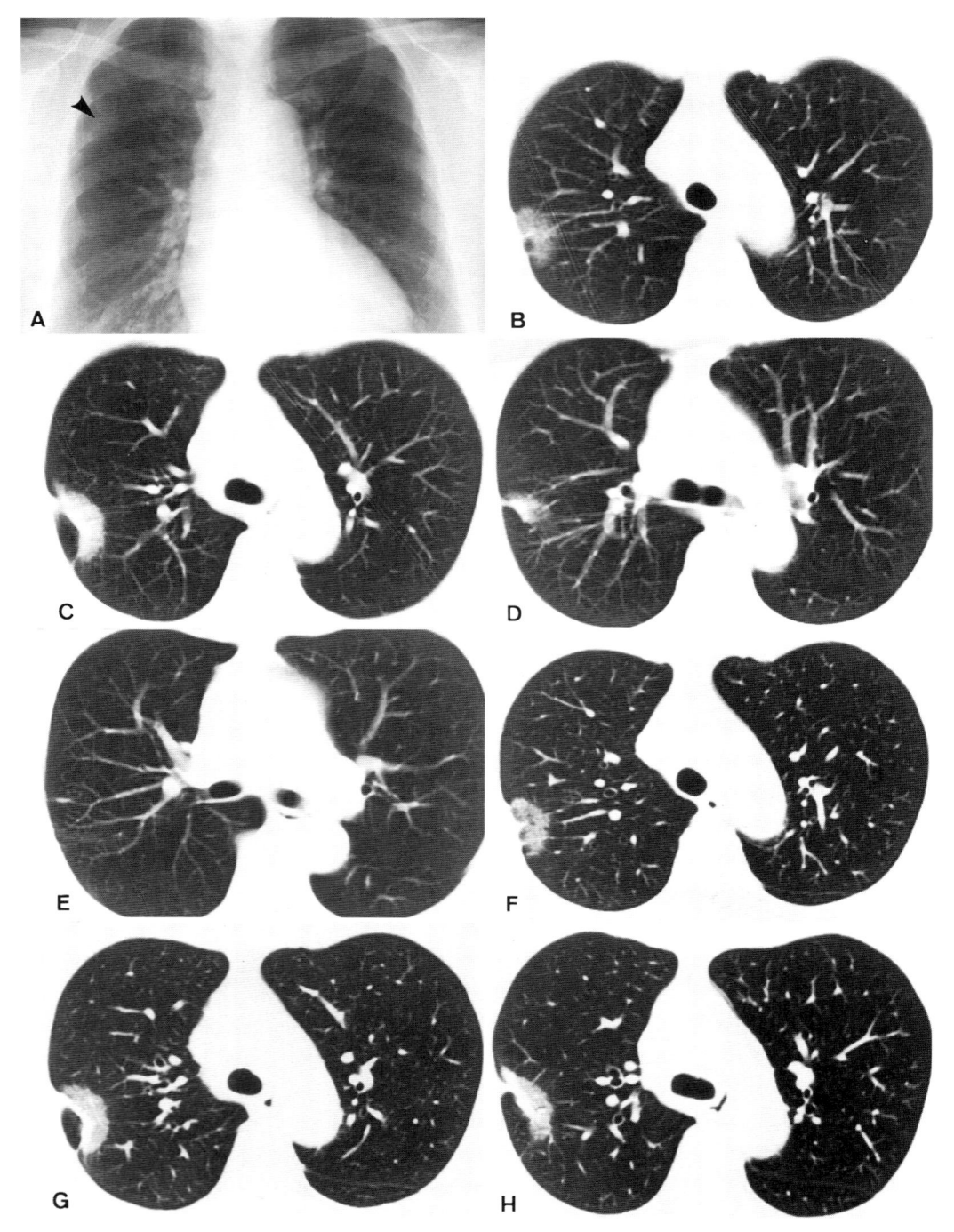

図 3-31　高分化腺癌（57歳女）

住民検診で異常陰影を指摘された．胸部単純 X 線写真（A）では右上肺野に境界不鮮明な淡い陰影がある．B〜E は 10 mm スライスで，S^2b と S^3a にまたがるようにスリガラス濃度（ground-glass density）の限局性病変があり，病変の外側部に帯状の consolidation 濃度部がみえる．胸膜陥入も明らかである．F〜H は 2 mm スライス CT で，スリガラス濃度部と濃い濃度の部分がより明瞭に観察される．濃い濃度部分は前方の厚い胸膜陥入に連続している．pT1N0M0 で p0 であった．本例のようなスリガラス濃度の限局性病変を検出することが分化型腺癌の早期発見につながる．

C. 病変の"場"と画像所見　　87

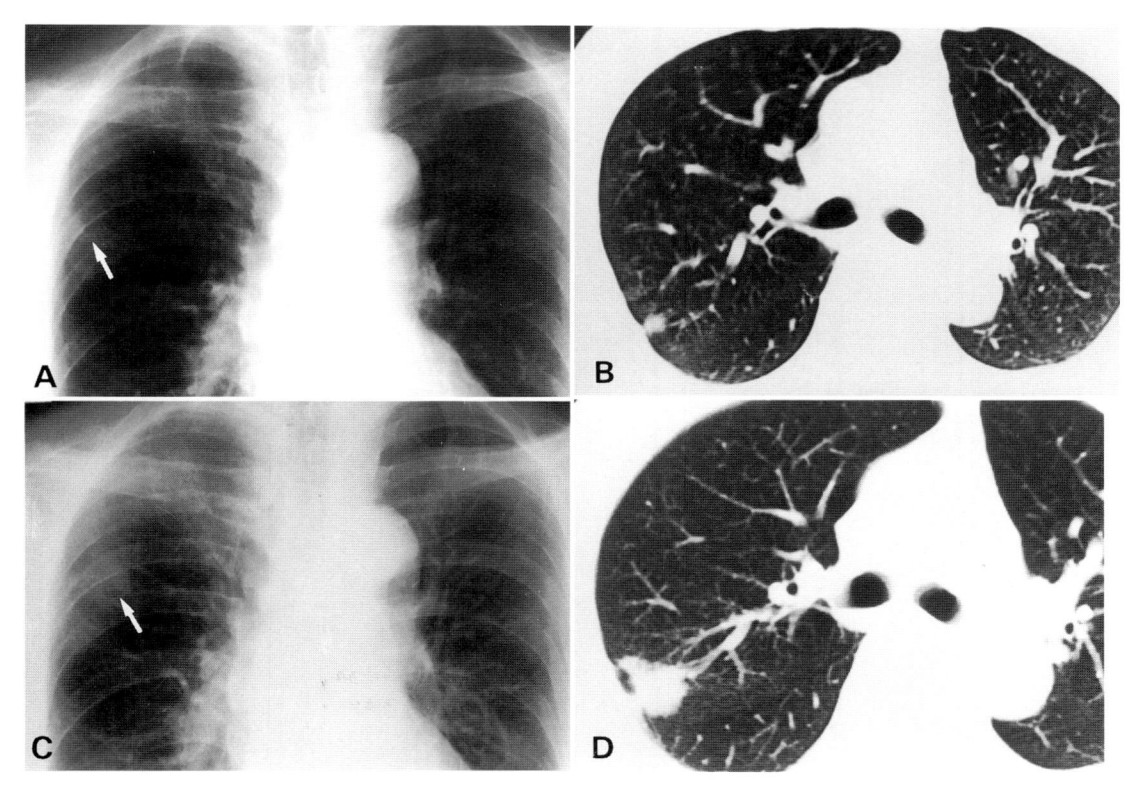

図 3-32　分化型腺癌（66歳男）
A：胸部X線正面像（1988.4.16），B：CT（1988.4.16），C：胸部X線正面像（1994.1.13），D：CT（1994.2.2）
住民検診にて異常影を指摘され（A），CT にて肺癌が疑われた（B）が，治療を拒否．6年後ふたたび住民検診で異常影を指摘され（C），CTで腫瘍の増大が認められた．手術の結果，高分化腺癌で T1N0M0, p0 であった．初回CTで小さな病変であるが，すでに肺血管の末梢性集束像がみられ，胸膜陥入もみられる．

胞上皮が腫瘍細胞に置換されるのみで肺胞の含気がまだ残っている．したがって，腫瘍の辺縁は不整で淡い．集束像により周囲の肺構造は中心部に引き込まれ，周辺部の肺胞中隔の線維化による肥厚などが細かいスピクラ（spicula あるいは spiculation）としてみえる（図 3-12，3-24〜3-27，3-41）．

末梢発生の肺癌，ことに分化型腺癌は亜区域や区域にまたがるように発育進展する結果，肺静脈が巻き込まれる．Thin-section HRCT ではかなり末梢まで気管支肺血管構造を追跡できるので，肺静脈と肺動脈とを識別することができる．すなわち，肺動脈は伴走する気管支と対になっているが，肺静脈は気管支の伴走がない．病変の肺門側から末梢側に向かって伴走する気管支の有無をみながら肺動脈か肺静脈かを1本1本追跡するとよ

い．最近では thin-section のヘリカル CT による3D画像で肺門部から血管構造を末梢側へと追跡して肺動脈か肺静脈かを判定することもできる（図 3-9，3-24，3-27，3-37）．

4. 炎症の広がりと既存構造

感染性炎症性病変は経気管支性に肺の末梢構造の変化をきたすので，その初期には肺2次小葉の中心部すなわち小葉中心性病変であり，それが1つの小葉全体に広がって汎小葉性病変となり，さらに汎小葉性病変が癒合して拡大していく．つまり，炎症は気管支肺胞系の構成単位を中心に存在し，肺静脈を越えて隣接する区域や亜区域に波及する頻度は低い[51,78]（図 3-42）．これは区域，亜区域内にとどまる経気管支性炎症性病変と，区域や亜区域にまたがって進展する肺癌との鑑別に有

図 3-33 分化型腺癌（68歳男）

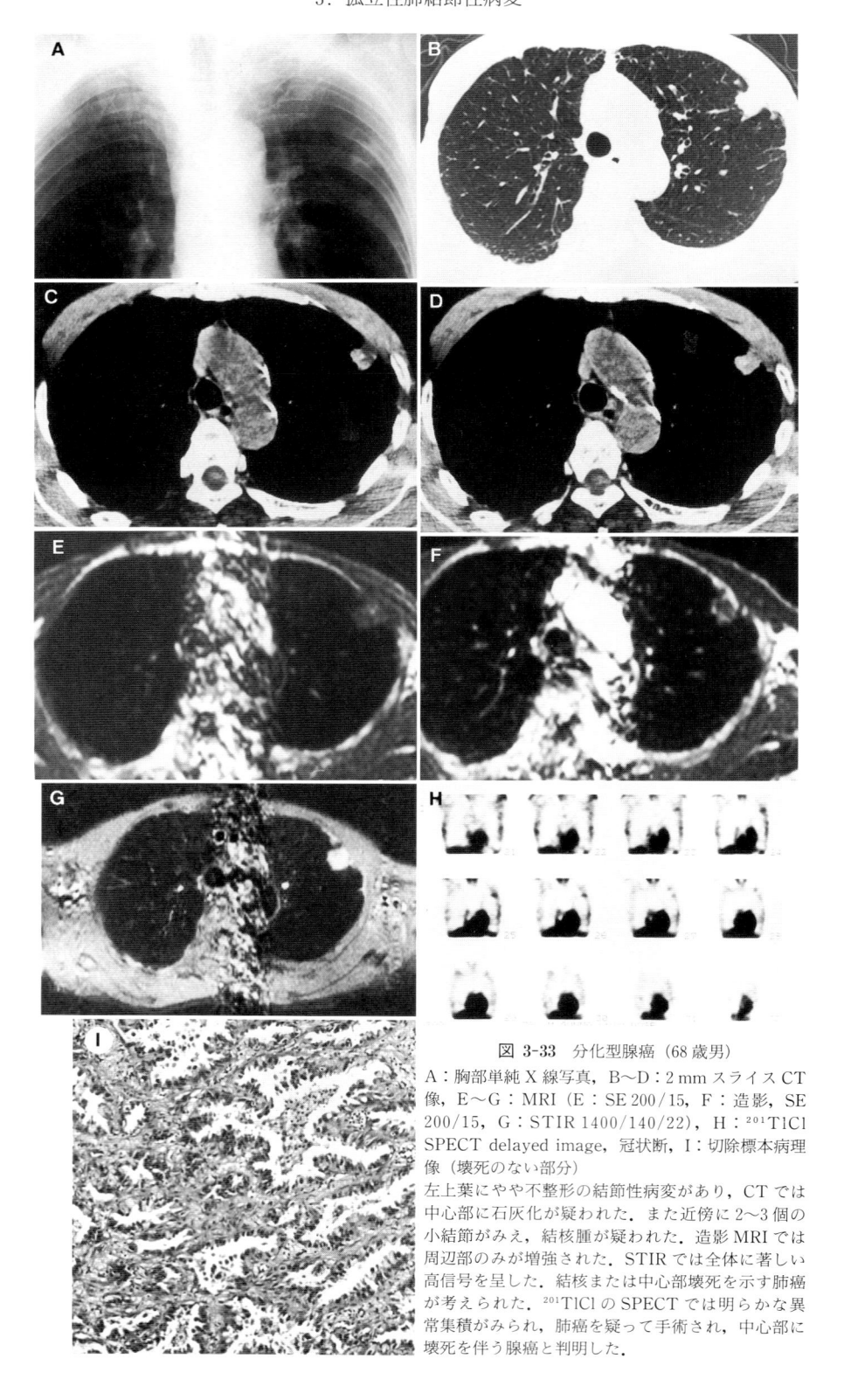

A：胸部単純X線写真，B～D：2mmスライスCT像，E～G：MRI（E：SE 200/15，F：造影，SE 200/15，G：STIR 1400/140/22），H：^{201}TlCl SPECT delayed image，冠状断，I：切除標本病理像（壊死のない部分）

左上葉にやや不整形の結節性病変があり，CTでは中心部に石灰化が疑われた．また近傍に2～3個の小結節がみえ，結核腫が疑われた．造影MRIでは周辺部のみが増強された．STIRでは全体に著しい高信号を呈した．結核または中心部壊死を示す肺癌が考えられた．^{201}TlClのSPECTでは明らかな異常集積がみられ，肺癌を疑って手術され，中心部に壊死を伴う腺癌と判明した．

C. 病変の"場"と画像所見

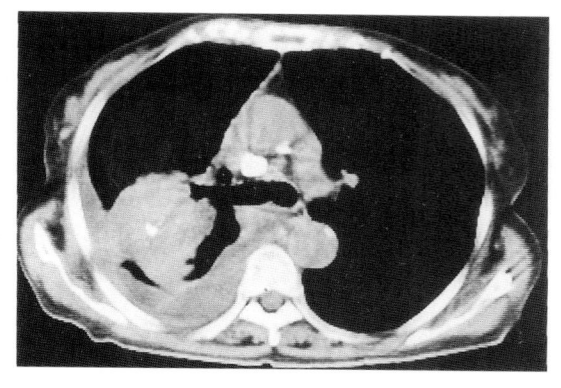

図 3-34 中心部に石灰化のみられた肺癌
腺癌例で，5年前に異常陰影が発見され，中心部に石灰化があるものの腺癌を疑って手術を勧めたが拒否．5年後胸水貯留をきたして来院した．縦隔にも石灰化があり，結核性肉芽腫に石灰化があり，そこに肺癌が発生した可能性が高い．

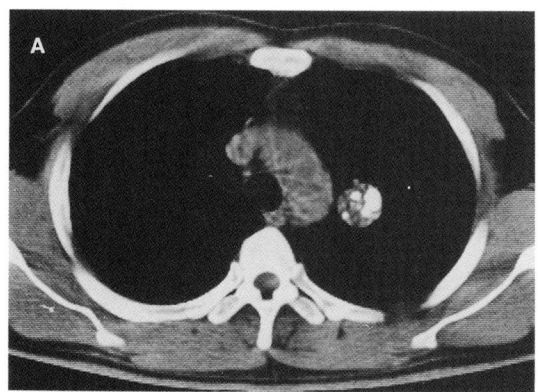

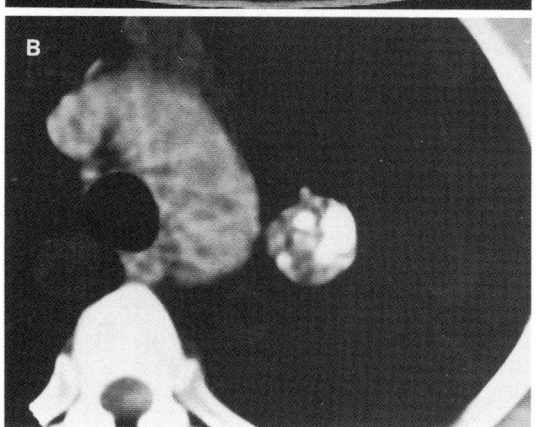

図 3-35 過誤腫
Aは5mmスライスCTで，Bはその拡大である．大動脈弓に隣接して類縁形の結節があり，内部には石灰化が多数認められる．よくみると，結節内部にはところどころに小さい低吸収域が認められ，脂肪組織を含有すると解釈される．手術にて過誤腫であることが確認されている．

力な情報となる．しかし，同じ亜区域と隣接する亜区域とに経気管支性感染症があると，その吸収過程でやや収縮すると腺癌と類似の病変として認められることになり，炎症か癌かの鑑別診断が困難となる場合がある．

5. 病変の"場"と既存構造

以上のような肺癌と炎症性病変の進展様式の差異を基礎として，筆者らはCTが孤立性結節性病変の診断に用いられる以前に，断層撮影で結節影の形態分析と肺血管影との関連について検討した．対象は癌61例，非癌51例である．断層撮影で，結節影と肺血管との関係を次の6型に分類した[82-84]．

I型：肺静脈が結節影の中心部に向かう．
II型：異なった領域を支配する肺動脈に結節影が取り囲まれている．
III型：肺静脈が結節影により圧排されている．
IV型：肺静脈が結節影の辺縁を通るか，あるいは結節影を取り囲むもの．
V型：肺動脈が結節影の中心を通る．
VI型：結節影と血管影の関係が明らかでないもの．

結果は表3-7のごとくで，I，II型に属するものの80数％は癌であり，III，IV，V型に属するものの80数％は非癌であった．

これは，鈴木ら[51,78]による症例ごとの詳細な読

表 3-7 孤立性肺結節性病変と肺血管影との関係[81]

型分類	癌		非癌		計
I	扁平上皮癌 4 腺癌 28	32 (86%)	結核 3 その他 2	5 (14%)	37
II	扁平上皮癌 3 腺癌 2	5 (83%)	結核 0 その他 1	1 (17%)	6
III	扁平上皮癌 0 腺癌 0		結核 4 その他 6	10 (100%)	10
IV	扁平上皮癌 0 腺癌 2	2 (14%)	結核 7 その他 6	13 (86%)	15
V	扁平上皮癌 0 腺癌 3	3 (27%)	結核 3 その他 5	8 (73%)	11
VI	扁平上皮癌 1 腺癌 18	19 (57%)	結核 9 その他 5	14 (43%)	33
計		61		51	112

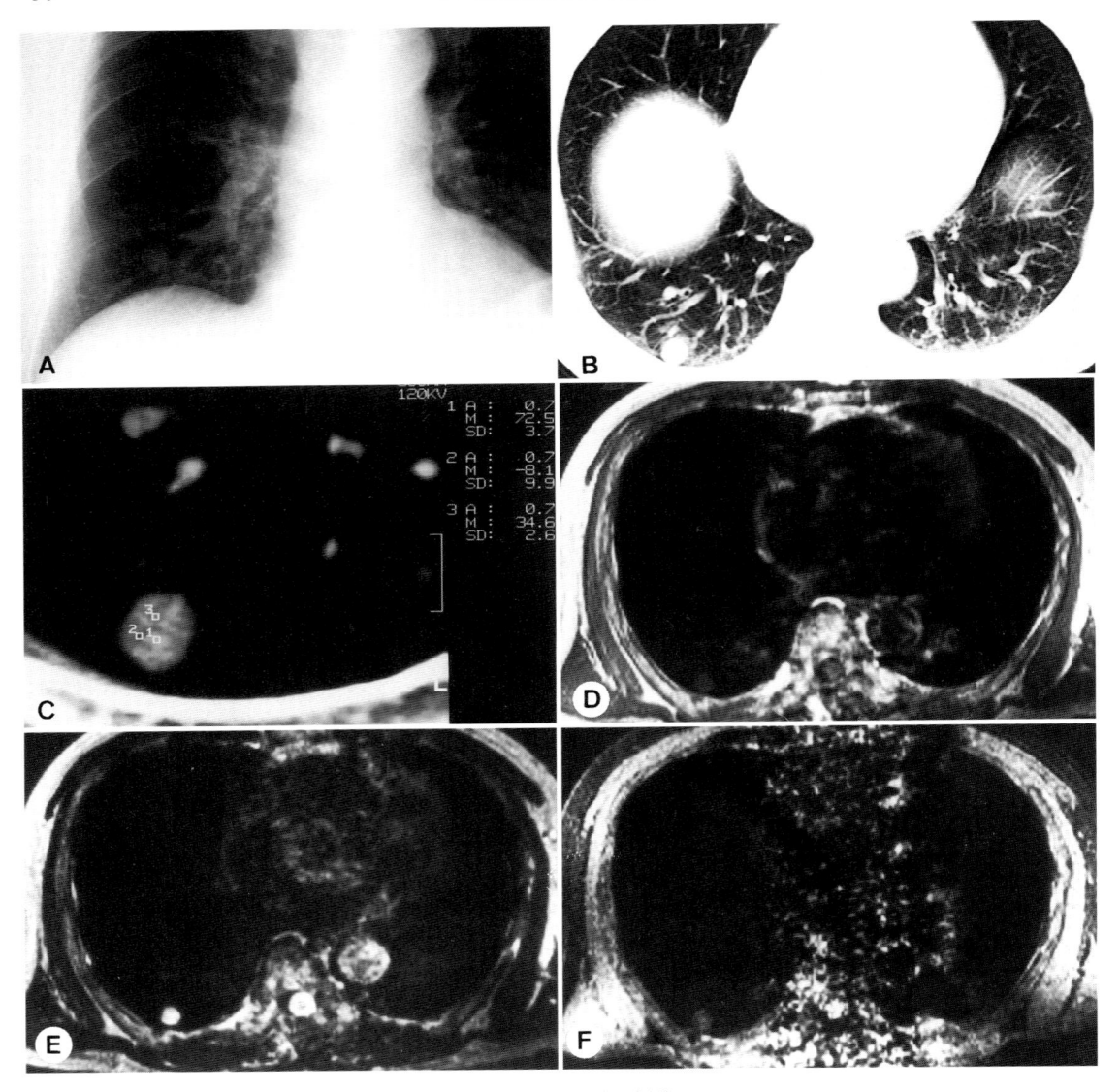

図 3-36 過誤腫（68歳男）

住民検診で異常を指摘された．A：胸部単純X線写真，B，C：単純CT，D～F：MRI
右下肺野に1cm強の円形の結節影がある（A）．肺野条件ではS[10]に辺縁平滑な結節がみえ（B），2mmのthin-section CTでsoft-tissue algorithmで作成した画像を拡大して小さなROIを取ってCT値を測定すると，マイナスの値を示す部分が存在することがわかる．これにより過誤腫を疑った．MRIでは，プロトン密度像（SE 2000/15）は低信号であるが（D），T_2強調像（SE 2000/90）では著しい高信号強度を示した（E）．STIR像（IR 2000/140/22）では皮下脂肪と同じ程度の低信号強度を示している．腫瘤内の脂肪組織の信号強度がSTIR像では抑制されたものと解釈でき，過誤腫として矛盾はない．本例は2年以上の経過観察においても腫瘤の大きさに変化はみられない．

C. 病変の"場"と画像所見

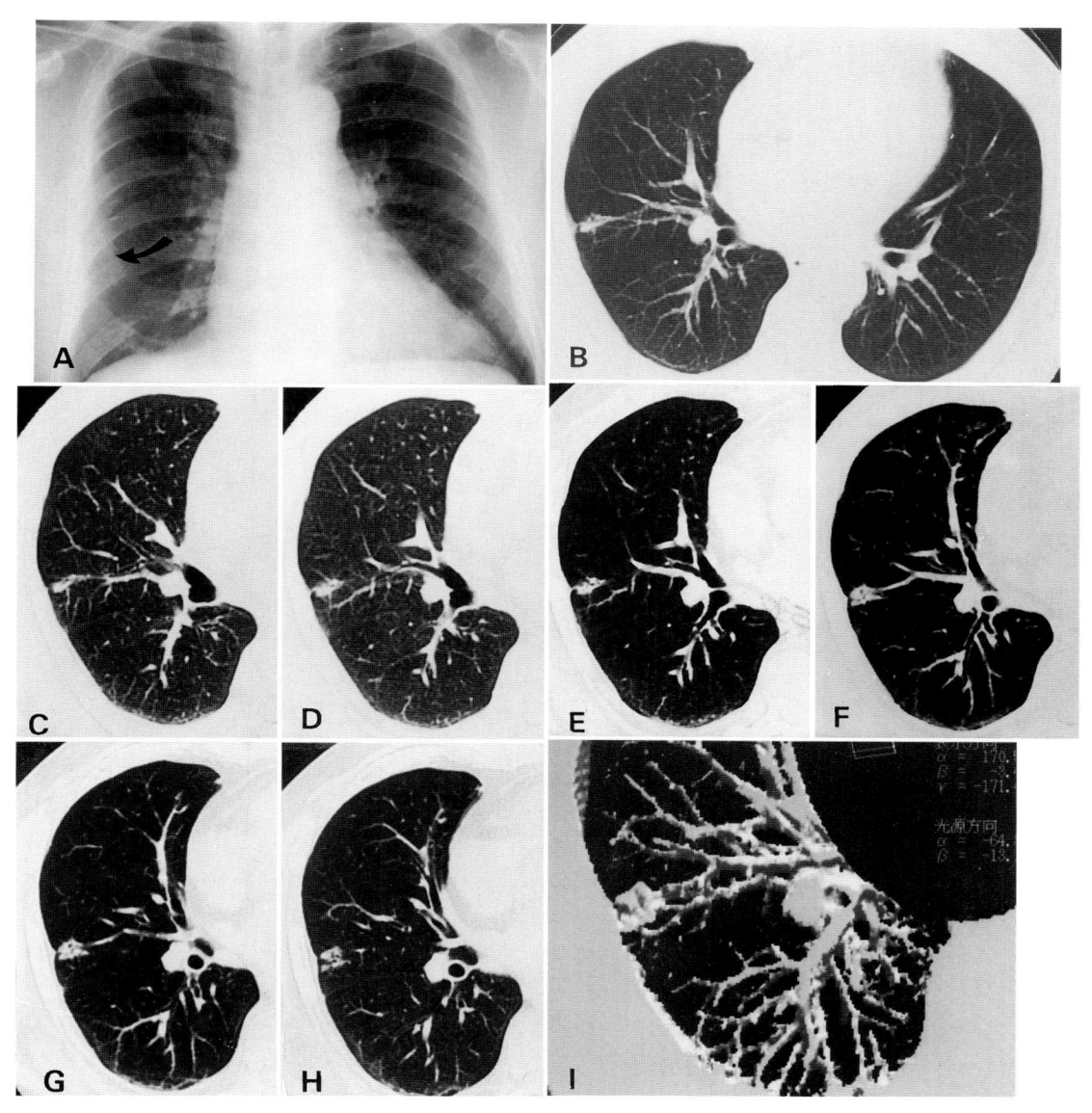

図 3-37 分化型腺癌（69歳男）
A：胸部単純X線写真．右肺中～下野の胸膜下にきわめて淡い陰影を認める．B：10 mmスライスCT．S⁴aの末梢に胸膜陥入を伴う不整な病変がみられ，A⁴aとV⁴aの病変への関与がうかがわれる．C～H：2 mmスライスヘリカルスキャン．I：2 mmスライスヘリカルスキャンの3D表示．病変は不整形で内部には細気管レベルの透亮像がみられる．病変の上方からA⁴a，B⁴aが病巣に向かうのがみえ（C），V⁴aが病変の中心部に向かうのがみえる（F）．10 mmスライス，2 mmスライス，3D再構成画像を比較すると，病変の既存構造との立体的位置関係がわかりやすくなる．

92　　　　　　　　　　　　　　　3．孤立性肺結節性病変

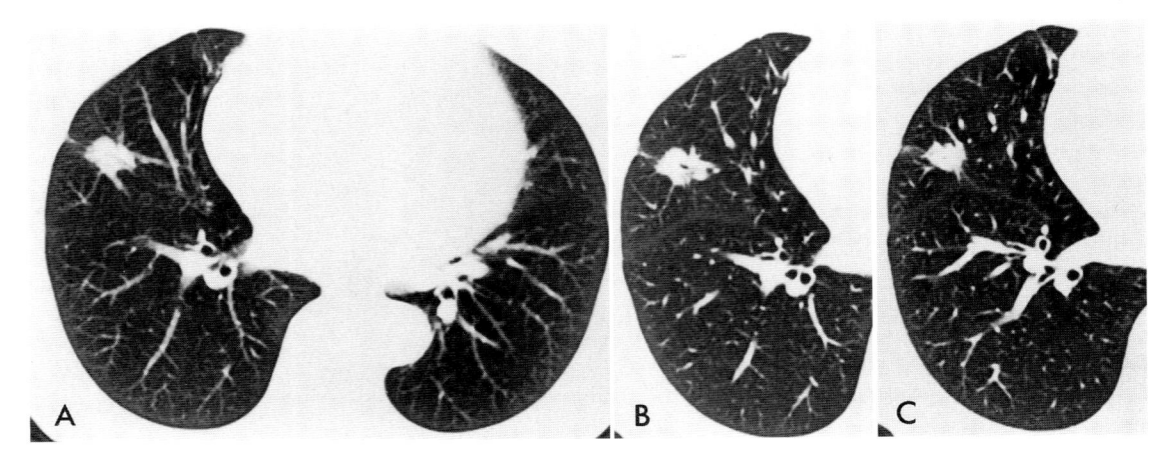

図 3-38　高分化腺癌（65歳女）
Aは10 mmスライス，B，Cは2 mmスライスである．中葉S⁴に不整形の結節があり，B⁴の枝が結節内部で透亮像を示しているのがよくわかる．いわゆるair bronchogramである．集束性変化が強く，周囲血管の集束像，胸膜陥入が明らかである．B，Cでは，Aでavascular bandとなってはっきりしなかった葉間胸膜陥入も認められる．

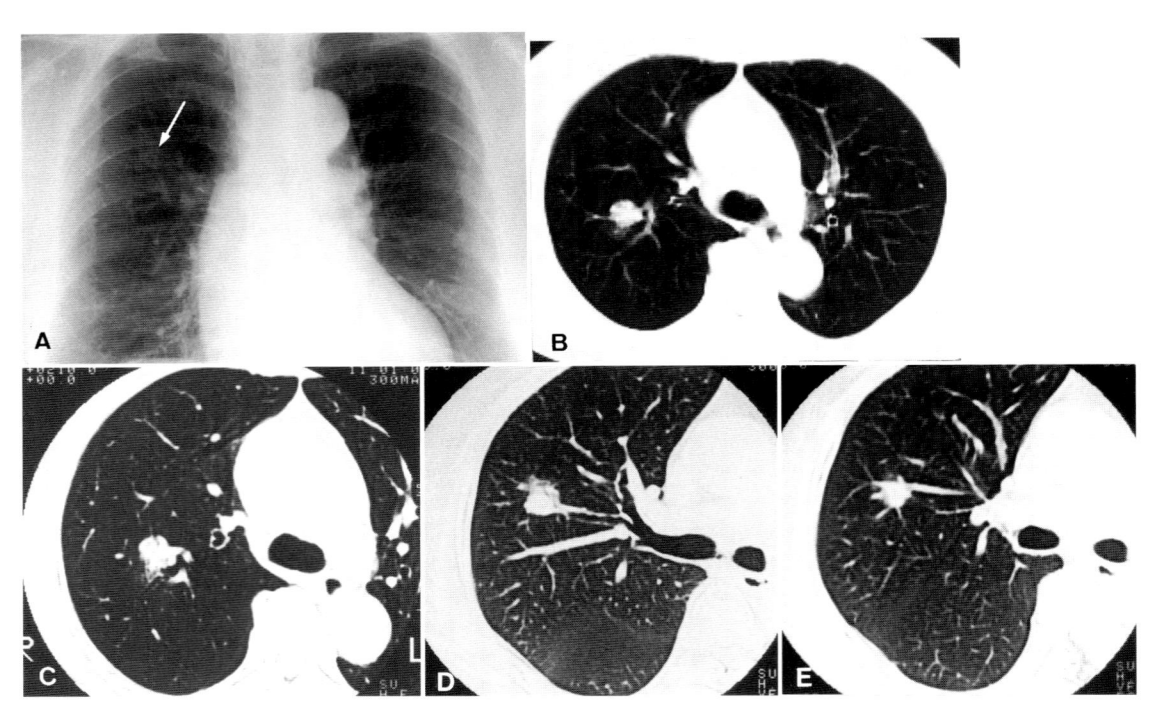

図 3-39　高分化腺癌（71歳女）
住民検診で異常を指摘された．胸部X線写真では右上肺野に淡い限局性陰影がある（A）．10 mmスライスイメージ（B），2 mmスライスイメージ（C）では，A¹a，B¹aの外側の肺の中層に類円形の結節があり，内部にはair bronchogramによる小透亮像がある．周囲血管の集束像は明らかでない．手術の結果，高分化腺癌であった．肺の中層に局在する腺癌は娘枝から発生した可能性があり，気管支肺胞系の末梢部に発生することに変わりはない．

影による診断結果と病理像との対比の積み重ねによって築き上げられた結果を裏づけたものであり，CT 診断においても十分に応用できる方法であると結論した．なぜなら，CT では X 線断層撮影よりもさらに末梢まで肺血管や気管支を追跡できるので，比較的小さな病変においても応用可能であるからである．

そこで，上記の結節影と肺血管との関連から I，II 型を悪性パターン，III，IV，V 型を良性パターンとして結節性病変の辺縁の性状などの形態

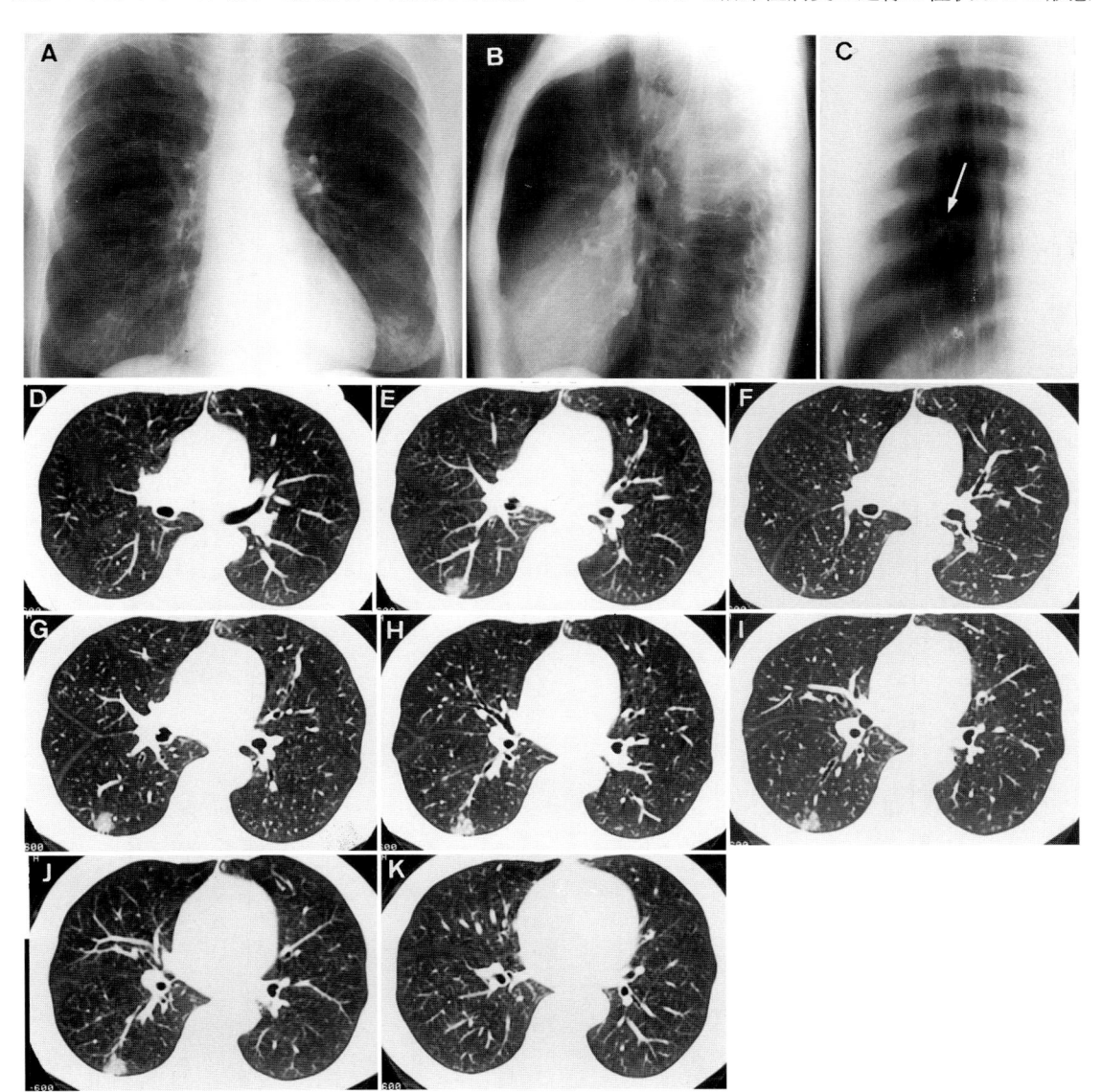

図 3-40 高分化腺癌（66 歳女）

偶然発見例である．胸部単純 X 線正面像(A)，側面像 (B) では異常を指摘できない．断層撮影ではきわめて淡い陰影を S^6 に認める (C，↑)．D，E は 10 mm スライス CT で，S^6b の領域の胸膜下に淡い病変がある．病変周囲血管の集束像はなく，胸膜陥入も明らかでない．F〜K は 2 mm スライス CT である．病変は上下 4 スライスの 8 mm 以内に認められ，2 次小葉レベルの肺血管の輪郭が完全に消失していない ground-glass density である．わずかに air bronchiologram と思われる透亮像がみえる (H)．A^6b と B^6b の関与があることがわかる．病変から細い 3 本の線が胸壁に向かってみられるが，胸膜陥入と病変による 2 次変化としての小葉間隔壁の肥厚などによるものと思われる．手術が行われ，高分化腺癌と診断された．分化型腺癌の初期には，病巣内の線維化も強くないこと，表層進展が主体をなすことなどから，濃度は淡く ground-glass density が主体をなす．また周囲肺血管の集束像も決して強くない．

的分析を加味した検討を行った[4]．対象は孤立性肺結節影の切除例 181 例（悪性 145 例，良性 36 例）である．これをまとめると次のような結果であった．

(1) 大きさ 4 cm 以上は悪性が 96%（53 例中 51 例）を占めた．

(2) 大きさ 4 cm 以下では，不整形でかつ凹凸不平の 100 病変のうち悪性パターンを示したものは 87%（70 例中 61 例）であった．良性パターンを示していても不整形・凹凸不平の結節影は 70%（30 例中 21 例）が悪性であった．つまり，不整形・凹凸不平の結節影では，たとえ血管影との関連が良性パターンを示しても，不整形・凹凸不平という形態情報を優先すべきと思われた．

(3) 大きさ 4 cm 以下で辺縁平滑・境界鮮明な結節影 28 病変では，石灰化のあるものは 100% 良性であった．良性パターンを示した 18 例中 10 例（56%）が悪性であった．つまり，辺縁平滑・境界鮮明な結節影といえども約半数は悪性であっ

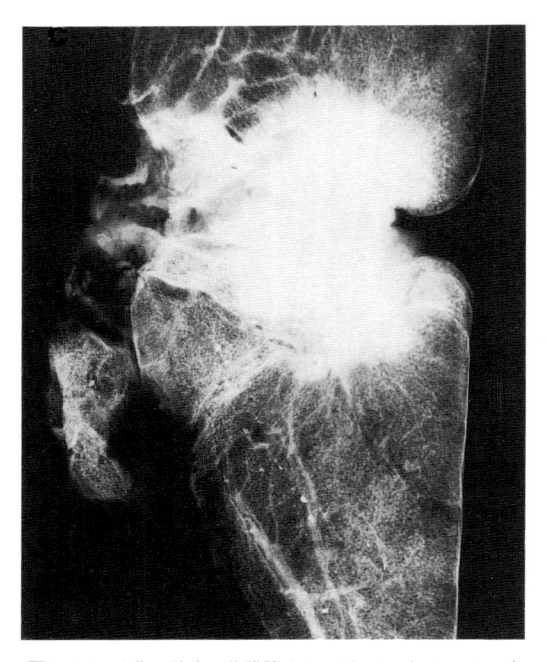

図 3-41 分化型腺癌の胸膜陥入とスピクラ（spiculation）
左上葉 S^{1+2} と S^3 にまたがる腺癌切除標本の伸展固定肺の冠状割面の軟 X 線写真．B^3a の狭小化と閉塞，胸膜陥入，腫瘍辺縁の spiculation が認められる．

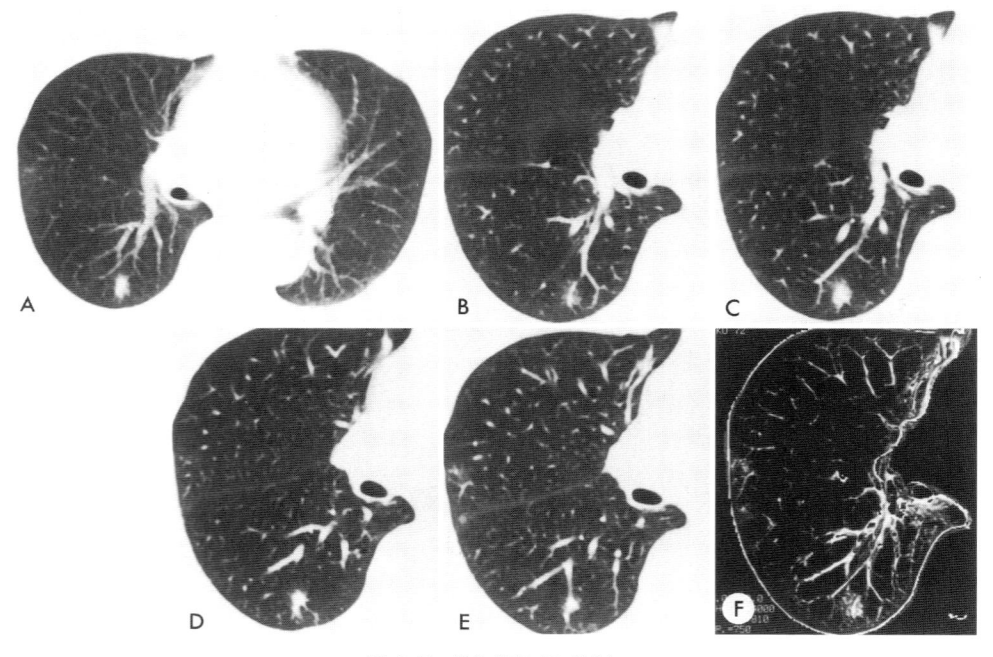

図 3-42 慢性炎症（71 歳女）

図 3-9 と同一症例．A は 10 mm スライスのヘリカル CT，B～E は 2 mm スライスのヘリカル CT．F は 2 mm スライスで，テーブル移動毎秒 2 mm のヘリカル CT の 3 D 表示．右 S^6b に不整形の結節性病変があり，C ではわずかに air bronchogram も認められ，右上葉の病変（図 3-9）と同様に一見肺癌を思わせる．2 mm スライス画像および 3 D 表示をみると，病変は A^6b の分枝の末梢にあり，その下方に V^6b があって，V^6b の分枝に取り囲まれているのがわかる．しかし，不整形であること，小さな病変であるのに比較的高濃度であることなどから炎症の可能性もある．この病変は 3 週間後の再検査では線状影となって縮小していた．

た．悪性パターンを示した5例中4例（80％）が悪性であった．

（4）これら181例のうち，境界鮮明・辺縁平滑な形態を示した28例中12例（43％）は肺癌で，内訳は扁平上皮癌5例，腺癌3例，小細胞癌2例，カルチノイド1例，腺扁平上皮癌1例であった．一方，境界鮮明・辺縁平滑な良性病変16例（57％）には過誤腫4例（4cm以上の1例を含めると5例），結核腫6例，気管支囊胞3例，硬化性血管腫2例，神経線維腫1例が含まれていた．

（5）不整形で凹凸不平な100例のうち82例（82％）が悪性であった．肺癌以外の悪性腫瘍はMFH（malignant fibrous histiocytoma）1例のみであった．不整形・凹凸不平な腫瘤性病変のうち18例が良性で，内訳は結核8例，非特異的炎症6例，pseudolymphoma2例，無気肺1例，気管支囊胞1例であった[4]．

良性か悪性かの鑑別診断が困難な境界鮮明・辺縁平滑な35病変の診断について検討を加えてみた[64]．これら35例の術前読影レポートによる良性・悪性の診断成績は sensitivity 61％, specificity 76％, accuracy 69％, positive predictive value（PPV）73％, negative predictive value（NPV）65％ときわめて不満足な結果であった．35例を retrospective に分析したところ，悪性病変にみられる頻度の高い所見は，(1)大きさ4cm以上，(2)胸壁または葉間胸膜浸潤，(3)気管支閉塞，(4) air bronchogram，(5)ノッチ，(6)亜区域間に局在，の6所見であり，良性病変にみられる頻度の高い所見は，(1)石灰化または脂肪の存在，(2) near-water density，(3)造影剤増強効果なし，(4)亜区域内に局在，の4所見であった．そこで，これらの所見を良性・悪性の診断基準とすると，診断精度は sensitivity 78％, specificity 94％, accuracy 86％, PPV 93％, NPV 80％に向上した[64]．

以上のように，分化型腺癌は例外的な発育を示すものを除けば，CT 診断は比較的容易であるが，境界鮮明・辺縁平滑な腫瘤性病変の良性・悪性の鑑別診断は必ずしも容易でないことがわかる．小さな結節性病変が多く発見されればされるほど，鑑別診断はさらに難しくなると思われる．

D. 肺癌との鑑別が問題となる孤立性肺病変

1. 結核腫

肺結核性病変の中に肺癌と酷似するX線像を呈するものがあり，鑑別診断が問題となることがしばしばある．その代表が結核腫（tuberculoma）である．

結核腫は1次結核あるいは2次結核病変としてみられ，通常円形ないしは類円形を呈し，上葉に最も多く，左肺よりも右肺に多い．0.5～4cmの結節影として認められるが，ときに4cm以上の大きさになることもある．長期間にわたり大きさはあまり変化しないことが多い．しばしば石灰化する．典型的には境界鮮明で辺縁平滑な結節影であるが，分葉傾向を示すものが25％程度にみられる．80％の症例に，結核腫の周囲に点状の"satellite" lesion とよばれる散布巣がみられ，結核腫と診断するのに有力な所見となっている．大きさが大きければ大きいほど活動性の比率が高いとされ，3cm以上の結核腫は手術したほうがよいとされている[1]．

高木ら[85]は直径3cm以下の結節影を呈した結核腫25例について分析している．これによれば，結核腫の診断が容易であった15例では内部構造均等，辺縁明瞭なものが多く，周辺散布巣を全例に認めている．気管支造影で拡張・分岐欠如のあるものが大部分で，中枢性集束像も2/3にみられた．一方，結核腫の診断が困難であった10例では，周辺散布巣，石灰化影がみられないものが多く，半数に気管支拡張・分岐欠如が認められず，病巣と隔たりのない閉塞所見が5例にあり，集束性変化も少なかったとしている[86]．

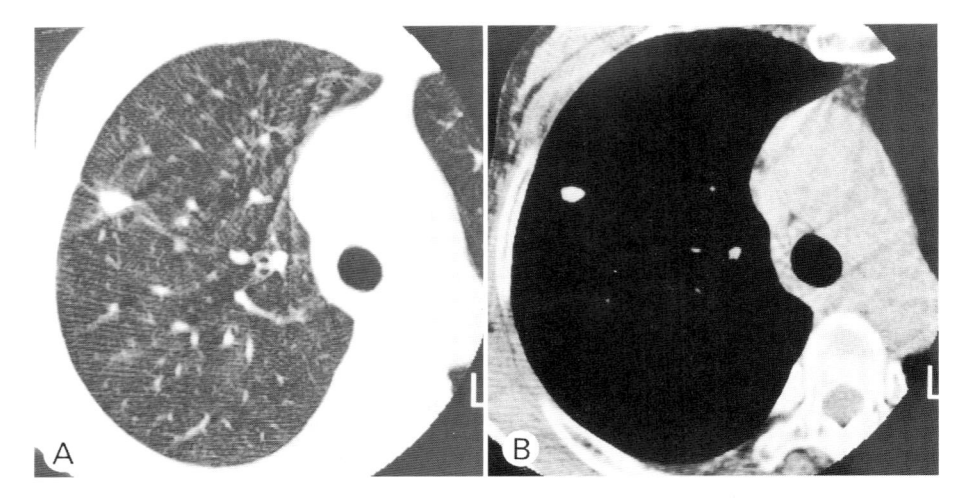

図 3-43　結核腫（52 歳女）
A, B はいずれも 1.5 mm スライスの soft tissue algorithm による再構成画像である．A では三角形の病変と小葉間隔壁の肥厚または胸膜陥入を示す線状影と集束像がみられる．Satellite density は明らかでない．B では病変全体に石灰化がみられ，肉芽腫病変と診断できる．

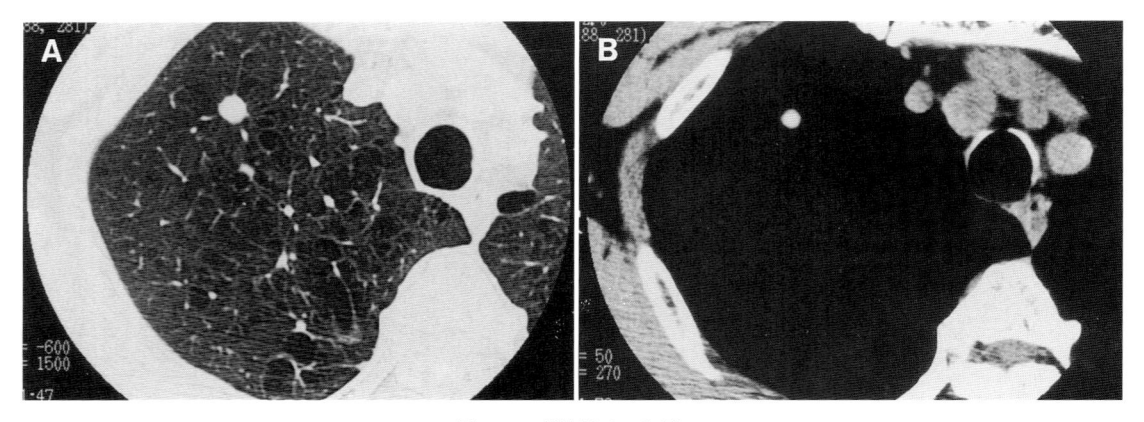

図 3-44　結核腫（74 歳男）
2 mm スライス CT．肺野条件（A）ではわずかに周囲血管の集束を伴う類円形の病変がある．縦隔条件（B）で観察すると，結節全体にほぼ均等に高吸収域がみられ，石灰化と判定される．このような病変は，例外的な症例を除けば良性と判断して差し支えない．なお A では小葉中心性気腫がある．

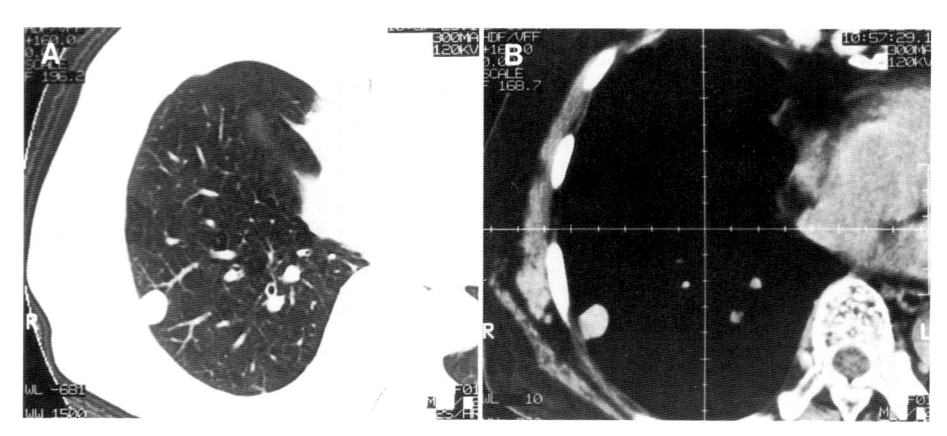

図 3-45　結核腫（74 歳女）
小さな結節であっても石灰化を含有する高吸収性病変であるため，縦隔条件画像でも明瞭に認められる．

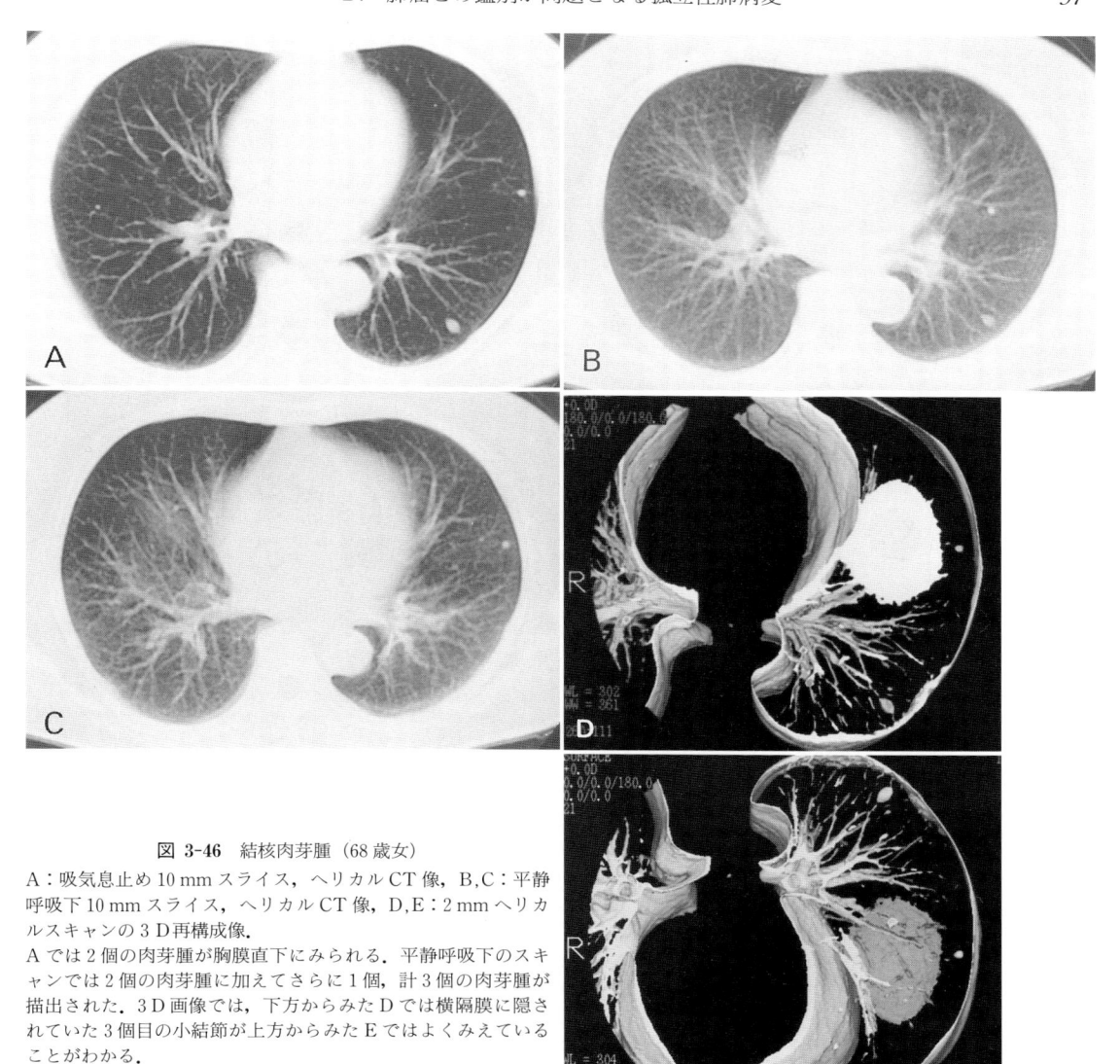

D. 肺癌との鑑別が問題となる孤立性肺病変

図 3-46 結核肉芽腫（68歳女）
A：吸気息止め10mmスライス，ヘリカルCT像，B，C：平静呼吸下10mmスライス，ヘリカルCT像，D，E：2mmヘリカルスキャンの3D再構成像．
Aでは2個の肉芽腫が胸膜直下にみられる．平静呼吸下のスキャンでは2個の肉芽腫に加えてさらに1個，計3個の肉芽腫が描出された．3D画像では，下方からみたDでは横隔膜に隠されていた3個目の小結節が上方からみたEではよくみえていることがわかる．

炎症性病変は基本的には気管支肺胞系の構成単位を広がりの単位とするので，病変は静脈で境されて隣接する区域あるいは亜区域にまたがる可能性は少ないが，はじめから隣接する2つの区域，亜区域に炎症があり，これが濃縮化するとあたかも腺癌のように肺静脈を中心に隣接の区域，亜区域にまたがるようになったり，胸膜陥入が出現するようになったりする．また，1つの区域や亜区域内に限局していても石灰化や散布巣がない場合は，扁平上皮癌などとの鑑別は難しい（図3-43〜3-46）．

陳旧性結核性病変では随伴する肺動脈影は病巣の手前で著しく乏しくなるとされているが，肺癌では組織型のいかんを問わず病巣に関係する気管支・肺動脈影は病巣まで保たれているので鑑別診断上有用な所見となる[78]．

最近，CTおよびMRIにおける造影剤増強効果の違いによって結核腫と肺癌とを鑑別しようとする報告がみられるようになった[87-95]（p.63参照）．つまり結核腫の増強効果は肺癌のそれよりも軽度であり，また周辺部のみが増強効果（thin-rim enhancement）を示すことがわかり，これら

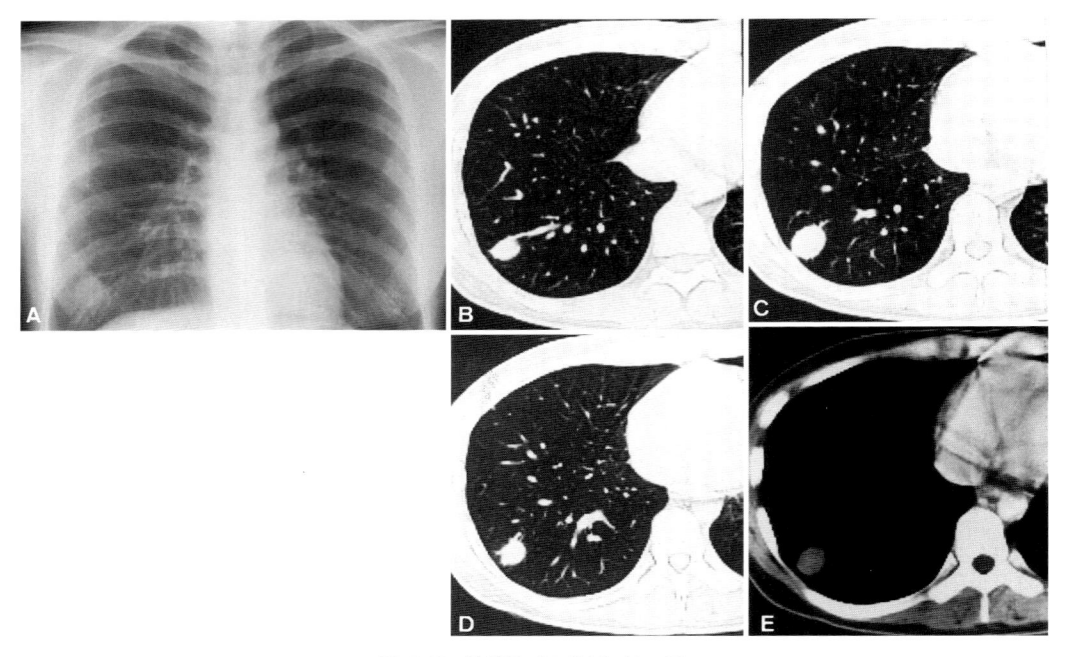

図 3-47　結核腫（23歳女）（A〜E）

会社検診で異常を指摘されて精査目的で紹介された．胸部X線写真では右下肺野に22 mm×19 mmの結節影がみられる（A）．初回CT（B〜E）では類円形で増強効果のない結節がみられ，ツベルクリン反応が強陽性を示したため結核腫と診断した．

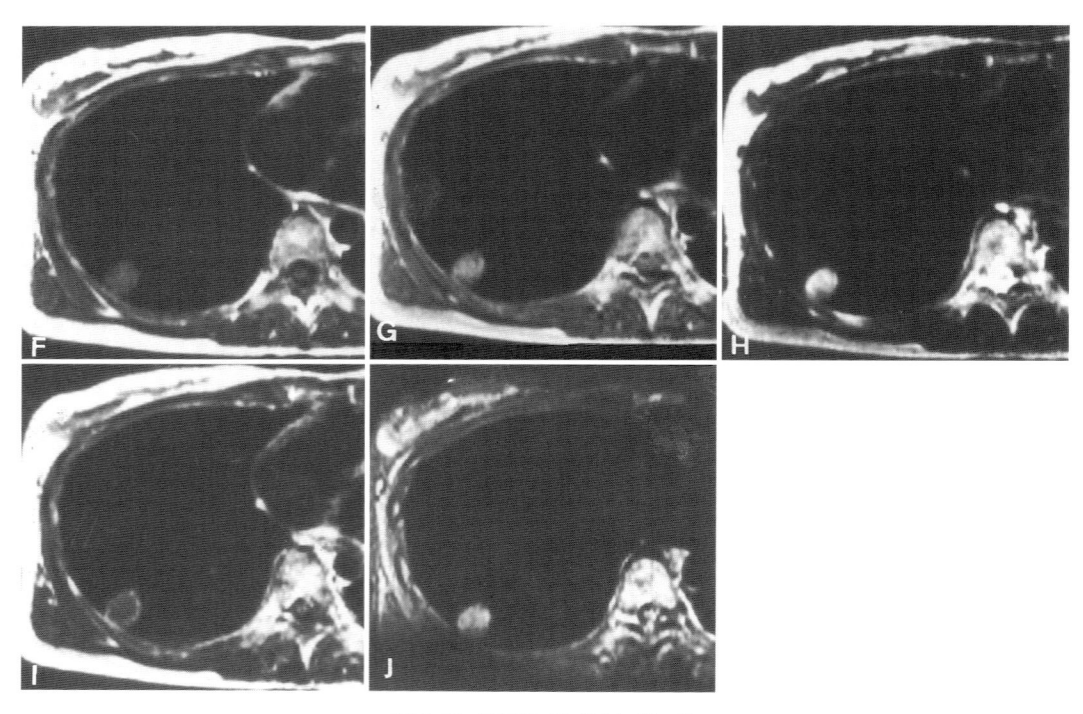

図 3-47　結核腫（23歳女）（F〜J）

MRI（F〜J）が行われた．T_1強調像（SE 580/15）では筋肉とiso-intensityを，PD（1800/15）ではやや高信号，T_2強調像（SE 1800/90）では高信号強度を示した（F〜H）．造影T_1強調像（SE 580/15）（I）ではthin-rim enhancementを示した．STIR（TR/TI/TE, 2000/130/22）では乾酪壊死を反映してか高信号強度であった．

D. 肺癌との鑑別が問題となる孤立性肺病変

図 3-48 結核腫（23歳女）
図 3-47 と同一症例で，約半年後の CT である．周囲に散布巣（satellite lesion）が認められるようになり，抗結核剤投与が開始された．

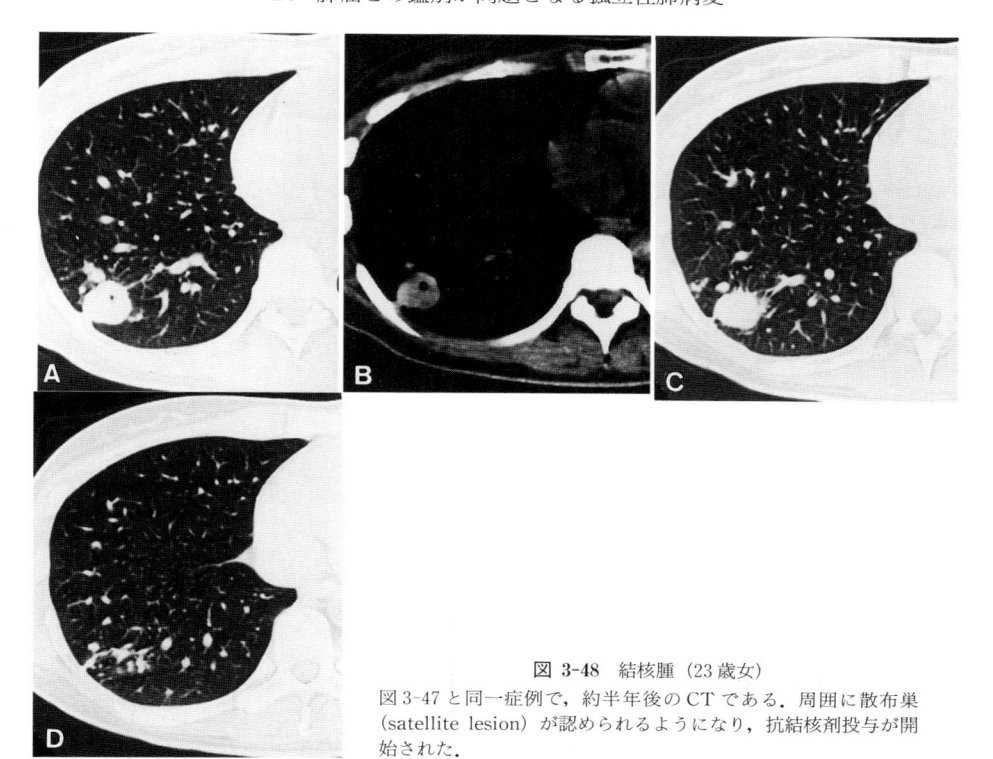

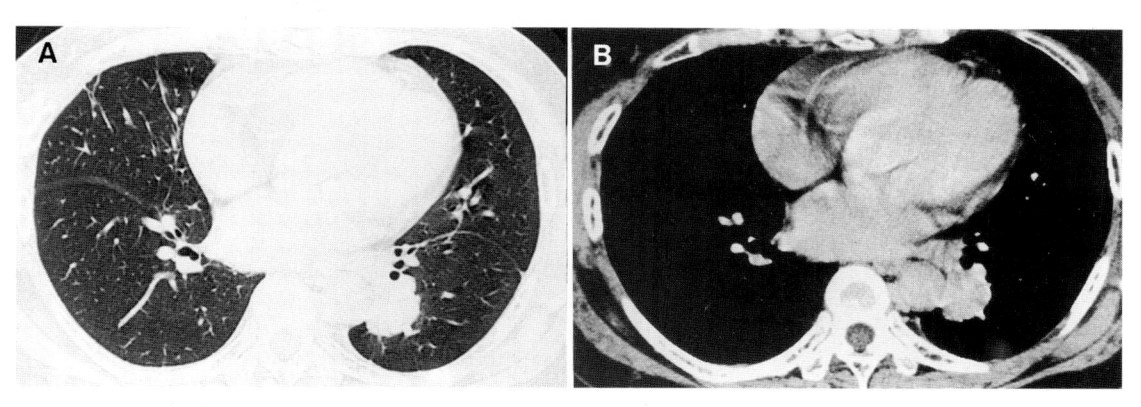

図 3-49 結核腫（62歳男）
左下葉の下行大動脈に接する領域にノッチを有する結節がみられる．左下葉気管支の分岐から病変は S⁶c に存在することがわかる．2 mm スライス CT 像であるが，内部に石灰化や脂肪組織は CT 画像上では見いだしえない．3 年間大きさ不変であり，造影剤増強効果もほとんどないことから，結核腫の疑いで経過観察中である．

を肺癌との鑑別診断に利用しようとするものである．Maruyama ら[90]は，石灰化のない結核腫 12 例について CT による検討を行っている．リング状または中心部の線状の増強効果が 12 例中 9 例（75%）に認められた．病理学的にみると，増強効果のみられた部位は中等度ないし高度の血管成分が認められ，増強効果のなかった部分は乾酪壊死あるいは液状の壊死物質で占められていた[90]（図 3-47〜3-50）．

Swensen ら[88]は，造影剤を毎秒 2 ml の速度で急速静注し，肉芽腫 43 例を含む石灰化のみられない結節性病変の造影剤増強効果を比較している．これによると，悪性腫瘍は平均 40.0 HU の CT 値の上昇がみられたのに対して，肉芽腫や良

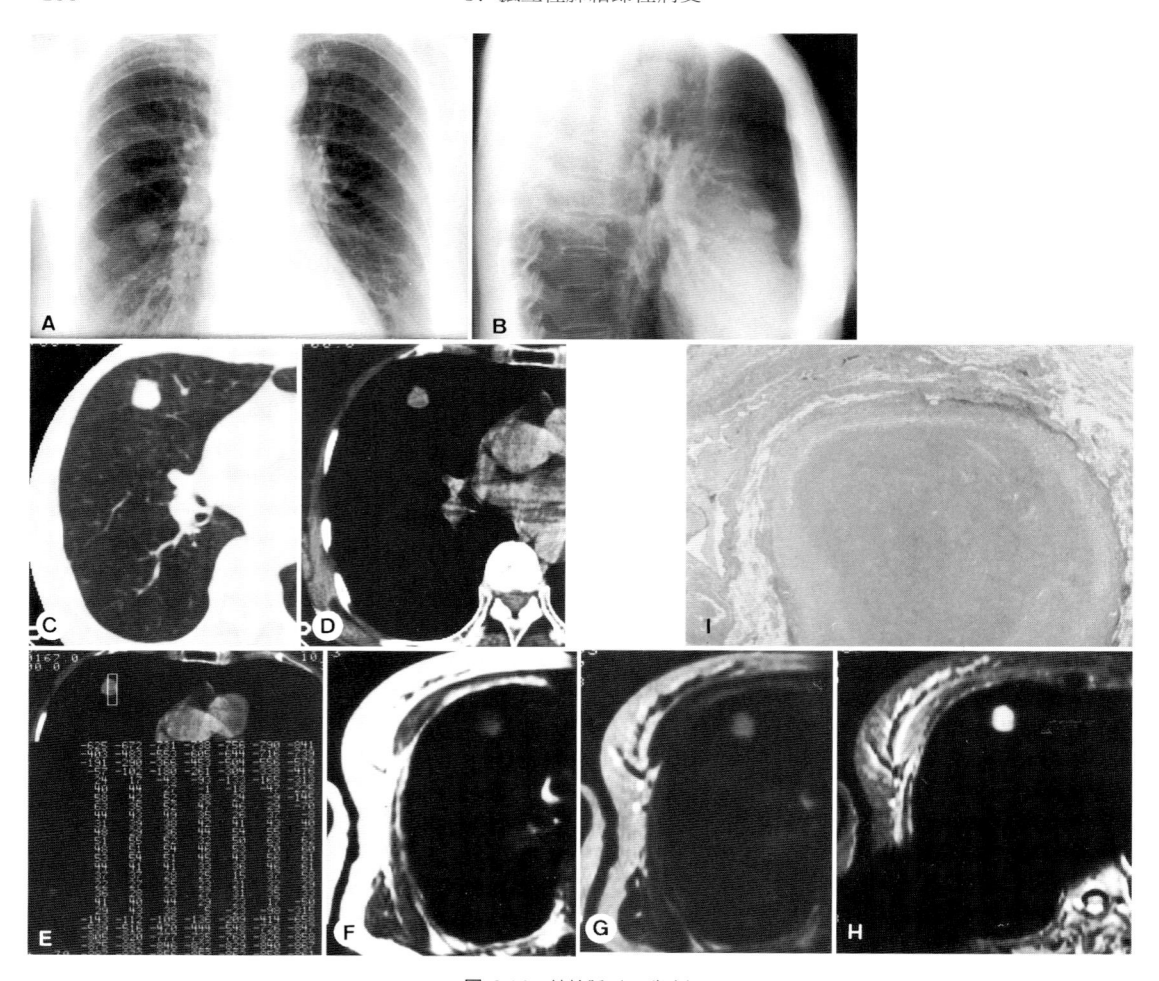

図 3-50 結核腫（62歳女）
A：胸部X線正面像，B：胸部X線右側面像，C〜E：2mmスライスCT（軟部組織アルゴリズムによる再構成），F〜H：MRI
（F：SE 510/15，G：SE 2000/90，H：STIR 2000/130/22），I：切除標本病理像

性腫瘍では平均12.0 HUのCT値の上昇にとどまっており，造影前後のCT値の上昇を20 HUを閾値とすると，sensitivity 100%，specificity 76.9%，positive predictive value 91.2%，negative predictive value 100%，accuracy 92.6%という成績であったと報告している．

Yamashitaら[87]は，3 cm以下の結節性病変32例について検討している．症例の内訳は肺癌18例，結核腫10例，過誤腫4例である．結節性病変の内部のCT値を造影剤投与後30秒，2分，および5分で測定した．肺癌18例全例と過誤腫の4例中1例は全体が増強効果を示した．良性疾患では過誤腫の1例は辺縁部の増強効果を示し，結核腫10例中8例は被膜の増強効果を示し，結核腫の残りの2例は増強効果を示さなかった．最大CT値が造影前よりも20〜60 HU上昇すれば悪性と診断する有力な指標になるとしている．

2．過誤腫

過誤腫（hamartoma）は正常に認められる各種組織の構成成分が不均等な割合で増殖しているもので，それぞれの成分に異型性は認められない．通常，粘液性結合組織と軟骨を含み，その他に種々の割合で脂肪，平滑筋，骨髄，骨などの組

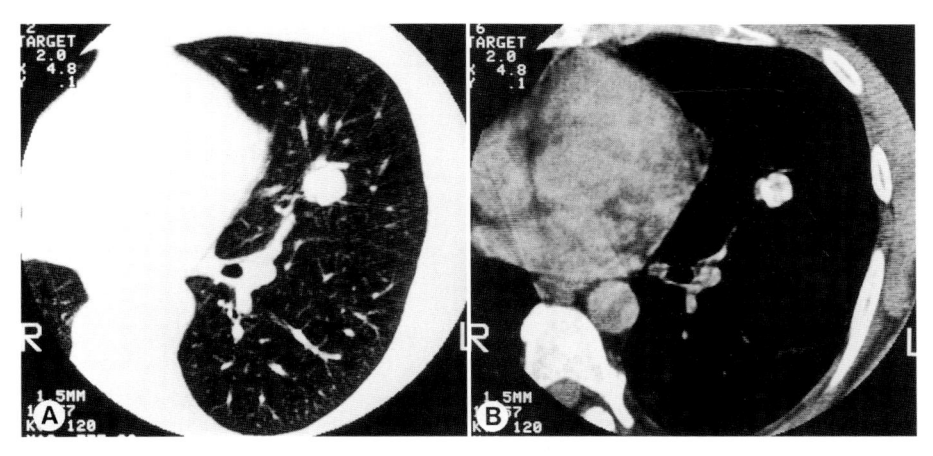

D. 肺癌との鑑別が問題となる孤立性肺病変

図 3-51 過誤腫（36歳男）
左肺舌区に境界明瞭な結節影がみられる．1.5 mm スライスの soft tissue algorithm による再構成画像である．A では辺縁には軽いノッチがみられ，かつ前縁に隣接する血管をやや圧排している．B ではノッチがより明瞭に認められる．結節内部にはリング状に配列する石灰化が認められ，良性石灰化と判断しうる．また点状に低吸収の部分があり，脂肪組織があると判断される．よって過誤腫と診断され，経過観察となった．

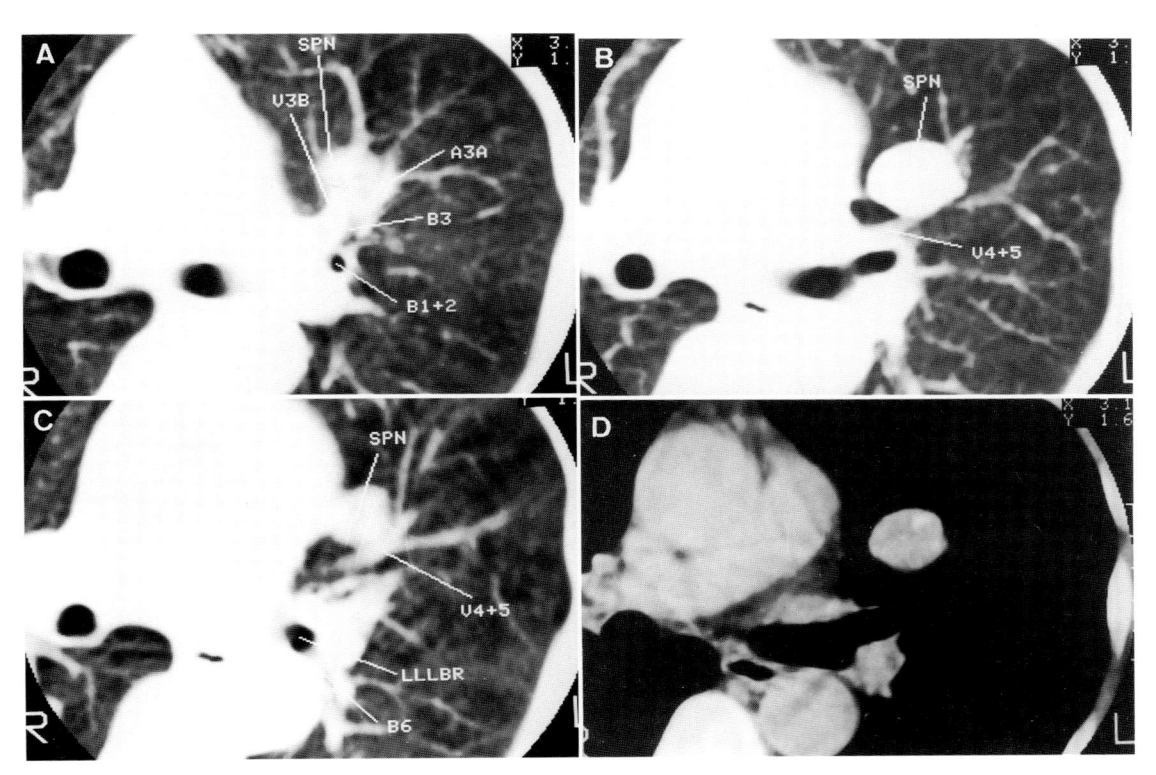

図 3-52 過誤腫（65歳男）
住民検診にて異常影を指摘された．A〜D は単純 CT で，D は B と同一スライスの縦隔条件画像である．やや分葉傾向を示す平滑な結節で，辺縁部に石灰化がみられる．脂肪組織は明らかでない．A〜C で結節と周囲肺血管との関係をみると，結節（SPN）の上方では A^3a と V^3b がやや圧排され（A），さらに V^{4+5} が結節の下方で軽く圧排されていることがわかる．本例は石灰化があるため診断は比較的容易であるが，石灰化や脂肪組織の明らかでない結節では，本例のように肺血管，ことに肺静脈の圧排がある場合には過誤腫を疑う有力な所見となる．手術により過誤腫の確定診断が得られた．

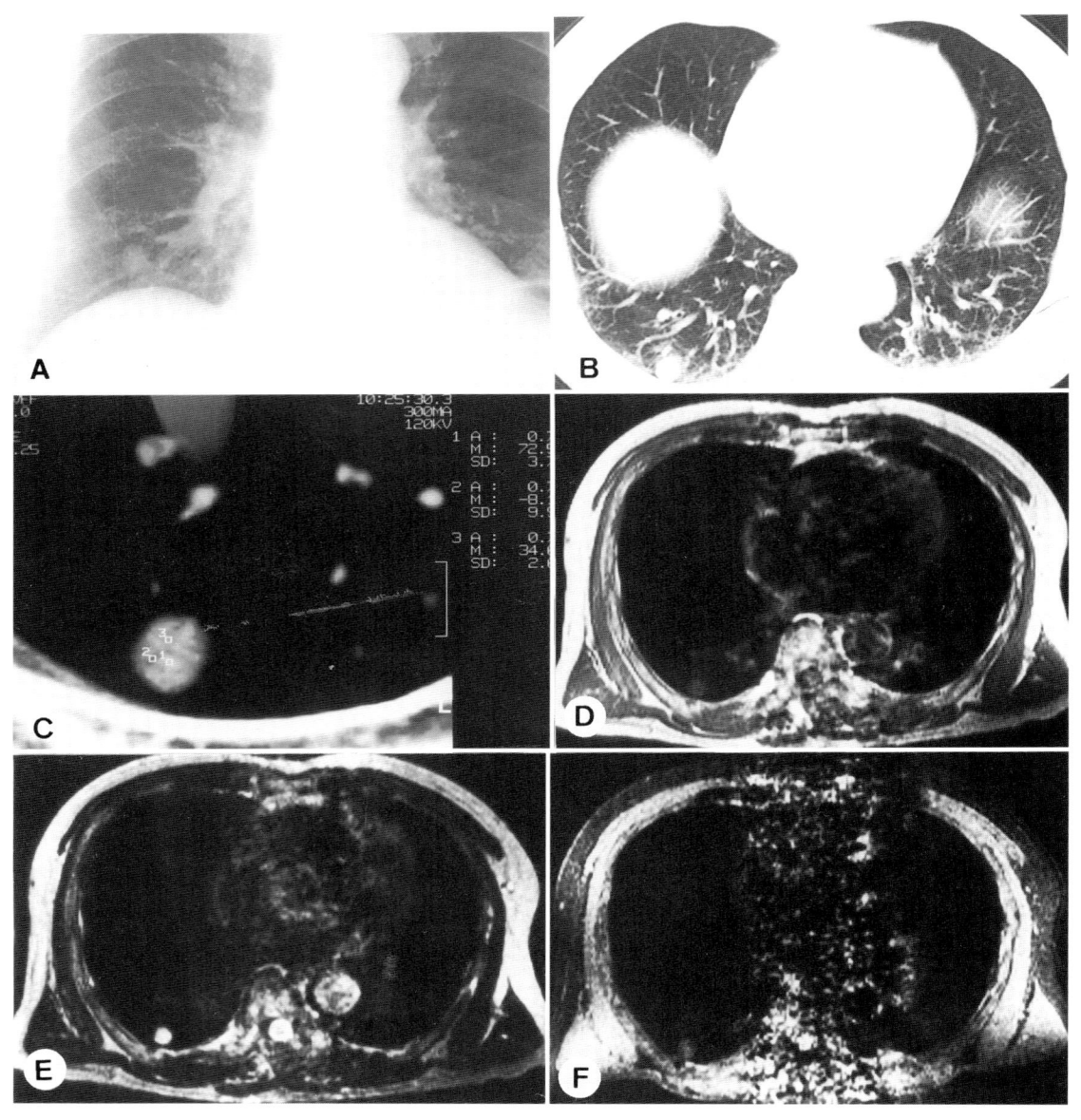

図 3-53 過誤腫（68 歳男）

A：胸部単純 X 線写真．右下肺野に円形の結節影がある．B：CT．胸膜直下に境界鮮明，辺縁平滑な結節がある．なお，両側肺の背部に軽度の濃度上昇があり，肺線維症を伴っている．C：2 mm スライス CT 拡大像．小さな ROI をとって CT 値を測定するとマイナスの CT 値を示す部分があり，脂肪成分を含有していることが推測できる．D～F：MRI．SE 2000/15（D）では筋肉よりやや低信号，SE 2000/90 では高信号を示している（E）．STIR（2000/140/22）では，骨格筋よりやや低信号強度である．STIR の脂肪抑制効果によるものと考えられる．以上により過誤腫として経過観察したが，2 年以上にわたって結節の大きさに変化はない．

織を含んでいる．約 50％は脂肪を含むとされ，この部分は thin-section CT で低吸収域として示される．脂肪の吸収値としては－80～－120 HU が典型的である．脂肪組織が少ないとわずかにマイナスの CT 値を示す程度にとどまるが，この場合でも脂肪組織を含んでいるものと判断してよい．空気を含んだ空洞は－200 HU 以下の CT 値を示すので区別できる．

過誤腫に特徴的といわれているポップコーン様石灰化（popcorn calcification）（p. 62，図 3-5 参

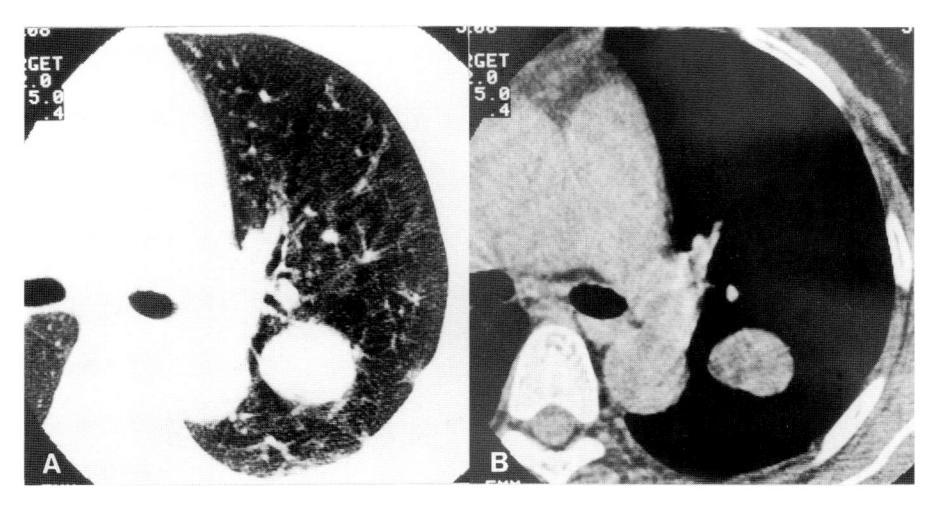

D. 肺癌との鑑別が問題となる孤立性肺病変

図 3-54 過誤腫（58歳女）
A，Bともに1.5 mmスライス高分解能CTである．左上葉上区 $S^{1+2}c$ に卵円形の腫瘤があり，周囲の隣接血管をやや圧排している（A）．縦隔条件では明らかな石灰化はなく，内部にはところどころ低吸収の領域がみえる．よって過誤腫と診断し，手術および病理学的に確認された．

照）は，これがあれば診断にきわめて有用であるが，過誤腫全体からみると石灰化を検出できるものよりも石灰化のないもののほうがはるかに多い．このため，圧排性，膨張性に増殖する肺癌（扁平上皮癌，低分化腺癌，小細胞癌，大細胞癌，カルチノイド），転移，結核腫，その他の良性腫瘤性病変との鑑別が困難なことがある．

過誤腫は発生異常と考えられてきたが，近年良性腫瘍とする考え方が台頭してきた．気管支壁の未分化な間葉系細胞から発生するというものである[1]．その根拠としては次のような点があげられている．(1)多くは4 cm以下であるが，ときに10 cm大にまで発育すること，(2)成人に多く，50歳代に最も多く，30歳未満では少なく，幼児にはみられないこと，(3)以前の胸部写真で所見のない例はときどきある，(4)組織学的には上皮で覆われた間隙があり，これは間葉系増殖の途中で気管支上皮を取り込んだものと考えられること，(5)光顕および電顕で未分化間葉系細胞（線維芽細胞様細胞）と分化した軟骨との間に明らかな移行がみられること，などである[1]．

Siegelmanら[22]は，大きさ2.5 cm以下の辺縁の平滑な47例の過誤腫を対象に検討を加えている．このうち17例には石灰化も脂肪組織も証明

されず，CTでは過誤腫と診断できなかった．2例ではびまん性石灰化がみられた．残りの28例では過誤腫のCT診断ができた．脂肪組織による低吸収域は18例にみられ，石灰化と脂肪組織の療法がみられたのは10例であった．2.5 cm以下の平滑な結節病変に脂肪組織と石灰化があれば過誤腫は確実に診断できるとしている．

問題は，石灰化も脂肪組織も認められない過誤腫の診断である．過誤腫の次のような特徴を知っておけば鑑別診断に大いに参考となる．すなわち，過誤腫は病変の大きさの割に血管気管支系の変化が軽いか，あるいはまったくみられないことである．もし，周囲の血管気管支系に対して変化があるとすれば，圧排性変化である．血管の圧排は肺静脈にみられることが多い[78]（図 3-51〜3-55）．

ここで過誤腫の造影剤増強効果について追加しておきたい．Sakaiら[44]は，6例の過誤腫についてMRI所見と病理との対比を行った．6例全例が T_1 強調像で中等度の信号強度を，T_2 強調像で高信号強度を示した．6例中4例は T_1 および T_2 強調像で分葉状の様相を呈した．Gd-DTPA造影 T_1 強調像では強い増強効果を示し，増強効果の弱い部分はこの隔壁によっていくつかの"小

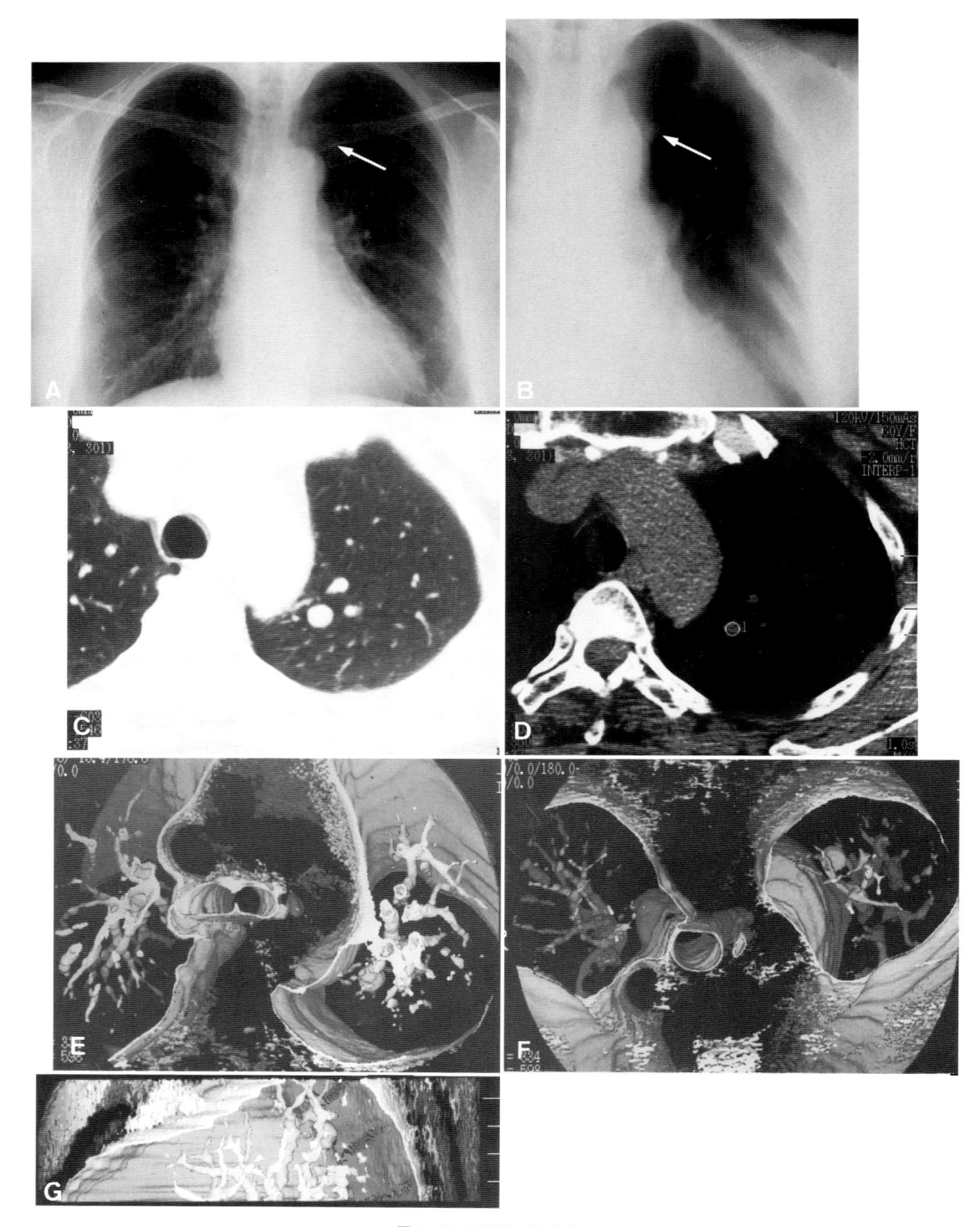

図 3-55 過誤腫(60歳女)

A：胸部単純X線正面像，B：断層像，C，D：2mmスライス単純ヘリカルCT像，E〜G：3D再構成像．
単純写真では左鎖骨に重なる境界明瞭で平滑な小結節影がみられる．断層撮影では骨病変ではなく，肺野結節性病変とわかる．CTでは周囲の血管よりも少し大きい円形腫瘤としてみられ，そのCT値は23HUであった．3D再構成像では平滑な球形を呈している．

葉"に分けられていた。この所見は6例全例に認められた。MRI所見と切除標本との対比を行うと，増強効果の弱い部分は軟骨成分を含む亀裂のような間葉系結合組織の部分に相当しており，MRI所見は切除標本とよく一致していたとしている[44]。

CTはMRIに比べるとコントラスト分解能が劣るのでMRIのような詳細を描出できるか否かは定かでないが，Yamashitaら[87]の報告にもみられるように肺癌とは増強効果に違いがみられることから，今後症例を積み重ねることで肺癌との鑑別診断がより精度の高いレベルで行われる可能性がある。

3. 硬化性血管腫

硬化性血管腫（sclerosing hemangioma）はLiebowら[91]によって1956年に初めて記載されたまれな良性腫瘍である。II型肺胞上皮由来の上皮性腫瘍とする説[92,93]があるが，詳細は不明である。40歳代に最も多く，女性が80％を占める。病理学的には4つの組織学的コンポーネントからなっている。すなわち，solid, papillary, sclerotic, hemangiomatousである[94]。

Sugioら[95]は，1974年から1990年までに経験した硬化性血管腫10例を分析している。硬化性血管腫はこの期間に切除された良性腫瘍の22.2％を占めた。8例は女性，2例が男性で，手術時の年齢は15～77歳であった。9例は無症状であった。10例全例が胸部X線写真で円形あるいは卵円形の境界鮮明な孤立性均等陰影を示した。CTでは，4例は均質な軟部組織濃度を呈した。1例は内部に囊胞変性による低吸収域があった。組織学的には，5例がsolid pattern優位，3例はpapillary pattern優位，1例はsclerotic pattern優位であった。1例はsolidとpapillaryの混合型であった。10例中9例は4つの組織学的コンポーネントのうち少なくとも3つのコンポーネントを含んでいた。確定診断には開胸手術が行われるが，術中の凍結切片で硬化性血管腫と診断されれば部分切除でよい[95]。

Imら[96]は8例の硬化性血管腫についてCT所見と病理所見との対比を行っている。8例はいずれも胸部X線写真で偶然発見されたもので，7例は女性であった。CTでは胸膜に近い部位に存在した。3例は石灰化を有していた。造影剤増強効果を示し，CT値は96～157 HUであった。CT値の高い部位，中等度濃度の部位，低濃度の部位はそれぞれangiomatousおよびsolidの部位，sclerotic の部位，囊胞性の部位に相当していた。よって，胸膜に近い部位に境界明瞭な結節があり，強い造影剤増強効果を示し，部位によって明瞭な低吸収域や石灰化を有するなどの所見は，特に女性の場合には，硬化性血管腫を示唆するといえよう[96]（図3-56，3-57）。

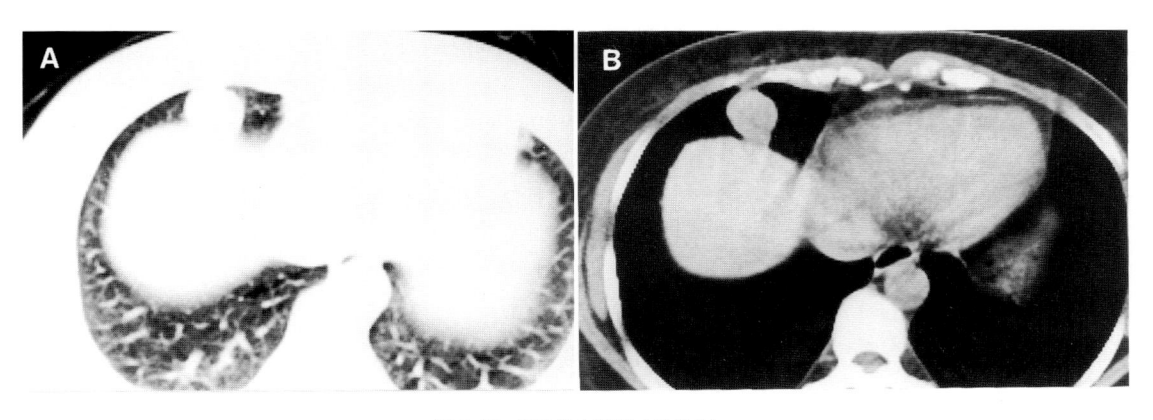

図 3-56 硬化性血管腫（46歳女）
集検で異常影を指摘された。S⁵の領域に類円形の平滑な結節がある。石灰化や脂肪成分はみられない。造影CT（点滴静注法）で増強効果があり，過誤腫，硬化性血管腫，カルチノイド，扁平上皮癌，低分化腺癌などが鑑別診断にあがるが，決定的ではない。中葉部分切除により硬化性血管腫と判明した。硬化性血管腫は胸壁や縦隔など胸膜に近いところに発生しやすい傾向がある。

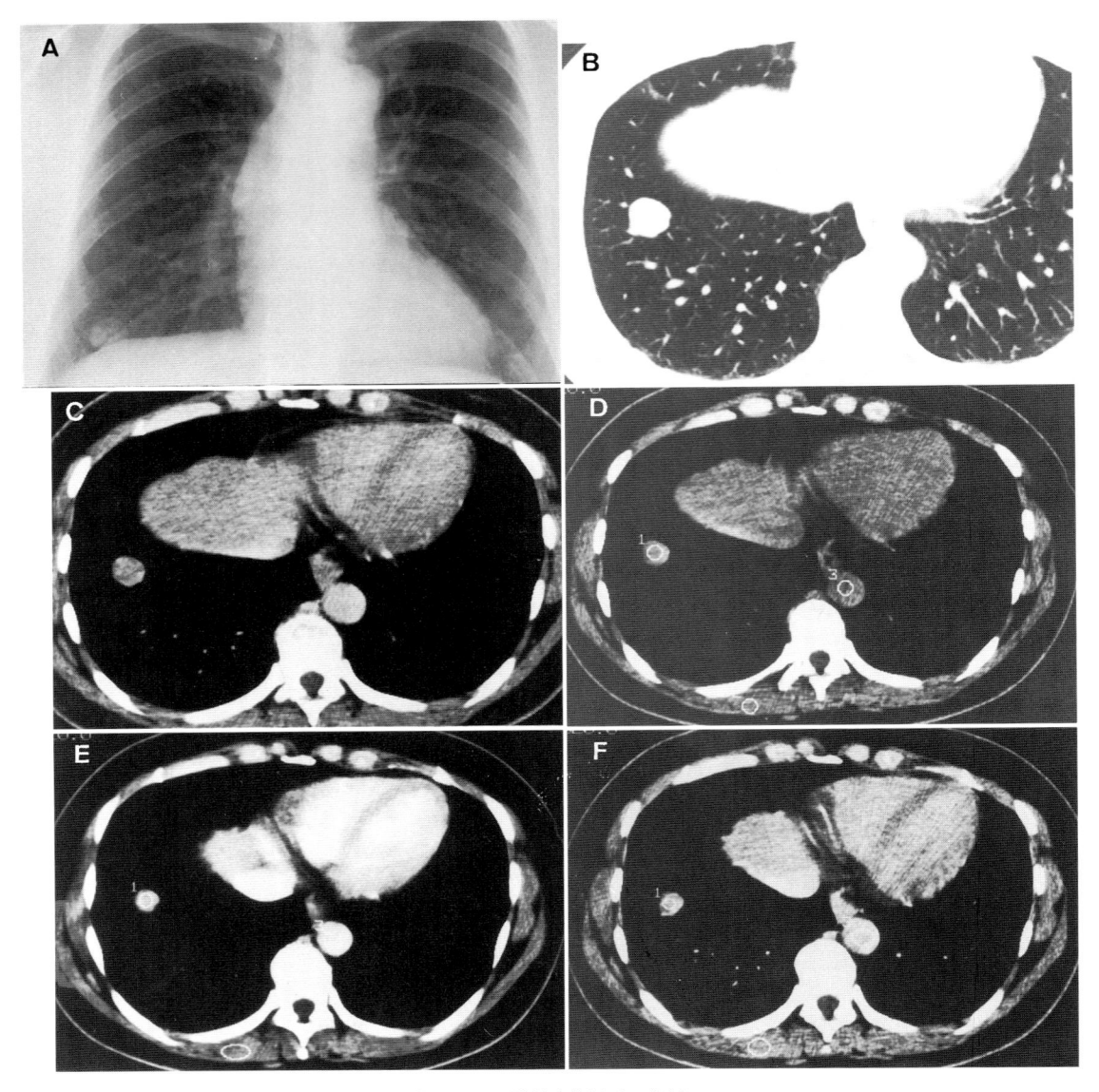

図 3-57 硬化性血管腫（48 歳女）
胸部単純 X 線写真では右下肺野に境界明瞭，辺縁平滑な結節がある（A）．B，C は 2 mm スライス CT で，肺野条件（B）ではわずかに分葉状である．縦隔条件（C）では石灰化や脂肪を検出できない．D は 2 mm スライス単純 CT，E は 10 mm スライスの dynamic incremental CT，F はその後の 2 mm スライス造影 CT である．ROI 1 の CT 値は D で 65 HU，E で 105 HU，F で 87 HU であった．

筆者は最近，dynamic CT を行い，時間経過とともに CT 値がなだらかに上昇することから積極的に硬化性血管腫を疑い，さらに MRI および血管造影を術前に施行した症例を経験した[65,97]（図 3-58）．血管造影では血管腫成分に富む部分は早期から濃染像がみられ，硬化性の部分では遅れて濃染像が認められた．MRI では，血管腫成分は T_2 強調像および STIR 像で著しい高信号強度を，硬化性の線維成分の多い部位は T_2 強調像および STIR 像で低信号強度を示した．

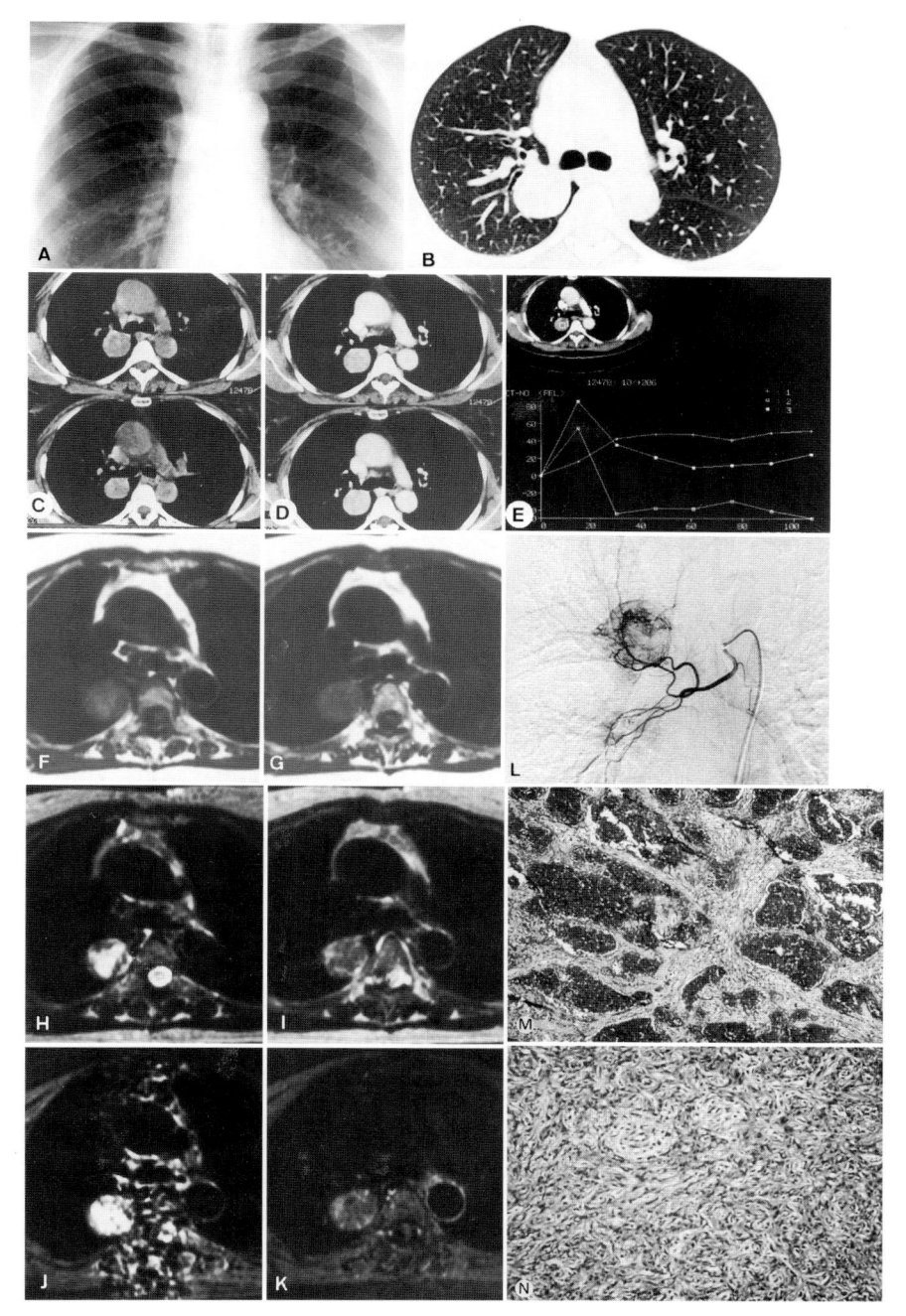

D. 肺癌との鑑別が問題となる孤立性肺病変

図 3-58 硬化性血管腫（53歳女）

胸部単純X線写真では右肺門部に重なって円形の平滑な結節影がみられる（A）．Bは肺野条件，C，Dはdynamic CT，Eはそのtime-density curveである．時間経過とともに次第に結節部のCT値が上昇しているのがわかる．F，GはMRI T_1 強調像（SE 700/15）で結節の上下部が含まれている．筋肉とほぼiso-intensityを呈している．H，Iは T_2 強調像（SE 1400/90）で，結節の上部（H）には内部に著しい高信号域がある．下部（I）では筋肉よりやや高い，不規則な信号強度を示している．J，KはSTIR像（TR/TI/TE, 1400/120/22）で，上部（J）ではHよりも広い範囲に著しい高信号がみられ，下部（K）は筋肉とほぼ同じ信号強度である．CT，MRI所見から硬化性血管腫を疑い，気管支動脈造影（L）を行ったところ，結節を取り巻くように"メロンの皮"状の血管分布が認められた．また，結節の上部は早い時期で濃染し，血管腫組織が多い部分と考えられ，下部は軽度の濃染で線維成分の豊富な部位と考えられた．切除標本の組織像（M，N）では，上方の部分（M）は血管腫成分に富み，下方の部分（N）は線維成分に富んだ部分であることが確認された．

3. 孤立性肺結節性病変

　　　type A　　　　　　　　type B　　　　　　　　type C

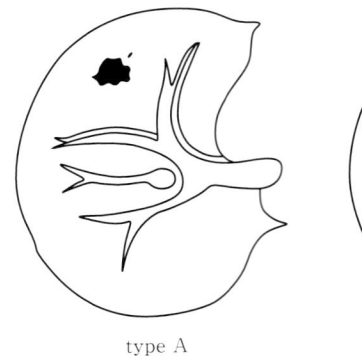

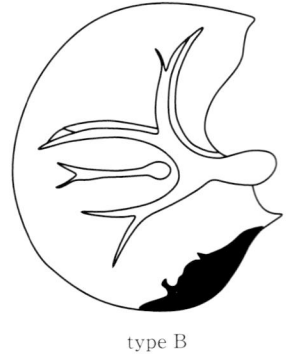

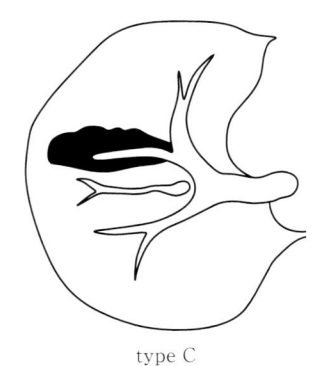

図 3-59　器質化肺炎のCT像[98]

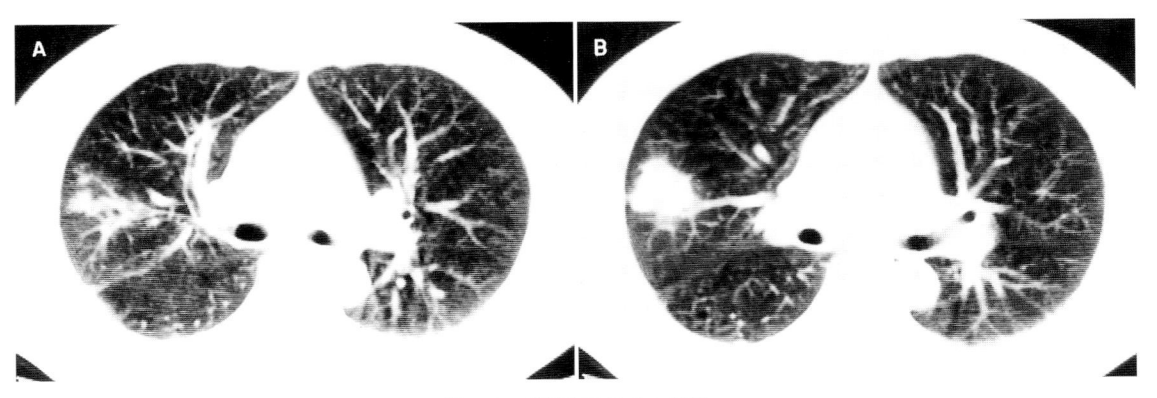

図 3-60　器質化肺炎（51歳男）

住民検診にて異常影を指摘された．連続する 10 mm スライス CT で，A では B^3a，A^3a がみえ，その末梢に結節影がある．B では不整形の結節影の後縁に沿って V^2c が走行している．したがって，この病変は V^2c で境されて S^3a 内に限局しており，良性病変の多いパターンに属する．気管支鏡検査では細胞診は陰性であった．抗生物質が投与され，その後のX線写真ではこの病変は著しく縮小した．

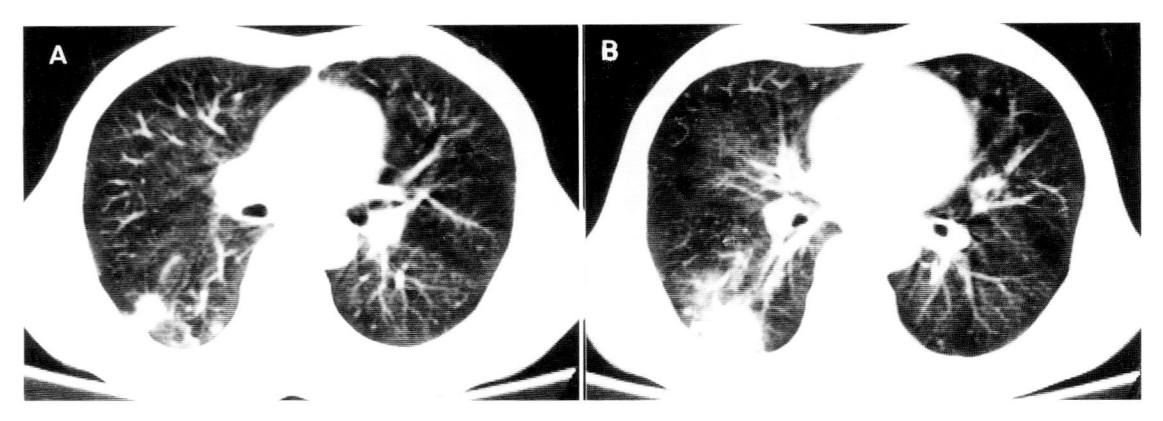

図 3-61　器質化肺炎（51歳男）

住民検診で異常影を指摘された．10 mm スライスの連続する2画像で，B でみられるように不整形の結節性病変が A^6b，B^6b の末梢にみえる．また，A では散布巣に似た病変が内側に認められる．炎症性病変が考えられるが，肺癌を否定できず S^6b の部分切除がなされた．

4. 限局性器質化肺炎

器質化肺炎（focal organizing pneumonia）は，吸収の不完全な肺炎（unresolving pneumonia）または吸収の遅延している肺炎（delayed resolution of pneumonia）とされ，その不整な形状から肺癌との鑑別診断がしばしば困難である．病理学的な特徴は，(1)肺胞内滲出物の器質化が認められること，(2)慢性炎症細胞浸潤があること，(3)胞隔の線維化あるいは気管支血管周囲の線維化が認められることである[98]．

筆者の経験では孤立性肺結節性病変の切除例181例中6例（3％）が器質化肺炎であった[4]．

Kohnoら[98]は病理学的に証明された18例の限局性器質化肺炎のCT像を分析した．これら18例はいずれも胸部X線写真で肺癌が疑われていた．腫瘍の大きさ，形，辺縁，局在，結節内部の性状，周囲の構造の変化などに注目して分析している．18例はいずれもCTの横断像で肺の末梢（外側1/3）に存在していた．18例中17例（94％）は辺縁が不規則で，10例（56％）は濃度不均等，10例（56％）には周囲に散布巣が認められ，9例（50％）にはair bronchogramが認められた．また末梢血管の集束像は14例（78％）に認められた．18例のCT像を3型に分類した（図3-59）．Type A（5例）は2cm以下の辺縁不整な小円形結節性病変で，気管支血管系および胸膜とは明らかな関係がみられないものである．1例にはair bronchogram，散布巣がみられた．胸膜陥入は4例に認められた．Type B（7例）は胸膜と広く接している楕円形の結節性病変で，うち6例は散布巣とともに末梢血管の集束像がみられた．Type C（6例）は気管支血管系に沿うように存在した楕円形結節性病変で，散布巣は3例に，胸膜陥入は4例に認められた．このように，辺縁不整，air bronchogramなどの悪性病変に多いとされるCT所見は器質化肺炎でも94％の高率にみられることから，鑑別診断に決定的となる所見は得られなかった．しかしtype B, Cの病変は，その形態や局在からある程度鑑別診断が可能である．すなわち，(1)広範に胸膜に接するように存在する病変，(2)気管支血管束に沿って存在する病変，(3)病変が円形よりもむしろ楕円形，紡錘形，台形であるような場合，(4)散布巣の存在，などの所見は肺癌よりも良性病変を示唆する所見といえる．逆に，type Aの病変では肺癌との鑑別は困難である[98]（図3-42, 3-60, 3-61）．

5. リンパ球増殖性病変

リンパ球増殖性病変（lymphoproliferative disorders, LPDs）は肺の間質にリンパ球や形質細胞が浸潤して起こる病態の1群である．気管支のリンパ組織が抗原やその他の要因によって刺激されて各種のリンパ球増殖性病変を惹起すると考えられている[99]．気管支上皮，粘膜固有層，気管支周囲間質に集塊を形成したリンパ組織は気管支関連リンパ組織（bronchus-associated lymphoid tissue, BALT）とよばれ[1]，この組織が異常に増殖する病態である．肺病変としてはリンパ球性間質性肺炎（lymphocytic interstitial pneumonia, LIP），リンパ腫様肉芽腫症（lymphomatoid granulomatosis），形質細胞肉芽腫（plasma cell granuloma）などがあり，リンパ節腫大を主徴とするものにはCastleman's disease, 伝染性単核球症（infectious mononucleosis），血管免疫芽球性リンパ節症（angioimmunoblastic lymphadenopathy）などがある[100]．免疫学的には，一般に単クローン性は悪性病変が多く，多クローン

表3-8 胸部のリンパ球増殖性病変の特徴[101,102]

疾患	X線的特徴	好発年齢	症状	悪性リンパ腫への移行
plasma cell granuloma	肺野腫瘤影	10～30	通常なし	−
Castleman's disease	中・後縦隔腫瘤	20～30	なし	−
pseudolymphoma	孤立性・多発性腫瘤影	30～70	なし	＋＋＋
lymphocytic interstitial pneumonia	間質性・肺胞性陰影，境界不鮮明	40～70	中等度～重度	＋＋
angioimmunoblastic lymphadenopathy	間質性・肺胞性浸潤影，リンパ節腫大，胸水	50～70	中等度～重度	＋＋
lymphomatoid granulomatosis	多発結節影，空洞，胸水，胸膜播種	30～50	中等度～重度	＋＋＋

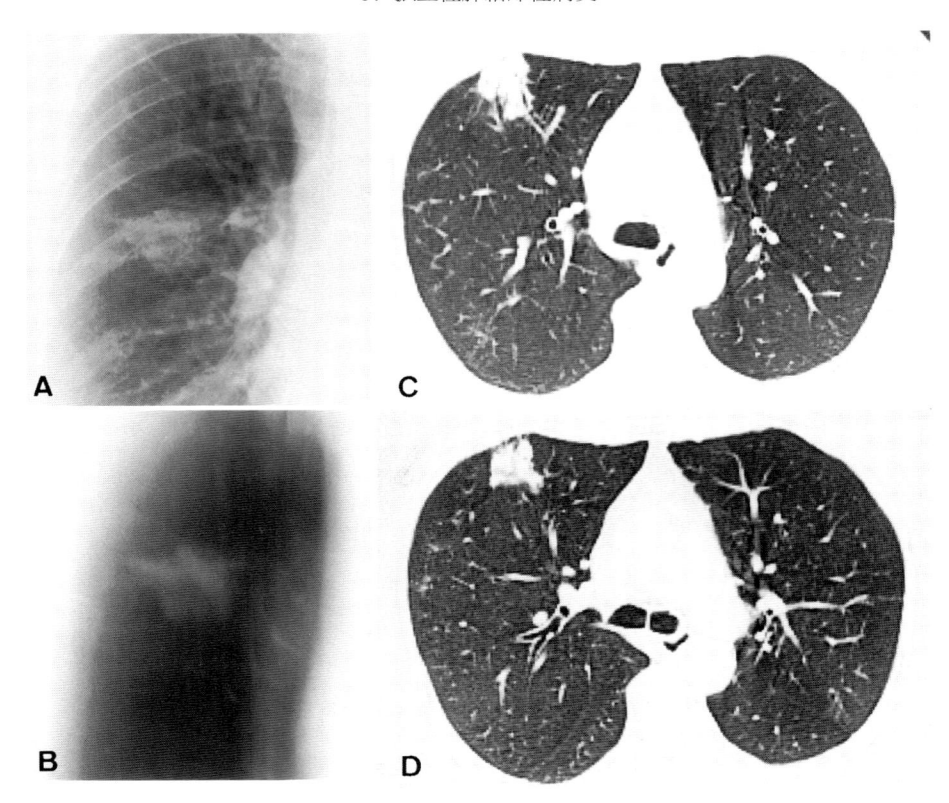

図 3-62 Pseudolymphoma（70 歳女）
住民検診で異常影を指摘された．胸部単純 X 線写真（A）および断層撮影（B）では S^3b の領域に不整形の腫瘤性病変がある．C, D は 2 mm の thin-section CT で，不整形の air-bronchogram を伴う病変がある．集束像，胸膜陥入が通常の分化型腺癌ほど強くない．したがって，分化型肺癌のほかに pseudolymphoma や悪性リンパ腫の可能性も考慮された．手術および病理検索の結果 pseudolymphoma と判明した．

性は良性である．リンパ球増殖性病変の多くは良性であると考えられている．現在では，偽リンパ腫（pseudolymphoma）やリンパ球性間質性肺炎は低悪性度の非 Hodgkin リンパ腫（low-grade non-Hodgkin lymphoma）と考えられている[100]．これらの特徴を表3-8[101,102]に示すが，ここでは肺野に限局性の病変をきたして肺癌との鑑別診断が必要となる病変について述べる．

a．偽リンパ腫

Saltzstein[103]は 1963 年，以前に診断された肺の悪性リンパ腫 102 例の検討を行った．このうち 10 例は類似の病理組織所見を呈し，悪性所見がなく，かつリンパ節腫大や浸潤傾向，さらに胸水などがなく，また経過が良好であったことから，悪性リンパ腫と区別し，偽リンパ腫（pseudo-lymphoma）として報告した．その組織学的特徴は，(1)成熟リンパ球とその他の炎症細胞浸潤，(2)真の胚中心の存在，(3)所属リンパ節腫大がないものとした．肺野の末梢の胸膜直下に限局性の腫瘤影を呈し，間質性に進展して病巣内には線維化を伴っているものが多いとした[103]．Hutchinson ら[104]も Saltzstein に引き続いて 10 例の胸部所見について同様の報告をしている．

Liebow と Carrington[105]は偽リンパ腫の組織学的所見はリンパ球性間質性肺炎（lymphocytic interstitial pneumonia, LIP）と同一のものであるとした．最近では LIP はびまん性病変に，pseudolymphoma は限局性病変に対して用いられている[99]．

Pseudolymphoma の報告例は比較的少なく，Holland ら[106]が 1991 年に自験例 4 例を加えて 58 例の報告例をまとめている．これによれば，年齢

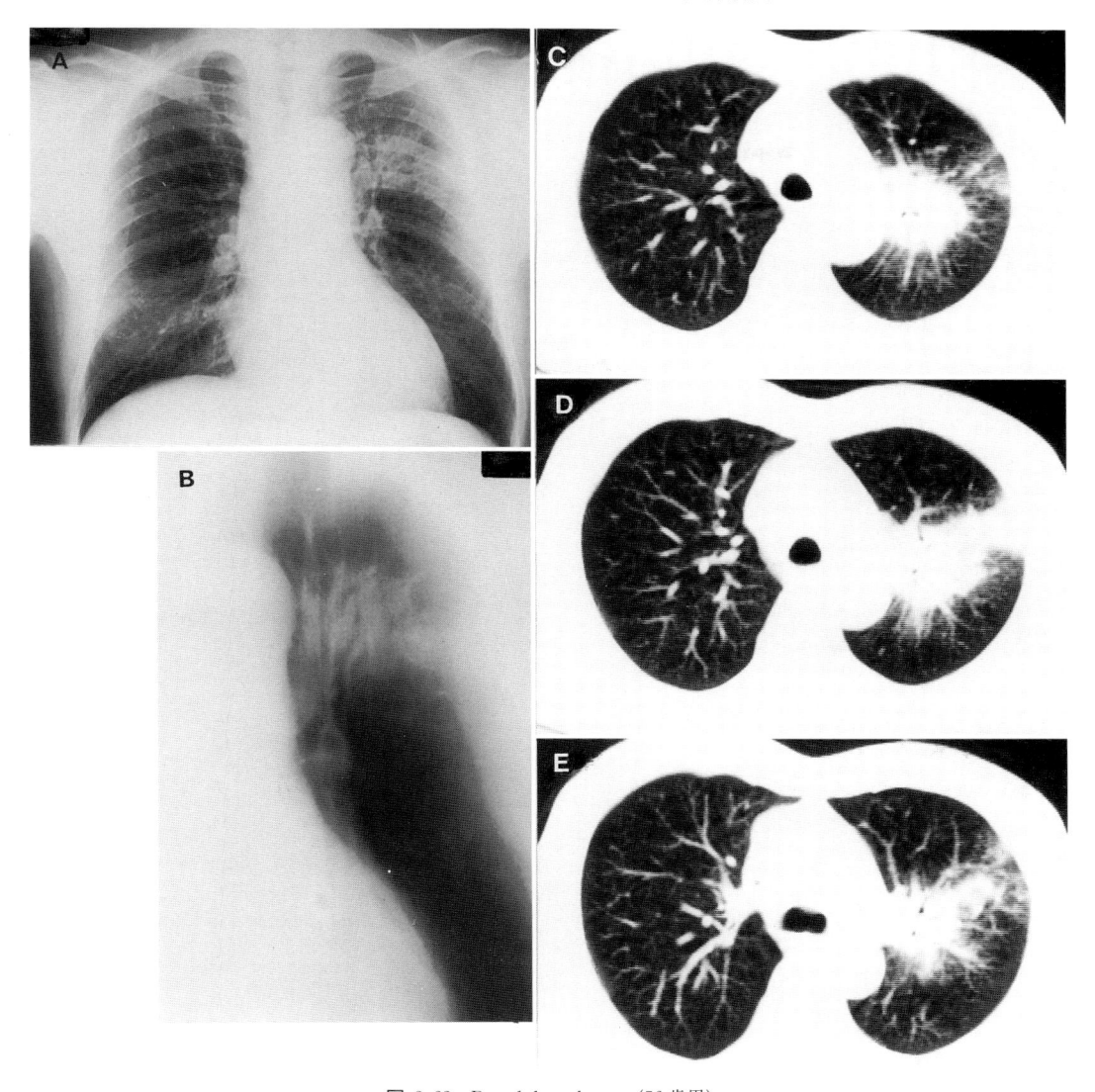

D. 肺癌との鑑別が問題となる孤立性肺病変　　　111

図 3-63　Pseudolymphoma（56 歳男）
住民検診にて異常影を指摘された．A：胸部単純 X 線写真，B：断層写真，C〜E：10 mm スライス CT の連続画像．胸部正面像，断層写真では左肺上葉上区に境界不鮮明な不整形の浸潤影がみられる．血管，気管支はやや集束性にみえ，air bronchogram を呈している．CT では，S^{1+2} と S^3 の境界にまたがるように，主として血管，気管支周囲に不整形の腫瘤があり，周辺部には血管の集束像がある．関与気管支の閉塞はみられない．腺癌を疑ったが，左上葉切除が行われ，pseudolymphoma と判明した．

は 11〜80 歳（平均 52 歳）で，男女比は 1：1.2，およそ 85％ は無症状で胸部 X 線写真によって偶然発見されている．咳嗽，呼吸困難，あるいは呼吸器感染症などの症状を呈したものはごく少数であった．X 線所見としては孤立性結節性陰影，肺炎様陰影が多く，主として中枢部の肺に分布（注：Saltzstein は肺の末梢部に分布していたとしている）していた[106]．

確定診断は詳細な病理学的検索によるが，長期間の経過観察も重要である．58 例の偽リンパ腫のうち最初の 31 例中 4 例に malignant transformation がみられたとする報告があるが，Holland ら[106] はこれについては懐疑的である．すなわち，悪性化が報告されたころにはまだ免疫学的検索が確立されておらず，初期の肺悪性リンパ腫を pseudolymphoma と誤診したのではないかとしている．しかし，最近では，以前には良性と考えられていた偽リンパ腫（pseudolymphoma），

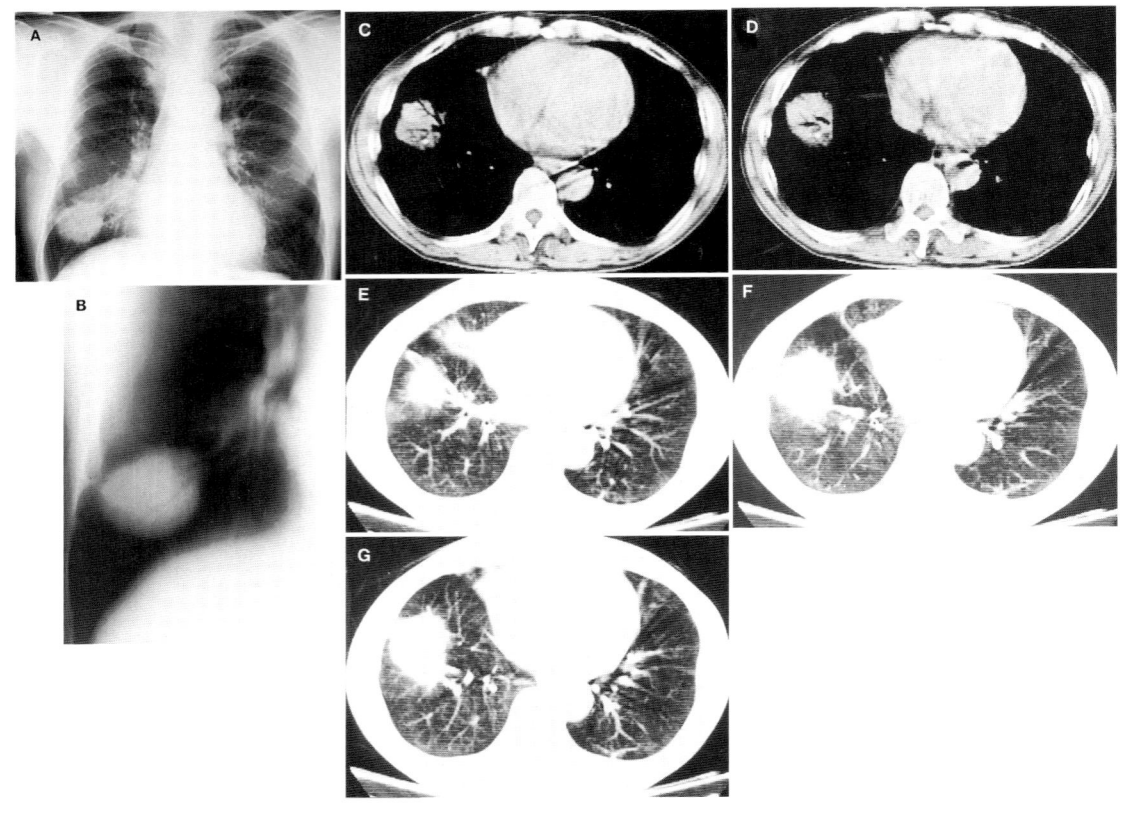

図 3-64 Pseudolymphoma（70歳男）
胸部X線写真で結節影を認め，肺癌が疑われて精査のため紹介された．A：胸部単純X線写真，B：断層写真，C，D：10 mm スライスCTの縦隔条件，E〜G：10 mm スライスCTの肺野条件．単純写真，断層撮影で右下葉のS[8]に結節影があり，air bronchogram がみられる．CT では，不整形の結節内を貫通する air bronchogram が明らかである．病巣内に石灰化がある．肺癌を疑ったが，手術の結果 pseudolymphoma と診断された．

リンパ球性間質性肺炎（lymphocytic interstitial pneumonia, LIP）は実際には low-grade non-Hodgkin's lymphoma と考えられている[100]．悪性化は 15〜80％と報告によりさまざまである[100]．

本症は孤立性肺結節影としてみられることが多いが，肺炎様の陰影で発見される場合もある．いずれの場合にも air bronchogram が高率に認められるのが特徴的である．したがって無症状で air bronchogram を伴う腫瘤性病変の鑑別診断としては，細気管支肺胞上皮癌，悪性リンパ腫とともに pseudolymphoma があげられる．

X線的には，(1)肺門・縦隔リンパ節腫大がないこと，(2)胸水がないこと，(3)遠隔転移がないこと，などが鑑別診断上重要で，これらの所見がある場合には悪性リンパ腫を考えるべきである[107]（図 3-62〜3-66）．

b. 炎症性偽腫瘍

炎症性偽腫瘍（inflammatory pseudotumor）は別名，形質細胞肉芽腫（plasma cell granuloma），線維性組織球腫（fibrous histiocytoma），あるいは histiocytoma, xanthogranuloma, fibroxanthoma, inflammatory myofibroblastic tumor などともよばれ[100]，まれな病変で，肺癌と類似した所見を呈することで知られている．

Matsubara ら[108]は 32 例の inflammatory pseudotumor について臨床病理学的な検討結果を報告している．Inflammatory pseudotumor は病理組織学的に，(1) organizing pneumonia type（44％），(2) fibrous histiocytoma type（44％），

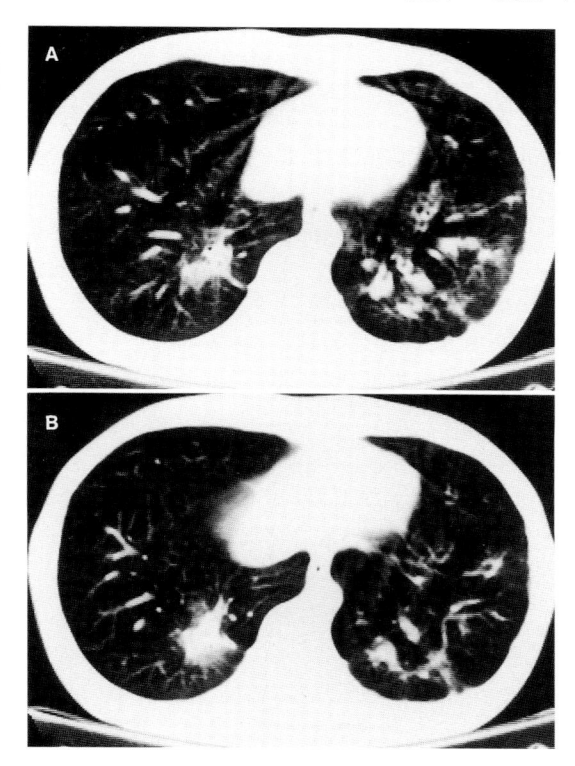

D. 肺癌との鑑別が問題となる孤立性肺病変

図 3-65 Pseudolymphoma（37歳女）
気管支拡張症の経過観察中，右下葉に不整形の結節性病変を発見され，肺癌が疑われて精査のために紹介された．右S¹⁰の領域に不整形の結節がある．B¹⁰の分枝は air bronchogram としてみえる．集束性変化がみられ，胸膜陥入様の線状影もある．左下葉には気管支拡張症がある．肺癌を疑ったが pseudolymphoma であった．

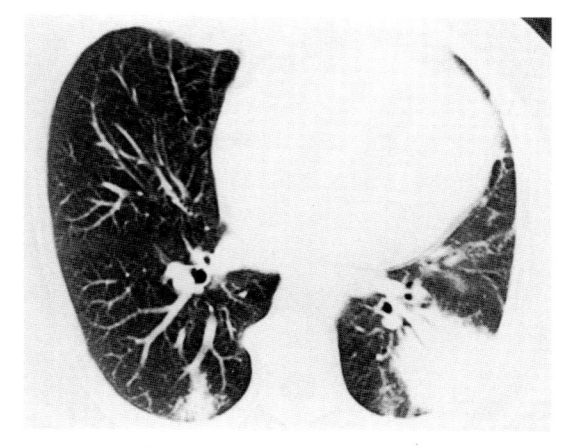

図 3-66 悪性リンパ腫（71歳女）
左下葉に air bronchogram を伴う consolidation がある．右肺にも小さいが類似の病変がある．無症状であるため細気管支肺胞上皮癌，pseudolymphoma，悪性リンパ腫などが考えられた．TBLB により悪性リンパ腫と診断された．

(3) lymphoplasmacytic type（12％）の3群に分けられる．Organizing pneumonia type は肺胞内のリンパ球，形質細胞などの炎症細胞性変化が線維芽細胞の増生によって肺胞内および間質の線維化に変化する．Fibrous histiocytoma type は紡錘形細胞や組織球が storiform pattern を呈して増生して肺胞構造が失われている．Lymphoplasmacytic type はリンパ球や形質細胞が主で線維化はわずかしかない．これら3群には組織学的にオーバーラップがあり，すべてに器質化肺炎の所見がある．つまり，inflammatory pseudotumor の大多数は器質化肺炎として発症すると考えられるとしている．

X線的には，70％が腫瘤影，16％が境界不明瞭な腫瘤影，数％が肺炎様陰影あるいは無気肺などを呈するとされている[109,110]．検診などで偶然発見されることが多い．生検が行われても本症の診断は困難なことが多く，異型細胞が検出されて肺癌と誤診された症例も報告されている[111]．好発年齢は30歳以下であることが多く，16歳以下での孤立性肺結節性病変では，本症が最も多いという[112]．胸水はないが，CTでは約10％に石灰化が認められたり[113]，縦隔浸潤をきたして食道を圧迫した[114]などの症例の報告がみられる．CTではかなり強い造影剤増強効果を示す[37,115]．

6. 円形無気肺

肺癌によく似た所見を呈することで知られている病変に，円形無気肺（round atelectasis, rounded atelectasis）がある．円形無気肺は別名 folded lung ともよばれるが，ほかにも helical atelectasis, atelectatic pseudotumor, pleuroma, Blesovsky's syndrome, shrinking pleuritis with atelectasis など多数の同義語がある．

成因としては，胸水の貯留や胸膜肥厚に伴う胸膜の線維化と縮み，およびその不規則かつ複雑な折れ込みが円形無気肺の成立機序であろうとする考え方が広く受け入れられている．したがって，"shrinking pleuritis with atelectasis" の名称が本症の病態を最もよく表現しているといえる[116,117]．

CT所見の主なものは，(1)肺野の末梢の腫瘤影，(2)腫瘤の辺縁部の濃度が高い，(3)胸膜と鋭角をなす立ち上がり，(4)胸膜の癒着・肥厚，(5)血管気管支の集束，(6)肺門側は関与血管でcomet signが形成される，(7)辺縁の2か所は境界鮮明，(8) air bronchogram, (9)右下葉の背側部に好発，などである[116-120]。

林ら[116]は22例の円形無気肺についてCT所見を分析した。22例のうち5例は手術例，他は非手術例で2年以上の経過観察により増大のないことが確認されている。男性20例，女性2例で，年齢は37～77歳，3例にはアスベスト曝露歴があった。5例では2個の腫瘤影があり，25例で計27個の円形無気肺があった。また，2例は両側性であった。部位は右下葉が18病変と圧倒的に多く，次いで左下葉の7例，右中葉の2例であった。胸膜肥厚は22例全例に認められ，胸水は22例中15例に認められた。CTでcomet tail signが認められたのは16例であった。腫瘤内の中枢側にair bronchogramが認められたのは15例で半数強を占めた。腫瘤が胸膜とのなす角度がいずれか一方で鋭角を示したのは16例で，いずれでも鈍角であったのは6例であった。腫瘤内に石灰化を認められたものが6例あった[116]。

また，佐藤ら[120]は，6例の円形無気肺の画像所見を分析し，従来からいわれている所見に加えて新たに次の点を強調している。すなわち，(1)胸部単純X線写真では必ずしも腫瘤影としては認められないことがあり，側面断層写真での検討が有用である。(2) CTで水平方向の血管や気管支の集束像を明瞭に把握でき，また円形無気肺の発生部位によってはcomet tail signが生じない場合もあり，本症の診断にCT検査はきわめて有用である。

このように，CTを用いた分析が進むにつれて特徴的な所見が明らかになり，診断は比較的容易となった。したがって最近では画像的に診断されて経過観察とされる症例が多いが，CTが出現する以前には肺癌の可能性を否定できず手術されたものが報告されている（図3-67）。

7. クリプトコッカス症

肺クリプトコッカス症（pulmonary cryptococcosis）のX線所見は3型に大別される[121]。その第1は孤立性結節影で，大きさは数mmから数cmにわたり，境界鮮明なものから不鮮明なものまである。第2は肺葉あるいは肺区域性の不均等陰影で，第3はびまん性，両側性の小結節あるいは網状結節状陰影である。Air bronchogram, 空洞形成，リンパ節腫大，胸水などの出現頻度はさほど高くない[121]。

Gordonsonら[122]の報告では，孤立性結節影は

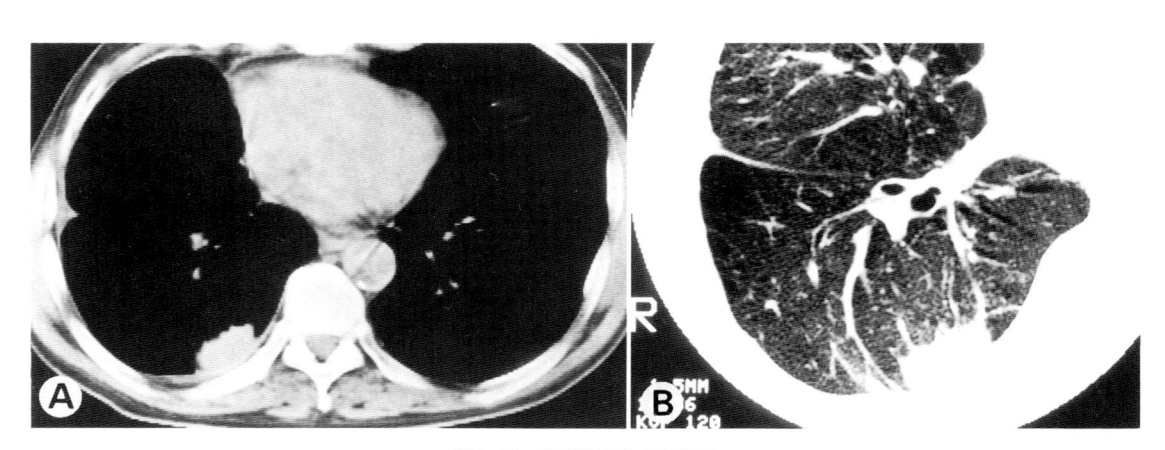

図 3-67　円形無気肺（65歳男）
初診時に肺癌が疑われたが，CTでは右下葉の傍椎体部に胸膜肥厚を伴う扁平な隆起性病変がある（A）。HRCTでは，この扁平な隆起性病変に向かって血管の収束像（comet tail sign）が明らかで，円形無気肺と診断できる。超音波ガイド下生検で無気肺と診断された。

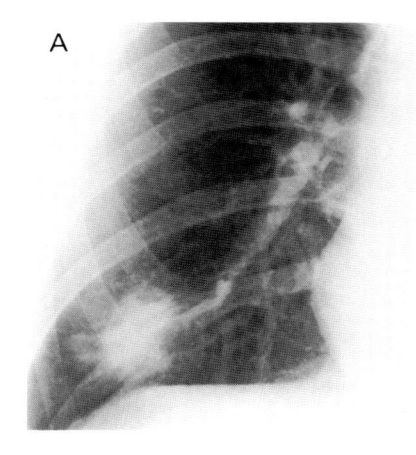

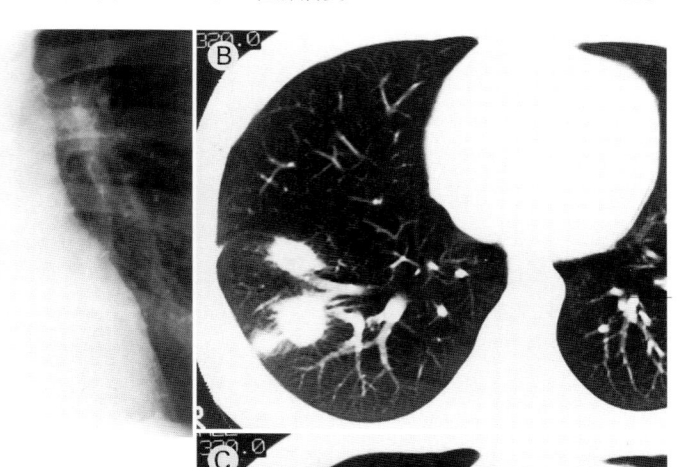

D. 肺癌との鑑別が問題となる孤立性肺病変

図 3-68 クリプトコッカス症
2～3か月続く咳嗽を主訴とする患者で，胸部単純X線写真 (A) では右下葉に不整形の腫瘤影がある．B，C は 10 mm スライスの連続する2スライスである．病変は S^8 にあり，中枢側では A^8a と A^8b の分岐に沿って，すなわち肺動脈と伴走する気管支の分岐に沿って分布しているのがわかる（B）．よって，経気管支性病変，ことに感染症が考えられた．1 cm 下方のスライス（C）では2つの病変が癒合して雪だるま様の形態を呈している．集束像も認められ，おそらく肺血管と思われる構造があたかも spiculation 様にみえる．肺結核にしては散布巣の数が少ないが，頻度的には肺結核を第1に，次いでX線写真の所見が肺癌類似であることからクリプトコッカス症，そしてその他の感染症を鑑別診断とした．TBLB による病理学的検索よりクリプトコッカス症と診断された．

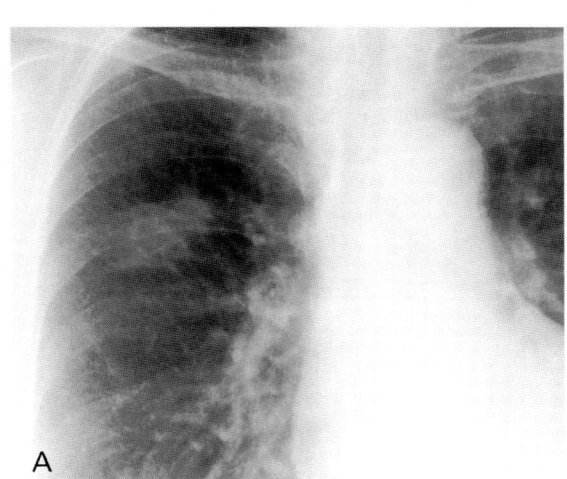

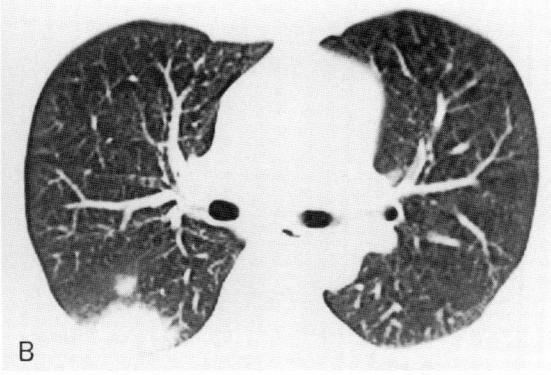

図 3-69 クリプトコッカス症（56歳女）
会社検診で異常陰影を指摘された．右中肺野に淡い不整な陰影がみられる（A）．CT では S^6 に consolidation 濃度の病変があり，周辺部には ground-glass density がみられる．また隣接部に satellite lesion 様の小結節がある．集束像はほとんどない．術前に確診が得られなかったが，肺癌を否定しえないため手術が行われ，病理学的に肺クリプトコッカス症と診断された．

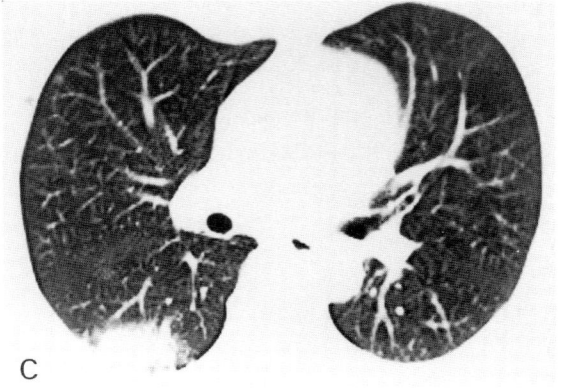

26例中9例，多発性結節影は26例中2例，肺炎様陰影は26例中9例，びまん性両側性小結節性陰影は26例中5例であった．リンパ節腫大は26例中3例，胸水は26例中2例，空洞形成は26例中3例であった．病変の占拠部位は上葉が多く，57％の症例は上葉に病変があった．林ら[123]の6例は0.5〜7.5 cmの結節影あるいは浸潤影を呈し，石灰化およびリンパ節腫大を示したものはなかったが，空洞形成は6例中3例にみられた．

Khouryら[124]は患者の免疫状態とクリプトコッカス症の病型との関連について検討している．孤立性結節影は免疫不全の15例中6例にみられた．大きさは1〜4 cmで，境界は鮮明あるいは不鮮明で，空洞は6例中3例に認められた．直径4 cmに至る多発性結節影は免疫不全15例中3例にみられた．この15例中，リンパ節腫大は4例に，胸水は2例にみられた．一方，正常な免疫状態にあるクリプトコッカス症9例中5例は大きさ0.5〜4 cmの結節影を呈した．境界は鮮明なものも不鮮明なものもあった．この9例では空洞や石灰化はなかった．多発性結節影は9例中3例であった．免疫状態のいかんにかかわらず，最も多い所見は孤立性あるいは多発性の結節影であったが，免疫不全状態の患者ではびまん性の病変，リンパ節腫大，胸水および空洞を示す頻度が高い傾向にあった[124]．

免疫状態が正常な場合にみられるクリプトコッカス症は結節影が多いこと，そしてそのX線写真の所見は肺癌のそれによく似ていることを記憶しておくとよい．事実，筆者が経験した結節影を呈した肺クリプトコッカス症では，肺癌に類似の所見を示すものが多かった（図3-68，3-69）．

8. 肺犬糸状虫症

肺犬糸状虫症（pulmonary dilofilariasis）は，犬の心臓内に寄生する犬糸状虫（*Dilofilaria immitis*）の幼虫が蚊を中間宿主として人体内に入り，肺動脈を閉塞することに起因する疾患である．

自覚症状はほとんどなく，特徴的な臨床検査所見もないこと，画像診断的にも特有な所見がないことから，診断は病理学的診断によらざるをえない．本症は胸部X線写真で孤立性結節影として認められるため，肺癌の鑑別診断すべき疾患の1つである[125-127]．

Levinsonら[125]の報告した4例では1.3〜2.5 cmの孤立性結節性病変としてみられ，胸壁直下の肺末梢部に位置していた．4例中2例が下葉にみられた．秋元ら[126]の5例では，1例が咳，痰で受診したが，4例は偶然胸部X線写真で肺結節影を指摘された．結節の大きさは15〜20 mmで，5例中4例が下葉にみられた．結節影は辺縁平滑で肺動脈とみられる肺血管の末梢に位置していた．肺動脈などの既存構造の集束像はなかった．4例とも画像所見からは良性病変と思われたが，悪性腫瘍を完全には否定できないため手術が行われた．

また，平井ら[127]は，検診によって初めて異常陰影を指摘され，手術によって診断が確定した肺犬糸状虫症の3例を報告した．これら3例の胸部X線写真をみると，(1)単純X線写真では，比較的辺縁が不明瞭な淡い結節状陰影である，(2)断層写真では胸壁直下に類円形のX線密度の比較的高い，辺縁明瞭な均質な結節状陰影である，(3)CTでは胸膜直下の楕円形の病変で区域あるいは亜区域の肺動脈がまっすぐに結節に向かっており，楕円の長軸は肺動脈の走行と一致していわゆるparallel sign[84]を示す，などの特徴が認められた．しかし肺癌との鑑別には絶対的な特徴とはいえず，免疫血清学的診断の確立が望まれる一方，胸部結節性陰影の診断では，本症を念頭に置くことが重要であるとしている．

本症の画像所見の特徴をまとめると，(1)下肺野の胸膜直下に好発し，(2)大きさは通常2 cm程度の孤立性結節影で，辺縁は平滑であることが多く，かつ石灰化は認められない，(3)結節影はこれに向かう肺動脈の末梢にあり，既存構造のいわゆる末梢性集束像を伴わない，(4)楕円形の形態を示す場合には，その長軸は肺動脈の走行と平行（parallel sign）である，などである[125-127]．

9. 肺内気管支囊胞

気管支囊胞 (bronchogenic cyst) は先天性の duplication cyst で，大多数は気管分岐部の近傍で中縦隔に好発するが，一部は肺内にも発生する．一般的には，単房性で類円形の境界鮮明・辺縁平滑な結節である．内部には粘液性または漿液性の液体を有し，気管支との交通はみられない．しかし，感染症を併発して気管支との交通が生じ，内部に空気や液体を含んだ病変としてみられることもある[128]．

Rogers ら[128]によると，32例の肺内気管支囊胞のX線像は，濃度の均等な陰影が40.7%，空気の充満した囊胞陰影が37.5%，鏡面像を呈する囊胞陰影が21.7%であった．

X線所見の典型像は境界鮮明な孤立性結節影で，下葉に好発し，肺の内側1/3にみられる．肺分画症や先天性囊胞状気管支拡張症 (congenital cystic bronchiectasis) などと類縁疾患であると

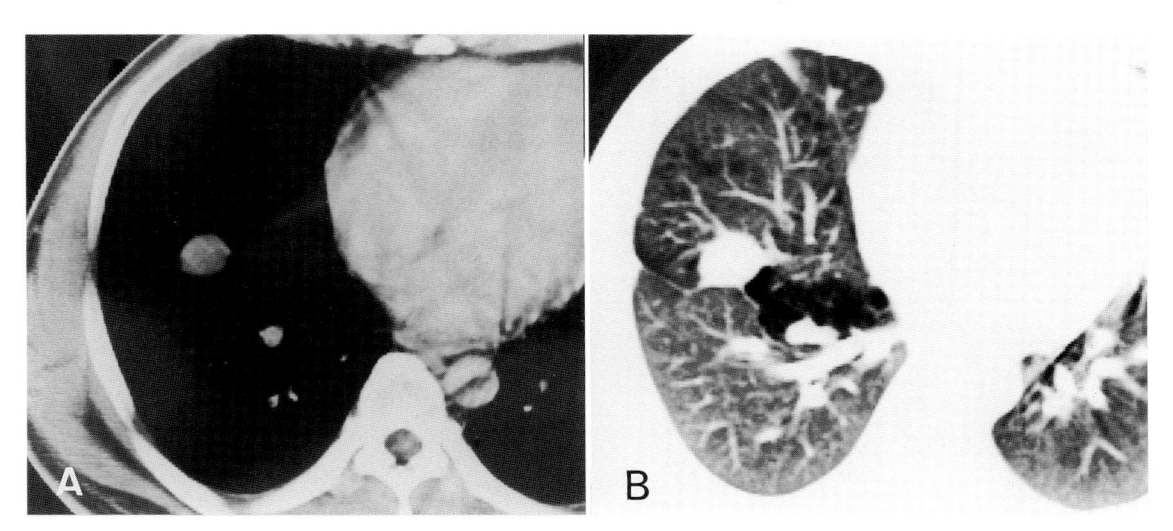

図 3-70 肺内気管支囊胞 (48歳男)
集団検診で異常を指摘された．右中葉に造影効果のない境界明瞭な結節がみられる．内部のCT値は8HUであった (A)．肺野のイメージでは結節の内側に限局性の気腫性部が認められた．肺内気管支囊胞が隣接の気管支を外から圧迫してその末梢に air trapping を生じ，閉塞性肺気腫をきたすことがあるという報告があり (本文参照)，本例はそれに相当すると思われる (B)．手術の結果，肺内気管支囊胞と診断された．

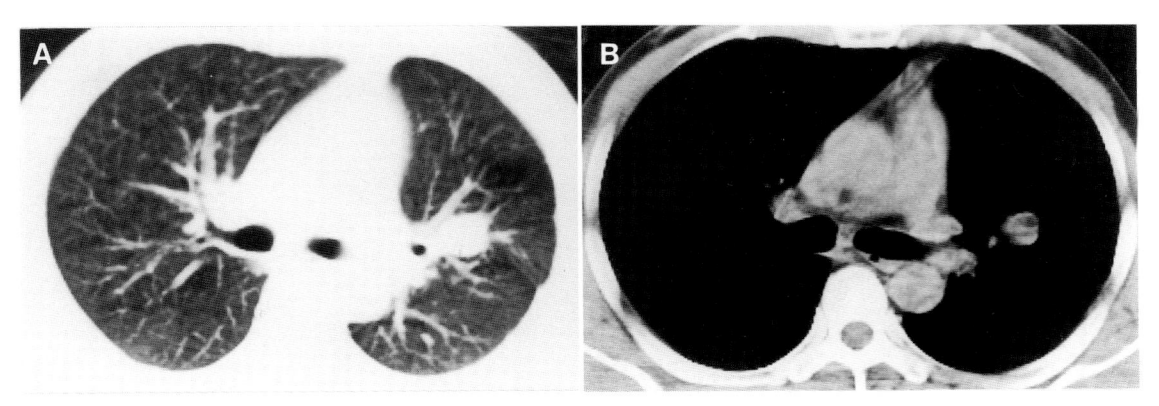

図 3-71 気管支囊胞 (46歳男)
住民検診で異常を指摘された．CTでは左肺門部近傍に平滑な結節が認められた．左上葉上区支の外側で B^{1+2} と B^3 の分岐部に近い位置にある (A)．縦隔条件 (単純CT) では軟部組織濃度が主体であるが，一部に低吸収域がある．細胞診，組織診では悪性所見は得られなかったが，壊死傾向を示す肺癌を否定できず手術され，気管支囊胞と診断された．

する説もある[129,130]．

肺内気管支嚢胞が隣接の気管支を圧迫すると，気管支閉塞により側副換気（collateral ventilation）によって末梢の肺が air trapping を起こして気腫性となることが知られている[129,131]（図3-70, 3-71）．天野ら[131]は，左肺 S^6 の肺内気管支嚢胞が閉塞性肺気腫をきたした症例を報告している．

気管支嚢胞では，まれに嚢胞壁が石灰化したり，内容物の蛋白成分や粘液成分の含有量が多かったり，さらには，出血，石灰乳（milk of calcium）などが含まれると，CT で高吸収域として認められることがよく知られている[132-134]．MRI では蛋白質や粘液成分が多いと，T_1 強調像で高信号強度を呈する[135-140]．これらの所見は気管支嚢胞に特異的というわけではないが，予想外に多い所見と思われ，診断上参考にすべきである．

10. 肺分画症

肺分画症（pulmonary sequestration）は，肺組織が胎生期に気管気管支系から分離し，正常の肺発育が行われず，機能のない肺組織となって体循環から血液の供給を受けている病態である．肺（葉）内型（intralobar sequestration）と肺（葉）外型（extralobar sequestration）とに分けられるが，必ずしもこれに分類されない症例などがあり，bronchopulmonary foregut malformation として一括することもある．肺葉内型では静脈還流の 95％ は肺静脈で，左房に注ぐ．他の 5％ では還流静脈は奇静脈，半奇静脈，肋間静脈か，あるいは上大静脈や下大静脈などを介して体循環に注ぐものがある[141]．

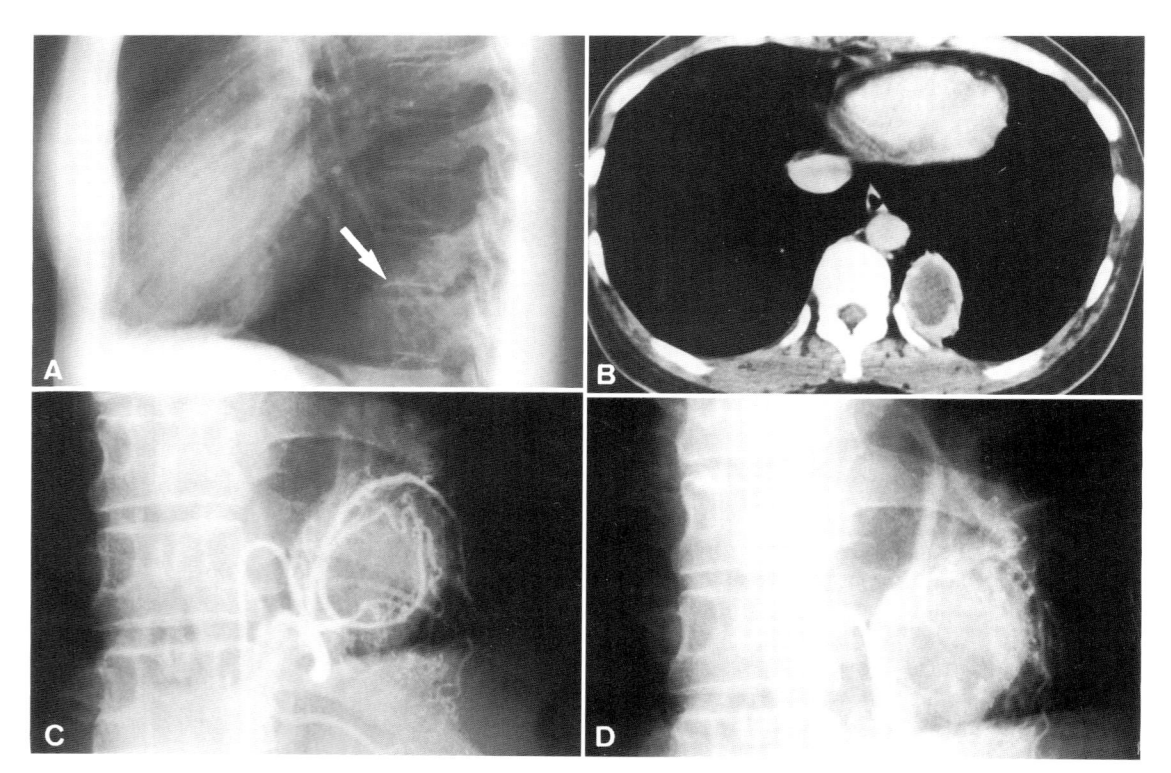

図 3-72 肺分画症（40歳女）
会社検診で胸部異常陰影を指摘された．胸部単純X線側面像（A）では下葉の後下方に結節影が認められる（↑）．造影 CT（B）では傍椎体部に胸壁に接して結節が認められ，辺縁部はやや厚く不整な増強効果を示すが，内部は増強されない．内部の濃度は筋肉よりはやや低い吸収値を示した．下葉の S^{10} に病変があること，嚢胞性であることから肺分画症を疑った．胸部大動脈造影で異常血管を検出し，その選択的造影（C, D）を行うと結節を取り巻くような血管分布がみられ，CT でみられたように辺縁部のみが造影され，肺静脈に還流していた．手術により肺分画症と診断された．

D. 肺癌との鑑別が問題となる孤立性肺病変

肺葉内型の肺分画症は後天性に発生するものとする説があるが，Felson[130]は次のような理由で肺葉内型肺分画症も先天的な病態であるとしている．その理由とは，(1)同じ患者で肺葉内型と肺葉外型の両者を持っている場合があること，(2)ときに肺葉内型が両側に認められること，(3)肺葉内型は高齢者では頻度が低いこと，(4) venolobar syndrome (scimitar syndrome) を合併している場合があること，(5)双生児で肺葉内型がみられること，などである[130]．

現在では肺分画症をもっと広く理解するのが一般的で，異常な肺組織が正常の血管から栄養を受けるものから，正常の肺組織が体循環からの異常血管で栄養される場合までの広い範囲の病態を包括するものとされている．

すなわち，気管気管支系，肺実質，栄養動脈，還流静脈の4つのコンポーネントのうち1つ以上の異常が認められるものすべてを含むものとされている[141]．Heitzmanの教科書[142]ではこれらを "the sequestration spectrum" としてまとめている．それには，(1) congenital lobar emphysema, (2) bronchogenic cyst, (3) congenital cystic adenomatoid malformation, (4) pulmonary arteriovenous malformation, (5) hypogenetic lung syndrome (scimitar syndrome), (6) bronchopulmonary sequestration などが含まれている．

好発部位は下葉のS^{10}領域で，合併症がないと境界明瞭な結節影として横隔膜の近傍に認められる．左側が3：2で右側よりも多い．感染を起こして肺炎を繰り返したり，病巣内にair-fluid

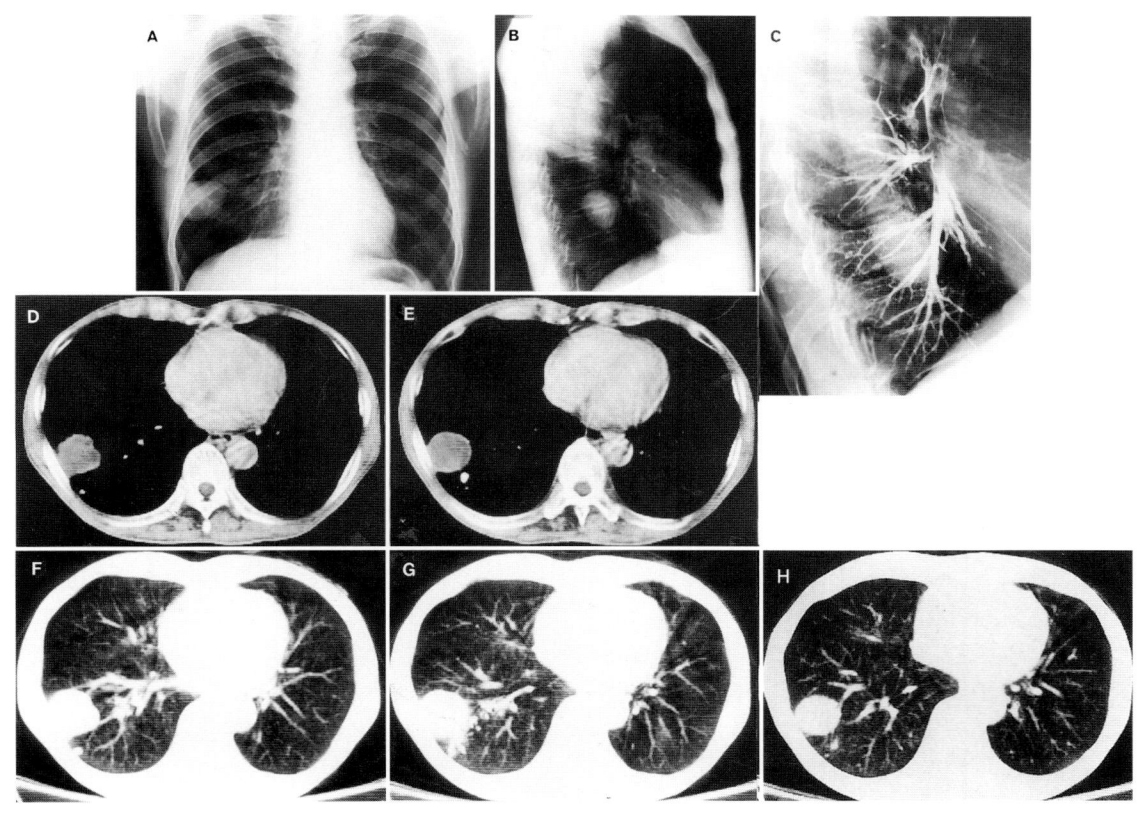

図 3-73 悪性線維性組織球腫（malignant fibrous histiocytoma, MFH）(70歳男)
某医で胸部腫瘤影を指摘された．胸部X線写真（A, B）では右下葉に境界明瞭・辺縁平滑な腫瘤影がある．気管支造影でも気管支の閉塞・狭窄はなく，腫瘤と気管支との関連も明らかではない．CT (D~H) ではわずかに分葉状であるがほぼ円形を呈し，増強効果に乏しい腫瘤である．肺野条件 (F~H) ではA^8とA^9はやや集束性にみえ，これに囲まれた領域に腫瘤がある．悪性病変の多いパターンである．気管支鏡によるブラッシング，経皮的生検を行ったが確定診断は得られず，下葉切除が施行された．腫瘍は3.4×3.1 cmで，中心部は壊死性であった．病理診断はmalignant fibrous histiocytoma (MHF) であった．

level がみられることもある．本来は小児期の病変であるが，成人でも偶然検診などで発見されることがしばしばある．下葉の結節影が横隔膜近傍に認められた場合は，本症の可能性を考慮することも重要である．

CT所見は境界明瞭な結節影であることが多く，単発あるいは多発性の囊胞としてみられる．空気，粘液，膿などを入れている場合もある．確定診断は体循環からの栄養動脈を証明することで，体循環から分岐する栄養血管が十分に太いとCTやMRIでこれを描出できることもあるが[143,144]，多くの場合血管造影の適応となる（図3-72）．

11．悪性線維性組織球腫

悪性線維性組織球腫（malignant fibrous histiocytoma, MFH）は，成人の軟部組織腫瘍として最も多く，50歳以上が好発年齢である[145,146]．

肺原発のMFHの報告は少なく，前原ら[147]が筆者らの自験例を報告した1985年の時点では13例にすぎなかった．その後放射線医学的な検討がなされた20例の分析では，20例中15例は結節影としてみられ，半数以上が下葉に存在し，70%は肺の末梢部に局在していた[148,149]．石綿肺（asbestosis）に合併した報告も1例ある[150]．腫瘍の中心部は壊死を起こしやすく，術前の生検診断でも診断困難なことが多い．筆者らの経験した症例も，造影剤増強効果に乏しく，かつ生検によっても術前診断ができなかった[147]（図3-73）．

12．胸脾症

脾症（splenosis）は外傷による脾破裂後に起こる脾組織の腹腔内着床によって通常多発性結節として認められる，いわば脾組織の自家移植である．脾破裂に左横隔膜の外傷が同時に合併すると，胸腔内にも同様に脾組織の散乱と着床が起こり，胸膜面をベースにした腫瘤を形成する．これを胸脾症（thoracic splenosis）という．着床した脾組織は時間経過とともに増大するとされている．本症は肺内病変ではないが，X線写真上孤立性結節影として認められるため，肺癌か否かの鑑別診断が問題となる．

Normandら[151]はthoracic splenosisについて興味ある報告を行っている．すなわち，脾破裂と左横隔膜の外傷のため脾摘が行われた17例を対象に，脾に特異的に集積する^{99m}Tc標識加熱赤血球によるシンチグラフィを施行した．受傷から検査までの期間は2.7〜7.9年で，平均5.1年であった．17例中11例（65%）に腹部や骨盤部の異所性集積を認めた．これら11例の受傷から検査までの期間は平均6.8年であった．うち3例（27%）には胸部にも異所性集積が認められた．3例についてはCTとMRIが行われた．CTは分葉状あるいは平滑な胸膜結節としてみられ，そのCT値は20〜44 HUであった．MRIではT_1およびT_2強調像で正常脾臓と同じ信号強度であった[151]．

CT所見は特異的なものではないが，以前に脾臓ならびに左横隔膜に外傷の既往がある場合には，胸膜面をベースにした結節を認めたときはthoracic splenosisを考慮すべきであり，診断は^{99m}Tc-tagged heated-RBCシンチグラフィで確定されるので，その他の検査，手術や生検などを避けることができるとしている[151]．

13．肺動静脈瘻

肺動静脈瘻（arteriovenous fistula, AVF）は孤立性または多発性の結節影を呈する．胸部単純X線写真あるいは断層写真では栄養血管と流出血管が太くなってみえるのが特徴的である．このような特徴的な所見を把握しておけば，CTでは最初から肺AVFを疑って検査計画を立てることができる．

多発性の肺AVFではばち指，チアノーゼ，赤血球多血症などの症状を呈することがある．孤立性でかつ大きさが2 cm以下である場合には，無症状のことが約半数以上を占める．

約40%は明らかな併存疾患がなくみられるが，Osler-Weber-Rendu症候群（遺伝性出血性毛細血管拡張症，hereditary hemorrhagic telangiectasia）に合併することでもよく知られた病変である．

CTではdynamic CTが有効である[152-154]。Dynamic CTでは右心系がまず造影剤で増強され，次いで肺AVFが増強され，その後に左心系が増強される。肺尖部や肺底部では，ROI (region of interest) 設定すべき右心系や左心系を選択できないこともあるが，急速に造影剤が注入されれば結節影を血管腔と同じ濃度に増強することができるのでAVFとわかる．

Remyら[154]は40症例の計109個の肺AVFについてCT所見を検討している．40例は次の3群に分けられた．第1群は治療前の診断で選択的肺動脈造影と比較検討されたもので20例であった．第2群は治療後の経過観察群で27例であった．第3群は高齢者3例とOsler-Weber-Rendu病の8例で計11例であった．経過観察は数週から10年で平均4年であった．第1群では通常CTおよびdynamic CTにより107個（98.2%）を指摘できた．血管造影では65個（56.9%）しか指摘できなかった．第2群では塞栓術による動脈瘤様所見が次第に縮小するのが認められた．第3群では非侵襲的に肺AVFを検出することができたとしている．ヘリカルスキャンが可能な装置では，造影剤を急速静注しながら全肺野を短時間でスキャンできるのできわめて有用である（図3-74）．

14. 肺内リンパ節

肺内リンパ節（intrapulmonary lymph node）は中～下肺野の胸膜直下に小さな結節を呈することで知られており，肺癌との鑑別が問題となる場合がある[155]．Bankoffら[156]は病理学的に確認された肺内リンパ節について検討している．これによれば，15年間にCTによって発見され，minithoracotomyによって診断された184例のうち，肺末梢部の境界明瞭な結節96例であった．境界明瞭な結節96例のうち17例（18%）が病理学的に肺内リンパ節であった．17例中5例は悪性腫瘍患者であり，13例には喫煙歴があった．いずれも職業的なリスクファクターはみられなかった．年齢は30～70歳で，平均年齢は57歳であった．男性10例および女性7例の平均年齢はそれぞれ63歳と51歳であった．17例中2例は2個の結節を有していたが，他の15例は孤立性結節であった．結節の最大径は4～12 mmで，平均8 mmであった．結節は下葉に多くみられ，12結節は下葉にあり，5結節は右下葉，7結節は左下葉であった．他の5結節は中葉にあった．すべて気管分岐部レベルより下方に存在し，上葉にはみられなかった．すべて臓側胸膜表面から5～20 mm以内に限局し，臓側胸膜からの平均距離は11 mmであった．結節には石灰化はみられず，辺縁は平滑であった．病理学的にはすべてに炭粉沈着が認められた[156]．

したがって，下葉，中葉の胸膜直下の10 mm前後の平滑な結節性病変では，肺内リンパ節を鑑別診断として考えておくべきであるとしている[156]．

肺内のリンパ節は通常吸入された塵埃の刺激に

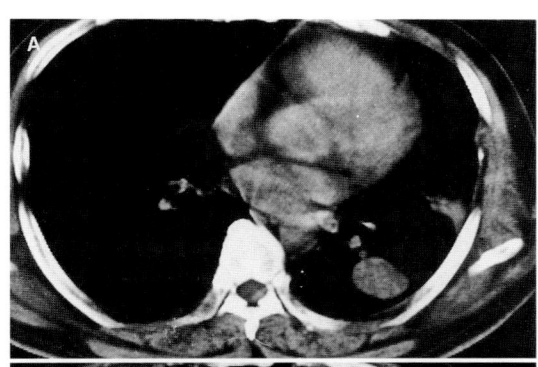

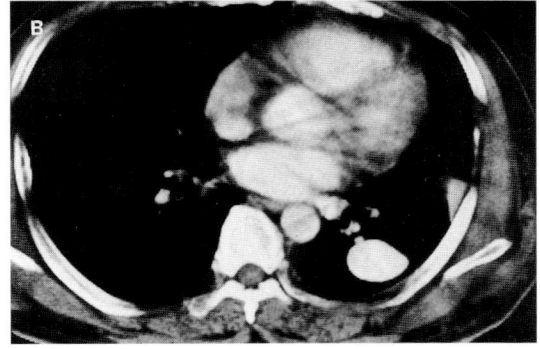

図 3-74 肺動静脈瘻（47歳男）
左下葉に辺縁平滑で境界明瞭な結節がみられる（A）．断層撮影で肺血管影がこの結節と連続しており肺動静脈瘻が疑われたのでdynamic CTを施行した（B）ところ，結節は左房や上行および下行大動脈と同程度に強く増強された．すなわち結節は血管腔そのものであり，肺動静脈瘻と診断できる．

対する反応として発達するが，肺の下半分に好発する原因としては，換気量およびリンパ液産生が上肺に比べて多いことによると考えられている[156]．

15. 孤立性肺転移

孤立性肺転移は一般に圧排性増殖を示し，内部は充実性で境界明瞭，辺縁平滑である場合が多い．CTでは，X線写真や断層撮影でも検出できないような微量の石灰化を描出できるので診断上参考となる．骨肉腫やムチン産生腫瘍は石灰化を

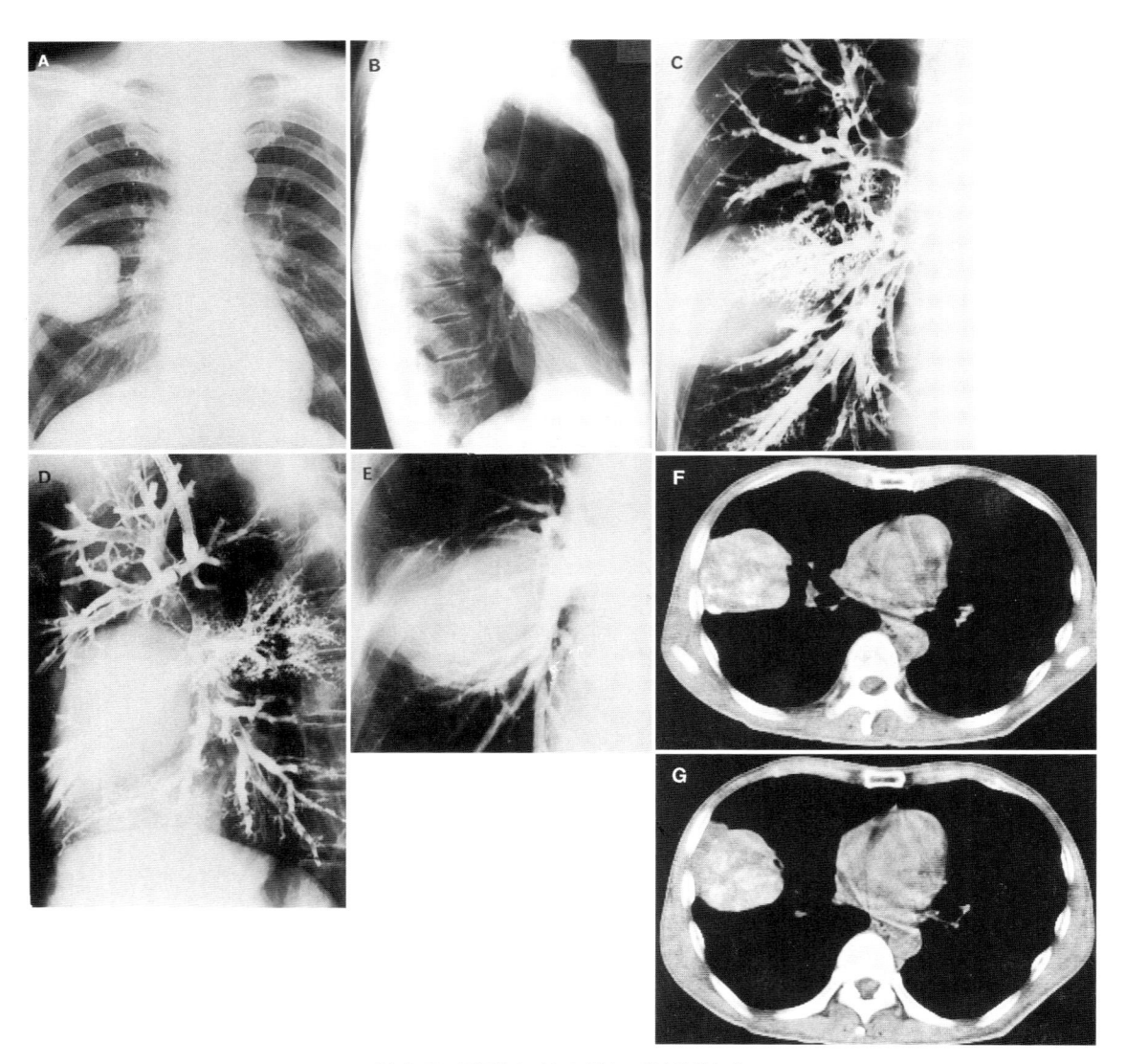

図 3-75 石灰化を示した胃癌の孤立性肺転移

2年前胃癌にて胃全摘．職場検診にて胸部異常影を指摘された．胸部X線写真（A，B）では右中葉に境界鮮明，辺縁は平滑でわずかにノッチを有する巨大な腫瘤影がある．気管支造影（C，D）および肺動脈造影（E）では圧排性変化のみで気管支・肺動脈の中断はない．CTでは腫瘍内部に不規則無構造の石灰化による高吸収域が多発している（F，G）．孤立性肺転移を疑い，注腸，上部消化管IVP，腹部CT，骨シンチグラフィを行ったが，切除胃であるほか特に所見はなかった．CT所見から胸壁浸潤はないと考えられ，肺癌として手術された．組織学的には円柱状の腺癌細胞が乳頭状に浸潤増殖しており，腫瘍の内部には広範な壊死巣が認められた．壊死に陥った腺腔内や間質に不規則な石灰化が多数認められた．胃癌の原発巣の組織と類似しており，高度な dystrophic calcification を伴った胃癌の孤立性肺転移と診断された．

D. 肺癌との鑑別が問題となる孤立性肺病変

図 3-76 石灰化を示した骨肉腫の孤立性肺転移（10歳男）
骨肉腫で右下肢切断後孤立性転移を左肺に認め，これを摘出した．経過観察中に右肺に結節が出現し，CTが施行された．10 mmスライスの連続する3スライスを示す．奇静脈食道陥凹に不整形の腫瘤があり，石灰化が多数みられる．あたかも縦隔病変のようであるが再手術が行われ，肺腫瘤が摘出された．骨肉腫の肺転移であった．

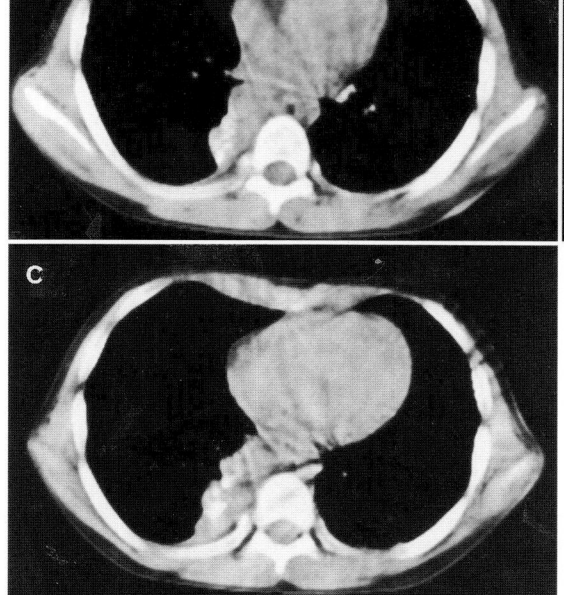

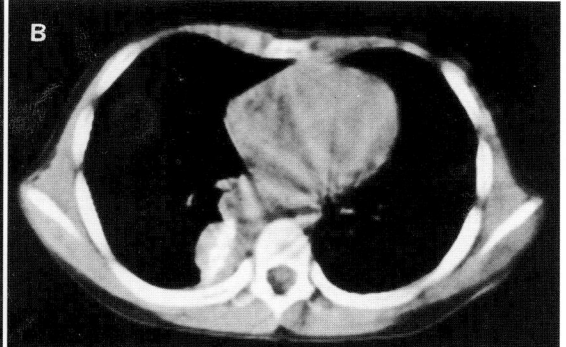

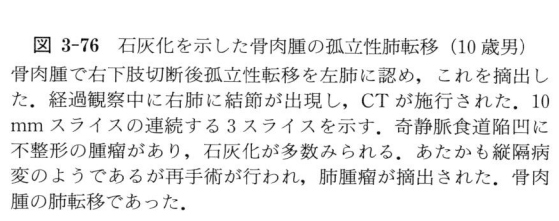

表 3-9 空洞形成性肺腫瘤性病変[157]

A．腫　瘍
  (a) 肺原発
　　1．扁平上皮癌
　　2．腺癌
　　3．細気管支肺胞上皮癌（まれ）
　　4．リンパ腫（まれ）
  (b) 転移性（4％が空洞性）
　　1．扁平上皮癌：上咽頭癌，子宮頸癌，食道癌
　　2．腺癌
　　3．メラノーマ
　　4．肉腫：Ewing肉腫，骨肉腫，粘液肉腫，血管肉腫
　　5．セミノーマ，悪性奇形腫
　　6．Wilms腫瘍
B．膠原病，血管炎
　　1．Wegener肉芽腫症
　　2．リウマチ結節＋Caplan症候群
　　3．全身性エリテマトーデス（SLE）
　　4．結節性多発動脈炎（polyarteritis nodosa）（まれ）

C．肉芽腫性疾患
　　1．好酸球性肉芽腫
　　2．サルコイドーシス（まれ）
D．血管病変
　　1．肺梗塞
　　2．敗血症性塞栓症
E．感染症
　　1．細菌性：ニューマトシール，Gram陰性桿菌
　　2．肺結核
　　3．真菌症：ノカルジア症，クリプトコッカス症，アスペルギルス症
　　4．寄生虫性：エキノコッカス症，肺吸虫症
F．外　傷
　　1．外傷性肺嚢胞
　　2．炭化水素摂取
G．気管支肺病変
　　1．感染性ブラ
　　2．嚢胞状気管支拡張症
　　3．交通性肺内気管支嚢胞

きたす腫瘍として知られているが，広範な壊死を形成した場合にも転移巣内に石灰化を証明できる場合がある．図3-75，3-76には転移結節内部に石灰化の認められた孤立性肺転移の例を示した．

時に一見，肺原発の悪性腫瘍，ことに分化型腺癌様の所見と類似することがある．これは結腸癌などの腺癌に多い印象をもっている．悪性腫瘍の既往を有する患者では注意を要する．また，扁平上皮癌の肺転移では空洞形成がみられることはよく知られている．

16. 肺　梗　塞

第6章，限局性肺病変のDを参照．

17. 空洞形成性病変

空洞を形成する可能性のある肺には表3-9に示すようなものがある[157]．よく知られているものには原発性または転移性扁平上皮癌，腺癌，Wegener肉芽腫症，好酸球性肉芽腫，結核，細菌性肺炎，アスペルギルス症，敗血症性塞栓症，感染性ブラ，交通性肺内気管支囊胞などがある．また，多発性で比較的小さい肺転移巣に空洞形成のある場合には原発巣は腺癌であることもときどき経験する（p.127，図3-79参照）．

E. ヘリカルCTを用いた肺癌検診

1. 肺癌検診の足跡と検診結果の概要

肺癌の診断は，ことに末梢部肺癌ではその初期には自覚症状に乏しいこともあって，まず肺野の結節影を検出することから始まるといってよい．

わが国における3大死因の年代別推移をみると，第2次大戦前後にわたって長い間死因の1位を占めていた脳血管障害が1980年以降増加傾向を示す悪性新生物と入れ替わった．1985年以降は心疾患の増加に伴い3大死因の第1位は悪性新生物，第2位は心疾患，第3位が脳血管障害となっている．したがって，それらの疾患を専門領域としている臨床医の立場からは，悪性新生物ならびに心疾患に対する診断，治療はもちろん，健康増進，集団検診，衛生行政などの多方面からの努力がなされなければならない．

悪性腫瘍の中では，男性で長い間死因の第1位を占めていた胃癌が1993年には増加する肺癌にトップの座を譲ったことが確認された[158]．

筆者は放射線診断医として結核検診間接写真を利用した肺癌検診の読影に長年従事してきたが，増加する肺癌に対してCTの新しい技術すなわちヘリカルCTを利用した車載型の肺癌検診用CTを放射線医学総合研究所，豊橋技術科学大学のグループとともに開発し，そのパイロットスタディを行う機会に恵まれた．

そこで，ここでは国内外の肺癌検診，群馬県における肺癌検診についてレビューし，さらにヘリカルCTによるパイロットスタディの概要について述べてみたい．

肺癌検診の歴史については青木による肺癌検診提要（1988）[159]にくわしく述べられているので，この中から抜粋して引用させていただくことにする．

わが国では戦後結核検診が強力に進められてきたが，これには1935年に東北大学の古賀良彦によって開発されたX線間接撮影装置が大きな役割を果たしていることはいうまでもない．これを利用した肺癌検診を最初に意識的に大規模に取り上げて施行したのは鈴木，早田，香月らで，1965～1966年にかけて報告されている．小型肺癌の読影，診断が難しいこと，発見患者の予後は必ずしもよくないことなどが報告されている．1966年には厚生省がん特別研究「肺がんの早期発見の開発に関する研究」班（班長：石川七郎）が組織され，以来肺癌の集団検診が少しずつテーマを変えながら現在まで継続して取り上げられてきた．わが国の「肺癌集検」に関する研究の多くはこれらの研究班によって行われてきたといってよい．

一方，アメリカではNCI（National Cancer Institute）が中心になり，Mayo Clinic, Johns HopkinsおよびSloan-Ketteringの3施設が参加して，大規模な無作為割り当て比較実験が1971年11月に開始された．これらの施設での肺癌検診結果「肺癌集検は有効であるとはいえない」と結論されたことは周知のごとくである．

最近，Sobueら[160]によって，厚生省研究班の長年にわたる肺癌集検例の蓄積から肺癌検診の有効性を示唆する報告がなされており，これは肺癌検診としては唯一肺癌検診の有効性を評価する報告として画期的である．

2. 群馬県の肺癌検診と肺癌治療成績

群馬県で結核検診の間接写真フィルムを用いた肺癌検診がスタートしたのは1974年のことである．群馬県の東南部の太田，館林の2保健所管内の間接写真を太田市にできた群馬県立がんセンター東毛病院の医師4名が2人1組になって読影することから始まった．次いで1976年には太田，館林に続いて桐生，伊勢崎保健所を加えた4保健所管内に拡大された．1978年には結核予防会群馬県支部に「胸部疾患対策特別委員会」が設置されて検診体制が整備されたことにより，1979年には肺癌検診は群馬県全県に拡大された．同時に医療機関からの肺癌および疑い患者の届出票システムによる調査活動も開始された[159,161]．

1982〜85年度の4年間の統計[161]をみると，群馬県内で1443例が登録されている．男性は1029例，女性は414例であった．肺癌確定数1049例（男性785例，女性264例）について，発見動機別に肺癌の病期分類をみると，検診発見肺癌ではⅠ期が約50％を占め，Ⅱ期が10％で，Ⅰ・Ⅱ期で60％を越える．ところが，自覚症状で受診した群では，Ⅰ・Ⅱ期を合わせても20％強にすぎず，Ⅲ・Ⅳ期の進行癌が80％弱を占めていることがわかる．病期別にみても，Ⅰ期のうちの2/3は検診発見肺癌であるのに対し，Ⅲ・Ⅳ期では3/4〜4/5の症例は自覚症状で受診していることがわかる．これをみても検診ではより早期に肺癌が発見されていることがわかる．累積5年生存率をみると，全体では32.3％で，検診発見群48.1％，自覚症状群は21.9％であった．

このような結果は，肺癌検診を行っている施設ではすでに常識となっているし，前述のアメリカにおけるデータにもみられる．

しかし，アメリカでは検診発見例でのみせかけの生存期間延長（lead time bias），検診発見例には発育が比較的遅い例が多いという偏り（length bias），検診を受ける人には健康に関心が高く，より恵まれた人が多いという偏り（selection bias）の3つの偏りがあるため，肺癌検診が有効であるとはいえないと結論された[159]．

ところで，これら検診および自覚症状で受診し治療を受けた肺癌の治療成績を病院レベルでみるとどうなっているであろうか．筆者が以前に在籍していた群馬県立がんセンター東毛病院における成績を紹介してみたい．1982年から1991年までの10年間の796例の肺癌を対象とすると，Ⅰ期の手術成績は5年生存率72.6％，Ⅱ期のそれは49.3％，Ⅲ期では21.8％であった[162]．

したがって，画像診断医の立場からは，できるだけ小さいうちに肺癌をキャッチし，しかも非侵襲的に精度の高い良性・悪性の鑑別診断ができれば，手術を主体とした現在の治療法でもよい治療成績が期待できると思われる．たとえ手術ができないような高齢者であっても，早期であれば放射線治療によっても良好な治療成績を期待できる．

次にⅠ期の肺癌例についてさらに検討を加えてみた結果について述べる[163]．肺癌手術例204例の中から頻度の高い腺癌94例と扁平上皮癌84例の計178例を対象とした．このうち術後の病理学的検索でⅠ期であったのは42例であった．この42例について術前細胞診あるいは組織診の得られた群と得られなかった群とで生存率を検討した．すると，術前病理学的確信の得られなかったⅠ期手術例24例の5年生存率は93.1％であった．これに対して術前に細胞診または組織診で病理学的確信の得られた群18例の5年生存率は61.1％であった（図3-77）．なお，この期間中には気管

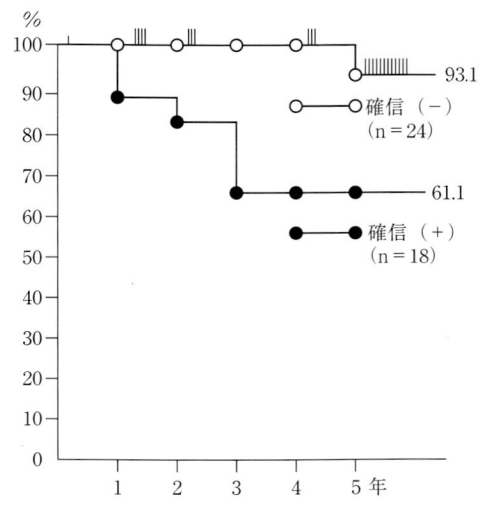

図 3-77 術後病理病期Ⅰ期例における術前確定診断の有無による生存率[163]

支鏡による細胞診，組織診が主体を占めており，CT ガイド生検は行われていない．術前に病理学的確診が得られた群は，確かに病理学的確診が得られなかった群よりも病変の大きさは大きかった．逆に，病理学的確診の得られなかった群は，同じⅠ期でも病理学的確診が得られた群より早期の状態にあった肺癌と考えることができる．すなわち，より早期に発見できれば肺癌といえども早期胃癌の 5 年生存率に近い治療成績が得られる可能性があることを示唆している．

しかし一方では，間接撮影による検診では鎖骨，肋骨，縦隔，肺門などに重なった領域の肺癌の早期発見には問題があり，これが高率に肺癌検診の偽陰性（false negative）につながっていることが指摘されている[159,164-166]．検診に従事している医師はほとんどすべて同様の経験をしているものと想像される．

このような false negative については，初期の分化型腺癌は小さくて淡いことを考えれば，容易に理解できるし，ある意味では X 線写真の限界であるかもしれない．よって，すぐれたコントラスト分解能をもつ CT を検診に応用できれば骨格系や肺門縦隔陰影と重なる小病変の検出が容易になることは誰もが考えていたことである．

3. ヘリカル CT による肺癌検診

ヘリカル CT という新しい技術の進歩が臨床に応用されるようになって CT 検査法は大きく変化し，これらの臨床面での診断学的有用性が数多く報告されている．もともと，ヘリカル CT はスキャンタイムを短縮し，dynamic study の精度の向上のために 1987 年にシーメンスおよび東芝メディカルによって開発されたものであったが，1989 年の北米放射線学会でヘリカル CT の物理学的基礎と臨床応用についての発表が行われ，一躍注目を浴びた[167]．

その後，胸部においても，肺の小さな結節性病変の検出に最も信頼性の高い方法であることが報告されるようになった[168-175]．

4. 肺癌検診用 CT の開発とパイロットスタディ

この新しい技術を肺癌検診に応用できないかというのが車載型肺癌検診用 CT 開発のきっかけとなったのである．1990 年に筆者は放射線医学総合研究所ならびに豊橋技術科学大学のグループとともに，日立メディコの協力を得て，肺癌の治療成績の向上を究極の目標と定め，集団検診車に搭載でき，かつヘリカル CT の可能な肺癌検診用 CT（lung-cancer screening CT, LSCT）の開発に着手した．また同時に，CT による肺癌検診の妥当性についても事前評価が行われた[179,180]．

この LSCT のプロトタイプは 1992 年春に完成し，1992 年 11 月から 1993 年 1 月まで前橋保健所に設置されパイロットスタディ[177,178]を行ったので，その概要について述べる．

対象は肺癌検診の 2 次検診受診者のうち前橋保健所への呼び出し検診受診者で，問診，診察，直接撮影ののち LSCT の承諾の得られた 118 人（男性 48 人，女性 70 人，年齢 35〜88 歳）であった．LSCT の撮影条件は 120 kV，50 mA，スライス厚 10 mm，再構成画像ピッチ 10 mm，スキャン時間 1 回転 2 秒，テーブル移動速度毎秒 10 mm とし，肺尖部から肺底部までの全肺野をスキャンした．

この撮影条件であらかじめ正常人ボランティアで吸気での呼吸停止下のスキャンと平静呼吸下のそれとについて CT 画像を比較した．50 mA でのスキャンでも肺野，縦隔ともに十分に観察可能であった．平静呼吸下においても気管支および肺血管の連続性はよく保たれていた．そこで，このパイロットスタディではスキャン中に大きな呼吸をせず，静かに呼吸するように指示して検査が行われた．

LSCT 画像は，検査後ただちに放射線科医 2 名が 1 組になって，間接写真および 2 次検診にて撮影された直接写真を参照しながら LSCT の CRT モニタ画像で行われた．画像観察は肺野条件（ウィンドウ幅 1600，ウィンドウレベル −600）と縦隔条件（ウィンドウ幅 500，ウィンドウレベル 40）をあらかじめプリセットし，プッシュボ

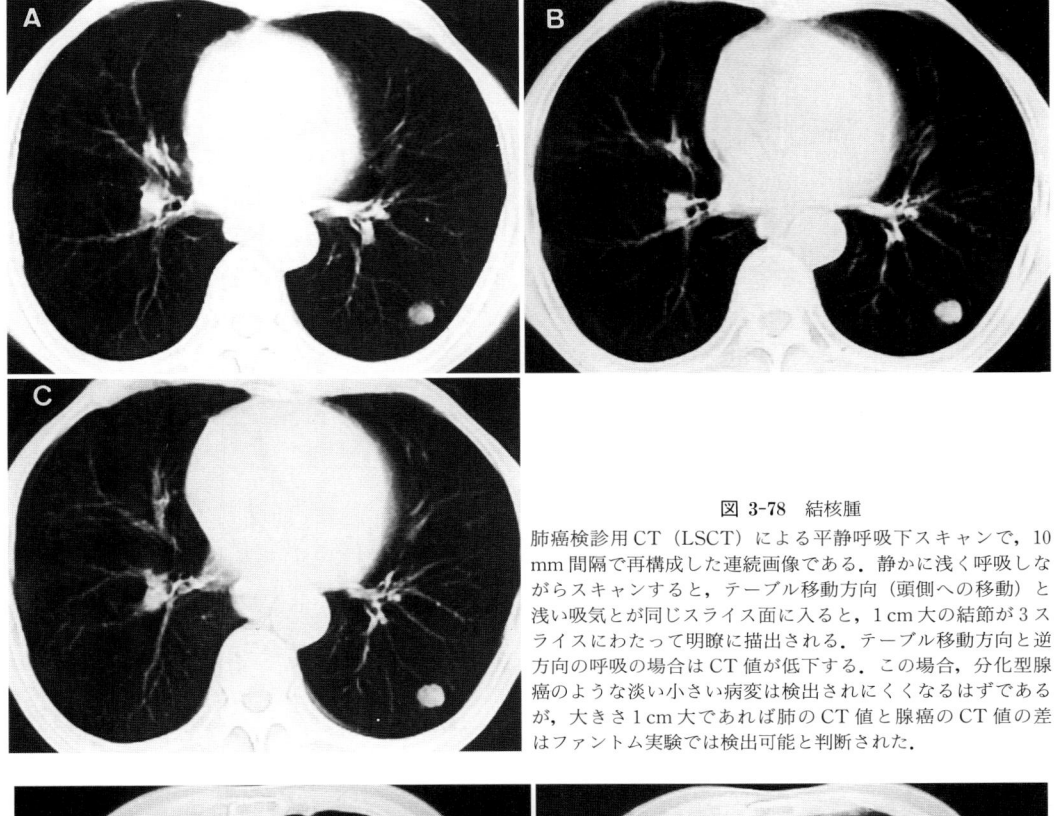

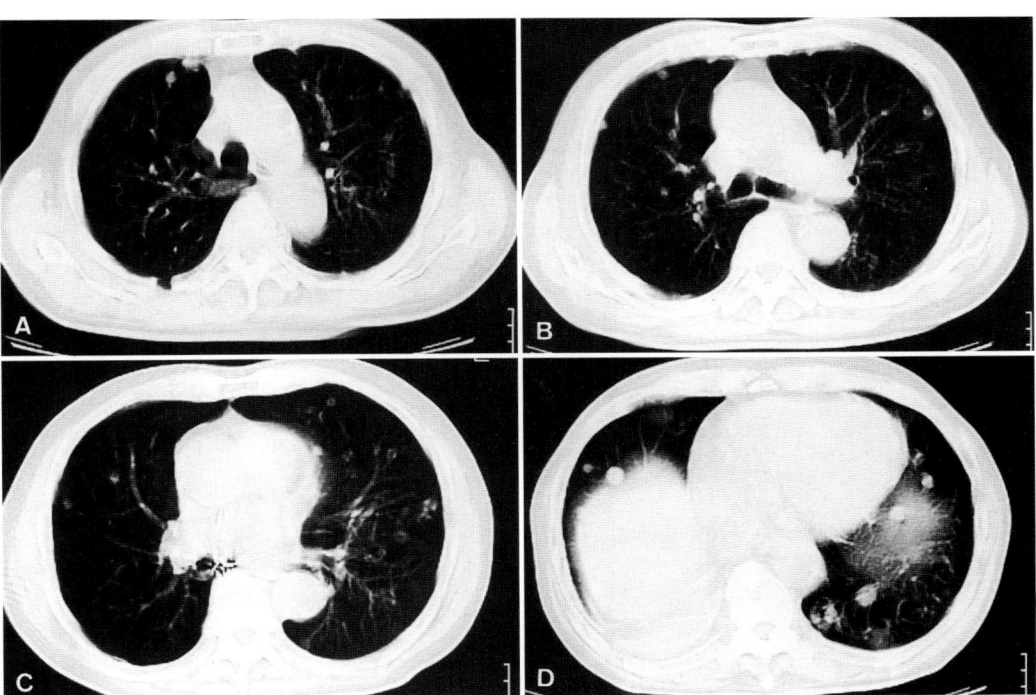

E. ヘリカルCTを用いた肺癌検診　　127

図 3-78　結核腫
肺癌検診用CT（LSCT）による平静呼吸下スキャンで，10 mm間隔で再構成した連続画像である．静かに浅く呼吸しながらスキャンすると，テーブル移動方向（頭側への移動）と浅い吸気とが同じスライス面に入ると，1 cm大の結節が3スライスにわたって明瞭に描出される．テーブル移動方向と逆方向の呼吸の場合はCT値が低下する．この場合，分化型腺癌のような淡い小さい病変は検出されにくくなるはずであるが，大きさ1 cm大であれば肺のCT値と腺癌のCT値の差はファントム実験では検出可能と判断された．

図 3-79　転移性肺腫瘍（平静呼吸下ヘリカルスキャン）
大腸癌術後縦隔リンパ節転移で手術を受けている．平静呼吸下スキャンであるが，数mm大～1 cm大の転移結節が明瞭に描出されている（A～D）．小結節中心部の空洞形成（B，C）も明瞭である．

タンでワンタッチ切り替えとし，go-and-return方式でトラックボールをスクロールしながら肺尖部から肺底部へ，あるいは肺底部から肺尖部へと観察した．病変が認められた場合はそのつど適当と思われるウィンドウセッティングとし，病変部の上下数スライスをフィルムにハードコピーした．

前述の撮影条件では，平静呼吸下スキャンにもかかわらず，呼吸性移動によるモーションアーチファクトは軽度であり，病変の読影に支障をきたすほどのものはなかった（図3-78）．平静呼吸下スキャンという不利な条件にもかかわらず，空洞様透亮像を示す大きさ数mmの転移性腫瘍が明瞭に描出された（図3-79）．また1cm大の結節は連続する2～3スライスにわたって明瞭に描出された（図3-78）．区域気管支の検出率は全肺野を平均すると90.4%であった．縦隔あるいは胸壁は，肺野に比べると低線量撮影による画像の荒れがみられたが，縦隔および胸壁の正常構造は十分に観察でき，縦隔リンパ節腫大や縦隔腫瘍を正確に指摘できた．

118例の読影結果を3群に分けた（表3-10）．精検不要群は72例（61%）で，要精検群は43例（36%）であった．本来なら要精検群とすべきであるが，すでに医療機関を受診しているものは別途に病院受診群とし，転移性肺腫瘍，奇形腫，珪肺がそれぞれ1例で3例（3%）あった．表3-11には精検不要群の内訳を示した．肋骨のbone island，限局性胸膜石灰化，肥厚心囊脂肪パッド，乳頭，第1肋軟骨石灰化など18例はLSCTで確実に良性病変と診断でき，不必要な精検を受けるのを避けることができた．

43例の要精検群のうち33例が精検を受けた．10例は未受診であった．最終診断は表3-12のごとくであった．肺癌例はLSCTで肺癌確実，肺癌ほぼ確実と診断された17例中16例であった．このほかにも活動性肺結核，過敏性肺炎，縦隔腫瘍などが認められた．

最終的に肺癌と診断された16例の内訳は表3-13のごとくで，末梢部肺癌が15例で肺門部肺

表3-10 LSCT受診者の結果判定分類

群	例数　（%）
精密検査不要群	72（61%）
病院受診群	3（ 3%）
要精密検査群	43（36%）

表3-11 精密検査不要群のLSCT診断

LSCT診断	例数
著変なし	26
結核，非活動性	12
慢性炎症	9
肺動脈または静脈	6
胸膜癒着/石灰化	4
肋骨bone island	3
気管支拡張症	2
心囊脂肪パッド	2
乳頭	2
第1肋軟骨石灰化	2
椎体骨棘	1
Chilaiditi症候群	1
腕頭動脈蛇行症	1
横隔膜挙上	1
計	72

表3-12 要精検群の最終診断

診断	例数
肺癌	16
肺結核	3
慢性炎症	3
無気肺	2
肉芽腫	1
過敏性肺炎	1
胸腺腫	2
神経性腫瘍	2
腺腫様甲状腺腫	1
精検未受診	10
計	43

表3-13 肺癌例の内訳

番号／年齢／性	組織型	病期	治療法
1／78／M	SCC	pT2N0M0	手術
2／76／M	ADC	pT1N0M0	手術
3／74／M	ADC	pT1N0M0	手術
4／58／F	ADC	pT1N0M0	手術
5／72／F	ADC	pT2N2M0	手術
6／65／F	ADC	pT1N0M0	手術
7／54／M	ADC	pT1N0M0	手術
8／70／F	ADC	pT2N0M0	手術
9／56／M	SCC	pT2N0M0	手術
10／79／M	SCC	pT2N0M0	手術
11／80／M	SCC	cT2N1M0	放射線
12／81／M	SCC	cT2N2M0	放射線
13／68／M	SCC	cT2N2M0	放射線
14／84／M	ADC	cT1N0M0	無治療
15／88／F	ADC	cT1N0M0	無治療
16／82／F	ADC	cT2N0M0	無治療

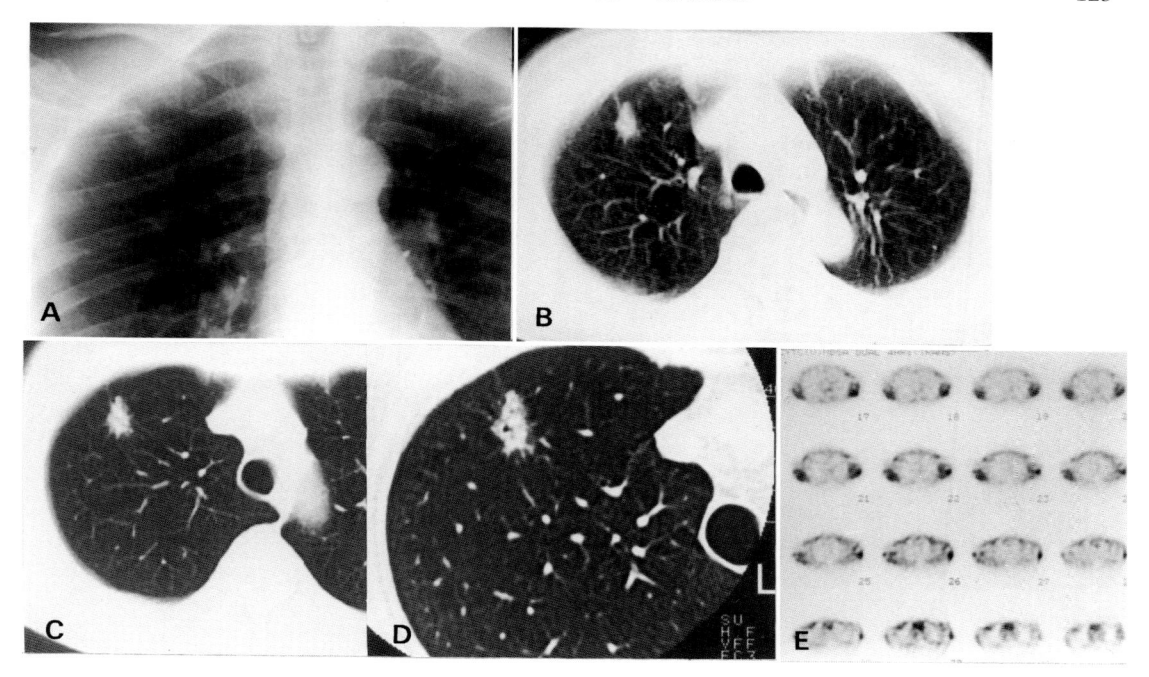

E. ヘリカルCTを用いた肺癌検診

図 3-80 高分化腺癌（58歳女）
A：胸部単純X線写真AP像，B：平静呼吸下ヘリカルスキャン，C：精検時呼気息止め，精検時吸気息止め2mmスライス，E：^{201}TlCl SPECT．
胸部X線写真では右上肺野に淡い陰影が認められる．C，Dでは分化型腺癌の特徴がとらえられているが，Bでも十分に分化型腺癌を疑うことができる．^{201}TlCl SPECTでは異常集積は検出できなかった．

癌は1例であった．今回の対象ではLSCTのみで新たに肺癌と診断された症例はなかった．

組織学的内訳は，腺癌（図3-80，3-81）が10例，扁平上皮癌（図3-82，3-83）が6例であった．手術は10例に施行された．1例は同側縦隔リンパ節に転移が確認され病理病期ⅢAとなったが，他の9例はすべて病理病期Ⅰ期であった．放射線治療が行われた3例はいずれも扁平上皮癌で，うち2例はLSCTおよび精密検査時のCTで縦隔リンパ節腫大が認められ，臨床病期ⅢA期と診断された．無治療の3例はいずれも腺癌で，2例は臨床病期Ⅰ期，他の1例はⅢA期と診断された．いずれも82，84，88歳と高齢で，精検後もまったく無症状であることを考慮し，本人および家族との相談で無治療のままとすることになった[179,180]．

今回は平静呼吸下でスキャンされたが，1回転1秒のCT装置では毎秒20mmのテーブル移動も可能であるため，通常のCT検査のように吸気の息止めでのスキャンが理想であることはいうまでもない．

さて，LSCTのパイロットスタディではいくつか問題点が明らかになった．それは，(1)CTによるスクリーニング検査法の確立，(2)発見された小結節性病変の扱い，すなわち読影基準，ならびに(3)精検における小結節性病変の良性・悪性の鑑別診断の精度などである．

まず第1の問題は，CTによるスクリーニング検査法である．金子ら[175]および森ら[173]は1回転1秒の装置で毎秒20mmのテーブル送りを採用している．この方法では，吸気で肺尖部から肺底部までが30数cmであっても，10数秒の息止めで検査ができる．LSCTは1回転2秒であるため，毎秒当たりのテーブル移動を果たして20mmにできるかどうかがまず問題となる．もしテーブル移動速度を毎秒10mmにしたら，全肺野をカバーするためには30秒以上の息止めを要する．そこで，LSCTのパイロットスタディで

図 3-81 高分化腺癌（75歳男）

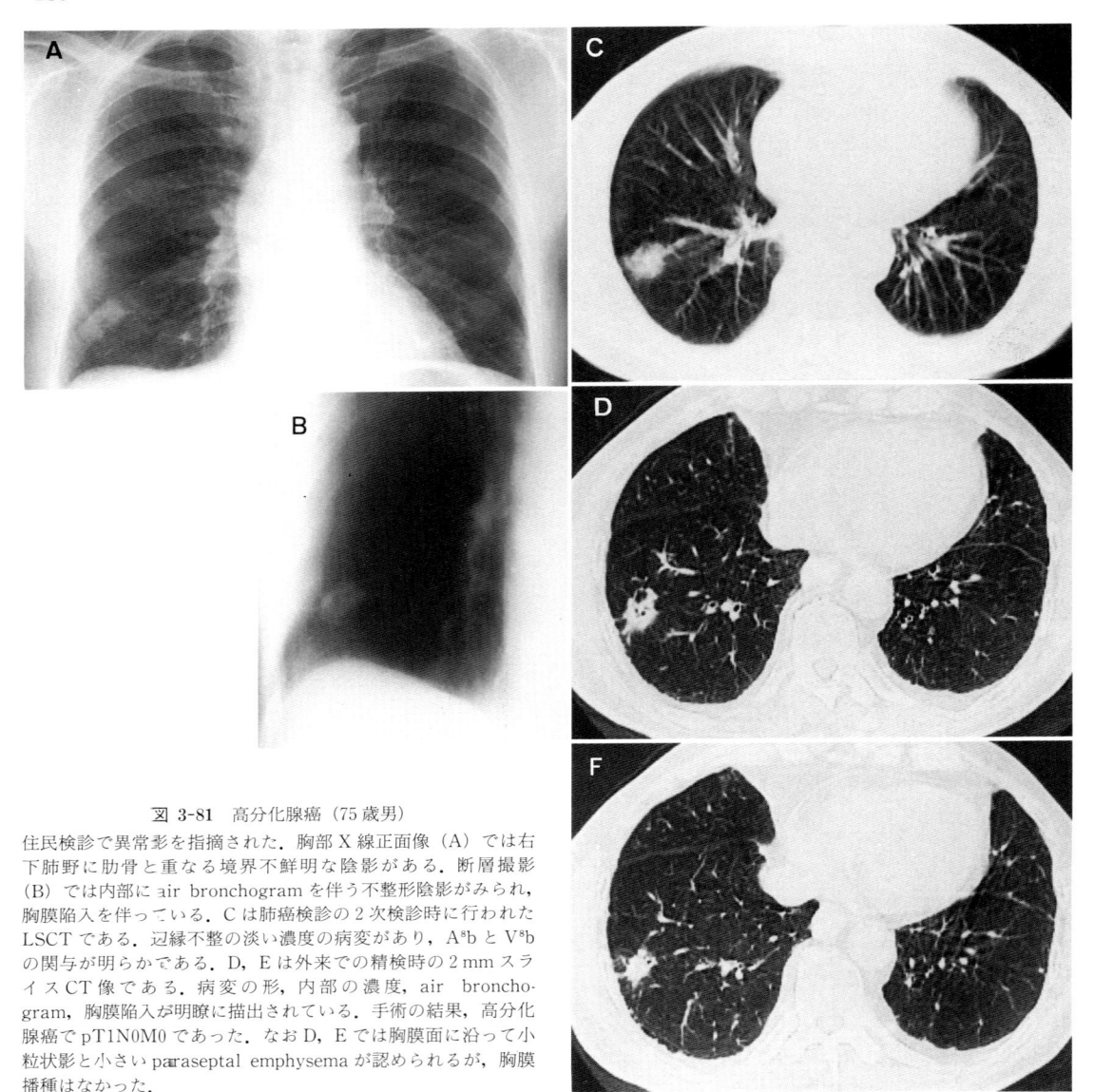

住民検診で異常影を指摘された．胸部X線正面像（A）では右下肺野に肋骨と重なる境界不鮮明な陰影がある．断層撮影（B）では内部に air bronchogram を伴う不整形陰影がみられ，胸膜陥入を伴っている．Cは肺癌検診の2次検診時に行われたLSCTである．辺縁不整の淡い濃度の病変があり，A^{s}b と V^{s}b の関与が明らかである．D，Eは外来での精検時の2mmスライスCT像である．病変の形，内部の濃度，air bronchogram，胸膜陥入が明瞭に描出されている．手術の結果，高分化腺癌でpT1N0M0であった．なおD，Eでは胸膜面に沿って小粒状影と小さい paraseptal emphysema が認められるが，胸膜播種はなかった．

は毎秒10mmのテーブル送りで，かつ平静呼吸で検査できないものかと考えた．ボランティアの画像から毎秒10mmのテーブル送りなら平静呼吸でも何とかなりそうであると判断してこれを採用した．

一般住民は胸部X線間接写真の簡便さ，すなわちほんの短時間の吸気息止めで検査が終わるという受診者にとって最も負担の少ない検診法であることをすでに経験している．さらに高齢社会を迎えて，住民検診では高齢者の占める比率がかなり高くなってきている．肺気腫や肺線維症などの呼吸器疾患をもっている場合もあるし，難聴やその他の身体障害をもっている場合もあろう．受診者に長時間の息止めを強いることなく平静呼吸で検診が行えれば，これほど楽な検査法はない．

一方では，CTによる肺癌検診はより早期の肺癌を検出し，その結果として肺癌の治癒率の向上を目指しているので，false negative 例が多ければたとえCTを検診に使っても何の意味もない．

よって，当然のことながら平静呼吸下スキャン

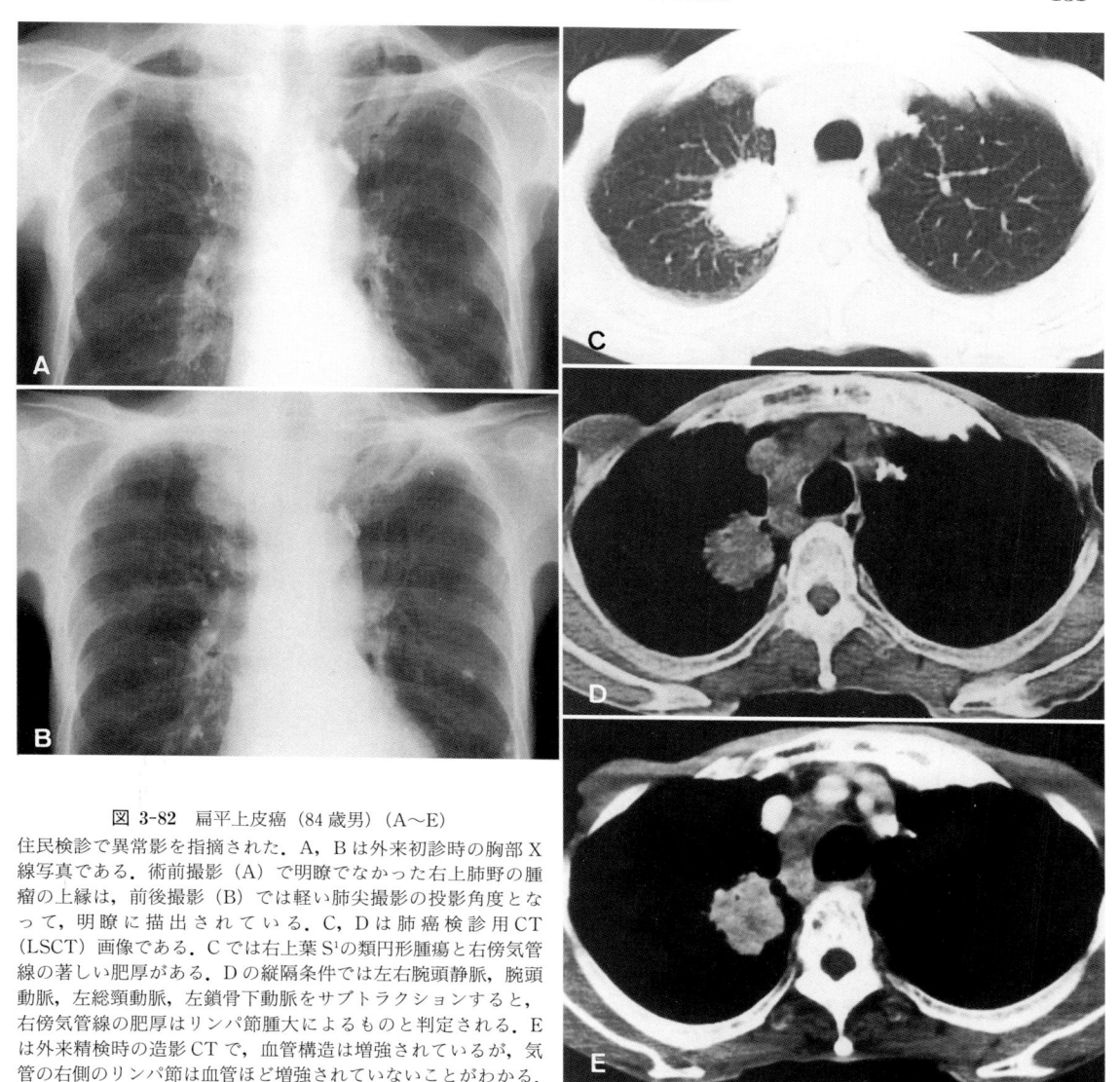

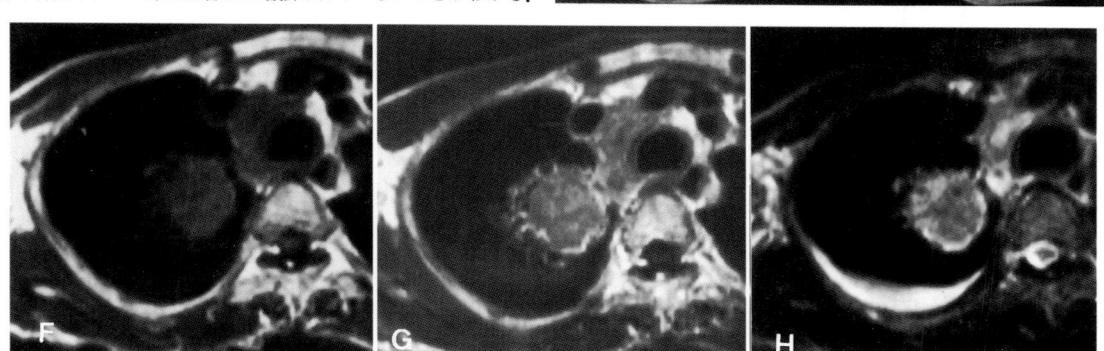

E. ヘリカル CT を用いた肺癌検診

図 3-82　扁平上皮癌（84 歳男）（A〜E）
住民検診で異常影を指摘された．A，B は外来初診時の胸部 X 線写真である．術前撮影（A）で明瞭でなかった右上肺野の腫瘤の上縁は，前後撮影（B）では軽い肺尖撮影の投影角度となって，明瞭に描出されている．C，D は肺癌検診用 CT（LSCT）画像である．C では右上葉 S^1 の類円形腫瘍と右傍気管線の著しい肥厚がある．D の縦隔条件では左右腕頭静脈，腕頭動脈，左総頸動脈，左鎖骨下動脈をサブトラクションすると，右傍気管線の肥厚はリンパ節腫大によるものと判定される．E は外来精検時の造影 CT で，血管構造は増強されているが，気管の右側のリンパ節は血管ほど増強されていないことがわかる．

図 3-82　扁平上皮癌（84 歳男）（F〜H）
F は MRI T_1 強調像（SE 580/15）で原発巣とリンパ節は筋肉とほぼ同じ信号強度を呈している．G は造影 T_1 強調像（SE 580/15）で原発巣とリンパ節は同じ程度の増強効果を示した．H は T_2 強調像（SE 1800/90）で，原発巣，リンパ節は高信号強度を示した．なお，CT では認められなかった胸水が胸壁に沿って三日月状の高信号強度を示しているのが発見された．気管支鏡下の生検で扁平上皮癌と診断され，放射線治療が行われた．

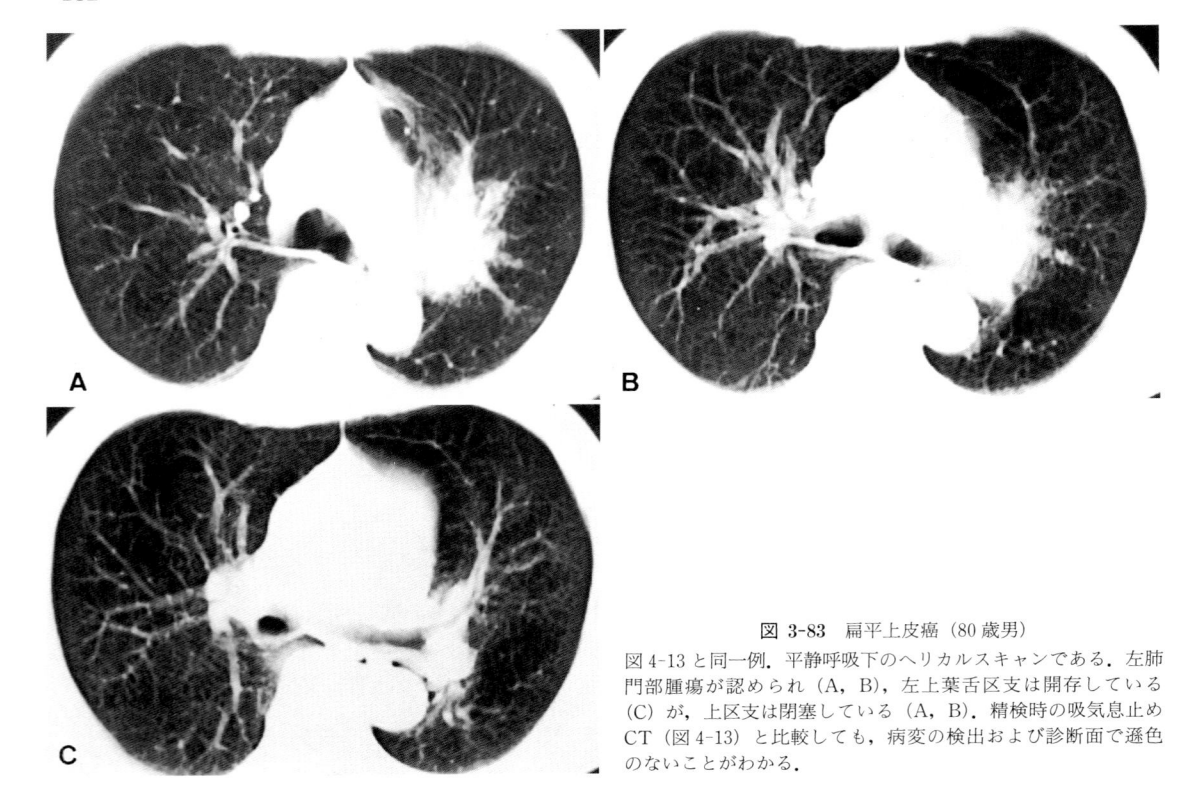

図 3-83　扁平上皮癌（80歳男）
図4-13と同一例．平静呼吸下のヘリカルスキャンである．左肺門部腫瘍が認められ（A, B），左上葉舌区支は開存している（C）が，上区支は閉塞している（A, B）．精検時の吸気息止めCT（図4-13）と比較しても，病変の検出および診断面で遜色のないことがわかる．

の可能性について検討する必要があるし，また吸気息止めでスキャンタイムとテーブル送りの関係を検討する必要がある．

まず最初のステップとして，呼吸性移動を模した模擬病巣ファントムを作成し，病巣の検出能の検討を行った[181]．これによれば，直径10 mmのファントムでは毎分16回の平静呼吸でCT値は0.44～1.31倍に変化するが，病巣の検出そのものは可能であった．今後もCTスクリーニング検査法として最も簡便な方法を，さらに種々の条件で検討を加える予定である．

第2の問題点は，CTでは小さな結節性病変がたくさん検出されるが，これらをどう取り扱うかである．これは読影基準とも大いに関連があるし，たとえ精密検査にまわしたとしても果たしてどこまで正確に良性・悪性の鑑別診断ができるかという問題にも関係する．

このことは，間接X線写真による肺癌検診でも，小さいがゆえに拾いあげなかったfalse negative例があることが示されており[159]，さらに最近では，CTでのfalse negative例の報告もみられる[182,183]．

Whiteら[182]は，3施設においてCTで見逃された14例の15肺癌について病変の局在，形，組織型およびCT所見を検討している．男性11例，女性3例で，年齢は37～78歳，平均年齢は60歳であった．見逃し肺癌とは，(1)CTレポートで限局性の肺病変を記載しておらず，後に肺癌と判明したもの，あるいはレポートには記載しているが肺血管など良性と判定していたもの，(2)2名の胸部放射線科医がレトロスペクティブに判定して異常があり，かつその病変が後に肺癌と判明したときのCT画像と比較して同じ部位にあると考えられるもの，(3)見逃した病理組織所見が原発性肺癌であったもの，とした．見逃した肺癌のCT所見は気管支内病変10病変（67％），肺孤立性結節2病変（13％），肺末梢部の限局性で円形の気腔病変1病変（7％），肺末梢の境界不明瞭な細長い気腔病変1病変（7％），胸膜をベースとする肥厚1病変（7％）であった．10例（67％）は

肺門部肺癌で，5例（33%）は末梢部肺癌であった．15肺癌中11病変（73%）は下葉の病変であった．14例中6例（13%）では診断時に主病変が別の部位にみられた．病変の大きさは0.2〜2.0 cmで，平均1.2 cm，標準偏差 ±0.5 cmであった．病理組織型は気管支内病変の10例はいずれも扁平上皮癌，孤立性結節の2例は非小細胞癌とカルチノイド，他の3例はいずれも腺癌であった．見逃されたときから後に肺癌と判明するまでの期間は8日〜2年6か月（平均4か月）で，CTで9例，気管支鏡で6例が肺癌と判明した[182]．

Gurney[183]は見逃し肺癌例9例（女性7例，男性2例）の検討を，前述の報告[182]とほぼ同様な判定基準で行っている．年齢は50〜81歳で平均65歳であった．5例は末梢部肺癌で，4例は肺門部肺癌であった．初回CTから肺癌が診断されるまでの期間は3か月から7年11か月であった．末梢部肺癌5例では，初回CTでの病変の大きさはすべて3 mm以下であり，診断時の大きさは20〜31 mmであった．末梢部の5例のdoubling timeは24日〜286日であった．扁平上皮癌2例のdoubling timeはそれぞれ24日，39日であった．腺癌3例のdoubling timeは1例は245日，他の2例は285日であった[183]．この報告では末梢部肺癌のdoubling timeは1〜10か月であった．指数関数的な発育では，10 mm以下の結節では大きさの変化はごくわずかで，2 mmの結節が90日のdoubling timeである場合には3か月後にはわずか2.5 mmにしかならない．Doubling timeがコンスタントであるとすると，3 mmの結節が1 cmになるには5 doubling timeが必要となる．3 mmが検出可能な閾値であるとすると，doubling timeが30日の場合には6か月後のCTで1 cmまで発育した病変を観察できることになる．ゆっくりと発育する肺癌では長期間の経時的なfollow-upが必要である[183]．

5. 放射線医学総合研究所プロジェクトによるCT肺癌検診

このLSCTプロトタイプは耐震テストを終えて車載され，1994年11月11日，放医研，結核予防会千葉県支部，（株）日立メディコ3者による高速ヘリカルCT搭載検診車による共同研究が開始された．1995年1月17日に発生した阪神・淡路大震災での救急診療のために要請を受けて出動した．本来は検診のために開発されたものであるが，自家発電装置を備えており，災害時の救急医療にも役立つことが明らかなった．その後このLSCT第1号車は千葉県で肺癌検診業務に利用されている[184]．

現時点での放医研のプロジェクトとしては，前述の結核予防会千葉県支部の第1号車が1994年から稼動中である．1996年からは大阪府立成人病センターの第2号車が稼動中である．さらに，据えつけ型CTによる肺癌検診が1996年から荒川区がん予防センターで試験的に行われている．これらの3施設による肺癌のCT検診はまだスタートしたばかりで，肺癌のCT検診が新しい検診手段になりうるものかどうか，新しい社会システムとして世に受け入れられる価値があるものかどうかを実証するためにはさまざまな問題が山積している[184]．しかし，増え続ける肺癌による死亡を減らすために臨床サイドで寄与しうるとすれば，現在のところCT検診をおいてほかにはないと考えられ，その成果が期待される．

文献

1) Fraser RG, Paré PD, Fraser RS, Genereux GP: Diagnosis of Diseases of the Chest, 3rd ed, vol 2, WB Saunders, Philadelphia, 1989.
2) Dähnert W: Radiology Review Manual, 2nd ed, Williams & Wilkins, Baltimore, 1993; p268.
3) Godwin JD: The solitary pulmonary nodule. *Radiol Clin North Am* 1983; **21**: 709-721.
4) 松本満臣, 石坂 浩, 加藤達也, ほか: 肺癌を除く肺腫瘍—孤立性結節影とその鑑別診断—. 臨床画像 1990; **6**: 58-67.
5) Naidich DP, Zerhouni EA, Siegelman SS: Computed Tomography and Magnetic Resonance of the Thorax, 2nd ed, Raven Press, New York, 1991; pp303-340.
6) Siegelman SS, Zerhouni EA, Leo FP, et al: CT of the solitary pulmonary nodule. *AJR* 1982; **144**: 349-351.

7) Godwin JD, Fram EK, Cann CE, et al : CT densitometry of pulonary nodule. *J Comput Assist Tomogr* 1982 ; **6** : 254-258.
8) Godwin JD, Speckman JM, Fram EK, et al : Distingushing benign from malignant pulmonary nodule by computed tomography. *Radiology* 1982 ; **144** : 349-351.
9) Shin MS, Ho K-J : Computed tomographic evaluation of solitary pulmonary nodules in chest roentgenograms. *J Comput Assist Tomogr* 1982 ; **6** : 947-954.
10) 清水雅史, 河野通雄, 長谷川正和, ほか : 肺野腫瘤状影のCTによる評価. 日本胸部臨床 1982 ; **41** : 374-378.
11) Proto AV, Thomas SR : Pulmonary nodules studied by computed tomography. *Radiology* 1985 ; **156** : 149-153.
12) 中田 肇, 仲山 親, 寺島広美, 中山 卓 : 肺結節性病変におけるCT診断の再評価. 日本医放会誌 1986 ; **46** : 1012-1016.
13) 尾上正孝 : 肺結節状病変のCT診断. 日本医放会誌 1986 ; **46** : 1094-1111.
14) Zerhouni EA, Stitik FP, Siegelman SS, et al : CT of the pulmonary nodule : a cooperative study. *Radiology* 1986 ; **160** : 319-327.
15) 高島 力, 永田一三, 鈴木正行, ほか : 胸部ファントームを用いた肺結節性病変のX線CT診断. 画像診断 1987 ; **7** : 554-561.
16) 東 祐一郎 : 肺結節性病変のCT診断について. 日本医放会誌 1988 ; **48** : 1483-1496.
17) Huston JH, Muhm JR : Solitary pulmonary nodules : evaluation with a CT reference phantom ; CT densitometry. *Radiology* 1989 ; **170** : 653-656.
18) 渡辺秀幸 : 孤立性肺結節のCT診断. 日本医放会誌 1990 ; **50** : 1321-1334.
19) Khan A, Herman PG, Vowerk P, et al : Solitary pulmonary nodules : comparison of classification with standard, thin-section, and reference phantom CT. *Radiology* 1991 ; **179** : 477-481.
20) 松本満臣, 前原康延, 中村勇司, ほか : 肺癌の病期判定―CTによる孤立性肺腫瘤影の鑑別診断と肺癌病期診断の最近の話題―. 画像診断 1986 ; **6** : 939-958.
21) Kuhlman JE, Fishman EK, Siegelman SS : Invasive pulmonary aspergillosis in acute leukemia : characteristic findings of CT, the CT halo sign, and the role of CT in early diagnosis. *Radiology* 1985 ; **157** : 611-614.
22) Siegelman SS, Khouri NF, Scott WW Jr, et al : Pulmonary hamartoma : CT findings. *Radiology* 1986 ; **160** : 313-317.
23) Kuriyama K, Tateishi R, Doi O, et al : CT-pathologic correlations in small peripheral lung cancers. *AJR* 1987 ; **149** : 1139-1143.
24) Kuhlman JE, Fishman EK, Burch PA, et al : Invasive pulmonary aspergillosis in acute leukemia : the contribution of CT to early diagnosis and aggressive management. *Chest* 1987 ; **92** : 95-99.
25) Kuhlman JE, Fishman EK, Kuhajada FP, et al : Solitary bronchioloalveolar carcinoma : CT criteria. *Radiology* 1988 ; **167** : 379-382.
26) Kuhlman JE, Fishman EK, Burch PA, et al : CT of invasive pulmonary aspergillosis. *AJR* 1988 ; **150** : 1015-1020.
27) Zerhouni EA, Caskey C, Khouri NF : The pulmonary nodule. *Semin US CT MRI* 1988 ; **9** : 67-78.
28) 伊藤茂樹, 石垣武男, 牧野直樹, 佐久間貞行 : 末梢肺野腫瘤病変の thin slice CT 像―腫瘍辺縁像の病理組織像との対比―. 日本医放会誌 1988 ; **48** : 833-840.
29) 栗山啓子, 三谷 尚, 鳴海善文, ほか : 同時肺多発癌 (末梢型腺癌) に対する高分解能 thin-section CT の応用. 日本医放会誌 1988 ; **48** : 687-693.
30) 尾下文浩, 江口研二, 宮 敏路, ほか : 肺野限局性炎症性病変の thin-slice CT 像. 日本医放会誌 1989 ; **49** : 1525-1533.
31) 前原康延, 松本満臣, 松浦正名, ほか : 孤立性肺腫瘤影に随伴する胸膜肥厚像の thin-slice CT による検討. 日本医放会誌 1989 ; **49** : 253-258.
32) 栗山啓子, 建石竜平, 土井 修 : 肺野末梢部小型肺癌 (2cm以下) の診断. 臨床放射線 1990 ; **35** : 795-802.
33) 森 清志, 齋藤芳国, 横井香平, ほか : Axial multiplanar reconstruction CT の有用性―肺野小結節病変の検討―. 日本医放会誌 1990 ; **50** : 780-786.
34) Kuriyama K, Tateishi R, Doi O, et al : Prevalence of air bronchograms in small peripheral carcinoma of the lung on thin-section CT : CT comparison with benign tumors. *AJR* 1991 ; **156** : 921-924.
35) Zwirewich CV, Vedal S, Miller RR, Müller NL : Solitary pulmonary nodule : high-resolution and radiologic-pathologic correlation. *Radiology* 1991 ; **179** : 469-476.
36) Littleton JT, Durizch ML, Moeller G, Herbert DE : Pulmonary masses : contrast enhancement. *Radiology* 1990 ; **177** : 861-871.
37) 中西 正, 内藤 晃, 西岡康二, ほか : 肺の inflammatory pseudotumor の1例. 臨床放射線 1991 ; **36** : 165-168.
38) Sakai F, Sone S, Maruyama A, et al : Thin-rim enhancement in Gd-DTPA-enhanced magnetic resonance images of tuberculoma : a new finding of potential differential diagnostic importance. *J Thorac Imaging* 1992 ; **7** : 64-69.

39) Swensen SJ, Morin RL, Schueler BA, et al: Solitary pulmonary nodule: CT evaluation of enhancement with iodinated contrast material—a preliminary report. Radiology 1992; 182: 343-347.
40) 楠本昌彦: 肺癌におけるGd-DTPA enhanced MRIの有用性に関する臨床的研究. 日本医放会誌 1992; 52: 358-371.
41) Kono M, Adachi S, Kusumoto M, Sakai E: Clinical utility of Gd-DTPA-enhanced magnetic resonance imaging in lung cancer. J Thorac Imaging 1993; 8: 18-26.
42) 栗山啓子, 門田 強, 細見尚弘, ほか: 肺腫瘤性病変のMR imaging診断—単純およびGd-DTPA enhanced MR imagingにおける相対的信号強度による定量的鑑別診断—. 日本医放会誌 1993; 53: 628-634.
43) 栗山啓子, 門田 強, 堀之内 隆, ほか: 末梢部肺癌と良性腫瘤性病変のMRIによる鑑別診断. 臨床放射線 1993; 38: 55-62.
44) Sakai F, Sone S, Kiyono K, et al: MR of pulmonary hamartoma: pathologic correlation. J Thorac Imaging 1994; 9: 51-55.
45) Yamashita K, Matsunoe S, Takahashi R, et al: Small peripheral lung carcinoma evaluated with incremental dynamic CT: radiologic-pathologic correlation. Radiology 1995; 196: 401-408.
46) Vincent RG, Pickren JW, Lane W, et al: The change of histopathology of lung cancer. A review of 1682 cases. Cancer 1977; 39: 1647-1655.
47) 家城隆次, 工藤翔二, 岡村 樹, ほか: 過去13年間の肺癌における組織型の推移. 肺癌 1991; 31: 1-6.
48) 山田耕三: Thin-slice CTを用いた肺野小型病変の内部構造の解析. 肺癌 1992; 32: 1035-1042.
49) 岡田 聡: 肺癌の病理—発育進展様式と組織型—. 肺癌の画像診断 (河野通雄, 編), 中外医学社, 東京, 1990; pp1-14.
50) 髙木佳木: 末梢部肺癌. 肺癌の画像診断 (河野通雄, 編), 中外医学社, 東京, 1990; pp30-41.
51) 鈴木 明, 常松和則: 肺癌の進展様式とそのX線表現型. 臨床画像 1988; 44: 8-16.
52) 橋本武志, 下里幸雄, 児玉哲郎, ほか: 肺の末梢に発生した小型腺癌, 大細胞癌の臨床病理的研究. 特に腫瘍中心部線維化巣の形態と予後との関連について. 肺癌 1978; 18: 381-391.
53) Shimosato Y, Suzuki A, Hashimoto T, et al: Prognostic implications of fibroblastic focus (scar) in small peripheral lung cancers. Am J Surg Pathol 1980; 4: 365-373.
54) 古泉直也, 小田純一, 酒井邦夫, ほか: Thin-slice CTにおける孤立性陰影に伴う"淡い領域"の診断的意義. 画像診断 1991; 11: 591-597.
55) 古泉直也: 肺腺癌におけるthin-section CT像と病理組織像の対比. 第一編 腫瘍分化度, 発育形式, および間質の変化について. 肺癌 1994; 34: 199-207.
56) 古泉直也, 薄田浩幸: 肺腺癌におけるthin-section CT像と病理組織像の対比. 第二編 基底膜におけるtype IV collagenおよびlamininの局在について. 肺癌 1994; 34: 321-331.
57) Chaudhuri MR: Primary pulmonary cavitating carcinomas. Thorax 1973; 28: 353-366.
58) 岡崎哲郎, 松本 伸, 和田豊治, ほか: 空洞性肺癌の臨床的並びに外科病理学的検討. 日本胸部臨床 1980; 39: 274-280.
59) 河端美規, 酒井俊彦, 福島一雄, ほか: 肺腺癌内空洞および囊胞様変化形成の機序についての病理学的検討. 肺癌 1994; 34: 171-180.
60) Hill CA: Bronchioloalveolar carcinoma: a review. Radiology 1984; 154: 15-20.
61) Adler BD, Padley SPG, Miller RR, et al: High-resolution CT of bronchioloalveolar carcinoma. AJR 1992; 159: 275-277.
62) Im J-G, Han MC, Yu EJ, et al: Lobar bronchioloalveolar carcinoma: "angiogram sign" on CT scans. Radiology 1990; 176: 749-753.
63) Wong JL, Wiesbrod GL, Chamberlain D, Herman SJ: Bronchioloalveolar carcinoma and the air bronchogram sign: a new pathologic explanation. J Thorac Imaging 1994; 9: 141-144.
64) 松本満臣, 堀越浩幸, 茂木孝夫, ほか: 境界鮮明・辺縁平滑な肺結節性病変のCT診断. 臨床放射線 1993; 38: 75-83.
65) 松本満臣, 石坂 浩, 佐藤典子, ほか: 孤立性肺結節性病変のMRI—STIR像による鑑別診断の可能性—. 臨床放射線 1994; 39: 57-63.
66) 徳田 均: 肺野扁平上皮癌のX線像と病理形態. 肺癌 1990; 30: 963-973.
67) Paladugu RR, Benfield JR, Pak HY, et al: Bronchopulmonary Kulchitzky cell carcinoma. A new classification scheme for typical and atypical carcinoids. Cancer 1985; 55: 1303-1311.
68) Foster BB, Müller NL, Miller RR, et al: Neuroendocrine carcinopmas of the lung: clinical radiologic and pathologic correlation. Radiology 1989; 170: 441-445.
69) Müller NL, Miller RR: Neuro-endocrine carcinomas of the lung. Semin Roentgenol 1990; 25: 96-104.
70) 鈴木 明, 下里幸雄, 難波煌治, ほか: X線所見からの肺癌組織型診断. 日本胸部臨床 1975; 34: 161-170.
71) Carter D, Egglesten JC: Tumors of the lower respiratory tract. In Atlas of Tumor Pathology, 2nd series, fasc 17, Armed Forces Institute of Pathology, Washington DC, 1980; pp113-160.

72) 松本満臣：胸部のCT診断，朝倉書店，東京，1986；pp84-170.
73) Iannuzzi MC, Scoggin CH : Small cell lung cancer. *Am Rev Respir Dis* 1986 ; **134** : 593-608.
74) Cummings SR, Lillington GA, Richard RJ : Estimating the probability of malignancy in solitary pulmonary nodules with Bayesian analysis : a Bayesian approach. *Am Rev Respir Dis* 1986 ; **134** : 449-454.
75) Gurney JW : Determining the likelihood of malignancy in solitary pulmonary nodules with Bayesian analysis. Part I. Theory. *Radiology* 1993 ; **186** : 405-413.
76) Gurney JW, Lyddon DM, MaKay JA : Determining the likelihood of malignancy in solitary pulmonary nodules with Bayesian analysis. Part II. Application. *Radiology* 1993 ; **186** : 415-422.
77) Gurney JW, Swensen SJ : Solitary pulmonary nodules : determination of the likelihood of malignancy with neural network analysis. *Radiology* 1995 ; **196** : 823-829.
78) 鈴木 明，砂倉瑞良，ほか：孤立性肺腫瘤状陰影．臨床放射線 1973；**18**：806-824.
79) Mori K, Saitou Y, Tominaga K, et al : Small nodular lesions in the lung periphery : new approach to diagnosis with CT. *Radiology* 1990 ; **177** : 843-849.
80) Webb WR : The pleural tail sign. *Radiology* 1978 ; **127** : 309-313.
81) 齋藤吉弘，松本満臣，山中巳喜男，ほか：血管影との関連からみた孤立性肺腫瘤影の検討．臨床放射線 1983；**28**：647-651.
82) 松本満臣，齋藤吉弘，一色重雄，ほか：早期肺癌のX線像．診断と治療 1984；**72**：473-484.
83) 松本満臣，齋藤吉弘：孤立性肺腫瘤影と血管影との関連．肺小病変の画像診断（小林敏雄，志田寿夫，編），日本医事新報社，東京，1985；pp84-91.
84) Zwiebel BR, Austin JHM, Grimes MM : Bronchial carcinoid tumors : assessment with CT of location and intratumoral calcification in 31 patients. *Radiology* 1991 ; **179** : 483-486.
85) 髙木佳木，足立秀治，渡辺英明，ほか：孤立性腫瘤状影をきたした結核性病変のX線像．肺小病変の画像診断（小林敏雄，志田寿夫，編），日本医事新報社，東京，1985；pp119-127.
86) 楠本昌彦，遠藤正浩，日野茂宣，ほか：末梢部肺癌と結核腫の鑑別におけるGd-DTPA造影MRIの有用性．臨床放射線 1993；**38**：67-74.
87) Yamashita K, Matsunobe S, Tsuda T, et al : Solitary pulmonary nodule : preliminary study of evaluation with incremental dynamic CT. *Radiology* 1995 ; **194** : 399-405.
88) Swensen SJ, Brown LR, Colby TV, Weaver AL : Pulmonary nodules : CT evaluation of enhancement with iodinated contrast material. *Radiology* 1995 ; **194** : 393-398.
89) Swensen SJ : Lung nodules : enhancement with enhancement. *J Thorac Imaging* 1995 ; **10** : 91-92.
90) Maruyama S, Murakami J, Hashimoto S, et al : Noncalcified pulmonary tuberculoma : CT enhancement patterns with histological correlation. *J Thorac Imaging* 1995 ; **10** : 91-95.
91) Liebow AA, Hubbell DS : Sclerosing hemangioma (histiocytoma) of the lung. *Cancer* 1956 ; **6** : 53-57.
92) Nagata N, Dairaku M, Tanaka K : Sclerosing hemangioma of the lung : an epithelial tumor composed of immunohistochemically heterogeneous cells. *Am J Clin Pathol* 1987 ; **88** : 552-559.
93) Yousem SA, Wick MP, Singh G, et al : So-called sclerosing hemangiomas of the lung. An immunohistochemical study supporting a respiratory epithelial origin. *Am J Surg Pathol* 1988 ; **12** : 582-590.
94) Katzenstein A-LA, Gmelich JT, Carrington CB : Sclerosing hemangioma of the lung : a clinicopathologic study of 51 cases. *Am J Surg Pathol* 1980 ; **4** : 343-356.
95) Sugio K, Yokoyama H, Kaneko S, et al : Sclerosing hemangioma of the lung : radiographic and pathologic study. *Ann Thorac Surg* 1992 ; **53** : 295-300.
96) Im J-G, Kim WH, Han MC, et al : Sclerosing hemangiomas of the lung and interlobar fissures : CT findings. *J Comput Assist Tomogr* 1994 ; **18** : 34-38.
97) 松本満臣，石坂 浩，吉田一郎，ほか：孤立性肺腫瘤性病変のMRI—水分量/脂肪量の多寡からみた鑑別診断—．病理と臨床 1993；**11**：1429-1434.
98) Kohno N, Ikezoe J, Johkoh T, et al : Focal originizing pneumonia : CT appearance. *Radiology* 1993 ; **189** : 119-123.
99) Groskin SA : Heitzman's the Lung. Radiologic-pathologic correlations, Mosby, St Louis, 1993 ; pp270-272.
100) Bragg DG, Chor PJ, Murray KA, Kjeldsberg CR : Lymphoproliferative disorders of the lung : histopathology, clinical manifestations, and imaging features. *AJR* 1994 ; **163** : 273-281.
101) Glickstein M, Kornstein ML, Pietra GC : Non-lymphomatous lymphoid disorders of the lung. *AJR* 1986 ; **147** : 227-237.
102) Epstein DM, Glickstein MF : Pulmonary lymphoproliferative disorders. *Radiol Clin North Am* 1989 ; **27** : 1077-1084.
103) Saltzstein SL : Pulmonary malignant lymphomas

103) and pseudolymphomas: classifications, therapy, and prognosis. *Cancer* 1963; **16**: 928-955.
104) Hutchinson WB, Friedenberg MJ, Saltzstein SL: Primary pulmonary pseudolymphoma. *Radiology* 1964; **82**: 48-56.
105) Liebow AA, Carrington CB: Diffuse pulmonary lymphoreticular infiltrations associated with dysproteinemia. *Med Clin North Am* 1973; **57**: 809-843.
106) Holland EA, Ghahremani GG, Fry WA, Victor TA: Evolution of pulmonary pseudolymphomas: clinical and radiologic manifestations. *J Thorac Imaging* 1991; **6**(4): 74-80.
107) Buchwald I: Pseudolymphoma presenting as a solitary nodular density with an air bronchogram. *Chest* 1974; **65**: 691-693.
108) Matsubara O, Tan-Liu NS, Kenney RM, Mark EJ: Inflammatory pseudotumors of the lung: progression from origanizing pneumonia to fibrous histiocytoma or to plasma cell granuloma in 32 cases. *Hum Pathol* 1988; **19**: 807-814.
109) McCall IW, et al: The radiologic appearance of plasma cell granuloma of the lung. *Clin Radiol* 1978; **29**: 145-150.
110) Schwartz EE, Katz SM, Mandell GA: Postinflammatory pseudotumors of the lungs: fibrous histiocytoma and related lesions. *Radiology* 1990; **136**: 609-613.
111) 佐藤雅史：肺癌と紛らわしい病変．臨床画像 1993; l9: 68-77.
112) Bahadori M, Liebow AA: Plasma cell granuloma of the lung. *Cancer* 1973; **31**: 191-208.
113) Kaufman RA: Calcified postinflammatory pseudotumor of the lung: CT features. *J Comput Assist Tomogr* 1988; **12**: 633-655.
114) Hutchins GM, Eggelston JC: Unusual presentation of inflammatory pseudotumor (plasma cell granuloma) as esophageal obstruction. *Am J Gastroenterol* 1979; **71**: 501-504.
115) 池田耕治, ほか：肺 plasma cell granuloma の1例．臨床放射線 1983; **28**: 487-489.
116) 林 邦昭, 神埼修一, 上谷雅孝, ほか：円形無気肺—特にその幅広いスペクトラムについて—．日本医放会誌 1993; **53**: 1020-1032.
117) Cohen AM, Crass JR, Chung-Park M, Tomashefski JF Jr: Rounded atelectasis and fibrotic pleural disease: the pathologic continuum. *J Thorac Imaging* 1993; **8**: 309-312.
118) Doyle TC, Lawler GA: CT features of rounded atelectasis of the lung. *AJR* 1984; **143**: 225-228.
119) McHugh K, Blaquiere RM: CT features of rounded atelectasis. *AJR* 1989; **153**: 257-260.
120) 佐藤 功, 児島完治, 細川敦之, ほか：Round atelectasis の検討—6症例と文献的考察—．日本医放会誌 1988; **48**: 1-9.
121) Patz EF Jr, Goodman PC: Pulmonary cryptococcosis. *J Thorac Imaging* 1992; **7**: 51-55.
122) Gordonson J, Birnbaum W, Jacobson G, Sargent EN: Pulmonary cryptococcosis. *Radiology* 1974; **112**: 557-561.
123) 林 邦明, 長崎鼎二, 福島藤平, ほか：肺クリプトコッカス症．臨床放射線 1982; **27**: 17-24.
124) Khoury MB, Godwin JD, Ravin CE, et al: Thoracic cryptococcosis: immunologic competence and radiologic appearance. *AJR* 1984; **14**: 893-896.
125) Levinson ED, Ziter FM Jr, Westcott JL: Pulmonary lesions due to *Filofilariasis immitis* (dog heartworm). *Radiology* 1979; **131**: 305-307.
126) 秋元 学, 高島 力, 上村良一, ほか：肺犬糸状虫症の画像診断．画像診断 1988; **8**: 75-81.
127) 平井利和, 小玉 仁, 鯉淵幸生, ほか：肺癌が疑われた肺犬糸状虫症の3切除例．日呼外会誌 1992; **6**: 683-690.
128) Rogers LF, et al: Bronchogenic cyst: a review of 46 cases. *AJR* 1964; **91**: 237-283.
129) Felson B: Mucoid impaction (inspisated secretions) in segmental bronchial obstruction. *Radiology* 1979; **133**: 9-16.
130) Felson B: Pulmonary sequestration revisited. *Med Radiogr Photogr* 1988; **64**: 1-27.
131) 天野康雄, 島 信幸, 宇津木忠仁, ほか：区域肺気腫を伴った気管支囊胞の1例．臨床放射線 1992; **37**: 265-268.
132) Marvasi MA, Mitchell GE, Burke WA, Meyer JA: Misleading density of mediastinal cysts on computed tomography. *Ann Thorac Surg* 1981; **31**: 167-170.
133) Nakata H, Nakayama C, Kimoto T, et al: Computed tomography of mediastinal bronchogenic cysts. *J Comput Assist Tomogr* 1982; **6**: 733-738.
134) Mendelson DS, Rose JS, Efremidis SC, et al: Bronchogenic cysts with high CT numbers. *AJR* 1983; **140**: 463-465.
135) Barakos JA, Brown JJ, et al: High singal intensity lesions of the chest MR imaging. *J Comput Assist Tomogr* 1989; **13**: 797-802.
136) 中島秀行, 福田晴行, 奥野英世, ほか：MRIで高信号を示した気管支囊胞の1例．臨床放射線 1991; **36**: 173-176.
137) Lyon RD, McAdams HP: Mediastinal bronchogenic cyst: demonstration of a flui-fluid level at MR imaging. *Radiology* 1993; **186**: 427-428.
138) 野間恵之, ほか：胸部疾患における MRI の有用性

の検討. 臨床放射線 1989;**34**: 1-9.
139) 齋藤達也, ほか:縦隔腫瘍におけるMRIの有用性の検討. 肺癌 1989;**28**: 501-506.
140) Maruyama S, Murakami J, Watanabe H, et al: Signal intensity characteristics of mediastinal cystic masses on T1-weighted MRI. *J Comput Assist Tomogr* 1995;**19**: 188-191.
141) Felker RE, Tonkin ILD: Imaging of pulmonary sequestration. *AJR* 1990;**154**: 241-249.
142) Groskin SA: Heitzman's the Lung. Radiologic-pathologic correlations, Mosby, St Louis, 1993; pp17-38.
143) Miller PA, Williamson BRJ, Minor GR, et al: Pulmonary sequestration: visualization of the feeding artery by CT. *J Comput Assist Tomogr* 1982;**6**: 828-830.
144) Oliphant L, McFadden RG, Carr TJ, et al: Magnetic resonance imaging to diagnose intralobar pulmonary sequestration. *Chest* 1987;**91**: 500-502.
145) Weiss SW, Enzinger FM: Malignant fibrous histiocytoma: an analysis of 200 cases. *Cancer* 1978;**41**: 2250-2266.
146) Enjoji M, Hashimoto H, Tsumeyoshi M, et al: Malignant fibrous histiocytoma: a clinicopathologic study of 130 cases. *Acta Pathol Jpn* 1980;**30**: 727-741.
147) 前原康延, 松本満臣, 中村勇司, ほか:肺原発性 malignant fibrous histiocytoma の1例. 日本胸部臨床 1985;**44**: 729-732.
148) Yousem SA, Hochholzer L: Malignant fibrous histiocytoma of the lung. *Cancer* 1987;**60**: 2532-2541.
149) McDonnel T, Kyriakos M, Roper C, Mazoujian G: Malignant fibrous histiocytoma of the lung. *Cancer* 1988;**61**: 137-145.
150) Reifsnyder AC, Smith HJ, Mulhollan TJ, Lee EL: Malignant fibrous histiocytoma of the lung in a patient with a history of asbestos exposure. *AJR* 1990;**154**: 65-66.
151) Normand J-P, Rioux M, Dumont M, et al: Thoracic splenosis after blunt trauma: frequency and imaging findings. *AJR* 1993;**161**: 739-741.
152) Rankin S, Faling LJ, Pugatch RD: CT diagnosis of pulmonary arteriovenous malformations. *J Comput Assisst Tomogr* 1982;**6**: 746-749.
153) Godwin JD, Webb WR: Dynamic computed tomography in the evaluation of vascular lung lesions. *Radiology* 1981;**138**: 629-635.
154) Remy J, Remy-Jardin M, Wattinne L, Deffontaines C: Pulmonary arteriovenous malformations: evaluation with CT of the chest before and after treatment. *Radiology* 1992;**182**: 809-816.
155) Benisch B, Peison B, Osbrone A: An intrapulmonary lymph node presenting as a coin lesion of the lung. *Chest* 1979;**76**: 336-337.
156) Bankoff MS, McEniff NJ, Bhadelia RA, et al: Prevalence of pathologically proven intrapulmonary lymph nodes and their appearance on CT. *AJR* 1996;**167**: 629-630.
157) Dähnert W: Radiology Review Manual, 2nd ed, Williams & Wilkins, Baltimore, 1993; p270.
158) 厚生統計協会:国民衛生の動向・厚生の指標 1995;**42**: 50-60.
159) 青木正和:肺癌検診提要, 結核予防会, 1988.
160) Sobue T, Suzuki T, Naruke T, et al: A case control study for evaluating lung cancer screening in Japan. *Int J Cancer* 1992;**50**: 230-237.
161) 群馬県成人病対策特別委員会肺がん専門部会, 結核予防会群馬県支部胸部疾患対策委員会:肺がん及び疑い患者の届出状況と予後追跡に関する研究(IV)(昭和57〜60年度), 1987.
162) 群馬県立がんセンター年報 平成5年度, 1994.
163) 松本満臣:肺癌における断層像の効能—CT—. 断映研会誌 1991;**17**: 51-56.
164) 田中利彦, 柚田勝彦, 小林祥三, ほか:肺癌の集団検診の見落とし誤診例の検討. 日本胸部臨床 1984;**43**: 832-838.
165) 河野雄雄, 原 真咲, 鈴木啓史, ほか:集検により発見された肺癌症例の前回X線写真の検討. 臨放 1985;**30**: 945-949.
166) 小田純一, 秋田真一, 島田克巳, ほか:肺癌集団検診の比較読影段階における見落とし例の検討. 肺癌 1989;**29**: 271-278.
167) Kalender WA: Technical foundations of spiral CT. *Semin US CT MRI* 1994;**15**: 81-89.
168) 片倉俊彦, 木村和衛, 鈴木憲二, ほか:CTの基礎的研究. 第9報—螺旋状スキャン(ヘリカルスキャン)の試み. 断映研会誌 1989;**16**: 247-250.
169) Kalender WA, Seisser W, Klotz E, et al: Spiral volumetric CT with single breath-hold technique, continuous transport, and continuous scanner rotation. *Radiology* 1990;**175**: 181-183.
170) Vock P, Soucek M, Daepp M, et al: Lung: spiral volumetric CT with single-breath-hold technique. *Radiology* 1990;**176**: 864-867.
171) Costello P, Anderson W, Blume D: Pulmonary nodule: evaluation with spiral volumetric CT. *Radiology* 1991;**179**: 875-876.
172) Remy-Jardin M, Remy J, Giraud F, et al: Pulmonary nodules: detection with thick-section spiral CT versus conventional CT. *Radiology* 1993;**187**: 513-520.
173) 森 清志, 片山信仁, 奥山 厚, ほか:Helical scan CTによる肺結節性病変の存在診断—転移性肺腫瘍

174) 竹村俊哉, 酒井英郎, 楠本昌彦, ほか: ヘリカルCTの肺癌2次検診への応用. 日本医放会誌 1992; **52**: 1322-1324.

175) 金子昌弘, 森山紀之:「東京都から肺癌をなくす会」へのヘリカルスキャンCT導入の経験. 東京都予防医学協会年報 1992; **23**: 172-179.

176) 舘野之男, 飯沼 武, 松本 徹, ほか: 肺癌検診のためのX線CTの開発—リスク/ベネフィット, コスト/ベネフィットの事前調査も含めて—. 新医療 1990; **10**: 28-32.

177) 飯沼 武, 舘野之男, 松本 徹, ほか: 肺癌検診用CT (LSCT) の基本構想と事前評価. 日本医放会誌 1992; **52**: 182-190.

178) 舘野之男: CTによる肺癌検診. 呼吸 1993; **12**: 328-332.

179) 松本満臣, 堀越浩幸, 茂木孝夫, ほか: らせんCTによる肺癌二次検診—肺癌検診用CT (LSCT) のパイロットスタディと診断結果—. 日本医放会誌 1995; **55**: 172-179.

180) 松本満臣: らせんCTによる肺癌集検—肺癌検診用CT (LSCT) のパイロットスタディの概要と問題点. 臨床放射線 1995; **40**: 767-776.

181) 小倉 泉, 松本満臣, 根岸 徹, ほか: らせんCTによる平静呼吸下スキャンでの病変検出能の検討—可動模擬病巣ファントムによる基礎的検討—. 都立医短大紀要 1996; **9**: 63-73.

182) White CS, Romney BM, Mason AC, et al: Primary carcinoma of the lung overlooked at CT: analysis of findings in 14 patients. *Radiology* 1996; **199**: 109-115.

183) Gruney JW: Missed lung cancer at CT: imaging findings in nine patients. *Radiology* 1996; **199**: 117-122.

184) 松本 徹: 高速らせんCT搭載検診車による肺癌検診システムの開発. エネルギーレビュー 1996; 40-43.

4. 肺門部肺癌および気道病変

　肺門部肺癌は，残念ながらかなり進行した病期で紹介されてくるものが多い．胸部 X 線写真では，無気肺や閉塞性肺炎などの肺門部肺癌に伴う 2 次変化によってしか診断のきっかけをつかむことができず，どうしても発見が遅れやすい．しかし，それでも X 線写真の簡便性を考えると，胸部単純写真の気管・気管支の空気透亮像の追跡などの読影には十分習熟しなければならない．最新の CT をもってしても，筆者自身が早期の肺門部肺癌を診断できた経験は少ない．40 歳以上のハイリスクグループで，胸部 X 線写真に少しでも疑問が残れば積極的に断層撮影や CT，ことに肺門部領域の 2〜5 mm section CT による詳細な観察を行うことが望まれる．

　本章では肺門部肺癌と気管気管支病変を取り上げる．

A. 気　　　道

　気道（airway）とは，気管から終末細気管支（terminal bronchiole）に至る空気の伝導路である．終末細気管支は空気の伝導路とガス交換部との境界域に存在していることになる．気管の直径はおよそ15 mmで，終末細気管支のそれは0.5 mmであるから，中枢部の太いところと末梢部とでは太さに30倍の隔たりがあることになる．気管支径の太さが2 mm以上の部分を中枢気道（central airway），2 mm以下のところを末梢気道（peripheral airway）とよんでいる．終末細気管支より末梢を1次肺小葉（primary pulmonary lobule）あるいは細葉（acinus）という．終末細気管支に続く呼吸細気管支は数次の分岐を行って（respiratory bronchiole），肺胞道（alveolar duct）を経て肺胞（alveolus）に達する．2次肺小葉（secondary pulmonary lobule）は1次小葉が3～5個，つまり終末細気管支3～5本を含む単位である[1]（図4-1）．

　気道閉塞の画像所見は太い気管支と末梢気道とではまったく異なると考えてよい．すなわち，原則的には，画像的に認識できる太い気道の閉塞所見は無気肺（atelectasis）であり，画像的に認識できない末梢の閉塞所見は過膨張（hyperinflation）である．末梢気道には肺胞間の交通としてKohn孔（pores of Kohn）が，細気管支レベルでの交通としてLambert管（canals of Lambert）があり，末梢気道の閉塞では閉塞部位よりも末梢の容積減少を補うために側副換気が起こって末梢肺は過膨張となる[1]．

　したがって，気道病変といっても気管病変である巨大気管気管支（tracheobronchomegaly, Mounier-Kuhn syndrome）から呼吸細気管支病変である肺気腫までさまざまな疾患を含んでいる．末梢気道の病変の詳細については「びまん性肺疾患」の項で述べることとし，ここでは中枢気道である気管・気管支病変および肺野のモザイクパターンについてのみ述べる．

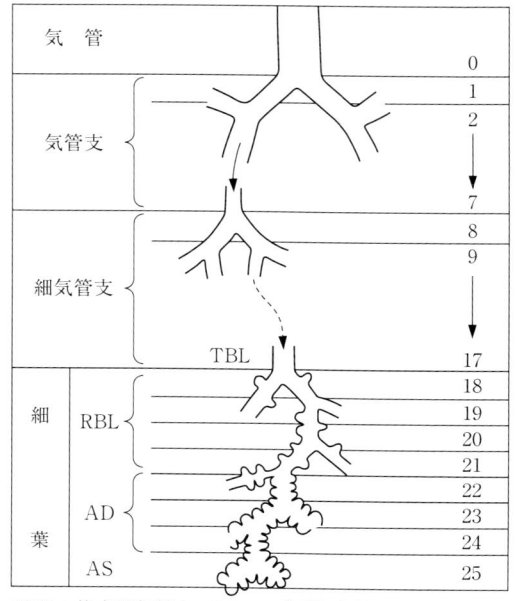

TBL：終末細気管支　　RBL：呼吸細気管支
AD：肺胞道　　　　　AS：肺胞（囊）

図4-1　気管・気管支と終末呼吸単位

B. 気　管　腫　瘍

　気管腫瘍はまれな腫瘍である．Mayo Clinicでの気管の腫瘍の頻度は，喉頭癌75例に1例，肺癌180例に1例の割であるという[2]．

　気管腫瘍として報告されているものには表4-1に示すような多くの病変がある．しかし実際には頻度の高い疾患が限られている．気管腫瘍198例という多数例を収集した報告では，次の5つの病変が全体の86％を占めた．すなわち，(1)腺様囊

表4-1 気管腫瘍[2]

上皮性腫瘍	非上皮性腫瘍
良 性	良 性
扁平上皮細胞乳頭腫	線維腫
乳頭腫症	血管腫
多形腺腫	顆粒細胞腫瘍
	神経鞘腫
悪 性	神経線維腫
扁平上皮癌	線維性組織球腫
腺様嚢胞癌	偽肉腫
カルチノイド	血管内皮腫
粘表皮癌	平滑筋腫
腺癌	軟骨腫
小細胞癌	脂肪腫
2次性腫瘍	悪 性
隣接悪性腫瘍の浸潤	平滑筋肉腫
転移	軟骨肉腫
	傍神経節腫
非腫瘍性腫瘤	紡錘形細胞肉腫
骨軟骨形成性気管気管支症	リンパ腫
アミロイドーシス	悪性線維性組織球腫
炎症性偽腫瘍	横紋筋肉腫

胞癌（adenoid cystic carcinoma）（図4-2），(2)扁平上皮癌（squamous cell carcinoma），(3)カルチノイド（carcinoid），(4)扁平上皮細胞乳頭腫（squamous cell papilloma），(5)粘表皮癌（mucoepidermoid carcinoma）であった．残りの21疾患は全体の14%を占めるに過ぎず，1つの組織型がせいぜい1，2例程度である．したがって，気管に腫瘍をみたら，鑑別診断としては上記の5つのうちのどれかである可能性がきわめて高い．悪性腫瘍としては，扁平上皮癌と腺様嚢胞癌が圧倒的多数（80数%）を占めることが知られている[2]．

主な症状は呼吸困難，咳，血痰，喘鳴などであるが，気管腫瘍はしばしば無症状で，気道の75%の狭窄になっても無症状のこともあるとされている．単純X線写真の所見としては，比較的扁平ないしポリープ状の腫瘤，正常の気管内腔の空気の透亮像の不連続，あるいは全周性の気管狭窄などである．CTでは気管壁の腫瘤としてみられ，しばしば無茎性，広基性，偏在性で，気管の後壁または側壁に発生する．気管壁外への縦隔浸潤などの診断にはCT，MRIが有用である[2]．

2次性気管腫瘍には，気管周囲の縦隔腫瘍の気管への直接浸潤と血行転移とがある．気管への直接浸潤は隣接臓器の腫瘍である甲状腺癌，食道癌，肺癌などがある．食道の進行癌では気管浸潤の有無が問題となる場合が多いが，正常食道でも気管の膜様部を圧迫するようにみえることがあり，正確に食道癌の気管浸潤を診断するのは困難なこともある．

気管への血行転移はきわめてまれである．腎細胞癌，メラノーマ，乳癌は気管支壁内転移（endobronchial metastasis）をきたす悪性腫瘍としてよく知られているが，気管への血行転移の報告としては腎細胞癌，メラノーマ，乳癌のほかにも大腸癌，子宮癌，副腎癌，軟部腫瘍などがある．孤立性のポリープ状の腫瘤としてみられるものが多い．不思議なことに，肺癌からの血行転移の報告はないという[2]．

良性腫瘍としては，扁平上皮細胞乳頭腫（squamous cell papilloma）と乳頭腫症（papillomatosis）がよく知られている．しかし胸部疾患を扱う医師からすると，いずれもまれな疾患である．扁平上皮細胞乳頭腫は気管の良性腫瘍の中では最も多いとされている．喉頭，気管，気管支のいずれにも発生しうるが，喉頭に最も多い．分葉状，ポリープ状の発育形態を示す．男性が女性よりも4〜5倍多い[2]．

乳頭腫症は扁平上皮細胞乳頭腫と同様，喉頭から気管支までのいずれにも発生しうるので laryngotracheobronchial papillomatosis という呼び名もあるが，喉頭が好発部位である．孤立性の乳頭腫は成人に多く，喫煙との関連で，あるいは de novo に発生するのに対して，喉頭気管気管支乳頭腫症は小児に好発し，通常 human papilloma virus（HPV）感染によるとされている．気道の上方に発生した乳頭腫症が肺内に脱落して進展することが知られている[2]．

4. 肺門部肺癌および気道病変

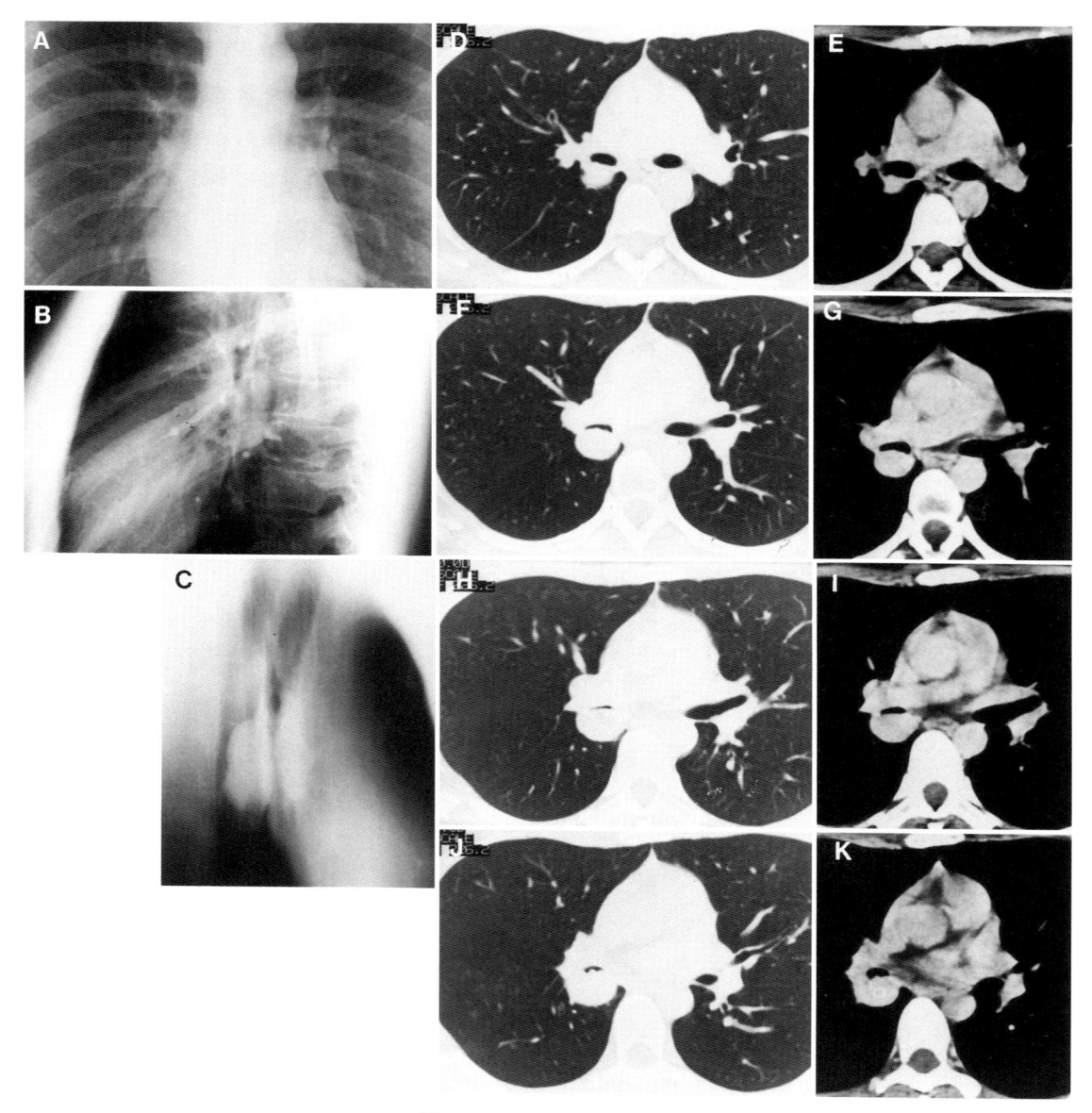

図 4-2 腺様囊胞癌（30 歳女）

咳嗽，血痰と喘息様症状で受診．胸部正面像（A）では異常を指摘できないが，側面像（B）では肺門部に境界明瞭な腫瘤陰影が認められる．側面断層像（C）では右肺門部に中間［気管支］幹から下［葉気管支］幹にかけてやや不整な狭窄を伴う腫瘤陰影が描出されている．CT（D～K）のDとE，FとG，HとI，JとKはそれぞれ同一レベルの肺野および縦隔条件画像である．右上［葉気管支］幹を分岐した直後の中間気管支幹に狭窄を認め，主として気管支の後方に発育する腫瘤陰影が認められる．気管や中枢の太い気管支に原発する悪性腫瘍としては腺様囊胞癌，扁平上皮癌，カルチノイド，粘表皮癌の頻度が高く，本例でもこれらの腫瘍が疑われ，生検によって腺様囊胞癌と診断された．X線写真では肺門部は blind spot となりやすく，気管支喘息などと診断されることも多い．断層撮影あるいは CT で気管気管支およびその周囲の病変の腫瘤性病変の有無をチェックすることが重要である．

C. 気管・気管支のびまん性病変

1. 再発性多発（性）軟骨炎（relapsing polychondritis）

本症は鼻，耳，上気道，関節などの軟骨をおかす原因不明のまれな炎症性疾患である．Acid mucopolysaccharide の代謝異常あるいは自己免疫性血管炎との関連が疑われている．本症の25％には膠原病との関連がみられる．臨床的には耳の軟骨炎が最も多く，多発関節炎は本症の3/4にみられるとされている．気道病変の合併は1/3～2/3にみられ，本症の死因となる可能性が高

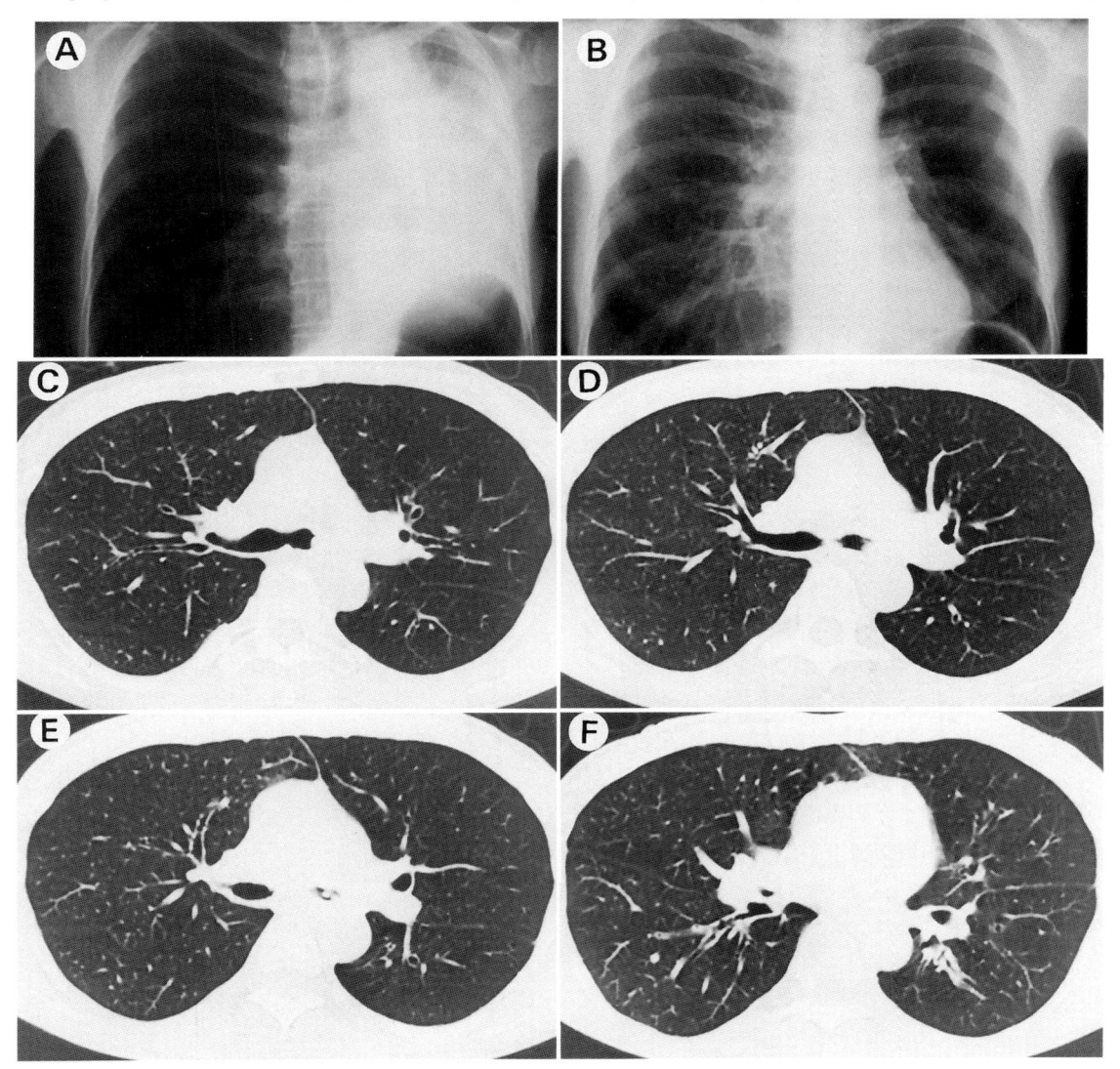

図 4-3　気管気管支型アミロイドーシス（52歳女）

A：初診時胸部単純 X 線写真，B：翌日の胸部単純 X 線写真，C～F：CT．左肺の無気肺，呼吸困難で入院．気管支鏡では気管分岐部から左右主気管支粘膜の軽度の発赤と不整肥厚，隆起がみられ，左主気管支は内腔に突出する隆起のため閉塞していた．生検によりアミロイドーシスと診断された．CT は左肺無気肺改善後のものであるが，左主気管支の狭小化と内腔へ突出する小結節が認められる．また右中葉気管支の起始部にも狭小化がある．

い．気道の軟骨炎は喉頭や気管，主気管支などが好発部位であるが，軟骨を含む喉頭，気管，気管支のすべてがおかされる可能性がある．初期には炎症性浮腫が先行し，後に肉芽や線維化による狭窄がみられる．CTでは狭窄に加えて気道壁の肥厚がびまん性に認められる[3]．

2. アミロイドーシス

アミロイドーシス (amyloidosis) はCongo red 染色陽性の不溶性蛋白の細胞外沈着によるものである．1次性と2次性とに分けられ，後者には原因疾患として多発性骨髄腫，リウマチ様関節炎，結核，腎細胞癌やHodgkin病などの腫瘍，腎盂腎炎，骨髄炎，寄生虫感染などが知られている．10〜20％は限局性であるが，80〜90％は全身性に起こる[3]．呼吸器系のアミロイドーシスの病型は，(1)気管気管支型 (tracheobronchial pattern) (図4-3)，(2)肺野結節形成型 (nodular parenchymal pattern)，(3)びまん性肺病変型 (diffuse parenchymal pattern) の3型に分けられている[3-6]．この中では気管気管支型が最も多く，気管下部から主気管支にかけてが好発部位である．気管気管支壁の肥厚とともに結節性の粘膜下病変が内腔に突出するように認められる．なお，きわめてまれであるが，胸膜浸潤型病変の報告もある[7,8]．Kavuruら[7]は，胸水貯留例の胸膜生検で確認されたアミロイドーシスの胸膜病変の5例を報告した．うち3例は多臓器にわたる病変があり，胸水は漏出液であった．多臓器病変があってアミロイドーシスの疑いがあるなら，胸水が漏出液であっても，胸膜生検組織のアミロイド染色などを含む検索を行うことを推奨している．野村ら[8]は70歳男性で左胸水と壁側胸膜に小結節を認め，生検によりアミロイドーシスの胸膜浸潤と診断された症例を報告している．

3. Wegener 肉芽腫症

Wegener 肉芽腫症 (Wegener's granulomatosis) は上気道，下気道の肉芽腫性壊死性血管炎で，副鼻腔，鼻腔，気管，気管支をおかす．胸部病変としては，肺野結節影，空洞形成性肺野浸潤影，びまん性間質影，縦隔・肺門リンパ節腫大，喉頭・気管気管支の狭窄などが認められる[9]．Daumら[10]は病理学的に確認された51例の気管支鏡所見を検討し報告している．これによれば，30例 (59％) に気管気管支病変が認められた．これら30例には喉頭声門下狭窄5例，潰瘍性気管気管支炎4例などがみられた．気管支鏡検査の行われた理由は喀血9例，呼吸困難・喘鳴14例，胸部X線写真での気管または気管支狭窄3例であった．また，antineutrophil cytoplasma antibody (c-ANCA) の測定値と気管気管支病変の有無とはあまり関連性がなかったとしている．すなわち，c-ANCA値は病像全体としての活動性を反映するにしても，気道病変の病態とは直接関係ないものと考えている．本症では，病勢の安定にもかかわらず気道狭窄や閉塞で致死的結果に至る場合があり，そのような場合にはステント挿入が必要であることを強調している[10]．

Wegener 肉芽腫症による気管病変が縦隔に及んで壊死性縦隔炎を形成し，ついに食道へ浸潤して気管食道瘻を形成したまれな症例も報告されている．この症例では，CTで気管分岐部レベルで気管後壁の欠損が認められている[11]．

4. 骨軟骨増殖性気管気管支症

骨軟骨増殖性気管気管支症 (tracheobronchopathia osteochondroplastica) は原因不明のまれな疾患で，骨軟骨性結節が軟骨成分を含む気管気管支の前壁に沿って粘膜下に多発性に認められ，膜様部には病変がないのが特徴である．粘膜下結節が気管気管支内腔に突出して狭窄や閉塞をきたす[3]．

5. 結核性気管支狭窄（気管支結核）

気管支壁の結核性潰瘍および壊死性病変が治癒傾向に向かい，線維性狭窄性変化をきたすものである（図4-4）．気管支結核の機序としては2通りの考え方がある．第1は末梢の結核病巣からの感染性喀痰が気管支壁に結核病巣を形成するというものであり，第2は肺やリンパ節結核からの粘膜下のリンパ行性に進展した結核病巣が粘膜面に

C. 気管・気管支のびまん性病変

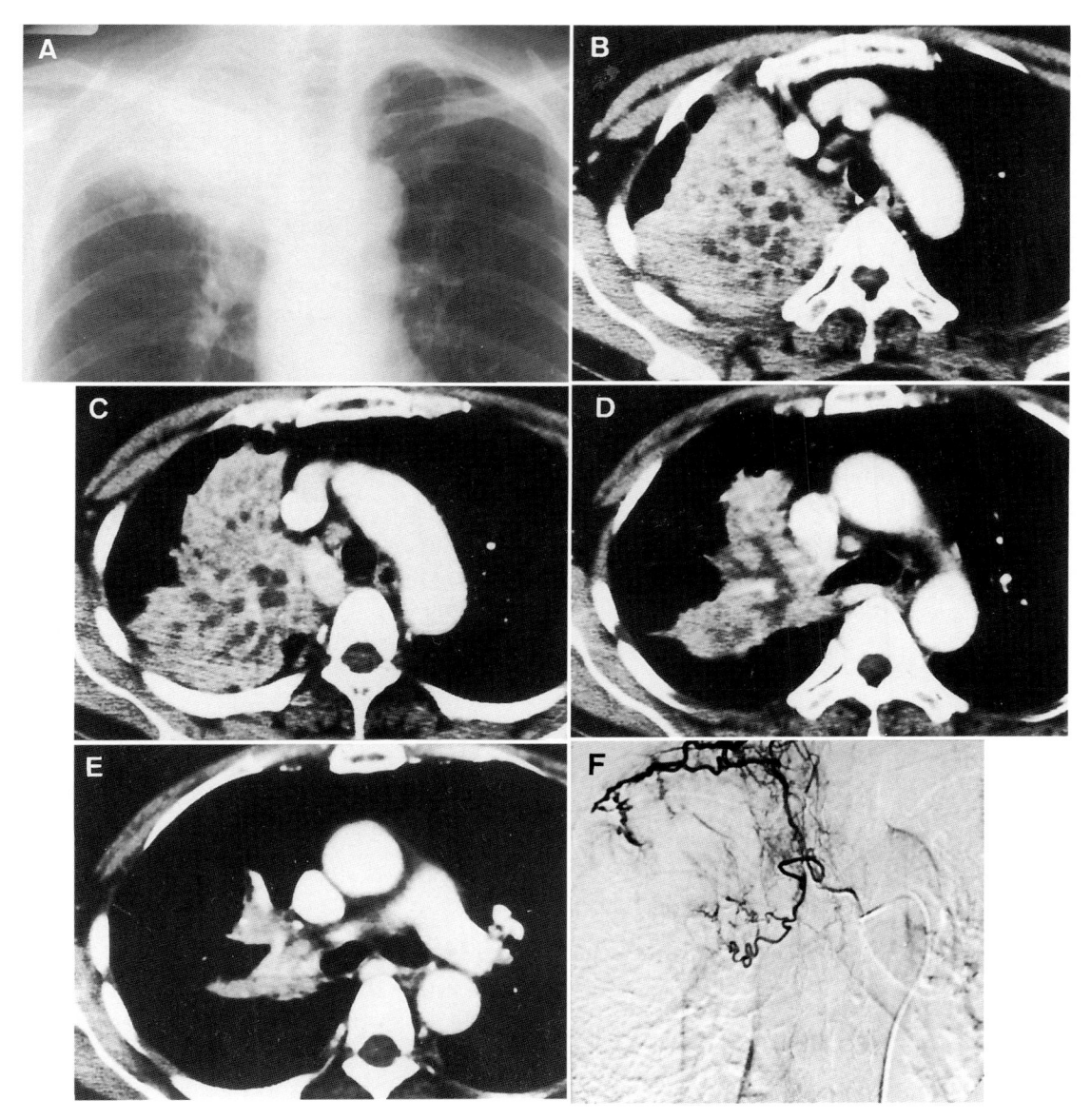

図4-4 Mucoid impaction を伴う気管支結核（52歳女）
胸部単純X線写真（A）では右上肺野に均質な陰影が認められた．陰影の下縁はやや不整であるが小葉間裂に一致する輪郭を示し，右肺門は左より高位にあり挙上している．肋骨の破壊は認められない．典型的ではないが inverted S sign を疑う所見で，右上葉気管支の肺癌による閉塞と末梢の無気肺が考えられた．造影CT（B～E）では右上葉気管支の閉塞が認められ，その末梢は樹枝状の低吸収域があり粘液塞栓（mucoid impaction）の所見である．肺癌を確定することはできなかった．気管支鏡では右上葉気管支は閉塞するも腫瘍性変化はなかった．気管支動脈造影（F）では胸膜の肥厚・癒着による豊富な血管がみられたが，右上葉気管支の分岐部には扁平上皮癌を示唆する濃染像はなかった．手術の結果，気管支結核と末梢の mucoid impaction を伴う無気肺であった．

潰瘍形成をきたすとするものである．結核性リンパ節炎が気管支狭窄症例の 43％にみられたとする報告があり，この結果からすると，気管支壁のリンパ系が結核性気管支狭窄の成因に主な役割を果たしていると解釈されている[3]．これについては肺結核の項でも述べる．

6．サルコイドーシス

サルコイドーシス（sarcoidosis）による気管病変には，(1)壁肥厚型，(2)気道内腔狭窄型，

(3)圧迫あるいは偏位型がある．壁肥厚型が最も多く，これは気管支粘膜および気管支周囲間質のリンパ系に沿うサルコイド結節の存在を反映するもので，生検では80〜95％の高い陽性率が得られている[3]．

7. 巨大気管気管支

巨大気管気管支（tracheobronchomegaly, Mounier-Kuhn syndrome）は気管および気管支のびまん性拡張を示すまれな病変である．気管支拡張の所見は中枢部の太い気管支までに限られ，末梢の気管支は正常に保たれているのが特徴的である．その移行部では拡張した気管支が急に正常の太さになる．

組織学的には気管気管支の弾性線維，筋線維の欠乏があることから，Ehlers-Danlos症候群や弛緩性皮膚（cutis laxis）との関連も示唆されている[3]．

本症は胸部単純X線写真でびまん性の気道拡張が発見されることが診断の手がかりとなる．気管気管支粘膜が脆弱な気管支筋層を軟骨と軟骨との間隙を押し広げるように周囲に向かって突出すると，気管気管支壁は憩室様にみえ，蛇腹様あるいは波形を呈するようになる．本症で肺野に気管支拡張症を伴うことがあるが，これは小児期より肺炎などの呼吸器感染症を繰り返すことが多いためと考えられている[3]．

8. 気管支軟化症

気管支軟化症（bronchomalacia）は気管支壁，気管支軟骨が弱くなって，気管支は容易に虚脱するようになる．先天的な原因のほかに，気管内挿管，外傷，感染，慢性閉塞性肺疾患，反復性多発性軟骨炎などによる後天的な原因もみられる．診断にはX線透視も行われるが，吸気，呼気のCT検査も有用である[3]．

D. 肺門部扁平上皮癌

1. 気管支の構造と肺門部肺癌

肺癌取扱い規約[12]によると，気管支壁の構造は図4-5のように上皮層，上皮下層，平滑筋外層，壁外の4層に分けられる．肺門部肺癌は主気管支から区域支までの太い気管支に発生するもので，気管支粘膜から扁平上皮癌が，気管支腺上皮から腺癌が，Kulchitsky細胞（気管支上皮や気管支腺・導管に存在する神経分泌細胞）から小細胞癌が発生することが知られている．肺門部肺癌として頻度の高いものは扁平上皮癌と小細胞癌であるが，小細胞癌については第3章，孤立性肺腫瘤性病変の項ですでに述べたので，ここでは肺門部扁平上皮癌について触れることにする．

2. 肺門部扁平上皮癌の進展と画像所見

扁平上皮癌の約80％は区域〜亜区域気管支を中心とする中枢気管支に発生する．太い気管支の粘膜面に発生した扁平上皮癌は気管支壁に沿って発育するとともに気管支内腔に向かって増殖し，ポリープ状・結節状，あるいは表層浸潤などの形態学的変化をもたらす（図4-6）．これら早期の

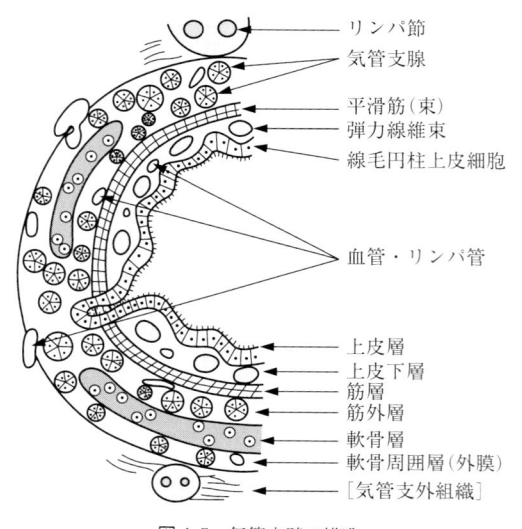

図4-5 気管支壁の構造

（リンパ節，気管支腺，平滑筋（束），弾力線維束，線毛円柱上皮細胞，血管・リンパ管，上皮層，上皮下層，筋層，筋外層，軟骨層，軟骨周囲層（外膜），［気管支外組織］）

D. 肺門部扁平上皮癌

(1) 粘膜主体型

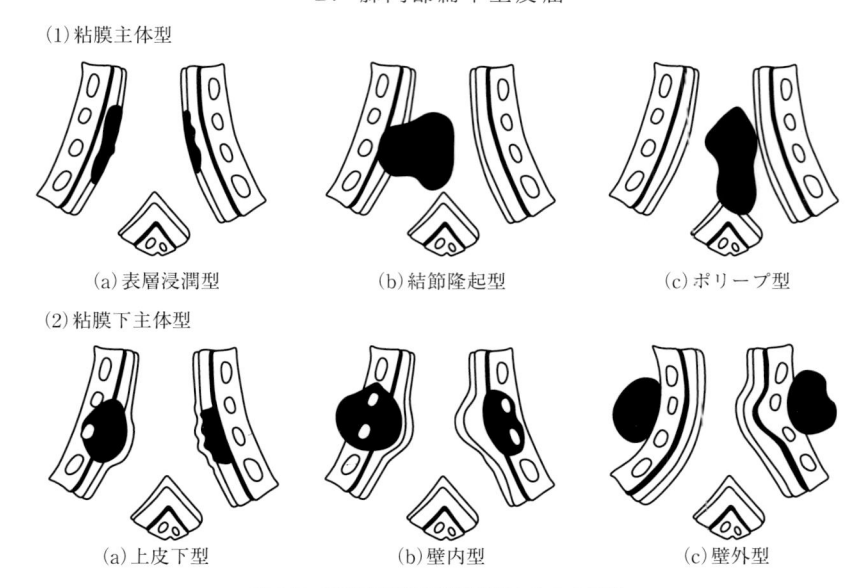

(a) 表層浸潤型　　(b) 結節隆起型　　(c) ポリープ型

(2) 粘膜下主体型

(a) 上皮下型　　(b) 壁内型　　(c) 壁外型

図 4-6　肺門部肺癌の腫瘍形態からみた分類

ものでは，ことに表層浸潤型では，末梢の2次変化をきたすことは少ないこともあって，X線写真では異常所見を認めがたい．多くは喀痰細胞診や気管支鏡によって初めて発見，診断される（図4-7, 4-8）．

気管支内腔への発育が目立つようになると，結節隆起型やポリープ型では，内腔の狭窄や閉塞によって支配領域の末梢側に2次変化を生ずる．2次変化は，無気肺，閉塞性肺炎，気管支拡張，分泌液貯留などである．ことに無気肺と閉塞性肺炎がよくみられ，末梢の気管支拡張，分泌液貯留などの頻度は高くない[13,14]．これらは肺門部肺癌，特に扁平上皮癌のX線診断のいとぐちとなる重要な変化である（図4-9, 4-10, 4-11）．しかし残念ながら，これらの2次変化によって発見された肺癌は早期のものよりも進行癌であることのほうが多いのが現実である．

一方，気管支壁から壁外への深達進展の結果，隣接する組織，肺血管などを順次破壊しながら腫瘤を形成するようになる．気管支壁外への腫瘤の形成は，胃癌でいえばすでに漿膜面に達したものと同じであり，リンパ節転移の有無にかかわらず，すでに進行癌の所見といえる．さらに増殖すると，隣接の気管支を破って浸潤し，壊死に陥った腫瘍組織は融解排泄されて空洞を形成する．原発気管支とは別の隣接気管支に近いところに空洞が形成されるため，空洞は偏在性である．このような空洞形成は，扁平上皮癌がそれだけ進行したことを物語っており，したがって癌細胞が血行内に入って遠隔転移を形成する可能性が高くなる．肺門部肺癌ではないが，偏在性空洞を形成した進行肺癌の1例を図4-12に示す．

江口と土屋[15]は，扁平上皮癌を長軸型，腔内型，結節型の3型に分類している．長軸型は気管支壁の浸潤範囲が広いにもかかわらず深達浸潤が浅い型である．長軸型の進行例ではX線写真で約70%に無気肺を認め，うち半数は区域性の無気肺で，次いで肺葉単位の無気肺であった．長軸型は60%がstage Iaであり，5年生存率は60%と良好であった．

腔内型は気管支腔内へのポリープ状発育が主体で，気管支内腔を押し広げ，腫瘍が大きくなっても気管支壁の深達浸潤は比較的少ない型である．したがって，腫瘍の大きい割には比較的早期のことがある．腔内型は肺門部肺癌の13%を占めるに過ぎないが，予後は比較的良好で，5年生存率は71%であった[15]．

結節型は気管支壁の浸潤範囲は狭いにもかかわ

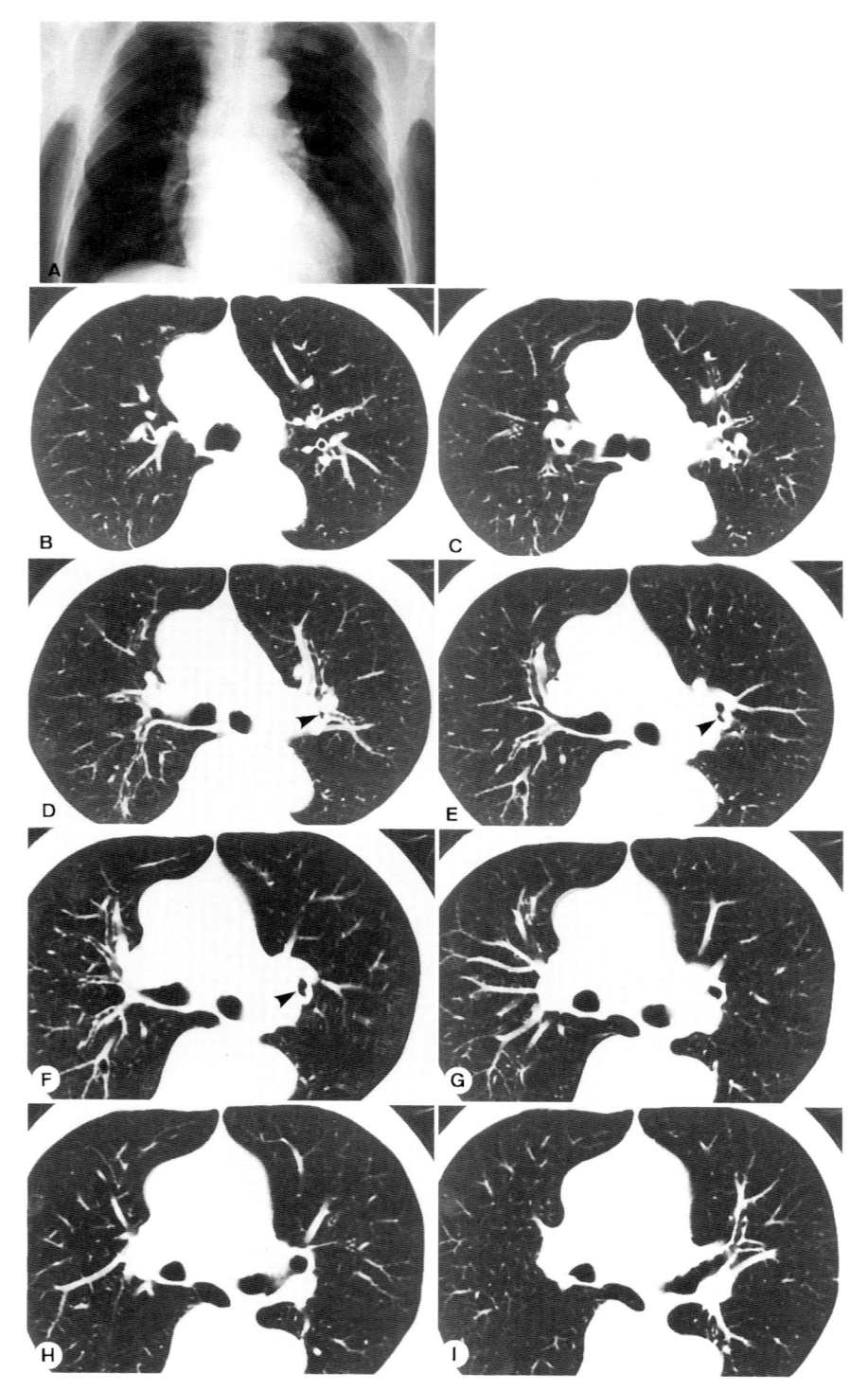

図 4-7　X-ray negative の扁平上皮癌（72歳男）

肺癌検診の喀痰細胞診で悪性細胞が発見されたが，X線写真では大動脈の延長，蛇行以外には異常を認めなかった（A）．肺門部の 5 mm スライス，5 mm 間隔のスキャンが行われ（B～I），左上葉上区支の B^{1+2} の起始部にごく軽度の内腔の変形と狭窄が疑われた（▲）．気管支鏡検査の重点部位として指示され，同部に一致して発赤と隆起，内腔の軽度狭小化を示す病変が確認され，生検により扁平上皮癌と診断された．

D. 肺門部扁平上皮癌

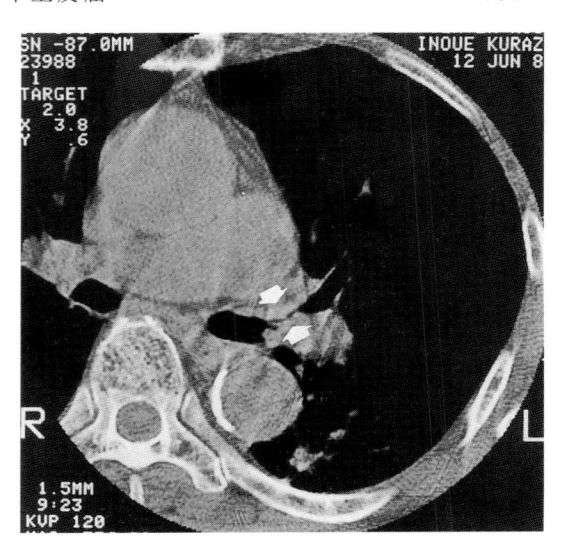

図 4-8 術後の無気肺がきっかけとなって発見された肺門部肺癌(80歳男)

前立腺癌の術後に左上葉と左下葉の無気肺を繰り返した。内視鏡的に喀痰吸引の際に左主気管支に腫瘤性病変の存在が疑われたため，CT が施行された．左肺門部レベルの 1.5 mm スライスの高分解能 CT をみると，左主気管支内腔に隆起する不整形の腫瘍が描出された (↑)．あらためて診断用気管支ファイバースコープによる生検にて扁平上皮癌と診断された．

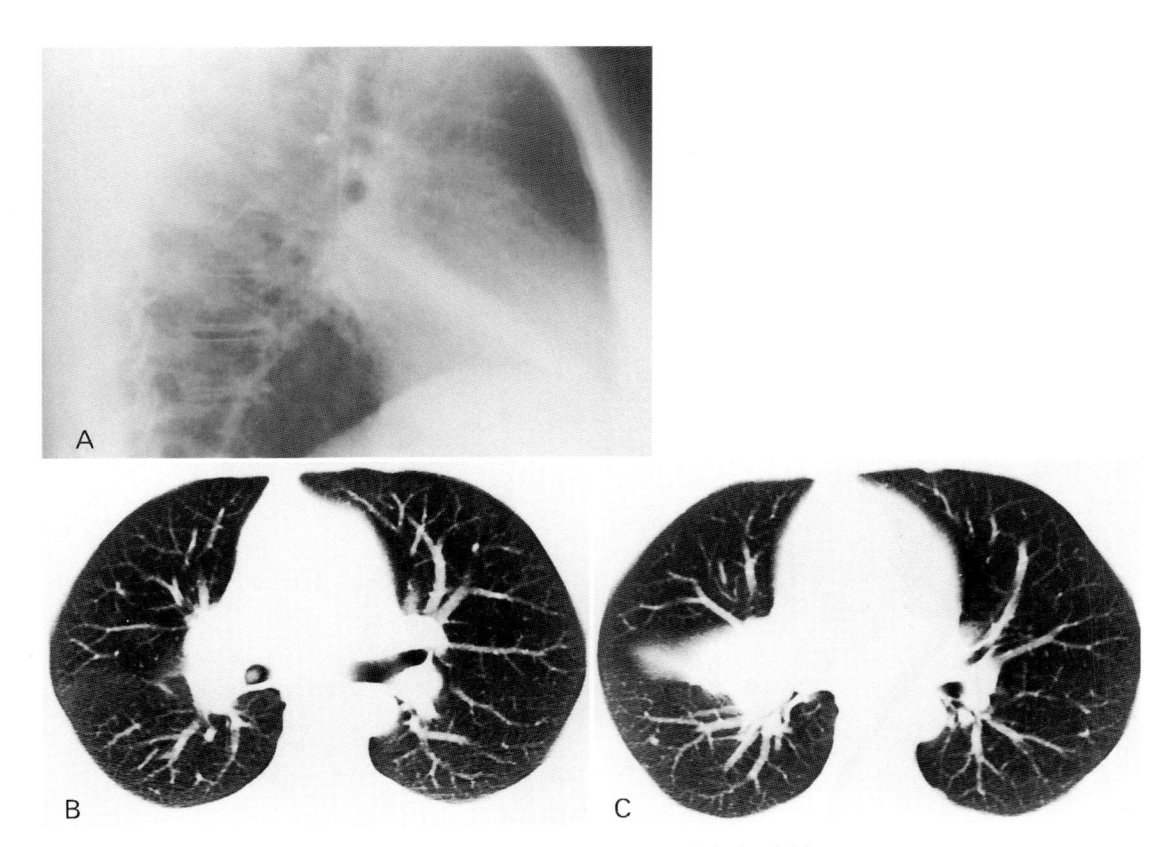

図 4-9 無気肺により発見された小細胞癌 (37歳女)

住民検診の間接写真で右心縁のシルエットサインによって精密検査となった．胸部側面像 (A) では肺門部の腫瘤影と中葉の無気肺が認められる．B, C は 10 mm スライスの連続する 2 スライス．右中間気管支幹内にポリープ状の病変がみえ (B)，その 1 cm 下方のスライスでは中支幹は完全閉塞している．下幹は狭小化し，B^6 もやや狭窄している (C)．気管支鏡下生検により小細胞癌 (intermediate cell type) と診断された．

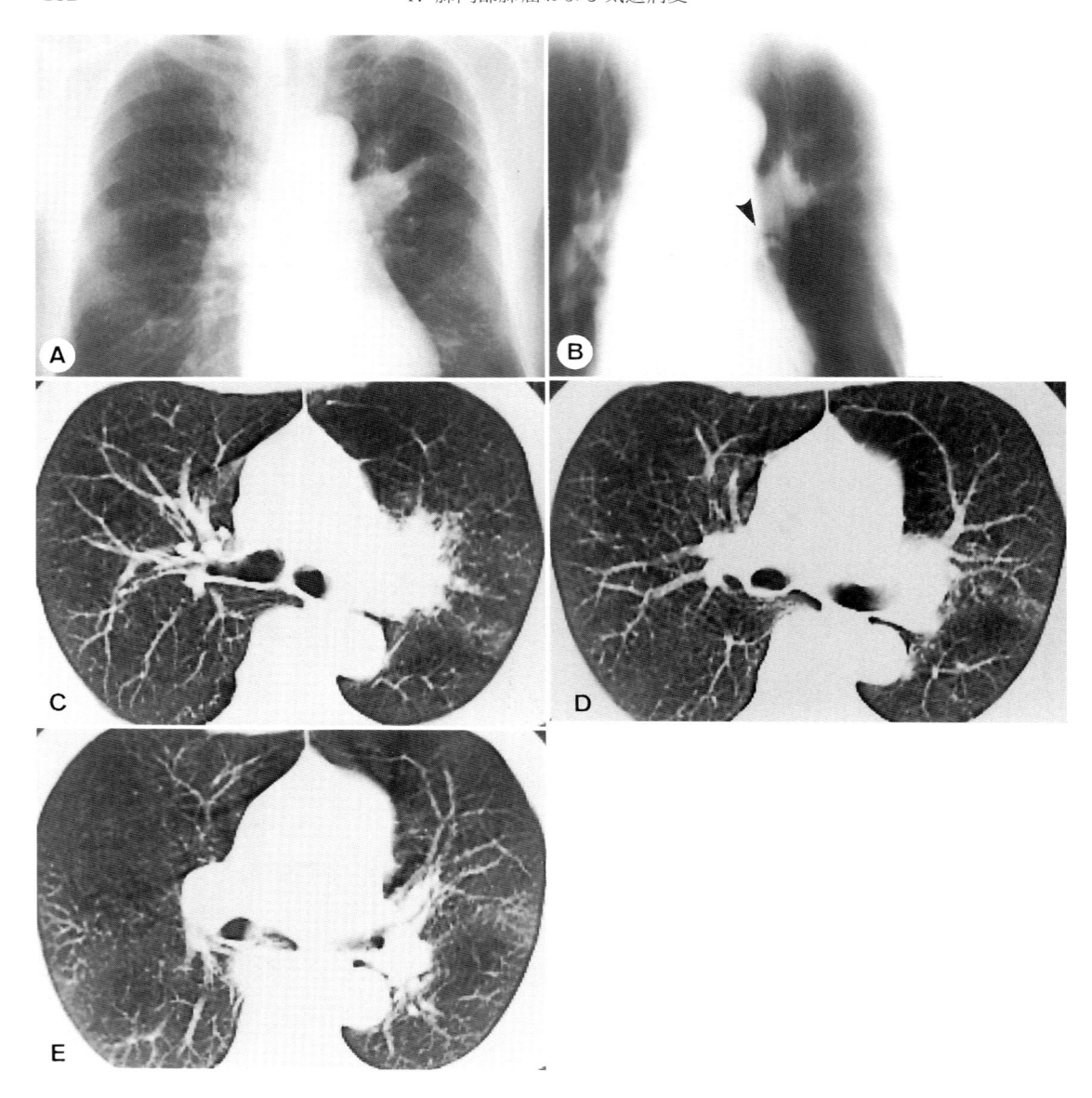

図 4-10　扁平上皮癌(80歳男)
A：胸部単純X線写真，B：断層写真，C〜E：CT．胸部X線写真で左肺門部に腫瘤影がみられ（A），断層撮影（B）で左上葉上区支の閉塞がある（▲）．舌区支は開存している．CTでは舌区支は開存しているが（E），上区支は腫瘍内に埋没して閉塞している（C，D）．

らず深達浸潤は深く，多くは肺内や葉間のリンパ節に直接浸潤していることが多かった．縦隔進展例も多く，約半数が stage III（旧分類）で，5年生存率も 19.2％と不良であった[15]．

このような進展様式から，肺門部扁平上皮癌の画像診断では，気管支壁に対する長軸性（表層）進展と気管支を破って壁外へ発育する深達進展とが組み合わさって種々の所見を呈するものと理解することができる．

3. 肺門部早期癌

肺門部早期癌の定義は，切除肺の病理組織学的

D. 肺門部扁平上皮癌

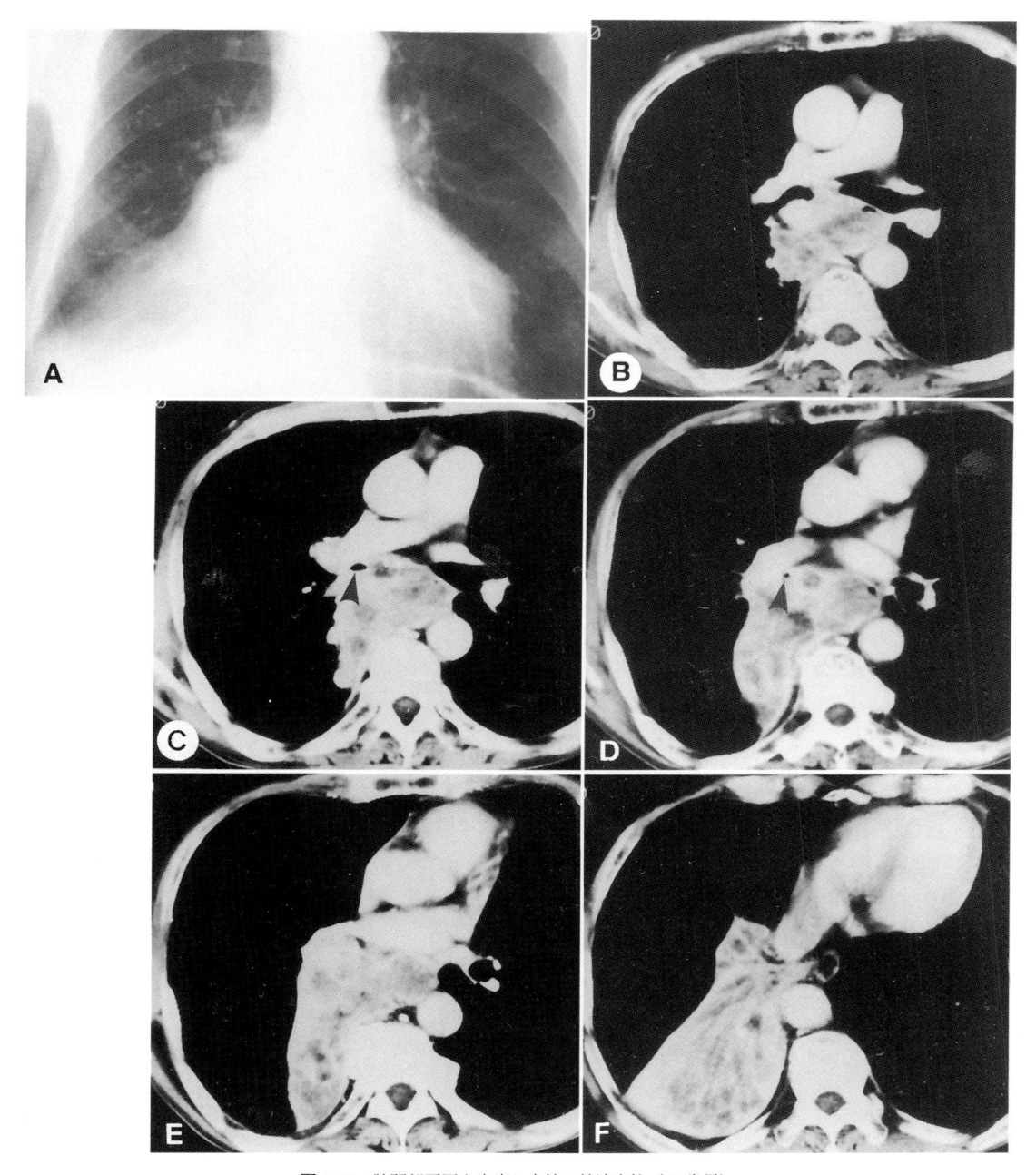

図 4-11 肺門部扁平上皮癌と末梢の粘液塞栓（68歳男）
胸部単純X線写真（A）ではいわゆる inverted S sign があり，肺門部肺癌と末梢の無気肺が考えられる．B〜Fは連続する造影CTで，中間気管支幹から狭窄〜閉塞が認められる（▲）．腫瘍の輪郭は不明であるが，不規則に増強された腫瘍が気管分岐部リンパ節と1塊となっていることがわかる（B〜D）．Fでは無気肺中に樹枝状の低吸収域がみえ，粘液塞栓（mucoid impaction）を示していることがわかる．

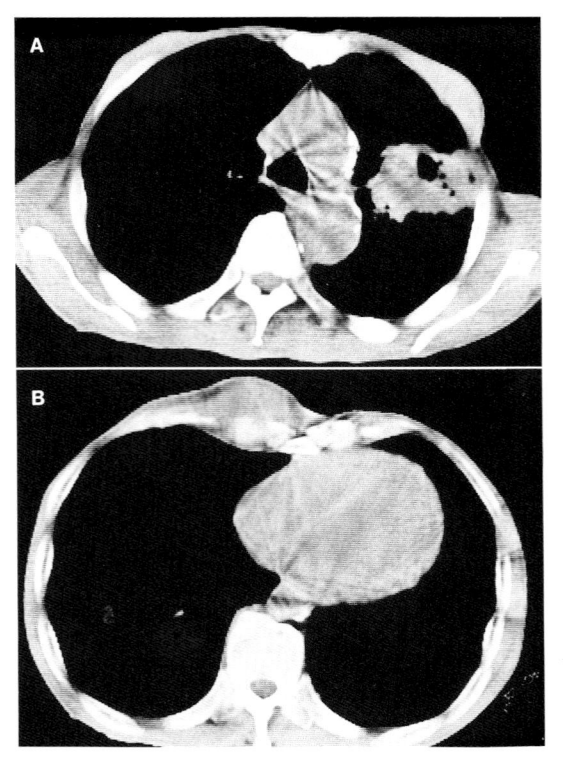

検索の結果が次の条件を満足するものである[16]. すなわち, (1)区域支までの太い気管支に原発した肺癌であること, (2)浸潤が気管支壁内に限局していること, (3)リンパ節転移がないこと, (4)肺癌の組織型は問わない.

図4-12 空洞形成した扁平上皮癌（69歳男）
骨転移と胸壁腫瘤があり, 諸検査の結果左上葉の扁平上皮癌と診断されて来院した. CTでは左上葉に大きな不整形の結節があり, その内部には偏在性の空洞が認められる（A）. 下方のスライス（B）では前胸壁の皮下に転移結節がある.

E. 無 気 肺

1. 閉塞性無気肺 (atelectasis due to endobronchial obstruction)

肺癌による無気肺は気管支内の原発巣によるendobronchial obstructionによって起こる2次変化である. 無気肺の診断は胸部単純X線写真でも可能であるが, CTでは横断像が示されること, 気道の閉塞部位の診断と同時に, 縦隔, 心大血管, リンパ節, 胸壁進展を評価できる点に意義がある[17,18].

Naidichら[17]は肺葉性無気肺について検討している. これによれば, 95例中38例が気管支閉塞によるもので, うち30例（78%）は肺癌を含む悪性腫瘍によるものであった. 30例の内訳は扁平上皮癌13例, 腺癌8例, 小細胞癌6例, 大細胞癌3例, カルチノイド2例, 悪性リンパ腫2例, 気管支壁内転移2例であった.

このように, endobronchial obstructionの原因としては悪性腫瘍が最も多いので, 無気肺や肺炎像をみたら次の点に注意して検査を進める, あるいはCT画像を観察することが大切である.

第1は, 支配領域の気管支の中枢側の腫瘍による閉塞や狭窄の有無を気管支1本1本について検討することが重要である. 40歳以上では無気肺の原因として最も多いのは肺癌であるから, 通常の10mmスライスで不十分なら積極的にthin-section CTによる追加撮影を行うように努める（図4-7, 4-8）.

第2は, CTでendobronchial obstructionが発見されれば悪性腫瘍の確率がきわめて高いことである（図4-11, 4-13, 4-14）. 閉塞性無気肺を伴う扁平上皮癌では, 気管支内腔に突出した腫瘍は, 気管支閉塞部の近位側しかみえないことが多

い．しかも，通常の 10 mm スライスでは partial volume effect もあって，表面の性状は不整形でなくむしろ平滑にみえることに注意しなければいけない．気管支壁内転移，カルチノイドなどが類似の所見を示すことがあるので，組織診断は当然のことながら気管支鏡検査に委ねるほうがよい．

第 3 は，CT における Golden's inverted S sign は，単純 X 線写真の読影と同様に，悪性腫瘍の有力な診断学的根拠となることである．無気肺の発生とともに，その肺葉の濃度は均等あるいは不均等に上昇し，おかされた肺葉の容積減少をきたすが，中枢部の腫瘍による肺葉の輪郭の突出・変形がみられることがある．これは，腫瘍の深達進展が高度で周囲に浸潤して腫瘤を形成していることを反映している．このような所見は，X 線写真でみられる Golden's inverted S sign を CT で観察していることになる（図 4-11，4-13，4-14）．

第 4 は，腫瘍と無気肺の識別，すなわち無気肺中の腫瘍の範囲の同定はすべての症例で可能とはいえないことである．肺癌の深達浸潤が深くて周囲の肺動脈が閉塞されると，その支配領域の無気肺部の造影剤増強効果は強くないが，肺動脈が保たれていると無気肺部は通常均等または不均等な増強効果を示す（図 4-11，4-13，4-14）．一方，肺門部肺癌の栄養動脈は気管支動脈であり，組織型により vascularity に差はあるものの，その増強効果は気管支動脈からの血流に依存している．

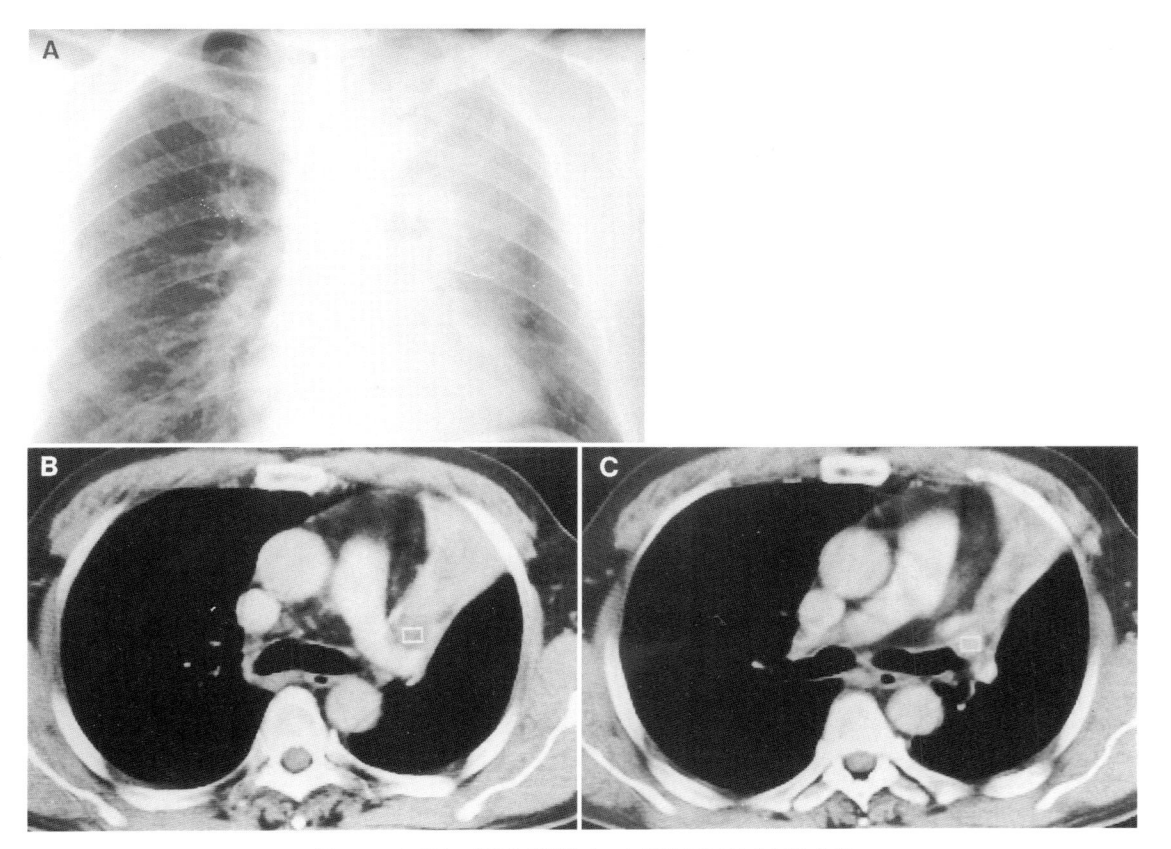

図 4-13 喉頭癌の術後経過観察中に無気肺を生じた扁平上皮癌

胸部単純 X 線写真（A）では左肺門部から中〜上肺野にかけて陰影があり，その辺縁は不鮮明である．大動脈弓および左房とのシルエットサインがあり，左肋間腔の狭小化，左横隔膜の軽度挙上などの所見から左上葉の無気肺とわかる．B,C は連続する 2 スライスの造影 CT で，左主気管支が下幹と上幹に分枝した部位で上幹の閉塞があり（C），その上方のスライス（B）で無気肺中にやや低吸収の腫瘍が認められる．生検により中分化扁平上皮癌であった．

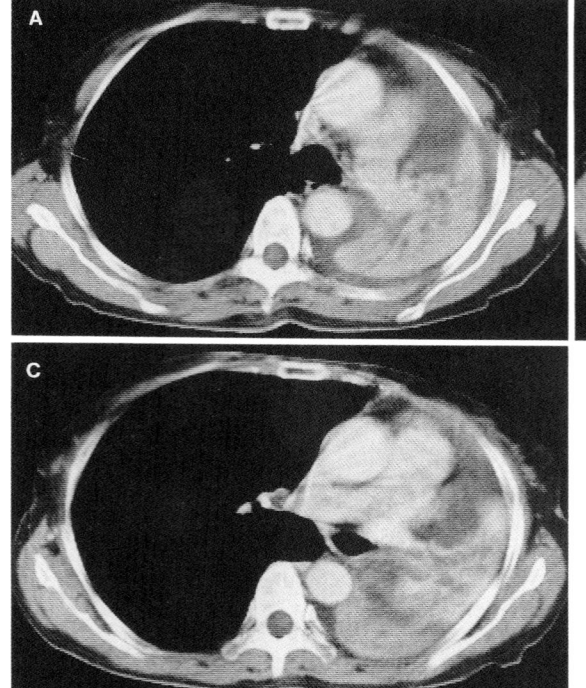

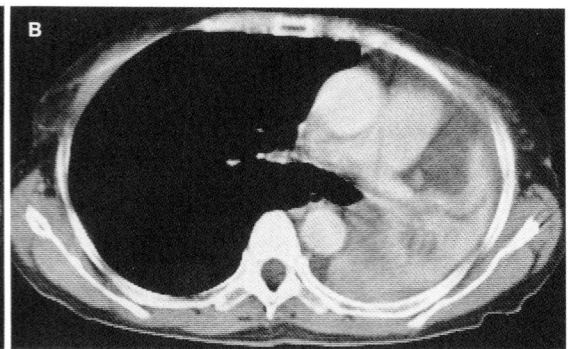

図4-14 大細胞癌による左肺全体の無気肺
Dynamic incremental CT. 無気肺に陥った左肺は著しい容積減少を示している．無気肺部はまだ肺動脈の血流が比較的よく保たれているためよく増強されている．内部には樹枝状の低吸収域がみえる．これは左主気管支の閉塞によって生じた粘液塞栓（mucoid impaction）である（A，B）．Cでは閉塞された左主気管支がみえ，その後方やや外側に不整形の低吸収域がみえ，この部分が原発巣であると推測できる．

　Dynamic studyでは，経静脈性に投与された造影剤は上大静脈から右房，右室を経て肺動脈に進む．この時点で，肺癌による肺動脈浸潤の程度によって無気肺部の増強効果が決まる．造影剤が肺静脈から左心系を通って大循環系に進むと，下行大動脈の分枝である気管支動脈から肺癌が増強されるようになる．

　すなわち，無気肺中の肺癌を識別できるか否かは，肺癌の肺動脈浸潤の有無と程度，気管支動脈から肺癌への血流増加のバランスによるものと考えられる．肺動脈浸潤による無気肺部への著しい血流減少によって無気肺部があまり増強されず，一方で気管支動脈から肺癌への血流増加が高度であれば，動脈相に相当する時期に肺癌部は増強されて高吸収域となるので低吸収域の無気肺とは識別される．逆に，肺動脈血流が十分に保たれ，そして気管支動脈から肺癌への血流が少ないときは，高吸収域の無気肺中に肺癌部が低吸収域となってみえるということになる．肺癌と無気肺部の増強効果に差がないときは両者の境界を明確には指摘できないことになる．肺癌のCTでは無気肺中に肺癌部が低吸収域として観察されることが圧倒的に多い．

　Onitsukaら[18]は無気肺を伴う肺門部肺癌例を対象に，300 mgI/mlの造影剤を18G針を用いて毎秒2 mlの速度で注入し，rapid sequence CTを行って肺癌部と無気肺部の識別について検討している．この方法で肺癌部と無気肺部とがきわめて明瞭に識別できたのは12例中7例で，かなりよく識別できたのは4例，よく識別できなかったのは1例のみであったとし，スキャン開始から40秒〜2分の間で最もよく識別できたと報告している．吉田ら[19]もdynamic studyを行い，造影剤注入中の早期像と注入終了後3分の後期像を撮影した．これらの画像から，病巣と無気肺の境界は16例中12例（75%）で識別できたと報告している．12例中9例は後期像でより明瞭に描出されたとしている．

2. その他の原因による無気肺

閉塞性無気肺以外の無気肺としては，(1) passive atelectasis, (2) cicatrization atelectasis, (3) adhesive atelectasis, (4) replacement atelectasis などがある．Naidich ら[20]によると，気管支内腔に閉塞を伴わない無気肺では，胸水貯留や肺癌の悪性胸水などによる passive atelectasis が最も多く，95例中29例にみられたとしている．この29例中23例（79％）は悪性病変であった．次に多いのが cicatrization atelectasis で，すべて肺結核例であったとしている．

Cicatrization atelectasis は，肺実質の線維化による末梢含気腔の容積減少である．限局性に起こるものは結核を代表とする慢性炎症性変化である（図4-15, 4-16）．この型の無気肺は次の所見によって他の型の無気肺と鑑別される[20]．すなわち，(1) 気管支内腔に病変がなく，気管支腔が開存していること，中枢部に腫瘤がなく，inverted S sign のような凸面形成がないこと，(2) 容積減少の程度は，一般に他の型の無気肺，ことに endobronchial obstruction より高度である，(3) しばしば無気肺に陥った肺葉中に気管支拡張症がみられる，(4) しばしば胸膜疾患を合併し，癒着のために無気肺の形が通常と異なる．このような所見は右上葉に多いとされている（図4-17）[20]．

古くから知られている中葉症候群は，気管支狭窄あるいは肺実質の慢性炎症による瘢痕収縮とされているが，Naidich ら[20]の経験では，全例中支幹は開存しており，狭窄はなかったとしている．

Compression atelectasis は，肺内外の占拠性病変によって隣接する肺葉が圧迫されて起こる無気肺で，肺内腫瘍，肺膿瘍，心肥大などでみられる（図4-18）．

無気肺と一見まぎらわしいものに肺無形成（agenesis of the lung）あるいは肺形成不全（hypopla-

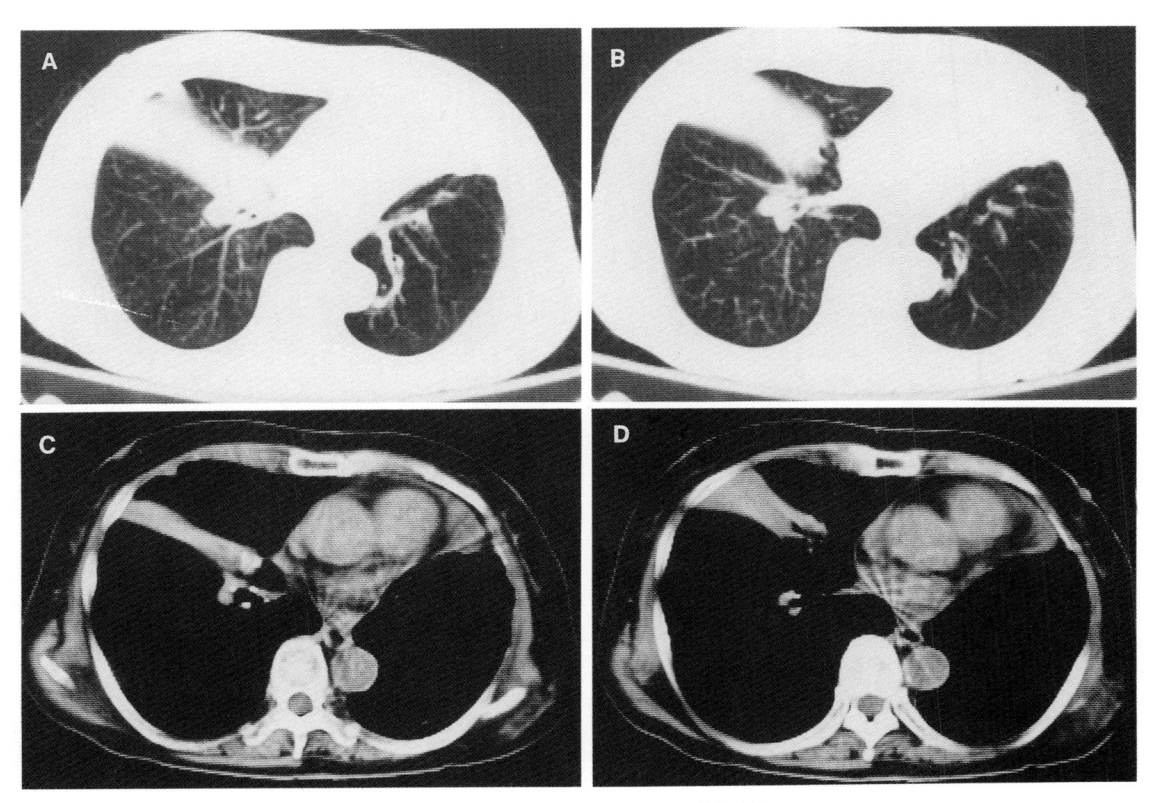

図4-15 Cicatrization atelectasis（結核性）
左肺の肺癌の術後の follow-up 中に出現した高度の無気肺．AとC，BとDは同一スライス．中支幹の周囲に石灰化がみられる．

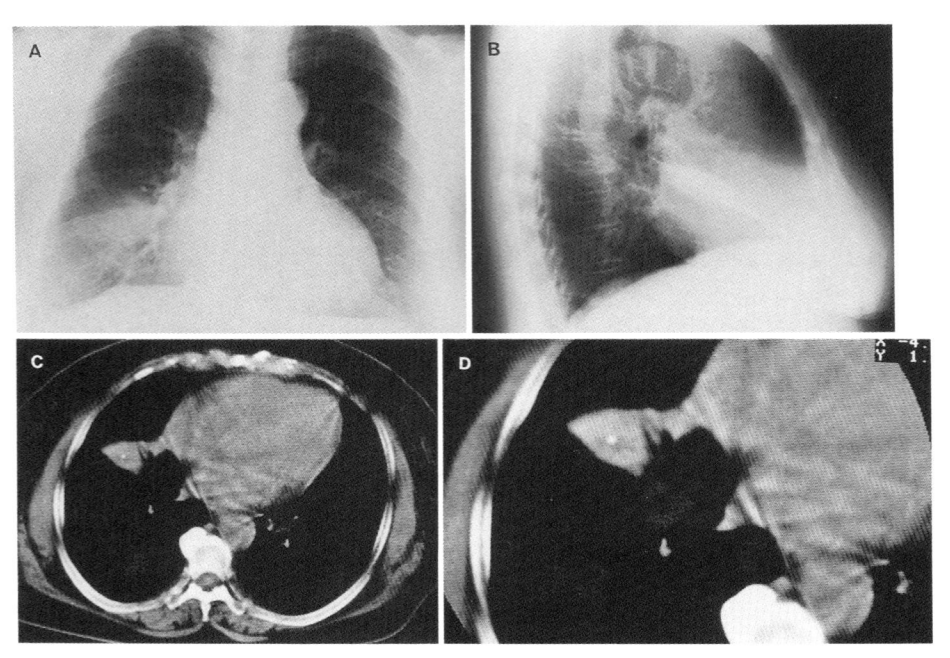

158　　　　　　　　　　　　　　　　　　　4．肺門部肺癌および気道病変

図 4-16 Cicatrization atelectasis（結核性）
右中葉の高度の無気肺があり，中支幹の周囲に石灰化を認める．

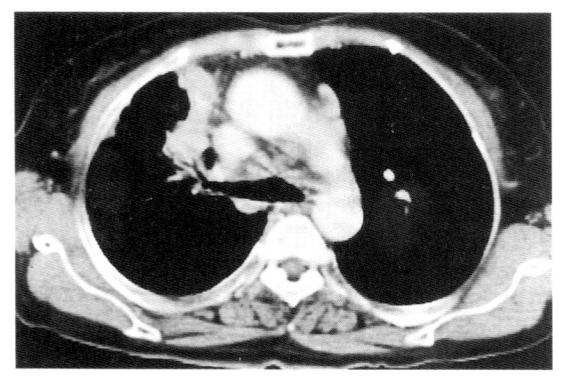

図 4-17 Cicatrization atelectasis
B³a，B³b の末梢に辺縁の不整な縦隔に沿う高吸収域がある．胸膜の肥厚・癒着がみられ，右胸郭は左よりも小さい．B³a，B³b の起始部は開存しているが，肺癌と診断され手術が行われた．術中迅速標本により癌はなく，そのまま閉胸された．

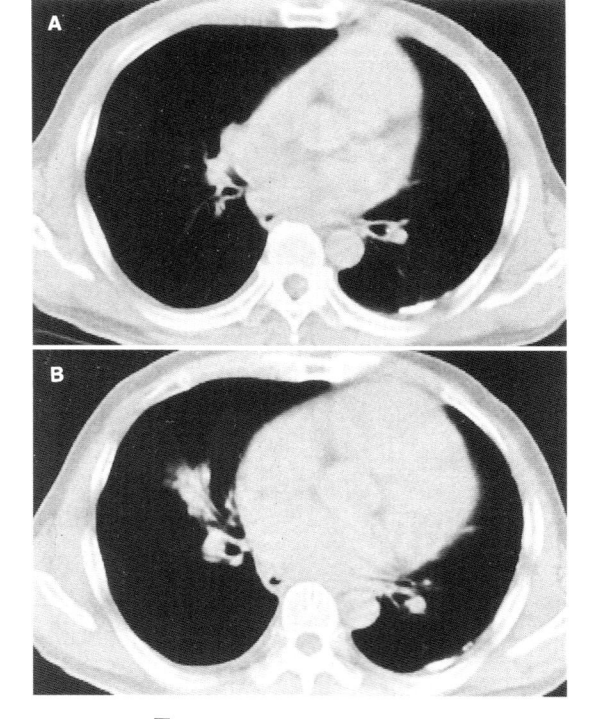

図 4-18 Compression atelectasis
心不全患者の初診時に認められた中葉の無気肺．中支幹は開存している．心不全の治療とともに消失した．左側に石灰化を伴った陳旧性の胸膜炎がある．

E. 無気肺

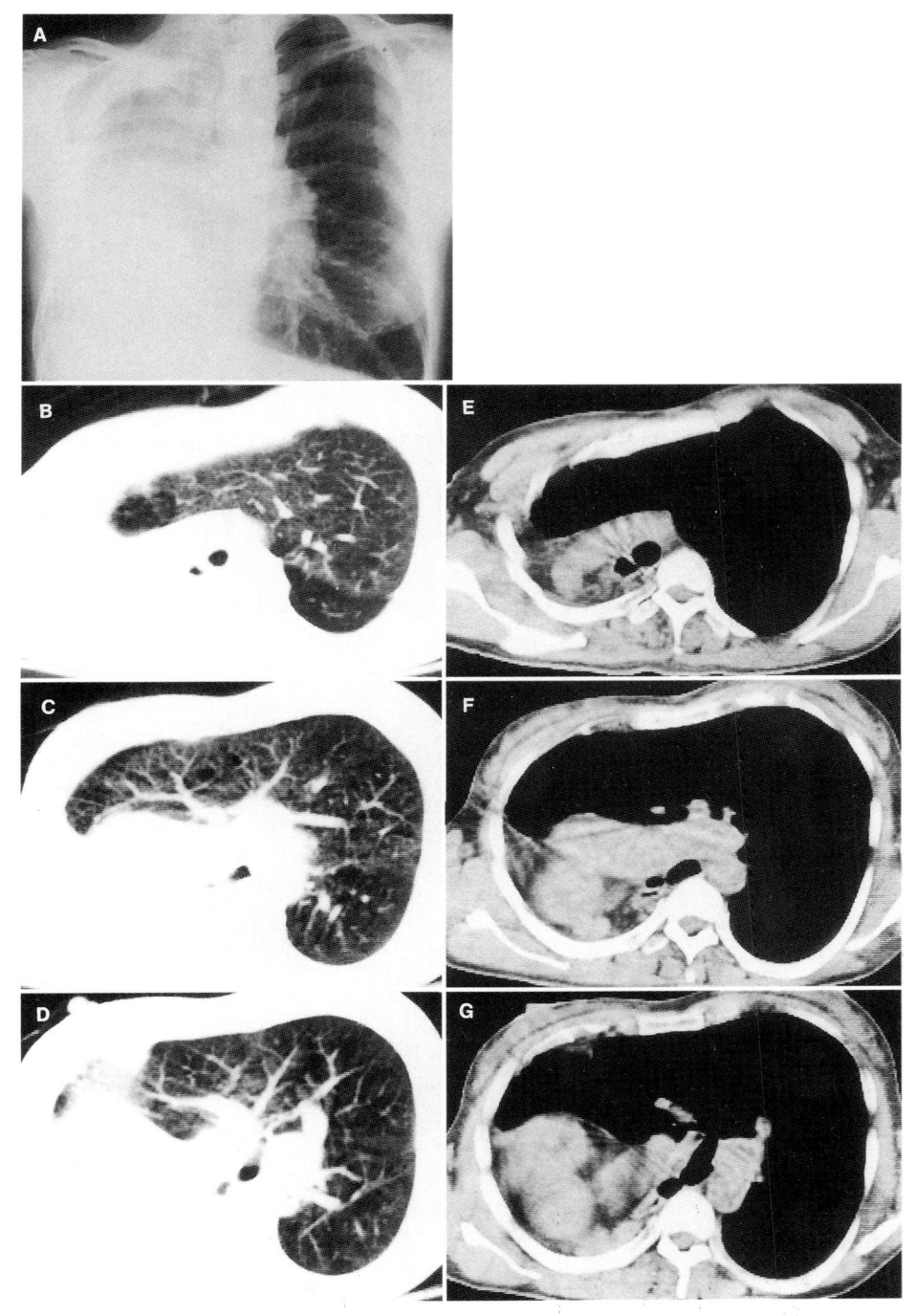

図4-19 右肺無形成

以前から右肺の異常を指摘されていたが，はっきりした診断を告げられていなかった．胸部単純X線写真（A）では右肺野全体に陰影があり，ことに中〜下肺野は濃い陰影によって占拠されている．右上肺野には含気がみられる．右胸郭は左に比べると小さい．左肺は過膨張している．CT（A〜G）のBとE，CとF，DとGは同一スライスの肺野条件と縦隔条件画像である．大動脈弓，心臓，縦隔は椎体を中心にして反時計回りに回転し，心臓は完全に右胸郭内にある．気管分岐部では右主気管支は欠如し，左肺門から分岐する肺動脈は正中を越えて拡張した左肺に分布していることがわかる．

sia of the lung）がある．肺無形成では気管支分岐を欠き，肺実質が存在しない．気管は過形成あるいは過伸展した健側肺の気管支につながっている．健側肺は正中を越えて患側にヘルニアを起こす．患側の胸郭は小さく，X線写真では患側全体に陰影がみられる（図4-19）．肺形成不全では，患側の発育不全の肺実質に気管支の分岐がみられる．これらの診断には肺動脈造影，気管支造影が行われてきたが，現在では多くの場合CTのみで診断可能であり，かつ無気肺との鑑別もできる．

なお，特殊な無気肺として，(1)円形無気肺（round atelectasis）（第3章参照），(2)板状無気肺（platelike atelectasis）がある．

F．気管支拡張症

気管支拡張症（bronchiectasis）は不可逆性の亜区域気管支および末梢の気管支の異常拡張をいう．多くは先行する炎症性病変の結果であり，抗生物質の普及により発生頻度は減少してきた．

炎症後気管支拡張症（postinfectious bronchiectasis）は種々の肺の炎症性病変によるもので，過去には小児の麻疹，百日咳，肺炎が気管支拡張症の主な原因であった．マイコプラズマ肺炎などのアデノウイルス感染も気管支拡張症をきたすことが判明しており，一側肺あるいは肺葉性気腫をきたすSwyer-James（あるいはMacLeod）症候群は小児期の感染性細気管支炎によって起こることが知られている．成人の気管支拡張症の患者はこれらの感染症の既往をもっていることが多い[21]．

また，肺結核も気管支拡張症を惹起することでよく知られている．肺結核では肺実質の破壊と線維化をきたし，線維化によって気道が牽引されて気管支拡張症が起こる．これはtraction bronchiectasisとよばれている．Traction bronchiectasisは特発性肺線維症，膠原病肺，サルコイドーシス，放射線肺炎などでもみられることがある[21]．

嚢胞線維症（cystic fibrosis）は常染色体劣性遺伝によるもので，白人に多く，黒人やアジア人には少ない．外分泌腺の疾患であり，唾液腺，汗腺，気管気管支，膵，大腸の異常分泌が起こる．主な臨床症状は膵機能不全と慢性閉塞性肺疾患である．気道のクリアランス機能の低下があるために，粘稠な気管支分泌物が慢性的に気道を閉塞し，種々の細菌類，ことに緑膿菌，大腸菌，黄色ブドウ球菌などの感染が起こりやすい．このような気道感染がクリアランス機能に影響を与えて悪循環を繰り返すようになる．剖検では気道の粘液塞栓，急性および器質化肺炎，細気管支の閉塞と拡張が認められる[21]．

内臓逆位症，副鼻腔炎，気管支拡張症の3徴候を伴うKartagener症候群（図4-20）は，その後精子および線毛の運動異常を伴っていることが判明し，最近はdyskinetic cilia syndromeとよばれるようになった．線毛運動異常により気管支に炎症が繰り返し起こり，気管支拡張症を惹起する．Dyskinetic cilia syndromeの典型的所見は慢性鼻炎，慢性副鼻腔炎，慢性中耳炎，慢性および反復性気管支炎，気管支拡張症，男性不妊症，角膜異常，味覚異常であり，内臓逆位症または右胸心は約50％にみられるとされている[21]．

アレルギー性気管支肺アスペルギルス症（allergic bronchopulmonary aspergillosis, ABPA）は，中心部の太い気管支の粘液塞栓による気管支拡張症である．喘息患者において生じる気道内のアスペルギルスのコロニーに対する免疫学的反応である．すなわち，中枢気管支でアスペルギルスが繁殖し抗原物質として作用するため，IgEとIgG抗体が産生される．この炎症反応により中枢気管支に粘液塞栓をきたし，気管支壁の損傷を招く．本症では好酸球増多，IgEの増加，アスペルギルスに対するIgEおよびIgG抗体の増加がよ

F. 気管支拡張症

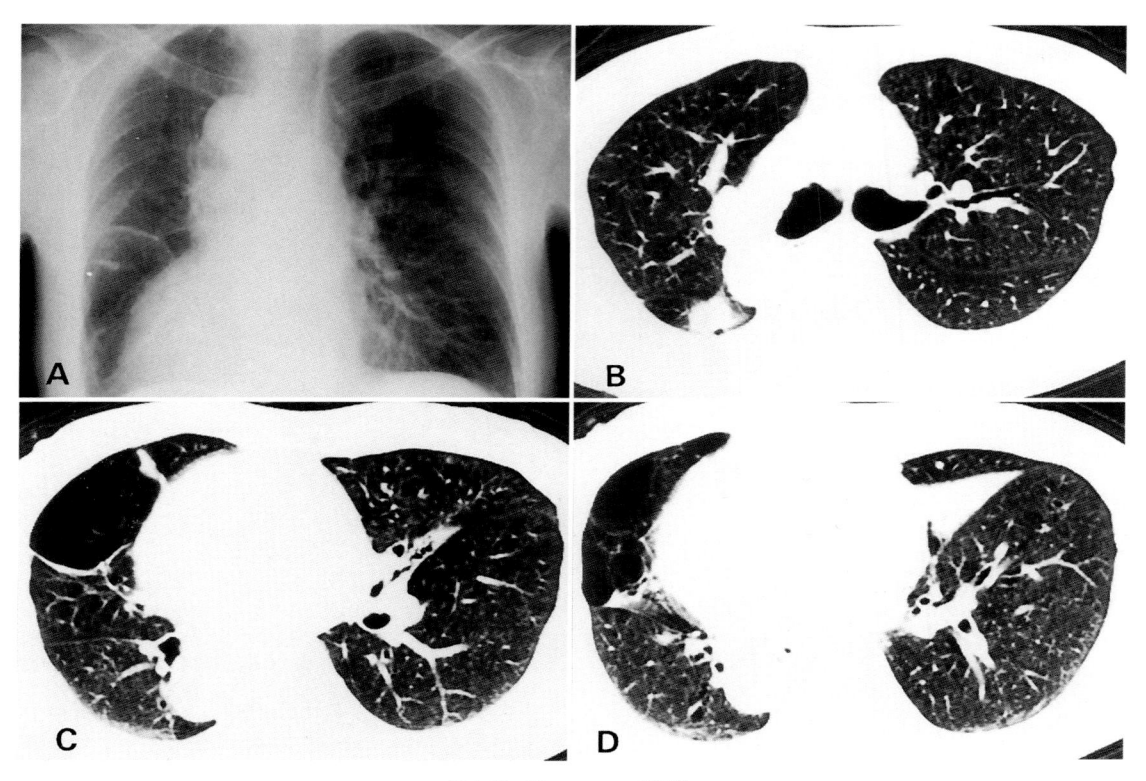

図4-20 Kartagener症候群
胸部単純X線写真（A）では内臓逆位症のあることがわかる．B～DはCTで，中葉は無気肺を呈し，その中枢側の気管支拡張症が認められる．右肺には壁の厚い気腫性病変がある（C,D）．左右の主気管支は拡張性でMounier-Kuhn症候群に似ている（B）．なお，Bで認められる下行大動脈の近傍の下葉S⁶aの病変は腺癌であった．この病変は胸部単純X線写真ではみえない．

くみられる[21]．

　気管支拡張症はその形態から円柱状，静脈瘤様，嚢状の3型に分けられている．円柱状気管支拡張症（cylindrical bronchiectasis）は，CTでは気管支拡張と壁肥厚が認められる．気管支拡張症がCTの断層面に水平に存在するとtram-lineとしてみえる．断層面に垂直に走行する気管支では断面が輪状にみえる．この場合，伴走する隣接の肺動脈が拡張した気管支に圧迫されて印環細胞様にみえるのでsignet ring patternとよばれている[21,22]（図4-21）．

　静脈瘤様気管支拡張症（varicose bronchiectasis）でも気管支の拡張と壁肥厚がみられる．CTでは気管支拡張症が数珠状に描出される．CT断層面に平行に位置する気管支では数珠状拡張がみやすいが，垂直に走行する気管支では嚢状

気管支拡張症ほどみやすくはない[21,22]．

　嚢胞状気管支拡張症（cystic bronchiectasis）は，破壊性変化および気管支壁の線維化が最も強く，気管支が嚢状に拡張したもので，嚢状構造がブドウの房状に集簇してみられ，拡張した嚢状気管支拡張症の内部に分泌物が貯留してair-fluid levelを呈する場合もある[21,22]（図4-22，4-23）．

　Müllerら[23]は11例の13肺の気管支拡張症についてCTと気管支造影との比較を行った．10mmスライスのconventional CTでは気管支拡張症の存在診断および広がりの診断は6肺では正確に行われたが，円柱状および静脈瘤様気管支拡張症の診断は5肺では見逃された．他の2肺ではCTは読み過ぎ，すなわちfalse positiveであった．したがって，CTは気管支拡張症の診断に有用ではあるが信頼性は高くないとした[23]．

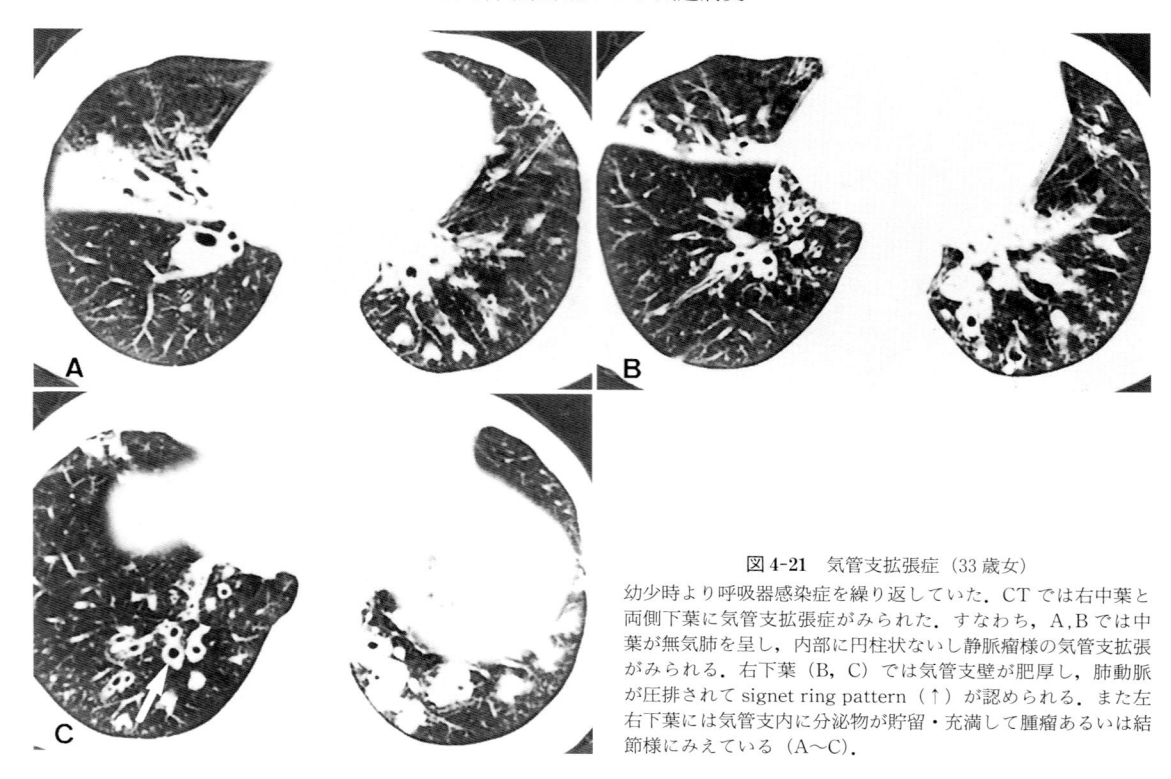

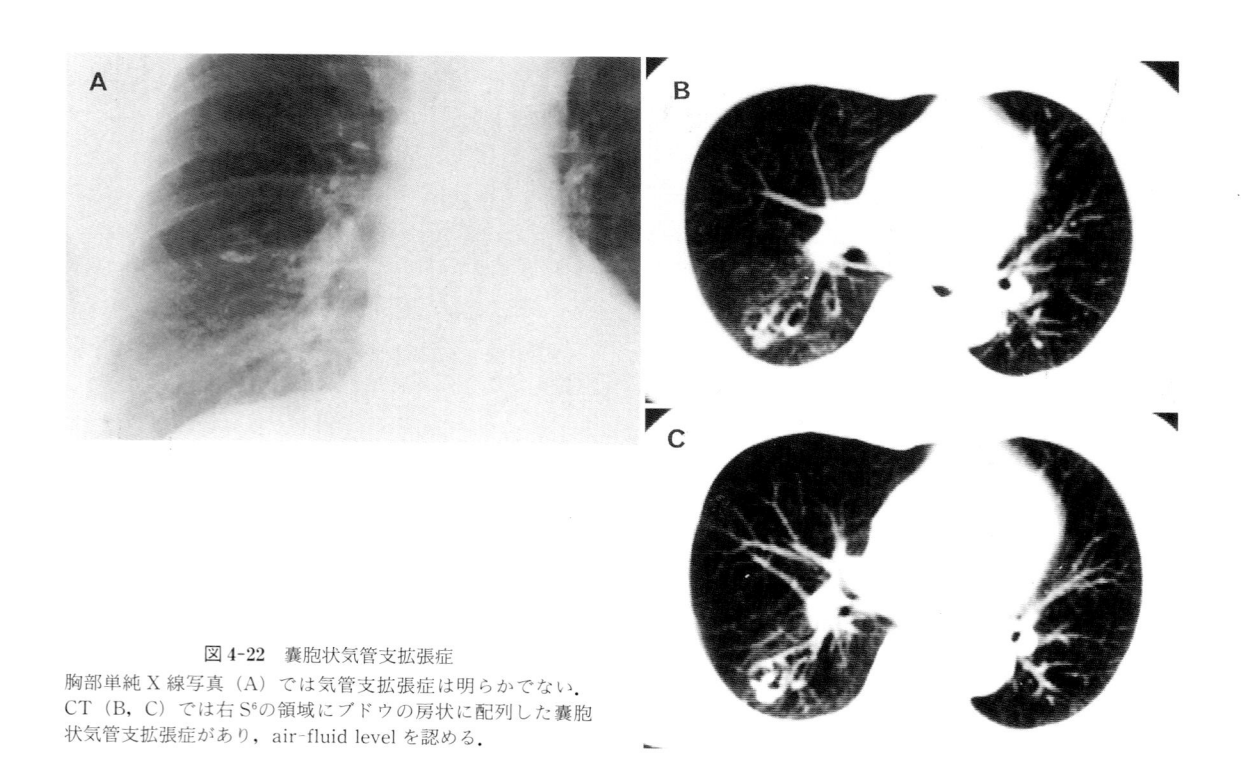

図 4-21　気管支拡張症（33 歳女）
幼少時より呼吸器感染症を繰り返していた．CT では右中葉と両側下葉に気管支拡張症がみられた．すなわち，A, B では中葉が無気肺を呈し，内部に円柱状ないし静脈瘤様の気管支拡張がみられる．右下葉（B, C）では気管支壁が肥厚し，肺動脈が圧排されて signet ring pattern（↑）が認められる．また左右下葉には気管支内に分泌物が貯留・充満して腫瘤あるいは結節様にみえている（A～C）．

図 4-22　囊胞状気管支拡張症
胸部単純 X 線写真（A）では気管支拡張症は明らかでない．CT（B, C）では右 S^6 の領域にブドウの房状に配列した囊胞状気管支拡張症があり，air-fluid level を認める．

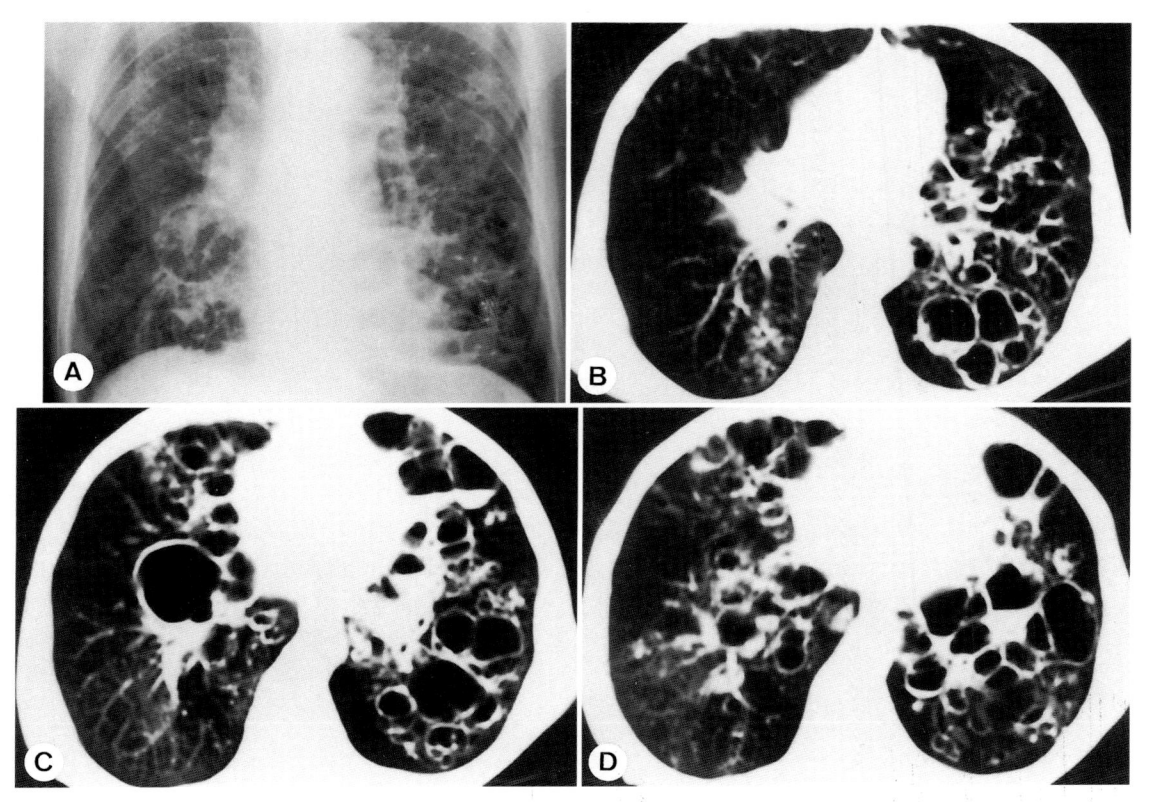

図4-23 囊胞状気管支拡張症(76歳男)
胸部単純X線写真(A)では両側肺にリング状の陰影が多数認められ,CT(B〜D)では中下葉を中心に囊胞状気管支拡張症があり,air-fluid level が認められる.

　Greinerら[24)]は thin-section CT による気管支拡張症の診断精度について36例の44肺を対象に検討した.CTは1cm間隔で1.5mmスライスを用いて検査された.その結果,気管支拡張症の診断におけるCTの sensitivity は96%,specificity は93%であった.

　また,Joharjyら[25)]は4mmスライス,5mm間隔でのCTスキャンで検討を行い,cystic bronchiectasis では sensitivity は100%,cylin-drical および varicose bronchiectasis では sentivity は94%であり,specificity はすべてのタイプの気管支拡張症で100%であったとした.

　このような検討から,気管支拡張症の診断におけるCTことに medium-section ないし thin-section CT の精度は高く,存在診断については気管支造影の必要はないともいえる.しかし,手術が考慮される場合には,術前気管支造影を施行すべきあろう[21)].

G. 肺 気 腫

第7章「びまん性肺疾患」で述べる.

H. 肺野のモザイクパターン

CT，ことに thin-section CT で肺にさまざまの吸収値を示す領域が混在してみられる場合にモザイクパターン（mosaic pattern）とよばれている[26-28]．この所見は，(1)末梢気道病変，(2)肺血管病変，(3)浸潤性肺疾患など種々の病態で観察される．これらは吸気の CT に呼気の CT を加えることによってかなり鑑別ができるとされている[26-28]．

末梢気道病変すなわち細気管支病変による mosaic pattern は air trapping によるもで，閉塞性細気管支炎（obliterative bronchiolitis）あるいは喘息などでみられる．これは吸気 CT でみられる場合もあるが，呼気 CT でよく描出される．肺血管は細くなり，あるいは数が減少してみえる．周囲の CT 値の高い部分が正常肺で，病変部位は CT 値の低い部分に相当する．肺血管性病変，例えば血栓塞栓症や肺高血圧症では，肺血管の大きさおよび数はやはり減少してみえる．しかし，呼気 CT を行っても air trapping の所見はない．びまん性浸潤性病変では肺小葉に ground-glass attenuation がみられるが，肺血管のサイズや数は正常部分と同じように観察され，呼気 CT でも air trapping の所見はない[26-28]．第7章「びまん性肺疾患」を参照されたい．

文献

1) Gurney JW : The pathophysiology of airways disease. *J Thorac Imaging* 1995 ; **10** : 227-235.
2) McCarthy MJ, Rosado-de-Christenson ML : Tumors of the trachea. *J Thorac Imaging* 1995 ; **10** : 180-198.
3) Shepard JO : The bronchi : an imaging perspective. *J Thorac Imaging* 1995 ; **10** : 236-254.
4) Gross BH, Felson B, Brinberg FA : The respiratory tract in amyloidosis and the plasma cell dyscrasias. *Semin Roentgenol* 1986 ; **21** : 113-127.
5) Slanetz PJ, Whitman GJ, Shepard JO, Chew F : Radiologic-pathologic correlations of the Massachusetts General Hospital : nodular pulmonary amyloidosis. *AJR* 1994 ; **163** : 296.
6) Case Records of the Massachusetts General Hospital. Case 1-1995. *N Engl J Med* 1995 ; **332** : 110-115.
7) Kavuru MS, Adamo JP, Ahmad M, et al : Amyloidosis and pleural disease. *Chest* 1990 ; **98** : 20-23.
8) 野村繁雄，岡本記代志，加納　正：肺・胸膜アミロイド症の画像診断．臨放 1991；**36**：57-63．
9) Aberle DR, Gamsu G, Lynch D : Thoracic manifestations of Wegener granulomatosis : diagnosis and course. *Radiology* 1990 ; **174** : 703-709.
10) Daum TE, Specks U, Colby TV, et al : Tracheobronchial involvement in Wegener's granulomatosis. *Am J Respir Crit Care Med* 1995 ; **151** : 522-526.
11) Conces DJ Jr, Kesler KA, Datzman M, Tarver RD : Tracheoesophageal fistula due to Wegener granulomatosis. *J Thorac Imaging* 1995 ; **10** : 126-128.
12) 日本肺癌学会（編）：臨床・病理肺癌取扱い規約，第4版，金原出版，東京，1995．
13) 鈴木　明，常松和則：肺癌の進展様式とそのX線表現型．臨床画像 1988；**4**：8-16．
14) 鈴木　明，難波煌治：肺門部早期肺癌診断の現況(1) ―肺門部肺癌の進展様式とX線像．臨放 1976；**21**：933-940．
15) 江口研二，土屋了介：胸部写真の診かた，協和企画通信，東京，1985；pp 73-88．
16) 池田茂人（編）：肺門部早期肺癌図譜，医学書院，東京，1976．
17) Naidich DP, Khouri NF, McCauley DI, et al : Computed tomography of lobar collapse : part I. endobronchial obstruction. *J Comput Assist Tomogr* 1983 ; **7** : 745-747.
18) Onitsuka H, Tsukuda M, Araki A, et al : Differentiation of central lung tumor from postobstructive lobar collapse by rapid sequence computed tomography. *J Thorac Imaging* 1991 ; **6** : 28-31.
19) 吉田祥二，福本光孝，檜垣　勉，ほか：肺門部肺癌に伴う二次変化症例の dynamic CT―早期像と後期像―．臨放 1991；**36**：7-13．
20) Naidich DP, Khouri NF, McCauley DI, et al : Computed tomography of lobar collapse : part II. collapse in absence of endobronchial obstruction. *J Comput Assist Tomogr* 1983 ; **7** : 758-767.
21) Aronchick JM, Miller WT Jr : Bronchiectasis. *J*

Thorac Imaging 1995; **10**: 255-267.
22) Naidich DP, McCauley DI, Khouri NF, Siegelmann SS: Computed tomogrpahy of bronchiectasis. *J Comput Assist Tomogr* 1982; **6**: 437-444.
23) Müller NL, Bergin CJ, Ostrow DN, Nichols DM: Role of computed tomography in the recognition of bronchiectasis. *AJR* 1984; **143**: 971-976.
24) Greiner P, Maurice F, Musset D, et al: Bronchiectasis: assessment by thin-section CT. *Radiology* 1986; **161**: 95-99.
25) Joharjy IA, Bashi SA, Adbullah AK: Value of medium-thickness in the diagnosis of bronchiectasis. *AJR* 1987; **149**: 1133-1137.
26) Stern EJ, Frank MS: Small-airway diseases of the lungs: findings at expiratory CT. *AJR* 1994; **163**: 37-41.
27) Stern EJ, Müller NL, Swensen SJ, Hartman TE: CT mosaic pattern of lung attenuation: etiologies and terminology. *J Thorac Imaging* 1995; **10**: 294-297.
28) Stern EJ, Swensen SJ, Hartman TE, Frank MS: CT mosaic pattern of lung attenuation: distinguishing different causes. *AJR* 1995; **165**: 813-816.

5. 肺癌の病期診断

　肺癌の臨床に携わる医師にとって，病期診断はきわめて重要である．病期によって選択される治療法が決定され，予後とも密接な関連があることによる．CTやMRIの出現によって肺癌の病期診断はかなり詳細に検討されるようになった．

　けれども，たとえCTやMRIを用いても決して完璧な診断ができるわけではない．カンファランスなどで多数例の術前CTと手術所見を詳細に対比することによって診断能力を高める努力がぜひとも必要である．肺癌治療グループがどのような情報を必要とし，それにどれだけ応えられるかによって画像診断医の信頼性が決まるといっても過言ではない．病院内で定期的に開催されるカンファランスに出席して術前画像と手術所見や病理所見との対比を通して経験を積むことが重要であろう．

A. 肺癌の病期分類（TNM 分類）

画像による肺癌の病期診断（staging）は治療法の選択，治療効果の判定，予後などと密接な関連があり，診断医にとっては重要な業務である．肺癌の staging には，もっぱら UICC の TNM 分類[1]が用いられ，日本肺癌学会による肺癌取扱い規約[2]にも採用されている．わが国では肺癌取扱い規約が共通言語となっており，画像診断，術中診断，病理診断もこれに基づいて行われている．この肺癌取扱い規約は 1995 年 11 月に改訂され，画像診断にとっても重要な縦隔リンパ節部位の読影基準が示された．

肺癌診療における画像診断の役割は，病変の検出，質的診断，治療前肺癌の staging に大別されるが，治療後の経過観察にも重要な役割を担っている．ここでは治療方針の決定に必要な術前 staging ついて述べてみたい．

TNM 分類は癌（carcinoma）のみに適用し，組織学的確証のあることが前提となっている．TNM 分類のための検索に用いられる診断法は理

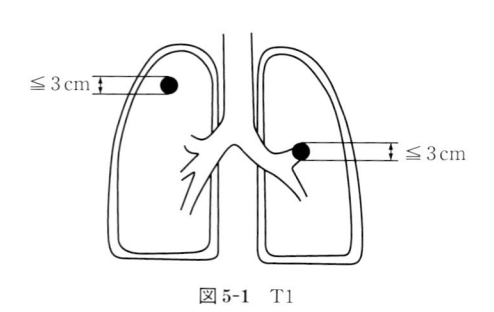

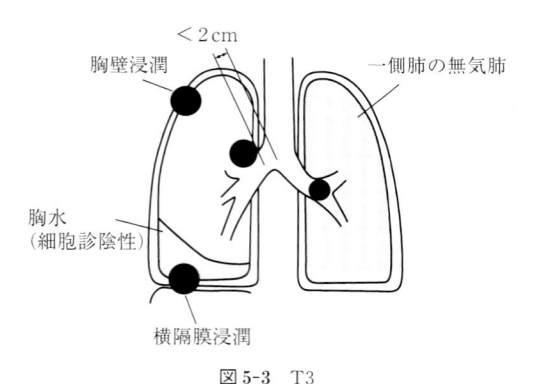

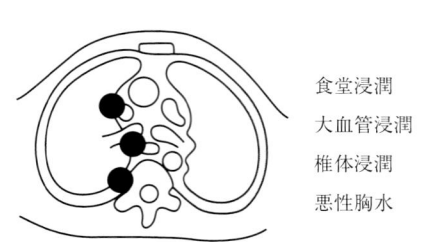

図5-1　T1

図5-2　T2

図5-3　T3

図5-4　T4

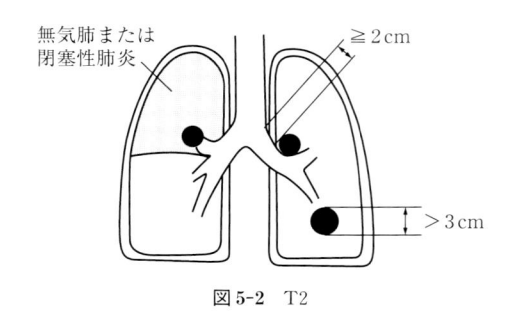

表5-1　TNM 分類の要約[1,2]

a. 病期分類法

Occult cancer	TX N0 M0
Stage 0	Tis N0 M0
Stage I	T1 N0 M0
	T2 N0 M0
Stage II	T1 N1 M0
	T2 N1 M0
Stage IIIA	T1 N2 M0
	T2 N2 M0
	T3 N0, 1, 2 M0
Stage IIIB	AnyT N3 M0
	T4 AnyN M0
Stage IV	AnyT AnyN M1

b. 要約

TX	細胞診陽性
T1	≦3 cm
T2	>3 cm，または肺門への進展
T3	胸壁・横隔膜・心膜・縦隔胸膜など，一側全肺野の無気肺
T4	縦隔・心臓・大血管・気管・食道など，悪性胸水
N1	気管支周囲，同側肺門
N2	同側縦隔
N3	対側縦隔，または鎖骨上

A. 肺癌の病期分類

表5-2 手術記載の規定[2]

a. 胸膜浸潤

P0	癌組織が肉眼的に肺胸膜表面に達していない	p0	組織学的に肺胸膜弾力膜を越えていない
P1	癌組織が肉眼的に肺胸膜表面に達している	p1	組織学的に肺胸膜弾力膜を越えているが胸膜表面に達していない
P2	癌組織が肉眼的に肺胸膜表面を明らかに越えている	p2	組織学的に明らかに肺胸膜表面に現れている
P3	癌組織が肉眼的に体壁側胸膜を越え，連続的に胸壁や縦隔胸膜に及んでいる	p3	さらに胸壁，縦隔臓器に及んでいる

b. 胸膜播種・胸水

胸膜播種		胸水	
D0	認めない	E0	胸水なし
D1	少数	E1	胸水 300 ml 以下
D2	多数	E2	胸水 300 ml 以上
		Es：漿液性，Eh：血性，Ep：膿性	

c. 肺内転移の程度

PM0	(pm0)	肉眼的（組織学的）に肺内転移なし
PM1	(pm1)	肉眼的（組織学的）に原発巣と同一肺葉内のみに肺内転移あり
PM2	(pm2)	肉眼的（組織学的）に原発巣と異なる肺葉に肺内転移あり

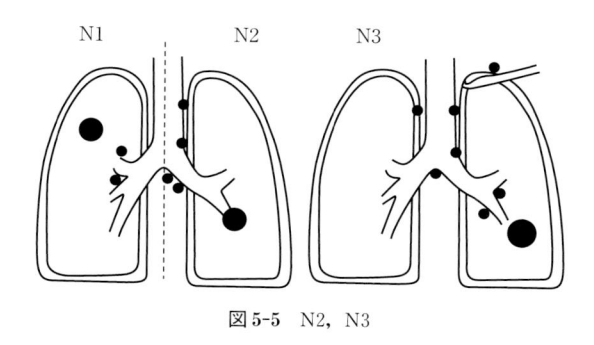

図5-5 N2, N3

学的検査，画像，内視鏡，および術中検索が含まれている．これ以外の新しい診断法を利用してもよいが，TNM分類のためにはあくまでも治療前の判定に限られる．すでに衆知であるが，Tは原発腫瘍，Nは所属リンパ節，Mは遠隔転移を指し，Nに含まれるリンパ節は胸腔内リンパ節，斜角筋リンパ節（scalene node）または鎖骨上リンパ節である．

なお，治療前の臨床分類のTNMはT3N1M0のように記載し，病理組織学的分類ではpT3N1M0のように記載することになっている．

現在用いられている分類の要約を表5-1に，その代表的表現型を図5-1～5-5に示す．また，病期判定を補足する事項として肺癌取扱い規約[2]には肺癌手術記載とよばれる独自の記載があり，これらは画像診断にも応用されている．これを表5-2に示す．

ここで，TNM分類で判定に迷う場合の補足説明としてあげられている項目を次に引用しておきたい[2]．

T分類：

(1) 横隔神経への浸潤はT3に分類する．

(2) 迷走神経の反回神経枝への浸潤による声帯麻痺，上大静脈閉塞，または気管や食道への浸潤はT4に分類する．

(3) T4における大血管には次のようなものが含まれる．それは，大動脈，上大静脈，下大静脈，主肺動脈（肺動脈幹），心膜内部における左右の上下肺静脈である．ただし，上記以外の遠位分枝への浸潤はT4としない．

(4) 壁側心膜への直接浸潤はT3とし，臓側心膜への直接浸潤はT4に分類する．

(5) 原発性腫瘍の胸壁への直接浸潤から非連続的に存在する同側の壁側および臓側胸膜の腫瘍巣はT4に分類する．

(6) 心嚢水は胸水と同様に分類する．

(7) 臨床的にあるいは肉眼的に同側肺に多発性の腫瘍巣が認められる場合，すなわち同一肺葉内または同側他肺葉内に satellite nodule その他

の腫瘍結節を認める場合は，以下の基準に従って原発腫瘍のT分類を1段階だけ高くする．

　a) 同一肺葉において satellite nodule，または他の腫瘍結節を認める場合は T1 を T2 に，T2 を T3 に，T3 を T4 に上げる．

　b) 同側他肺葉に原発巣以外の腫瘍結節が認められる場合，腫瘍は原発巣の存在部位のいかんにかかわらず T4 とする．

M 分類：

(1) 胸壁，横隔膜において壁側胸膜の外側に非連続性に腫瘍巣が存在している場合は M1 とする．

(2) M1 と分類される上記の胸壁および横隔膜における非連続性病変を除き，一側胸郭内にみられるすべての原発および転移性腫瘍は T 分類と N 分類の対象とする．M 分類はより遠隔の病巣を表す．したがって，M0 および M1 は次のように定義する．

M0：同側の胸郭以外に遠隔転移が認められない．

M1：同側の胸郭以外に遠隔転移が認められる．ただし，同側あるいは対側の鎖骨上リンパ節および斜角筋リンパ節への転移は遠隔転移とはみなさず，N3 と分類する．

小細胞癌：

小細胞癌に対する "limited disease" と "extensive disease" という分類は，意見の一致をみぬまま使用されてきた．Veterans Administration Lung Cancer Study Group での小細胞癌分類に採用されている "limited disease" は病期 I 期〜IIIA 期に相当し，"extensive disease" は病期 IIIB〜IV 期に相当する．

同時多発肺癌：

同時多発肺癌の TNM 分類はより進行した癌の病期による．

B. 肺癌の病期診断と検査法

肺癌の staging に用いられる検査法には，胸部単純 X 線写真，CT，MRI，超音波，核医学検査，血管造影などがあり，それぞれの特徴を生かした利用がなされ，通常いくつかの検査法は併用される．表5-3 にモダリティと主な応用目的を示した[3]．これらのうち最も頻用され，かつ一般的となっているのは胸部単純 X 線写真と CT である．

表5-3　肺癌の staging に用いられる検査法とその応用[3]

modality	staging への応用
胸部単純 X 線写真	・原発巣の検出，鑑別診断 ・主気管支，気管浸潤 ・胸壁浸潤の検出 ・肺門，縦隔進展およびリンパ節腫大 ・無気肺，閉塞性肺炎などの2次変化の検出
CT	・少量胸水の検出 ・主気管支，気管浸潤 ・肺門，縦隔進展およびリンパ節腫大 ・肝，副腎，脳転移の検出
MRI	・胸壁浸潤，ことに Pancoast 腫瘍の胸壁浸潤 ・縦隔あるいは脊柱管への浸潤判定 ・肺門，縦隔リンパ節腫大，ことに CT ではっきりしない場合，造影剤過敏症のある場合 ・副腎の孤立性腫瘍の質的診断
超音波	・胸壁浸潤
核医学検査	・肺門，縦隔リンパ節転移診断 ・遠隔転移
血管造影	・肺門部肺癌の肺動脈浸潤の判定

C. T因子の診断

1. 胸壁浸潤・胸膜播種

肺癌の胸壁浸潤度の分類を図 5-6 に示す．第 2 章で述べたように，高分解能 CT を用いても臓側胸膜，壁側胸膜，胸内筋膜，最内肋間筋は 1 本の線状構造として見えるに過ぎず，図 5-6 の p3a 以下と p3c 以上とを明確に識別することはできない．高分解能 CT では，壁側胸膜外（下）脂肪層 (extrapleural fat layer, subpleural fat layer) がみえるときに限って，p3c が診断できるに過ぎないことを銘記する必要がある．いわんや，壁側胸膜外脂肪層がほとんど存在しない痩せた患者では，肋骨などの胸壁構造の破壊と腫瘍浸潤があることによってのみ診断可能である（図 5-7，5-8）．

肺癌の胸壁浸潤を示唆する所見としては，(1) 肋骨破壊または胸壁の腫瘤形成（図 5-7，5-8），

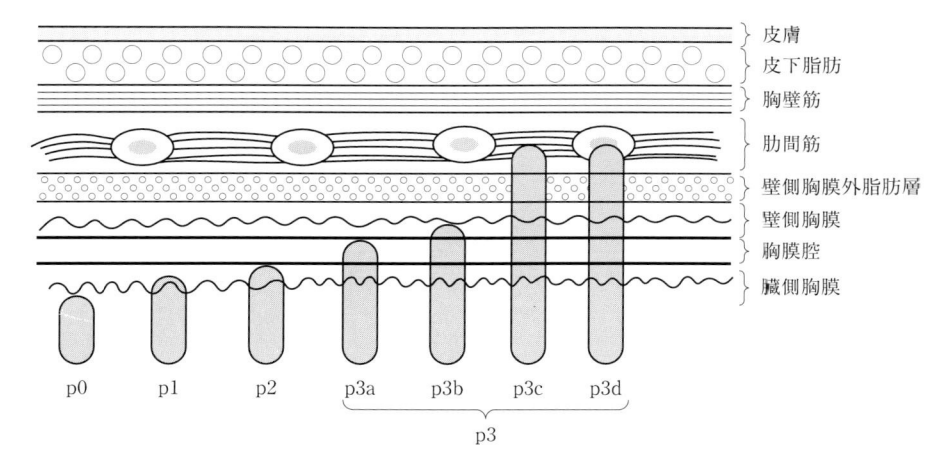

図 5-6 肺癌の胸壁浸潤度の分類

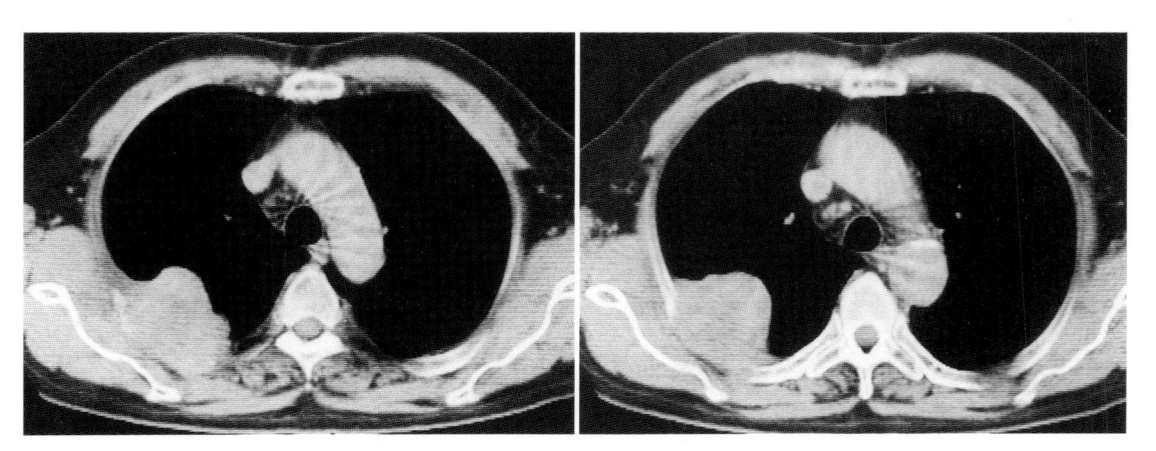

図 5-7 胸壁浸潤（69 歳男）
大動脈弓のレベルに胸壁をベースとする半球状の腫瘍があり，左右の胸郭を比較すると腫瘍に接した肋骨の破壊があり，胸壁浸潤が明らかである．低分化腺癌．

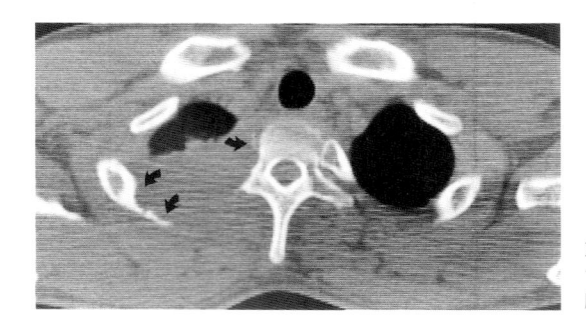

図5-8 Pancoast腫瘍（32歳男）
Bone window と mediastinal window の中間のディスプレイである．右肺尖部の腫瘍が胸壁に沿って扁平にみえ，隣接する肋骨を破壊していることがわかる（↑）．扁平上皮癌．

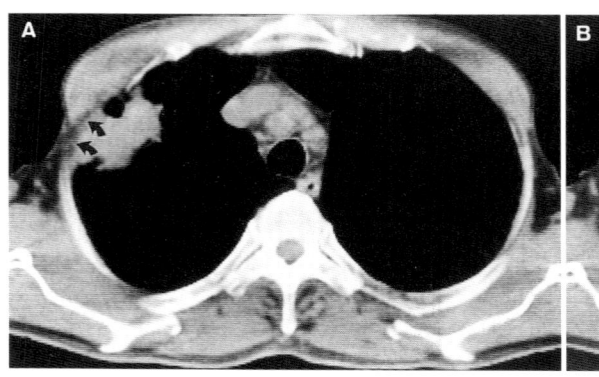

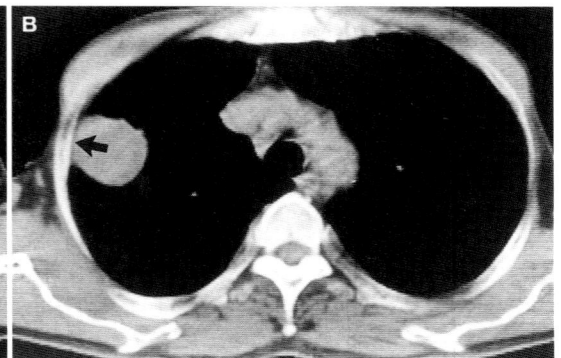

図5-9 胸壁浸潤（74歳男）
大細胞癌．10 mm スライス CT で，連続する2スライスである．腫瘍の中心部のスライス（B）では胸壁と腫瘍との間には低吸収域の線状構造がみえている（↑）．この部分は胸壁浸潤なしと判断される．10 mm 上方のAでは，腫瘍は不整形を呈し，壁側胸膜外脂肪層を越えて肋間の胸壁に浸潤している（↑）．この部分は胸壁浸潤ありと判定される．手術で胸壁浸潤が確認されている．

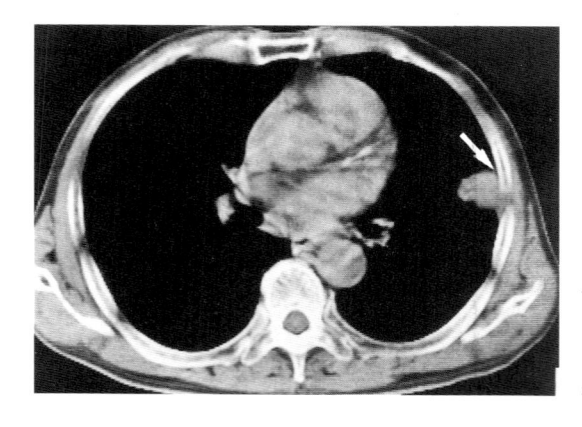

図5-10 胸壁浸潤（75歳男）
中分化扁平上皮癌．胸壁に接する腫瘍があり，腫瘍の前方では胸壁との間に低吸収域（↑）すなわち壁側胸膜外脂肪層があるが，この低吸収域は腫瘍の後方部分では消失している．腫瘍の後方では胸壁とのなす角度は鈍角になっている．胸壁浸潤ありと判定される．胸壁合併切除が行われたが，病理学的に肋骨の緻密骨に達する浸潤がみられた．

C. T因子の診断

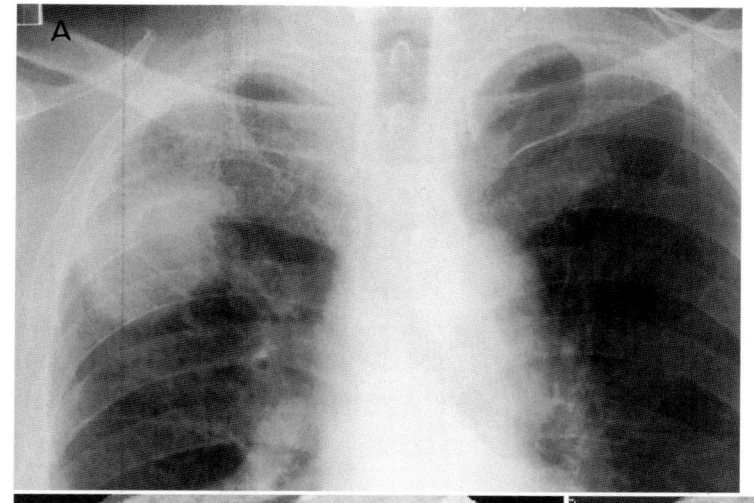

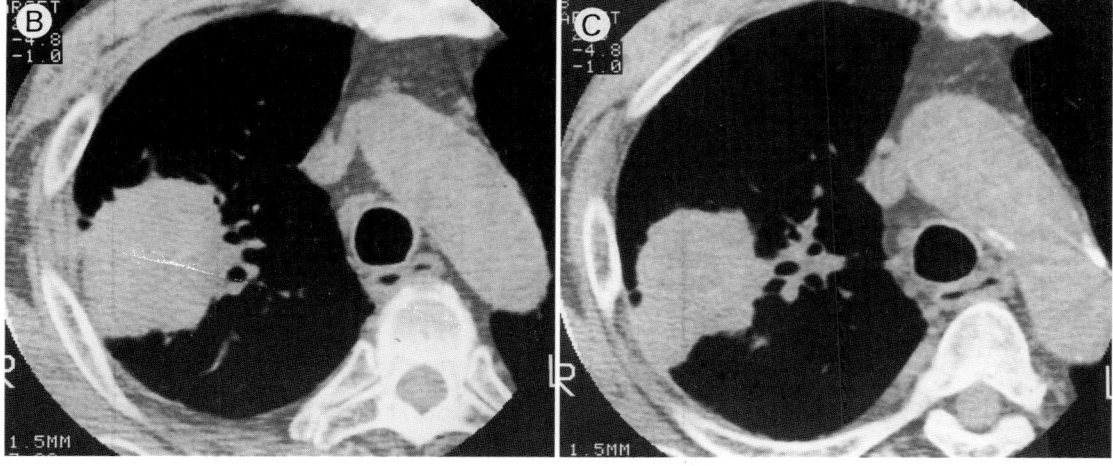

図5-11 胸壁浸潤（65歳男）
中分化扁平上皮癌．胸部単純X線写真（A）では右上葉に類円形の腫瘍がある．B, Cは1.5mmスライスの高分解能CT．Bでは腫瘍が胸壁と接する部分の後方では胸壁との間に低吸収域が保たれているが，前方ではこの低吸収域が消失している．Cでは腫瘍は胸壁に接しており，胸壁との間に低吸収域はみられない．胸壁合併切除が行われ，壁側胸膜外脂肪層を越える腫瘍浸潤が確認された．

(2)壁側胸膜外脂肪層の消失，(3)腫瘍に接した胸膜の肥厚，(4)腫瘍が胸膜に接する角度が鈍角，(5)腫瘍と胸膜の接触範囲が広い，などがある[4-9]．これらの所見のうち，(1)，(2)のsensitivity, specificityは高いが，(3)，(4)，(5)の所見については報告者によってかなりのばらつきがみられ，信頼性には問題がある．Rattoら[10]は胸膜に接する肺癌112例について検討した．術前CTで(1)extrapleural fat planeの消失，(2)胸膜への腫瘍の接している長さ，(3)腫瘍の直径と(2)との比，(4)腫瘍と胸膜との接触角度，(5)胸壁の軟部組織への浸潤，(6)肋骨破壊について検討し，手術結果と比較した．その結果，(1)，(3)はsensitivityおよびspecificityともに良好であったとしている．

もともと胸膜直下の肺に病変のないときは，通常CTでは壁側胸膜はまったくみえないか，みえても肋間筋の内側の壁側胸膜外脂肪層（extrapleural fat plane, EFP）がわずかにみえるだけである．これは，CT値－700～－800 HUの肺の

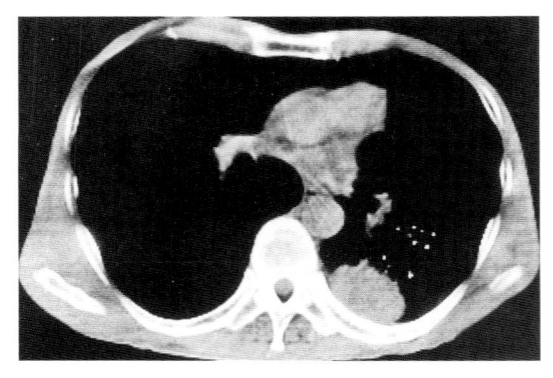

図 5-12 胸壁浸潤（65歳男）
低分化腺癌．左 S⁶ の腫瘍は胸壁に接している．腫瘍の内側前方の一部には腫瘍と肋骨との間に低吸収域がある．しかし，この部分を除く広い範囲には肋骨との間に低吸収域はなく，胸壁浸潤ありと判定した．手術で胸壁浸潤と肺内転移が認められたため試験開胸となった．

含気と CT 値 −80〜−120 HU の脂肪が接しているので，薄い胸膜線を識別できないことによる．しかし，胸膜直下に腫瘍があると，腫瘍と胸壁との間に胸膜線や EFP の低吸収域がみえてくる．CT はこの EFP の脂肪組織の消失があれば胸壁浸潤と判定できる[4-10]（図 5-9〜5-12）．しかし，もともと脂肪の少ない痩せた患者では，EFP が薄いために判定が困難である場合もしばしば経験する（図 5-13）．

胸壁浸潤については，CT と MRI で有意差はないが，MRI では腫瘍と脂肪や筋肉をすぐれたコントラスト分解能によってよく分離できるため観察しやすく，T_1 強調像で EFP の消失を認めれば診断は容易となる[11]．ことに CT の横断像のみでは曲面形成のために診断が困難とされている肺尖部や横隔膜部では，MRI の矢状断像や冠状断像の有用性が高いことはよく知られている（図 5-14）[12-17]．

CT で胸壁浸潤の有無について確定的な所見が得られない場合，超高速 CT[18] や診断的気胸[19,20] による診断精度の向上をはかろうとする報告が散見される．超音波検査が施行できない部位に病変がある場合には，症例によっては試みるべき診断法となろう．

胸膜播種は T4 に分類される[2]．胸膜播種は腺癌に多い．胸膜陥入部が進展経路となり，腫瘍が

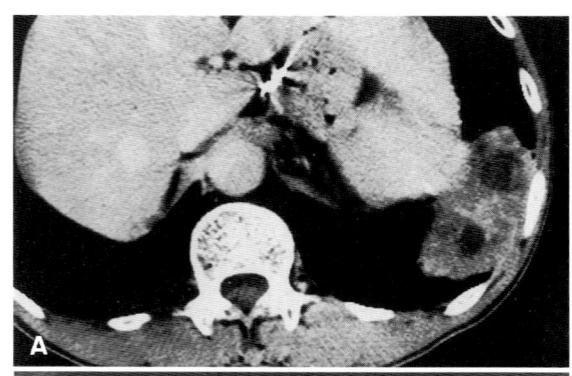

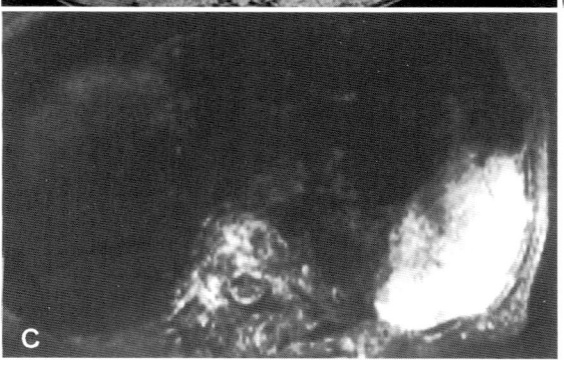

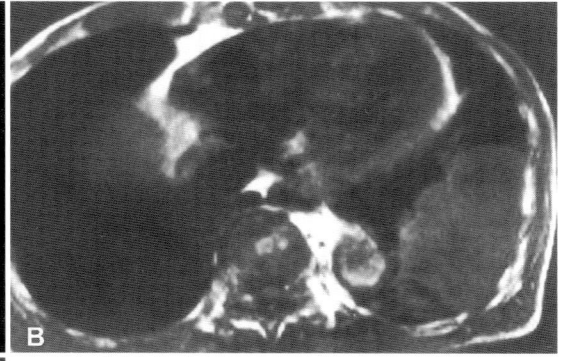

図 5-13 扁平上皮癌，胸壁浸潤なし（65歳男）
胃癌の術後経過観察中，胸部 X 線写真にて異常陰影が発見された．A：造影 CT．左下葉に内部に低吸収域を示す腫瘍がある．腫瘍は広い範囲で胸壁と接している．痩せているため胸壁の壁側胸膜外脂肪層がほとんどみえず，脂肪層の部分的な消失があるかどうかの判定はできない．B，C：MRI．T_1 強調像（SE 460/15）(B) では隣接の肋骨骨髄の脂肪はよく保たれている．STIR 像（IR 2000/130/22）(C) では腫瘍は著しい高信号を呈しているが，胸壁浸潤と取ることはできない．本例では CT で不足の情報を MRI で補足することはできなかったが，総合的に胸壁浸潤なしと判断した．手術では腫瘍は臓側胸膜面に露出していたが，胸壁への浸潤や癒着はみられなかった．

C. T因子の診断

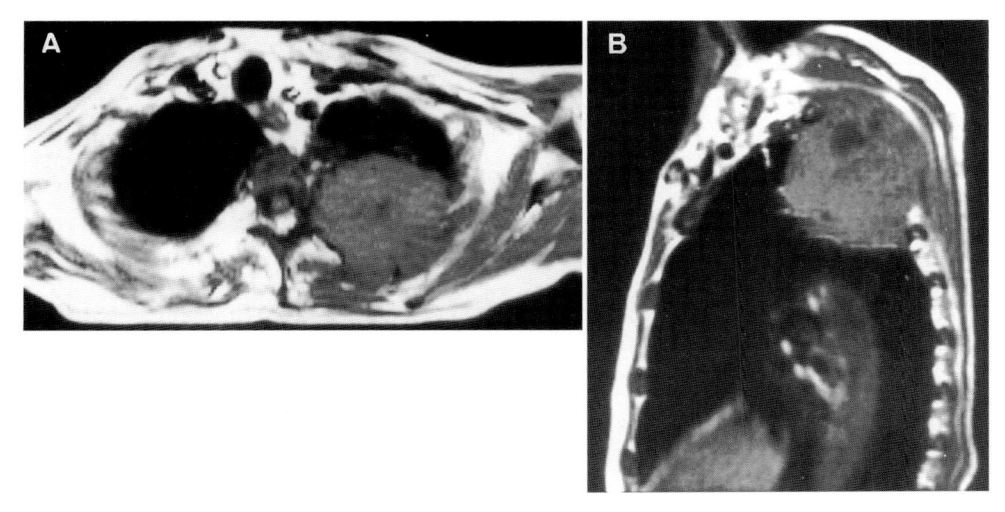

図5-14 扁平上皮癌の胸壁浸潤（50歳男）
背部から頸部，肩部にかけての痛みがあり，すでに肺扁平上皮癌と診断されている．MRI T_1 強調像（SE 500/15）の横断像（A）と矢状断像（B）で壁側胸膜外脂肪層を破る胸壁浸潤が明らかで，後肋骨の破壊も認められる．腫瘍は後上方に発育しているため，胸郭入口部の大血管への浸潤はない．

いったん胸膜面に及ぶと重力に従って下方，後方に移動し，着床して小結節を形成する．したがって，たとえ原発巣が上葉にあっても全肺野のスキャンが必要である．癌性胸膜炎の手術例では3年生存のないことからも明らかなように，胸水の有無にかかわらず予後は不良である．胸膜播種のCT所見は胸壁に接する小結節，葉間胸膜面の小結節である[21]（図5-15～5-18）．進行すると多くは胸水を伴い，縦隔条件でも造影剤増強効果を示す小結節として認められるが，胸膜播種の初期には肺野条件でのみ描出されるので，胸壁や葉間胸膜に沿う小結節があれば，thin-section CTを追加しておくべきである．肺野条件のみでみられる胸壁に沿った小結節様所見が胸膜播種か古い炎症性変化によるかの判定もしばしば困難である．また，胸膜肥厚をを伴わない胸水のみが認められる場合には，癌性胸水か否かの鑑別も困難なことが多い．筆者は孤立性肺結節性病変の質的診断に症例を選択してMRI検査を行い，SE法に加えてSTIR法を併用しているが，これにより胸膜播種が著しい高信号を呈し，手術で確認された症例を経験している[22,23]（図5-17）．現在では胸腔鏡による観察も可能にはなったが（図5-15），非侵襲

的な方法としてSTIR法を症例によっては試みてよいと考えている．

2. 肺内転移

前述のように，肺癌取扱い規約の今回の改訂で新たに明確に規定された点である．肺内転移は，孤立性あるいは多発性の結節性病変として発見される[23-30]．肺内転移は腺癌例で問題となることが多く，経気管支性転移を重視したものと解釈される．ややもするとM1とする傾向があったことに対する明確な規定と理解できる．

明らかな遠隔転移がなく，主病巣の周辺部に小病巣を多発性に認めた場合には，T因子を1ランク上げることに規定された[2]．さらに，原発巣とは別の同側肺葉に腫瘍結節が認められる場合にはT4と解釈することになった（図5-19）．図5-20は原発巣が3cm以下であるので本来はT1であるが，同じ肺葉内の肺内転移があるためにT2と判定することになる．

また，術前CTでは肺内転移を指摘しえないが手術時あるいは術後に切除標本の割面で肺内転移が発見される場合がある（図5-21）．

脳，骨，肝，副腎などに明らかな転移がなく，

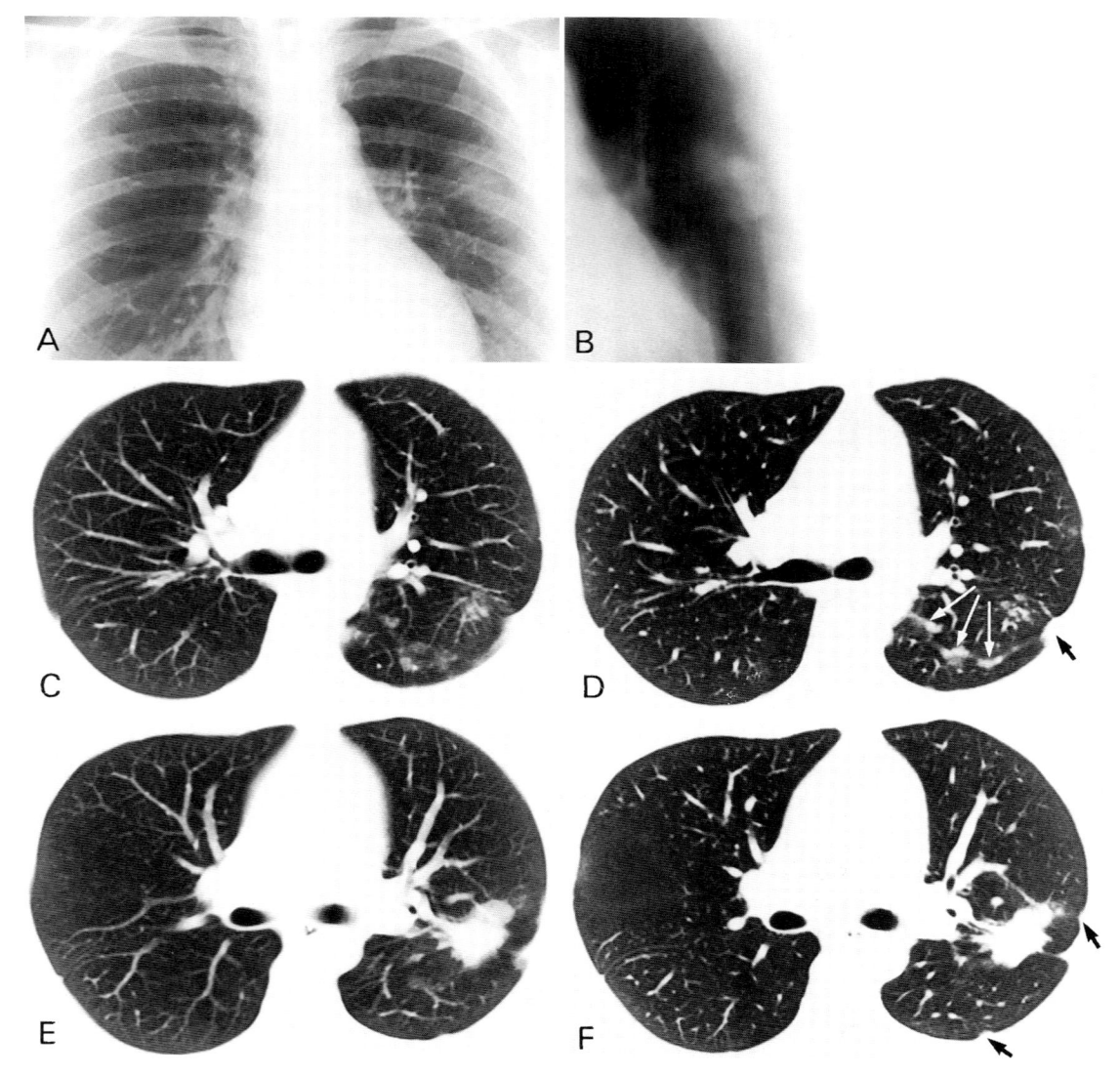

図 5-15 腺癌の胸膜播種（39 歳女）

住民検診で異常陰影を指摘された．A は胸部単純 X 線写真で，左中肺野に淡く境界不鮮明な陰影がある．B はその断層撮影で，不整形の腫瘍陰影が認められる．C, E は 10 mm スライス，D は C のレベルの 2 mm スライス，F は E のレベルの 2 mm スライス CT である．$S^{1+2}c$ の領域に不整形の腫瘍があり，$B^{1+2}c$，$A^{1+2}c$ が関与しているのがわかる．周囲既存構造の集束像と胸膜陥入がみえ，胸壁に沿って扁平や小隆起（黒↑）があり，葉間胸膜に沿って小結節（白↑）がみえる．胸膜播種と診断される．10 mm スライスでは異常を指摘することはできるが，詳細な所見を得るためには thin-section CT が必要であることがわかる．気管支鏡下生検ならびに胸腔鏡下生検にて腺癌と確認された．

C. T因子の診断

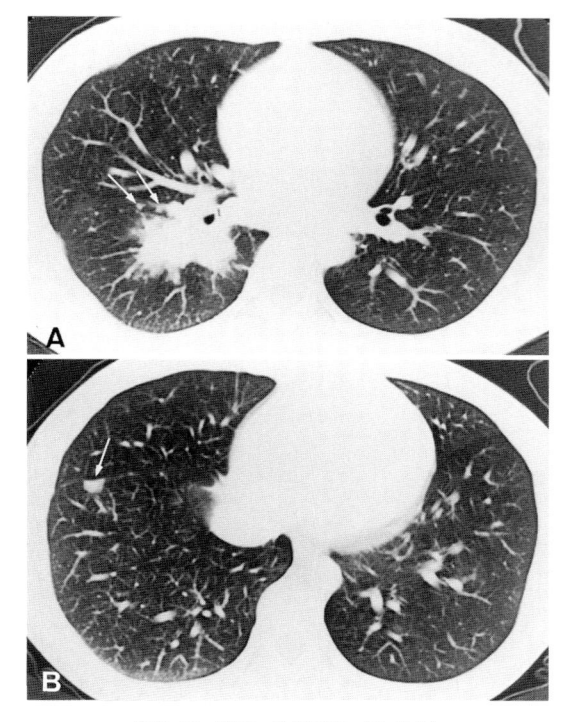

図 5-16 腺癌の胸膜播種（31歳女）
右底幹を取り囲むように不整形の腫瘍がみえ，隣接する葉間胸膜に一致して小結節（↑）がある．また内側には小葉間隔壁の肥厚がみられ，胸壁にはきわめて小さい隆起がみられる（A）．下方のスライスでは大葉間裂に一致して結節（↑）がある（B）．よって，すでに本例は葉間胸膜に胸膜播種を起こした進行癌であることがわかる．本例のように太い気管支の周辺に発生する腺癌は娘枝から発生すると考えられるものが多い．

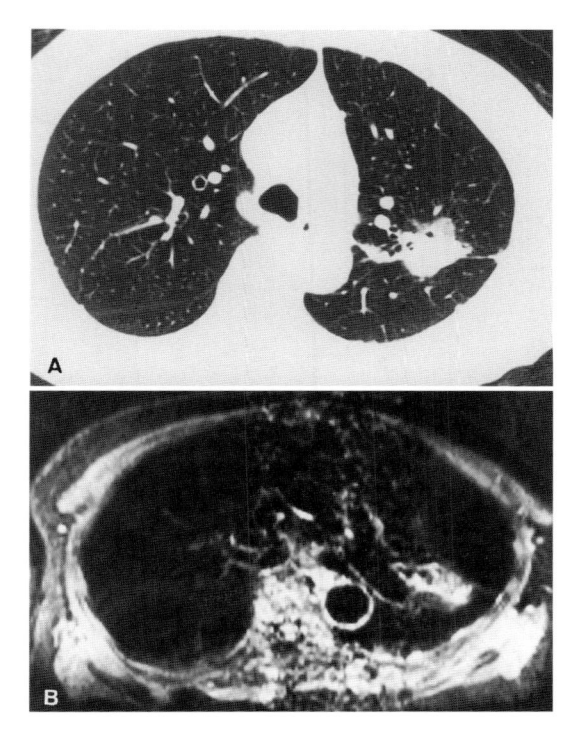

図 5-17 高分化腺癌の胸膜播種（80歳女）
住民検診で異常を指摘された．CT では左上葉上区に胸膜陥入を伴う不整形の腫瘍があり，胸膜陥入部および胸膜面に小結節がある．よくみると健側肺にも小さい隆起が胸膜面に認められる．したがって左肺胸膜面の小隆起をすべて腫瘍の播種とすべきかどうか判断に迷った（A）．MRI の STIR 像（IR 2400/140/22）では左肺の胸壁に沿う小結節が原発巣と同じ程度の著しい高信号強度を示し，胸膜播種と診断した．手術が行われ，胸膜播種が確認された．

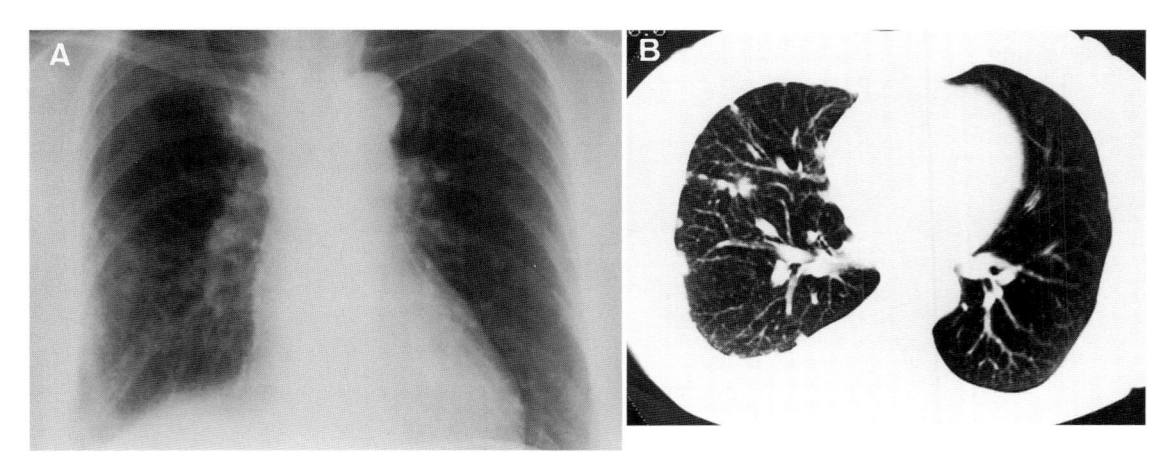

図 5-18 胸膜播種（59歳女）
単純 X 線写真では右上肺野に縦隔に接する腫瘍陰影がみられる．また，右中〜下肺野には小結節状の陰影が複数みられる．胸水貯留もある．B は下肺静脈が左房に注ぐレベルの CT で，胸水貯留があり，その内側に沿って小隆起が多発している．また，大葉間裂に沿う小結節も明らかである．腫瘍がいったん臓側胸膜を破って胸腔に達すると，胸膜播種は重力によって背部，下方の胸壁や葉間胸膜に認められることが多く，小さな肺癌であっても全肺野をスキャンすることが必要である．

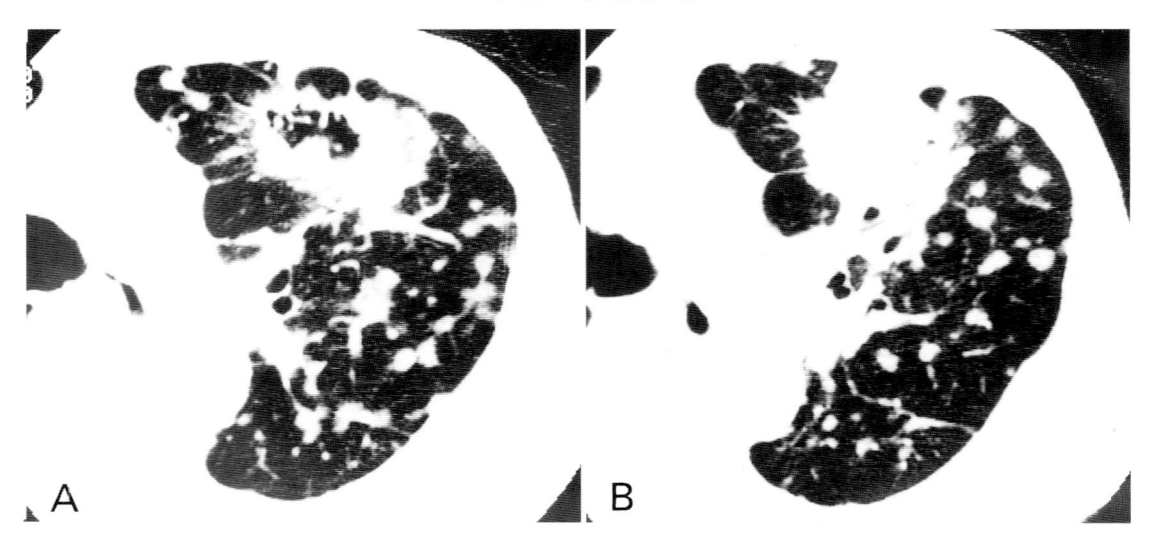

図5-19 肺内転移（72歳男）

A, B は 1.5 mm スライスの高分解能 CT である。左 S³b の領域にきわめて不整な腫瘍があり、内部には不整形の空洞がある。B では腫瘍は幅広く胸壁と接し、A では胸膜陥入あるいは小葉間隔壁の肥厚像があり、胸壁に沿う小結節もみられる。大葉間裂は肥厚し、小結節もみられる。すなわち胸膜播種をきたしている。また、腫瘍の周囲には血管影とは異なる結節が多数みられ、S⁶a の領域にも結節がある。したがって T 因子は、他肺葉に肺内転移を有し、胸膜播種を伴う T4 と判定される。

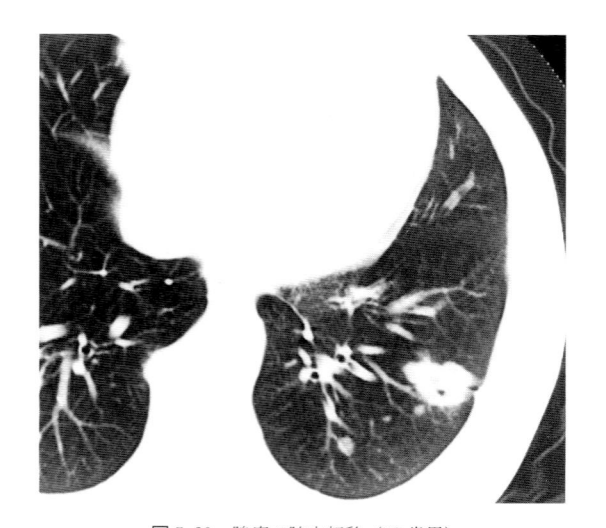

図5-20 腺癌の肺内転移（53歳男）

左下葉 S⁸ と S⁹ の間にまたがるように結節があり、内部に小さな透亮像がある。胸膜陥入も認められる。この結節の近傍には 3 個の小結節がみられ、肺内転移と診断できる。

原発巣の周辺あるいは対側肺に小さな肉芽腫などが存在する場合には、staging に混乱を生ずる可能性があり、注意深く staging を行う必要があろう。転移性肺腫瘍の診断について病理像と対比した詳細な報告がなされるようになってきたが[24-29]、経気管支散布を主体とした肺内転移なのか、あるいは血行性の遠隔転移なのかを明確に鑑別できるところまでには現在の診断学は達していない。したがって、肺内転移として T 因子で分類するのか、あるいは遠隔転移として M 因子で分類するのかの判定は容易でないことも十分に予想される。画像診断による判定について今後もさらなる検討による新しい診断学の構築が望まれる。

癌性リンパ管症については、今回の改訂でも明確な規定はなく、staging における診断学的問題が残されている。びまん性肺疾患の項で述べるが、本来癌性リンパ管症は血行性転移を発症の基礎とするのが一般的な考え方であり、M1 として取り扱ってよいとする考え方があり[30]、筆者らも同様に考えていた[23]。しかし、経気管支性散布と思われる肺内転移の staging が前述のように規定されたことから、癌性リンパ管症の本態はともかく、少なくとも原発巣の近傍のみに限局した癌性リンパ管症は、M 因子分類ではなく、T 因子分類で staging がなされるべきなのであろう（図5-22）。

C. T因子の診断

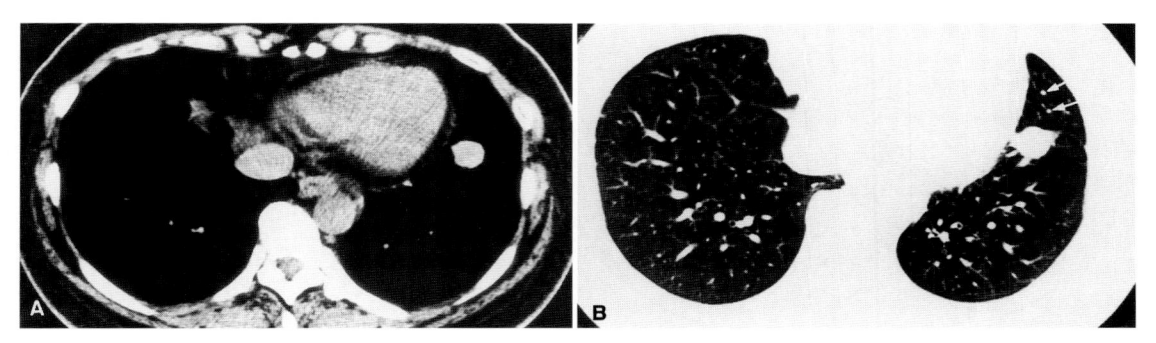

図 5-21 腺癌の肺内転移（53歳女）
左下葉 S⁸ に結節があり，手術の結果低分化腺癌と判明したが，切除された左下葉内に肺内転移が認められた．本例は1年6か月後に骨転移が発見された．術前 CT では肺内転移を指摘できなかった．術後の経過をみると，左上葉舌区にみられる小結節影（↑）は肺内転移であると思われた．すなわち，術前にすでに T4 であった可能性が高い．本例のように，特に腺癌では原発巣の周辺部の小さな結節の存在に注意して診断を行う必要がある．

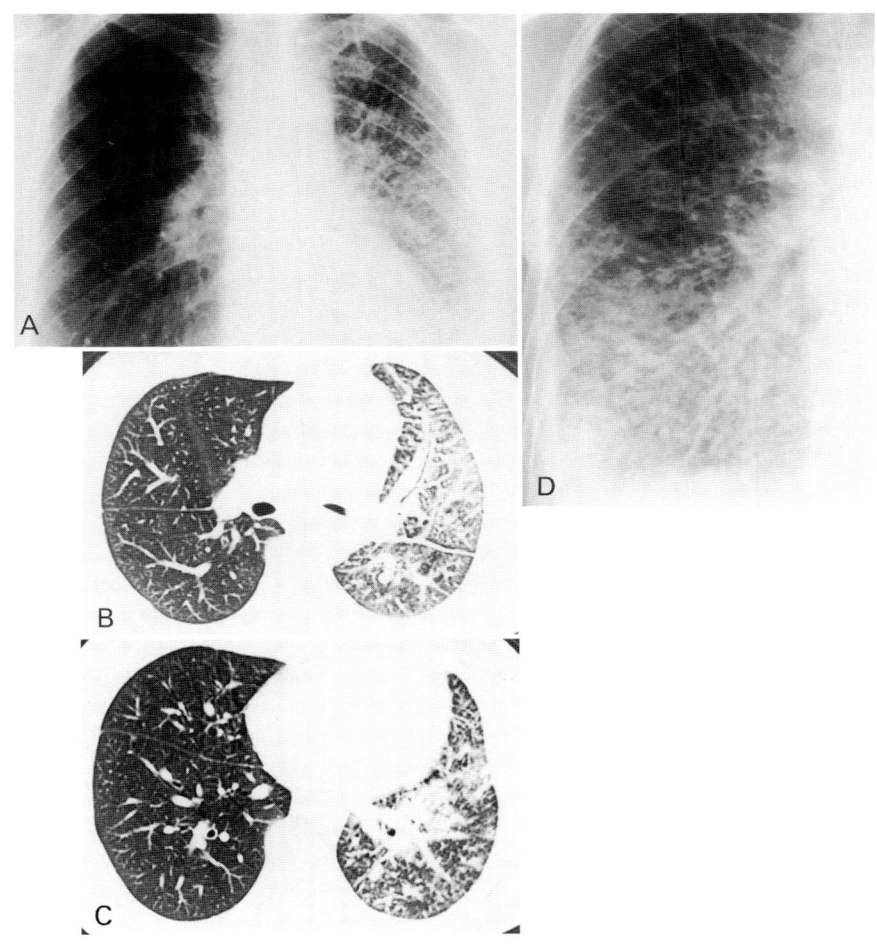

図 5-22 癌性リンパ管症
A は咳嗽のため胸部単純 X 線撮影を受け，異常陰影を指摘されて来院したときの X 線写真である．肺門部から左肺全体に広がる線状・索状影がみられる．断層撮影および CT で下葉の S⁹，S¹⁰ にまたがる腫瘍があり，気管支鏡下生検により腺癌と診断された．B，C は肺門部および左下肺静脈のレベルの 2 mm-section CT である．健側肺と比較すると，bronchovascular bundle の肥厚，小葉間隔壁の肥厚，小葉中心部の細かい粒状影がみられ，典型的な癌性リンパ管症と診断される．D は初診時から約8か月後の胸部単純 X 線写真のクローズアップである．癌性リンパ管症が右肺にも波及し，胸水も認められる．

3. 縦隔・大血管・心膜・心房浸潤

縦隔直接浸潤の診断は，縦隔脂肪組織が腫瘍に置換された所見をもって診断する[31-33]（図5-23，5-24）。腫瘍が単に縦隔に接している場合にも縦隔浸潤と診断しやすいが，この場合にはまったく浸潤がないか，あっても縦隔胸膜に腫瘍性または炎症性癒着などである。縦隔直接浸潤というからには，明らかな縦隔内脂肪組織に腫瘍が進展している所見を捉えることが重要である。したがって縦隔内に脂肪組織が豊富にあるときは診断しやすいが，脂肪組織が少ないと診断は難しくなる。縦隔浸潤の程度が軽いと，血管あるいは気管・気管支に変形や狭窄がなく，多くは切除可能である。浸潤がさらに進行して気管・気管支，大血管に及

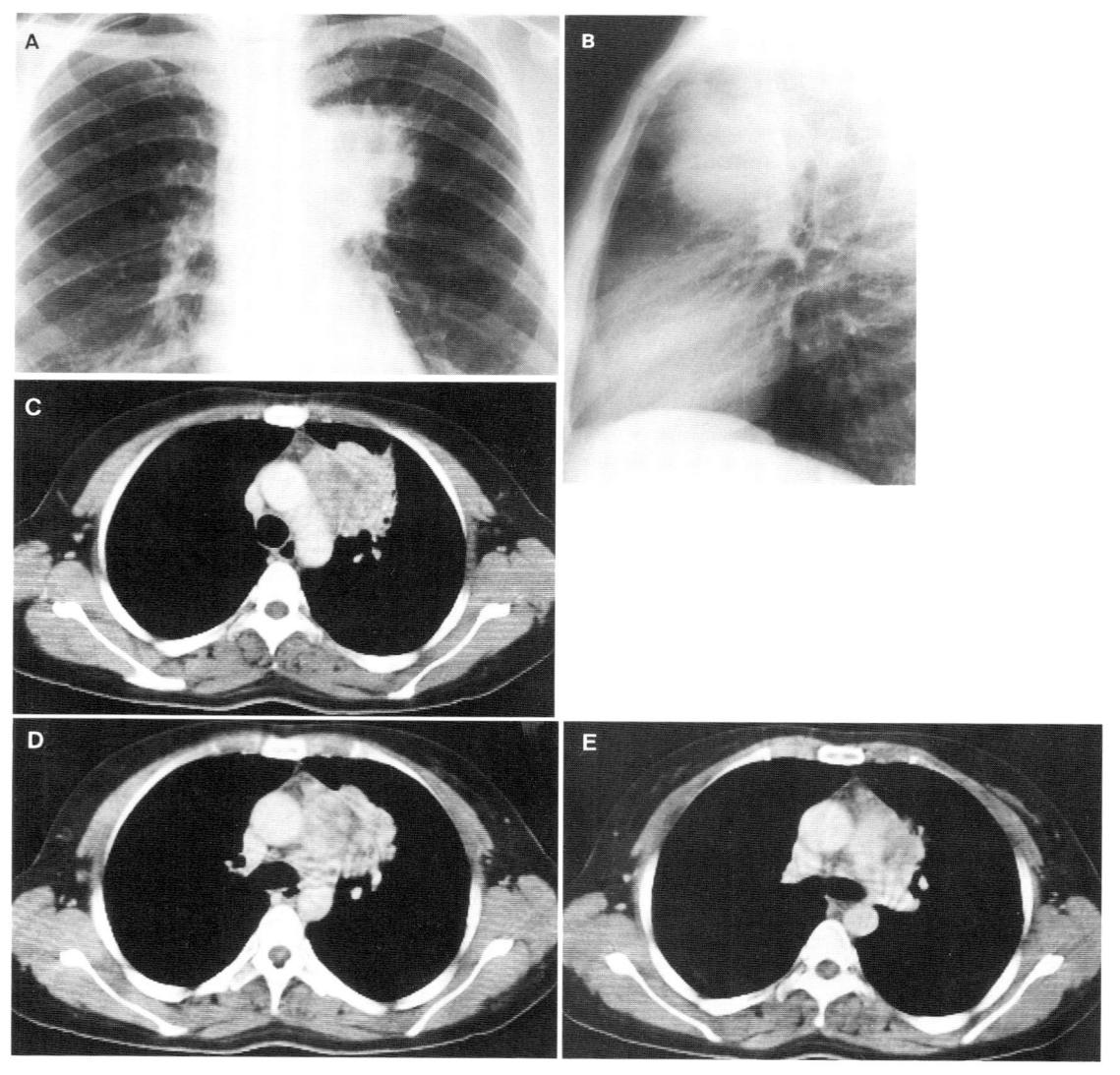

図5-23 縦隔直接浸潤（33歳女）
胸部単純X線写真（A，B）で大動脈弓に重なって大きな腫瘍があり，大動脈とのシルエットサインがある。造影CTでは大動脈弓に接して大きな腫瘍があり，縦隔内の脂肪組織を腫瘍が置換している（C）。さらにAP windowレベルでは腫瘍はAP window内へ進展し（D），さらには移動脈幹と接して肺動脈幹の輪郭を不鮮明にしている（E）。手術では腫瘍は大動脈とは剥離しえたが，AP windowに進展した部位で処理ができず試験開胸となった。sT3N0M0, small cell carcinoma, intermediate cell typeであった。

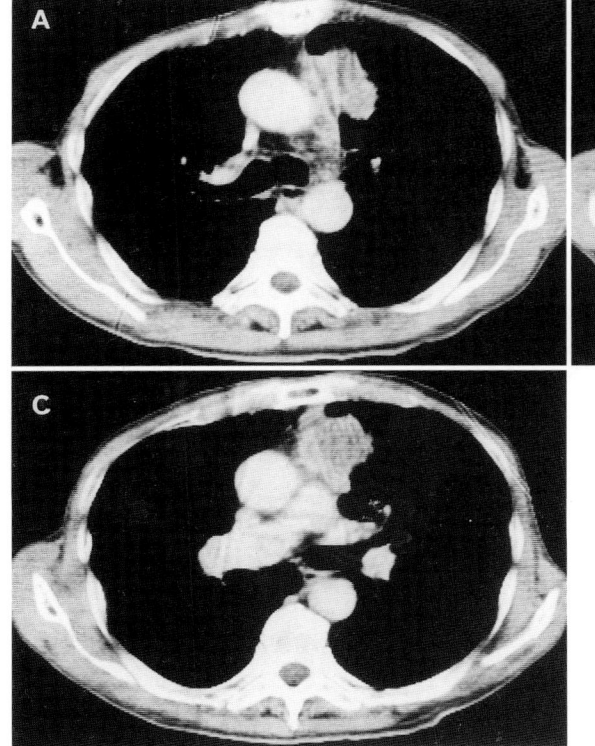

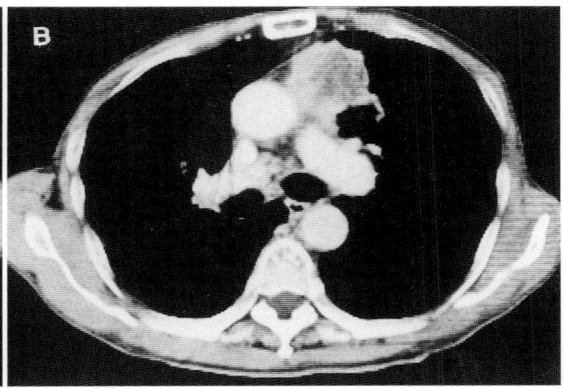

図 5-24 縦隔直接浸潤（70 歳男）
左上葉上区の S³b の前接合線近くに不整形の腫瘍がある．腫瘍は前縦隔の脂肪組織を置換して浸潤していることがわかる．上行大動脈の一部は腫瘍と密に接触しており，一部その輪郭が不鮮明である（A）．B, C では上行大動脈の輪郭は明瞭である．肺動脈幹との間には脂肪組織が残存して低吸収域が認められる．手術では上行大動脈に腫瘍性の癒着があり，剝離困難で試験開胸となった．sT3N2M0, squamous cell carcinoma であった．

ぶと T4 に分類され，切除不能となる場合が多い．

　肺動脈に変形，狭窄，欠損などがあれば肺動脈浸潤と診断する（図 5-25，5-26）．肺動脈周囲脂肪層が保たれていれば肺動脈浸潤はないといえる．単に肺動脈周囲の脂肪層がみえないというだけで肺動脈浸潤と判断すべきでないのは縦隔直接浸潤の診断の場合と同じである（図 5-27）[23,34]．

　肺動脈に変形や狭窄がなく，肺門部までその走行を追跡できる場合には，肺門部に大きな腫瘍があっても心膜内で肺動脈を切断することができれば切除は可能である（図 5-26，5-27，5-28）．一方，腫瘍浸潤が肺動脈幹に及ぶと切除は困難となる（図 5-23，5-25）．例えば，左肺門部肺癌で左肺全摘が行えるのは，肺動脈幹に腫瘍浸潤がなく，左肺動脈と右肺動脈分岐部の脂肪層が保たれている場合と考えてよい．

　肺静脈浸潤の描出は CT でも困難な場合が多い．進行癌では肺動脈が腫瘍浸潤を受けて閉塞しており，肺静脈への造影剤の還流が不十分で肺静脈の評価ができないためである．CT による肺静脈浸潤の正診率はおよそ 60% とされている[35,36]．しかし，腫瘍が左房内に及ぶと，造影剤が充満した左房内に低吸収域の欠損像として描出されるようになる（図 5-29，5-30）．MRI は腫瘍と血流の flow void のコントラストの差を CT よりも明瞭に描出しうるので，肺静脈から左房にかけての腫瘍浸潤の診断は MRI のほうが有利である[37-39]（図 5-31）．左房浸潤に関しては，左房合併切除は左房容積の 50% までの切除では循環動態への障害はないとされ，事実左房浸潤による左房部分切除の 5 年生存例が報告されている[40-42]．

　心膜浸潤は腫瘍性に肥厚した場合（図 5-32），心房の変形がみられる場合（図 5-33）などでは切除不能となる確率が高くなるが，たとえ腫瘍が心膜に浸潤していても腫瘍と左房の輪郭との間に透亮像が認められる場合には，心膜合併切除ができることが多い（図 5-34）[32,34]．前者は T4 であ

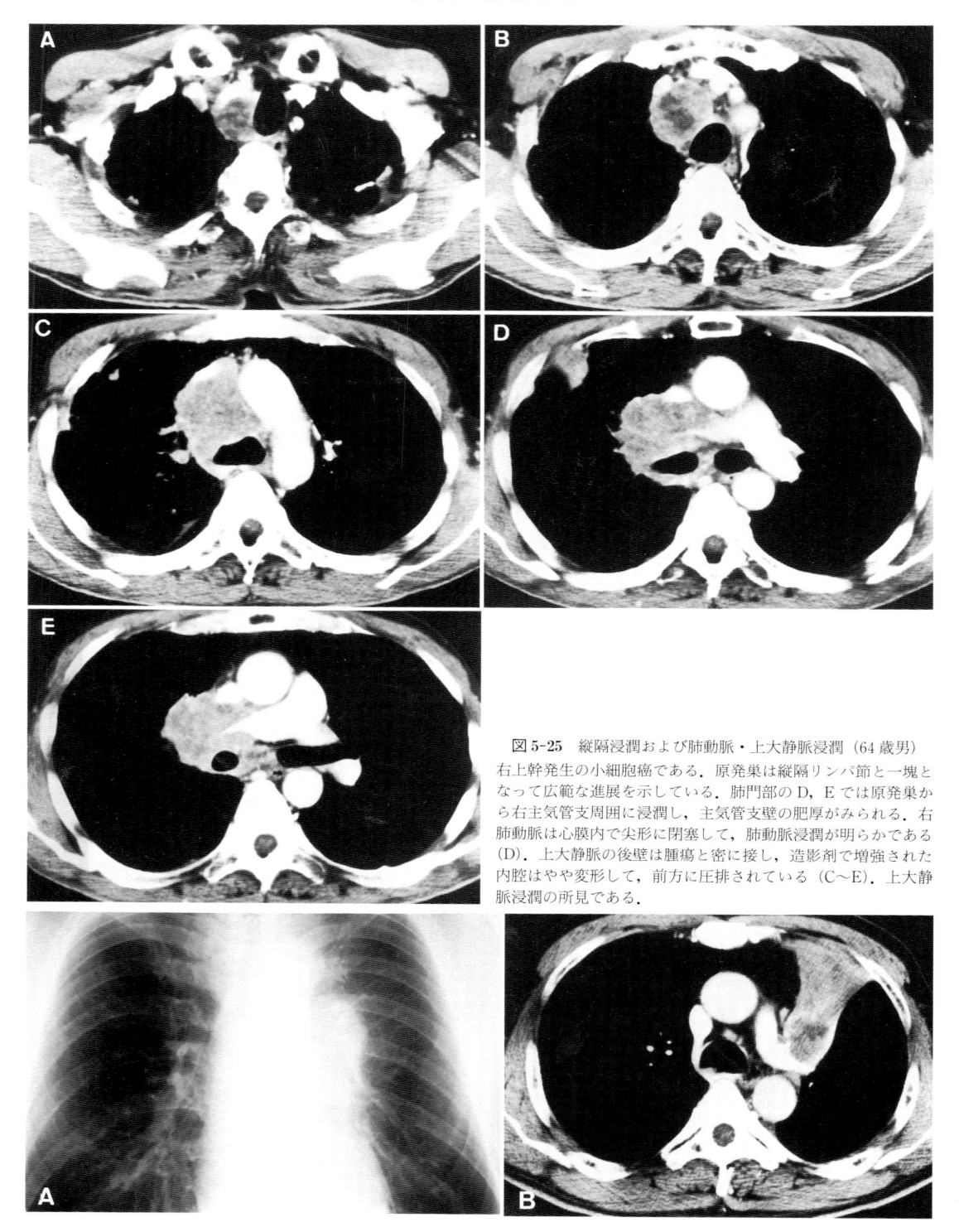

図 5-25 縦隔浸潤および肺動脈・上大静脈浸潤（64 歳男）
右上幹発生の小細胞癌である．原発巣は縦隔リンパ節と一塊となって広範な進展を示している．肺門部のD, E では原発巣から右主気管支周囲に浸潤し，主気管支壁の肥厚がみられる．右肺動脈は心膜内で尖形に閉塞して，肺動脈浸潤が明らかである（D）．上大静脈の後壁は腫瘍と密に接し，造影剤で増強された内腔はやや変形して，前方に圧排されている（C〜E）．上大静脈浸潤の所見である．

図 5-26 扁平上皮癌（57 歳男）
胸部単純 X 線写真（A）では左第2〜第3号のシルエットの消失があるが，下行大動脈のシルエットは保たれており，左上葉無気肺と診断される．造影 CT（B）では左肺動脈は左肺門部に達したところで圧迫と狭窄を示している．原発腫瘍は無気肺中に低吸収域として認められる．心膜内で左肺動脈が切断され，左肺全摘が行われた．

郵便はがき

1 6 2 - 8 7 0 7

恐縮ですが切手を貼付して下さい

東京都新宿区新小川町6-29

株式会社 朝倉書店

愛読者カード係 行

● 本書をご購入ありがとうございます。今後の出版企画・編集案内などに活用させていただきますので, 本書のご感想また小社出版物へのご意見などご記入下さい。

フリガナ
お名前　　　　　　　　　　　　　　　男・女　　年齢　　歳

〒　　　　　　　　電話
ご自宅

E-mailアドレス

ご勤務先
学校名　　　　　　　　　　　　　　　　　（所属部署・学部）

同上所在地

ご所属の学会・協会名

ご購読　・朝日　・毎日　・読売　　　ご購読（　　　　　　　）
新聞　　・日経　・その他（　　　）　雑誌

書名（ご記入下さい）

本書を何によりお知りになりましたか

1. 広告をみて（新聞・雑誌名　　　　　　　　　　　　　）
2. 弊社のご案内
   （●図書目録●内容見本●宣伝はがき●E-mail●インターネット●他）
3. 書評・紹介記事（　　　　　　　　　　　　　　　　）
4. 知人の紹介
5. 書店でみて

お買い求めの書店名（　　　　　　市・区　　　　　　書店）
　　　　　　　　　　　　　　　　　　町・村

本書についてのご意見

今後希望される企画・出版テーマについて

図書目録，案内等の送付を希望されますか？　　　・要　・不要
　　　　　・図書目録を希望する

ご送付先　・ご自宅　・勤務先

E-mailでの新刊ご案内を希望されますか？
　　　　　・希望する　・希望しない　・登録済み

ご協力ありがとうございます。ご記入いただきました個人情報については、目的以外の利用ならびに第三者への提供はいたしません。

朝倉書店〈医学関連書〉ご案内

内科学（第九版）
杉本恒明・矢崎義雄総編集
B5判 2156頁 定価29925円（本体28500円）（32230-9）
B5判（5分冊）定価29925円（本体28500円）（32231-6）

内科学の最も定評ある教科書，朝倉『内科学』が4年ぶりの大改訂。オールカラーで図写真もさらに見やすく工夫。教科書としてのわかりやすさに重点をおき編集し，医師国家試験出題基準項目も網羅した。携帯に便利な分冊版あり。〔内容〕総論：遺伝・免疫・腫瘍・加齢・心身症／症候学／治療学／移植・救急／感染症・寄生虫／循環器／血圧／呼吸器／消化管・膵・腹膜／肝・胆道／リウマチ・アレルギー／腎／内分泌／代謝・栄養／血液／神経／環境・中毒・医原性疾患

最新 糖尿病学 ―基礎と臨床―
垂井清一郎・門脇 孝・花房俊昭著
B5判 796頁 定価29400円（本体28000円）（32200-2）

人類病ともいわれる糖尿病について最新の基礎的・臨床的知識を集大成。〔内容〕概念／疫学／膵島の形態・発生・分化／インスリン／糖尿病の分類／成因・診断／病理／代謝異常／病態／治療／膵臓移植／慢性合併症／高血圧／肥満／予防，他

肝臓病学
井廻道夫・熊田博光・坪内博仁・林 紀夫編
B5判 504頁 定価21000円（本体20000円）（32212-5）

肝臓病の全体にわたる高度な内容を平易・簡潔にまとめEvidenceに基づいた実践的な指針を提供。〔内容〕【構造と機能】【診断と症候】生検／腹腔鏡／画像診断／肝不全／腹水【各論】肝炎／肝硬変／脂肪肝／アルコール性肝障害／肝腫瘍／肝移植／他

臨床消化器病学
石井裕正・朝倉 均・税所宏光・幕内博康編
B5判 672頁 定価26250円（本体25000円）（32206-4）

臨床医学の中でも極めて広範囲な領域を包含している消化器病学について内科系・外科系が共同して消化器病における各種疾患の概念を，診断と治療を中心として最新の知識をわかりやすく編集した。最新の国家試験ガイドラインの内容も満たす

神経内科学書（第2版）
豊倉康夫総編集 萬年 徹・金澤一郎編集
B5判 1072頁 定価37800円（本体36000円）（32190-6）

神経内科専門医として必須な事項を簡潔にまとめた教科書。〔内容〕脳血管性障害／感染症／変性疾患／遺伝性代謝異常疾患／代謝性神経疾患／脱髄疾患／脳腫瘍／神経皮膚症候群／頭部外傷／髄液循環異常／頭痛／発作性疾患／睡眠障害／他

臨床のための法医学（第5版）
澤口彰子・武市早苗他著
B5判 212頁 定価6825円（本体6500円）（31087-0）

法医学を簡潔に解説した教科書。〔内容〕検死・検案／死亡診断書／死体現象／内因性急死／創傷／頭部外傷／交通外傷／労働災害／環境異常障害／窒息／溺死／胎児／児童虐待／薬物乱用／中毒／DNA多型／個人識別／物体検査／歯／他

統合失調症の治療 ―臨床と基礎―
佐藤光源・丹羽真一・井上新平編
B5判 576頁 定価25200円（本体24000円）（32229-3）

統合失調症は，一定の原因や症状，経過，転帰で規定された疾患ではなく，特徴的な精神症状と行動障害が一定期間続くことにより規定される。本書は，その治療に焦点を当て，日常臨床の場で治療計画を立て，見直す際に役立つ実践的な内容。

診療科目別 正しい診療録の書き方
阿部好文・福本陽平編著
B5判 212頁 定価3990円（本体3800円）（30075-8）

学生・若い医師へ向けて"正しい"カルテを提示。〔内容〕診療録とは／POMR／診療録の見本／傷病名について／内科／外科／産婦人科／小児科／精神科／救急診療／診療録管理の実践／医療情報開示／電子カルテの実際／英文診療録／付録

医学英語論文の読み方
D.バウワーズ他編 丸井英二・檀原 髙監訳
B5判 192頁 定価4410円（本体4200円）（30084-5）

実際に著名医学誌に掲載された論文を題材として臨床医学英語論文に現れる言語表現，検査データ記載法，グラフ表現，統計的処理の表示法などから，正確な情報を適切に読みとるための注意事項を，ポイントをおさえて懇切丁寧に解説したもの

●医学一般

からだの年齢事典
鈴木隆雄・衞藤　隆編
B5判　536頁　定価16800円（本体16000円）（30093-2）

人間の「発育・発達」「成熟・安定」「加齢・老化」の程度・様相を、人体の部位別に整理して解説することで、人間の身体および心を斬新な角度から見直した事典。「骨年齢」「血管年齢」などの、医学・健康科学やその関連領域で用いられている「年齢」概念およびその類似概念をなるべく取り入れて、生体機能の程度から推定される「生物学的年齢」と「暦年齢」を比較考量することにより、興味深く読み進めながら、ノーマル・エイジングの個体的・集団的諸相につき、必要な知識が得られる成書

口と歯の事典
高戸　毅他編
B5判　436頁　定価15750円（本体15000円）（30091-8）

口と歯は、消化管の入口として食物の摂取や会話など多くの機能を有するとともに、外見や印象にも大きく影響を与え、生物学的にも社会的にもヒトの生存および生活にとって、たいへん重要な器官である。本書は、医学、歯学、医学的知識をベースにして、口と歯にまつわるさまざまな現象をとりあげ、学際的・総合的な理解を通じて、人々の健康保持・増進の願いにこたえられる成書としてまとめられたもの。医療、保健、看護、介護、福祉、美容、スポーツ、心理など広範な内容。

皮膚の事典
溝口昌子他編
B5判　384頁　定価14700円（本体14000円）（30092-5）

皮膚は、毛・髪・爪・汗腺などの付属器をも含めて、からだを成り立たせ、外界からの刺激に反応し対処するとともに、さまざまなからだの異変が目に見えて現れる場所であり、人の外見・印象をも左右する重要な器官である。本書は、医学・生物学的知識を基礎として、皮膚をさまざまな角度から考察して解説するもの。皮膚のしくみ、色、はたらき、発生、老化、ヒトと動物の比較、検査法、疾患、他臓器病変との関連、新生児・乳児、美容、遺伝、皮膚と絵画・文学など学際的内容。

リハビリテーション医療事典
三上真弘・青木主税・鈴木堅二・寺山久美子編
B5判　328頁　定価12600円（本体12000円）（33503-3）

すべての人が安全に生き生きとした生活を送るための、医療・保健・福祉・生活に関わる、健康増進活動の一環としてのリハビリテーション医療の重要テーマやトピックスを読みやすい解説によりわかりやすく記述。リハビリテーション科、整形外科、神経科をはじめとする医師、看護師、保健師、理学療法士、作業療法士、言語聴覚士、視能訓練士、柔道整復師、整体師、社会福祉士、介護福祉士、ケアマネジャー、ホームヘルパーなど、リハビリテーション医療に関わる人々の必携書。

看護・介護・福祉の百科事典
糸川嘉則総編集
A5判　680頁　定価12600円（本体12000円）（33004-5）

世界一の高齢社会を迎える日本において「看護」「介護」「福祉」の必要性は高まる一方である。本書では3分野の重要事項を網羅するとともに、分野間の連携の必要性も視野に入れて解説。〔内容〕看護（総合看護、看護基礎、母性看護、小児看護、成人看護、精神看護、老年看護、地域看護）／介護（概念・歴史・政策、介護保険サービス、介護技法、技術各論、介護従事者と他職種との連携、海外の事情）／福祉（基本理論、制度、福祉の領域、社会福祉援助の方法、関連領域と福祉との関係）

医学統計学シリーズ
データ統計解析の実務家向けの「信頼でき,真に役に立つ」シリーズ

1. 統計学のセンス —デザインする視点・データを見る目—
丹後俊郎著
A5判 152頁 定価3360円(本体3200円)(12751-5)

データを見る目を磨き,センスある研究を遂行するために必要不可欠な統計学の素養とは何かを説く。〔内容〕統計学的推測の意味/研究デザイン/統計解析以前のデータを見る目/平均値の比較/頻度の比較/イベント発生までの時間の比

2. 統計モデル入門
丹後俊郎著
A5判 256頁 定価4200円(本体4000円)(12752-2)

統計モデルの基礎につき,具体的事例を通して解説。〔内容〕トピックスI〜IV/Bootstrap/モデルの比較/測定誤差のある線形モデル/一般化線形モデル/ノンパラメトリック回帰モデル/ベイズ推測/Marcov Chain Monte Carlo法/他

3. Cox比例ハザードモデル
丹後俊郎著
A5判 144頁 定価3570円(本体3400円)(12753-9)

生存予測に適用する本手法を実際の例を用いながら丁寧に解説する〔内容〕生存時間データ解析とは/KM曲線とログランク検定/Cox比例ハザードモデルの目的/比例ハザード性の検証と拡張/モデル不適合の影響と対策/部分尤度と全尤度

4. メタ・アナリシス入門 —エビデンスの統合をめざす統計手法—
丹後俊郎著
A5判 232頁 定価4200円(本体4000円)(12754-6)

独立して行われた研究を要約・統合する統計解析手法を平易に紹介する初の書〔内容〕歴史と関連分野/基礎/代表的な方法/Heterogeneityの検討/Publication biasへの挑戦/診断検査とROC曲線/外国臨床試験成績の日本への外挿/統計理論

5. 無作為化比較試験 —デザインと統計解析—
丹後俊郎著
A5判 216頁 定価3990円(本体3800円)(12755-3)

〔内容〕RCTの原理/無作為割り付けの方法/目標症例数/経時的繰り返し測定の評価/臨床的同等性・非劣性の評価/グループ逐次デザイン/複数のエンドポイントの評価/ブリッジング試験/群内・群間変動に係わるRCTのデザイン

6. 医薬開発のための 臨床試験の計画と解析
上坂浩之著
A5判 276頁 定価5040円(本体4800円)(12756-0)

医薬品の開発の実際から倫理,法規制,ガイドラインまで包括的に解説。〔内容〕試験計画/無作為化対照試験/解析計画と結果の報告/用量反応関係/臨床薬理試験/臨床用量の試験デザイン用量反応試験/無作為化並行試験/非劣性試験/他

7. 空間疫学への招待 —疾病地図と疾病集積性を中心として—
丹後俊郎・横山徹爾・高橋邦彦著
A5判 240頁 定価4725円(本体4500円)(12757-7)

「場所」の分類変数によって疾病頻度を明らかにし,当該疾病の原因を追究する手法を詳細にまとめた書。〔内容〕疫学研究の基礎/代表的な保健指標/疾病地図/疾病集積性/疾病集積性の検定/症候サーベイランス/統計ソフトウェア/付録

酵素ハンドブック(第3版)
〔CD-ROM付〕
八木達彦・福井俊郎・一島英治・鏡山博行・虎谷哲夫編
B5判 1008頁 定価50400円(本体48000円)(17113-6)

国際生化学分子生物学連合の命名委員会が出版したEnzyme Nomenclature Recommendation 1992とSupplement 5(1999)に記載されている酵素約3300を網羅。それぞれの酵素について反応,測定法,所在,構造と性質,などについて最新の知見を要点的に記載。また,立体構造については付属のCD-ROM版に記載。〔内容〕酸化還元酵素,トランスフェラーゼ(転移酵素,移転酵素),加水分解酵素,リアーゼ(脱離酵素),イソメラーゼ(異性化酵素),リガーゼ(シンテターゼ,合成酵素)

●薬学

衛生薬学（第2版）
石井秀美・杉浦隆之編著
B5判 496頁 定価7770円（本体7400円）（34024-2）

薬学教育モデル・コアカリキュラムに準拠し，丁寧に解説した。法律の改正に合わせ改訂し，最新の知見・データも盛り込んだ。〔内容〕栄養素と健康／食品衛生／社会・集団と健康／化学物資の主体への影響／生活環境と健康

薬学テキストシリーズ 分析化学Ⅰ ―定量分析編―
中込和哉・秋澤俊史編著 神崎 愷 他著
B5判 160頁 定価3675円（本体3500円）（36262-6）

モデルコアカリキュラムにも準拠し，定量分析を中心に学部学生のためにわかりやすく，ていねいに解説した教科書。〔内容〕1部 化学平衡：酸と塩基／各種の化学平衡／2部 化学物質の検出と定量：定性試験／定量の基礎／容量分析

薬学テキストシリーズ 分析化学Ⅱ ―機器分析編―
中込和哉・秋澤俊史編著 神崎 愷 他著
B5判 232頁 定価5040円（本体4800円）（36263-3）

モデルコアカリキュラムにも準拠し，機器分析を中心にわかりやすく，ていねいに解説した教科書。〔内容〕各種元素の分析／分析の準備／分析技術／薬毒物の分析／分光分析法／核磁気共鳴スペクトル／X線結晶解析

薬学テキストシリーズ 薬理学 ―基礎から薬物治療学へ―
渡辺 稔編著
B5判 368頁 定価7140円（本体6800円）（36261-9）

基本から簡潔にわかりやすく，コアカリにも対応させて解説。〔内容〕局所麻酔薬／末梢性筋弛緩薬／抗炎症薬／抗アレルギー薬／免疫抑制薬／神経系作用薬／循環器系作用薬／呼吸器系作用薬／血液関連疾患治療薬／消化器系作用薬／他

物理薬剤学・製剤学 ―製剤化のサイエンス―
寺田勝英編著 内田享弘他著
B5判 240頁 定価5460円（本体5200円）（34022-8）

薬学会のモデル・コアカリキュラムにも対応し，わかりやすくまとめた教科書。〔内容〕薬剤の溶解／分散系／製剤材料の物性／代表的な製剤／製剤化／製剤試験法／DDSの必要性／放出制御型製剤／ターゲッティング／プロドラッグ／他

生化学
田沼靖一・林 秀徳・本島清人編著
B5判 272頁 定価6090円（本体5800円）（34017-4）

薬学系1～2年生のために，薬学会で作成された薬学教育モデル・コアカリキュラムにも配慮してやさしく，わかりやすく解説した教科書。〔内容〕生体を構成する物質／酵素／代謝／細胞の組成と構造／遺伝情報／情報伝達系

薬理学
小池勝夫・荻原政彦編著
B5判 328頁 定価5460円（本体5200円）（34018-1）

モデル・コアカリキュラムに対応し，やさしく，わかりやすく解説した教科書。〔内容〕自律神経系，中枢神経系，循環系，呼吸器系，消化器系，腎・泌尿器，子宮，血液・造血器官，皮膚，眼に作用する薬物／感染症，悪性腫瘍に用いる薬物／他

コメディカルのための薬理学
岩月和彦・渡邊泰秀編
B5判 164頁 定価3360円（本体3200円）（33003-8）

看護学部や保健学部などで初めて薬理学を学ぶ学部学生を対象とした教科書。〔内容〕薬理学総論／末梢神経系疾患に対する薬物／中枢神経系疾患に対する薬物／循環器系疾患に対する薬物／血液疾患に対する薬物／呼吸器系疾患に対する薬物／他

薬学で学ぶ 病態生化学
林 秀徳・堀江修一・渡辺隆史編著
B5判 260頁 定価5250円（本体5000円）（34019-8）

モデル・コアカリキュラムに対応し，わかりやすく解説した教科書。〔内容〕脳・精神・神経系，骨・関節系，血液，心臓・血管系，免疫，腎・泌尿生殖器，呼吸器，消化器，肝・胆・膵，感覚器，内分泌疾患／糖尿病／動脈硬化／他

薬学で学ぶ 定量分析化学
鮫島啓二郎編著
B5判 224頁 定価4830円（本体4600円）（34015-0）

学部1～2年次対象の薬学領域の分析化学の教科書。〔内容〕定量分析概論／重量分析／容量分析／機器定量分析（概説・分光光度法・クロマトグラフィー・電気泳動法・イムノアッセイ法）／付表（第14改正薬局方医薬品の定量法，他

ISBN は 978-4-254- を省略

（表示価格は2008年9月現在）

朝倉書店
〒162-8707 東京都新宿区新小川町6-29
電話 直通(03) 3260-7631 FAX(03) 3260-0180
http://www.asakura.co.jp eigyo@asakura.co.jp

C. T 因子の診断

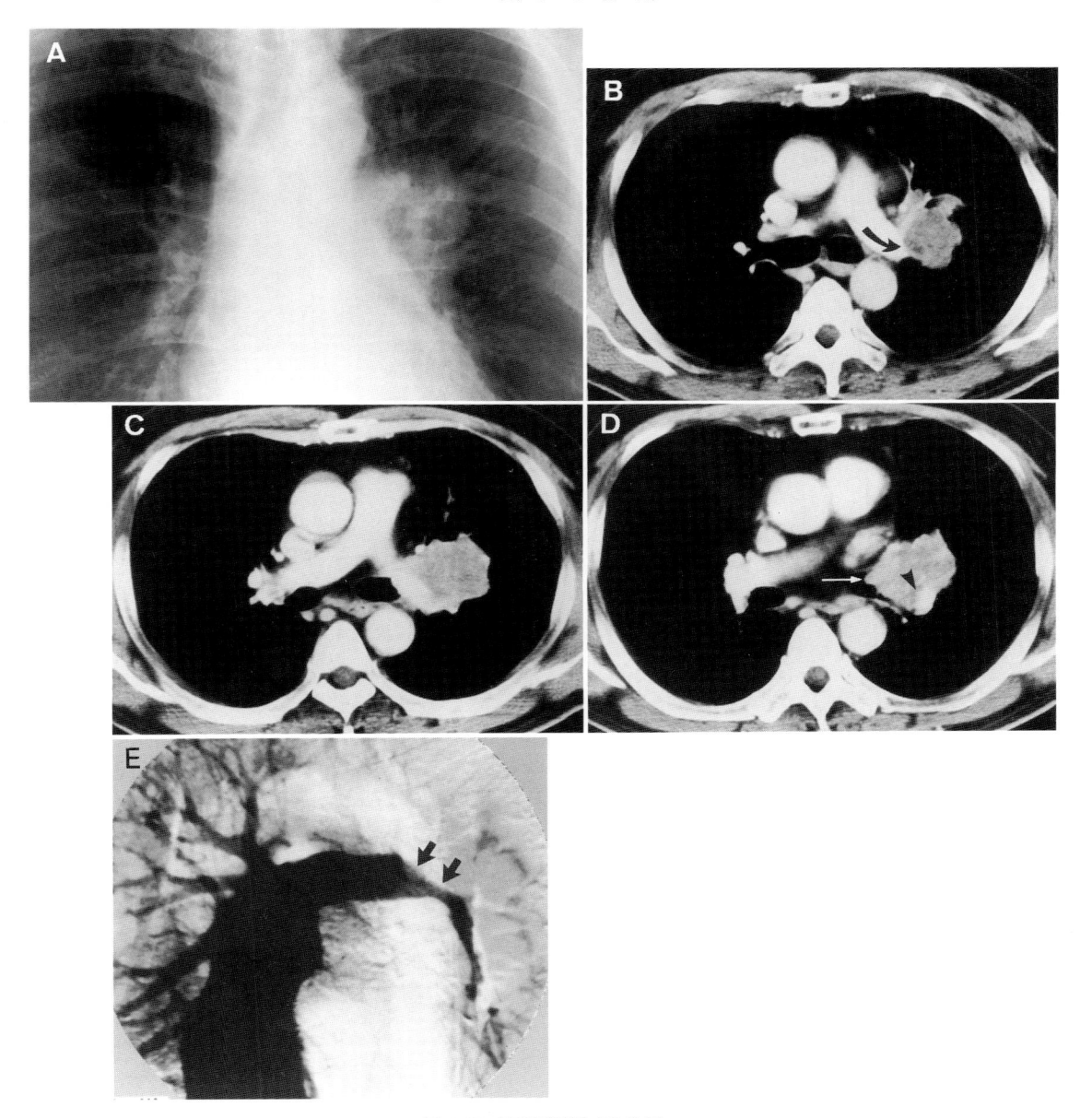

図 5-27 肺動脈浸潤（59 歳男）

胸部 X 線写真（A）では左肺門部に腫瘤影が認められる．気管支鏡下生検で扁平上皮癌と診断された．造影 CT（B, C, D）では左肺動脈が肺門部に達したところで腫瘍と密に接し，変形が認められる（↑）．D では上幹と下幹の分岐部の内腔に腫瘍の突出がみられる（↑）．下肺動脈はその周囲の半分が腫瘍に取り囲まれている（矢頭）．したがって，肺動脈浸潤は肺門部から末梢であり，左肺動脈を心膜内で切離でき，左主気管支を分岐部からある程度の距離で切離できれば本例は切除可能であると判断される．E は左前斜位の IVDSA である．左肺動脈は腫瘍により圧迫されて扁平化しているが（↑），肺動脈起始部からの距離は十分あるのがわかる．本例は心膜内で左肺動脈が切離され，切除可能であった．pT3N0M0, stage IIIA であった．

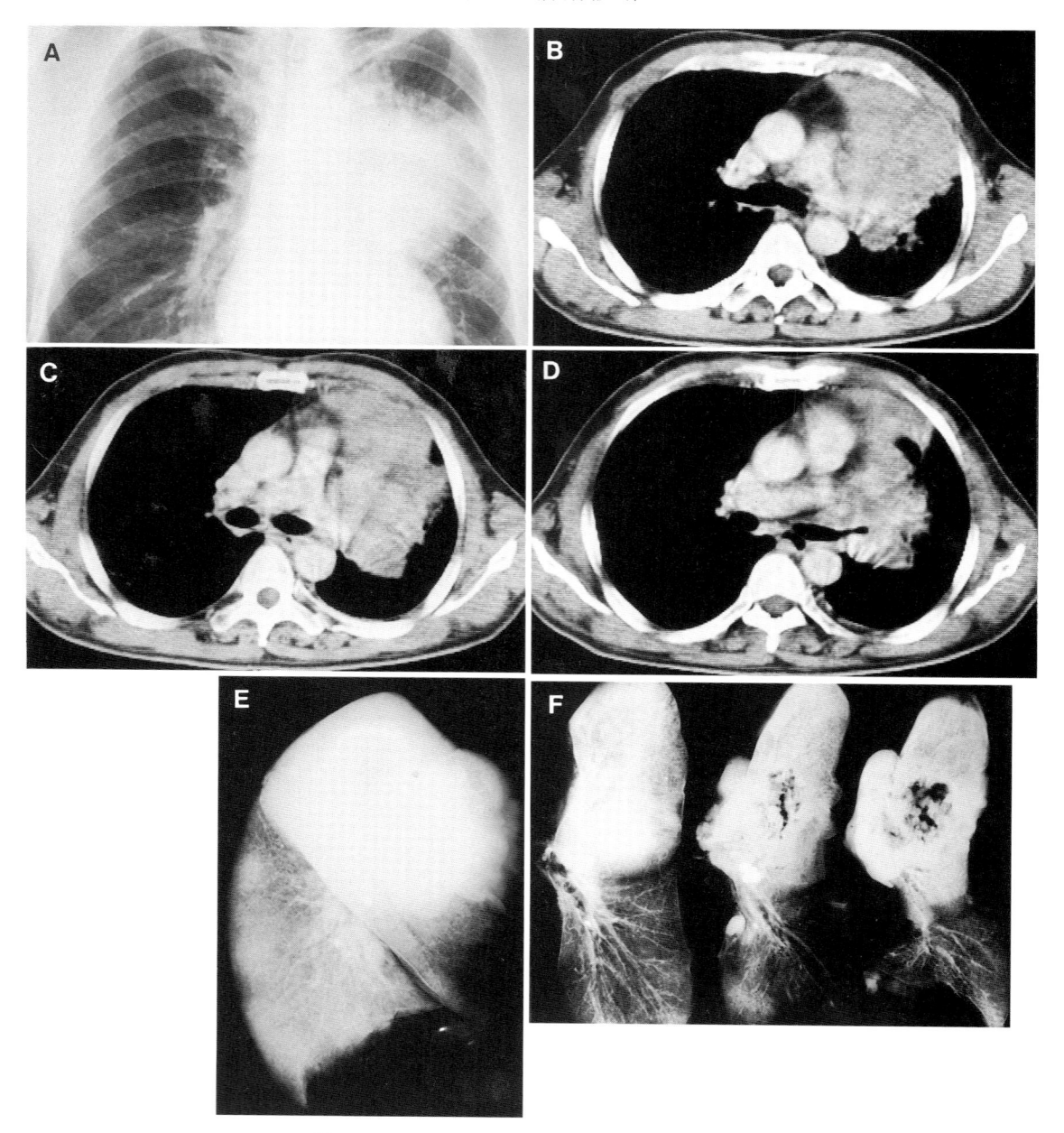

図5-28 心膜浸潤を示した中分化扁平上皮癌（59歳男）

胸部単純X線写真（A）では左肺門部に巨大で辺縁不整な腫瘤陰影を認める．CT（B，C，D）をみると左上葉上区は無気肺となり，上区支の内腔はみられない．Dでは左主気管支と左上幹の狭窄がみられ，B^{4+5}の開口部がやや狭窄している．1cm上方のCでは上区支の内腔は完全に閉塞している．腫瘍は肺門部で心膜に接しているが，左肺動脈は狭窄や辺縁の不鮮明化を示すことなく左肺門に達している．心膜内で切離可能と考えられる．AP windowの上下を造影剤の急速静注によりスキャンしたが，無気肺中の腫瘍範囲を同定することはできなかった．手術は心膜合併切除を行って左肺全摘が行われた．切除された伸展固定標本を作成して，その軟X線写真を撮影したのがE，Fである．Eにみられるように，左上葉は舌区を残して無気肺を示し，その内部に巨大な腫瘤がみられる．割面のX線写真（F）では左上幹の周囲を腫瘍が取り囲み，舌区はその起始部が狭窄を示している．上区支は完全閉塞を示し，その末梢には中心部の壊死による空洞形成がみられる．pT3N2M0, stage IIIAであった．

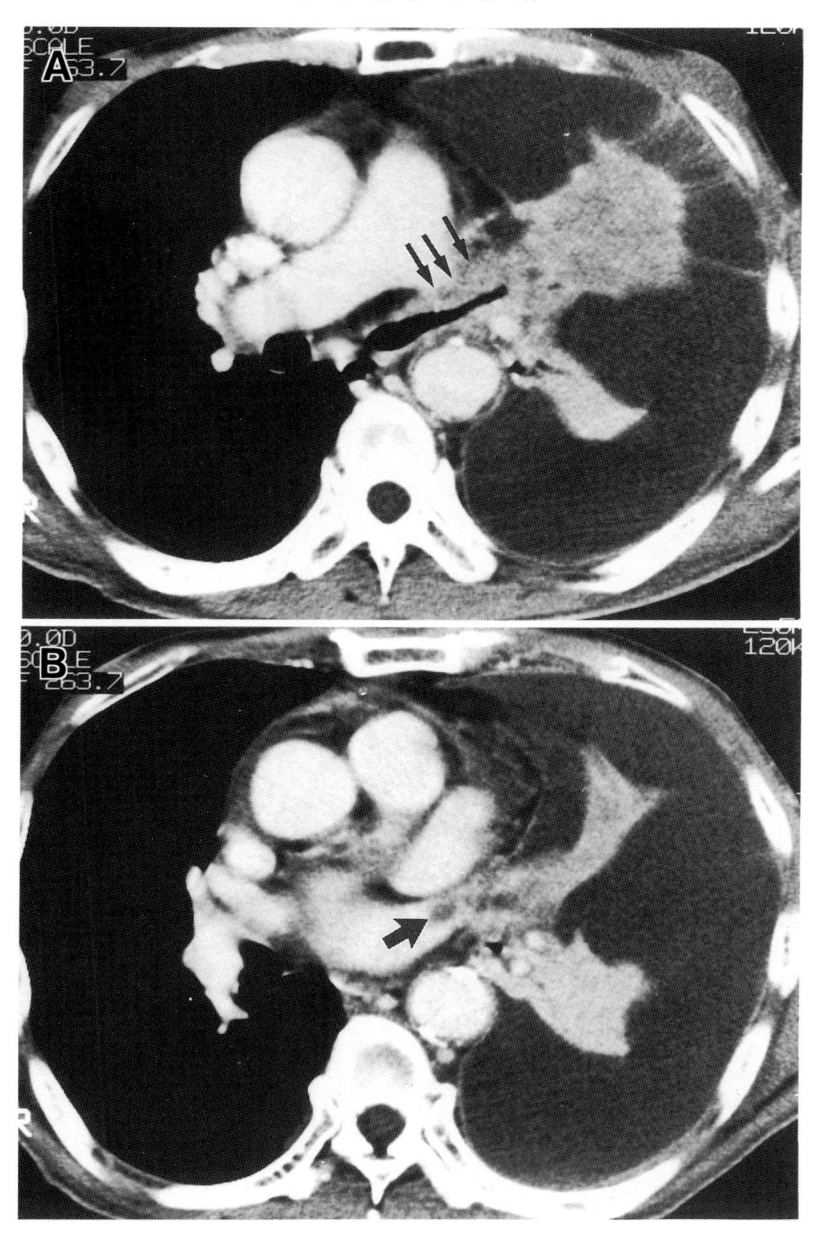

図 5-29　左房浸潤と主気管支浸潤を伴う扁平上皮癌（77 歳男）
Aでは左主気管支の閉塞とほぼ完全に腫瘍化した左上葉がやや不均等な増強効果を示している．腫瘍は左主気管支に沿って気管分岐部近くまで浸潤している（↑）．下葉は完全に無気肺を呈している．大量の胸水貯留がある．Bでは左上肺静脈が左房に注ぐ部分で欠損像（↑）を呈している．腫瘍の左房浸潤である．

り，後者は T3 である．これらは，腫瘍の直接浸潤によるものであるが，もう 1 つの経路として縦隔リンパ節転移を介して心膜腔に浸潤して心囊液貯留をきたすことがある．この場合には，原発腫瘍と心膜の間に連続性はないが，浸潤性の縦隔リンパ節転移が直接心膜に浸潤するもので，一般に手術適応はなく，姑息的な心囊ドレナージや抗癌剤注入が行われるにすぎない（図 5-35, 5-36）．

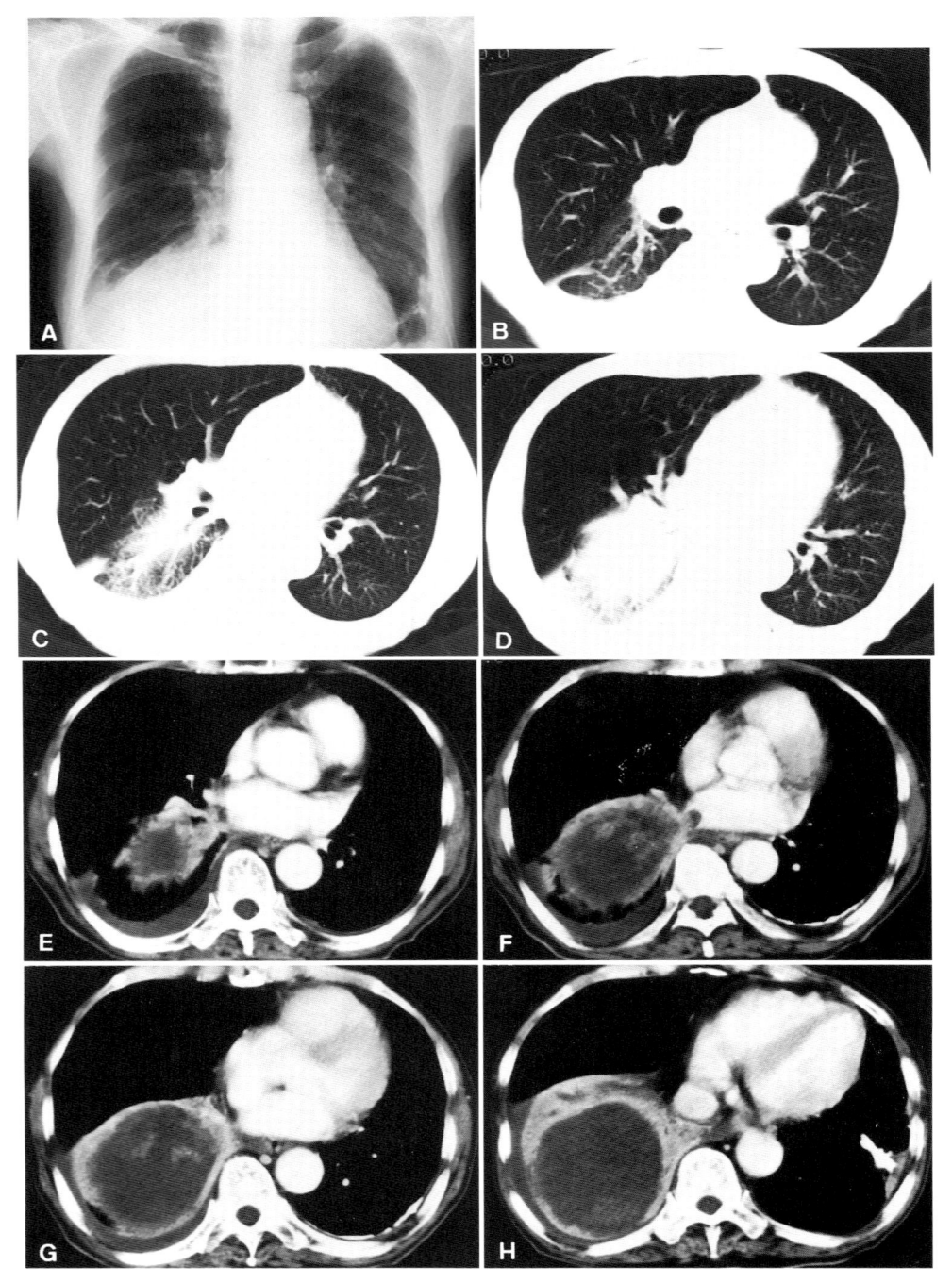

図 5-30 左房浸潤をきたした扁平上皮癌（77歳男）

図はいずれも気管支動脈経由の抗癌剤動注化学療法を2コース行った後のものである．胸部X線写真（A）では右下肺野に下葉無気肺による均等陰影がある．肺野条件のCT（B～D）では中間気管支幹が中支幹を分岐した末梢で閉塞しているのがわかる．縦隔条件（E～H）では，右下葉の広い範囲を占める低吸収域がある．これは抗癌剤の動注療法で壊死に陥った部分である．この周囲には無気肺部が増強されてみえる．下肺静脈が左房に注ぐ部分で左房内に突出する低吸収域がある．腫瘍の左房内浸潤である．本例はリンパ節転移および遠隔転移がないため，左房の部分切除が行われた．切除標本では原発巣および左房内の腫瘍栓はほとんど壊死に陥っていた．pT4N0M0, stage IIIB であった．

C. T因子の診断

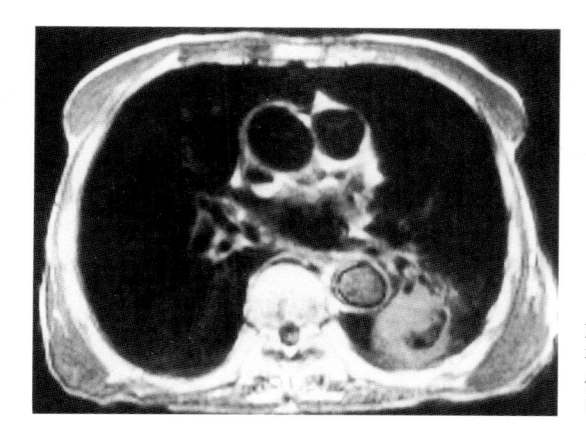

図 5-31 MRI による肺静脈浸潤の評価（66 歳男）
MRI, T_1 強調像（SE 650/15）．左下葉には空洞を形成した扁平上皮癌がある．左下肺静脈が左房に注ぐレベルで腫瘍と同じ信号強度を肺静脈内に認めず，肺静脈浸潤なしと診断し，手術にて確認された．

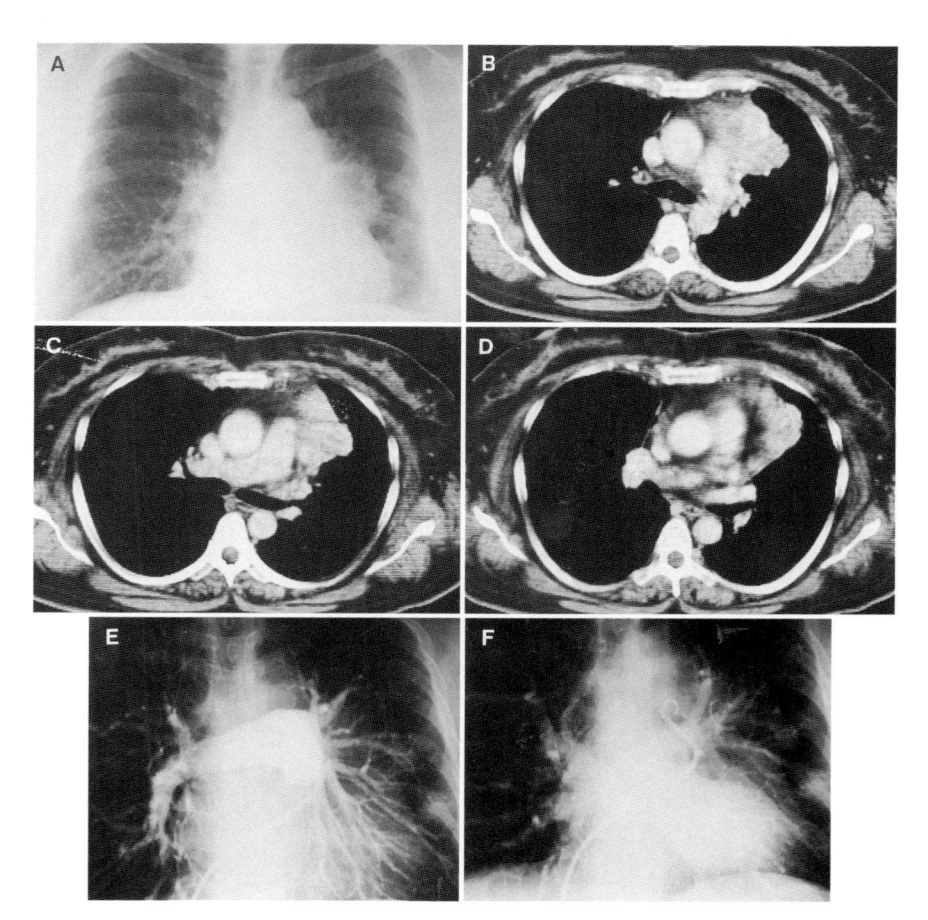

図 5-32 腫瘍性心膜肥厚（心膜浸潤）と肺動脈浸潤（51 歳女）
胸部単純 X 線写真（A）では左肺門部に大きな腫瘤影がある．造影 CT（B～D）では腫瘍は胸骨の後面で縦隔に侵入して脂肪組織を置換しているのがわかる．左肺動脈の起始部に接し，その輪郭はやや不鮮明である（B）．1 cm 下方の C では腫瘍は心膜を破って肺動脈幹を圧迫している．さらに下方の D では直接浸潤によって心膜は著しく肥厚し，肺動脈幹の前縁にも浸潤性の変化がみられる．肺動脈造影（E, F）では左肺動脈を圧迫している所見がみられ（E），左上葉上区の血流はやや少ない．静脈相では静脈還流は良好で欠損はみられない（F）．血管造影では肺動脈幹の起始部は正常範囲と考えられた．しかし，CT では B, D でみられたように肺動脈幹周囲に浸潤が疑われた．手術では腫瘍は心膜を破って腫瘍性に心膜内面に浸潤し，肺動脈幹の処理ができないため試験開胸となった．肺内に転移結節がみられた．中分化扁平上皮癌，sT4N0M0, stage IIIB であった．

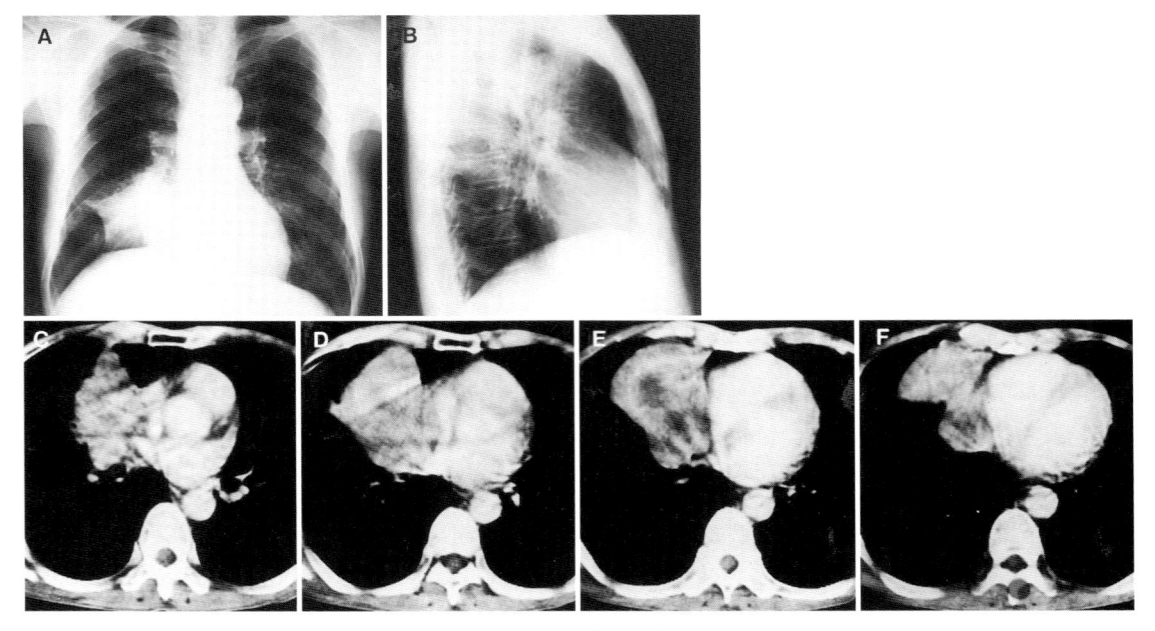

図 5-33 心膜浸潤（59 歳男）

胸部単純 X 線写真（A，B）では心横隔膜角（cardiophrenic angle）に不整形の陰影があり，右心のシルエットは完全に消失している．造影 CT（C〜F）では，不整形で不規則に増強される腫瘍が右心に接し，さらに右房を強く圧迫し，右房は押しつぶされて扁平になっている．下方のスライス（E，F）では右室の変形も軽度にみられる．この CT 所見から切除は困難と診断した．手術では，心膜切開を加えて心膜内部を触診すると，腫瘍は心膜内面に浸潤性に広がり，右房とも一部腫瘍性に癒着していた．心膜内面の腫瘍性変化は心尖部近くまで及んでいた．試験開胸に終わった．高分化扁平上皮癌，sT4N0M0，stage IIIB であった．

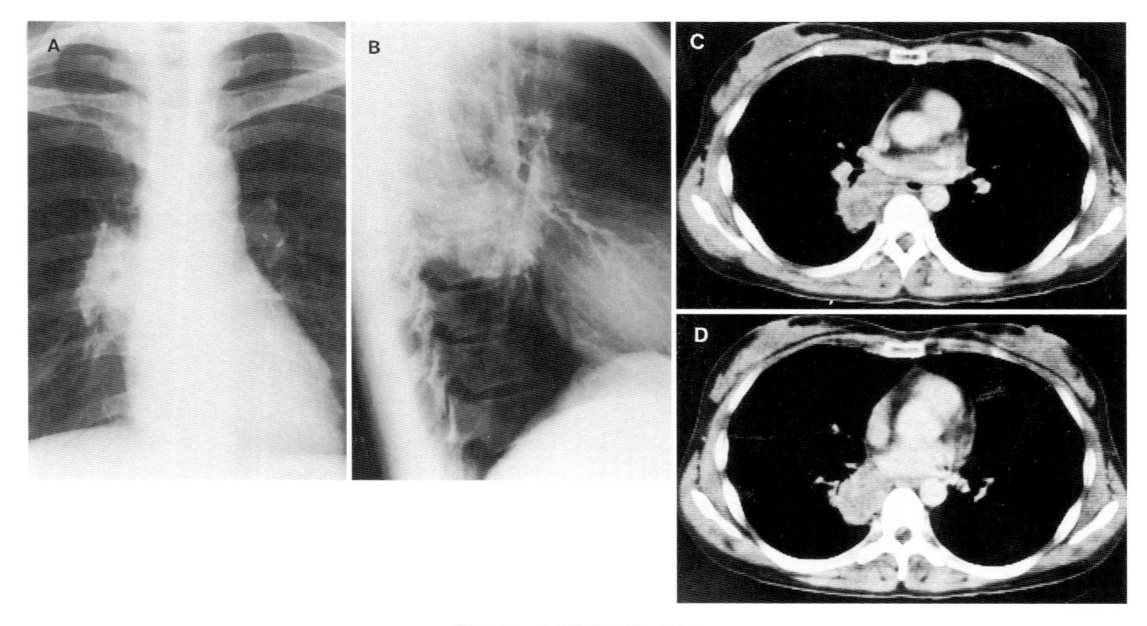

図 5-34 心膜浸潤（42 歳女）

胸部単純 X 線写真（A，B）では右肺 S⁶ 領域に類円形の不整な辺縁を有する腫瘍影がみられる．造影 CT（C，D）では S⁶ の腫瘍は左房の右後方から心膜に接している．よくみると右上肺静脈および左房と腫瘍との間には低吸収の線状構造がみえる．したがって，心膜浸潤はあっても心膜合併切除を施せば切除可能と判定した．手術では腫瘍は心膜に腫瘍性に癒着していたが，心膜内面に浸潤はなく，心膜合併切除を行いつつ切除された．術前 CT では T3N0M0 と思われたが，郭清された縦隔リンパ節に転移がみられた．中分化腺癌，pT3N2M0，stage IIIA であった．

C. T因子の診断

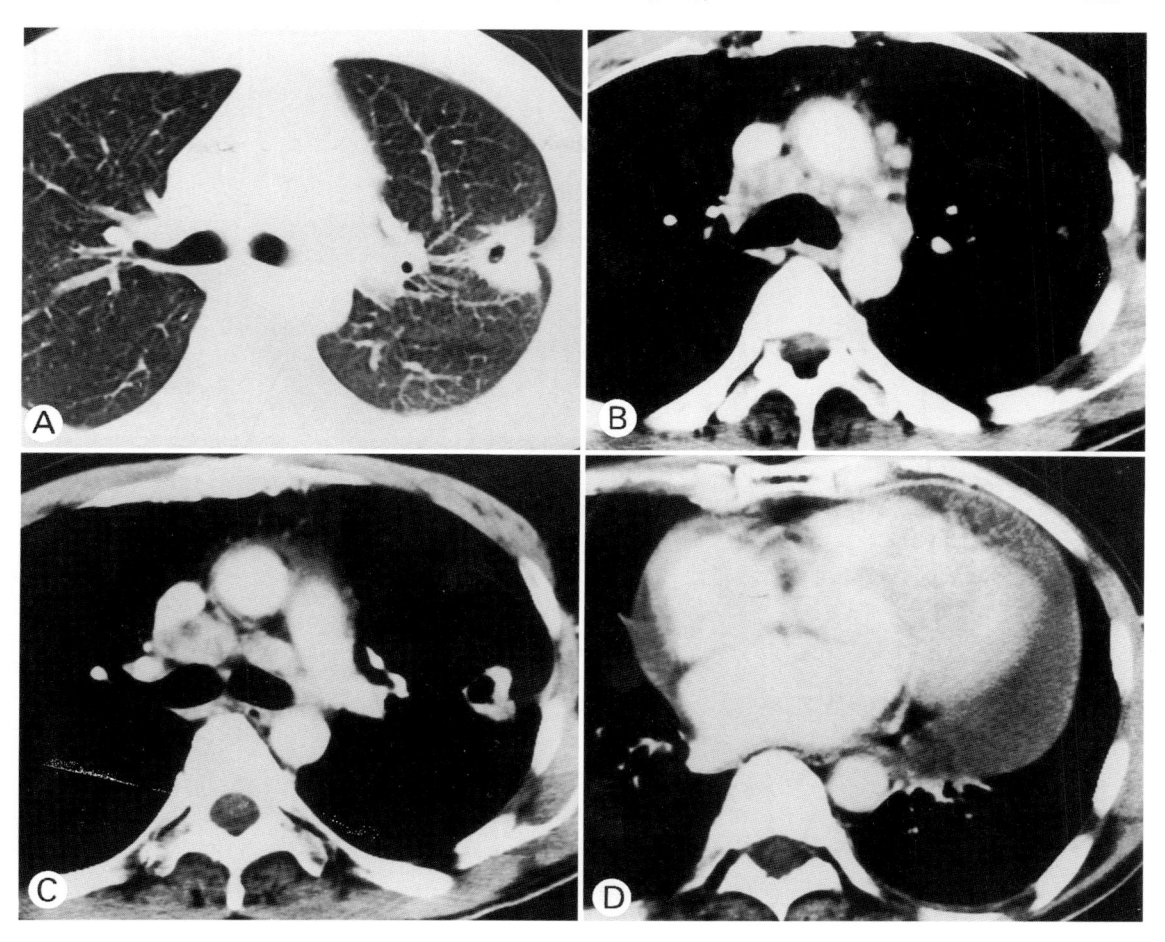

図5-35 縦隔リンパ節転移と心囊液貯留をきたした腺扁平上皮癌（54歳男）

左上葉上区 S^3a に原発巣がある．内部に空洞を有し，強い胸膜陥入を伴っている（A）．縦隔条件（B～D）では左右気管気管支リンパ節，気管前リンパ節，大動脈傍リンパ節などに転移があり，1個1個のリンパ節は境界がやや不鮮明で，リンパ節被膜外進展をしているものと考えられる（B，C）．Dでは心囊液貯留がみられる．心囊液穿刺により悪性細胞が認められた．原発巣と心膜とは離れているが，縦隔リンパ節に被膜外進展を有する浸潤性転移があると心膜を破り心膜内に播種を起こす．

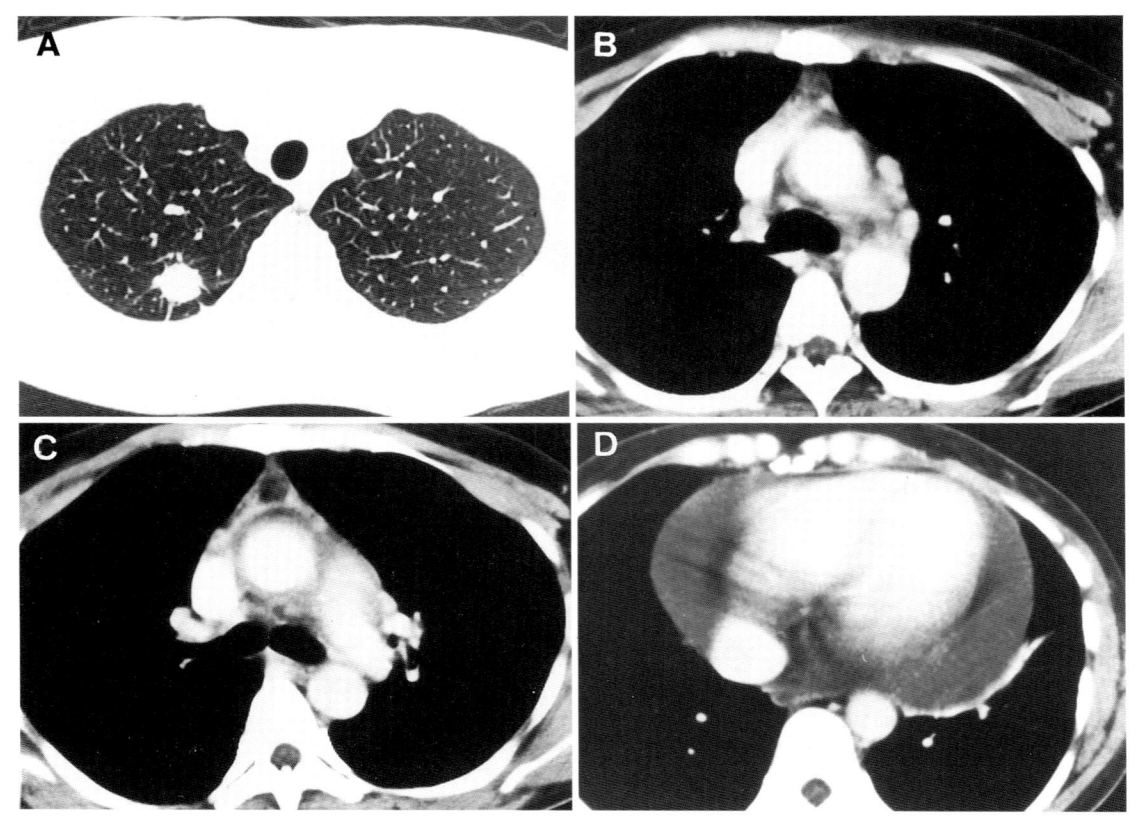

図5-36 縦隔リンパ節転移と心嚢液貯留（心膜浸潤）をきたした腺癌（39歳女）
原発巣は右上葉にあり，比較的小型である（A）．しかし，縦隔条件をみると，Bにみられるように，比較的小さなリンパ節が複数みられ，かつ縦隔内脂肪組織内に浸潤性に進展していることがわかる．Cでは心膜内の上行大動脈周囲，左肺動脈周囲にも浸潤している．Dでは心嚢液貯留が明らかである．心嚢液からの細胞診で腺癌と診断された．縦隔リンパ節への転移が浸潤性に心膜を破って心嚢内に播種をきたしたものである．

D．N因子の診断

　画像診断の立場からみると，肺癌の治療方針の決定に重要なN因子は，肺門リンパ節ではなく縦隔リンパ節である．なぜなら，縦隔リンパ節転移の有無とその範囲の判定が治療方針，ことに手術適応の決定，手術手技・方法，さらに予後などに大きく関係するからである．

　肺門リンパ節転移は，切除される肺葉の手術処理において一括して切除されるのが一般的であり，手術方法を大きく変えるものではない．しかし縦隔リンパ節転移の状況によっては，胸骨縦切開による両側開胸が必要であったり，上大静脈浸潤があると切除に際して代用血管を用いることが必要になったり，大きく手術方法を変えることになりかねない．このような場合にこそ，縦隔リンパ節転移の有無や程度に関して正確な術前情報が必要となるのである．そこで，ここでは縦隔リンパ節転移の診断についてのみ言及する．

　1995年の肺癌取扱い規約の改訂から縦隔リンパ節の部位に関する読影基準が新たに加わった．従来からCTの読影に際して縦隔リンパ節の部位

D. N因子の診断

の判定では読影者間でかなりのばらつきがあるとされ，今回の改訂では，(1)日常診療でのCTによるN因子読影のガイドラインとなること，(2)臨床病期診断での普遍的なCTによるN因子評価を普及させること，(3)報告されるCT診断の研究データの客観的な精度向上を目指すことを目的に作成されたものである（第2章を参照）．

縦隔リンパ節転移の診断は，リンパ節の腫大によって判定される．現在の判定基準はCT横断画像で，短径が10 mmを越えるリンパ節を転移と判定するのが一般的である（図5-37〜5-40）．この診断基準によってsensitivity 70%前後，specificity 70数%，accuracy 70数%の診断成績が得られている．

基本的にCTはリンパ節の大きさと形を描出するに過ぎず，その内部構造の判定から転移の有無を決定できるまでには至っていない．したがって，CTによるリンパ節腫大すなわち転移の診断は，もっぱらCT上のリンパ節の大きさによっている．リンパ節の大きさが判定基準である限り，転移陽性とすべき大きさを何mmに設定するかによってその診断成績が左右される．診断基準であるリンパ節サイズを大きくとると，specificityは高くなるがsensitivityは低下する．逆に，リンパ節サイズを小さく設定するとsensitivityは高くなるがspecificityは低くなる．しかし，この診断基準と転移の有無とは本質的には無関係である．このことは扁平上皮癌と腺癌で診断率に差が生じることによく表されている．すなわち，扁平上皮癌ではリンパ節腫大があっても，炎症性あるいは反応性腫大であって転移でないことがあり，これが偽陽性率を高くしている．一方腺癌では，小さなリンパ節であっても病理組織学的にmicrometastasisのあることはよく知られた事実である[32,43,44]．また小細胞癌や扁平上皮癌は原発巣からのリンパ流に一致して順次性にリンパ節転移を示すのが一般的である（図5-39, 5-41）．これに対して腺癌は肺門部に転移がなくても縦隔リンパ節転移があったり，遠隔転移があったりする．これはskip metastasisとよばれている（図

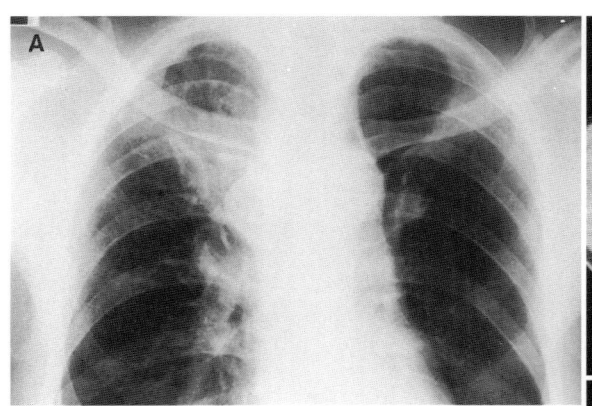

図5-37 縦隔リンパ節転移（62歳男）
胸部単純X線写真（A）では右上葉に肺炎様の陰影があり，右縦隔に肺野に突出する腫瘤影がみられる．CT（B, C）では原発巣はS^2の領域にあり，右主気管支と上大静脈との間にリンパ節腫大がある．Bでみられるリンパ節は気管前リンパ節に，Cでみられるリンパ節は気管気管支リンパ節に相当する．気管とは幅広く接しているが，リンパ節の輪郭は明瞭に保たれている（B）．Cではおそらく気管前リンパ節と一塊になったと思われるリンパ節が上大静脈を圧迫しているが，大動脈と腫大リンパ節との間には低吸収域がある．気管気管支壁とは密に接しているが，全体としては浸潤傾向に乏しく，郭清可能と判断した．手術では周囲の既存構造との癒着はなく，郭清可能であった．粘表皮癌，pT2N2M0, stage IIIAであった．

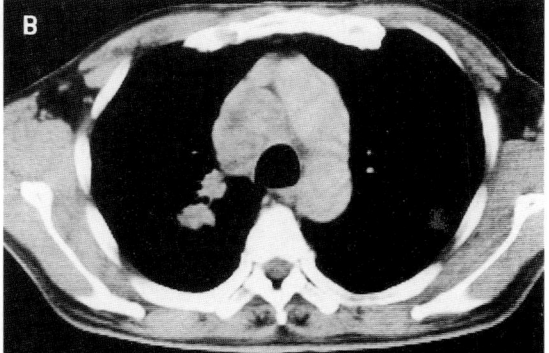

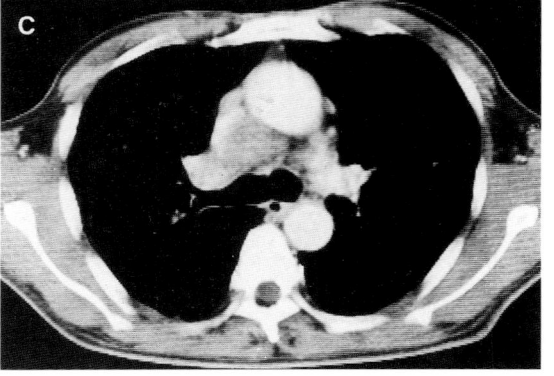

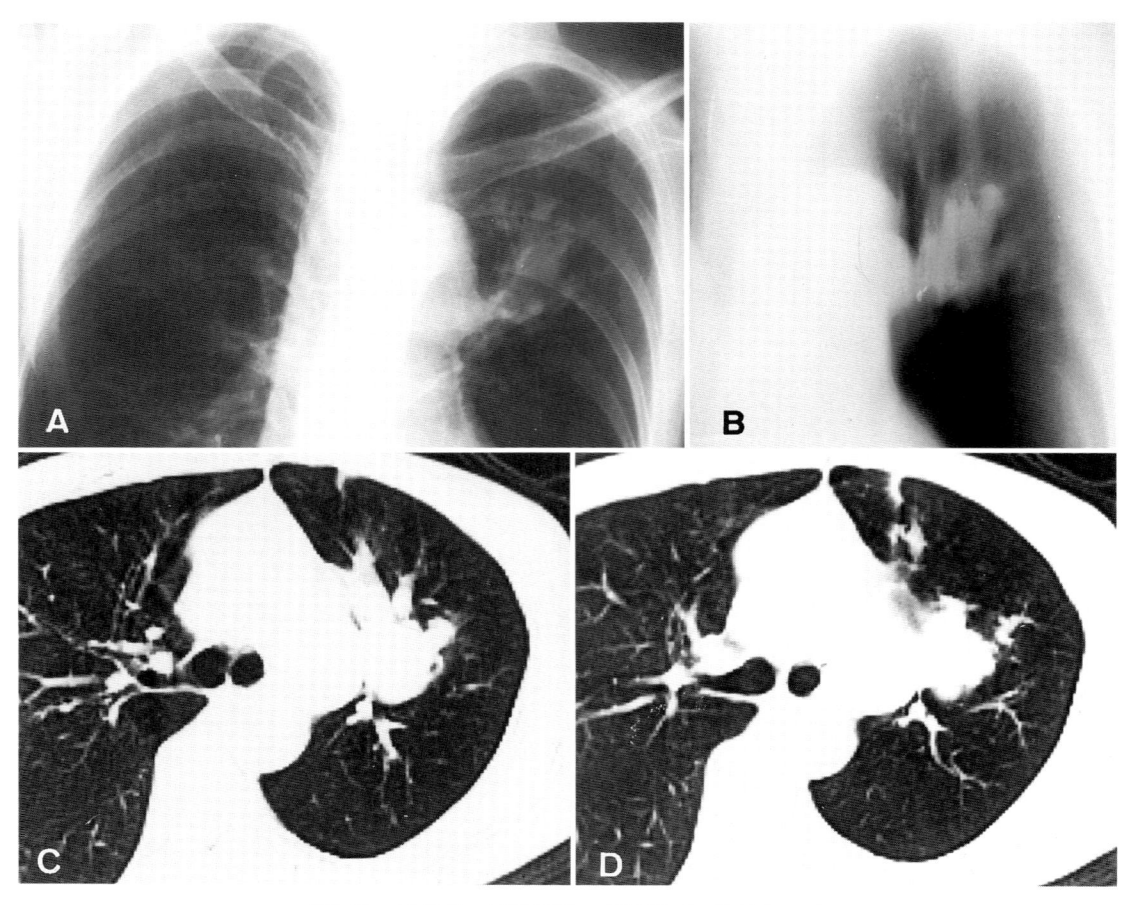

図 5-38 小細胞癌，大動脈下リンパ節転移（66歳女）(A～D)
左肺門部上方に不整形の腫瘤影があり，大動脈弓とは別にその下方に腫瘤が認められ，AP window 内のリンパ節腫大がある（A，3）．CT では左上葉上区支が B^{1+2} と B^3 に分岐するレベルで，主として B^3 の起始部に腫瘤があり，B^3c に mucoid impaction ないし腫瘍進展と，その末梢に軽度の含気不全がある（C，D）．

5-40）．
　リンパ節サイズだけで診断せざるをえない現在の CT 診断では，最初からこのような限られた条件のもとで診断が行われていることを認識しておく必要がある．CT の臨床応用の当初から縦隔リンパ節転移診断については数多くの報告があり，報告者の診断基準もさまざまであった[31,45-52]．ここではそれらをいちいちレビューすることは避けるが，診断基準を変えることによって診断精度の向上がみられたとする最近の報告を 1 つだけ挙げておきたい．
　Ikezoe ら[53]は手術で確認された 208 例の肺癌を対象に，縦隔リンパ節群で異なる大きさを設定し，これによる転移の診断精度を検討した．診断基準は，気管分岐部リンパ節，気管前リンパ節，気管気管支リンパ節の 3 つのリンパ節群では短径 13 mm を，他の縦隔リンパ節群では短径 10 mm を越えるものを転移とするものである．これによる sensitivity は 69％，specificity は 94％，accuracy は 86％であった．組織型別にみると腺癌では sensitivity 61％，specificity 93％，accuracy 81％で，扁平上皮癌ではそれぞれ 85％，94％，92％であった．一方，短径 10 mm を越えるものを転移とする診断基準では，sensitivity 74％，specificity 77％，accuracy 76％であったとしている．このリンパ節群ごとに特定のサイ

D. N因子の診断

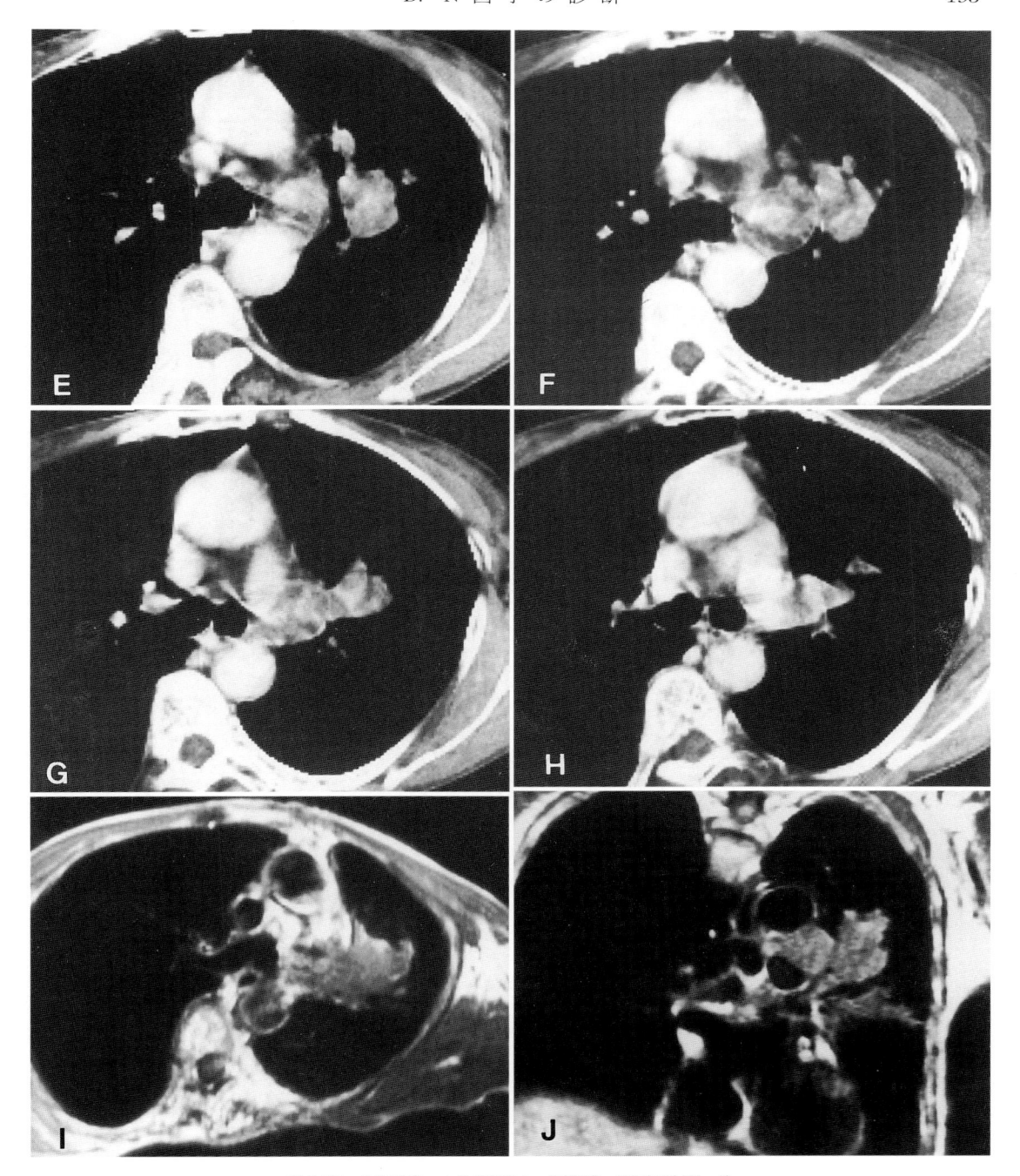

図5-38 小細胞癌,大動脈下リンパ節転移 (66歳女)(E～J)
縦隔条件 (E～H) では,原発巣とそれに連続する大動脈下リンパ節 (#5) の腫大がある. MRI T_1 強調像 (I, J) では胸部単純X線撮影,断層撮影,CT で認められたリンパ節腫大が,ことに冠状断像で理解しやすい.

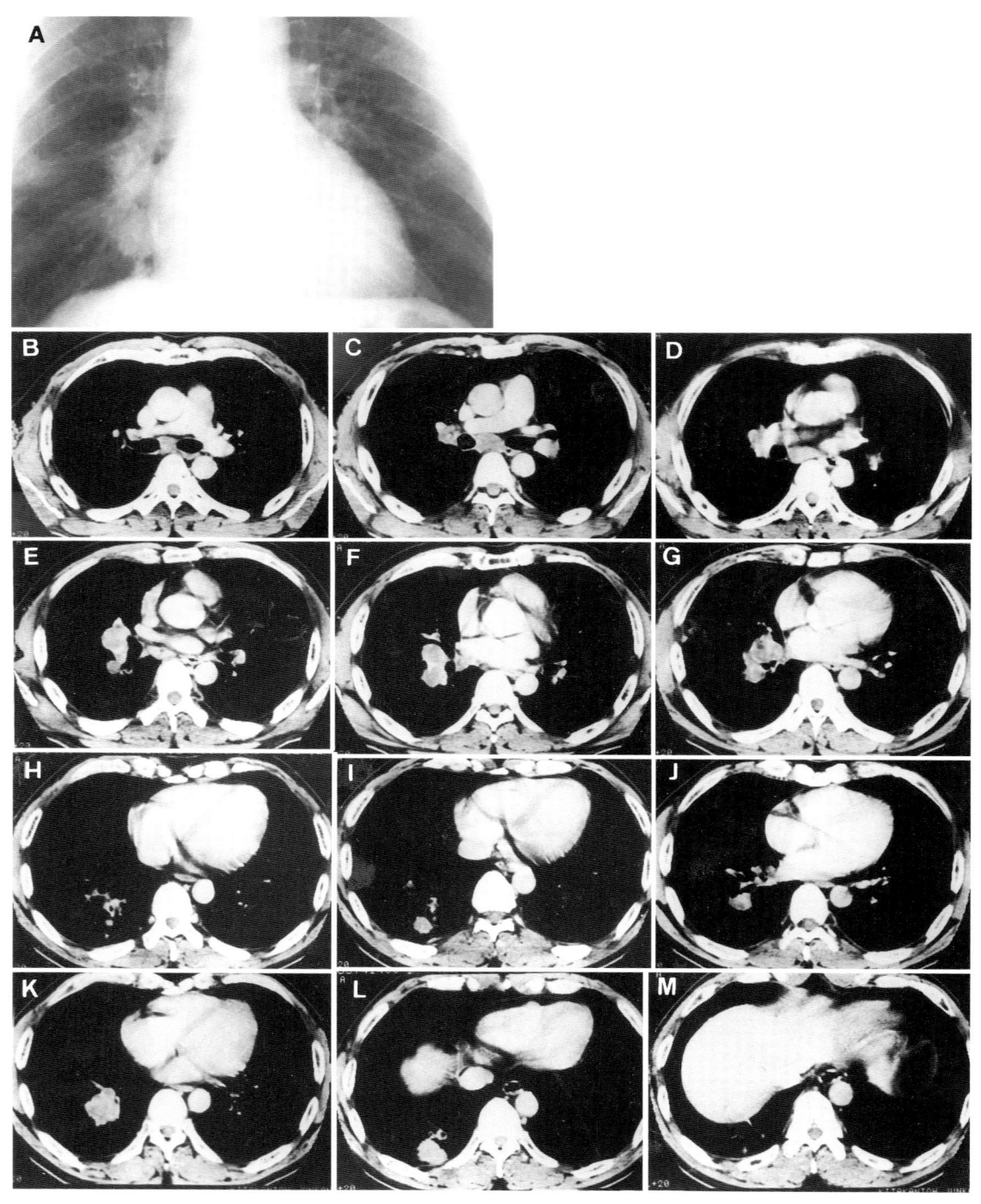

図 5-39　小細胞癌のリンパ節転移（54歳男）

胸部単純 X 線写真（A）では右心縁に重なる右下葉に腫瘤影があり，肺門部に向かって数珠状にリンパ節腫大がある．B〜M は連続する 10 mm スライス CT である．K，M で原発巣がみえる．H，I，J をみると，気管支に沿っていったん底幹まで進んだ後に逆行性に B* に沿って末梢側に達してリンパ節腫大をきたしている．さらに上方へと進んで，G では下肺静脈が左房に注ぐレベルでリンパ節腫大があり，E まで上昇すると中下葉の葉間リンパ節腫大がみられる．縦隔リンパ節は B，C，D で気管分岐部リンパ節腫大がみられる．

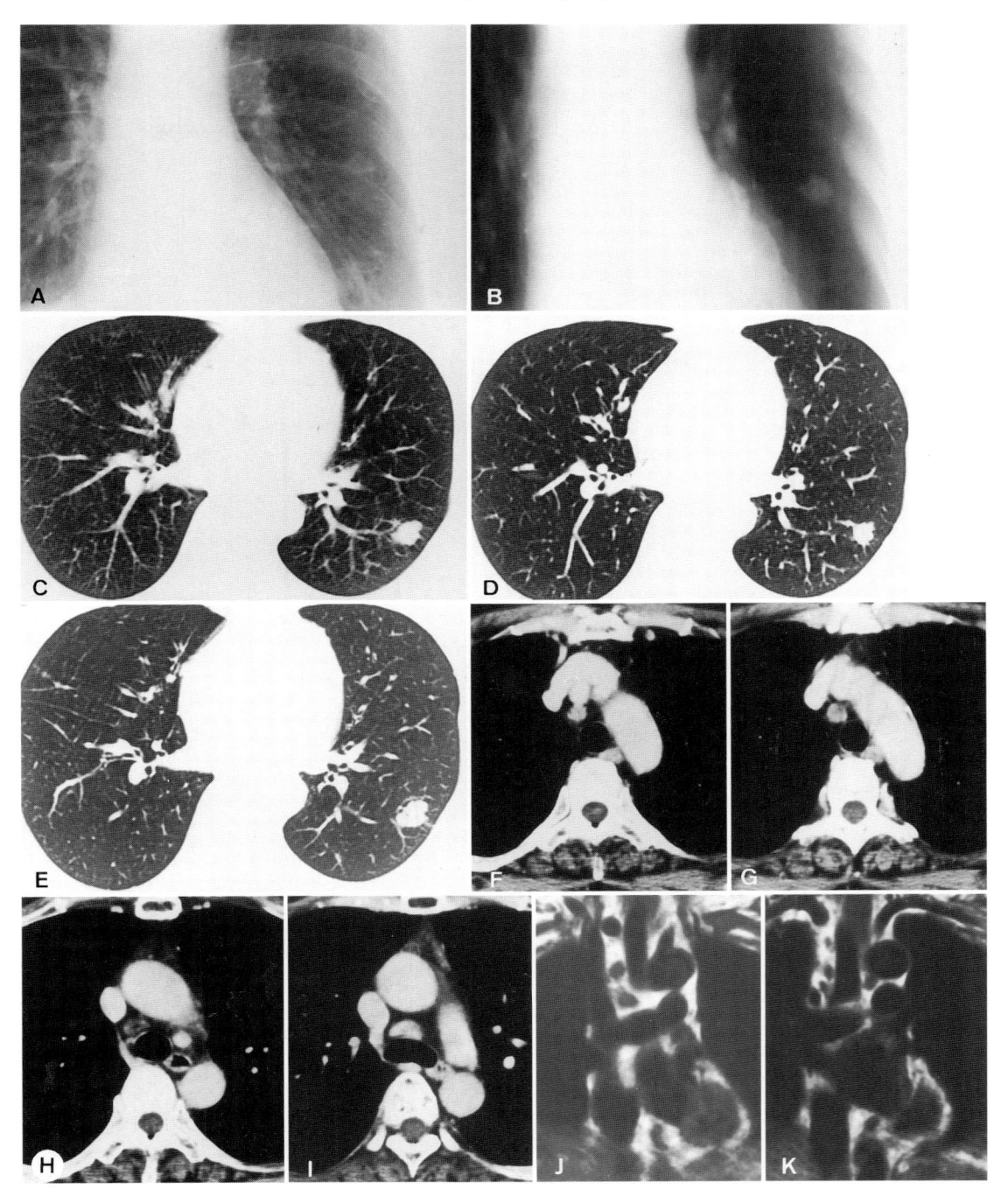

図5-40 中分化腺癌，skip metastasis（62歳女）

A：胸部単純X線写真，B：断層写真，C〜E：CT，肺野条件，F〜I：CT，縦隔条件，J, K：MRI T_1 強調像冠状断．X線写真，断層写真では左中肺野に結節影がある（A，B）．CTではnotchを有する結節がS^6c領域にあり，A^6cとV^6cの関与がある．胸膜陥入も認められる．左肺門部にはリンパ節腫大はなかったが，左気管前および右気管前リンパ節腫大があり，転移が疑われる（F〜I）．MRI冠状断像ではCTでリンパ節腫大が認められた部位に，脂肪組織に取り囲まれた低信号域としてリンパ節腫大がある．胸骨正中切開で対側リンパ節もすべて郭清され，病理学的に転移が証明され，pT1N3M0と判定された．腺癌では，本例のように左肺門にリンパ節転移がなくても縦隔リンパ節転移や遠隔転移を伴うことがあり，skip metastasisとよばれている．

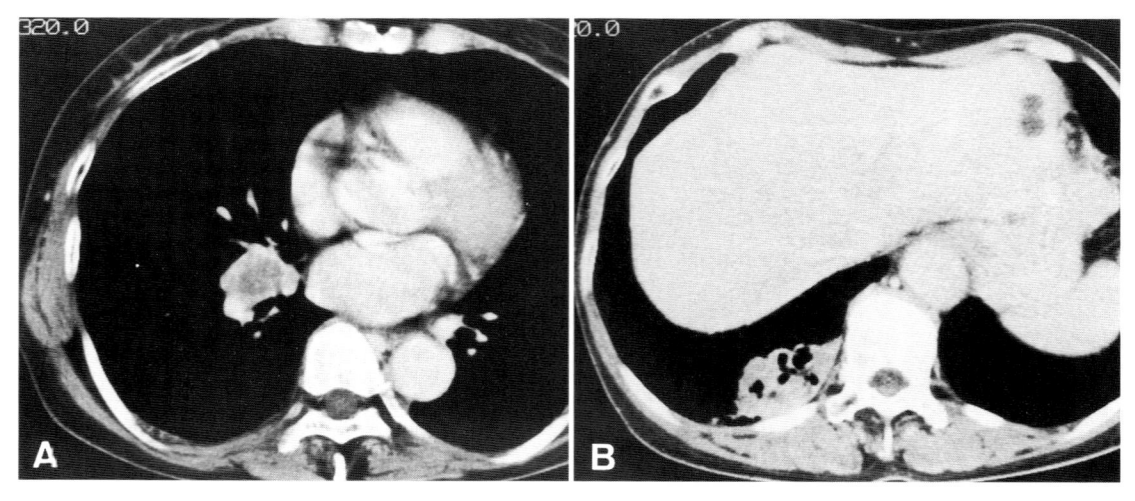

図5-41 扁平上皮癌の葉間気管支リンパ節転移（60歳女）

S^{10}に胸壁に接する比較的扁平な腫瘍がみられ，内部には小空洞が多発している（B）．上方のAでは中葉・下葉間の葉間気管支リンパ節腫大がある．これより上方の肺門部および縦隔にはリンパ節腫大はなく，手術および病理でもpT2N1M0，stage IIであった．なお，肝の外側区域の低吸収域は肝嚢胞である．

ズを設定して診断基準とする方法では，(1)false positiveが減少しtrue positiveが増加したこと，(2)しかしtrue porisitveからfalse negativeになる症例はなかったとし，より高精度の成績が得られたとしている．気管分岐部リンパ節，気管前リンパ節，気管気管支リンパ節の3群は縦隔リンパ節の中でも最もよく発達したリンパ節群で，これらのサイズクライテリアを短径13 mmとし，他のリンパ節群では短径10 mmとしているので比較的記憶しやすく，日常の臨床でも応用が可能である．

縦隔リンパ節転移が被膜内にとどまる場合のCT所見は，(1)円形または卵円形，(2)辺縁明瞭で周囲に脂肪層がみられるが，被膜外に浸潤した場合のCT所見は，(1)不整形，(2)辺縁不明瞭，(3)多臓器浸潤である[54]．前者では定型的なリンパ節郭清が可能であるが（図5-37），後者では郭清が困難となりやすい（図5-35，5-36）．

E. CTによる肺癌のresectabilityの評価

筆者らは肺癌が切除可能であるか否かをCTで判定するために検討を加えてきたので，その概要を述べてみたい．

1. 切除可能癌と切除不能癌のCT所見の比較
a. 縦隔・大血管

切除可能例では，縦隔直接浸潤があっても，気管，上大静脈，縦隔内肺動脈などの既存構造の輪郭がよく保たれていた（図5-26，5-27，5-28）．これに対し切除不能例では縦隔内での浸潤性変化のために既存構造の輪郭が不鮮明になっていた（図5-23，5-24）．

b. 心膜・左房浸潤

心膜合併切除により切除しえた例では，腫瘍が心膜に接して境界不鮮明ではあるが，心房内には腫瘍による欠損はなく，腫瘍と左房との間には透亮像が認められた（図5-34）．切除不能例では，腫瘍の直接浸潤による高度の心膜肥厚，左房内欠

E. CTによる肺癌のresectabilityの評価

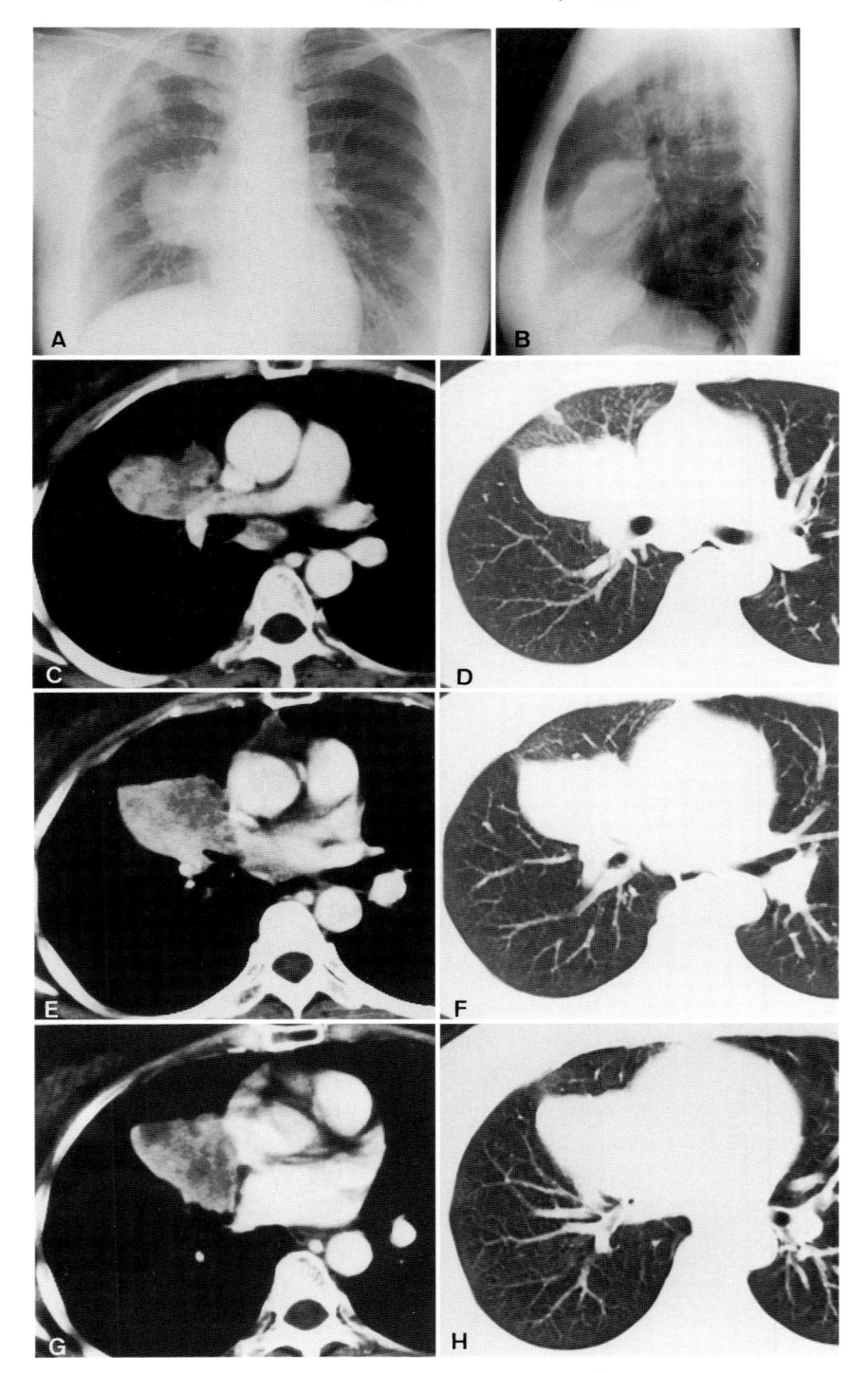

図5-42 胸膜中皮腫を思わせた腺癌（56歳女）

A, B：胸部単純X線写真正面・側面像，C〜H：造影CT（CとD，EとF，GとHはそれぞれ同一レベル）．肺門部に巨大な腫瘍があり，境界鮮明で辺縁平滑である．また腫瘍の長軸は小葉間裂にほぼ平行であり，葉間胸膜由来の胸膜中皮腫を疑った．心臓に接し，心膜浸潤が疑われた．手術の結果は心膜播種をきたした腺癌で，非治癒手術となった．

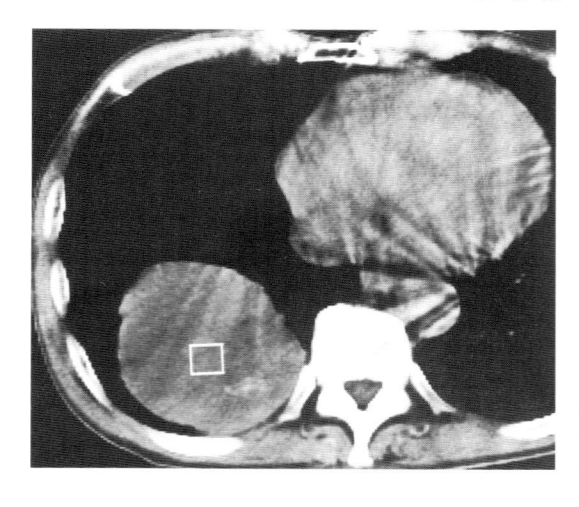

図 5-43 肉腫様変化を伴った扁平上皮癌（65歳男）
巨大な腫瘍が右下葉にあり胸壁に接しているが，胸壁との間には低吸収部が存在しており，胸壁浸潤はないものと判定される．手術では胸壁浸潤はまったくみられなかった．病理組織学的検索では肉腫様変化の強い扁平上皮癌であった．

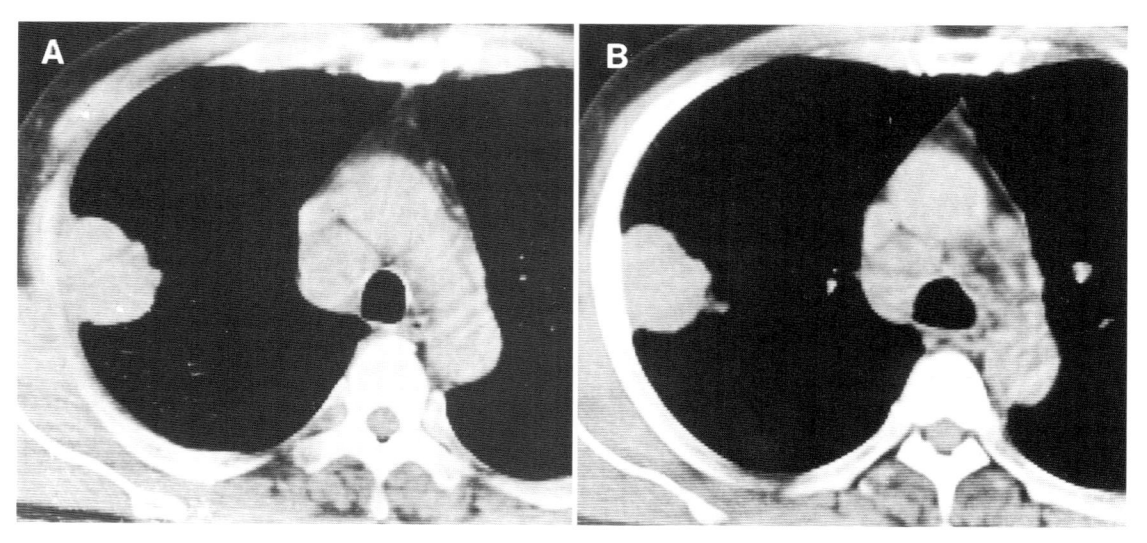

図 5-44 低分化腺癌，胸壁浸潤および縦隔リンパ節転移（54歳男）
胸壁に接する腫瘍は肋間では胸壁軟部組織に浸潤し（A），肋骨のレベルでは内面に密に接している（B）．胸壁浸潤と診断される．また気管前リンパ節（#3）にリンパ節腫大が明らかで転移と診断される．気管の左側の対側縦隔にも 1 cm 以下のリンパ節が数個認められる．小さくても複数のリンパ節が集簇しているときは，リンパ節転移であることが多い．本例では胸壁合併切除とリンパ節郭清が行われた．肋骨の骨髄内に及ぶ腫瘍浸潤が認められた．

損像，右房変形などの所見がみられた（図 5-32, 5-33, 5-42）．

c. 胸壁浸潤

切除可能例では，肋骨あるいは胸壁と腫瘍との間に脂肪層があり，腫瘍浸潤は壁側胸膜外脂肪層（extrapleural fat plane, EFP）を越えていないと判定された（図 5-43）．非治癒手術に終わった例では，EFP が消失して胸壁に浸潤する所見があり，また腫瘍が肋骨に接している場合には腫瘍と肋骨とは"べっとり"と密に接していた（図 5-44）．

d. 縦隔リンパ節

郭清可能なリンパ節は，CT ではリンパ節として識別できないか，識別できてもリンパ節周囲の脂肪層が保たれていた（図 5-37, 5-40, 5-44）．郭清不能ではリンパ節周囲に浸潤を示し，リンパ節の境界が不鮮明になっていた．

以上を要約すると，切除不能ないし非治癒手術

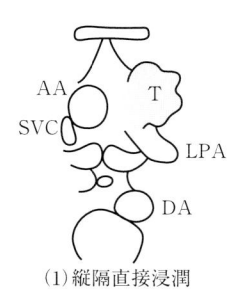

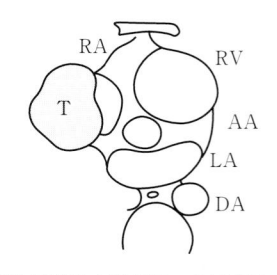

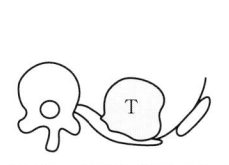

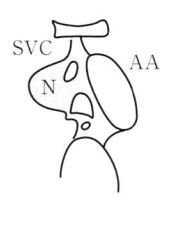

E. CTによる肺癌のresectabilityの評価

(1) 縦隔直接浸潤
(2) 腫瘍性心膜肥厚，心房変形，左房内欠損像
(3) 壁側胸膜外脂肪層を越える浸潤
(4) 浸潤性リンパ節転移

図5-45 非治癒手術となる確率の高いCT所見

となる確率の高いCT所見は図5-45のごとくである．これら(1)〜(4)の所見のうちいずれかが認められた場合には非治癒手術あるいは切除不能であった．

よって，これらの所見をunresectableと診断する基準として割りきれば，CTによるresectability診断ができるわけである．

2. Resectability診断基準の評価

そこで，上記の診断基準がどの程度の信頼性があるのかについてretrospectiveおよびprospectiveに検討を加えた結果は次の通りであった[34]．

a. Retrospective study

肺癌76例について2名の放射線科医が独自に切除可能か否かについてretrospectiveに読影した．結果は表5-4のごとくである．治癒手術が施行された52例中，切除不能とされた（誤診）のは読影者1が1例，読影者2が4例であった．これら手術例における正診率は読影者1が97%，読影者2が90%であった．

放射線治療が施行された17例中，切除可能とされた症例はともに3例であった．

2名の読影者の診断結果が一致しなかったのは76例中10例（13%）であった．

b. Prospective study

1984年4月から85年3月までの1年間の肺癌手術例51例のうち，手術および病理学的にIII，IV期（旧TNM分類）と判明した15例について，術前CTのレポートから切除可能か否かの診断について手術所見と比較したのが表5-5である．

III期12例のうち，CTでは10例を切除可能としたが，実際には1例は切除不能であった．IV期の3例で，うち1例は肺内転移，胸膜播種を見落としていた．この1例は試験開胸に終わった．切除可能であったIV期2例のうち，1例は術前CTでIII期と診断したが，摘出左肺に肺内転移が認められてIV期となった．正診率は13/15，87%であった[34]．

このように，あらかじめ診断基準が決めてあれば切除可能か否かのCT診断の再現性および客観性はかなり高いといえよう．

しかし，一方では画像診断によるstagingやresectability診断に必ずしもよい結果ばかりでは

表5-4 肺癌のresectabilityの読影実験

治療法	読影者1 resectability		読影者2 resectability	
	(+)	(−)	(+)	(−)
手術　絶対治癒,相対治癒(n=52)	51	1	48	4
絶対非治癒 (n=7)	1	6	2	5
放射線治療 (n=17)	3	14	3	14

治療法と読影者1，2診断不一致例：10/76＝13%
手術例57例における正診率：読影者1＝97%，読影者2＝90%

表5-5 CTによるresectability診断（prospective study）

手術・病理		stage IIIA, IIIB resectability		stage IV resectability		計
		(+)	(−)	(+)	(−)	
CT resectability	(+)	9	1	2	1	13
	(−)	0	2	0	0	2
計		9	3	2	1	15

診断一致率：13/15＝87%

アメリカで行われた肺癌170例を対象としたCTとMRIによるstagingのprospective study[11]によると次のような結果が得られている．(1)T3-T4とT1-T2の鑑別はCTではsensitivity 63%，specificity 84%，accuracy 74%，MRIではsensitivity 56%，specificity 80%，accuracy 70%で，CTとMRIで有意差なし，(2)気管支壁，胸壁についてもCTとMRIとで診断能に有意差なし，(3)縦隔浸潤に関してはROC下面積で有意差があり，MRIの診断能がCTのそれよりすぐれていた，(4)N0-N1群かN2-N3群かの診断能は，CTではsensitivity 52%，specificity 59%，accuracy 65%，MRIのそれはそれぞれ48%，64%，61%で有意差なしと報告されている．

また，Whiteら[55]は，TNM分類のI～II期と切除可能なIIIA期，切除不能なIIIB期をCTでどの程度正確に診断できるかを検討している．肺癌97例中切除できたIII期肺癌は45例であった．CTでは，III期45例のうちわずか19例（42%）だけが切除可能あるいは不能と正診されたにすぎなかった．切除不能のCT診断の成績はsensitivity 27%，specificity 96%であった．CTのあいまいな所見によって治癒手術の機会を失うことのないよう外科医としての警告を発している．なお，このシリーズにおける縦隔浸潤の成績はsensitivity 50%，specificity 89%，胸壁浸潤ではsensitivity 14%，specificity 99%，縦隔リンパ節転移ではsensitivity 61%，specificity 76%で全体としてやや悪い成績ではある．

しかし，振り返ってみると，CT出現以前には肺癌のstagingの精度は現在よりもはるかに低く，stagingにおける画像診断の役割についても多くを期待されていなかったといえる．Stagingにおける診断精度が問題にされるようになったのはCT出現以後のことである．一方では手術手技の高度化も進み，外科サイドからの要求や期待が高くなっているのは事実である．種々の画像診断法が開発され普及して診断精度は次第に向上しつつあるが，肺癌のstagingついてもCTが中心的役割を果たすことは間違いないと思われる．日常臨床では，施設ごとのtreatment policyに沿って診断サイドと治療サイドの情報交換が行われているはずで，画像診断の利点・長所を挙げるだけでなく，それらの限界についても症例ごとに十分な意見交換を行う必要があるのは当然のことである．

F. 肺癌術後のCT

肺癌の術後では，胸部X線写真のみでは再発の有無の検索にしばしば困難を感ずる．術後の胸腔内再発の検索にCTが用いられる頻度は高くなりつつある．ことに一側肺全摘後の再発の有無の検索ではCTの有用性が高い[56,57]．

全摘後のCTでは，患側胸郭の萎縮があり，術後の死腔は一様な低吸収域を呈する．縦隔は患側に偏位し，健側肺の過伸展がみられる[58]．造影CTでは死腔の辺縁が被膜のように増強されてくる（図5-46）．

Glazerら[57]は，18例の全摘例のCTで12例に再発を認めている．再発腫瘍は死腔の低吸収域内の軟部組織濃度の腫瘤，あるいは縦隔腫瘤（リンパ節腫大）としてみられた（図5-47，5-48）．右肺全摘例では分岐部リンパ節（#7），気管前リンパ節（#3）が主な再発部位であり，左肺全摘後では分岐部（#7），大動脈傍リンパ節（#6），A-P window，気管前リンパ節（#3）が主な再発部位であったとしている．

患側のリンパ節郭清が十分に行われ，病理学的に転移が認められる場合は，すでにそのリンパ節以遠に転移が波及している可能性が大きい．ことに扁平上皮癌ではリンパ節転移は順次性・連続性であるので[43]，術中に郭清できない対側縦隔リン

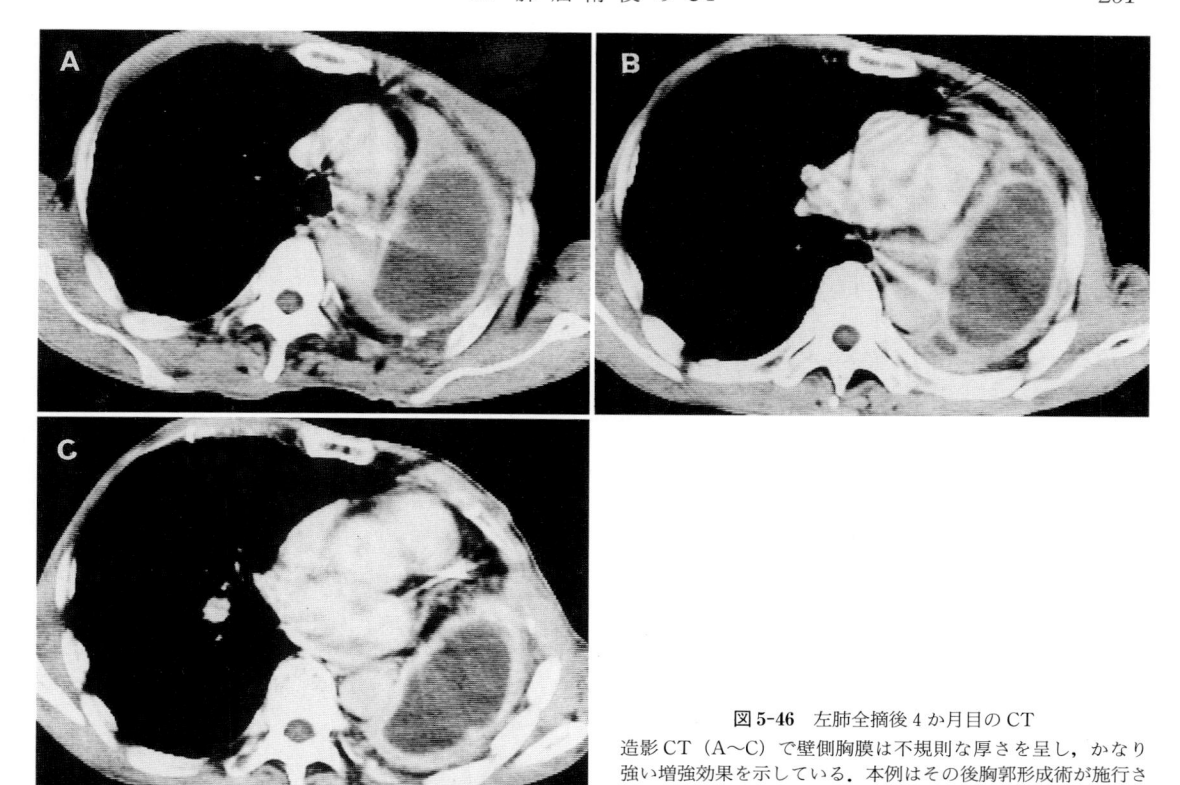

図 5-46 左肺全摘後 4 か月目の CT
造影 CT (A〜C) で壁側胸膜は不規則な厚さを呈し，かなり強い増強効果を示している．本例はその後胸郭形成術が施行されているが，再発はなかった．

パ節への転移の検索は経過観察中の CT で注目しなければならないポイントである (図 5-49).

村尾ら[59]は死腔，壁側胸膜，壁側胸膜外脂肪層の CT 所見を検討し，再発所見として次の所見をあげている．すなわち，(1)肋骨の破壊，(2)胸壁に連なる腫瘤影，(3)壁側胸膜外脂肪層の中断，(4)肺葉切除後の死腔の局所性の濃度上昇，(5)肺葉切除後の残存肺葉の辺縁不整像，(6)全摘後の壁側胸膜の局所性肥厚，である．

術後の CT をどのような間隔でいつまで行うべきかについて定説はないが，術後 5 年を過ぎて再発腫瘍を認めた経験 (図 5-50) もあり，術後の follow-up は慎重でなければならない．

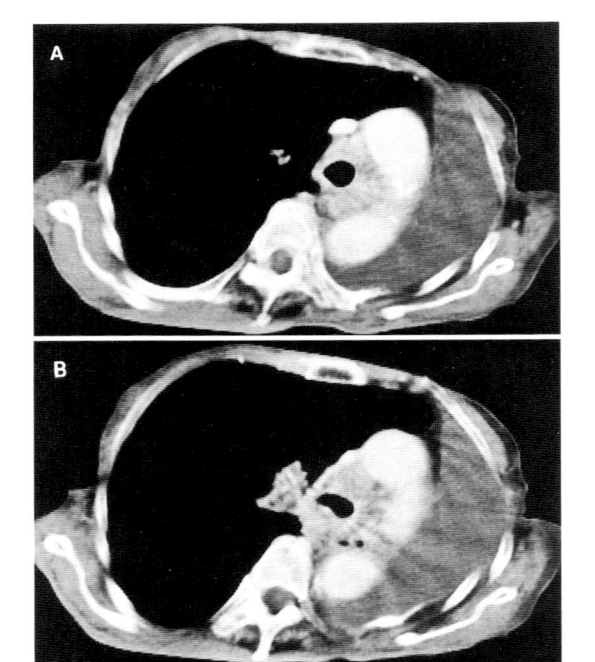

図 5-47 左肺全摘後の再発

左肺 S^6 に 7.0×5.0 cm の腫瘍があり，左肺全摘術が施行された．病理組織型は adenosquamous cell carcinoma で，pT2N1M0, stage II であった．経過観察中の術後9か月で臨床的に再発が疑われた．造影CT (A, B) では，術後の死腔に液体貯留がみられ，縦隔は時計回りに回転して左側に変異している．気管周囲にリンパ節の1個1個を識別できない浸潤性のリンパ節転移 (#7, #4, #3) を認める．また，右肺門部には縦隔側から逆行性に進展したと思われる肺門リンパ節腫大もみられる．

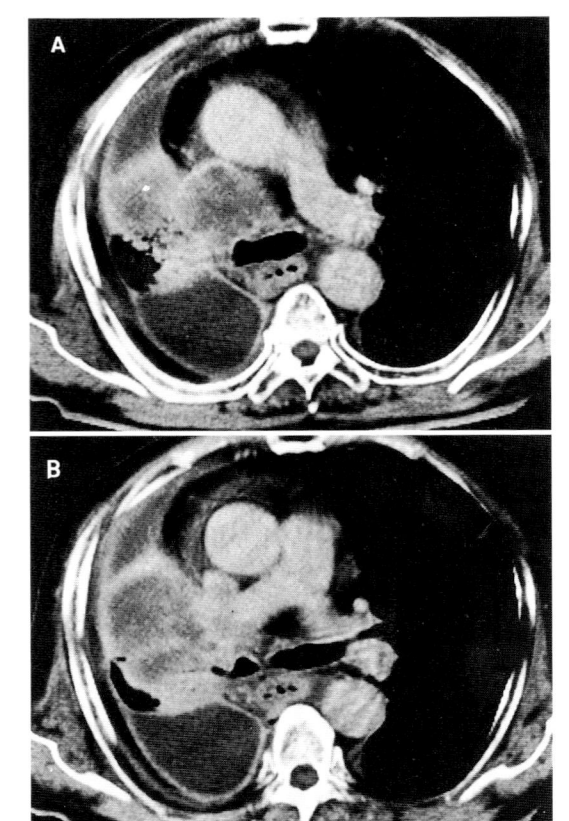

図 5-48 肺門部肺癌放射線治療後の再発

右肺門部扁平上皮癌の放射線治療後で，右肺は虚脱して total opacity をきたしたため，X線写真では評価不能となった．A, B は造影CTで，右肺全摘後と似た所見を呈し，胸水貯留，著しく虚脱した右肺がみられ，一部に含気がある．右肺門部腫瘍は右肺門部で大きな腫瘤を形成し，辺縁部のみが増強され，内部は低吸収域となっている．扁平上皮癌の所見として矛盾はない．右主気管支は分岐部から1cmの距離で閉塞している．腫瘍は右主気管支の全面から縦隔に浸潤し，右肺動脈に浸潤している (B)．1cm上方のスライス (A) では右気管気管支リンパ節と一塊となり，上大静脈を巻き込んでいることがわかる．

F. 肺癌術後のCT

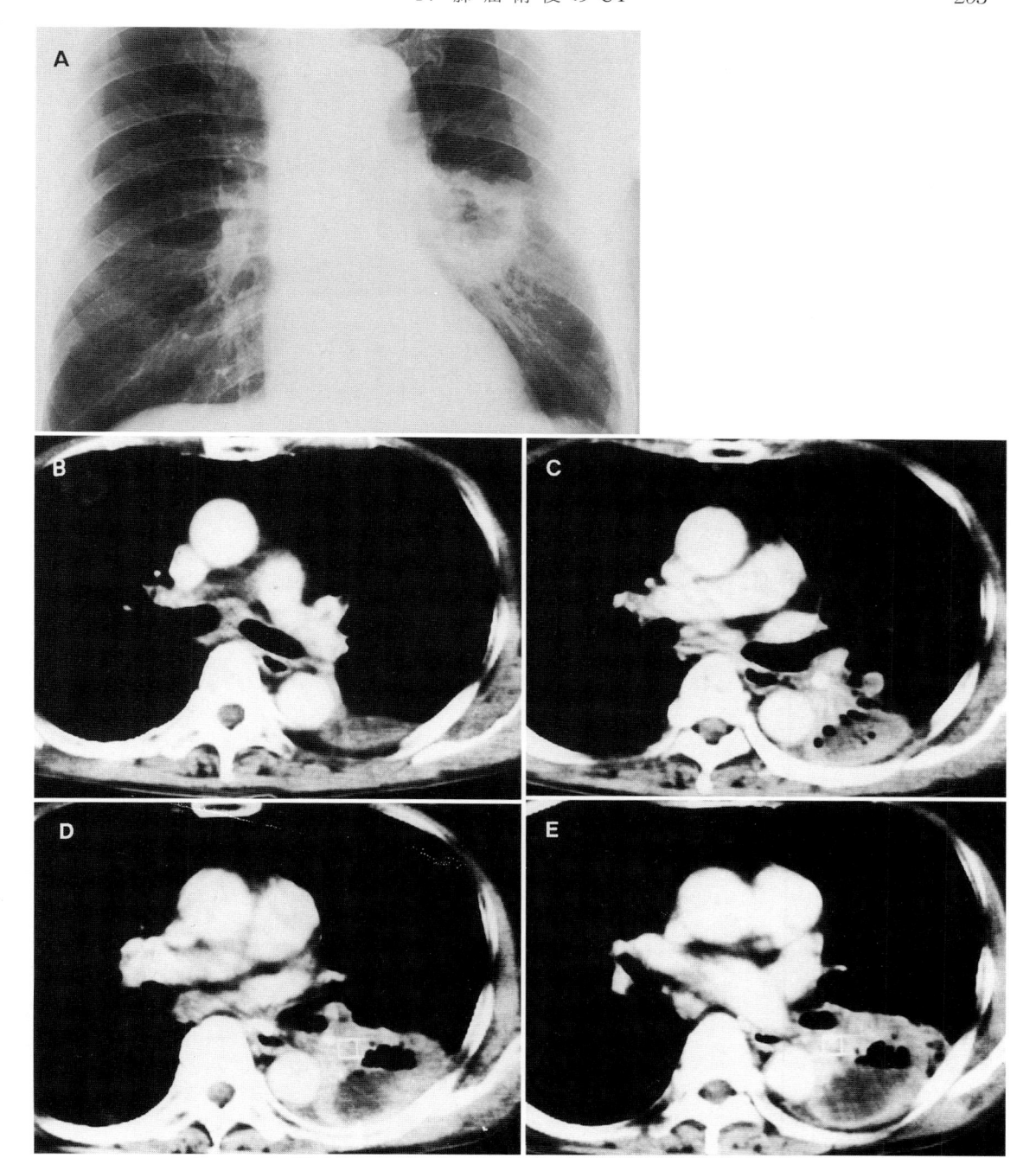

図 5-49 扁平上皮癌の術前 CT（A〜E）

術前の胸部 X 線写真と CT である．胸部単純 X 線写真（A）では左肺門部に空洞形成性腫瘤影がある．B〜E は造影 CT で，S^6b，S^6c の領域に空洞を形成し，内部に air-fluid level が認められる．空洞壁は不規則に増強されている．また，気管分岐部リンパ節腫大が認められ，T2N2M0 と診断された．左肺全摘が行われた．病理では中分化扁平上皮癌，5.0×5.0 cm，pT2N2M0 であった．

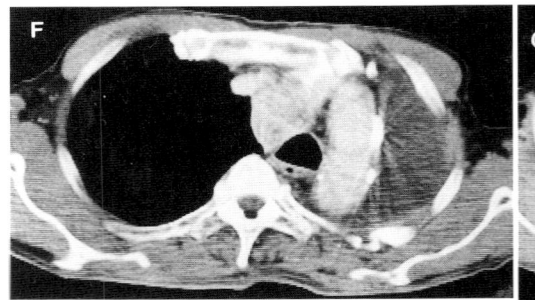

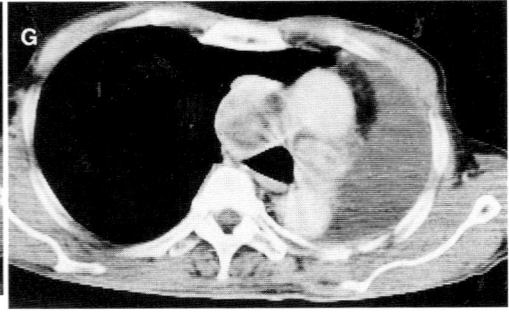

図5-49 同一症例の術後再発（F, G）

手術後10か月目のCTで，左胸腔には液体貯留がみられる．胸膜面には増強される病変は認められない．対側の気管気管支（#4）および気管前（#3）リンパ節腫大が認められ，リンパ節転移と診断される．患側のリンパ節郭清が十分に行われた扁平上皮癌では順次性にリンパ行性に転移をきたすため，術後は対側縦隔リンパ節転移の有無の検索が重要であることを示した例である．

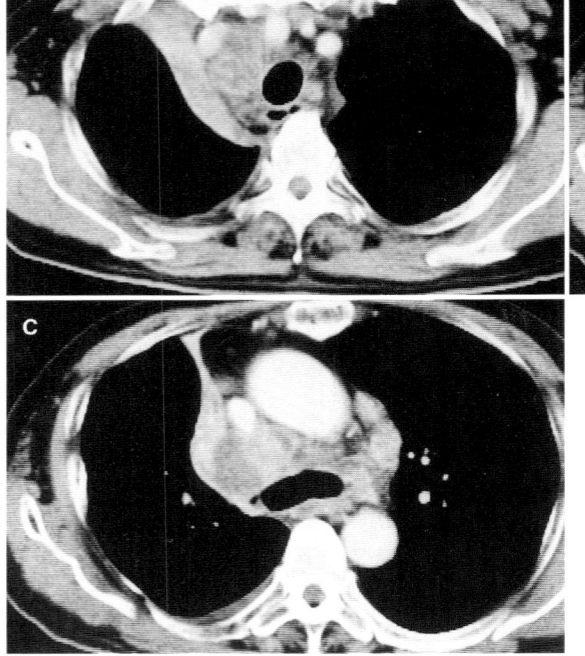

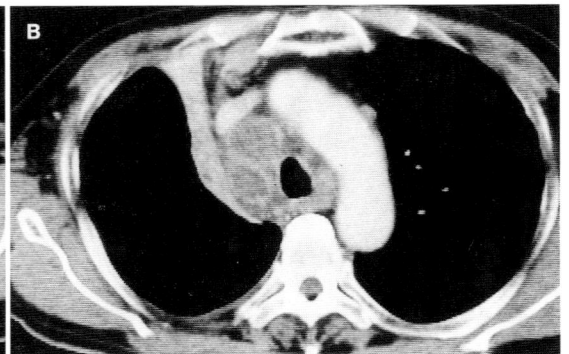

図5-50 術後5年9か月で再発の認められた腺癌例

術後の病理ではpT1N0M0, stage Iの腺癌であった．術後定期的に通院していたが，5年9か月後に縦隔の拡大が認められ，CTを施行した．A〜Cは連続する3スライスである．残存肺葉の無気肺がみられ，左右主気管支周囲には腫大・癒合したリンパ節が浸潤性に増殖している．対側の左気管気管支リンパ（#4），大動脈下リンパ節（#5），大動脈傍リンパ節（#6）にも腫大がある（C）．B, Aでは気管周囲に浸潤性リンパ節腫大（#1, #2, #3）が認められる．

文 献

1) UICC : TNM Classification of Malignant Tumors, Spriner-Verlag, Berlin, 1987.
2) 日本肺癌学会（編）：臨床・病理 肺癌取扱い規約，第4版，金原出版，東京，1995.
3) Klein JS, Webb WR : The radiologic staging of lung cancer. *J Thorac Imaging* 1991 ; **7** : 29-47.
4) 東原慇郎，曽根脩輔，池添潤平，ほか：肺癌の胸膜浸潤のCT診断．日本医放会誌 1983 ; **43** : 743-749.
5) Pennes DR, Glazer GM, Wimbish KJ, et al : Chest wall invasion by lung cancer : limitations of CT evaluation. *AJR* 1985 ; **144** : 507-511.
6) Glazer HS, Duncan-Meyer J, Aronberg DJ, et al : Pleural and chest wall invasion in bronchogenic carcinoma : CT evaluation. *Radiology* 1985 ; **157** : 191-194.
7) 松本満臣：肺癌のstagingと画像診断―T（P）因子の解析，CT像―．肺癌の画像診断（鈴木 明，河

野通雄, 江口研二, 編), 日本肺癌学会, 協和企画通信, 東京, 1988 ; pp 43-50.

8) 高橋雅士, 坂本　力, 山崎　武, ほか：肺癌における胸膜浸潤のCT像―その定量的評価とスコア設定による診断能の向上について―. 肺癌 1988 ; **28** : 231-239.

9) Pearlberg JL, Sandler MA, Beute GH, et al : Limitation of CT in evaluation of neoplasms involving chest wall. *J Comput Assist Tomogr* 1987 ; **11** : 290-293.

10) Ratto GB, Piacenza G, Frola C, et al : Chest wall involvement by lung cancer : computed tomographic detection and results of operation. *Ann Thorac Surg* 1991 ; **51** : 182-188.

11) Webb WR, Gatsonis C, Zerhouni EA, et al : CT and MR imaging in staging non-small cell bronchogenic carcinoma : report of the Radiologic Diagnostic Oncology Group. *Radiology* 1991 ; **178** : 705-713.

12) McLoud TC, Filion RB, Edleman RR, et al : MR imaging of superior sulcus carcinoma. *J Comput Assist Tomogr* 1989 ; **13** : 233-239.

13) Heelan RT, Demds BE, Caravelli JF, et al : Superior sulcus tumors : CT and MR imaging. *Radiology* 1989 ; **170** : 637-641.

14) Tagasugi J, Rapoport S, Shaw C : Supeior sulcus tumors : the role of imaging. *J Thorac Imaging* 1989 ; **4** : 41-48.

15) Rapoport S, Blain DN, McCathy SM : Brachial plexus : correlation of MR imaging with CT and pathologic findings. *Radiology* 1988 ; **167** : 161-165.

16) Haggar AM, Pearlberg JL, Proelich JW, et al : Chest-wall invasion by carcinoma of the lung : detection by MR imaging. *AJR* 1987 ; **148** : 1075-1078.

17) Padovani B, Mouroux J, Seksik L, et al : Chest wall invasion by bronchogenic carcinoma : evaluation with MR imaging. *Radiology* 1993 ; **187** : 33-38.

18) Murata K, Takahashi M, Mori M, et al : Chest wall and mediastinal invasion by lung cancer : evaluation with multisection expiratory dynamic CT. *Radiology* 1994 ; **191** : 251-255.

19) Yokoi K, Mori K, Miyazawa N, et al : Tumor invasion of the chest wall and mediastinum in lung cancer : evaluation with pneumothorax CT. *Radiology* 1991 ; **181** : 147-152.

20) Watanabe A, Shimokata K, Saka H, et al : Chest CT combined with artificial pneumothorax : value in determining origin and extent of tumor. *AJR* 1991 ; **156** : 707-710.

21) 森　正樹, 森　裕二, 森　拓二, 鈴木　明：肺癌の胸膜播種種のCT診断. 肺癌 1988 ; **28** : 869-876.

22) 松本満臣, 石坂　浩, 佐藤典子, ほか：CTとMRIの役割. 原発性肺癌. 画像診断 1993 ; **12** : 158-168.

23) 松本満臣, 石坂　浩, 堀越浩幸, ほか：画像診断による病期分類. 臨床画像 1993 ; **9** : 16-27.

24) 森　正樹, 加藤誠也, 小場弘之, ほか：血行性散布性肺病変の胸部CT像. 臨床放射線 1988 ; **33** : 13-20.

25) 栗山啓子, 門脇弘一, 鳴海善文, ほか：肺癌術後の肺内転移巣の高分解能thin-section CT像. 日本医放会誌 1989 ; **49** : 48-54.

26) 村田喜代史, 高橋雅士, 森　正幸, ほか：血行性転移のHRCT像. 臨床放射線 1991 ; **36** : 35-42.

27) Hirakata K, Nakata H, Haratake J : Appearance of pulmonary metastases on high-resolution CT scans : comparison with histopathologic findings from autopsy specimens. *AJR* 1993 ; **161** : 37-43.

28) 栗山啓子, 細見尚弘, 沢井ユカ, ほか：Spiral CTによる転移性肺腫瘍の診断：手術所見との対比. 臨床放射線 1995 ; **40** : 109-115.

29) Hirakata K, Nakata H, Nakagawa T : CT of pulmnary metastases with pathologic correlation. *Semin US CT MR* 1995 ; **16** : 379-394.

30) 原田尚雄, 森　正樹, 森　裕二, ほか：肺. 臨床画像 1990 ; **6** : 104-111.

31) Baron RL, Levitt RG, Sagel SS, et al : Computed tomography in the preoperative evaluation of bronchogenic carcinoma. *Radiology* 1982 ; **145** : 727-732.

32) 松本満臣, 中島信明, 齋藤吉弘, ほか：CTによる肺癌の病期診断―とくに縦隔進展の評価とbolus CTの有用性について―. 臨床放射線 1983 ; **28** : 951-959.

33) 松本満臣, 前原康延, 松浦正名, ほか：肺癌の画像診断：病期分類（TNM分類）―CTによる診断―. 画像診断 1987 ; **7** : 47-56.

34) 松本満臣, 前原康延, 中村勇司, ほか：CTによる肺癌のresectability診断. 臨床放射線 1985 ; **30** : 951-956.

35) Rendina EA, Bognolo DA, Mineo TC, et al : Computed tomography for the evaluation of intrathoracic invasion by lung cancer. *J Thorac Cardiovasc Surg* 1987 ; **94** : 57-63.

36) Wirsten HU, Vock P : Mediastinal infiltration of lung carcinoma (T4N0-1) : the positive predictive value of computed tomography. *Thorac Cardiovasc Surg* 1987 ; **35** : 355-360.

37) von Schulthess GK, McMurdo K, Tscholakoff D, et al : Mediastinal masses : MR imaging. *Radiology* 1986 ; **158** : 289-296.

38) Haaga AM, Froelich JW : MR imaging strategies in primary and metastatic malignancy. *Radiol Clin North Am* 1988 ; **26** : 689-696.

38) Barakos JA, Brown JJ, Higgins CB : MR imaging of secondary cardiac and paracardiac lesions. AJR 1989 ; **153** : 47-50.
40) 清水淳三, ほか : T4 進行肺癌に対する外科治療成績の検討. 肺癌 1990 ; **30** : 827-832.
41) 吉村邦博, ほか : 肺癌切除例における心・血管処理の問題点. 日本胸部臨床 1986 ; **45** : 916-923.
42) 武内慶治, ほか : 肺癌に対する左房合併切除の検討. 日胸外会誌 1983 ; **31** : 1448-1454.
43) 前原康延, 松本満臣, 中村勇司, ほか : 原発性肺癌の術前臨床病期分類におけるCTの有用性についての検討. 肺癌 1985 ; **25** : 581-588.
44) 鈴木正行 : 原発性肺癌の縦隔リンパ節転移のCT診断に関する基礎的並びに臨床的検討. 日本医放会誌 1988 ; **48** : 308-327.
45) Lewis JW, Madrazo BL, Gross SC, et al : The value of radiographic and computed tomography in the staging of lung cancer. Ann Thorac Surg 1982 ; **34** : 553-558.
46) Osbrone DR, Korobkin M, Ravin DE, et al : Comparison of plain radiography, conventional tomography, and computed tomography in detecting intrathoracic lymph node metastasis from lung cancer. Radiology 1982 ; **142** : 157-161.
47) Daly BDT Jr, Faling LJ, Pugatch RD, et al : Computed tomography : an effective technique for mediastinal staging in lung cancer. J Thorac Cardiovasc Surg 1984 ; **88** : 486-494.
48) Libshitz HI, McKenna RJ Jr : Mediastinal lymph node size in lung cancer. AJR 1984 ; **143** : 715-718.
49) Breyer RH, Karstaedt N, Mills SA, et al : Computed tomography for evaluation of mediastinal lymph node in lung cancer : correlation with surgical staging. Ann Thorac Surg 1984 ; **38** : 215-220.
50) Galzer GM, Orringer MB, Gross BH, Quint LE : The mediastinum in non-small cell lung cancer : CT surgical correlation. AJR 1984 ; **142** : 1101-1105.
51) Graves WG, Martinez MJ, Carter PL, et al : The value of computed tomography in staging bronchogenic carcinoma : a changing role for mediastinoscopy. Ann Thorac Surg 1985 ; **40** : 57-59.
52) Conte CC, Bucknam CA : Role of computerized tomography in assessment of the mediastinum in patients with lung carcinoma. Am J Surg 1985 ; **149** : 449-452.
53) Ikezoe J, Kadowaki K, Morimoto S, et al : Mediastinal lymph node metastases from non-small cell bronchogenic carcinoma : reevaluation with CT. J Comput Assist Tomogr 1990 ; **14** : 340-344.
54) 河野通雄, 足立秀治, 石井 昇, ほか : N因子の解析―肺癌N因子のCT診断と病期分類の問題点. 肺癌の画像診断 (鈴木 明, 河野通雄, 江口研二編), 日本肺癌学会, 協和企画通信, 東京, 1988 ; pp 67-76.
54) White PG, Adams H, Crane MD, et al : Preoperative staging of carcinoma of the bronchus : Can computed tomographic scanning reliably identify stage III tumors ? Thorax 1994 ; **49** : 951-957.
56) Peters JC, Desai KK : CT demonstration of postpneumonectomy tumor recurrence. AJR 1983 ; **141** : 259-262.
57) Glazer HS, Aronberg DJ, Sagel SS, Enami B : Utility of CT in detecting postpneumonectomy carcinoma recurrence. AJR 1984 ; **142** : 487-494.
58) 栗原泰之 : 肺葉切除後における縦隔の放射線学的解剖学的変化について. 日本医放会誌 1990 ; **50** : 387-395.
59) 村尾豪之, 河野通雄, 原 真咲, ほか : 胸部CT診断の落とし穴 (I), 肺癌術後の胸部CTの検討. さくらXレイ写真研究 1985 ; **36**(2) : 4-7.

6. 限局性肺病変

　これまでに末梢部肺癌を含む孤立性肺腫瘤性病変，肺門部肺癌と病期診断を取り上げた．続いて第7章ではびまん性肺疾患を取り上げる．第6章では限局性肺病変はそれらに分類しにくいいくつかの病変を取り上げることとする．細菌性肺炎とする一般的な肺炎については，大部分が症状や胸部X線写真で診断されるため，ここではあえて1項目として取り上げなかった．しかし，肺結核は最近よく経験するし，決して頻度の低い疾患ではないこと，現在の医学教育で肺結核について十分な卒前教育が行われているとは考えにくいこと，CTことに高分解能CTの知見が蓄積されてきたこと，immunocompromised hostにおける感染症として重要であるなどの理由から，やや詳しく述べることとした．

A. 肺 結 核

かつて国民病とさえいわれた肺結核は医学の進歩によって激減した代表的な疾患である．しかし最近，その減少傾向が鈍化していること，東南アジア人の日本での就労者の肺結核の増加，非典型的肺結核の頻度の増加，AIDS患者の肺結核の増加など多岐にわたる新たな問題が生じている[1]．1992年度の厚生の指標[2]によれば，平成2年(1990)の全結核の罹患率は人口10万対41.9人である．すなわち，その罹患率は最近増加傾向が何かと問題になっている肺癌の罹患率と大差ないというのが現実である．一般臨床では，肺疾患の多くがCT検査の対象となるため結核のCT画像に接する機会は決して少なくない．むしろ，呼吸器疾患としては結核そのものは，多くの疾患の診断において鑑別診断となることが日常茶飯事であると銘記すべきである．

一方では，大学医学部における結核に関する教育はほとんど皆無といってもよい状態で，若い医師の結核に対する知識や関心は決して高いとはいえない．

ここでは，肺結核についての最近のCTによる分析の報告を加味しながら述べてみたい．

1. 1次結核 (primary tuberculosis)

結核菌が肺の末梢に到達して増殖すると好中球の浸潤を受け，限局性の肺炎を形成したのち乾酪壊死となる．結核菌の最初の感染部位はGohn巣 (Gohn focus) とよばれる．この感染はどこにでも起こるが，下葉に多いとされる．この乾酪壊死巣が治癒に向かうとリンパ球，組織球，巨細胞などによって周囲に肉芽腫が形成され，後にコラーゲンの沈着で被包化されて結核結節を残す[3,4]．

初めて結核菌が肺内に侵入した場合には，結核菌はリンパ行性に肺門部リンパ節に運ばれて結核性リンパ節炎を形成し，さらに縦隔リンパ節，リンパ管から静脈内に入り全身へと広がる．通常はこのリンパ節炎は線維化し，やがて硝子化して治癒する．結核菌の最初の感染部位と肺門部リンパ節が対をなしておかされるのは初感染のときにのみみられるもので，初期変化群 (primary complex, Gohn complex または Ranke complex) とよばれている．結核菌に曝露した場合には，90％以上はこのような初期変化群を形成して治癒する．ツベルクリン反応は感染後5〜10週で陽転する．そしてひとたび免疫が成立すると血行性に広がった病変も非活性化され，小さな瘢痕や線維性に被包化されて治癒する[3,4]．

このように，肺内の初感染巣は大部分そのまま治癒するが，ときに結核菌の増殖が活発で経気管支性に散布されて結核として発症したり，肺門部リンパ節から縦隔のリンパ管を経て結核菌が静脈内に及んで全身に広がる可能性がある[3,4]．

以上の過程を反映して，1次結核のX線所見には，(1)結核性肺炎，(2)肺門あるいは縦隔リンパ節腫大，(3)胸水，(4)無気肺，(5)粟粒結核などのパターンがある[3-7]．

a. 結核性肺炎

結核性肺炎 (primary tuberculous pneumonia) は肺の換気のよいところに好発するが，上葉，下葉のどこにでも起こる．左右別ではやや右肺に多い．発症直後のX線写真やCTでの所見は他の原因による肺炎と同様のconsolidationである (図6-1)．乾酪壊死が進行性で，周囲に肉芽腫や線維性被膜を形成する余裕もなく，中心性に空洞を形成すると経気管支性に散布を起こし，これらが癒合して大きな結核性肺炎を形成する．成人の1次肺結核症例103例のX線写真の分析によれば，空洞は8例 (7.7％) にみられたとされているが[8]，CTを行う機会があれば空洞はもっと多くの頻度で発見さる可能性は高い．

結核性肺炎では，空洞やair bronchogramを除けば均質な濃度で病変部の肺血管はまったくみえない．すなわちconsolidationである．分布は肺葉や肺区域に一致する．葉間胸膜は，強い滲出

性炎症による滲出液を中心とした炎症産物のためにやや膨隆して，しばしば炎症部に向かって凸の輪郭を呈する．

X線所見の割には自覚症状は軽いことが多い．結核菌以外の細菌性肺炎では，抗生物質が正しく選択されれば3〜4週でX線的には吸収されてしまう．ところが，結核性肺炎では吸収されるまでに3〜9か月を要する．通常，末梢側から肺門側へと吸収が起こる．高熱や白血球増多などがなく，抗生物質で容易に陰影の縮小がみられない場合には結核性肺炎を考えておく必要がある[5-7]．

結核性肺炎では胸水貯留をきたすことはまれであるが，リンパ節腫大は大多数にみられる．したがって，肺葉性に広がる肺炎像があり，肺門や縦隔のリンパ節腫大が認められる場合は1次結核による結核性肺炎の可能性が高い．逆に，リンパ節腫大のない肺炎は1次結核ではないことが多い[5-7]．リンパ節腫大は胸部X線写真で常に認められるとは限らず，この場合にはCTが有効である（図6-1）．

b. リンパ節腫大

リンパ節腫大（lymphadenopathy）は1次結核のみに認められる．1次結核の90％にX線的に証明しうるリンパ節腫大がある．小児では96％にリンパ節腫大を認めたとする報告[9]がある一方，成人では103例中10例（9.7％）にしか認められなかったとする報告[8]もある．これらはあくまでもX線写真による評価であって，縦隔リンパ節が腫大して中央陰影より肺野に突出して初めて診断されるものである．現在では，1次結核が疑われるのに胸部X線写真ではリンパ節腫大が明らかではない場合は，CTによるリンパ節腫大を検索することが妥当であろう．肺病変の局在によって所属リンパ節の腫大が認められるのが一

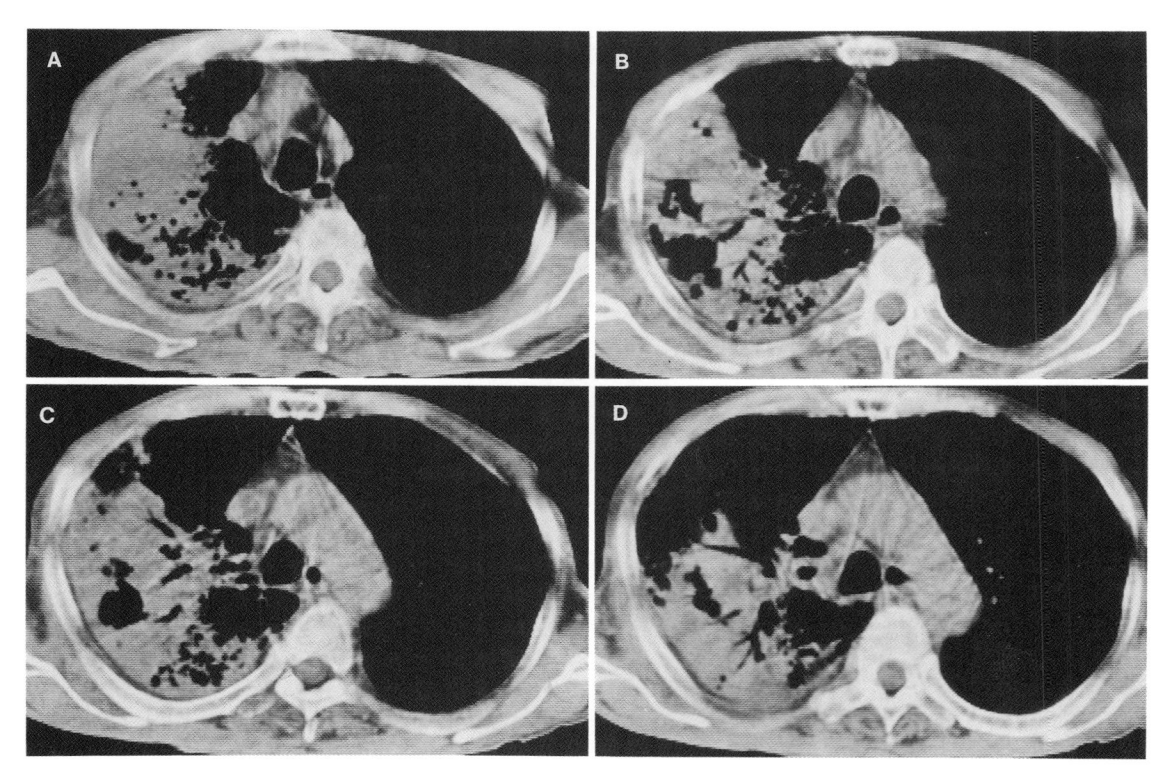

図6-1 結核性肺炎
初感染結核性肺炎はX線所見やCT所見の割には自覚症状は強くないことが多い．本例も咳嗽，喀痰と微熱であった．単純CTの連続する4スライスを示す．右上葉のS^{2}とS^{3}を中心に，より末梢側に不規則な透亮像を有するconsolidationがある．Endobronchial obstructionはなく，air bronchogramがみえる．縦隔リンパ節の腫大も認められる．

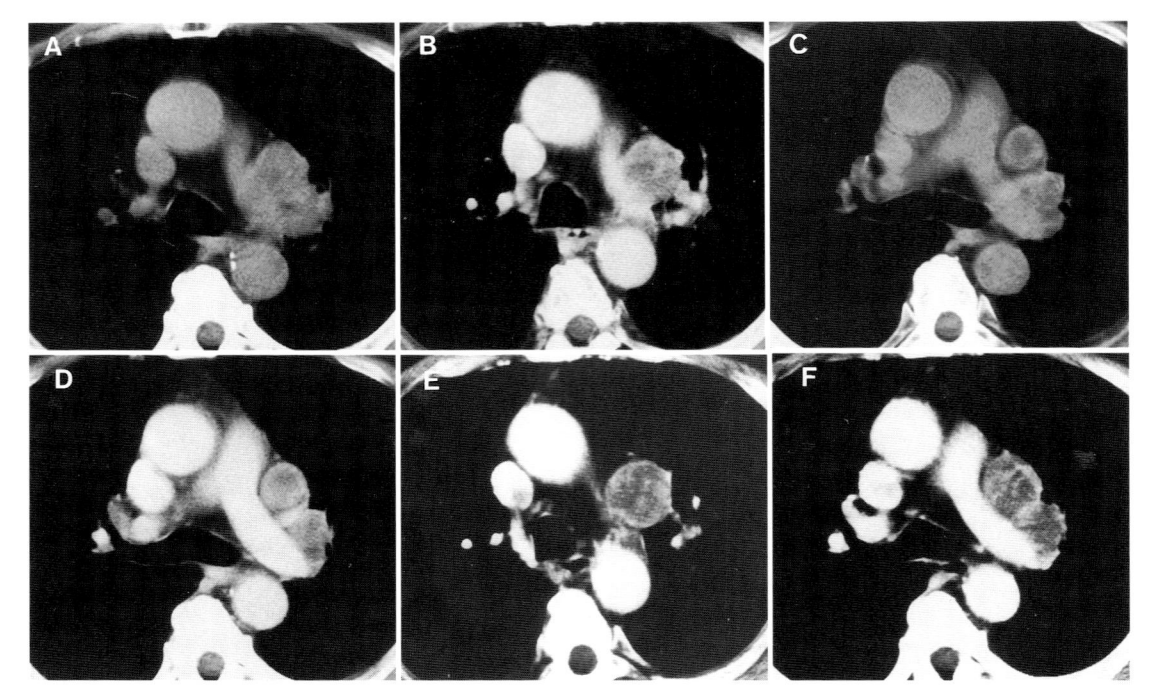

図6-2 結核性リンパ節炎(62歳男)
定期検診で左肺門部の腫瘤影を指摘された．20年前のツベルクリン反応は陰性であった．単純CT(A, C)および造影CT(B, D)では内部の増強効果は乏しく，辺縁部のみが軽度増強された．初診時のツベルクリン反応は16×15 mm/35×25 mmと強陽性を示した．気管支鏡では可視範囲に悪性病変はなく，肺野CTでもリンパ節腫大以外に異常所見はなかった．結核性リンパ節炎が考えられたが，悪性病変も否定できないとして放射線治療が行われた．E, Fは5週後のCTであるが，内部の低吸収域はより明瞭となっている．病理学的確証は得られていないが，CT所見，ツベルクリン反応，経過から，結核性リンパ節炎と考えられる．

般的であるが，まれに対側縦隔リンパ節の腫大をきたすこともある[10]．

なお，第8章 P.「縦隔および肺門リンパ節腫大」の項で述べるが，結核性リンパ節炎は中心部の乾酪壊死により低吸収域を呈することが多く，これは結核性リンパ節炎の特徴的所見となっている（図6-2）．

肺門・縦隔のリンパ節腫大が成人の1次結核の唯一の所見であった症例が，4%あったという報告[11]もある．成人ではサルコイドーシスや悪性腫瘍による肺門・縦隔リンパ節腫大の頻度が高いので，これらのリンパ節腫大がみられる場合には種々の疾患の除外診断が必要であり，最終的には病理学的検索が行われなければならない[7]．

c. 胸　水

結核性胸膜炎による胸水（pleural effusion）は1次結核の40～70%に起こるといわれている．1次結核の特徴として，若年成人に多くみられる所見で，小児では少ない[6,8,12]．

結核性胸膜炎の機序として考えられているのは，結核感染の3～7か月に胸膜直下の乾酪壊死巣が胸膜腔に波及することによるとされる．胸水の貯留には，胸膜表面の結核菌蛋白質に対する反応性変化や結核性肉芽腫による2次変化が関与するとされている[6,8,12]．胸水の培養による結核菌の陽性率はおよそ30%と低く，胸膜生検によってようやく80%程度の陽性率であるとされている[6-8,12]．

結核性胸膜炎のCTによる検討を行ったHulnickら[12]によると，14例中8例に肺結核病巣を検出しており，うち2例は胸部単純X線写真では検出できなかった胸膜直下の空洞形成性結核病巣を検出している．また，3例には結核の空洞と胸水の連続性をみいだしている．さらに，7例に

は肺結核病巣とリンパ節腫大を検出しており，胸水に隠れた肺結核病変の検出にCTが有用であったとしている[12]．中等量ないし大量の胸水があると，胸部X線写真ではデクビタス体位で撮影しても肺内病変の検出は困難であることが多いが，CTによって結核と診断するための肺内結核病巣やリンパ節腫大などの重要な所見を描出できる診断的意義は大きい．

d．無気肺

結核菌は肺に乾酪壊死を作るとともにリンパ行性にリンパ節に到達して結核性リンパ節炎を起こす．リンパ節は気管支周囲で腫大し，やがて気管支壁，気管支粘膜へと波及し，気管支粘膜は浮腫状になり，あるいは潰瘍を形成して気管支狭窄による無気肺（atelectasis）を惹起する．ときにはチェックバルブ状となって無気肺よりも気腫性に拡張することもある．好発部位は右上葉のS^3，右中葉，左上葉舌区などである[13]．

Woodringら[14]の1次結核34例での報告によれば，区域性または肺葉性無気肺は6例（18％）に認められ，右上葉のS^3が1例，右中葉が2例，右下葉が3例であった．

成人では無気肺は肺癌に伴う2次変化であることも多く，その診断には十分注意しなければならない．また，リンパ節腫大は1次結核ではほぼ全例に認められる所見であるが，無気肺を併発すると検出しにくくなることもある．

e．粟粒結核

結核感染の初期には少数の結核菌がリンパ管から静脈を介して血行に入り，全身にばらまかれることが知られている．すなわち潜在性の血行散布である．全身のどこにでも結核病巣を形成するが，中でも肺尖部，脾臓，表在性リンパ節は好発部位とされている．結果的に石灰化が認められるのは感染後少なくとも6か月以降であり，これらの潜在的な結核病巣を画像的に検出することはできないのが普通である[4-8,12-14]．

粟粒結核（miliary tuberculosis）として発症するのは初感染後6か月以内である．微熱，食欲不振，全身倦怠感などの非特異的症状で発症することが多い．ツベルクリン反応はX線写真で異常所見を認めるころには陽転することが多いが，陰性のままである場合もある[4-8,12-14]．

X線的には，無数の小さな粒状の陰影が肺野全体にびまん性に認められる．それぞれの粒状影の大きさは2mm前後である．進行するとそれぞれの陰影がやや大きくなり，また1歳以下では1つ1つの陰影がやや大きいことがあるとされている[7,13]．

粟粒大の陰影が無数に認められた場合には，粟粒結核のほかにもサルコイドーシス，好酸球性肉芽腫症，転移性腫瘍，特発性肺ヘモジデリン沈着症などがあり，鑑別診断は必ずしも容易でない．これらのCT所見や鑑別診断については，第7章「びまん性肺疾患」で述べる．粟粒結核が血行性に散布された病巣であるため，喀痰の塗抹・培養が陰性であることも多い．このような場合には組織学的な診断が必要であり，TBLBが第1選択となろう[7,13]．

2．2次結核

初感染からかなりの年数を経て発病してくる結核は，1次結核が初感染に引き続いて起こってくるのに対応させて2次結核（secondary tuberculosis）といわれている．肺では1次結核に多い肺門・縦隔リンパ節腫大を伴わず，血行性散布の頻度も低い．一般に肺結核といえば2次肺結核を指す．

発病の機序としては，初感染のときに血行または経気管支性に散布された小さな肺病変（2次初発巣，postprimary initial focus）が，初感染巣は治っても完全に治らず，その中で生き続けた結核菌が後になって活動を再開し増殖を始めるものとされている．ときには初感染自体の再燃によるものもあるとされている[15]．したがってpostprimary tuberculosis あるいは reinfection tuberculosis または reactivation tuberculosis ともよばれている[3,6,7]．上葉肺尖区（S^1），後区（S^2）や下葉上区（S^6）が好発部位である．

2次結核は通常，急性壊死性肺炎としてみられ，初期には肉眼的に赤色〜灰白色調にみえ，後には液化壊死を形成して黄色調を帯び，やがて空

洞を形成する．同時に経気管支性に肺内に散布巣を作る[3]．病理学的には空洞壁は3層に分けられる．内層は柔らかい壊死組織からなる薄い膜様構造でKocho's lentilsとよばれている．中層は幅の狭い肉芽組織，外層は滲出性炎症により器質化した肺組織そのものである．閉塞した肺動脈が空洞を横断している所見がしばしばみられる．空洞壁は初期には厚いが，慢性化するに従って厚い線維性の壁となる．喀血は空洞内の血管のエロジオンによって起こる[3]．

上葉肺尖区（S^1），後区（S^2），下葉の上区（S^6）に好発することについては，換気・血流比（ventilation-perfusion ratio）によるものと考えられている[16]．すなわち，立位では主な血流は下葉に流れる．肺の上部は血流に乏しい．一方，換気による酸素の分布は均等であるから，血流の比較的乏しい上肺の肺胞内の酸素分圧が下肺よりも高い結果となる．結核菌は好気性菌であるため上肺部のほうが増殖には適していることになる．さらに，血流に乏しい上肺部ではリンパ流も乏しいためクリアランス機構も弱くなり，結核菌はこの部位にとどまりやすい．また，胸壁の運動がリンパ流を促進するが，肺の上部・後方は胸壁の運動が弱いので，これもクリアランス機構に悪影響を与えるとされている[16]．

2次結核の画像上の特徴は肺炎様のconsolidationと空洞，および散布巣である．通常，上葉にみられ，リンパ節腫大は伴わない．無治療のまま放置すると乾酪壊死巣が融解排除されて空洞を形成する．その中で結核菌は活発に増殖し，経気管支性に肺の他の部位に散布される．

a．空洞

1次結核は自然治癒しやすい傾向があるが，2次結核は放置すると進行性である．空洞（cav-

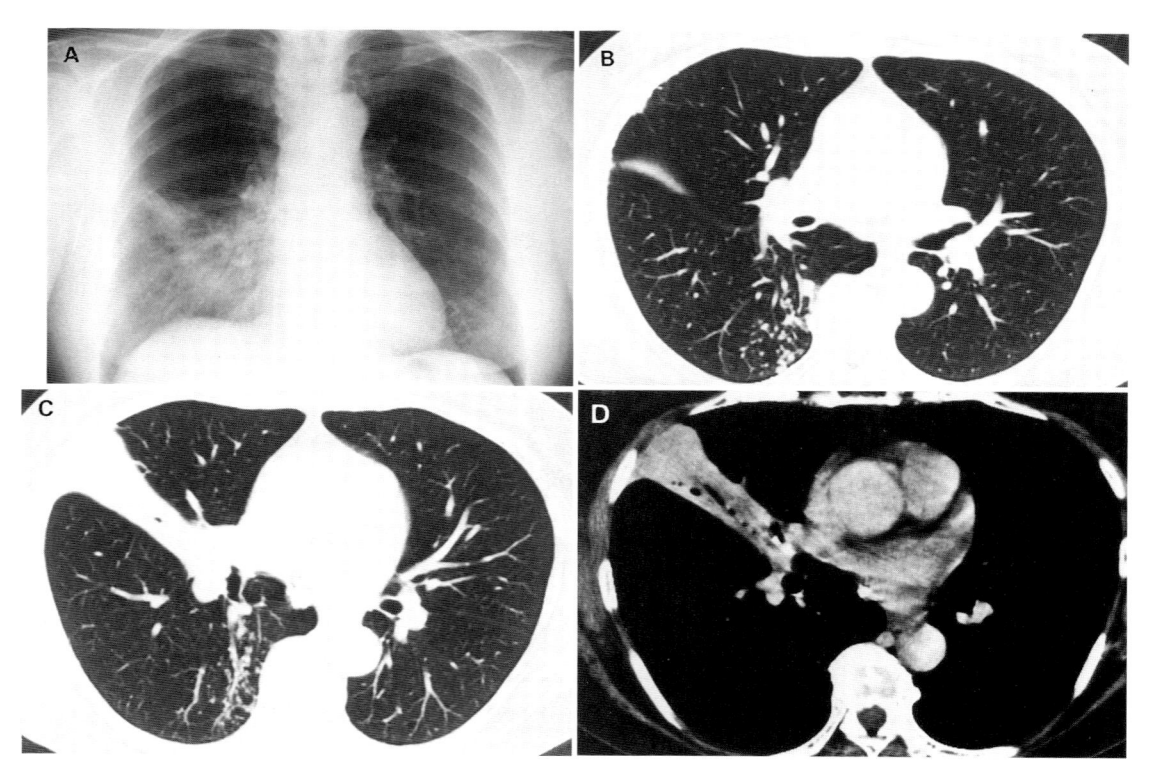

図6-3 活動性肺結核(68歳女)
本例は図6-15と同一症例で，2年後に悪化してGaffky6号を呈したものである．A：2年後の胸部X線写真，B〜D：2年後のCT．初診時の中葉の小葉中心性病変（図6-15）が進行してvolume lossを伴うconsolidationになり，内部にはair bronchogramがみうれる．さらにS^6には小葉中心性の散布巣が出現しているのがわかる．

A. 肺結核

ity)の認められる頻度は40〜80%とされ，結核の活動性の指標とされる[5,6]。高分解能CTによる検討では41例中24例（58%）に空洞が認められたが，X線写真では9例（22%）にしか認められなかったという[17]。また，治療歴のない症例では空洞は66%に認められたのに対し，治療歴

表6-1 活動性肺結核の主病巣のCT所見

所見	例数
空洞	10
空洞＋浸潤	7
浸潤	6
破壊性肺結核	2
無気肺	2
汎小葉性病変	1
小葉中心性病変	1
胸水	1
計	30

表6-2 肺結核新鮮例23例の主病巣のCT所見

所見	例数
空洞	10
空洞＋浸潤	6
浸潤	5
無気肺	2
計	23

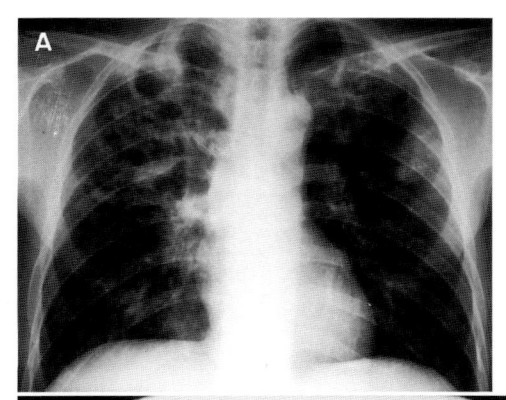

図6-4 活動性肺結核（44歳男）
胸部単純X線写真(A)では右上肺野に空洞がみられ，その周囲および中肺野に不規則な陰影が多数認められる。左上肺野から中肺野にかけても不規則な陰影がみられる。CT(B〜E)では左右上葉に空洞を形成した病巣があり，周辺には斑状，結節状の癒合傾向を示す高吸収域が多数認められる。経気管支散布による汎小葉性〜小葉中心性分布と解釈される。右S^6にも大きな空洞があり，その周辺には上葉と類似の所見が認められる。

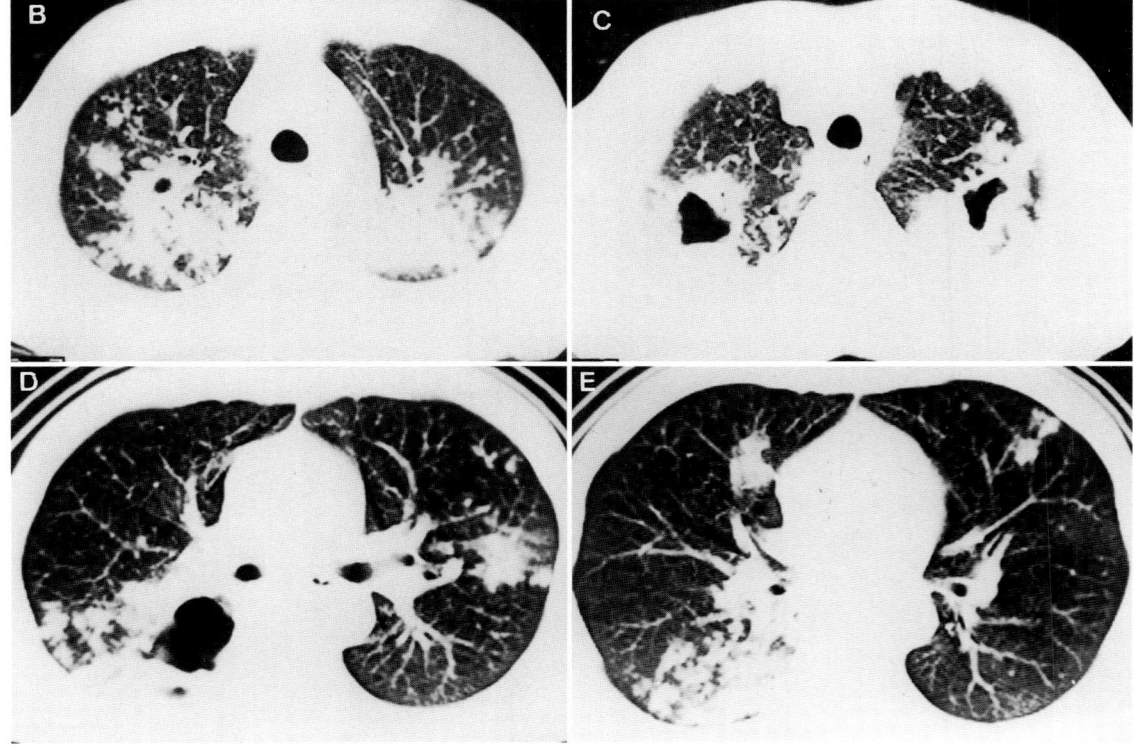

のある症例では42%に認められたとしている．

　筆者は最近，活動性感染性肺結核症例30例を対象にそのCT所見を分析した[18]．主病巣および散布巣を次のように分類した．(1)空洞(cavity)，(2)空洞+浸潤(cavitary consolidation)，(3)浸潤(consolidation)，(4)破壊性結核(destroyed lung)，(5)無気肺(atelectasis)(図6-3)，(6)汎小葉性病変(panlobular lesion)，(7)小葉中心性病変(centrilobular lesion)，(8)胸水(pleural effusion)である．主病巣のCT所見は表6-1のごとくで，主病巣に空洞が認められたのは30例中17例(57%)であった．新鮮例23例における主病巣のCT所見は表6-2のごとく空洞形成は16例(70%)であった．つまり筆者の経験でも治療歴のない新鮮例のほうが空洞を有する率が高かった．

　空洞は通常，consolidationのある部位に認められるが，肺内散布巣のどこにでも起こりうる．空洞壁は厚いことも薄いことも，不整なことも平滑なこともある(図6-4～6-9)．一般的には空洞

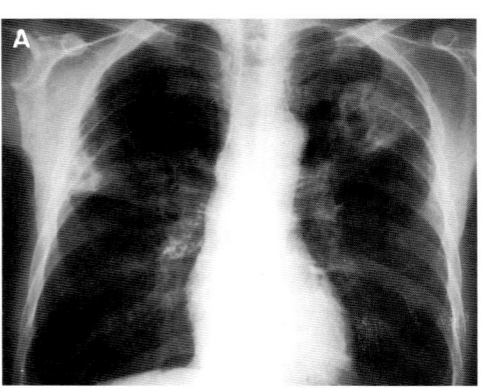

図6-5　活動性肺結核(60歳男)
胸部単純X線写真(A)では左上肺野に空洞形成性病変があり，右中肺野には浸潤影がある．BからEは10mmスライスCTで，S^{1+2}を中心に不整形の多発性空洞を有する病変があり，その周囲には小さな散布巣が認められる(B, C)．右S^{2}の病変はその中心部ではconsolidationが主体で(E)，病変の辺縁部(D)では汎小葉性ないし小葉中心性の高吸収域がみえる．

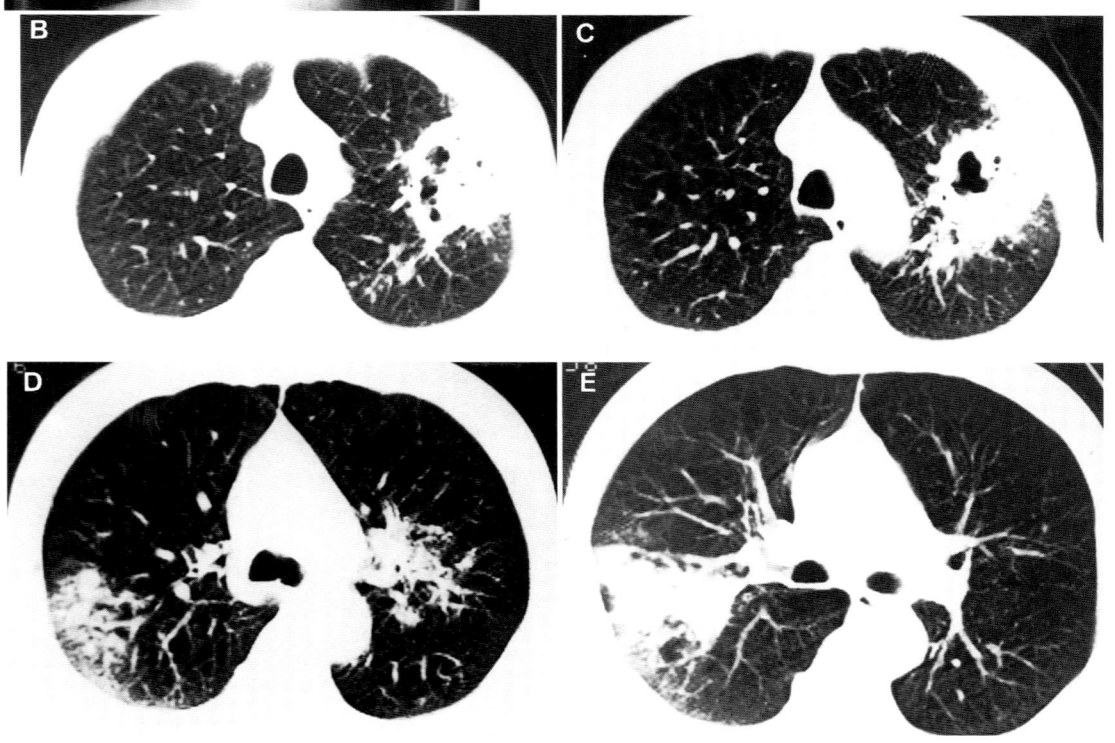

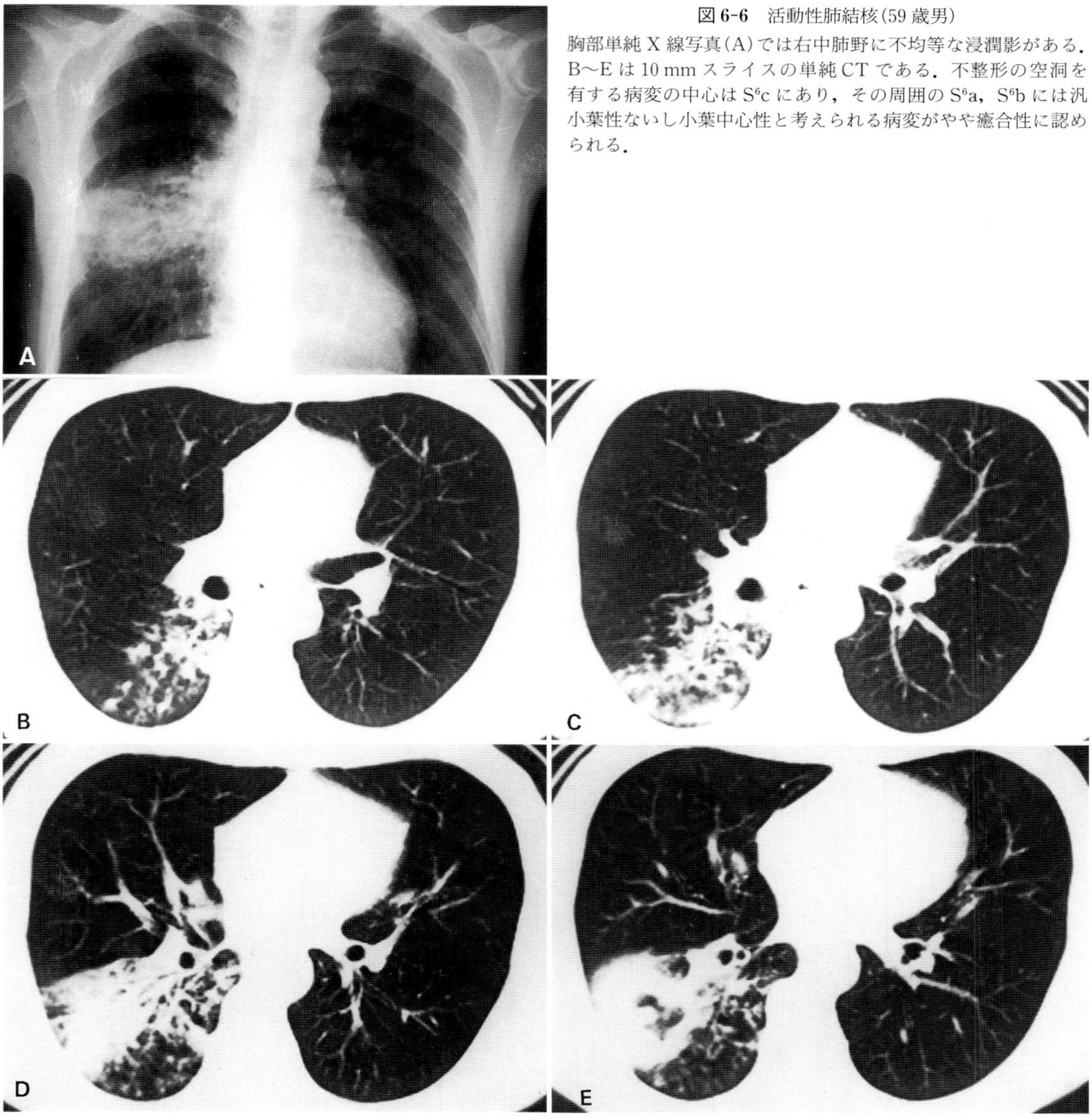

A. 肺　結　核

図 6-6　活動性肺結核（59 歳男）
胸部単純 X 線写真（A）では右中肺野に不均等な浸潤影がある。B〜E は 10 mm スライスの単純 CT である。不整形の空洞を有する病変の中心は S^6c にあり，その周囲の S^6a，S^6b には汎小葉性ないし小葉中心性と考えられる病変がやや癒合性に認められる。

壁は治療とともに平滑で薄くなっていく[5,6]．2 mm 程度以下の壁厚であれば薄壁空洞（thin wall cavity）というが，化学療法によって薄壁空洞化した場合には，開放性治癒の可能性が高いとされる[15]．

比較的大きな主病巣であるにもかかわらず air bronchogram を伴う consolidation が主な所見である場合もときにみられる（図 6-10）．

b．散布巣

2 次結核における肺内への進展は主として経気管支散布によることが知られている（図 6-3〜6-9）．片桐ら[19]は活動性肺結核 40 例について CT による検討結果を報告している．これによれば，経気管支性散布巣は小葉中心性，汎小葉性，小葉癒合性病変に分類され，これらの所見は 40 例全例に認められた．Im ら[17] の検討では，小葉中心性病変は未治療新鮮例 29 例中 28 例（97％）に，気管支壁肥厚は 23 例（79％）に，tree-in-bud appearance（細気管支の分枝状病変）は 21 例（72％）に，poorly defined （"fuzzy"） nod-

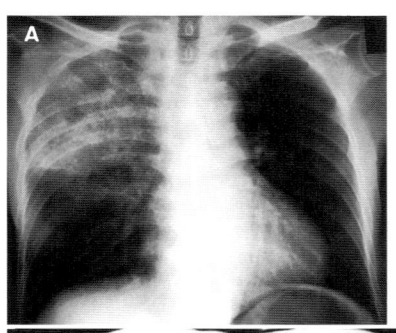

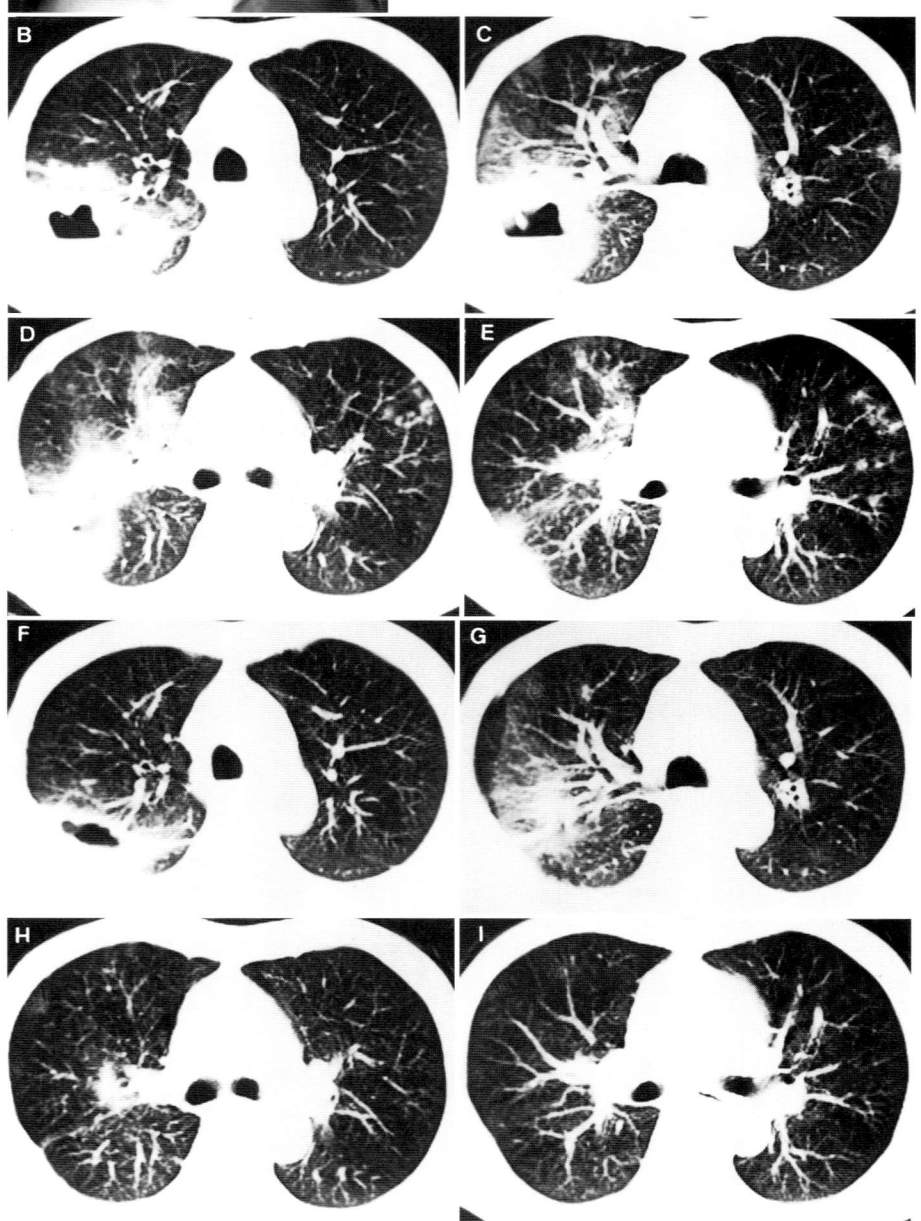

図6-7 活動性肺結核（69歳男）
A：初診時胸部単純X線写真，B〜E：5月7日の初回CT，F〜I：7月21日のCT．
右上葉に不整形のair-fluid levelを示す空洞がある．空洞壁は厚く，高濃度の浸潤性病変としてみられ，周辺部にいくにつれてground-glass densityを呈している．対側肺には小葉中心性の散布巣がみられる．抗結核剤投与により主病巣は著しく縮小している．周囲の浸潤性の高濃度病変，ground-glass病変の縮小も著しい．対側肺の病巣も消失した．

A. 肺　結　核

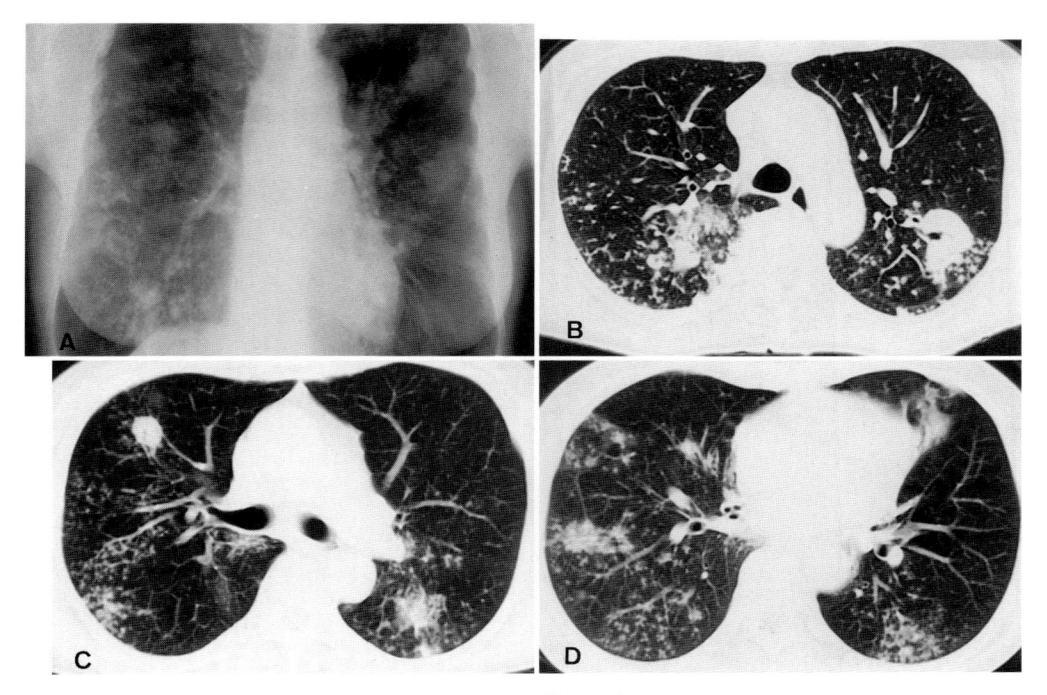

図 6-8　活動性肺結核(67歳女)
胸部単純X線写真(A)では散在性結節影のほかに粒状・斑状の陰影が両肺にみられる．B〜Dは3mmスライスCT像．左上葉$S^{1+2}c$の結節には$B^{1+2}c$と交通する小空洞形成がみられる(B)．両肺の背側胸膜直下を中心に"tree-in-bud"とよばれる樹枝状構造がみられる(C, D)．Gaffky 7号であった．

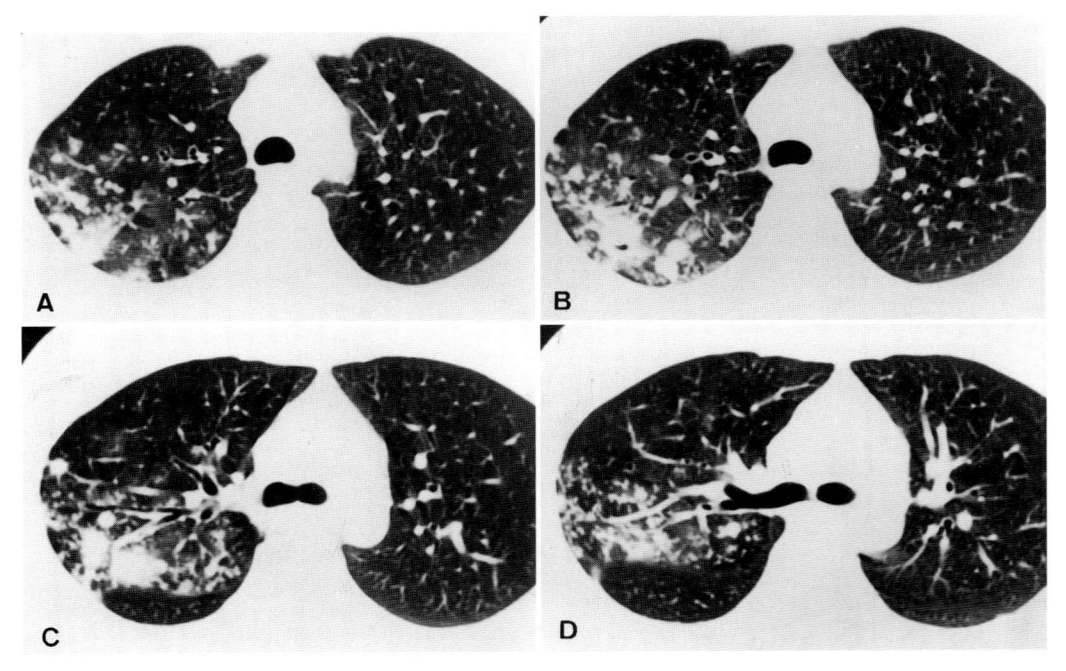

図 6-9　活動性肺結核(26歳女)
右上葉S^2を中心に腫瘤状，粒状，スリガラス状などの種々の形態を示す病変がある．比較的大きな結節性病変の1つには小空洞が認められる．その周囲には数mmから1cmの濃い小結節があり，さらに病変の辺縁部にいくと粒状影が"tree-in-bud" appearanceを呈している．Gaffky 6号であった．

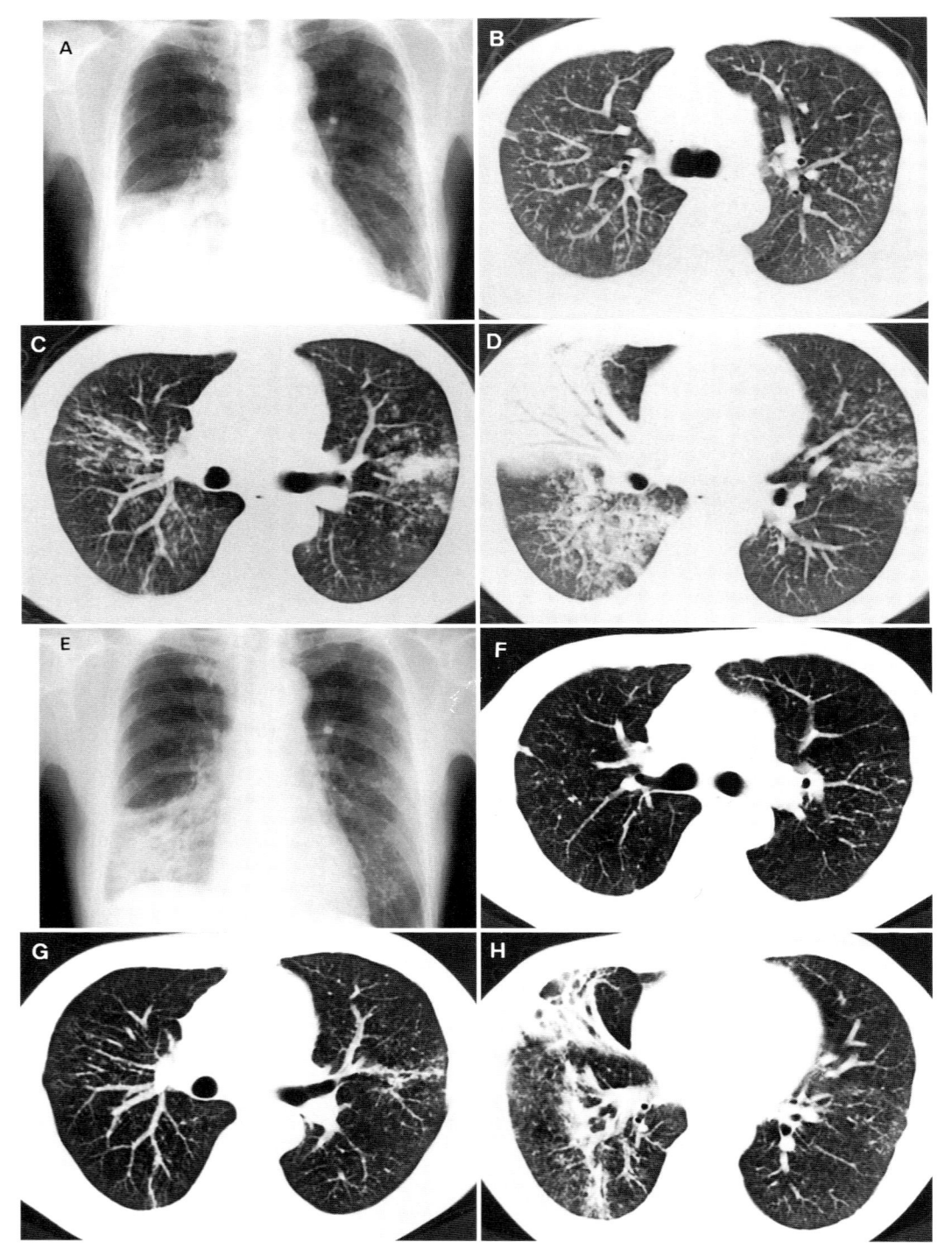

図 6-10 活動性肺結核(55 歳男)

A：初診時の胸部単純 X 線写真，B～D：初回 CT(6 月 11 日)，E：治療中(約 4 か月後)の胸部 X 線写真，F～H：治療中(10 月 8 日)の CT．中葉に air bronchogram を伴う consolidation が認められる．右下葉，左肺にも主として小葉中心性病変が認められる．約 4 か月後には治療による病変の縮小が著しい．主病巣は線維化と気管支拡張症がみられる．右下葉にも線維化と一部気腫性変化がみられる．左肺は軽度の肺野濃度上昇と粒状影となって，縮小傾向が明らかである．

A. 肺結核

ule（小葉中心性病変）は20例（69％）に，lobular consolidation（汎小葉性病変）は15例（52％）に認められたと報告されている．

筆者ら[18]の観察例では主病巣の近傍には汎小葉性あるいは小葉中心性病変がみられ，主病巣から離れるに従って汎小葉性病変から小葉中心性病変が多くなり，次第に散布巣のサイズが小さくなっていく傾向がみられた．肺結核新鮮例23例における主病巣の区域を除く散布巣の分布区域数をみると，2区域が6例と最も多く，4区域が4例，3区域，6区域，7区域がそれぞれ3例ずつみられた．主病巣の区域以外に散布巣のなかったのは2例であった．また，8区域，12区域，13区域，14区域，17区域と広範な散布巣の分布を示したものが1例ずつみられた（表6-3）．主病巣と散布巣との距離や位置関係をみるために，右上葉に主病巣のある新鮮例10例について散布巣の分布状態をみたのが表6-4，図6-11である．右肺ではS^6が8例と最も多く，次にS^4，S^5がそれぞれ5例ずつであった．下葉のS^8，S^9，S^{10}はそれぞ

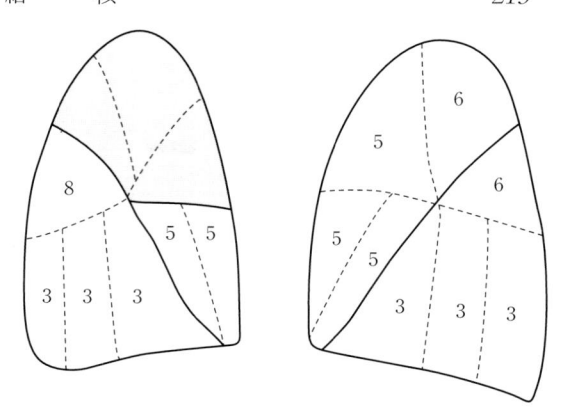

図6-11 肺結核新鮮例23例中主病巣が右上葉であった10例の散布巣分布（例数）

れ3例ずつであった．左肺ではS^{1+2}が6例で，S^3，S^4，S^5がそれぞれ5例ずつ，S^6が4例，S^8，S^9，S^{10}はそれぞれ3例ずつであった[18]．

すなわち，右上葉に主病巣がある場合の経気管支散布巣の分布は右肺にも左肺にも広範囲にみられ，経気管支散布巣の波及している区域あるいは肺葉は右S^6＞左S^{1+2}≧右中葉＝左S^3＝左上葉舌区≧左S^6＞右下葉＝左下葉の順であった．

肺結核が増悪するときの病変の進行は，主病巣の近傍に汎小葉性病変や小葉中心性の病変がみられること，経気管支性に散布した区域にも同様の病変があることから，散布病変はまず小葉中心性病変を形成し，次いで肺2次小葉全体に広がって汎小葉性病変へと進行し，さらに悪化するとそれらが癒合して浸潤性病変（consolidation）となり，最終的に肺の破壊が進んで空洞を形成するに至るものと理解される（図6-12）．

また，あたかも粟粒結核のような微細な陰影が主所見である場合もある．その例を図6-13に示

表6-3 肺結核新鮮例23例の散布巣のみられた区域数（主病巣の区域を除く）

散布巣区域数	0	1	2	3	4	5	6	7	8	9	10	11	12	13	14	15	16	17
例数	2	0	6	2	4	0	2	2	1	0	0	0	1	1	1	0	0	1

表6-4 新鮮肺結核右上葉主病巣10例の散布巣分布

右肺	例数	左肺	例数
		S^{1+2}	6
		S^3	5
S^4	5	S^4	5
S^5	5	S^5	5
S^6	8	S^6	4
S^8	3	S^8	3
S^9	3	S^9	3
S^{10}	3	S^{10}	3

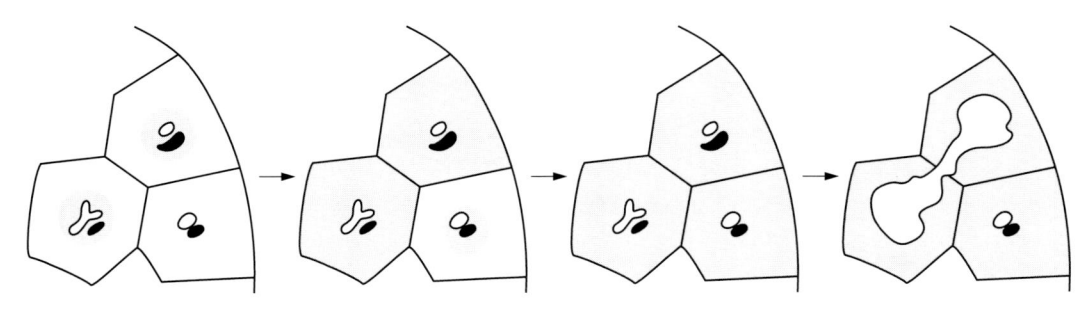

図6-12 肺結核の進展模式図

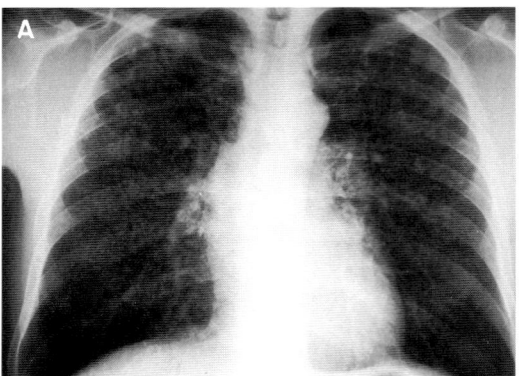

図6-13 活動性肺結核(46歳男)
胸部単純X線写真では肺野全体に粒状影がみられ,粟粒結核様にみえる(A).CTでは右上葉に空洞形成を伴う主病巣がみられる(B).肺のすべての区域にわたって粒状病変があり,上肺野優位,右肺優位であることがわかる(B〜E).胸膜に接する病変はきわめて少ない.胸壁よりわずかに離れた肺内に"tree-in-bud" appearance を示しており,小葉中心性病変であることがわかる.すなわち,経気管支性散布と診断できる.

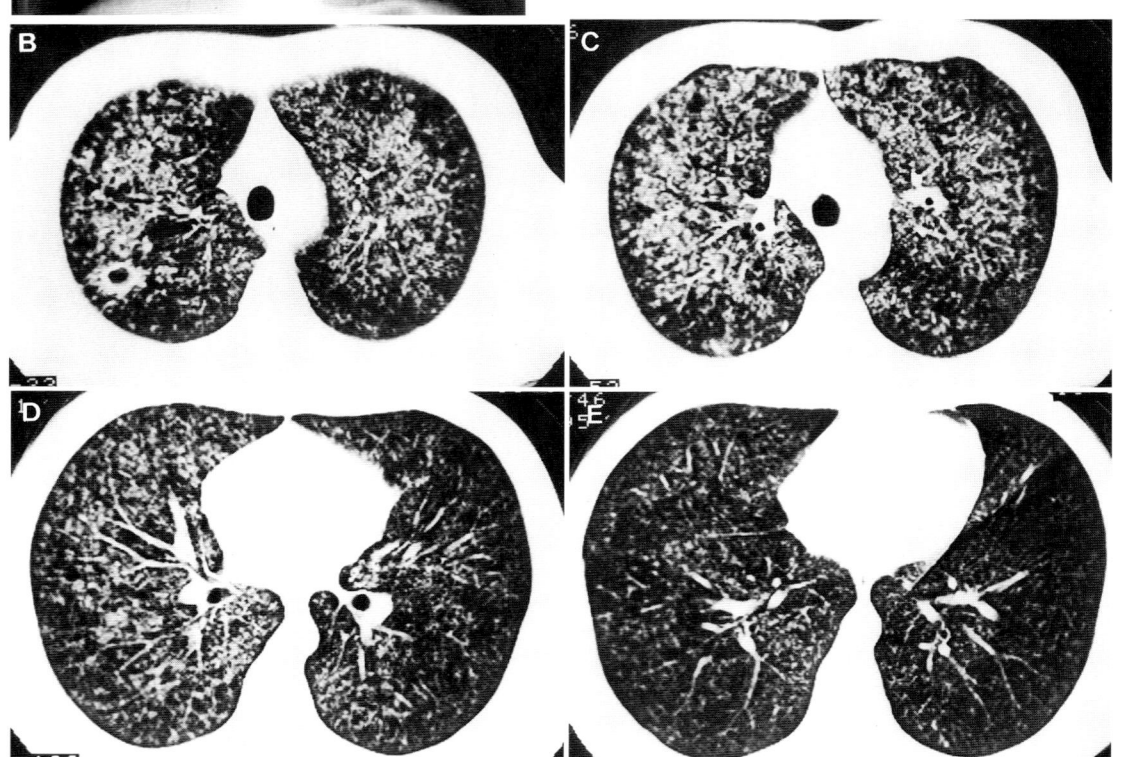

した.胸部単純X線写真では粟粒結核との鑑別が容易でないが,CTではびまん性の粟粒大の結節は胸壁や葉間胸膜から少し離れている分布を示し,小葉中心性の経気管支散布であることがわかる(第7章「びまん性肺疾患」参照).

c. 早期あるいは小型の肺結核および結核腫

最近は胸部X線写真で異常陰影を発見されるとCTを行うことが多くなったため,早期あるいは小型肺結核に遭遇する頻度が高くなってきた(図6-14〜6-18).結節状にみえることもあるので肺癌との鑑別診断が問題になってくる.小型肺結核をみると,分化型腺癌に類似した胸部X線像を呈するが,CTでは分化型腺癌とはやや異なる所見がある.すなわち,小さな初期の肺結核では,(1)腺癌のような中心部の瘢痕形成による集束像に乏しい,(2)分化型腺癌でみられる spiculation が明瞭でない,(3)主病変は一様に高濃度であり,分化型腺癌でみられるような中心部の濃度が高く,辺縁部は表層進展による低濃度部があるという所見ではない,(4)よくみると細かい点状の陰影が互いに接するあるいは癒合するような陰影であり,かつそれぞれの点状の陰影の間には低吸収

A. 肺結核

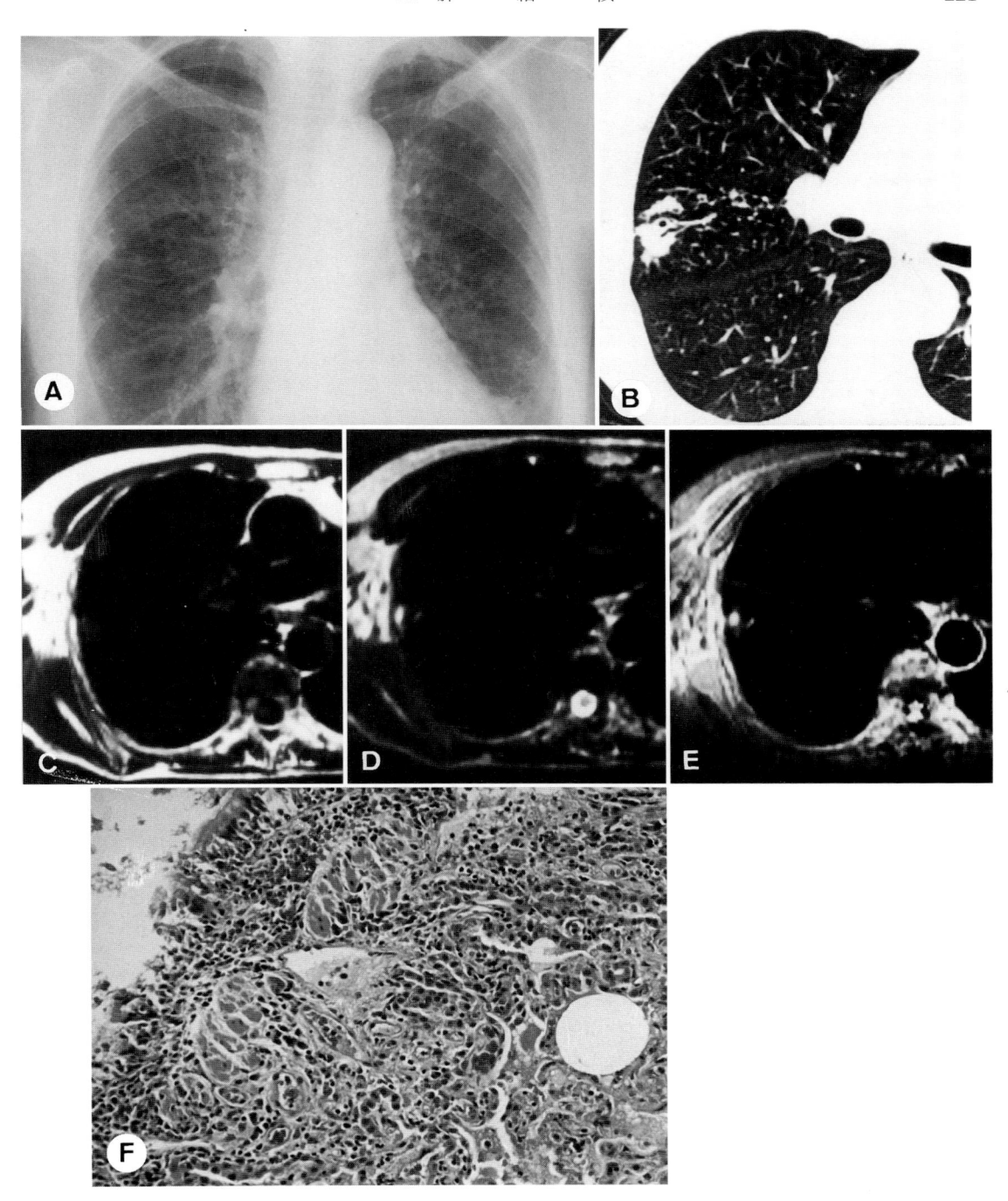

図6-14 活動性肺結核(71歳女)

A：胸部X線写真正面像，B：2mmスライスCT，C～E：MRI(C：SE 580/15，D：SE 2000/90，E：STIR 2000/130/22)，F：切除標本病理像．胸部単純X線写真(A)では右中肺野の胸膜直下に淡い不整形の陰影がみられる．Thin-section CT では B³a，A³a の分枝が関与する不整形の病変があり，air-bronchogram も認められる．全体に density は高く，ground-glass density の領域はない．この病変の前方には細長い病変があり，両者の間には正常肺がある．また内側には点状の散布巣と思われる陰影がある(B)．MRI の T₁ 強調像では低信号であるが，T₂ 強調像，STIR 像では病変の胸壁側の一部が高信号を示した(C～E)．患者の希望により手術され，活動性結核と診断された(F)．

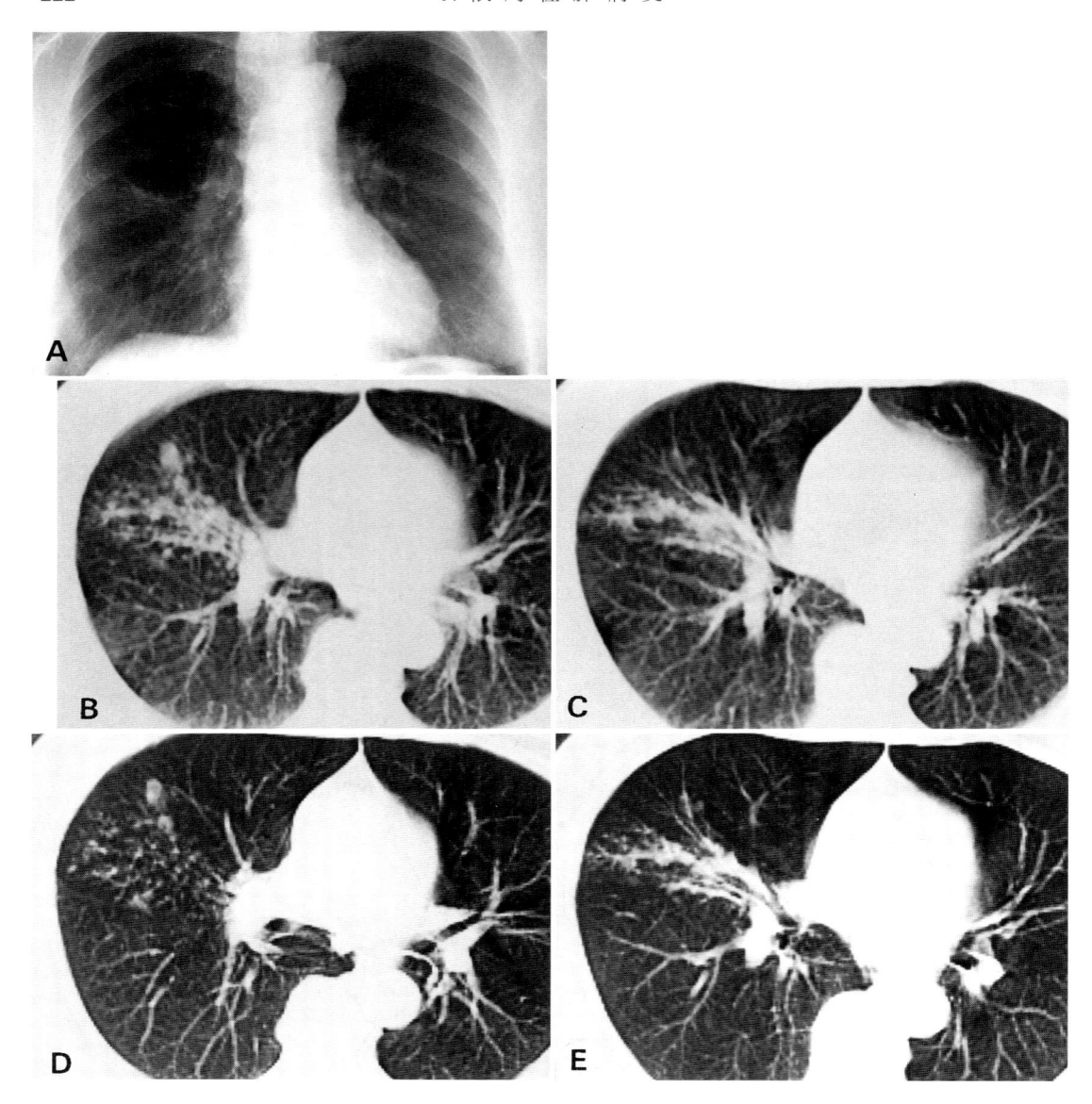

図 6-15 活動性肺結核(66 歳女)

住民検診にて異常陰影を指摘された．自覚症状はない．胸部単純 X 線写真(A)では中肺野に線状〜索状影が認められる．B, C は肺癌検診用 CT (LSCT) (10 mm スライス，テーブル移動毎秒 10 mm)である．中葉の S⁴ に一致して粒状〜小結節状病変が多数認められる．D, E は精検時の 2 mm スライス画像で，粒状〜小結節病変がより明瞭に認められるが，その基本的所見に大差はない．小葉中心性分布であるため，経気管支性の結核を第 1 に考えたが，この時点の TBLB および喀痰検査では確定的所見は得られなかった．その後の定期検査で病変は増大し，喀痰検査で結核菌が証明された(図 6-3 参照)．

A. 肺 結 核

図 6-16 結核腫(16歳男)
学校検診で胸部異常陰影を指摘された．自覚症状はない．胸部単純X線写真(A)では右上肺野に結節影(▲)がみられる．2 mmスライスCT(B)ではS^{2}aの胸膜直下にやや凹凸を示す結節影がある．わずかに胸膜陥入が認められる．石灰化は認められなかった．やや下方のCT(C)では結節影の近傍に2個のsatellite densityが認められる(↑)．

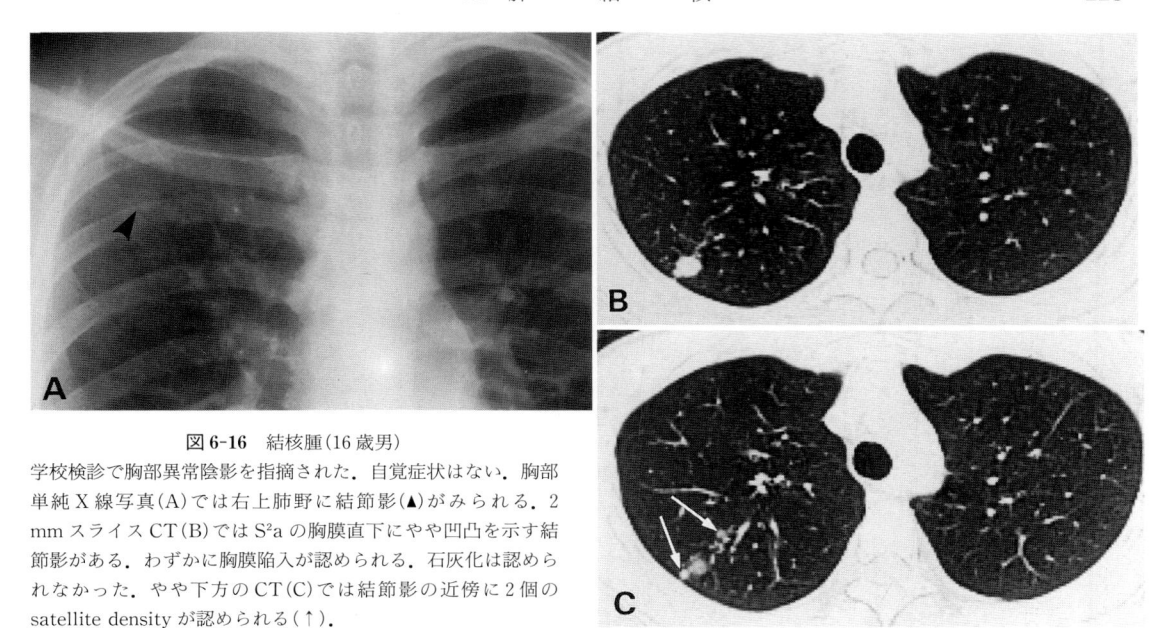

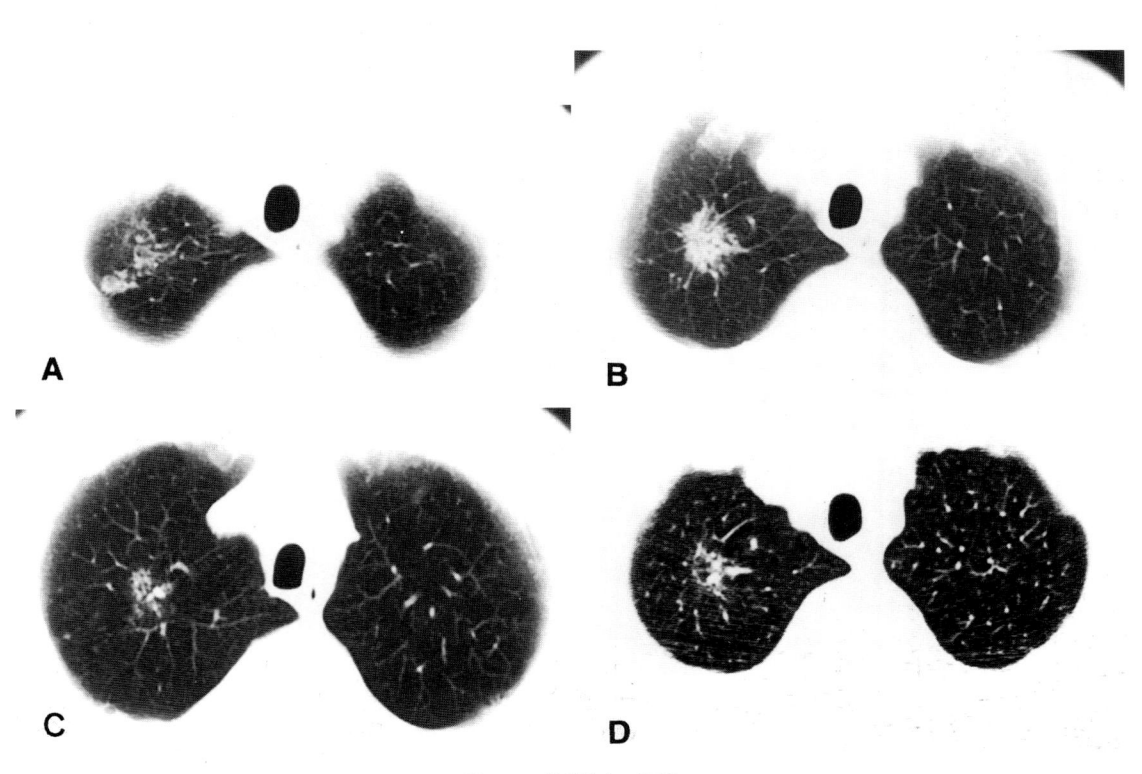

図 6-17 肺結核(72歳男)
住民検診にて異常陰影を指摘された．CT(A〜C)では，不均等な濃度を示す不整形の病変が右肺尖部にみられ，周囲血管の集束像がある(B)．その上下のスライスでは散布巣がある(A, C)．TBLBでは悪性像はなく，また結核の所見も得られなかった．肺結核を考え，抗結核剤を投与したところ病変は縮小した．Dは初回CTより2年2か月後のCTで，乾酪壊死巣は残存しているが病変は縮小したままである．

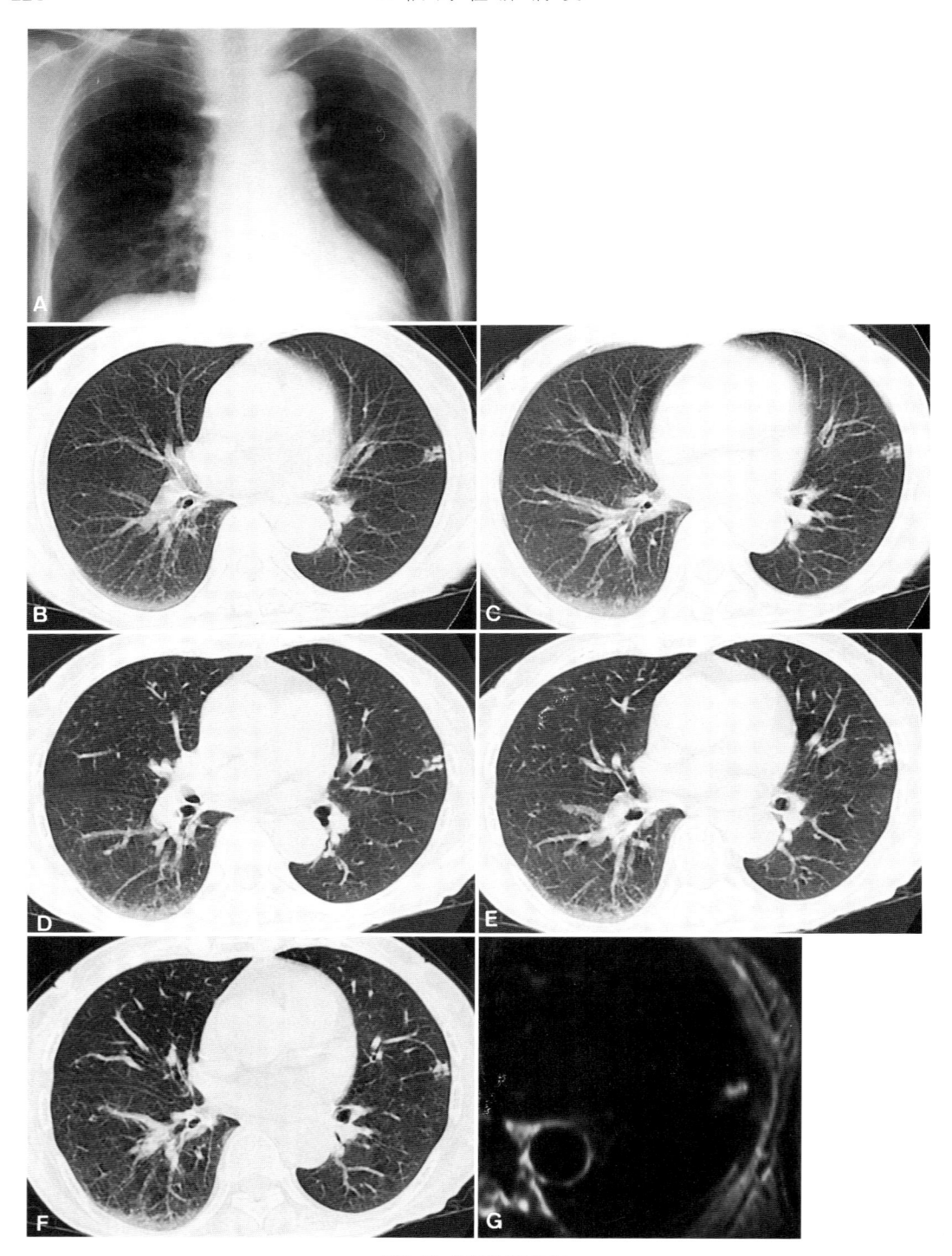

図 6-18 肺結核(72 歳女)

A：胸部 X 線写真正面像，B：10 mm スライスヘリカル CT，息止め，C：10 mm スライスヘリカル CT，平静呼吸，D〜F：2 mm スライスヘリカル CT，息止め，G：MRI STIR 2500/130/20．小さな病変であるが，吸気息止めヘリカルスキャンと平静呼吸ヘリカルスキャンとの間に検出能の点では差はない．2 mm スライスでは小結節が癒合したような病巣で，典型的な分化型腺癌の CT 所見とはやや異なる．肺血管の集束像がみられること，STIR 像で高信号であることなどから肺癌も完全には否定できず，胸腔鏡下で生検が行われ結核(活動性)と判明した．

域がある，(5)散布巣を示唆する点状の病変が周囲に認められる，(6)分化型腺癌では病変部全体が一塊となって連続性があるのが一般的であり，その所見とはやや異なる．

B. 肺膿瘍

肺膿瘍（lung abscess）は急性炎症が肺胞から小葉や間質に広がり，これらの組織が膿性に軟化

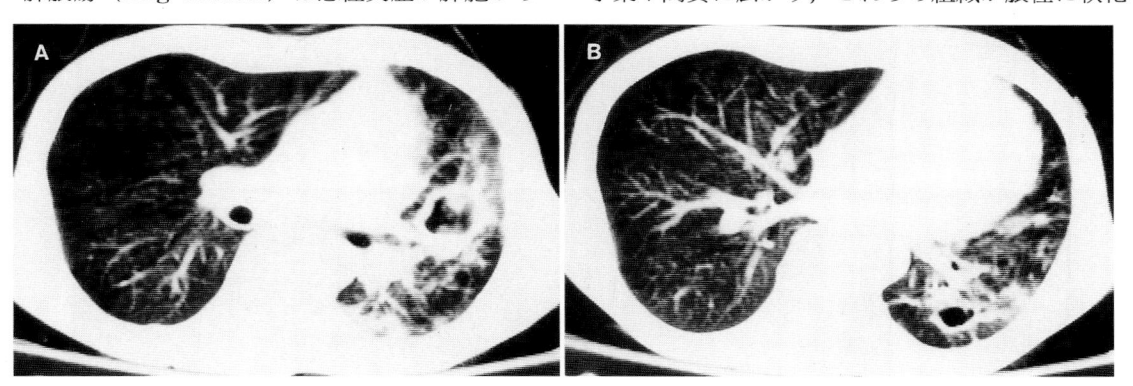

図 6-19 肺膿瘍
舌癌で舌半切後に誤嚥を繰り返して肺炎を起こし，やがて空洞が形成された．

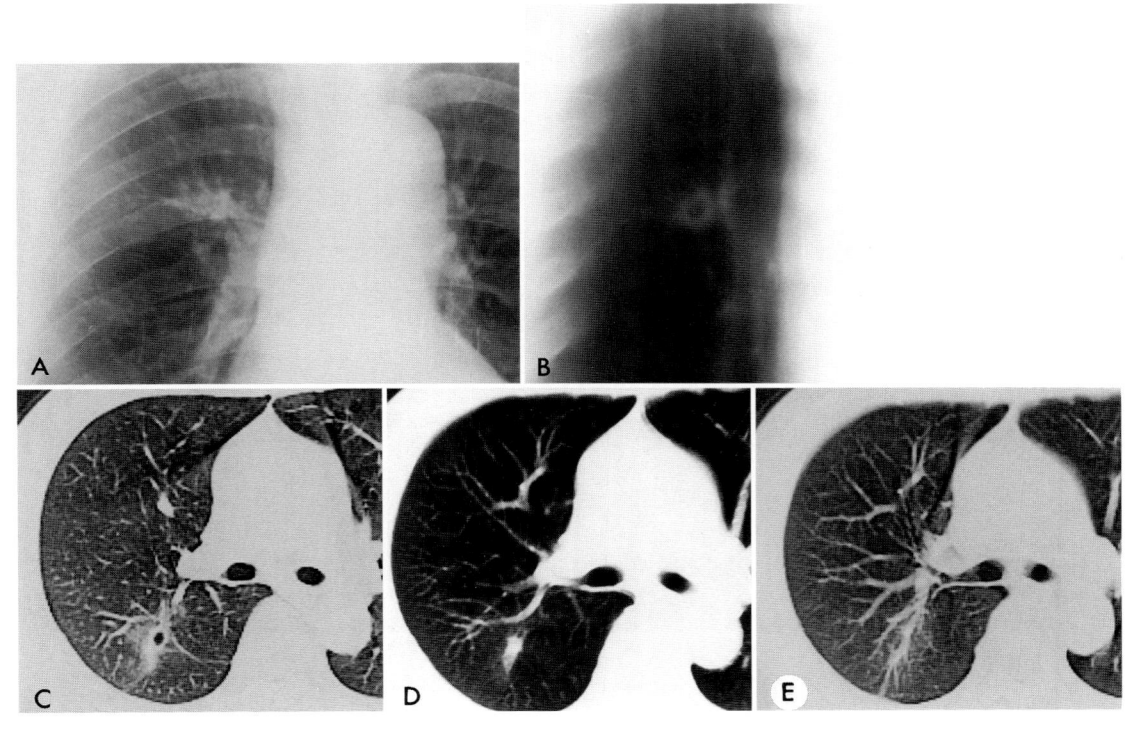

図 6-20 肺膿瘍（64 歳男）
発熱と咳嗽があり近医受診．胸部単純 X 線写真にて不整結節影を指摘された（A）．断層撮影（B）および CT（C）では内部に空洞を認めた．白血球増多，CRP 上昇などの炎症反応があり，肺膿瘍と診断され抗生物質が投与された．D は約 1 か月後の CT で，すでに空洞は消失している．E は約 3 か月後の CT で，わずかに A^2a に沿う不規則な血管肥厚様の所見を残すのみである．

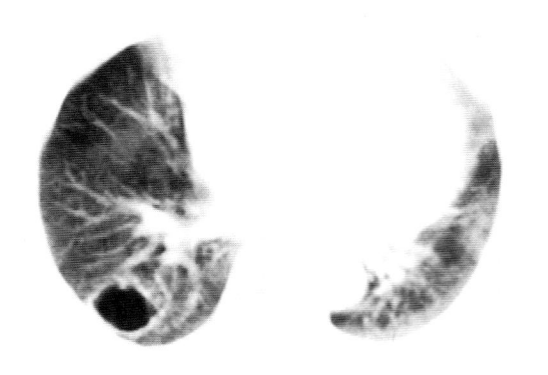

図 6-21 肺膿瘍の治療後
肺膿瘍の治療後に病変は縮小せず，やや不整な空洞壁を残したまま囊胞状となって残存した．

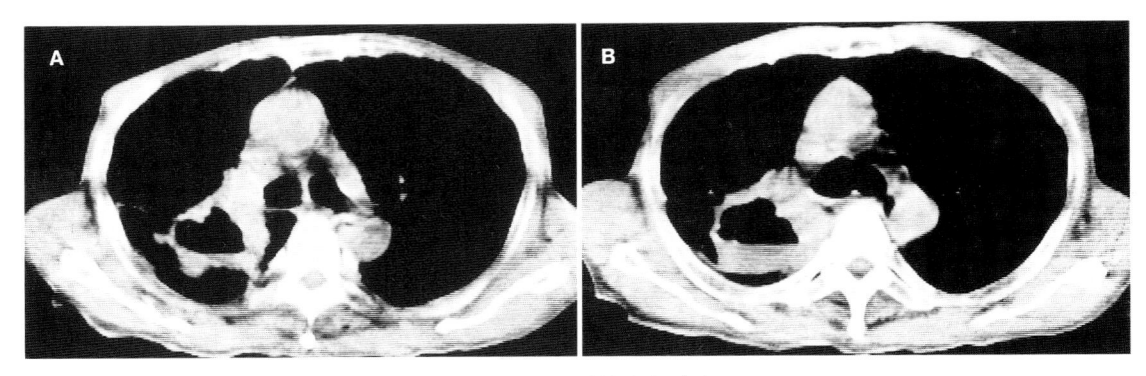

図 6-22 空洞形成性扁平上皮癌
右上葉 S² を中心に不整形の空洞を形成した腫瘤性病変がある．空洞内にはわずかに air-fluid level がみられる．本例は手術が施行され，扁平上皮癌であった．

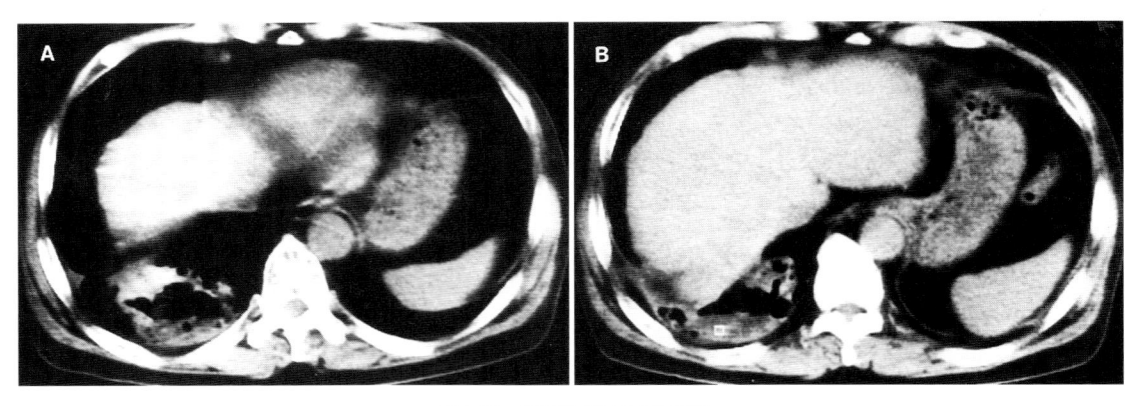

図 6-23 空洞形成性扁平上皮癌
右下葉の S⁹〜S¹⁰ にかけて不整形空洞を形成した腫瘍がある．内部には air-fluid level がみられる．手術では，腫瘍の外側部が横隔膜に浸潤した扁平上皮癌であった．

B. 肺膿瘍

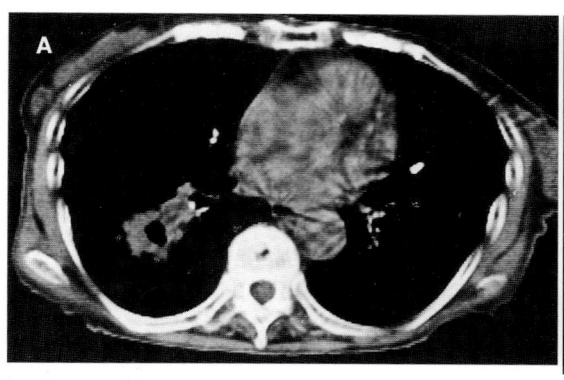

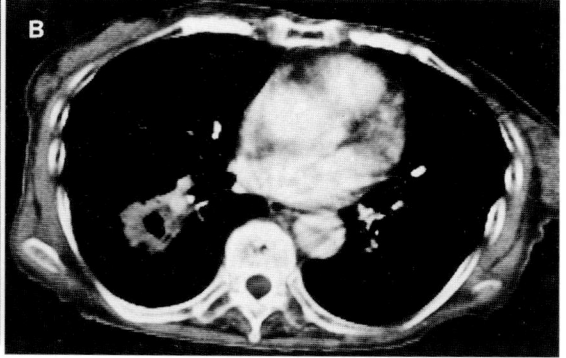

図6-24 空洞形成性扁平上皮癌
右下葉に腫瘤があり，内部には空洞形成がある．単純CTでは肺内リンパ節に石灰化がみられる(A)．Dynamic CTでは隣接する肺動脈は腫瘍に接しているが，内腔はよく保たれていた．手術により扁平上皮癌であった．

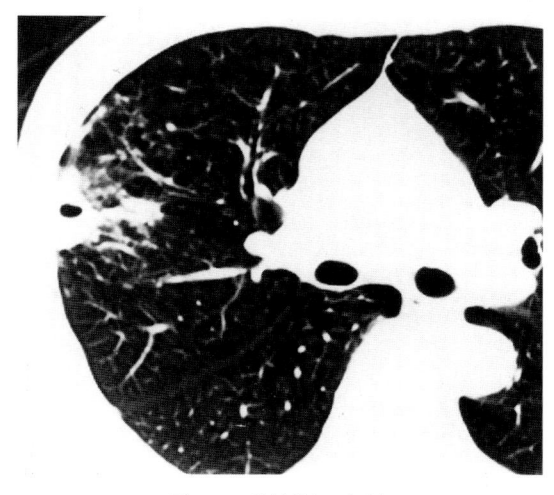

図6-25 肺結核(72歳女)
右上葉S³aを中心に空洞を形成した胸膜直下の一様に高濃度を示す病変と散布巣がある．生検ではepitheloid granulomaと診断された．抗結核剤の投与により縮小した．

して形成される．肺化膿症とよばれることもある．Spencer[20]は発生機序に基づいて，(1)吸引性肺膿瘍，(2)気管支閉塞による2次性肺膿瘍，(3)黄色ブドウ球菌，緑膿菌，肺炎桿菌肺炎による肺膿瘍，(4)血行性肺膿瘍，(5)外傷性肺膿瘍，(6)横隔膜下病変からの胸膜経由の2次性肺膿瘍，(7)感染性肺包虫症性嚢胞の7つに分類している．このうち，吸引性あるいは吸入性肺膿瘍は最も頻度の高いもので，原発性肺膿瘍ともよばれ，嫌気性菌による膿瘍である．膿瘍が気管支と交通すれば空洞が明瞭となる．齲歯や歯肉炎，扁桃炎，副鼻腔炎などの口腔内や上気道の慢性炎症から膿汁が吸引されたり，意識障害のある場合などでは咳反射が減弱ないし消失して口腔内分泌物や吐物を気管支内に吸引しやすい．口腔，中下咽頭，食道の病変のある患者では注意を要する（図6-19）．吸引物は重力によって下降するため，肺膿瘍は上葉ではS²，下葉ではS⁶やS⁹，S¹⁰などに多い．2対1の割合で右肺に多い[21]．

通常胸膜直下の肺に液化壊死を形成し，最終的に気管支に穿通する．膿瘍が葉間裂を貫くように進展する場合もある．空洞は線維性，肉芽腫性組織で被われ，最終的には再生上皮に被われることもあり，治癒過程では縮小・消失する場合（図6-20）と，空洞がそのまま嚢胞状に残存する場合とがある（図6-21）．

診断は胸部X線写真や臨床症状や検査所見などで容易であることが多いが，空洞形成性腫瘍や膿胸との鑑別が問題となる場合がある．鑑別診断として空洞形成性の病変，すなわち肺癌（図6-22～6-24），肺結核（図6-25），感染性嚢胞，肺真菌症，Wegener肉芽腫症などがある．空洞形成のみられない肺膿瘍では，図6-26のように葉間裂を貫いて進展すると肺癌との鑑別が困難となる場合がある．造影CTで辺縁部のみが増強され，内部には増強効果のない液体があれば肺膿瘍を疑

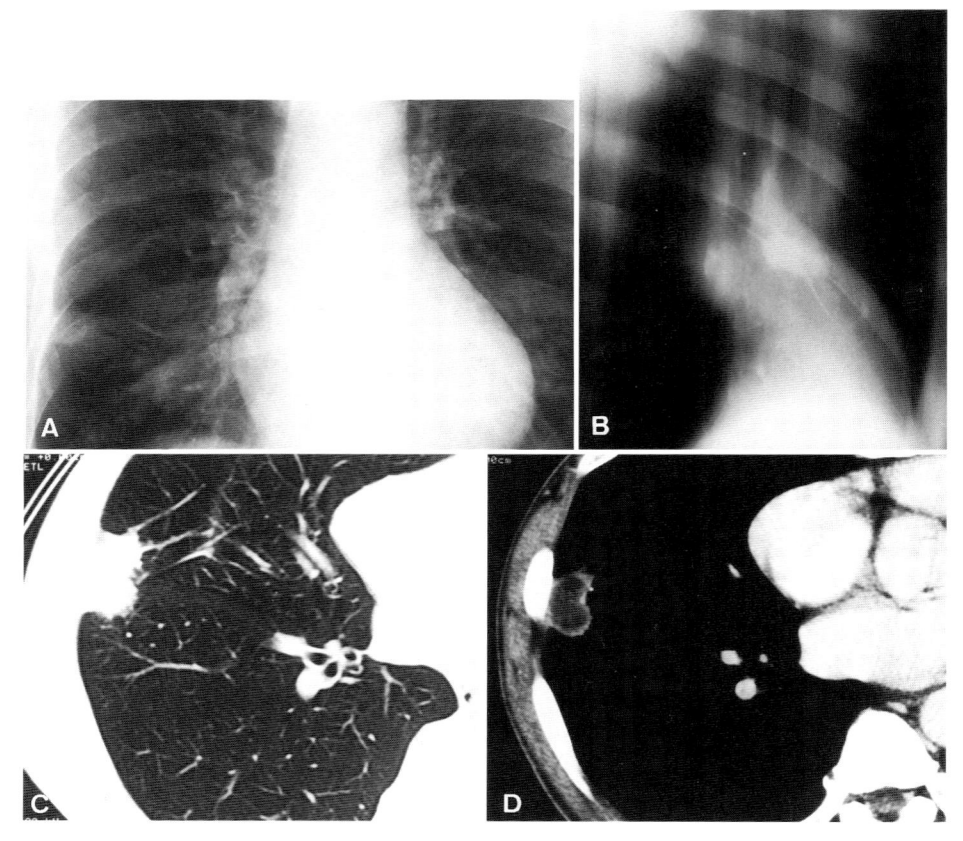

図 6-26　肺膿瘍(58歳男)
胸部 X 線写真正面像では右肺外側の胸膜直下に異常陰影がある(A)．側面断層では大葉間裂と小葉間裂の交叉部に楕円形の陰影があり，大葉間裂の軽度の肥厚が認められる(B)．肺野条件では集束像を伴う不整形の腫瘤性病変が胸壁に接している(C)．造影 CT では辺縁部のみが増強される rim enhancement を呈している．膿瘍と診断され，手術で確認された．

うことができる．

　Woodring ら[22]は，65例の孤立性空洞病変の良性・悪性の鑑別診断について空洞壁の厚さから検討を加えた．空洞壁の最も厚い部分を測定し，4 mm 以下では92%が良性であり，15 mm 以上は95%が悪性，5～15 mm は51%が良性で49%が悪性であったとした．Woodring ら[23]はさらにその後の61例について prospective study を行い，4 mm 以下では95%が良性，16 mm 以上では84.2%が悪性，5～15 mm では72.7%が良性で27.3%が悪性であったと報告した．X 線写真と CT の横断画像とを用いれば，壁の厚さの測定もより容易となる．

　肺膿瘍と膿胸との鑑別が問題となる場合がある．この両者は治療法が異なるので，鑑別診断は重要である．これについては第9章 B-2.「膿胸」の項で述べる．

C. 肺真菌症

　他の感染症と同様に，肺真菌症でも臨床症状はさまざまであり，ホストの免疫状態や既存の肺疾患の有無などとも関連がある．肺真菌症のパターンを大別すると，肺炎様，粟粒結核様，腫瘤形成性，結核様，免疫低下性の場合などに分けられよう[24]．

　肺真菌症の最初の所見が肺炎様であり，組織検査を行わない限り細菌性肺炎と鑑別できない場合がある．Acute pulmonary histoplasmosis, acute pulmonary blastomycosis, acute pulmonary coccidioidomycosis (immunouncompetent host), pulmonry cryptococcosis, candidial bronchopneumonia などがそれである[22]．

　肺内あるいは肺外の病巣からの血行性散布は粟粒結核に類似する所見を呈する．これには progressive disseminated coccidioidomycosis, disseminated blastomycosis, disseminated cryptococcosis with mild immmunosuppression, embolic candidiasis などがある[24]．

　免疫状態が正常である場合には，単発性の肉芽腫による腫瘤を形成するのが最も多い．Histoplasmoma, coccidioidomycoma, cryptococcoma がそれである．胸膜直下に腫瘤を形成し，時間経過とともに線維化し，X線的に孤立性肺結節影を呈し，肺癌との鑑別が問題となることがある[24]．クリプトコッカス症については孤立性肺結節影の項で述べた．

　真菌感染症が慢性に進行すると，肺結核に類似の所見を呈し，鑑別診断が困難となる場合がある．Chronic pulmonary histoplasmosis, chronic progressive coccidioidomycosis, chronic pulmonary blastomycosis, chronic progressive pulmonary cryptococcosis とよばれる病態がこれに属する[24]．

　Immunocompromised の場合には吸入された真菌は気管気管支内で増殖し，necrotizing tracheobronchitis となる．さらに，気管支壁を通って隣接の肺動脈内に侵入し，塞栓症や肺梗塞を起こす．肉眼的には中心部に壊死組織があり，周囲には出血があるため標的様にみえる（target lesion）．梗塞部はやがて空洞化してくる．Invasive pulmonary aspergillosis がこれに相当する[24]．

肺アスペルギルス症

　肺アスペルギルス症（pulmonary aspergillosis）について Gefter[25] は，患者の免疫状態と病像との関係から本症を5型に分類した．すなわち，(1) invasive pulmonary aspergillosis (IPA)，(2) semi-invasive aspergillosis, (3) non-invasive aspergillosis, (4) allergic bronchopulmonary aspergillosis (ABPA), (5) bronchocentric granulomatosis である．Immunosuppression 状態では IPA が，軽度の免疫抑制状態では semi-invaisve aspergillosis が，正常免疫状態では non-invasive aspergillosis が，過敏性反応としては ABPA と bronchocentric granulomatosis が起こるとするものである（図6-27）．

　浸潤性肺アスペルギルス症（invasive pulmonary aspergillosis, IPA）は高度の免疫抑制状態あるいは好中球減少がある場合，例えば副腎皮質ホルモンや他の免疫抑制作用のある薬物治療が行われて顆粒球減少をきたした急性白血病が代表的である．臨床的には発熱，呼吸困難，咳嗽があり，しばしば胸痛を伴うので急性の血栓塞栓症の症状に類似し，出血性梗塞や気管支肺炎の病像を呈することが多い[24,25]．

　病理学的には2つのパターンがあるとされている．よくみられるのは，中心部にアスペルギルス感染で壊死に陥った肺が灰白黄色調を呈して結節状にみえ，その周囲に出血がみられるものである．出血を起こした周囲肺組織とは分離していわゆる air crescent sign に相当する間隙がある．他のパターンはやや少ないが，肺動脈へのアスペ

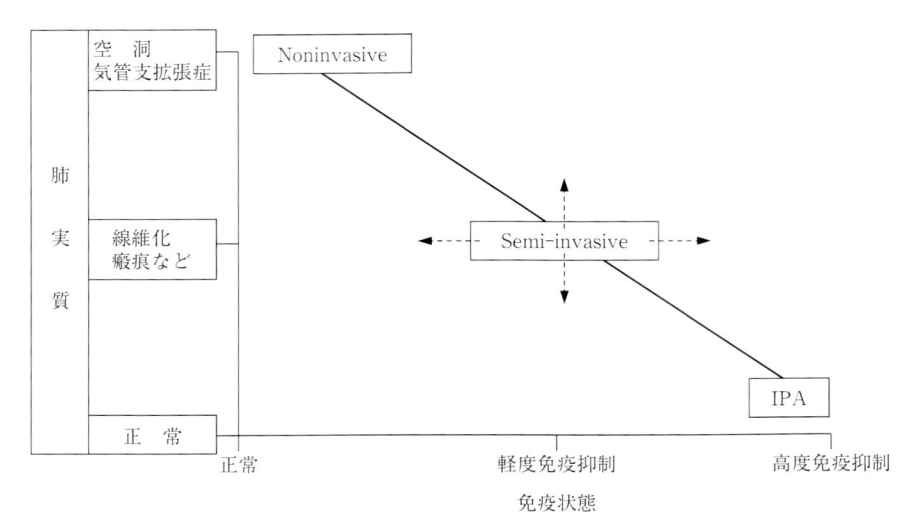

図 6-27 肺アスペルギルス病変のスペクトル[25]

ルギルスの侵入による血栓症で，胸膜をベースとした楔状の出血性血栓塞栓症をきたすものである[25]．

X線的には数個の目立たない結節状の陰影がみられ，CTでは周辺部にいわゆるhalo signを呈してground-glass densityがみられる（アスペルギルス症に伴うhalo signについては第3章で述べたので，ここでは省略する）．さらに初期のIPAでは周辺部に造影剤増強効果が認められる．MRIではこれを反映して中心部は低信号，周辺部は等ないし高信号となり，target lesionあるいはtarget-like appearanceとよばれている．また，空洞形成またはair crescent signは肺炎様，結節状のconsolidationの出現から約2週間で認められるようになるとされている．X線的にこのconsolidationが回復に向かうのはこのair crescent sign出現の2〜3日前であり，このair crescent signの出現は回復過程に入っていることを物語る所見であるという．Air crescentの形成には少なくとも1000/mm³の白血球数が必要であるとされている．白血球からの酵素が肺の壊死を惹起し，air crescentを形成する．Air crescentのある場合のほうがその後2か月以上にわたって生存する症例が多く，逆にair crescentのみられない場合には生存例が少ないとい

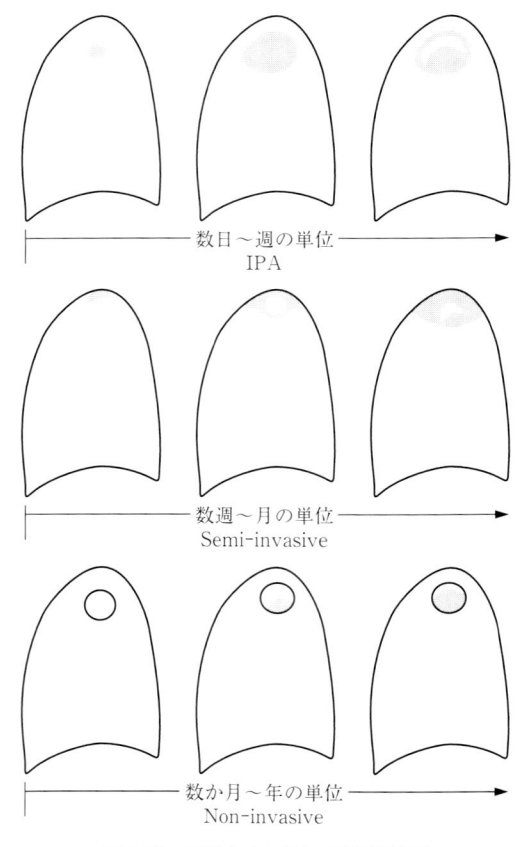

図 6-28 肺アスペルギルス病変の進行

C. 肺真菌症

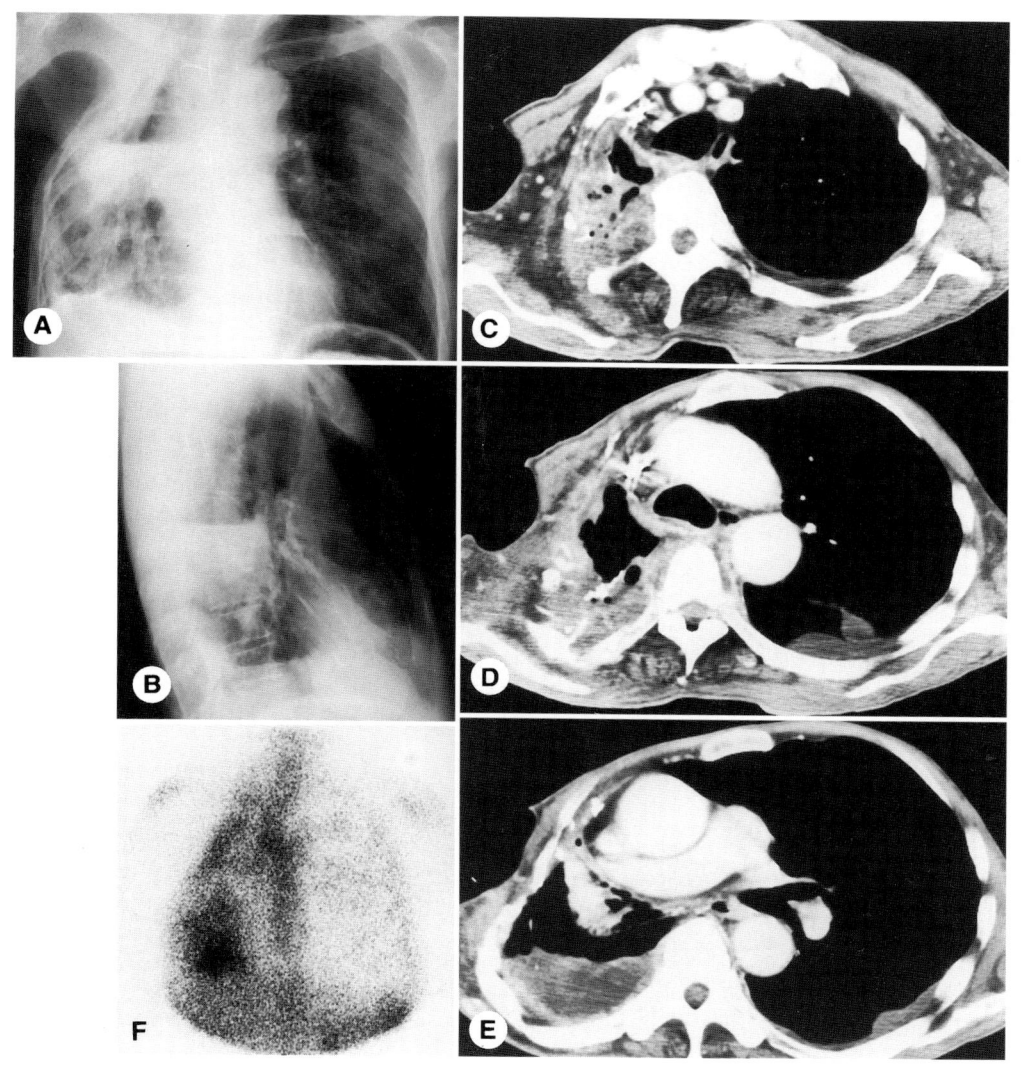

図 6-29 Semi-invasive aspergillosis(70 歳男)

A, B：胸部単純 X 線写真，C〜E：造影 CT，F：^{67}Ga シンチグラフィ．20 年前，肺結核にて胸郭形成術を受けている．右前胸部，右肩，右肩甲骨部に疼痛が出現し増強．微熱，白血球数増多(10000/mm³，好中球優位)，赤沈値 58 mm/時，CRP 8.2 mg/dl と炎症反応がみられた．胸部 X 線写真では胸郭形成術による変形と胸膜肥厚に囲まれた透亮像が右上〜中肺野にみられ air-fluid level を呈している．CT では肥厚した胸膜が不規則な増強効果を示し液体貯留も認められた．^{67}Ga シンチグラフィでは肥厚した胸膜・胸壁，右下肺野に異常集積が認められた．約 2 か月後に死亡．剖検により semi-invasive aspergillosis(chronic necrotizing aspergillosis)と判明した．

う．この場合にみられる球形の物質は壊死性の肺組織（necrotic lung ball）であり，いわゆる mycetoma でみられる菌球ではないので混同してはならない[25]（図 6-28）．

Semi-invasive aspergillosis または chronic necrotizing aspergillosis (CNA) は慢性消耗性疾患，糖尿病，アルコール依存症，高齢者，放射線治療後，慢性閉塞性肺疾患などの軽度の免疫抑制がある場合にみられる．炎症過程がゆっくりと進行して組織壊死や空洞形成を伴うので結核との鑑別が問題となる．典型的には胸膜肥厚があり，数か月で空洞が形成され，縦隔や胸壁に浸潤す

る[25,26]（図6-29）．

Non-invasive aspergillosis (classic mycetoma, aspergilloma) は正常免疫状態で，既存の肺組織の破壊された部位に，通常気管支拡張症を起こした気管支内や空洞内に，菌糸とフィブリン，粘液，細胞破壊による残滓が混じり合った菌球ができる．したがって陳旧性肺結核などに発生することが多い．この場合，空洞壁は血流豊富な肉芽組織で形成され，血痰や喀血の原因ともなりうる．また，菌糸は周囲の肺や胸膜に達して慢性炎症，線維化をきたし胸膜肥厚がいっそう顕著となる．X線的には移動性の intracavitary mass と air crescent or Monod's sign がよく知られている[25,26]．

アスペルギルスに対する肺の過敏症としてはアレルギー性気管支肺アスペルギルス症（allergic bronchopulmonary aspergillosis, ABPA）がある．臨床的には間欠性喘鳴，中枢性気管支拡張症，末梢血の好酸球増多，血清IgEの増加，アスペルギルス抗原に対するIgE沈降素，アスペルギルス抗原に対する即時型皮膚反応などがみられる．病理学的には中枢部の太い気管支に，粘液と細胞破壊による残滓，好酸球などが混合した物質の塞栓による気管支拡張症が起こる．X線的には，肺門部付近の中枢気管支に粘液塞栓によるY，V字形，あるいは gloved-finger appearance などとよばれる陰影がみられるのが特徴である[25,26]．Bronchocentric granulomatosis は ABPA の亜型と理解されている．組織学的には細気管支に壊死性肉芽が形成され，細気管支を閉塞したり破壊したりする．肺実質には菌糸の侵入はないが，周囲肺は好酸球，異物型巨細胞，線維化などの炎症産物の浸潤を受ける[25,26]．

D. 肺梗塞

肺梗塞（pulmonary infarction）は肺動脈の閉塞による肺組織の壊死と出血や無気肺などで構成されている．胸膜に接して陰影を形成して，腫瘤影のごとくに観察され，その肺門側が凸の輪郭を呈する（Hampton's hump）ことでよく知られている．肺塞栓症（pulmnonary embolism）の約10％程度が肺梗塞をきたすとされている[27]．

肺梗塞はしばしば楔状を呈するが，肺2次小葉を何個含むかによって形はさまざまである（図6-30）．肺2次小葉の形に一致して多角形を呈する場合もある．CTでは梗塞部の中心に低吸収域がみられるので，X線写真よりも精度の高い診断ができるとされている．梗塞中心部の低吸収域は ground-glass density の網状構造を呈するが，これは病理学的には梗塞に陥っていない肺2次小葉であることが確認されている．このことは，embolic shower のときに，この preserved area は灌流されなかったか，塞栓を起こさなかった肺動脈で栄養されているか，肺静脈から逆行性に栄養されているか，あるいは気管支動脈系の側副血行路から栄養されているかの状態であったものと考えられる[27]．

肺梗塞の診断では，胸膜に接する楔状の病変というだけでは不十分である．腫瘍，出血，肺炎，浮腫などがこのような所見を示すからである．病変の頂上部の肥厚した血管がみえ，造影CTでは血管内に低吸収域があれば，肺梗塞の可能性がきわめて高くなる．栄養血管が肥厚したり，内部に血栓を示す低吸収域がある場合に feeding vessel sign あるいは vascular sign とよばれている[27]．

また，少量の胸水貯留がみられる．胸水は最初の3日間で最大量となる．しばしば出血性で肺の壊死による炎症性の反応と考えられている[27]．

梗塞を伴わない肺胞性出血は1週間以内に吸収されるが，肺梗塞では吸収に3〜5週以上を要する．その際，原形を保ったまま縮小するのが特徴的であり，角氷がもとの形を保ったまま溶けていくのに似ているため melting sign[28] とよばれて

D. 肺梗塞

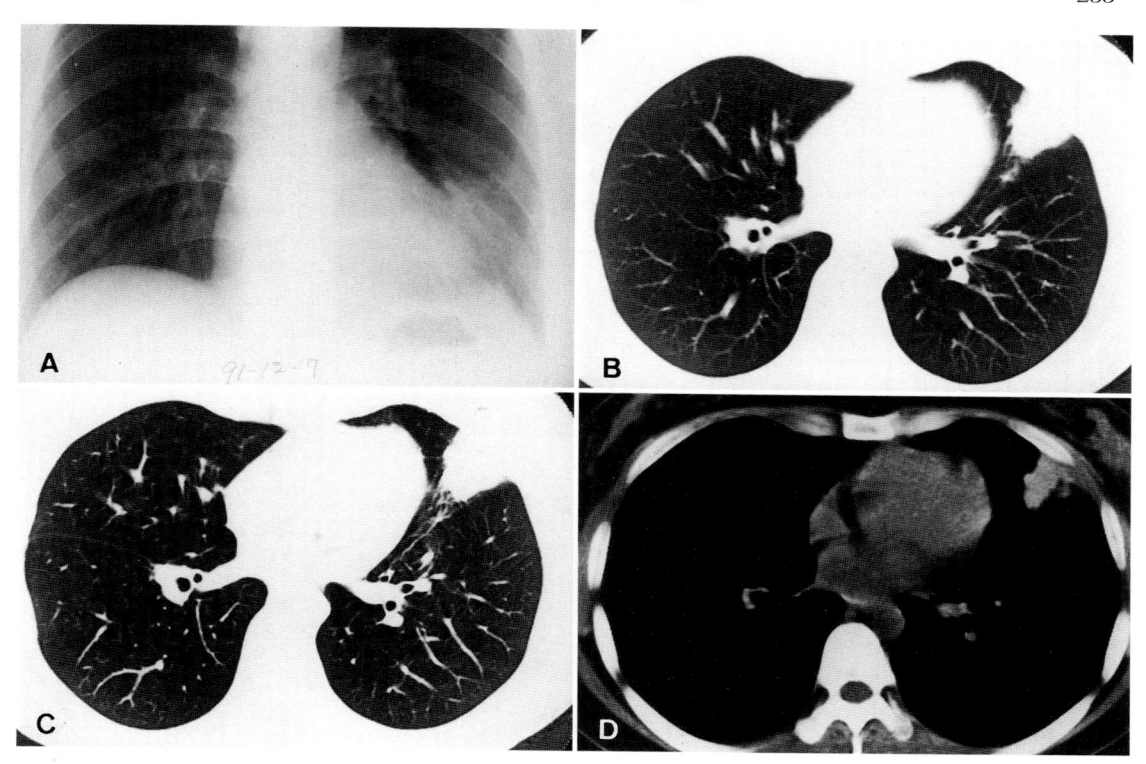

図 6-30 肺梗塞(25歳女)
胸部単純 X 線写真では左下肺野に心縁に重なる陰影を認める(A). B〜D は単純 CT で, B, D は 10 mm スライス, C は 2 mm スライスである. 病変は舌区にあり, 胸壁に接して病変の中枢側は肺門に向かって凸の輪郭を呈している. 胸壁との間にはわずかに胸水貯留がある.

いる. 最終的には完全に吸収されるか, あるいは隣接胸膜の肥厚を伴う線維性瘢痕を残す[27].

文献

1) 坂谷光則:最近の肺結核症の特徴. 画像診断 1994; **14** : 989-993.
2) 厚生統計協会:国民衛生の動向・厚生の指標臨時増刊 1992; **39** : 160-164.
3) Haque AK : The pathology and pathophysiology of mycobacterial infections. *J Thorac Imaging* 1990 ; **5** : 8-16.
4) 島尾忠男:肺結核症. 臨床呼吸器病学(原沢道美, 吉村敬三, 編), 朝倉書店, 東京, 1982 ; pp392-400.
5) Palmer RES : Pulmonary tuberculosis—usual and unusual radiographic presentations. *Semin Roentgenol* 1979 ; **14** : 204-243.
6) Naidich DP, McCauley DI, Leitman BS, et al : CT of pulmonary tuberculosis. *In* Computed Tomography of the Chest (Siegelman SS, ed), Churchill Livingstone, New York, 1984 ; pp175-217.
7) Buckner CB, Walker CW : Radiologic manifestations of adult tuberculosis. *J Thorac Imaging* 1990 ; **5** : 28-37.
8) Choyke PL, Sostoman HD, Curtis AM, et al : Adult-onset pulmonary tuberculosis. *Radiology* 1983 ; **148** : 357-362.
9) Weber AL, Bird KT, Janower ML : Primary tuberculosis in childhood with particular emphasis on changes affecting the tracheobronchial tree. *AJR* 1968 ; **103** : 123-132.
10) Winer-Muram HT, Rubin SA : Thoracic complications of tuberculosis. *J Thorac Imaging* 1990 ; **5** : 46-63.
11) Miller WT, MacGregor RR : Tuberculosis : frequency of unusual radiographic findings. *AJR* 1978 ; **130** : 867-875.
12) Hulnick DH, Naidich DP, MaCauley DI : Pleural tuberculosis evaluated by computed tomography. *Radiology* 1983 ; **149** : 759-765.
13) Stansberry SD : Tuberculosis in infants and children. *J Thorac Imaging* 1990 ; **5** : 17-27.
14) Woodring JH, Vandeviere HM, Friend AM, et al : Update : the radiologic features of pulmonary

tuberculosis. *AJR* 1986 ; **146** : 497-506.
15) 日本結核病学会用語委員会：結核用語事典, 結核予防会, 1992.
16) Goodwin RA, DesPeres RM : Apical localization of pulmonary tuberculosis, chronic pulmonary histoplasmosis, and progressive fibrosis of the lung. *Chest* 1983 ; **83** : 801-805.
17) Im J-G, Itoh H, Shim Y-S, et al : Pulmonary tuberculosis : CT findings—early active disease and sequential change with antituberculous therapy. *Radiology* 1993 ; **186** : 653-660.
18) 松本満臣, 松尾英世：肺結核の CT 所見. 都医短大紀要 1995 ; **8** : 141-147.
19) 片桐史郎, 寺内秀夫, 高橋 賢, ほか：CT 像による肺結核症の画像診断. 臨床放射線 1989 ; **34** : 91-98.
20) Spencer H : Pathology of the Lung, 3rd ed, Pergamon Press, Oxford, 1977.
21) Heitzman ER : The Lung, Radiologic-Pathologic Correlations, 2nd ed, CV Mosby, St Louis, 1984 ; pp21-217.
22) Woodring JH, Fried AM, Chuang VP : Solitary cavities of the lung : diagnostic implications of cavity wall thickness. *AJR* 1980 ; **135** : 1269-1271.
23) Woodring JH, Fried AM : Significance of wall thickness in solitary cavities of the lung : a follow-up study. *AJR* 1983 ; **140** : 473-474.
24) Litzky LA : The pathology of fungal disease in the lung. *Semin Roentgenol* 1996 ; **31** : 4-13.
25) Gefter WB : The spectrum of pulmonary aspergillosis. *J Thorac Imaging* 1992 ; **7** : 56-74.
26) Miller WT : Aspergillosis : a disease with many faces. *Semin Roentgenol* 1996 ; **31** : 52-66.
27) Greaves SM, Hart EM, Brown K, et al : Pulmonary thromboembolism : spectrum of findings on CT. *AJR* 1995 ; **165** : 1359-1363.
28) Woesner ME, Sanders I, White GW : The melting sign in resolving transient pulmonary infarction. *AJR* 1971 ; **111** : 782-790.

7. びまん性肺疾患

　びまん性肺疾患のCT診断は胸部疾患の中でこの15年間に最も進歩した分野である．Heitzmanが1960～1970年代に，精力的に胸部X線像と伸展固定肺を対比して2次肺小葉レベルでの診断学を構築し，名著"The Lung"を出版したが，それを読んだ時点では伸展固定肺の所見と単純X線写真との間には大きなギャップがあった．しかし，この15年くらいの間にthin-sectionによる高分解能CT（high-resolution CT，HRCT）の出現および臨床応用と伸展固定肺X線像，HRCT像と病理像との対比が行われ，肺末梢構造と病変の分布，進展とが対比され，びまん性肺疾患の診断は飛躍的に進んだ．そして，現在なお深く掘り下げた研究が続けられている．

　びまん性肺疾患を理解するには肺の末梢構造を知っておく必要がある．ここでは，HRCTによる最近の進歩をベースとしてびまん性肺疾患のどのようにアプローチするかを述べ，さらに主な疾患についてふれてみたい．

7. びまん性肺疾患

A. 肺実質と間質

　肺実質（pulmonary parenchyma）とは，肺胞とその毛細血管により構成されたガス交換にかかわる肺構造の部分をいう．画像診断の面からみると，X線的に認めうる肺血管と気道（気管気管支）（airway）とを除く広い範囲を肺実質と考えてよい[1]．

　末梢気道の最も小さい構成単位は細葉（acinus）とよばれる．気管支は図7-1（図4-1と同じ）に示すように分岐して終末細気管支（terminal bronchiole）に達するが，細葉とは1本の終末細気管支よりも末梢の構造を指す．終末細気管支は呼吸細気管支（respiratory bronchiole）となって数次の分岐を行った後，肺胞道（肺胞管）（alveolar duct）となり，これがさらに数次の分岐を繰り返しながら肺胞嚢（alveolar sac）または肺胞（alveolus）となって終わる[2]（図7-1，7-2）．成人の細葉は直径6〜10 mm，幅7〜8 mmとされている．細葉は1次肺小葉（primary pulmonary lobule）あるいは終末呼吸単位（terminal respiratory unit）ともよばれている[2]．

　Miller[3]は結合組織（小葉間隔壁）に囲まれた領域を2次肺小葉（secondary pulmonary lobule）と定義した．大きさは0.5〜2.5 cmである．Reid[4]の定義した2次肺小葉は，mmパターンとよばれる3〜5本の終末細気管支によって支配される領域で，大きさは約10 mmであるとされている．小葉間隔壁で囲まれたMillerの2次肺小葉はReidの2次肺小葉よりも大きく，Millerの2次小葉にはReidの2次小葉が1〜7個含まれ，細葉の数にして30個にも達するものがあることが指摘された[5,6]．なお，2次肺小葉内には終末細気管支と肺胞を直接交通するLambert管，肺胞間を交通するKohn孔があり，肺胞性病変の進展経路となることが知られている．

　現在の画像診断，ことにHRCTにおいて2次肺小葉はびまん性肺疾患を理解するためのキーとなる重要な構造である．

　2次肺小葉の中心部に向かって入る，気管支と肺動脈がlobular core structure，肺静脈とリン

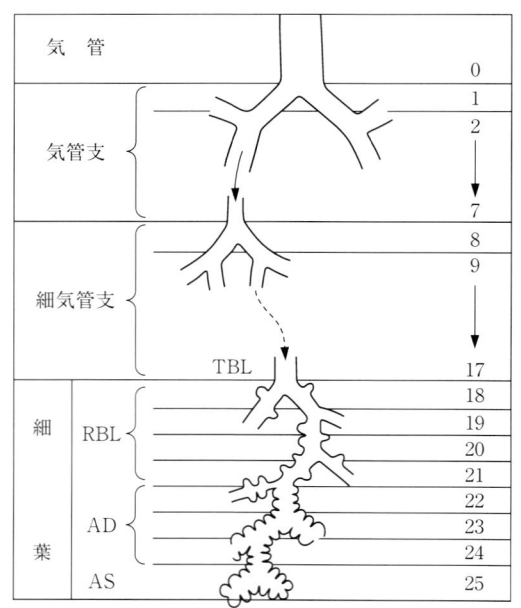

図7-1　気管・気管支と終末呼吸単位

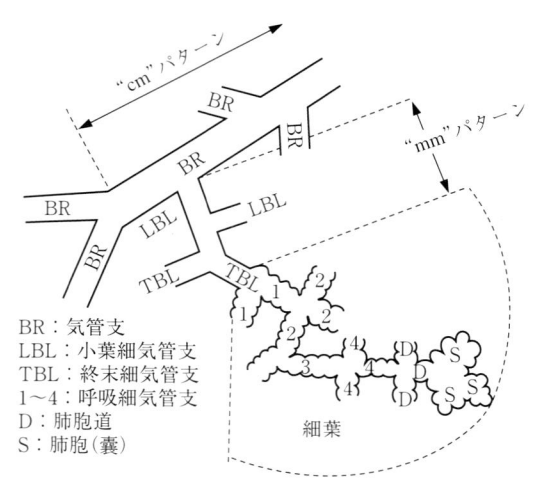

図7-2　終末細気管支と細葉

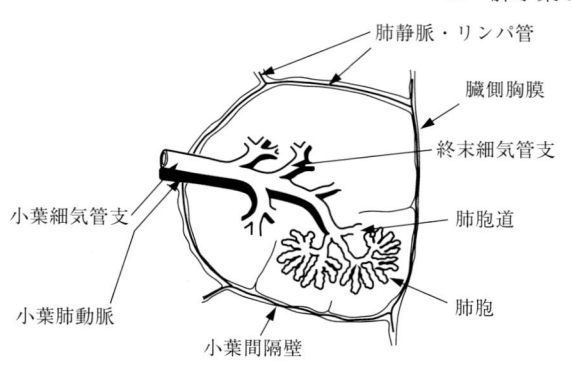

図中ラベル（図7-3）:
- 肺静脈・リンパ管
- 臓側胸膜
- 終末細気管支
- 小葉細気管支
- 肺胞道
- 小葉肺動脈
- 肺胞
- 小葉間隔壁

Lobular core structure：細気管支，肺動脈
Septal structure：小葉間隔壁，肺静脈，臓側胸膜

図7-3 肺（2次）小葉模式図

図中ラベル（図7-4）:
Ax：axial connective tissue
P：peripheral connective tissue
AW：alveolar wall

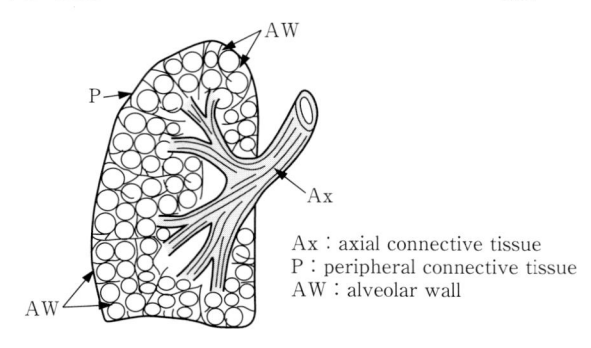

図7-4 肺の間質

パ管を含む小葉間隔壁が lobular septal structure を形成するという概念が Heitzman によって提唱された[7]（図7-3）．以下，2次肺小葉を肺小葉と略す．

気道（airway）とは，喉頭から終末細気管支に至る空気の伝導路である．終末細気管支は，気道に含まれるガス伝導とガス交換部との境界に存在することになる．気腔（air space）とは，診断学的用語で肺実質（pulmonary parenchyma）のことをいう．換言すれば空気を含む部分を指し，間質や空気伝導部である終末細気管支より中枢側の気道は含まない．

一方，肺間質とは肺の支持組織で，疎な結合組織で構成されている．間質は，その部位によって気管支肺動脈周囲間質（axial connective tissue），臓側胸膜や小葉間隔壁（peripheral connective tissue），肺胞隔壁（alveolar wall）の3つのコンパートメントに分類されている[7,8]．こられの肺間質の結合組織は互いに連続している[7,8]（図7-4）．ただし，肺血管や気管支そのものは間質とは見なされていない[1,7,8]．

B. 肺小葉と高分解能 CT

いかに高分解能CT（HRCT）をもってしても正常の肺小葉の識別は困難なことが多い．1.5 mmスライスのHRCTでも1画像につき平均3個くらいしか認められないという[9]．

Murataら[9]は次のような基準でHRCT像上の肺小葉を同定している．すなわち，(1)肺小葉の大きさはほぼ10 mmである．(2)気管支と伴走するのは肺動脈である．(3)胸膜に達する血管は肺静脈である．(4)胸膜面にみられる線状構造あるいは血管および気管支の間に位置するのは小葉間隔壁である．(5)小葉中心性領域とはCTでみえる気管支の周囲にあり，小葉境界面から3～5 mm離れた部位に相当する．肺の中枢部では肺動脈や気管支の外側が小葉の境界を形成している．(6)肺動脈と肺静脈の区別は伴走する気管支の有無を中枢側から末梢側へと追跡することによって可能である[9]．

つまり，肺小葉の中心部には lobular core structure とよばれる細気管支と肺動脈が並んで走行している．肺静脈は小葉の辺縁あるいは小葉間隔壁内にある（図7-3）．

C. びまん性肺疾患の分類

Murataら[9]はびまん性肺病変を，(1)小葉中心性(centrilobular)，(2)汎小葉性(panlobular)，(3)気管支血管束周囲性(bronchovascular)，(4)小葉辺縁性(perilobular)，(5)非小葉性(nonlobular)に細分し，HRCTによる鑑別診断の可能性を強調した（図7-5）．

ここで，肺小葉の構造と病変の分布と病理組織学的所見とHRCT所見とを比較したColbyとSwensen[6]らの報告を引用しておきたい．びまん性肺疾患の組織学的変化と胸部X線写真やHRCTとの比較検討では，病変の分布を同定するのがよい．病変の解剖学的な分布とHRCT所見とを対比したのが表7-1である．

気管支/細気管支中心性分布（broncho/bronchiolocentric distribution）は，気管支，細気管支，肺胞道などの気道あるいは小葉中心部を含む領域に好発する病変で，胸膜や小葉間隔壁，肺胞などには病変の分布がないものである．経気道性

表7-1 びまん性肺疾患の分布とHRCT所見[6]

組織学的分布	HRCT所見
Broncho/bronchiolocentric	Centrilobular Bronchovascular Nodular
Angiocentric	Bronchovascular (arterial) Interlobular septal (venous)
Pleural/subpleural	Pleural/subpleural
Lymphatic	Bronchovascular Interlobular septal Pleural
Peripheral acinar	Subpleural peripheral (paraseptal)
Septal	Septal
Random nodular	Random nodular
Parenchymal consolidation	Parenchymal consolidation
Diffuse interstitial	Diffuse interstitial, ground-glass

の小葉中性病変の多くがこれに属する．このような病変分布を示すものは，(1)感染性細気管支炎（ことにウイルスおよびマイコプラズマ），(2)その他の細気管支炎（例えば汎細気管支炎），(3)過敏性肺炎，(4)好酸球性肉芽腫（早期），(5)呼吸細気管支関連間質性肺疾患（respiratory bronchiolitis-associated interstitial lung disease），(6)膠原病の細気管支炎（ことにSjögren症候群およびリウマチ様関節炎），(7)塵肺，などがある[6]．

血管中心性分布（angiocentric distribution）は動脈および静脈をおかすもので，びまん性肺疾患の原因としては少ない．(1)1次性，2次性血管炎，(2)血管侵襲性感染症，(3)肺動脈血栓塞栓症，(4)肺高血圧症，(5)移植後の拒絶反応，(6)薬物依存症，(7)肺血管をおかす2次性腫瘍（ことにリンパ腫，血管肉腫，肺動脈肉腫，肺動脈内転移）などがこれに属する[6]．

胸膜/胸膜直下分布（pleural/subpleural distribution）を示す病変は少ない．サルコイドーシスやアミロイドーシスのあるものがこのような分布を示す．腫瘍，ことにリンパ腫はこの領域を好ん

(A) 正常構造
BL：細気管支
TB：終末細気管支
PA：肺動脈
PV：肺静脈
P：胸膜
IS：小葉間隔壁
1, 2, 3：肺小葉

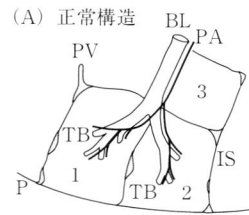

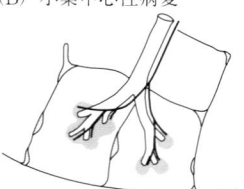

(B) 小葉中心性病変
(C) 汎小葉性病変
(D) 気管支血管束周囲病変
(E) 傍小葉性病変

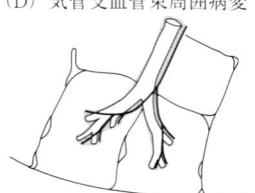

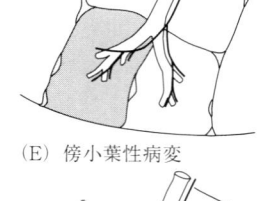

図7-5 肺病変の分布（村田[9]原図を改変）

でおかすことがある[6].

リンパ性分布 (lymphatic distribution) はリンパ系をおかす病変である. 肺のリンパ系は肺静脈周囲, 気管支血管束周囲, 胸膜, 小葉間隔壁にある. 代表的な病変としては, (1)サルコイドーシス, (2)癌性リンパ管症, (3)リンパ腫および白血病, (4)塵肺などがあり, まれな病変として(5)びまん性肺リンパ管腫症 (diffuse pulmonary lymphangiomyomatosis), (6)リンパ管拡張症 (lymphangiectasis) などがある. リンパ系に分布する病変の変化が気管支血管束に強く, 小葉間隔壁や胸膜に弱いときはリンパ系分布の特徴が希薄となり, 画像的にはあたかも小葉中心性分布の様相を呈する. このような所見はサルコイドーシスでは決してまれではない[6].

細葉辺縁性分布 (peripheral acinar distribution) は UIP (usual interstitial pneumonia)/IPF (idiopathic pulmonary fibrosis) が代表的疾患であるが, 細葉の辺縁部は胸膜, 小葉間隔壁, 呼吸細気管支より中枢の気管支血管束などの構造に近く位置しているために, HRCT をもってしても病変部位の識別はむずかしい. 肺の末梢で胸膜直下の病変, ことに胸膜直下の honeycombing などが細葉辺縁性分布を疑う所見となる[6].

小葉間隔壁分布 (septal distribution) は, (1)肺水腫, (2)肺静脈閉塞性疾患 (pulmonary veno-occlusive disease), (3)慢性肺うっ血 (chronic pulmonary congestion) などの血管系の変化のほかにも, (4)癌性リンパ管症, (5)サルコイドーシスなどのリンパ系病変などがある[6].

ランダム分布結節性病変 (randomly distributed nodular lesion) には, (1)粟粒結核, (2)播種性真菌性あるいはウイルス性感染症などがよく知られている[6].

実質性コンソリデーション (parenchymal (air space) consolidation) は(1)急性ないし器質化感染症, (2)肺出血, (3)肺胞蛋白症, (4)慢性好酸球性肺炎, (5)DIP (desquamative interstitial pneumonia), (6)呼吸細気管支関連間質性肺病変 (respiratory bronchiolitis-associated interstitial lung disease) などにみられる[6].

びまん性間質性分布 (diffuse interstitial distribution) 病変はリンパ球は形質細胞などの単核細胞浸潤を呈するびまん性肺疾患によくみられる. (1)過敏性肺炎, (2)薬剤性肺炎, (3)LIP (lymphocytic interstitial pneumonia), (4)膠原病などが代表的である[6].

実質性コンソリデーションとびまん性間質性変化はしばしばオーバーラップしている. すなわち, 実質性病変でも間質に変化を示すし, 間質性病変でも実質に細胞浸潤や液体貯留を伴うことがある. このような場合の鑑別診断には解剖学的分布よりも, 次に述べる肺の反応の様相から診断を進めるとよい[6].

びまん性肺疾患は数多くあるが, 傷害に対する肺の反応形式は限られている. よくみられる肺の反応形式は表7-2のごとくである.

表7-2 びまん性肺疾患でよくみられる肺の反応形式[6]

Diffuse alveolar damage (DAD) (acute or organizing)
Alveolar hemorrhage
Bronchiolitis obliterans with organizing pneumonia (BOOP pattern)
Interstitial fibrosis (usually with honeycombing)
Desquamative interstitial pneumonia-like (DIP pattern)
Cellular interstitial infiltrates
Granulomatous interstitial pneumonias (with or without necrosis)

びまん性肺胞領域損傷 (diffuse alveolar damage, DAD) は急性の間質性肺疾患, ことに成人呼吸窮迫症候群 (adult respiratory distress syndrome, ARDS) でよくみられる病理組織像である. ARDS では早期には浮腫, 上皮壊死と脱落, 気腔には線維性滲出液, 硝子膜形成がみられる. 器質化するにつれて修復が起こり肺胞壁にはII型細胞の増殖がみられ, 硝子膜および滲出液は吸収されて線維芽細胞が間質および気腔に増殖する. この時期は organizing DAD とよばれる. このような変化はびまん性で, 部位によっては重症度に差があるものの組織学的には比較的均一である. DAD をきたす疾患は表7-3のごとくである[6].

肺胞出血 (alveolar hemorrhage) は表7-4に

表 7-3 Diffuse alveolar damage (DAD) をきたす疾患[6]

Infections (viral, fungal, bacterial, parasitic)
Toxic inhalants
Drugs
Shock
Collagen vascular diseases
Radiation reactions (acute)
Acute allergic reactions (e.g., hypersensitivity pneumonitis)
Alveolar hemorrhage syndromes
Idiopathic (acute interstitial pneumonia/Hamman-Rich syndrome)
Other miscellaneous conditions

表 7-4 Alveolar hemorrhage をきたす疾患[6]

Goodpasture's syndrome (antiglomerular basement membrane antibody disease)
Vasculitides (especially Wegener's granulomatosis)
Collagen vascular diseases (especially systemic lupus erythematosus)
Idopathic pulmonary hemosiderosis
Drug reactions
Idopathic/unclassified

示すような疾患でみられる. 組織学的にはやや DAD の所見とのオーバーラップがあるかもしれない. 出血性のコンソリデーションが主な所見であるが, 陳旧性の出血ではヘモジデリンで充たされた多数のマクロファージが気腔内に認められる. この所見は DIP を思いださせるような所見である. 急性肺胞出血の決定的な組織学的特徴は, 肺胞壁や小肺静脈内にみられる好中球の浸潤を示す毛細血管炎 (capillaritis) の所見である. 出血の器質化が始まっていれば気腔内に器質化する結合組織がみられ, 慢性化していれば間質の線維化が種々の程度で認められる[6]. 肺生検などによる外傷性肺出血では, 好中球が外傷部分を取り巻くような所見は毛細血管炎に類似するが, 毛細血管炎やヘモジデリン, フィブリンはみられない[6].

BOOP pattern は器質化する肺の傷害でよくみられる所見である. 最も顕著な所見は, 器質化する結合組織が房のようになってポリープ様に細気管支, 肺胞道, 肺胞を斑状に埋めていることである. この変化は肺胞道に最も強い. 閉塞性細気管支炎 (bronchiolitis obliterans) という用語は, 純粋に組織学的な用語であって, 臨床的に気流の閉塞があることを意味しているわけではない. 器質化肺炎 (organizing pneumonia) は肺胞道より末梢の器質化した結合組織の存在を表すもので, そのほかに単核細胞の間質性浸潤, 線維性滲出液, 気腔の泡沫細胞, II 型細胞が目立つなどの所見を伴っている. BOOP pattern を示す病変には表 7-5 に示すようなものがある[6].

間質性線維症 (interstitial fibrosis) は肺構造の不可逆性変化で, このような病変は蜂窩肺 (honeycombing) とよばれている. Honeycombing は画像的にも肉眼的にも認められるが, 気腔の異常は顕微鏡的観察によって初めて評価される. 多くは大きさ 0.5 cm 以下で, 化生した上皮, 粘液貯留, 線維性肺胞壁がみられる. UIP では 1 つの肺小葉内で正常部分から種々の程度の進行度の変化が認められるのが特徴的である. UIP の線維化は organizing DAD や BOOP の線維化とは異なっている. Organizing DAD や BOOP では未成熟な線維芽細胞による器質化であって, 可逆性で, 回復可能であり, 進行性肺疾患ではな

表 7-5 BOOP pattern をきたす疾患[6]

Organizing infections (viral, bacterial, fungal, other)
Organizing diffuse alveolar damage
Drug and toxic reactions
Collagen vascular diseases
Extrinsic allergic alveolitis (EAA) (hypersensitivity pneumonitis)
Chronic eosinophilic pneumonia
Organizing infectious pneumonias complicating chronic bronchitis and emphysema, bronchiectasis, cystic fibrosis, aspiration
Location distal to an obstruction
Part of the peripheral reaction around abscesses, infacts, Wegener's granulomatosis, and others
Idiopathic (i.e., BOOP)

D. 小葉中心性病変

表7-6 Interstitial fibrosis をきたす疾患[6]

UIP (usual interstitial pneumonia) / IPF (idiopathic pulmonary fibrosis)
LIP (lymphocytic interstitial pneumonia)
Collagen vascular disease
Drug reactions
Pneumoconioses (asbestosis, berylliosis, silicosis, hard-metal pneumoconiosis, others)
Sarcoidosis
Eosinophilic granuloma (histiocytosis X)
Chronic granulomatous infections
Chronic aspiration
Chronic hypersensitivity pneumonitis
Organized chronic eosinophilic pneumonia
Oraganized and organizing DAD (diffuse alveolar damage)
Chronic interstitial pulmonary edema/passive congestion
Radiation (chronic)
Healed infectious pneumonias

表7-7 DIP-like pattern をきたす疾患[6]

DIP (desquamative interstitial pneumonia)
Respiratory bronchiolitis-associated interstitial lung disease (RB/ILD)
Eosinophilic granuloma (histiocytosis X)
Chronic alveolar hemorrhage
Eosinophilic pneumonia
Pneumonioses (especially talcosis, hard metal, asbestosis)
Obstructive pneumonias (with foamy macrophages)
Exogenous lipoid pneumonia and lipid-storage disease
Infection in immunosuppressed patient ("histiocytic pneumonia")
As a focal microscopic findings in many conditions

表7-8 間質性細胞浸潤をきたす疾患[6]

Sarcoidosis
Hypersensitivity pneumonitis/Extrinsic allergic alveolitis (EAA)
Drug reactions
Granulomatous infections
Intravenous talcosis (i.v. drug abuse)
Pneumoconiosis (inhalation talcosis, berylliosis)
Sjögren's syndrome (LIP with granuloma)
Aspiration pneumonia
Tumors, especially lymphomas
Wegener's granulomatosis
Bronchocentric granulomatosis
Allergic granulomatosis
Necrotizing sarcoid granulomatosis

い．間質性肺炎は非可逆性で，進行性である．間質性線維症をきたす疾患は表7-6のごとくである[6]．

DIP様パターンは，肺胞壁の炎症性変化と関連した気腔のマクロファージの増加を示すもので，表7-7のような疾患がある[6]．

間質性細胞浸潤はリンパ球，形質細胞が主体で線維性変化は軽く，肺構築は保たれているのが特徴的である．表7-8のような疾患がある．

このような肺の傷害に対する反応形式の理解は鑑別診断に多くの情報を与えるが，HRCTを観察して診断を進める場合には，最も顕著な解剖学的な分布を捉えて分析するのが一般的と思われる．そこで，びまん性肺疾患を以下のような項目に分けて述べ，主な疾患について解説したい．

D. 小葉中心性病変

小葉中心性病変 (centrilobular lesion) とは主として肺小葉の中心部，すなわちlobular coreをおかす病変の総称である．これには末梢気道病変，気腔を充満する病変，細気管支血管周囲間質の病変などが含まれる．Peribronchiolar lesionは同義語と考えていよい[10,11]．小葉中心部を病変の主坐とする疾患には表7-9のようなものがある[9,12]．また，小葉中心性病変をHRCT所見別に，(1)結節状ないし樹脂状病変，(2)スリガラス様ないし浸潤影，(3)低濃度あるいはモザイク状に分けて分類したものが表7-10[13]である．これらの疾患のうち，肺結核，肺炎，肺膿瘍などの経気管支性感染性病変は小葉中心性病変から容易に汎小葉性病変に移行するので，汎小葉性病変の項

表7-9 小葉中心性病変[12]

(1) Bronchiolar and peribronchiolar disease
    Diffuse panbronchiolitis (DPB), (Asian panbronchiolitis)
    Cystic fibrosis
    Bronchopneumonia (endobronchial spread of infection)
    Bronchiolitis oblietrans and bronchiolitis obliterans with organizing pneumonia (BOOP)
    Respiratory bronchiolitis
    Pneumoconiosis
    Eosinophilic granuloma
    Hypersensitivity pneumonitis (Extrinsic allergic alveolitis, EAA)
(2) Lymphatic and perilymphatic disease
    Lymphangitic carcinomatosis
    Sarcoidosis
(3) Vascular and perivascular disease
    Pulmonary edema
    Vasculitis

表7-10 HRCT所見に基づいた小葉中心性病変の分類[13]

1. Bronchiolar diseases with nodules and branching lines at CT
    Acute infectious bronchiolitis
    Diffuse panbronchiolitis (DPB)
    Chronic inflammation of the bronchioles
2. Bronchiolar diseases with ground-glass attenuation and consolidation
    BOOP
    Respiratory bronchiolitis
3. Bronchiolar diseases with low attenuation and mosaic perfusion at CT
    Constrictive brochiolitis (obliterative bronchiolitis)
    Swyer-James syndrome
4. Chronic infiltrative lung diseases with bronchiolocentric infiltrates (mixed type)
    Extrinsic allergic bronchiolitis
    Sarcoidosis
    Follicular bronchiolitis
    Pneumoconiosis
    Giant-cell interstitial pneumonia (GIP)

で述べることにする．また，BOOPや過敏性肺炎なども小葉中心部に限局するというよりも汎小葉性変化が強く，後述することにする．

　正常の肺小葉の構造は次のような解剖学的特徴を識別できれば，HRCTでそれとわかる．すなわち，(1)終末細気管支から肺静脈，小葉間隔壁，胸膜などの小葉辺縁構造までの距離は約3mmでほぼ一定であること，(2)終末細気管支に伴走する太さ200μm程度の肺動脈は1.5mmスライスのHRCTで描出されること，(3)肺静脈は小葉辺縁を走行するものが識別できること，(4)小葉間隔壁は100μmを越えるものが描出できるなどである[14]．

　しかし，正常肺ではこのような特徴が認められる頻度が低いので，正常の肺小葉を正確に識別することは困難であることが多いことは前述した．

　経気管支性に起こる肺病変の多くは終末細気管支や呼吸細気管支レベルの存在するため肺小葉内で3～5本分岐する終末細気管支周囲の病変が一塊になってHRCTで描出されると，小葉の中心部に細気管支，肺動脈で形成されるlobular core structureの周囲に濃度増強として認められるようになる（図7-5）．

E. 汎小葉性病変

　濃度増強をきたす汎小葉性病変（panlobular lesion）には表7-11のような疾患がある[9,18,45]．濃度の増強はconsolidationとよばれるものからスリガラス様濃度までさまざまである．Consolidationあるいはair-space consolidationとは既存の肺血管が識別できないほど濃度の濃い浸潤影をいい，ground-glass opacityとは肺血管が透見できる程度の濃度増強にとどまるものをいう[10]．X線的にair-space consolidationとよばれる比較的均質な濃度の濃い浸潤影は実質性病変としてまず問題はない．

　しかし，気腔が十分に滲出液や細胞浸潤で充満していない実質性病変の場合や，肺胞中隔の肥厚や線維化，小結節などの間質性病変でもスリガラ

ス様陰影（ground-glass opacity）を呈することが知られている．つまり，スリガラス様濃度を示す病変には consolidation に至る前段階と，consolidation からの回復期，および肺胞中隔などの間質の肥厚や線維化などの間質性病変とがあることに注意する必要がある．スリガラス様濃度だけでは気腔すなわち肺実質病変なのか，間質性病変なのかを即断することは困難である．

汎小葉性病変は，肺小葉を1つの単位として広がる病変で，肺炎などに代表される．病変で埋め尽くされた2次小葉に含気の保たれた2次小葉が接している．組織学的にも小葉間隔壁によって病変が境界されている[9,46]．細菌性肺炎，肺結核，肺胞蛋白症などがよく知られている．

一方，間質性病変では特発性あるいは種々の原因による間質性肺炎，過敏性肺炎，サルコイドーシスなどがあり，また気腔と間質とをおかすものとしては，好酸球性肺炎，BOOP（bronchiolitis obliterans organizing pneumonia）などがある．

表7-11　濃度の増強をきたす汎小葉性病変[9,18,45]

Pneumonia (Abscess), Resolving pneumonia
Tuberculosis
PC (*Pneumocystis carinii*) pneumonia
Lymphoma, LIP (lymphocytic interstitial pneumonitis)
Alveolar proteinosis
Drug toxicity (e.g., from bleomycin)
Lipoid pneumonia
Sarcoidosis
Hemorrhage
Pulmonary infarction
BOOP

F.　気管支血管周囲（束）間質分布病変

気管支血管周囲（束）間質分布病変（peribronchovascular lesion, bronchovascular bundle lesion）は，axial connective tissue (axial interstitium)[8] とよばれる中枢側の気管支肺血管周囲の間質に異常があるときは peribronchovascular interstitial thickening と表現される[10]．HRCT では気管支壁肥厚，肺動脈，肺静脈の径増大，lobular core structure の増大などとしてみえる．癌性リンパ管症，サルコイドーシスなどが代表的疾患であるが，これらの疾患には小葉間隔壁の肥厚や粒状微細結節など小葉レベルでの異常も合併する．また，マイコプラズマ肺炎，ウイルス性肺炎などでは，肺野小葉レベルの濃度上昇と気管支肺血管周囲の肥厚がみられる．代表的疾患は表 7-12 のごとくである[9,18]．

表7-12　気管支血管束間質病変

Sarcoidosis
Lymphangitic carcinomatosis
Pneumoconiosis
Interstitial pulmonary edema
Leukemia
Malignant fibrous histiocytoma (MFH)
Lymphomatoid granulomatosis
Lymphangioleiomyomatosis

G.　非小葉性ランダム分布病変

小葉構造とあまり関係なく，小葉中心性にも，汎小葉性にも，小葉辺縁性にも，気管支血管束性にも，あるいはそれらの構造の中間の位置にも病変が分布するもので，粟粒結核，血行性転移，septic emboli などの血行性に肺に達した病変がこれに属する．

H. 主な疾患

1. びまん性汎細気管支炎

びまん性汎細気管支炎（diffuse panbronchiolitis, DPB）は原因不明の慢性炎症性疾患で，多くは40歳以降に労作時の息切れ，咳・痰などの症状で発症する．臨床的には閉塞性呼吸障害を示す．進行すると痰も増量し，緑膿菌感染が高頻度に認められる．わが国を含む東アジアに多く，欧米には少ない．80%程度は慢性副鼻腔炎を合併する．エリスロマイシンが著効を示すことが知られている．

本症の病巣の主坐は呼吸細気管支にある．肺割面では左右両肺にびまん性に黄白色ないし灰白色の境界やや不鮮明な粟粒大の小結節性病変の散布がみられ，個々の結節は呼吸細気管支に一致している．このレベルでは肺胞道の反回枝があり，気管支動脈の吻合が豊富で，細気管支上皮と肺胞上皮とが入り混じっており，炎症の起こりやすい部位の1つと考えられている[15]．

組織学的には，呼吸細気管支壁はリンパ球や形質細胞などの小円形細胞浸潤と水腫による肥厚を示し，しばしばリンパ濾胞の肥大増生を伴っている．上皮は剝離し，潰瘍形成や肉芽組織がみられる．周囲の肺胞とくに反回枝肺胞内や間質には泡沫細胞が集簇して肉眼的に黄色の小結節が散在性に認められる[14]．この部位より中枢の細気管支では内腔の拡張性変化（細気管支拡張症）が認められ，さらに中枢部の気管支では気管支腺の著しい肥大を伴った肥大性気管支炎像をみることが多い．ただし，初期には気管支や太い細気管支には病変はみられない．隣接の肺胞は過膨張を示す以外に胞隔炎は認められない．炎症が周囲組織に及び，近接の肺動脈を巻き込むと小動脈の肥厚が強くなり，その結果肺動脈抵抗が増加して肺血管床は減少する．広範になれば右心負荷から肺性心を起こすようになる[15,16]．

胸部X線写真の基本的な所見は，両肺野のびまん性粒状影と肺の過膨張である．粒状影は下肺野に最も強く，中肺野，上肺野と行くに従って軽くなる．肺の過膨張による横隔膜低位がある．これらの所見は横隔膜の挙上を示す特発性肺線維症（idiopathic pulmonary fibrosis, IPF）との重要な鑑別点となっている．肥大性気管支炎像として気管支壁の肥厚がtram lineとしてみえる[16,17]．

CTことにHRCTでは粒状影の認識が容易であり，細動脈が分岐した先に"木の実"をつけたような粒状病変が認められる．この粒状影は小葉中心性であるため肺静脈とはつながらないのが特徴である．したがって胸膜直下で粒状病変が密な場合でも，胸膜との間に2～3 mmの空気の層が存在する．粒状影の近位の細気管支拡張，壁肥厚がみられ，さらに高位中枢の気管支壁の肥厚，中葉・舌区の無気肺所見などが認められる[14,18-23]（図7-6）．

高分解能CT所見が臨床的な重症度と相関するとの報告がある[20]．

まず，臨床的重症度分類は臨床症状，喀痰の細菌学的分析，動脈血ガス分析によって3段階に分けられている．I期は気管支けいれん（bronchospasm）症状と低酸素血症，II期は気管支けいれん，緑膿菌感染，低酸素血症，高炭酸ガス血症，右心不全である[17]．

Akiraら[20]は高分解能CTを図7-7のごとく分類した．I型は気管支血管束の末端の周囲に小結節のあるもの，II型は小葉中心性に存在する小結節が末梢の気管支血管束の小線状影と連続しているもの，III型はリング状あるいは小管状構造と粒状影がみえ，中枢側の気管支血管束と連続しているもの，IV型は比較的大きい囊胞状構造が拡張した気管支と連続しているものである．$FEV_1\%$とCT型分類とに相関関係が認められ，CT型がI～IVと移行するに従い$FEV_1\%$の低下がみられたとしている[19]．

Nishimuraら[21,22]は上記の所見に加えて，肺野の末梢部では中心部に比較して肺野の濃度が低

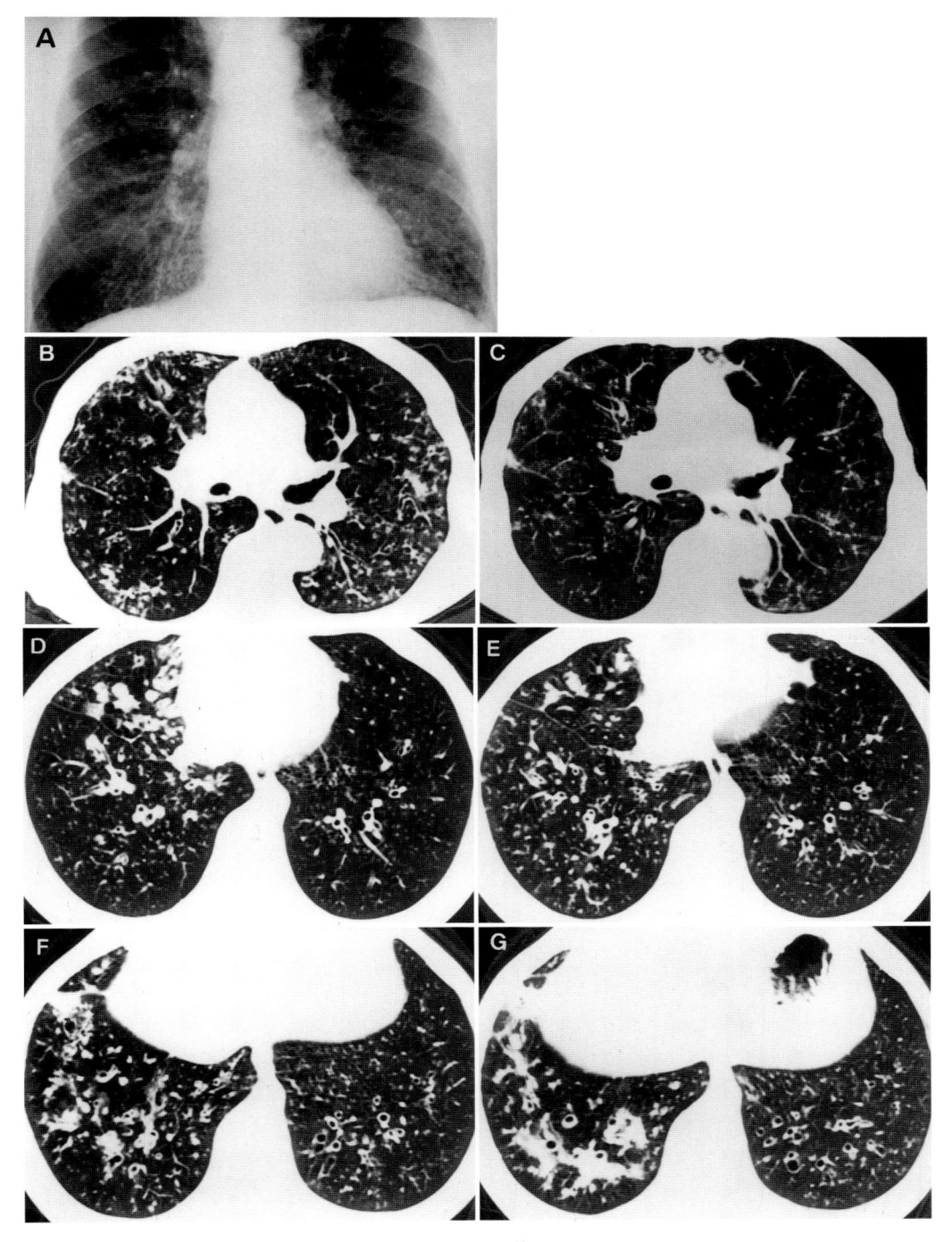

図7-6 びまん性汎細気管支炎（DPB）

A：胸部単純X線写真（50歳男）．中下肺野，ことに下肺野を中心に粒状影がみられる．肺野はむしろ気腫性で，下葉の容積減少はみられない．B，C：CT（80歳女）．細動脈の先に木の実をつけたような粒状病変がみられる．よくみると，粒状の病変の大部分は胸壁から少し離れたところにみられる．右胸壁に接して，左肺の胸壁近くに不整形のやや大きな病変があるが，これは合併した炎症性変化によるものであろう．Bは治療開始前，Cはエリスロマイシン治療開始約9か月後のCTで，改善が認められる．D〜G：CT（29歳男）．両側下肺を中心に粒状病変のほかに気管支拡張症があり，また末梢の血管気管支束と連続する高吸収域を呈している．

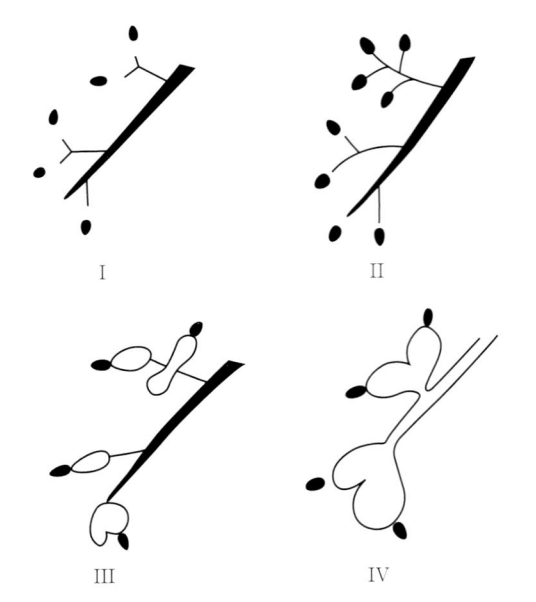

図 7-7　びまん性汎細気管支炎の CT 分類[19]

いことを指摘している．これは，肺の中心部よりも末梢部に細気管支の狭窄が起こる頻度が高いこと，そしてそれによって末梢の air trapping が起こり，胸膜直下の気腫性変化が進行するためであろうと推測している．

さらに，Akira ら[23]は 19 例の汎細気管支炎のエリスロマイシン 600 mg/日の少量投与群と非投与群とで数か月から数年の経過期間中の HRCT 所見を比較している．非投与群では 7 例で II 型から III 型に進行したものが 3 例，III 型から IV 型に進行したものが 2 例，変化のみられたものが 2 例であった．これに対し投与群 12 例では初回 HRCT で I 型 2 例，II 型 5 例，III 型 5 例であったが，II 型が I 型に改善したものが 2 例にみられ，II 型の全例に小葉中心性の小結節およびこれに連続する小線状影は数，大きさともに減少していた（図 7-6 B, C）．III 型 5 例のリング状の小管状構造あるいは分泌物を満たした高濃度域は不変あるいはわずかに進行性であった．しかし拡張した細気管支の壁肥厚の度合いは減少していたとしている．

このように，HRCT は汎細気管支炎の診断，重症度，治療効果の判定などにきわめて有用であることが明らかになってきた．

2．塵　肺
a．珪肺および炭坑夫肺

種々の塵肺（pneumoconiosis）のうち，珪肺（silicosis）と炭坑夫肺（coal worker's pneumoconiosis）は遊離シリカ（free silica）や炭坑内粉塵（coal mine dust）の吸入によって肺に不可逆性の組織反応をきたす疾患で，画像的に類似した所見を呈するため欧米の書では一括して取り扱われるのが一般的である．

吸入された遊離シリカは気道を下行し，呼吸細気管支レベルに到達して沈着する．呼吸細気管支レベルでは分岐を何度も繰り返すので，空気の流入速度がこのレベルで急激に落ちて細気管支周辺に好んで沈着しやすくなるとされている．大部分のシリカは直接肺胞に達するか，Lambert 管を介して肺胞に達する．

肺胞では，シリカはマクロファージにすばやく貪食されて，細気管支まで押し上げられる．ここからは線毛上皮のクリアランス機序によって中枢側へ排出される．一方，リンパ管に入ったシリカは肺門リンパ節へと運搬される．このような粉塵排除機能を上回る吸入があるとき，珪肺が発生する[24-26]．

マクロファージに貪食されたシリカは肺の支持組織の周囲に密集する．すなわち小葉間隔壁，血管，肺内の線維化巣周囲で，特に呼吸細気管支周囲に強い．呼吸細気管支とその周囲の肺胞は粉塵を含んだマクロファージによって充満され，マクロファージが融解死すると硝子膠原性組織によって取り囲まれて濃縮して結節を作る．これが珪肺結節である．こうして形成された珪肺結節は，特に呼吸細気管支，動脈周囲に密集するので，小葉中心性に位置するのが多いことになる[24-26]．

なお，胸膜直下の数 mm の範囲ではリンパ流は胸膜側にも流れるため，胸膜直下の結合組織内にも結節や線維化を形成し，炎症性の胸膜肥厚，癒着を起こす[24-26]．

病理では粉塵に対する基本的な反応で形成されているものを simple silicosis，基本的な反応にいくつかの修飾因子が加わったものを complicated silicosis という[25]．Simple silicosis では大

H. 主 な 疾 患

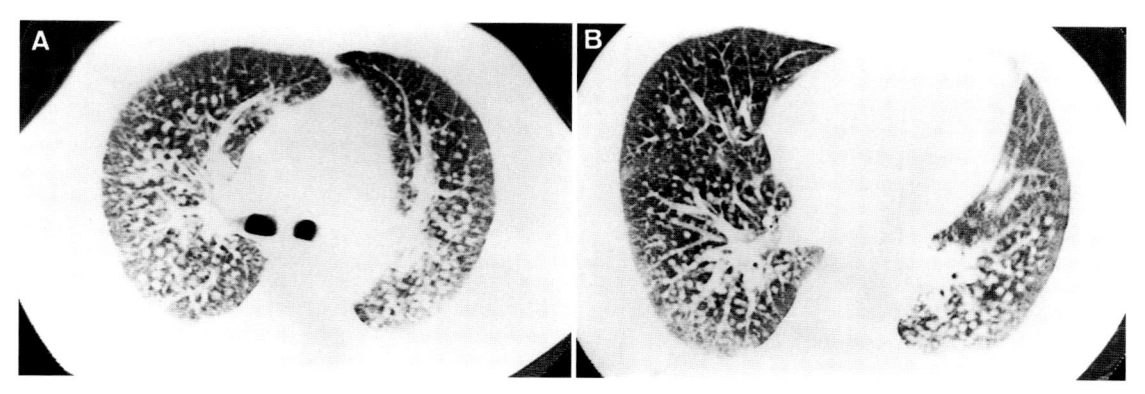

図 7-8 珪 肺（59歳男）
粒状の高吸収域が両側性にびまん性に認められる．A は気管分岐部レベル，B は肺静脈レベルである．上肺野に顕著な変化があり，下肺野にいくにつれて粒状影は次第に少なくなる．病変が密に存在する上肺野よりも，病変が粗になっている下肺野のほうが小葉中心性分布であることを確認しやすい．

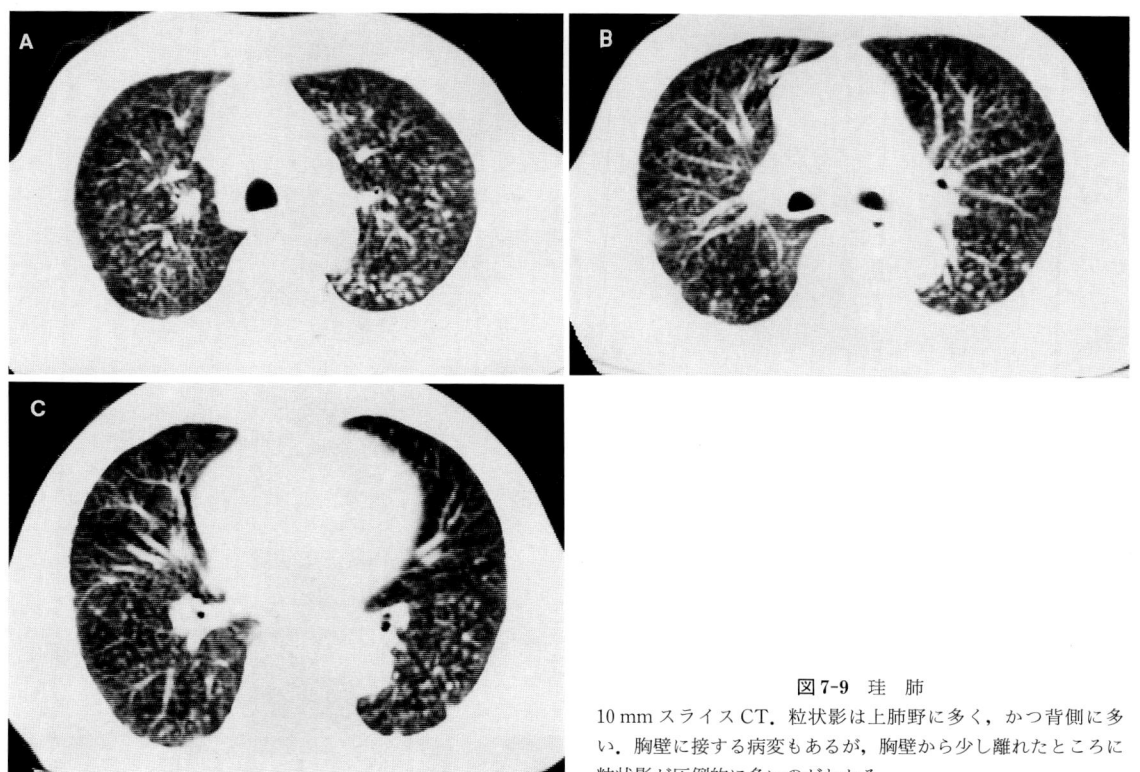

図 7-9 珪 肺
10 mm スライス CT．粒状影は上肺野に多く，かつ背側に多い．胸壁に接する病変もあるが，胸壁から少し離れたところに粒状影が圧倒的に多いのがわかる．

きさ5〜6 mm の硬い結節状の病変が肺全体に広範囲に分布し，特に肺の上部に多い（図7-8，7-9）．結節周囲には結合組織が収縮性にみられる．この結節は呼吸細気管支の第1，2次分枝にみられることが多く，膨張性で細気管支は次第に狭窄を受けるようになる．細気管支に伴走する肺動脈もこの病変に巻き込まれる[25]．

Complicated silicosis では大陰影とよばれる数 cm に達する線維性に癒合した病変が主として肺上部にみられる．近傍の胸膜や小葉間隔壁は肥厚または癒着を示し，しばしば葉間胸膜にも肥厚，癒着がみられる．線維化の強い大きな病変は progressive massive fibrosis（PMF）とよばれ，進行した珪肺であることを示している．PMF は周辺部の線維性変化のためきわめて不規則な形を呈するので，肺癌との鑑別が問題となることがあ

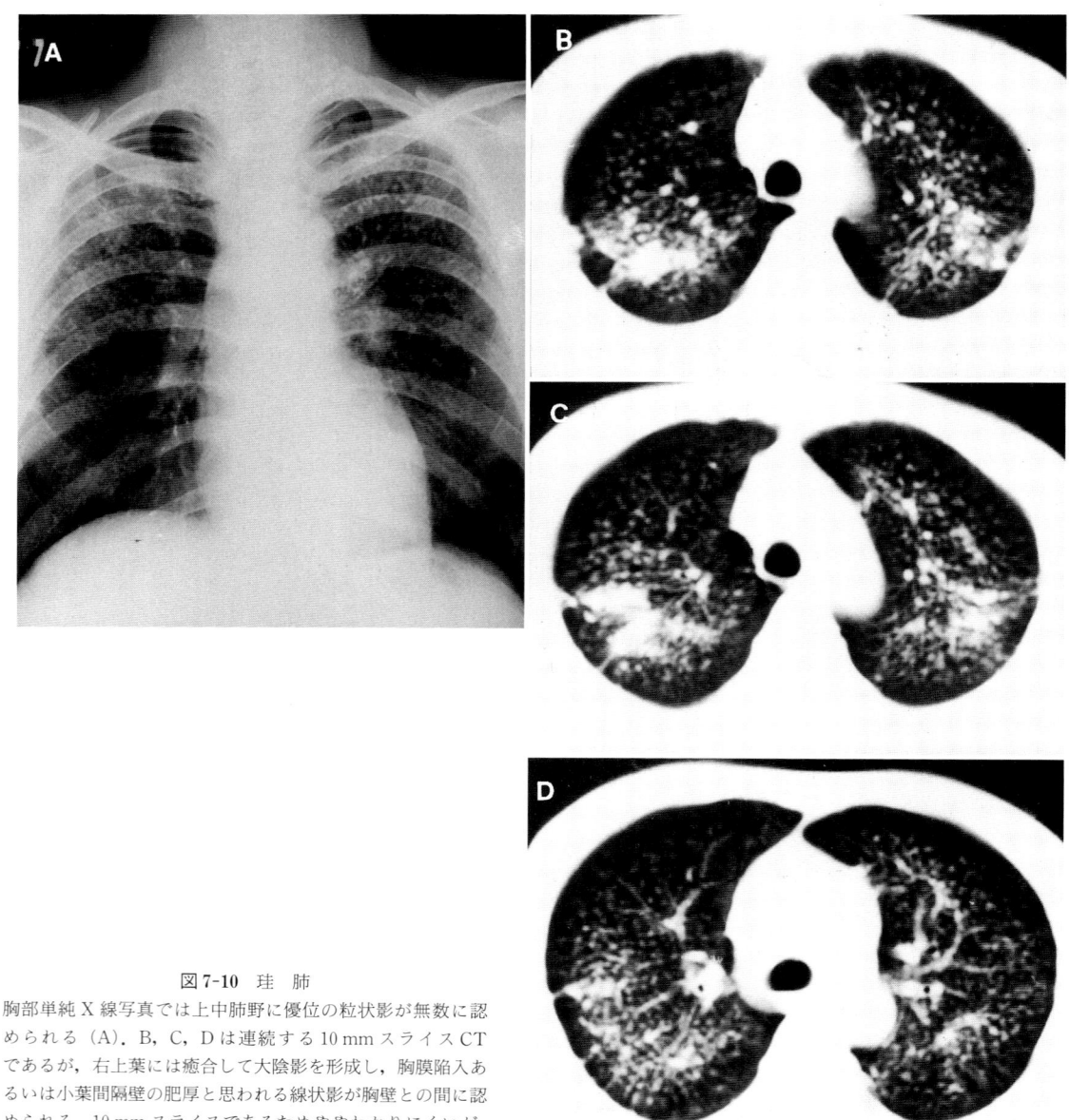

図7-10 珪　肺
胸部単純 X 線写真では上中肺野に優位の粒状影が無数に認められる（A）．B，C，D は連続する 10 mm スライス CT であるが，右上葉には癒合して大陰影を形成し，胸膜陥入あるいは小葉間隔壁の肥厚と思われる線状影が胸壁との間に認められる．10 mm スライスであるためややわかりにくいが，胸壁直下および縦隔に接した肺は明らかに気腫性である．

H. 主な疾患

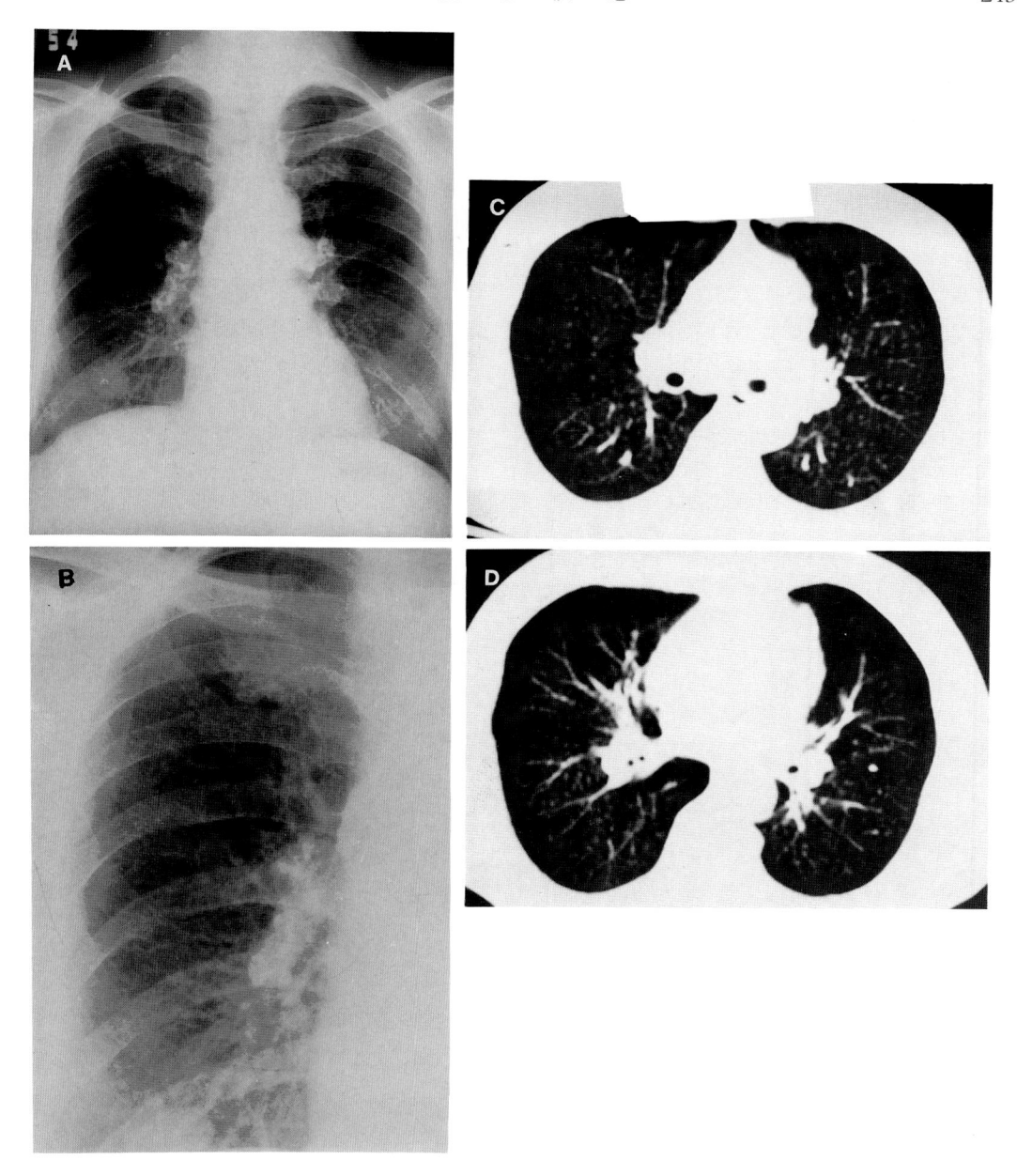

図 7-11 珪 肺
A は胸部単純 X 線写真, B は右肺のクローズアップである. 両側肺門部に卵殻状石灰化が認められるにもかかわらず, 肺野の粒状影は不明瞭であった. 5 mm スライス CT (C, D) では小葉中心性分布を示す小さな粒状影が無数に描出された.

る。この周囲には気腫性変化がみられることが多い[24-26]（図7-10）。肺門あるいは縦隔リンパ節は線維性あるいは結節性に腫大し，石灰化がリンパ節の周辺部に強く沈着したものは卵殻状石灰化（eggshell calcification）としてよく知られている[25,26]（図7-11）。

CT診断ではX線写真による診断と同様に肺の粒状影にまず注目しなければならない。粒状影は微細結節（parenchymal micronodule）ともよばれ，珪肺における最も基本的な所見である。ILOのX線診断基準では，大きさ約1.5 mmまでの最も小さい粒状影を"p"と表示することになっている。約1.5〜3 mmの中等度の大きさで円形陰影を"q"，約3〜10 mmの大きい円形陰影を"r"で表示することになっている[27]。

このような粒状影は両側肺に広く分布するが，特に上肺野の背側かつ右肺に優位に分布するのが特徴的である。粒状の微細結節が無数に存在する部位を離れて，中肺野から下肺野のレベルでは微細結節が少なくなるので，このレベルで観察すると小葉中心性に微細結節が分布しているのが理解しやすい。微細結節が多いときは，通常の10 mmスライス画像で結節が重なってみえ，肺血管は比較的長い距離にわたって観察されるため病変がよくみえるが，微細結節が少ないときや微細結節の肺小葉レベルでの観察を行いたいときはHRCTのほうが有利である[26]。

なお，境界明瞭な微細結節のほかに，境界不鮮明な小さい高吸収域がHRCTで観察されることがある。Akiraら[28]は臨床画像と剖検肺の伸展固定標本のHRCTと病理との対比を行い，境界不鮮明な微小な高吸収域は呼吸細気管支周囲の線維化であることを確認した。

胸膜直下に微細結節あるいはやや長い索状病変が胸壁を底辺として肺野に突出するように認められることがある。これはアスベストーシスでみられる壁側胸膜の肥厚すなわちpleural plaqueに似ていることからpseudoplaqueとよばれている

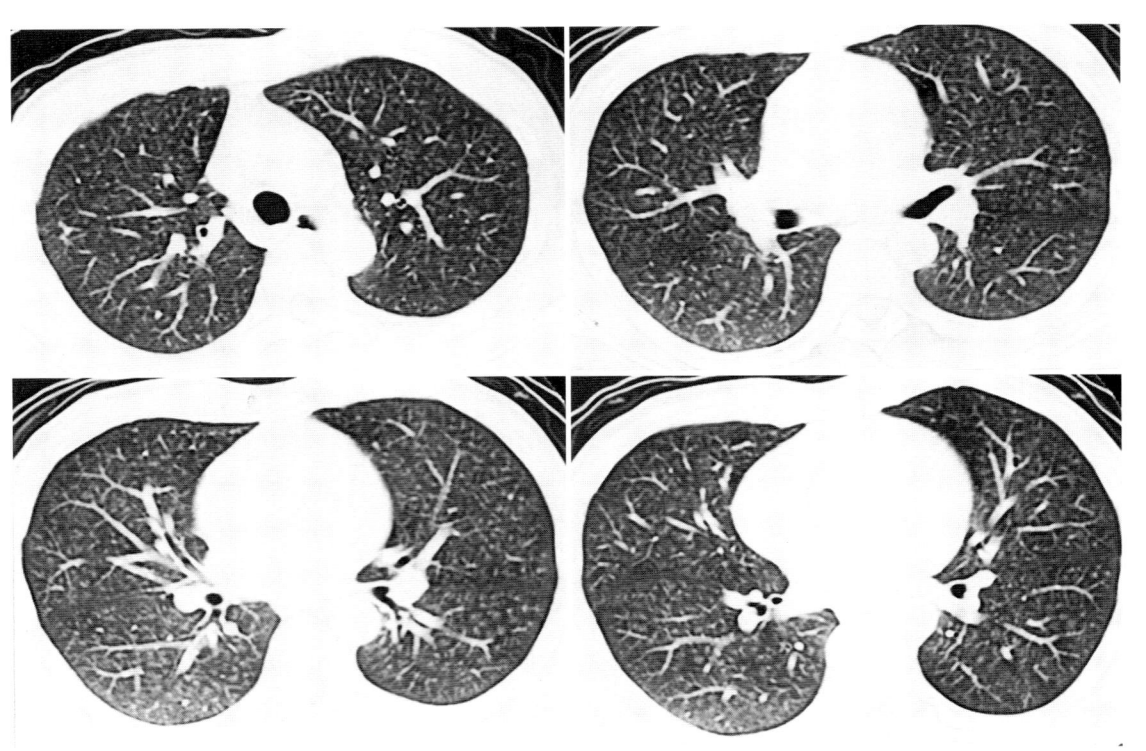

図7-12 溶接工肺（welder's lung）（46歳男）
胸部単純X線写真では異常所見を指摘するのは困難であったが，thin-section CTにより小葉中心性分布を示す淡い粒状影が無数に描出された。

H. 主 な 疾 患

（図7-8〜7-10）．Pseudoplaque は臓側胸膜直下の炭粉沈着とその周囲の線維化によるものとされている．ただし，この pseudoplaque のみの所見で珪肺や炭坑夫肺と診断するのは危険である．というのは，喫煙者や都会の住民では肺間質や胸膜直下に炭粉沈着をきたし，同様の所見を呈するためである[26]．

Progressive massive fibrosis (PMF) は線維化の強い癒合性の結節性病変である．この PMF の周囲には，PMF の線維化，瘢痕化によって形成された気腫性変化を伴うことがある．この気腫は paracicatrical emphysema あるいは scar emphysema とよばれる．PMF は肺の上方で後方に好発し，ときに大きさは 4 cm を越える場合がある[26]（図7-10）．

関節リウマチやリウマチ因子を有する患者が珪肺になると，肺の微細結節すなわち塵肺の所見は軽度であるのに，急速に増大する結節性病変を単発性あるいは多発性に呈することがあり，Caplan 症候群と呼ばれている．この結節は空洞化したり石灰化することもあり，肺結核などとの鑑別が困難なことがある[26]．

卵殻状石灰化（eggshell calcification）は，病理学的にはリンパ節内の壊死と線維化および dystrophic calcification である．リンパ節の被膜外にも及び，周囲の気管支や肺血管，神経にも及び，CT では気管支や血管狭窄，気管支結石などの所見を呈する場合がある[29]．しかし eggshell calcification そのものは珪肺や炭坑夫肺に特有のものではなく，サルコイドーシス，Hodgkin 病の放射線治療後，アミロイドーシス，強皮症（scleroderma），ヒストプラスマ症（histoplasomosis），分芽菌症（blastomycosis）などでも認められることが知られている[30]．

図7-12 には珪肺や炭坑夫肺と似た CT 所見を示す溶接工肺（welder's lung）を示した．

b. 石綿肺（アスベストーシス）

アスベスト粉塵を1時間ラットに吸入させた実験では，アスベスト線維の大部分は肺胞道（alveolar duct）の1次あるいは2次分枝に沈着し，I型上皮細胞によるアスベスト線維の能動的な取り込みがみられ，次いで肺胞壁を通ってアスベスト線維は肺間質に達する．アスベスト線維が肺胞壁を貫通するときに多くの場合細胞死が起こる．これがアスベストによる最初の肺の傷害である[31]．

ラットにアスベスト粉塵を1時間曝露させた後，48時間以内に肺胞内にマクロファージが増加し，肺胞道の分岐部に集まってくる．アスベストの存在によってマクロファージは activate され，さらにこの部における線維芽細胞も通常の3倍程度に増加しているのが観察される．慢性的にアスベストを吸入することにより，まず限局性の peribronchiolar fibrosing alveolitis が形成され，やがてアスベストーシス（asbestosis）の病理学的な基本所見であるびまん性の線維性瘢痕に移行する．このようなラットにおける病理学的観察はヒツジの実験によっても確認されている[31]．

さらに，マクロファージは fibronectin を産生するとともに，線維芽細胞の存在によって PDGF (platelet-derived growth factor) や IGF-1 (insulin-like growth factor) などのサイトカインを産生し，これら3者によって線維芽細胞の増殖と線維化が進行する一連の流れを促進するとされている[31]．

Akira ら[32]は病理学的にアスベストーシスの診断が確定した剖検肺7肺について伸展固定肺標本を作成し，その軟X線写真と病理との詳細な対比を行って報告した．すなわち，(1) thickened intralobular lines は病理学的には肺胞道の傷害に基づく peribronchilar fibrosis，(2) thickened interlobular lines は小葉間隔壁の線維性あるいは浮腫性肥厚，(3) pleural-based opacities は胸膜直下の線維化，(4) parenchymal bands は肺構造の乱れを伴う bronchovascular sheath または小葉間隔壁に沿う線維化，(5) ground-glass appearance は線維化または浮腫による軽度の肺胞壁および小葉間隔壁の肥厚，(6) subpleural curvilinear lines は peribronchilar fibrosis に線維化によって肺胞が虚脱し平坦化を伴ったもの，であるとした．

さらに Akira ら[33]は，胸部X線写真で異常の

みられないかごく軽度の異常のみられる症例のHRCTとTBLB所見，剖検例の病理学的所見の対比を行っている．初期のアスベストーシスのHRCT所見は，(1)小葉内，小葉間の線状の肥厚および1mm以下の微小結節（micronodule），(2)subpleural curvilinear lines, (3)胸膜をベースとした結節状の不整，(4)肺野の淡い濃度上昇と小囊胞，(5)肺野の狭い範囲の濃度低下などであった．小葉間の線状影は胸膜直下の肺末梢にみられ，長さ1～2cmで胸膜面に達していた．微小結節は胸膜から数mmほど離れており，胸膜に接するものはほとんどなかった[33]．

これらを総合するとアスベストーシスのHRCT所見は次のようになる．すなわち，(1)小葉間隔壁，小葉内線状構造の肥厚，(2)胸膜表面から肺実質内に延びる parenchymal band，(3)胸膜直下の honeycombing，(4)胸膜に平行 subpleural curvilinear density，(5)胸膜直下の濃度増強などである[31]．ただし胸膜直下に認められる種々の変化は背側に優勢であるが，体位の変換，例えば腹臥位のスキャンによっても証明されることが重要で，いわゆる nondependent の所見であることが大切である．これら5つの所見のうちsubpleural curvilinear density は間質性病変を示唆する所見ではあるが，アスベストーシスに特有のものではないとする解釈が一般的である．しかし，アスベスト曝露歴のある場合にこの所見が認められれば，アスベストーシスと診断する有力な所見である[31]．

アスベストーシスの所見として以前からよく知られているものに，胸膜プラーク（pleural plaque）がある．胸膜プラークは，ときに葉間胸膜の臓側胸膜に認められるが，ほとんどの場合壁側胸膜に起こる．アスベストーシスによる胸膜プラーク形成の機序は不明であるが，近年ではアスベスト線維がリンパ管を通ってドレナージされることが胸膜プラーク形成に重要な役割を果たしていると考えられている．すなわち，胸膜プラークの形成される部位は壁側胸膜内のリンパ管の特別な部位に相当しKampmeier fociとよばれており，臓側胸膜を直接貫いて胸膜腔に到達すると壁側胸膜でマクロファージに貪食されてリンパ管に取り込まれて，ここで線維化が形成されると考えられている[34]．

胸膜プラークの形成にはアスベスト吸入の程度と最初の吸入からの期間が関連するが，アスベストの吸入から胸膜プラーク形成までの期間はおよそ15年とされ，さらに胸膜プラークに石灰化を生じるには少なくとも20年を要するとされている．胸膜プラークは両側性にみられることが多いが，左右非対称性である傾向がある．約25%には片側性にみられる．主として第7～10肋骨のレベルで外側後方に認められる．肺尖部や前胸壁にみられることは少ない．CTでは胸壁の脂肪沈着との鑑別が容易であり，胸膜プラークの正確な診断に役立つ[34]．

アスベストーシスとの関連で重要な疾患として悪性胸膜中皮腫があるが，これについては胸壁病変の項で述べる．

3. 好酸球性肉芽腫

小葉中心性の小結節性病変と囊胞性病変とが認められる疾患である．

好酸球性肉芽腫（eosinophilic granuloma），Hand-Schüller-Christian disease, Letterer-Siwe disease は類似の病理学的所見をきたす疾患としてヒスティオサイトーシスX（histiocytosis X）の名称でよばれていたが，最近ではLangerhans cell histiocytosis とよばれるようになってきた．

Letterer-Siwe disease は低分化の組織球のリンパ腫様増殖を特徴とし，通常3歳以下の小児に好発し，その予後は不良である．Hand-Schüller-Christian disease は多発性の好酸球性肉芽腫と考えられており，骨病変と肺病変とを伴う．数歳から10数歳に好発する．それ以降の20～40歳を好発年齢として好酸球性肉芽腫が発症する．呼吸器症状としては咳，発熱，体重減少，呼吸困難などがあり，経過中に気胸を併発しやすいこともよく知られている．本症の約20～25%はX線的に異常があるのに無症状であるといわれる．予後は良好で自然寛解もあるが，本症は喫煙と関連があ

H. 主 な 疾 患   253

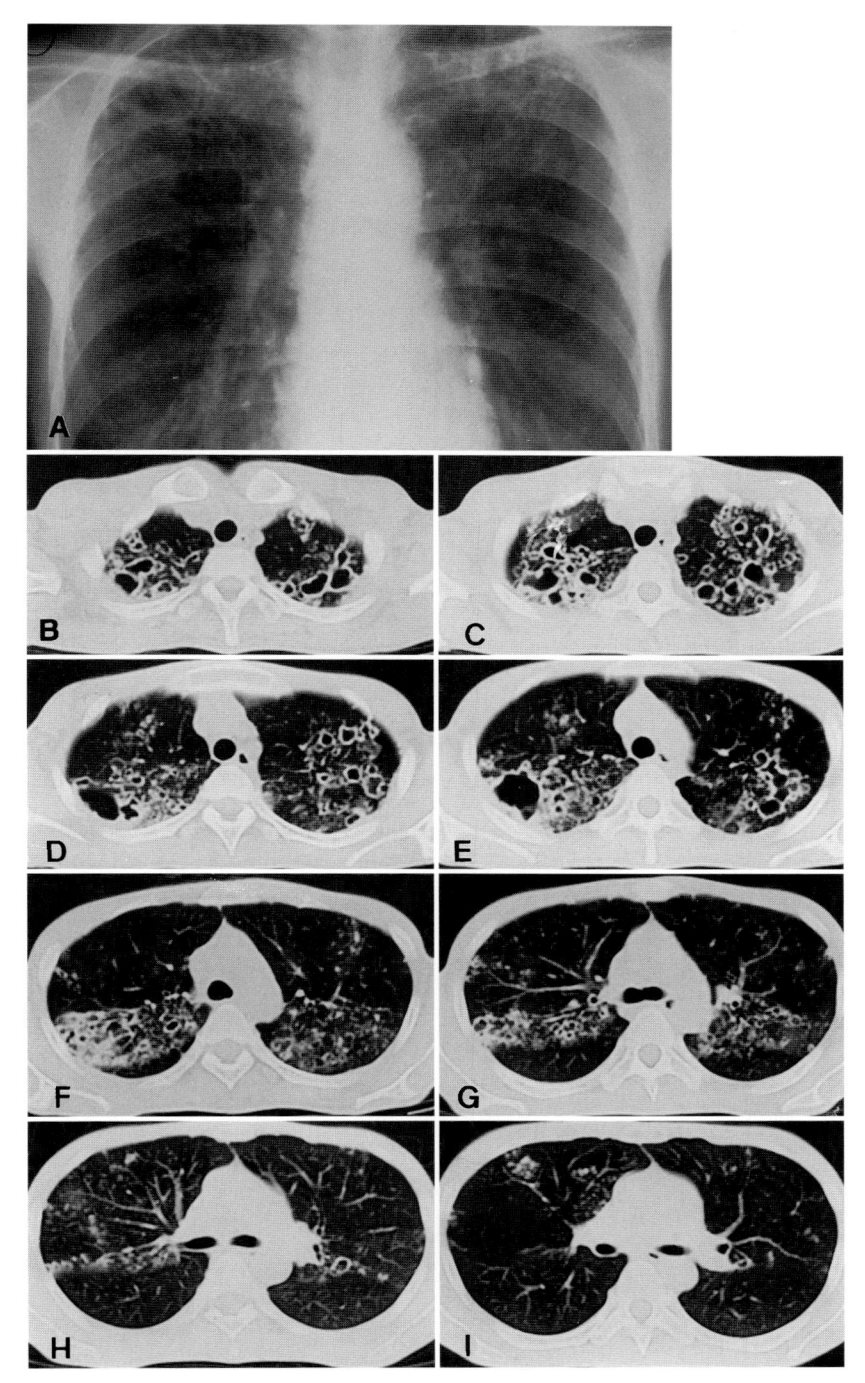

図7-13 好酸球性肉芽腫（34歳女）

胸部単純X線写真では上肺野に多数の輪状影がみられ，中肺野には粒状ないし小結節影の存在が疑われる（A）．CTでは，円形〜楕円形の空洞が多発し，大きさも大小さまざまである．空洞壁はほぼ一様の厚さを有する（B〜E）．中肺野では空洞も小さくなり，病変間の肺組織には粒状の病変が多発している（F〜I）．病変数の小さいIでは小葉中心性分布であることが推定できる．

るとされ，最初の治療は禁煙である．進行すれば副腎皮質ステロイド剤や免疫抑制剤などが用いられる[35,36]．

好酸球性肉芽腫は小児や若年成人の骨や肺をおかす．成人では肺のみをおかすことが最も多い．Langerhans cell histiocytosis は組織球の異常増殖で，種々の程度に好酸球，リンパ球，好中球などが混在している．この肉芽腫性炎症性病変は肺の細気管支，細動脈周囲に起こるので，基本的には間質性病変である．しかし上皮の破壊に伴って肺胞内にも変化が及ぶことがある[36]．

X線写真では，初期にはびまん性の1～10 mm大に及ぶ小結節影あるいは粒状影が主体であるが，時間経過とともに囊胞性変化が強くなり，網状影や輪状影が主体を占めるようになる．最終的には肺線維症に至る．びまん性病変であるが，上肺野に最も変化が顕著である．肺線維症のように肺容積が減少することはない．気胸は胸膜直下の囊胞性病変の破裂による．初発症状が気胸である場合も20％にみられる[35,36]．

CT所見はX線所見を反映し，初期には小葉中心性の結節性病変が主体で，その後は囊胞性変化が強くなる．リンパ節腫大は成人ではまれであるが，小児では高頻度にみられる[37,38]（図7-13～7-15）．

Moore ら[37] は17例（女性9例，男性8例）の好酸球肉芽腫のCT所見を分析し報告した．17例の年齢は22～62歳で，15例が診断時喫煙者であった．非喫煙者のうち1例は1年前に禁煙していた．15例は肺病変のみで，2例は骨病変を合併していた．主な症状は呼吸困難が11例で最も多く，次いで咳が6例であった．3例は無症状であった．気胸は2例であった．CTで最も優勢な所見は，囊胞が8例に，次いで小結節が6例に，肺気腫が3例にみられた．11例では種々の所見が合併しており，囊胞と小結節が合併したものは6

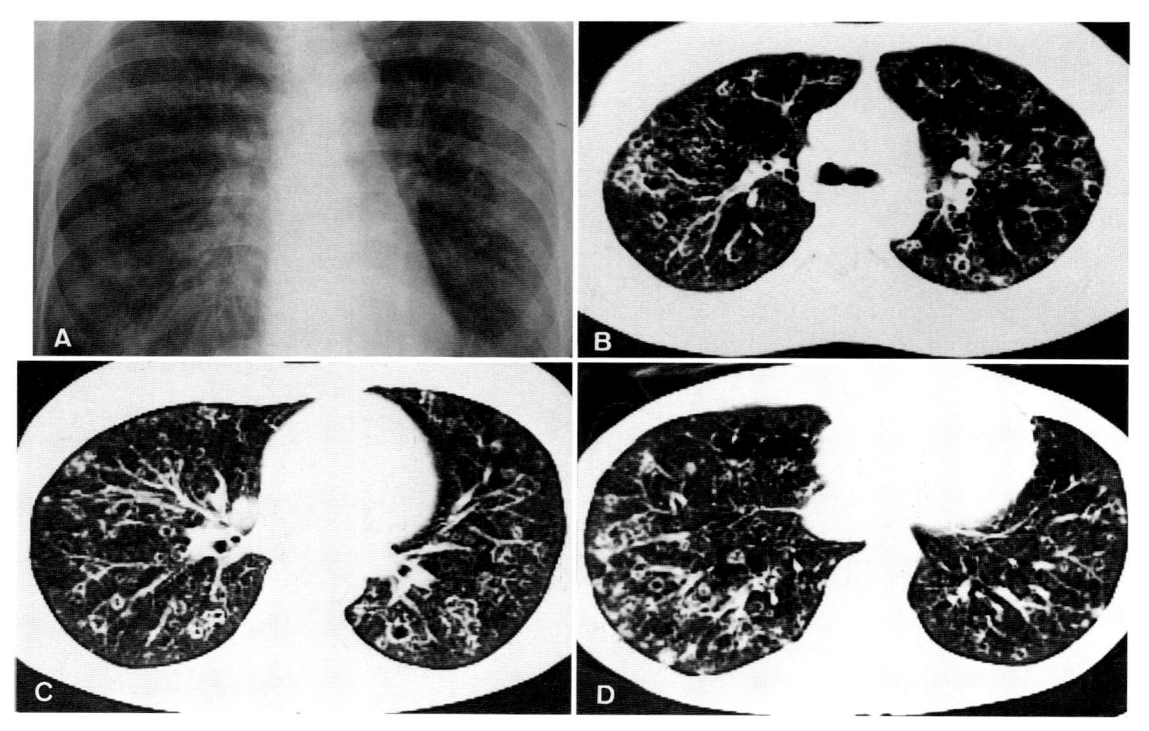

図7-14 好酸球性肉芽腫（36歳女）
胸部単純X線写真（A）では両肺野にびまん性に粒状影，輪状影がみられる．2 mmスライスCT（B～D）では輪状，小結節状，粒状病変が無数に認められる．1つ1つの病変は小葉中心性の局在を示していることがわかる．

H. 主　な　疾　患

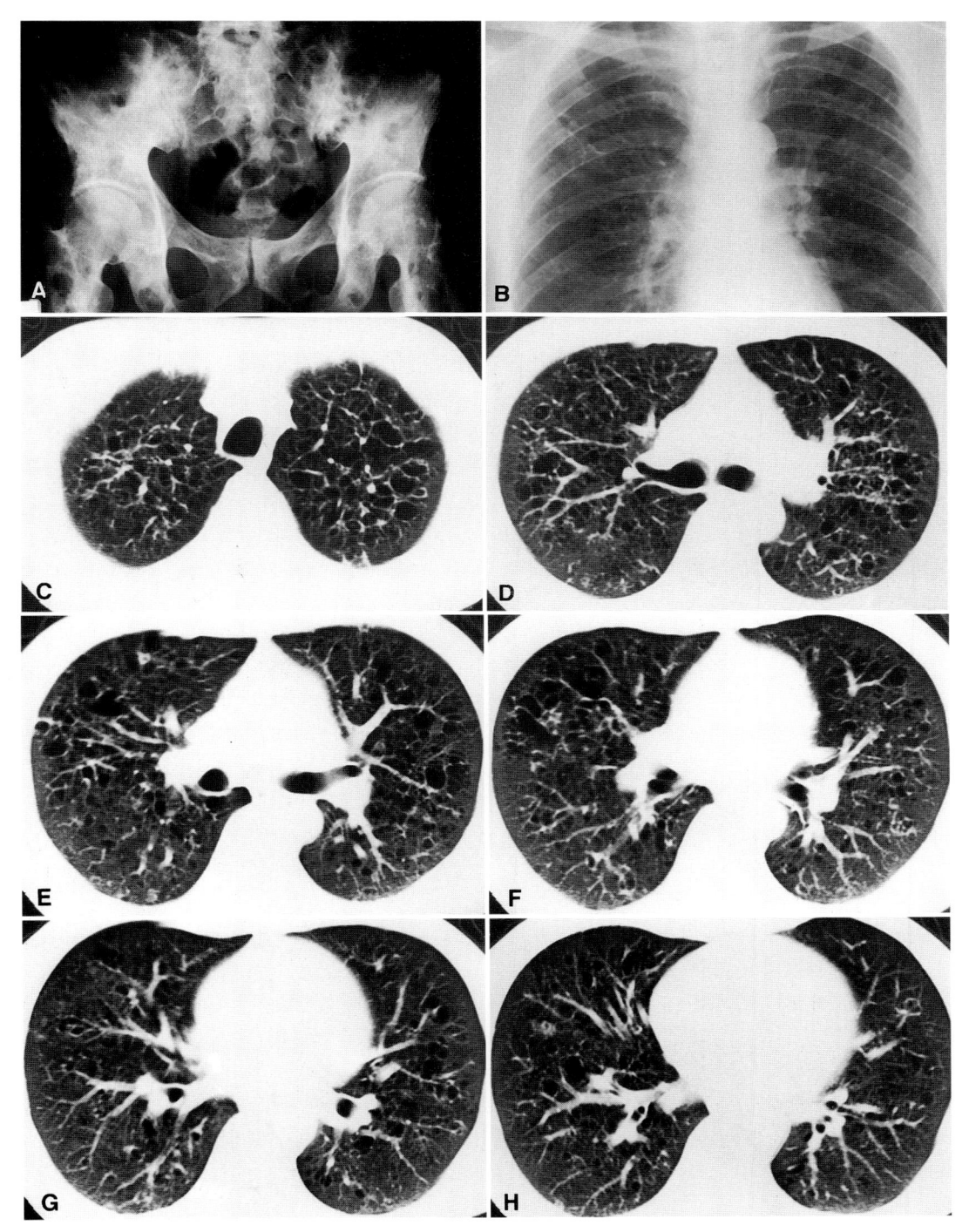

図 7-15　Langerhans cell histiocytosis（38 歳男）
5 年にわたる全身の移動性疼痛の精査のため入院した．骨盤骨 X 線写真（A）では硬化縁を有する多発性骨破壊像が認められる．胸部単純 X 線写真では薄壁の輪状影ないし線状影がみられる（B）．CT では上肺野に優位であるが，壁の薄い cystic air space が無数に認められる（C〜H）．Langerhans cell histiocytosis と診断し，腸骨の骨生検により確認された．

例であった．3例は囊胞のみ，2例は小結節性病変のみ，1例は肺気腫であった．囊胞の大きさ，形，壁の厚さはさまざまであた．囊胞のみられた12例では多くは10 mm以下の大きさであったが，中にはきわめて奇妙な形の囊胞もみられた．囊胞壁の厚さは，ようやく認めうるものから数mmのものまであったが，多くは均一の壁厚であった．肺動脈が囊胞に接して，あたかも気管支拡張症のような所見を呈するものもみられた．小結節性病変のみられた14例では，2 mm以下，2〜5 mmの大きさのものが大多数を占めた．充実性のものが多いが，内部に空洞様の透亮像を示すものもみられた．小さな結節は肺小葉の中心部に集中しており，末梢気道や細動脈との関連性が示唆された．結節が癒合している症例もあった．囊胞や結節の間の肺はよく保たれていた．他の間質性病変で認められる肺と胸膜の境界部の異常所見はなかった[37]．

また，Brauner ら[38]は18例（男性11例，女性7例，20〜72歳，平均年齢35歳）の肺好酸球性肉芽腫のCT像について報告している．喫煙者は15例であった．肺病変のみが15例で，他部位の病変を合併していたのは3例であった．CT所見としてはMooreらの報告[28]と同様に囊胞，小結節が主体で，その他に網状影，スリガラス様濃度病変などがみられた．発症してからの期間によってCT所見を比較すると，発症2年以内の症例では小結節が主な所見で囊胞は少なかった．結節内空洞形成は2年以内の症例に認められた．これに対し発症から3年以上を経過した症例では囊胞が圧倒的に多く，しばしば癒合していた．結節は少なく散在性であった．したがって，初期の結節から空洞形成性結節，そして壁の厚い囊胞から壁の薄い囊胞，さらにその癒合へと変化していくことが理解できる．

4. 肺リンパ管筋腫症

肺リンパ管筋腫症（lymphangiomyomatosis, LAM）は特徴的な臨床的背景と小葉中心性気腫性変化がみられるもので，まれな疾患であるが知っておく必要がある．

同義語にはlymphangioleiomyomatosis, angiomyomatous hyperplasia, lymphangiomatous malformation, myomatosisなどがある．よく用いられる用語としてはlymphangiomyomatosis, lymphangioleiomyomatosisである[39-41]．わが国では過誤腫性肺脈管筋腫症（pulmonary hamarto-angiomyomatosis）ともよばれている[42]．

本症はまれな疾患で，生殖可能な女性のみに発症し，緩徐に進行する間質性病変で，反復する乳び胸，反復する気胸などが特徴的である[39-41]．

病理学的には肺のリンパ管，血管，気管支系の平滑筋の増殖性変化が基本で，細気管支，血管周囲，リンパ管周囲の間質性病変であるが，画像的には小葉中心性の気腫性変化が主な所見である．平滑筋の異常増殖が細気管支を閉塞するとair trappingをきたして過膨張となり，さらに囊胞（cystic air sapce）を形成し，あるいはこれが肺胸膜外に破れて気胸を生ずる．リンパ管を閉塞するとリンパ系の肥厚，乳び胸となり，血管閉塞により肺水腫，肺出血，ヘモジデリン沈着などが起こる．平滑筋の増殖は肺門・縦隔リンパ節にも起こるとされ，ときに肺内リンパ管や胸管の拡張をきたす[39-41]．

平滑筋の異常増殖は過誤腫性と考えられ，肺のみならず縦隔，後腹膜などにも起こること，臨床像，病理像が結節性硬化症に類似することから，本症を結節性硬化症の部分症とする考え方がある[39]．本症は妊娠可能な年齢の女性にしか発症しないというきわめて特異な疾患であるが，結節性硬化症に肺病変を合併したものでは男性の発症例もあり，わが国の結節性硬化症合併例25例中2例は男性であったとされている[43]．

確定診断は開胸生検などの病理学的検索によらなければならない．本症の予後は不良で，通常10年以内に死亡するといわれている．生殖可能な女性にしか発症しないこと，妊娠やピルの使用により悪化すること，免疫組織学的にエストロゲンやプロゲステロンのレセプターが証明されることなどから，ホルモンとその組織反応との関連性が注目され，プロゲステロンなどのホルモン療法，卵巣摘出術などの治療法が試みられてい

る[39,43]）．

胸部X線写真における古典的な所見としては，(1)粗大網状間質性陰影，(2)反復する乳び胸，(3)反復する気胸，(4)肺容積の増大，(5)Kerley B線，(6)蜂窩肺などがあげられている．これらの所見の成り立ちについては，前述のような病理学的な変化を知っていれば容易に理解できよう．肺線維症は肺容積の減少が特徴であるのに対し，本症では肺容積は air trapping によって増大する点は大きな鑑別点となる[39,40]）．

近年は HRCT によりこれらの特徴的な所見の分析が容易になった．その最も重要なものは，びまん性に無秩序に両肺にみられる薄壁の囊胞（cystic air space）である．囊胞の辺縁には気管支血管束が接しており，また周囲には健常肺がみられる．数 mm から 1 cm 程度の囊胞が主体を占めるが，ときにこれらが癒合して数 cm 大になることもある．囊胞は肺の部位に関係なく，上肺にも，中下肺にも，胸膜直下にも，肺中間層にもみられる[44-48]）（図7-16）．

住ら[49]）は気胸を起こして受診した2例を報告している．うち1例は閉経後の女性で腎血管筋脂肪腫を合併しており，結節性硬化症に肺病変を伴う症例と理解される．臨床的に結節性硬化症に肺病変を伴う症例はほとんどが女性で，知能低下がないことから結節性硬化症の不全型であるとの説が一般的となっていると指摘している．また，本症の CT 所見を，比較的高濃度の肺実質に壁の薄い大小不同の囊胞が肺全体に分布し海綿状を呈すると述べている．

山本ら[50]）も1例を報告し，囊胞を除く肺実質の濃度は軽度に上昇し，それは病理学的に狭小化した肺胞腔と内部のマクロファージを含む滲出物や拡張したリンパ管などに相当すると述べている．

その他の所見としては，肺門・縦隔，あるいは

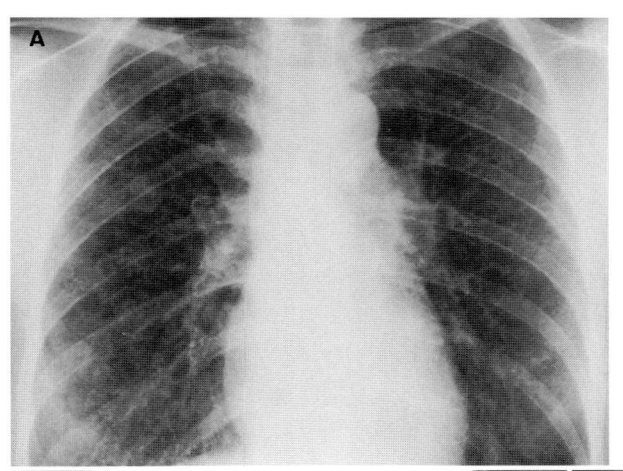

図7-16 肺リンパ管筋腫症（38歳女）
気胸を繰り返した既往がある．気回も気胸を起こして紹介されたが，外来受診時の胸部単純X線写真（A）ではすでに気胸は消失していた．肺野全体に線状影，網状影がみられる．2 mm スライス CT（B, C）では両側肺にランダムに分布する大きさ数 mm から 10 mm 前後の薄壁 cystic air space が多数認められる．胸腔鏡下の肺生検により肺リンパ管筋腫症（pulmonary lymphangiomyomatosis, LAM）と診断された．

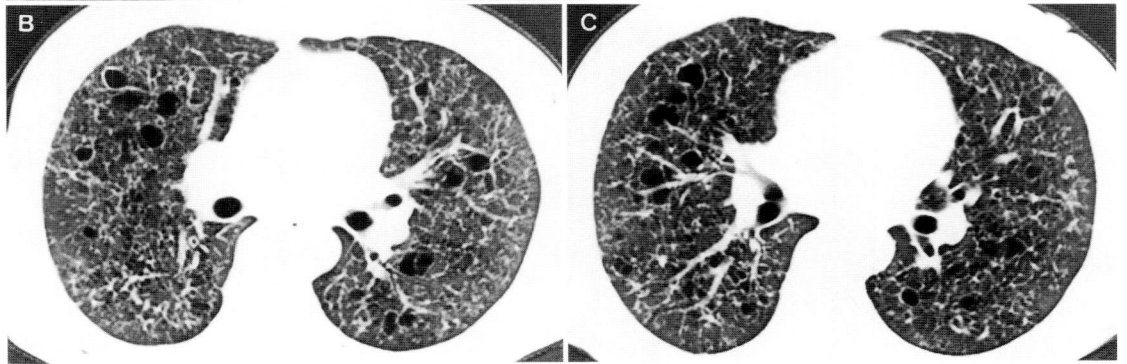

横隔膜脚後方（retrocrural）のリンパ節腫大である．Sherrierら[45]の報告では7例中4例にリンパ節腫大が認められている．胸水があれば，鑑別診断の対象である好酸球性肉芽腫ではなく本症であることを示している[39-47]．

鑑別診断としては，好酸球性肉芽腫，小葉中心性気腫（centrilobular emphysema）などがある．好酸球性肉芽腫では，囊胞の壁は本症のように薄壁で均一ではなく，壁の薄いところや厚いところが混在すること，小結節が存在すること，さらに囊胞性病変は上中肺に顕著であることなどが鑑別点になる．小葉中心性気腫は，気腫の中心部に centrilobular core structure とよばれる小葉中心部の細気管支と，肺動脈がみえることで鑑別される[39,44-48]．

5. 呼吸細気管支炎

呼吸細気管支炎（respiratory bronchiolitis）は喫煙者の肺に病理組織学的によくみられる病変で，smokers' bronchiolitis ともよばれている．主として呼吸細気管支にみられる軽度の慢性炎症で，呼吸細気管支および近傍の肺胞には炭粉を含んだマクロファージが集簇しているのが特徴である．通常大部分は無症状であるが，ヘビースモーカーでは臨床的にも画像的にも異常を示すことがあり，"respiratory bronchiolitis-interstitial lung disease" とよばれている．HRCTでは，小葉中心性の微小結節あるいはスリガラス様濃度の病変がみられる[13]．

Remy-Jardinら[51]は41例のヘビースモーカーのthin-section HRCT所見と病理所見とを対比している．これらはいずれも腫瘤性病変で手術されたものである．41例中39例は組織学的に炭粉を貪食したマクロファージとリンパ球浸潤を伴う肺胞性（気腔），間質性の炎症像がみられた．また，39例は細気管支径の拡大ないし細気管支の炎症がみられた．CTでは，11例にスリガラス様陰影が，4例に2mm以下の小結節が小葉中心性に分布していた．異常所見は上葉のみ，あるいはびまん性にみられた．したがって，thin-section CTでは肺胞性または間質性炎症性病変およ

び細気管支炎の検出のsensitivityはそれぞれ28％，10％であったが，specificityは100％であった．細気管支の炎症と気腔病変とは喫煙者の肺には同時にみられるが，CTでは，スリガラス様陰影と小結節とはどの症例においても同時には認められなかったとしている[51]．

GrudenとWebb[52]は29歳女性の呼吸細気管支炎の1例報告を行った．これによれば，呼吸困難，咳，運動能低下があり，HRCTではスリガラス様陰影が両側肺に，特に上葉に強く認められた．あちこちで小葉中心性の分布がみられた．さらにparaseptal emphysema が両側肺尖部に認められた．開胸肺生検が行われ，炭粉を含んだマクロファージが呼吸細気管支にみられ，肺胞道および肺胞に及んでいた．血管炎の所見はなく，細気管支周囲間質および肺胞中隔には軽度の炎症細胞すなわち形質細胞，リンパ球，マクロファージの浸潤がみられた．線維化は軽度であった．症状は副腎皮質ステロイド剤の投与で軽快した．

6. 収縮性細気管支炎

収縮性細気管支炎（constrictive bronchiolitis）は細気管支が粘膜下あるいは細気管支周囲の線維化によって同心円状に狭窄し，慢性的に気流を閉塞する病変である．ときに40～60歳の女性に好発する特発性の収縮性細気管支炎があるが，大部分は膠原病，肺感染症など他疾患に続発する[53]．近年，本症は末梢気道の神経内分泌細胞の過形成や腫瘍の合併症であるとする考え方がある[13]．

本症のCT所見は直接所見と間接所見に分けられている．直接所見とは，細気管支炎による壁肥厚で，HRCTでは樹枝状に分岐する小葉中心性の病変として捉えられるが，その頻度は低い．間接所見はより中枢の気管支拡張症やmosaic perfusionで，直接所見よりも多く認められる．Mosaic perfusion は細気管支閉塞および健常部への気流の再分布によって起こるもので，収縮性細気管支炎による気道の閉塞所見は呼気のCTでair trappingとして捉えられる．Swyer-James症候群は感染症後の収縮性細気管支炎の1種であるとされ，小児期の急性ウイルス性細気管支炎に関連す

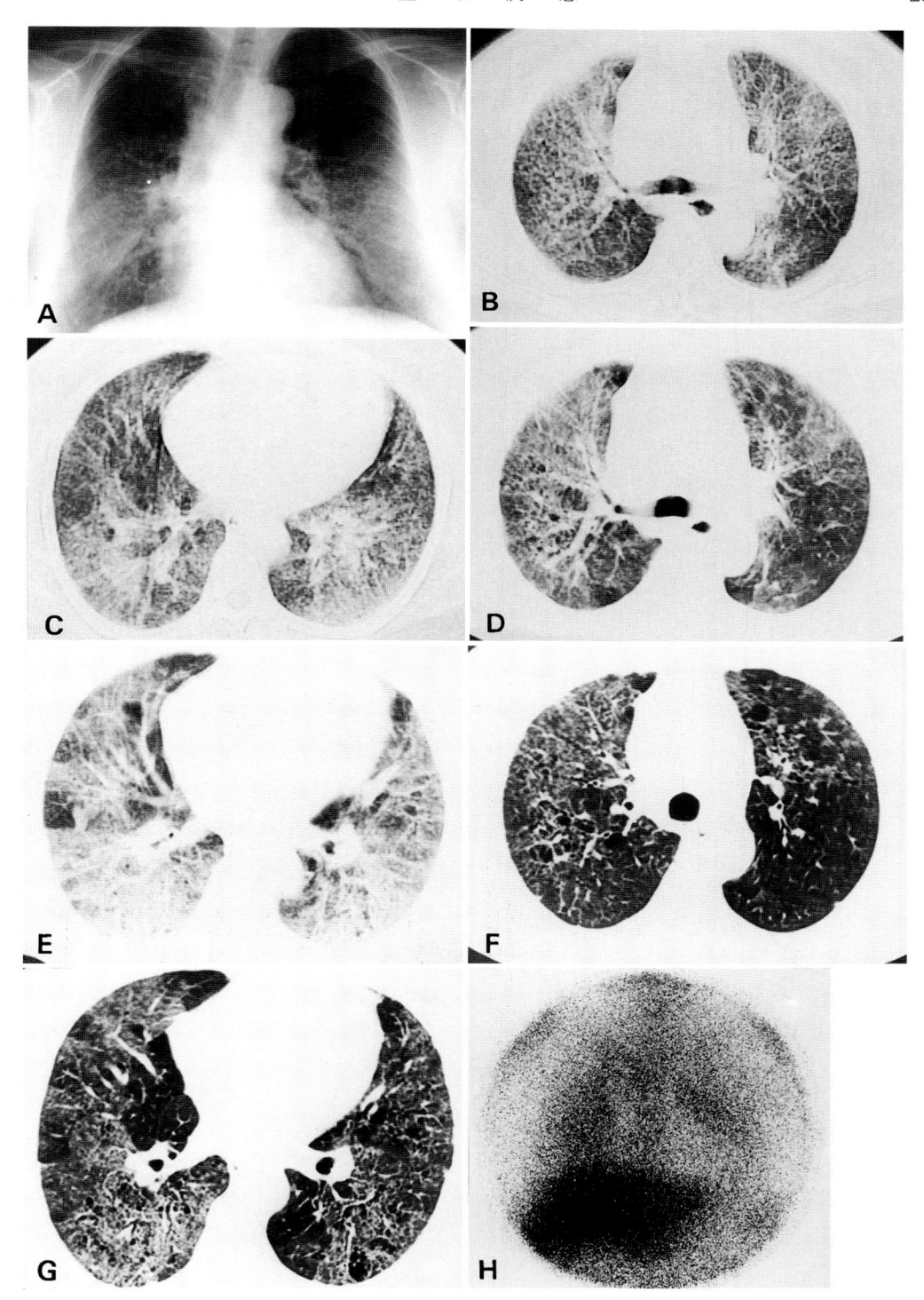

図 7-17 過敏性肺炎（57歳女）

A：胸部単純 X 線写真．両側中下肺野を中心に広範なスリガラス様陰影がみられる．B, C：肺癌集検時に撮影された平静呼吸下スキャンのヘリカル CT 像．D, E：精検時の吸気息止め 10 mm スライス CT 像．F, G：D, E とほぼ同じレベルの 2 mm スライス CT 像．H：^{67}Ga シンチグラフィ．本例は数年前から発症しており，急性期あるいは早期例ではない．そのため小葉中心性の細気管支肺胞隔炎よりは肺胞構造の破壊を伴うスリガラス様濃度の病変が主体をなしている．

7. 過敏性肺炎

過敏性肺炎（hypersensitivity pneumonitis）は生活または作業環境に存在する病因抗原を吸入して肺に肉芽腫性炎を生ずるもので，多数の疾患を含んでおり，一括して過敏性肺炎とよばれている．外因性アレルギー性胞隔炎（extrinsic allergic alveolitis, EAA）ともよばれている．臨床症状や検査成績で共通する点が多く，ある作業や特別な場所で作業を行った後，数時間して起こる咳，息切れ，呼吸困難，発熱などがあれば本症の可能性がある．

胸部X線写真では両側肺にびまん性散布性粒状影がみられる．経過の長い症例では網状結節状影（reticulonodular densities），線維化などから蜂窩肺に至るまでさまざまの所見を呈する．

早期あるいは急性期には小葉中心性に呼吸細気管支から胞隔にかけて肉芽腫性の細気管支胞隔炎（bronchioloalveolitis）がみられる．慢性期には小葉中心性の性格は失われ，肺構造の破壊を伴うびまん性間質性肺炎に移行する．

HRCT所見は，小葉中心性の小結節性病変，スリガラス様肺濃度上昇，consolidation などである[56,57]（図7-17）．川上ら[57]は，粒状影は小葉中心性に分布する細気管支周囲病変，ground-glass opacity は気腔性肺胞炎および胞隔炎，consolidation は肺胞内の高度の滲出性変化によるものであるとした．

大畑ら[58]は19例の夏型過敏性肺炎のCT像を分析している．まず病変分布をみると，びまん性分布は16例（84％），辺縁分布は1例（5％），中心性分布は2例（11％）であった．病変部の所見は，びまん性の淡い肺野濃度の上昇は19例（100％）に，肺小葉単位の濃度の不均一な濃度上昇は18例（95％）に，直径2〜4mmの小粒状影は10例（53％），気管支肺血管の変化は2例（11％）に認められた．蜂窩肺はみられなかった．

過敏性肺炎の診断におけるCTの有用性についてLynchら[59]は次のような結果を得ている．水泳プールの従業員で呼吸器症状のある31例について精密検査を行い，過敏性肺炎と診断された11例のうち胸部単純X線写真で異常を指摘されたのはわずかに1例のみであった．HRCTでは5例に境界不鮮明な小葉中心性の小結節病変がみられたとし，この所見があれば本症を疑うべきであるとしている．

8. BOOP

閉塞性細気管支炎に器質化肺炎および胞隔炎を伴うもので，間質性肺炎の1型と考えられている．すなわち，閉塞性細気管支炎（bronchiolitis obliterans）では病理組織学的特徴として，(1)終末細気管支，呼吸細気管支から肺胞道にかけて器質化肉芽組織が栓をするように存在し，(2)末梢気道の破壊と閉塞性瘢痕形成がみられるが，この末梢気道の器質化肉芽組織が肺胞に及んで器質化肺炎を形成したものをBOOP（bronchiolitis obliterans organizing pneumonia）という．1985年Eplerら[60]によって新たな疾患概念として報告された．これによれば，40〜60歳代に好発し，インフルエンザ様症状を伴い，胸部単純X線写真では両側肺に肺炎様陰影が約70％に，びまん性小線状結節状陰影が20％にみられたとしている．

本症は感染症などによる閉塞性細気管支炎の際にも認められるが大部分は特発性で，cryptogenic organizing pneumonitis ともよばれている．ステロイドが著効を示し，予後は良好である[61]．

Müllerら[62]はBOOP症例14例についてCT所見を検討している．全例に air-space consolidation か小結節影，あるいは両者がみられた．14例中10例には片側性または両側性にconsolidationが，7例に小結節影が，2例に不規則な線状影がみられた．Consolidationの約50％は主に胸膜直下あるいは気管支周囲にみられたとしている．

さらにLeeら[63]は免疫状態を加味して病理学的に確認された43例のBOOPの検討を行った．32例は immuno-competent，11例は immuno-compromised であった．最も多い所見はcon-

図7-18 BOOP（65歳女）

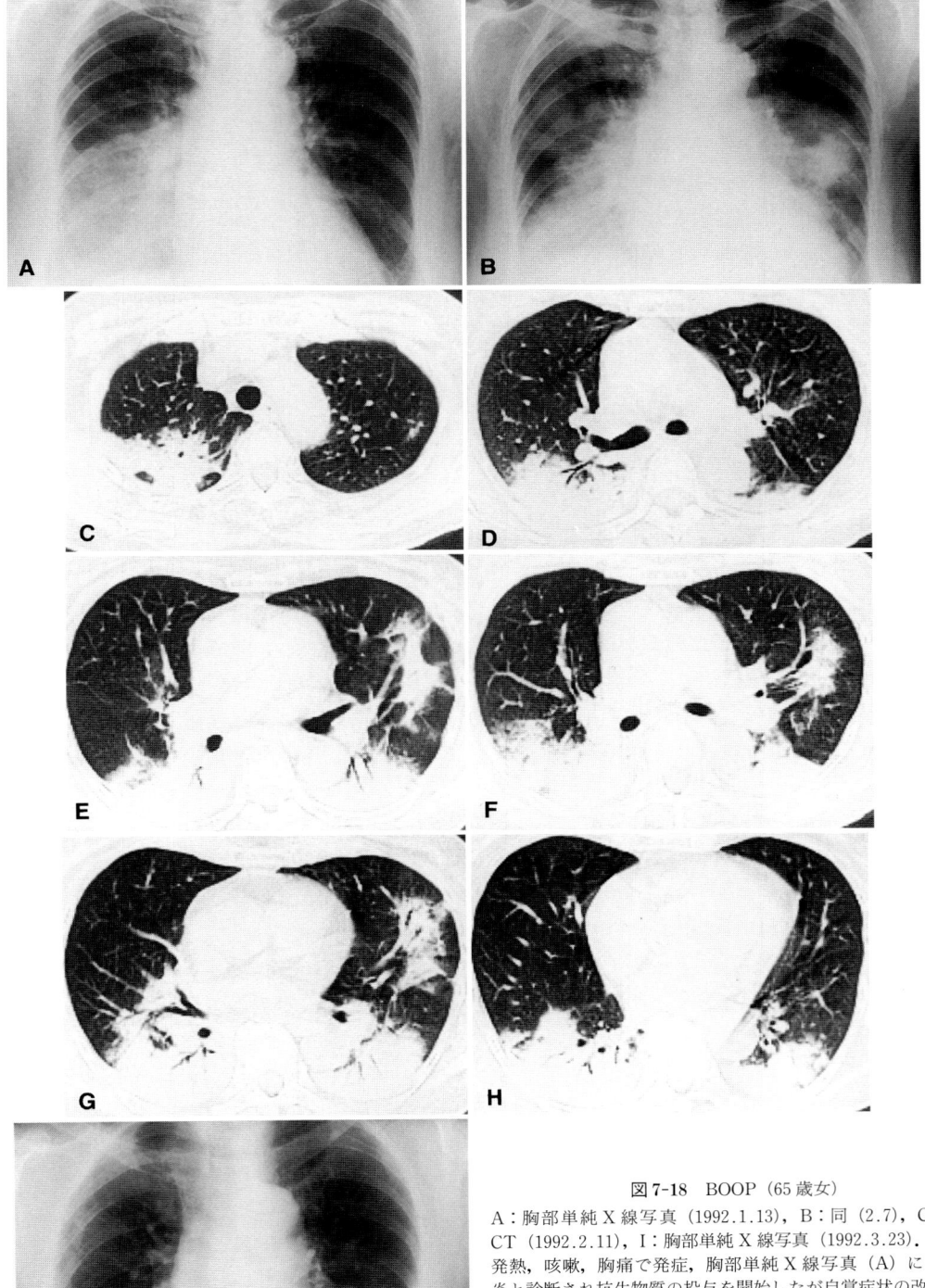

A：胸部単純X線写真（1992.1.13），B：同（2.7），C〜H：CT（1992.2.11），I：胸部単純X線写真（1992.3.23）．
発熱，咳嗽，胸痛で発症，胸部単純X線写真（A）により肺炎と診断され抗生物質の投与を開始したが自覚症状の改善はなく，3週後の胸部単純X線写真（B）では陰影は両肺に広がった．CTで主として背側の両肺にconsolidationを認めた．肺門部付近には病巣はない（C〜H）．BOOPと診断され，ステロイドが投与された．約1か月後の胸部X線写真（I）では陰影はほぼ完全に消失している．

solidatation であった．Consolidation が単独ないし他の所見と同時にみられたものは34例（79％）であった．Consolidation が胸膜直下あるいは気管支血管束周囲にみられたのは27例（63％）であった．スリガラス様濃度は26例（60％）に，小結節は13例（30％）にみられた．Consolidation は正常な免疫状態の患者では91％（32例中29例）にみられたが，免疫不全患者では45％（11例中5例）にしかみられなかった．スリガラス様病変は正常免疫者では56％（32例中18例）にみられ，免疫不全者では73％（11例中8例）にみられた．結節は正常免疫者では22％（32例中7例）に，免疫不全者では55％（11例中5例）にみられた．これらの結果から，正常免疫者のBOOPでは，両側の胸膜直下あるいは気管支血管束のconsolidation が代表的所見であり，免疫不全者のCT所見はさまざまであるとした．

以上をまとめると，BOOPのHRCT所見は次のようになる．(1)通常両側性，多発性のconsolidation で小結節影を伴っている，(2)スリガラス様濃度病変もある，(3)consolidation は肺末梢の胸膜直下に好発する，(4)気管支壁肥厚や気管支周囲の小結節影がみられることがある[59]．これらの所見，ことに肺の末梢のconsolidation は "photographic negative" of pulmonary edema あるいは reversed pulmonary edema pattern とよばれ，次に述べる慢性好酸球性肺炎に類似しており，CTの読影には臨床症状や検査所見を加味して鑑別診断を行う必要がある（図7-18）．

9．慢性好酸球性肺炎

肺浸潤に好酸球増多を伴う病態を総称して慢性好酸球性肺炎（chronic eosinophilic pneumonia）という．肺の組織所見は好酸球浸潤のほかに，肺胞や間質の浮腫（I型アレルギー），一部，好中球や血管炎（III型），リンパ球浸潤や肉芽腫（IV型）などであり，肺胞洗浄液では好酸球増多のほか，リンパ球，好中球がみられることがある．これは各種アレルギー反応に起因する機序を示唆するものとされている．

Crofton ら[65]は好酸球性肺炎を，(1) Löffler 症候群（図7-19），(2) 遷延性肺好酸球増多症（prolonged or recurrent eosinophilia without asthma），(3) 喘息性肺好酸球増多症（prolonged infiltrations with asthma），(4) 熱帯性肺好酸球増多症（tropical eosinophilia），(5) 結節性多発性動脈炎（polyarteritis nodosa）に分類した．

Gaensler と Carrington[61]は591例の間質性肺疾患の胸部X線写真を分析した．24例（4.1％）に肺末梢のスリガラス様陰影を認め，肺生検によって16例が本症であった．本症は中年女性に多く，呼吸困難，咳嗽，喀痰，体重減少，発熱などの症状がみられた．胸部X線写真で肺末梢にみられる特徴的な陰影の局在から，これを "photographic negative" of pulmonary edema とよんだ．

Mayo ら[67]は慢性好酸球性肺炎6例についてCT所見を検討した．胸部X線写真では，6例全例に air-space consolidation があり，うち5例では中～上肺野に最も強くみられた．肺の外側1/3にconsolidation がみられたのは1例のみで，3例では肺末梢優位であはったがびまん性であった．3例では肺末梢側優位とはいえなかった．CTでは6例全例に肺末梢の air-space consolidation を認めた．3例には，以前に記載されていない縦隔リンパ節腫大を認めた．X線写真で病変の分布が不明瞭な場合のCTの有用性を強調している．木上ら[68]は9例の本症のCT所見を分析し，多数例に共通の所見として，(1) 肺野末梢の多発性塊状影（consolidation），(2) 肺野濃度の上昇（ground-glass opacity），(3) 胸膜に平行な板状影をあげている．

Ebara ら[69]は，17例について治療前の初回胸部X線写真と初回CT所見を検討した．17例中11例では主として肺野末梢のconsolidation が胸部X線写真でみられた．スリガラス様陰影はあるものとないものとがあった．CTでは17例中16例に種々の陰影がみられたが，肺野末梢に存在することは明らかであった．発症から1か月以内に初回CTが撮影された7例では，全例に癒合傾向を示すconsolidation がみられた．一方，発

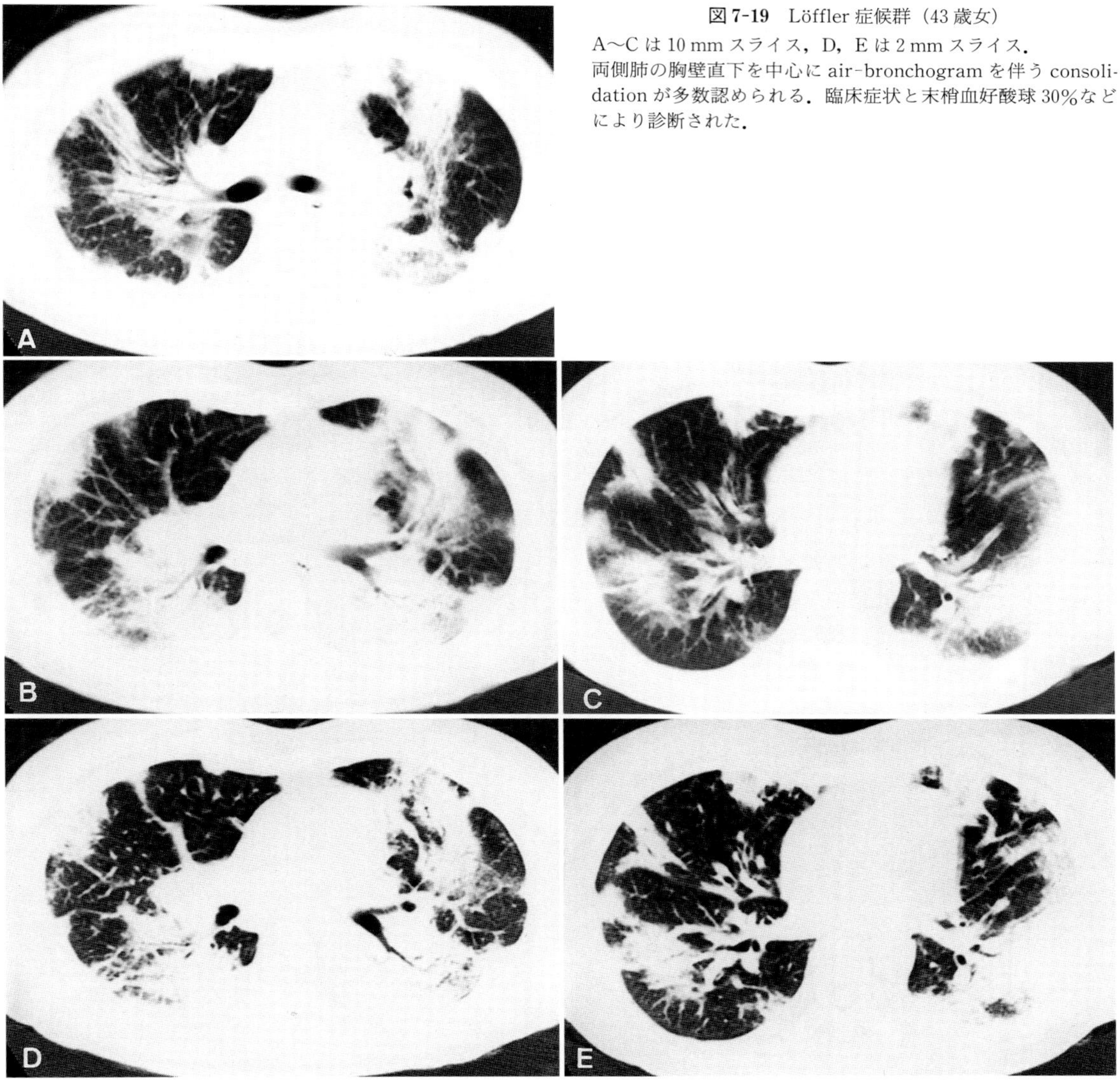

H. 主 な 疾 患

図 7-19 Löffler 症候群（43 歳女）
A〜C は 10 mm スライス，D, E は 2 mm スライス．
両側肺の胸壁直下を中心に air-bronchogram を伴う consolidation が多数認められる．臨床症状と末梢血好酸球 30% などにより診断された．

症から 1〜2 か月に初回 CT が行われた 7 例では，不均等な consolidation あるいは結節性陰影が 5 例に，スリガラス様濃度陰影が 2 例にみられた．初回 CT が発症後 2 か月以上たってから行われた 3 例では，索状影が 1 例，肺葉性無気肺が 1 例にみられた．すなわち，発症後の経過時間によって慢性好酸球性肺炎の CT 所見は変化するとし，注意を喚起している．

10. 肺胞蛋白症

肺胞内に PAS 陽性のリン脂質を含む物質が充満する病変を肺胞蛋白症（alveolar proteinosis）といい，肺生検で確定診断される．30〜50 歳代に好発し，男性が女性よりも多い．緩徐に進行する呼吸困難，体重減少がよくみられる症状であるが，無症状の場合もある．

胸部 X 線写真では，下肺野を中心に両側性に肺水腫に似た butterfly shadow がみられる．Consolidation のない，濃度の低いスリガラス様陰影である．胸水はない[70]．

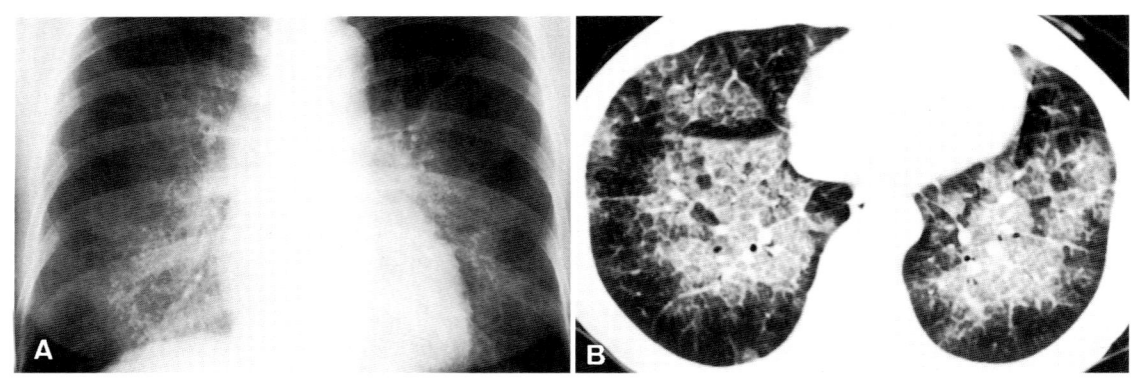

図 7-20 肺胞蛋白症（60 歳女）
胸部単純 X 線写真（A）では両側肺門部から下肺野にかけてスリガラス様陰影がある．その分布は肺水腫でみられる butterfly shadow に類似している．B は下肺野の 2 mm スライス CT で，肺野の縦隔側に近い領域を中心に ground-glass attenuation がみられ，小葉間隔壁の肥厚を伴っているのがわかる．病変部の ground-glass density とほぼ正常の肺小葉とが隣接していわゆる "crazy paving" appearance を呈している．

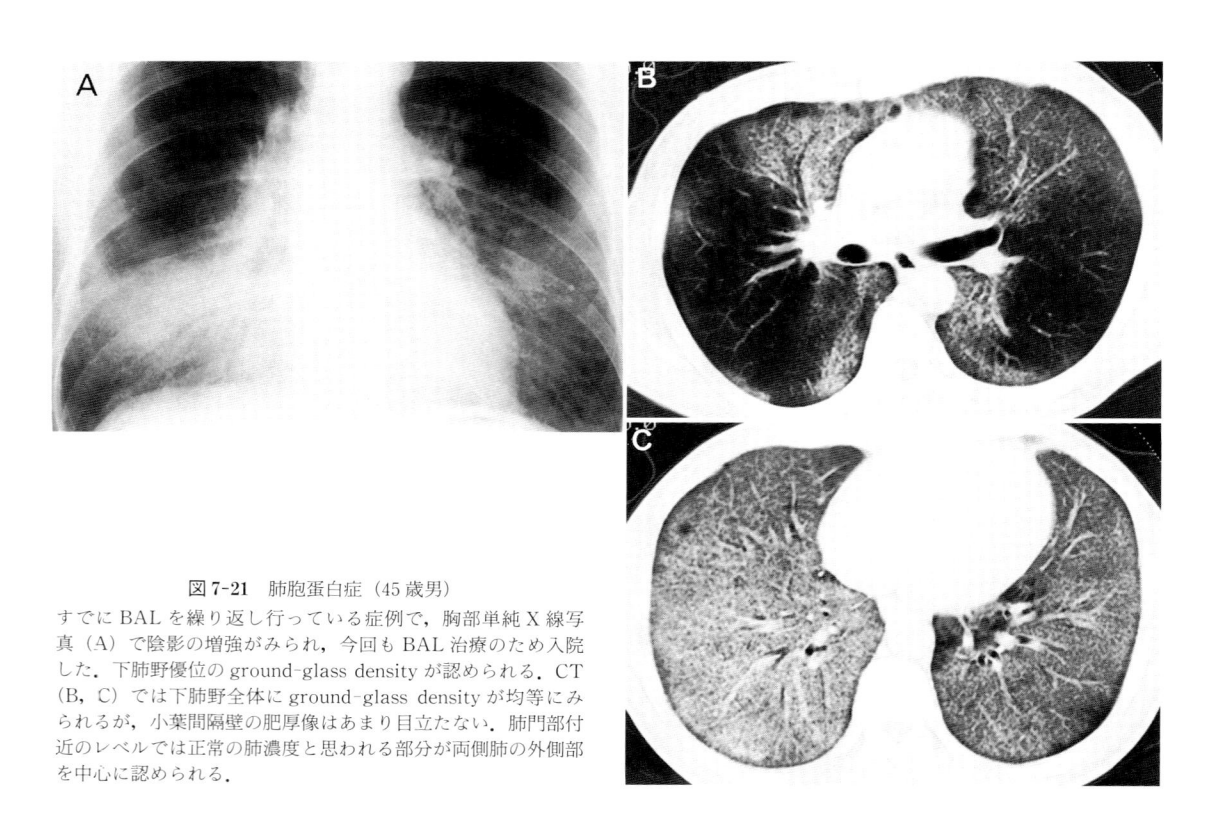

図 7-21 肺胞蛋白症（45 歳男）
すでに BAL を繰り返し行っている症例で，胸部単純 X 線写真（A）で陰影の増強がみられ，今回も BAL 治療のため入院した．下肺野優位の ground-glass density が認められる．CT（B，C）では下肺野全体に ground-glass density が均等にみられるが，小葉間隔壁の肥厚像はあまり目立たない．肺門部付近のレベルでは正常の肺濃度と思われる部分が両側肺の外側部を中心に認められる．

　Godwin ら[70)] は 9 例の肺胞蛋白症の CT を検討した．特徴的な所見は，ground-glass attenuation あるいは consolidation の濃度の気腔病変と，間質性病変すなわち小葉間隔壁の肥厚である．この間質性パターンは 9 例中 8 例に認められた．気腔病変は正常な肺小葉と隣り合っており，地図状の所見を形成している．この所見を "crazy paving" appearance とよんだ．肺胞性病変であるが air bronchogram は目立つ所見ではない．間質性病変は単純 X 線写真よりも CT

H. 主 な 疾 患

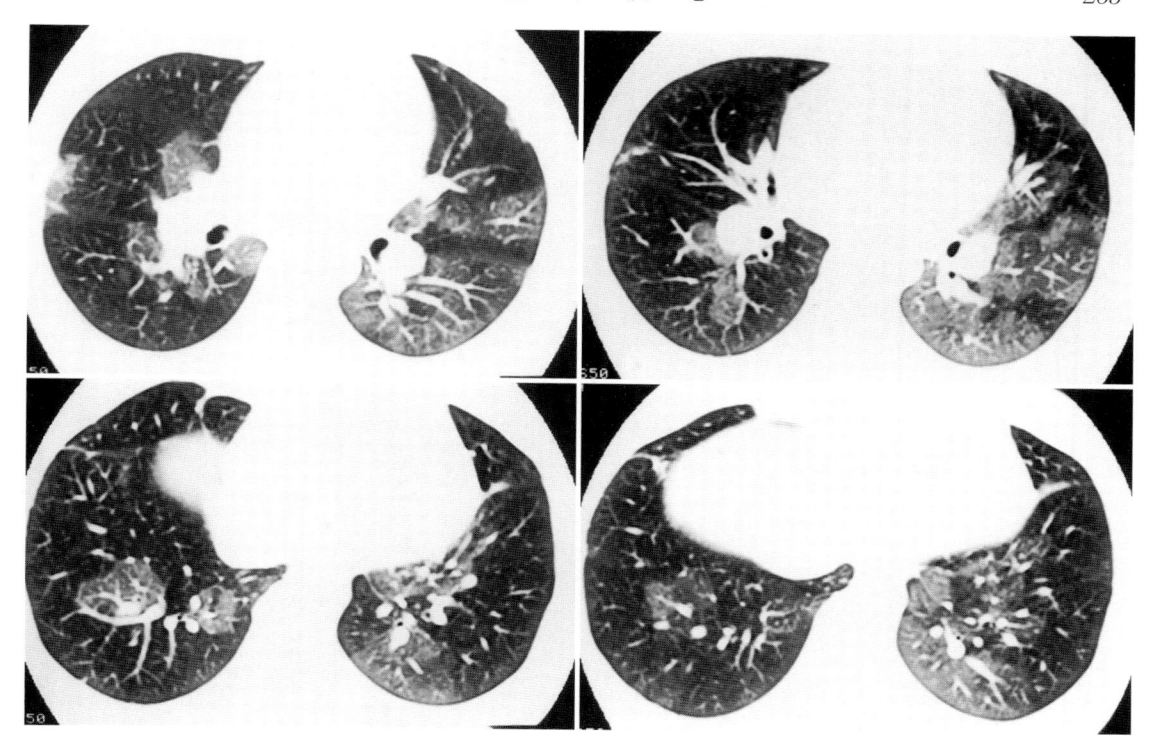

図 7-22 肺胞蛋白症（49 歳女）
下肺野の縦隔側を中心に淡い ground-glass density を示す肺胞蛋白症の部分とが隣接している "crazy paving" appearance の所見である．

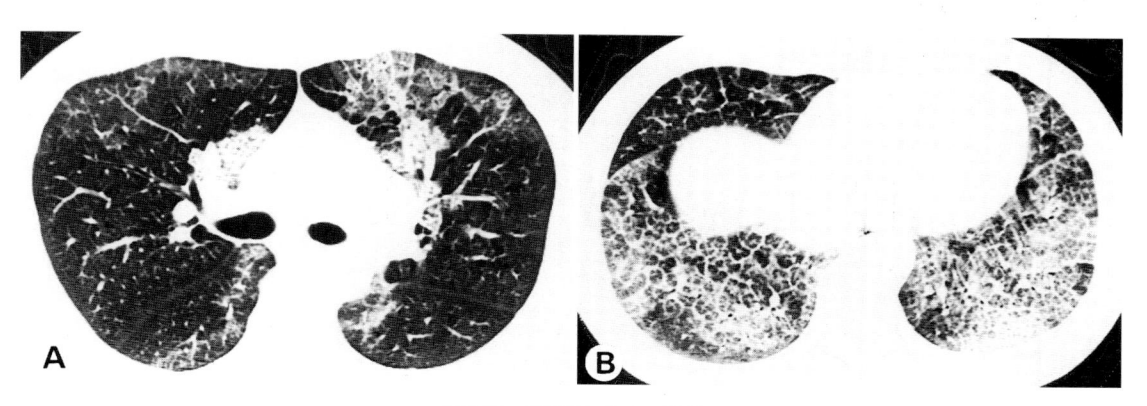

図 7-23 肺胞蛋白症（42 歳男）
中肺野（A）と下肺野（B）の 2 mm スライス CT．A では心血管に接した内側肺に比較的濃度の高い病変がある．内部にみえる小さい低吸収域は air-bronchiologram によるものである．前胸壁に接してスリガラス様濃度の病変があり，線状構造として認められる小葉間隔壁で境されている．B では主としてスリガラス様濃度の病変がやや肥厚した小葉間隔壁とともに明瞭に描出されている．

のほうが明瞭に観察できる．間質の変化である小葉間隔壁の肥厚は，BAL によって著しく改善することから線維化とは考えにくく，浮腫や細胞浸潤によるものであろうとした．Murch ら[71]，幡野ら[72]も同様の考え方をしている（図 7-20～7-23）．

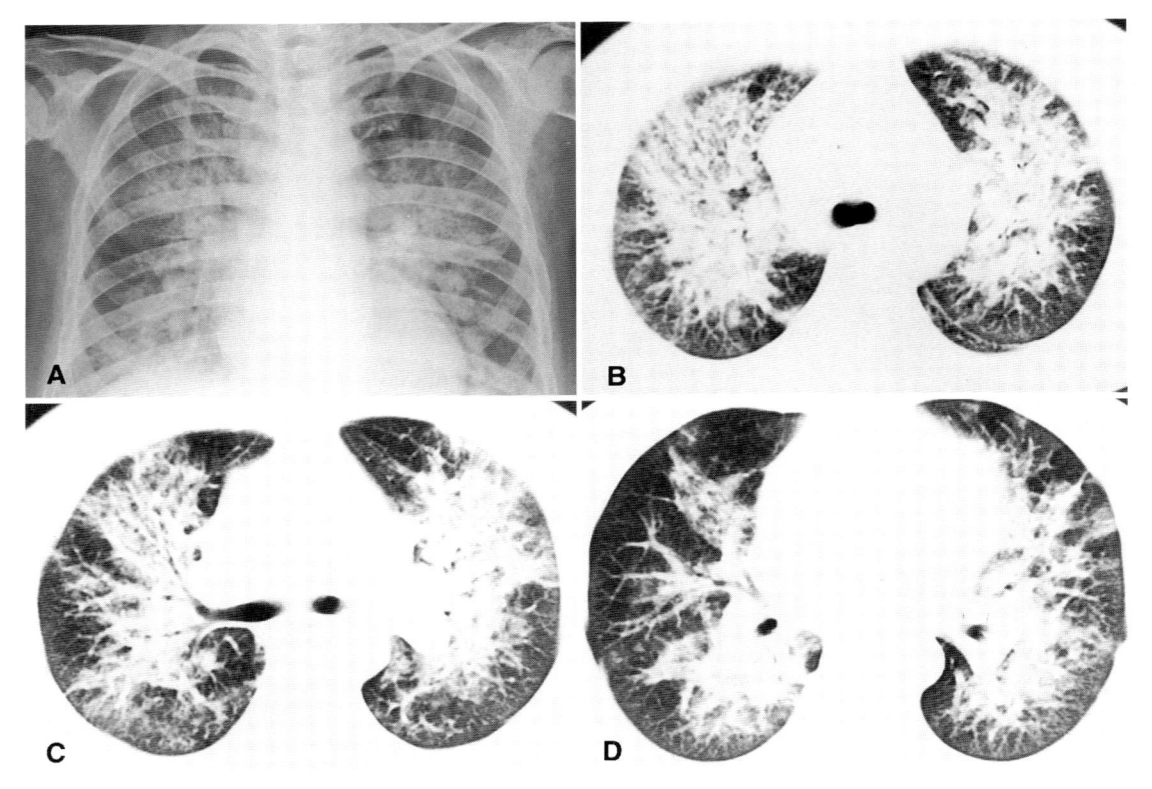

図 7-24 肺水腫（32 歳女）

SLE の経過中に肺水腫を合併したもので，回復期に移行した時期の胸部単純 X 線写真（A）と CT（B〜D）である．Bronchovascular bundle の肥厚，consolidation があり，肺の末梢部には ground-glass opacity がある．左大葉間裂の肥厚も認められる．

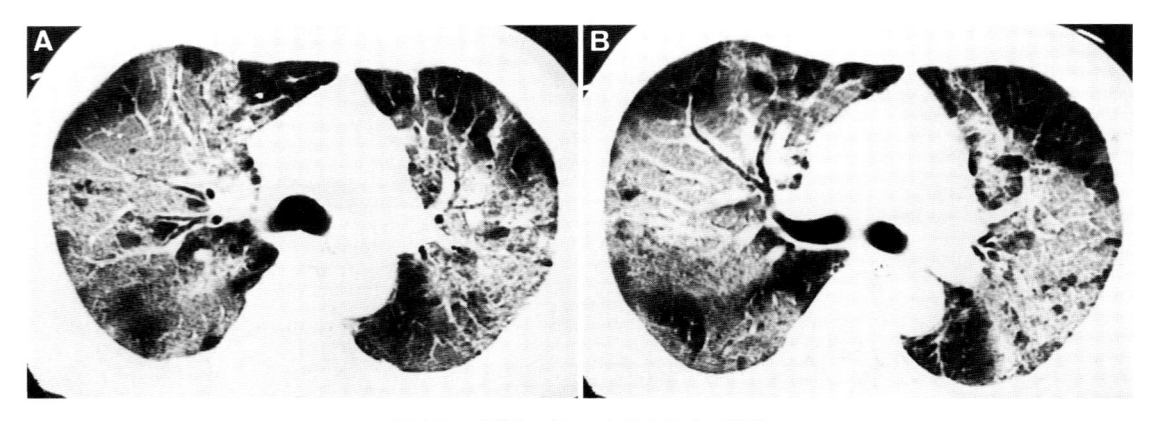

図 7-25 手術後に起こった肺水腫（53 歳男）

肺門中心性の ground-glass density が主体である．正常の肺小葉と隣接していわゆる "crazy paving" appearance を示している．臨床症状や経過から鑑別可能であるが，CT 画像のみからは肺胞蛋白症も鑑別されるべき疾患にあげられよう．

一方，塚田ら[73]は 7 例の肺胞蛋白症の CT 所見を分析し，本症の基本的所見として，(1)内部が透見できる程度の淡い均一な陰影，(2)径 2〜3 mm の粒状影，(3)周囲正常肺との境界が明瞭，の 3 つをあげている．さらに小葉間隔壁の肥厚については，BAL を繰り返した慢性例に描出され

たことから，おそらく小葉間隔壁の線維性肥厚によるであろうとしている．

なお，図7-24, 7-25に肺水腫を示した．肺水腫と肺胞蛋白症とは臨床症状で鑑別可能であるが，X線写真およびCTでは両側肺の陰影は肺水腫ではより肺門中心性であり，かつconsolidationとground-glass densityとが混在していることが多い．小葉間隔壁の肥厚は肺水腫でも認められるが，bronchovascular bundleの肥厚像は肺胞蛋白症では認められないのが一般的である．

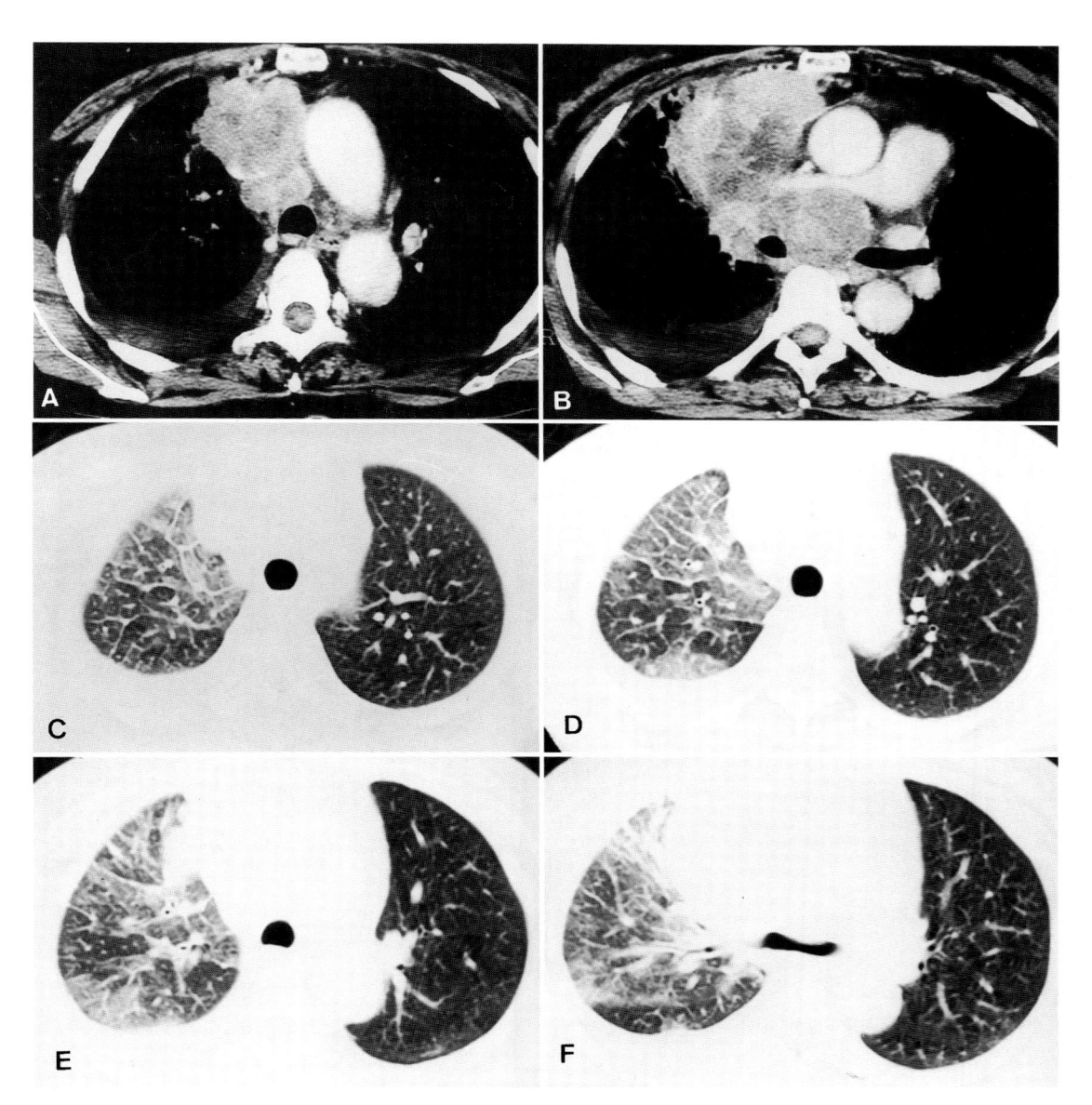

図7-26 小細胞癌にみられた癌性リンパ管症（50歳女）
造影CT (A, B) では右肺S^3bを中心に腫瘍があり，肺門部を経由して右気管気管支リンパ節，気管前リンパ節へと進展し，一方S^3bの腫瘍の前縦隔への直接浸潤も認められ，これらが一塊となって巨大な腫瘤を形成している．胸水貯留も認められる．C～Fは肺野条件の造影CTである．肺門部レベル (F) ではbronchovascular bundleの肥厚が明らかである．上方のスライス (C～E) では小葉間隔壁の肥厚とlobular core structureである小葉中心の肺動脈周囲間質の肥厚による点状構造が目立つ．それらの部位では全体にスリガラス様の肺野濃度の上昇が認められる．

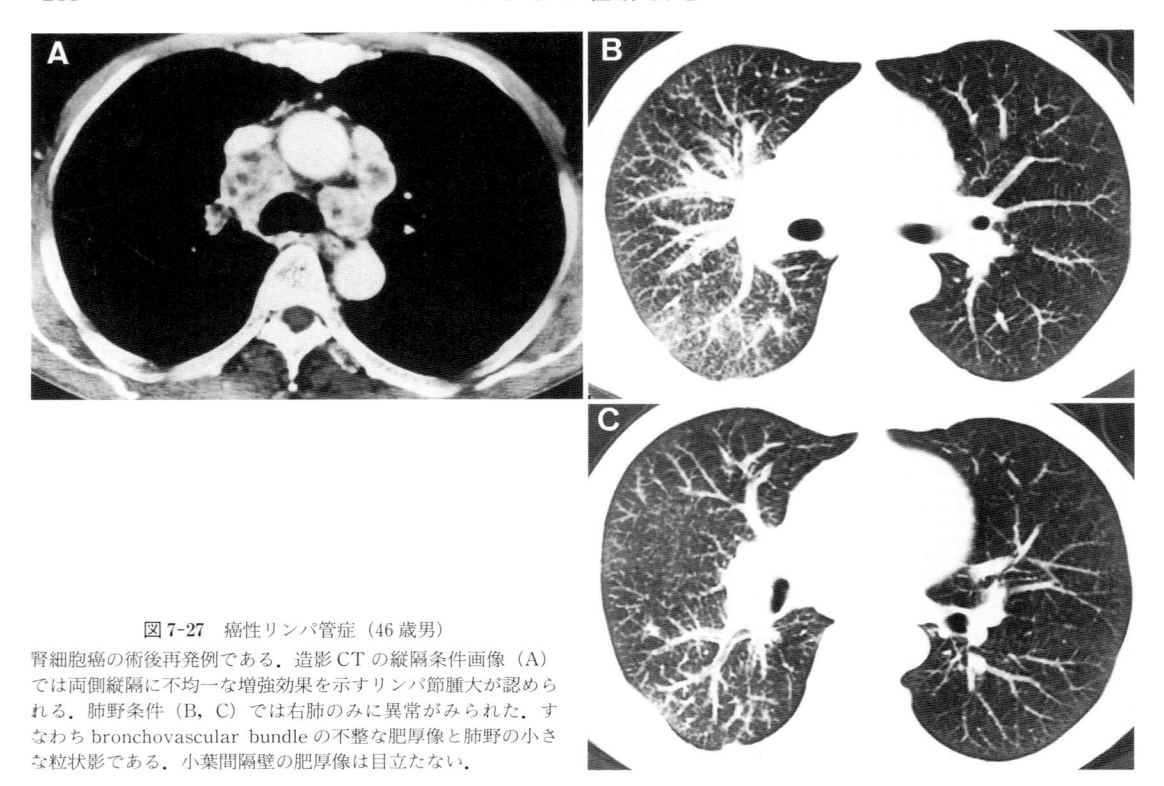

図 7-27 癌性リンパ管症（46 歳男）
腎細胞癌の術後再発例である．造影 CT の縦隔条件画像（A）では両側縦隔に不均一な増強効果を示すリンパ節腫大が認められる．肺野条件（B, C）では右肺のみに異常がみられた．すなわち bronchovascular bundle の不整な肥厚像と肺野の小さな粒状影である．小葉間隔壁の肥厚像は目立たない．

11. 癌性リンパ管症

癌性リンパ管症（lymphangitic carcinomatosis）の成因については，以前は肺門・縦隔リンパ節転移からリンパ管を逆行性に肺の末梢部に向かって進行するものと考えられていたが，現在では，まず肺に血行性転移が生じ，そこから腫瘍細胞がリンパ管内に侵入して中枢側へ進展し，その後，肺門・縦隔リンパ節へ転移するものと考えられている[7,74,75]．

CT所見としては，(1)小葉間隔壁のビーズ状あるいは結節状の肥厚像，(2)小葉中心性の粒状影，(3)肺門から放射状に広がる気管支血管束の結節状の肥厚像，(4)胸水，(5)肺門・縦隔リンパ節腫大などがある[75-79]（図 7-26, 7-27）．これらの所見がそろえば診断は確定的である．

Ren ら[78]は，小葉間隔壁の結節状の肥厚，多角形の線状影，網状影，気管支血管束の結節状の肥厚が癌性リンパ管症の主な所見であるとし，間質性の肺転移症例 22 例を分析した結果を報告した．これによれば，22 例中 19 例がビーズ状ないし結節状の小葉間隔壁の肥厚を示した．これは小葉間隔壁内の毛細血管およびリンパ管内での腫瘍の発育によるものであった．この結節状あるいはビーズ状の小葉間隔壁の肥厚は，肺水腫や肺線維症では認められなかったとしている[78]．したがって，小葉間隔壁の結節状あるいはビーズ状に肥厚した所見があれば癌性リンパ管症である可能性がきわめて高い．

また，Johkoh ら[79]は癌性リンパ管症のタイプと病理所見ならびに肺機能との関連を検討した．20 例中 15 例では axial interstitium の著しい肥厚がみられたが，peripheral interstitium の肥厚は軽度またはみられなかった．3 例では axial interstitium および peripheral intersitium の肥厚がみられ，2 例では peripheral interstitium の肥厚がみられたが，axial interstitium の肥厚はみられなかった．肺機能の著しい低下は 3 例にみられた．このうち 1 例はびまん性に peripheral interstitium の肥厚が，2例にはびまん性に peripheral および axial interstitium の肥厚がみられた．すなわち，癌性リンパ管症のCT所見はさまざまであり，肺機能の低下はびまん性の peripheral insterstitium の肥厚がみられる場合に強いことがわかった．CT所見から高度の肺機能の低下を予測できるものと思われたとしている．

12. サルコイドーシス

サルコイドーシス（sarcoidosis）のX線所見による病型（病期）分類は表7-13のごとくである[80]．

Müller ら[81]は25例のサルコイドーシスのCT所見を分析した．縦隔リンパ節腫大は22例に，胸膜直下の結節は19例にみられた．1〜10mmの結節は17例に，不規則線状影は12例にみられ，気管支血管束に沿って存在した．HRCTは胸膜直下の結節や不規則線状影の描出にはすぐれていたが，気管支血管束周囲の結節の評価にはむしろ通常の10mmスライス画像がすぐれていた．2例の病理標本の検討ではサルコイドーシスの肉芽腫は気管支血管束のリンパ管に沿ってみられた．胸膜直下の小葉間隔壁内のリンパ管にも数は少ないが認められた．よって，肺サルコイドーシスの特徴的なCT所見は，気管支血管束に沿う

表7-13 サルコイドーシスのX線所見による病期（病型）分類

Stage 0	：胸部X線写真正常の時期
Stage I	：肺門縦隔リンパ節腫脹がみられ，肺野には病変の認められないもの
Stage II	：肺門縦隔リンパ節腫脹と同時に，肺野病変がみられるもの
Stage III	：肺門縦隔リンパ節腫脹がみられず肺野の浸潤影のみが認められるもの．このうちIIIAは肺線維化を伴わないもの，IIIBは肺線維化を伴っているもの．

・肺野CT所見の説明と stage II, III の71例での出現頻度．
(1) 小陰影：直径1cm以下の円形または不整形の粒状影，小葉中心性．63%(45/71)
(2) 大陰影：直径1cm以上の陰影で，粒状以外の集合体として円形，不整形，ときに区域，肺葉に広がる結節影，塊状影をつくる．胸部X線写真で cotton candy とか alveolar sarcoid といわれていた影はこの項に入る．46%(33/71)
(3) 血管・気管支壁周囲肥厚：本症の特徴というべき所見で，4〜5次気管支壁の不整な肥厚と肺血管影の不規則な腫脹である．血管の変化は動脈にも静脈にも認められる．62%(44/71)
(4) ブラ（気腫性嚢胞）(peribronchial or perivascular thickening)：薄い壁の嚢胞であるが，上葉の収縮を示す線維化巣に隣り合わせてできやすい．7%(5/71)
(5) 胸膜肥厚：胸郭内側に沿った凹凸のある肥厚像，あるいは major fissure の不整な肥厚として容易に認められる．胸膜ばかりでなく，胸膜直下の病変も含まれて陰影が形成されている．34%(10/71)
(6) 収縮(contraction)：血管気管支の密集，または中心性集束として，CTでは横断像でとらえやすい．特に両上葉の周辺に病変が起こり集束する例が多い．34%(24/71)

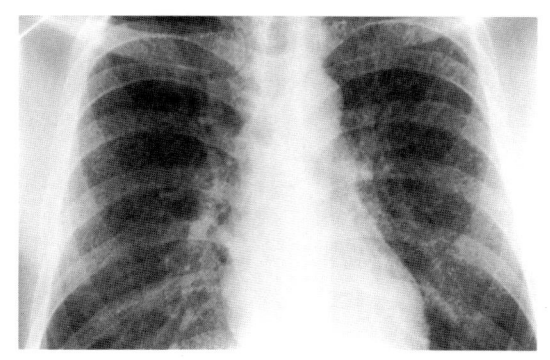

図7-28 肺サルコイドーシス（20歳男）
肺門および縦隔リンパ節腫大は目立たないが，両側肺野にはびまん性の粒状影が無数に認められる．

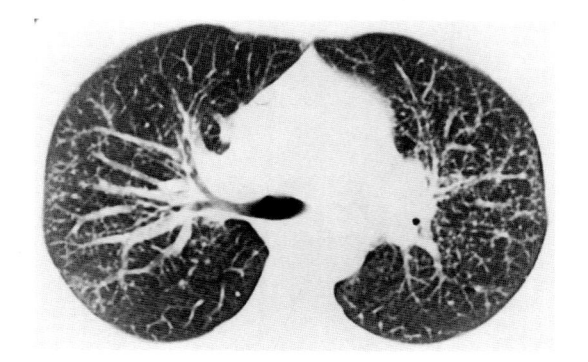

図7-29 肺サルコイドーシス（27歳女）
2mmスライスCTで，肺門部の bronchovascular bundle の不整な肥厚と両側肺野の粒状影が認められる．なお，肺門部および縦隔リンパ節腫大も認められた．

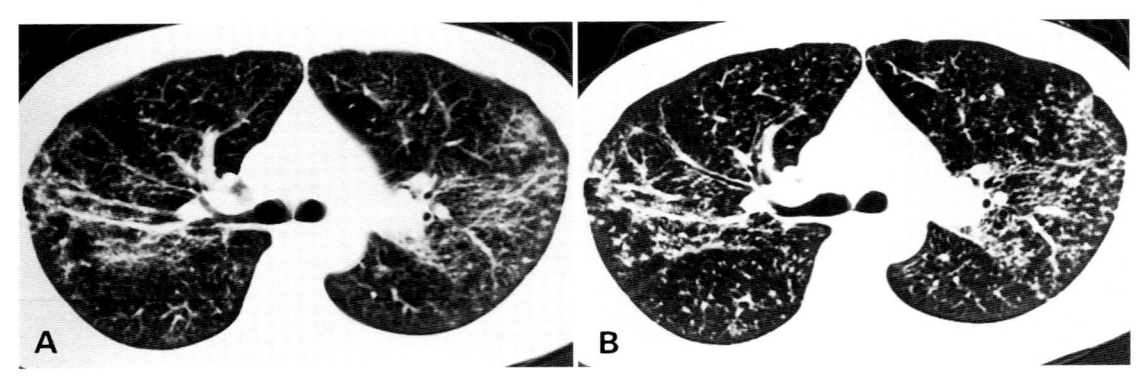

図7-30 肺サルコイドーシス（25歳男）
Aは10mmスライス，Bは同じレベルの2mmスライスである．Bronchovascular bundle の肥厚と粒状影が両側肺に認められるが，これらに加えて線状・網状構造，肺構造の乱れがある．

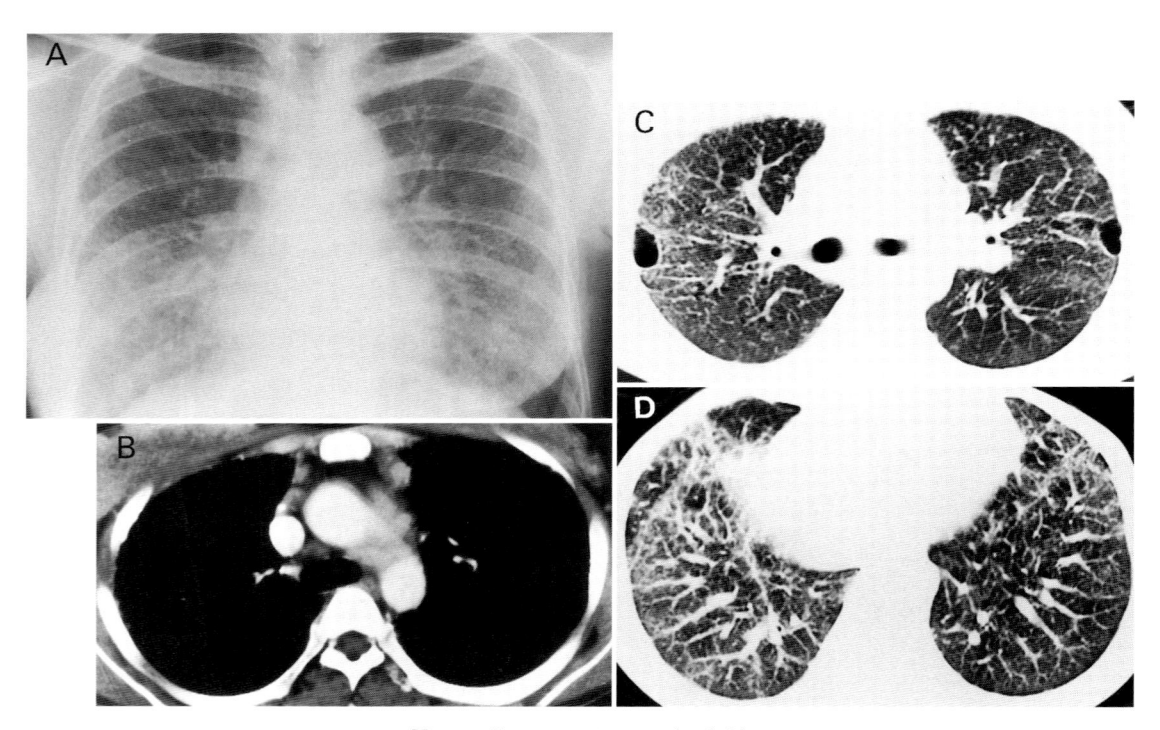

図7-31 肺サルコイドーシス（27歳女）
胸部単純X線写真（A）では両側肺野にスリガラス様陰影あるいは粒状影がみられる．本例では下肺野に変化が強い．縦隔陰影の拡大もある．造影CT（C, D）では，肺門部レベルで胸壁に接する囊胞形成（cystic air-space），粒状影，bronchovascular bundle の肥厚，ところどころに ground-glass density がある．下肺野では肺構造の乱れ（architectural distorsion）がみられる．

小結節と不規則な線状影であるとした（図7-28〜7-31）．

いわゆる "alveolar" sarcoidosis とよばれる病態がある．サルコイドーシスの10〜20%にみられ，両側性，多発性の境界不鮮明な consolidation を呈し，"alveolar" と表現される．しかし，病理学的には肉芽腫性の間質増生によって肺胞が圧迫されて含気が消失することによるものとさ

れ，肺胞腔内への細胞浸潤による変化は少ないとされている（図7-32，7-33）．

Brauner[82]は病理学的に診断の確定した44例のサルコイドーシスを対象にHRCT所見を分析した．結節は全例に認められた．25例では結節の他の所見があったが，19例では結節のみがサルコイドーシスの所見であった．その他の所見では，不規則な境界形成，線状網状構造，胸膜表面の肥厚，スリガラス様陰影，肺構造の乱れ，traction bronchiectasis，空洞形成などがみられた．病変が多くみられたのは上葉領域であった．X線写真では正常と思われたがCTで肺野に結節を認めたものが6例あった．肺の構造の乱れは1年以上の経過例にみられたものが大多数を占めた．CTの視覚的スコアと肺機能との間には有意差をもって関連性がみられたとしている．

8例のサルコイドーシスについてHRCTと病理学的所見を対比したNishimuraら[83]の報告では，最も頻度の高いHRCT所見は気管支血管束の不規則な肥厚と血管に沿う小結節で，それぞれ7例（88％），4例（50％）に認められた．これらの所見は病理学的には肺血管，気管支周囲の間質に形成された肉芽腫に一致していた．臓側胸膜に隣接して認められた結節は，胸膜および胸膜直下の肉芽腫に一致していた．また，スリガラス様濃度病変も認められているが，胞隔炎との関連はなかったとした．

胸膜直下のmicronoduleについては，正常人でも14％に認められ，この所見のみでは診断的価値があるとはいいがたいとする報告もあるので，注意を要する．胸膜直下のmicronoduleに加えて，そのほかにも所見がある場合には，サルコイドーシス，癌性リンパ管症，塵肺などを示唆する所見として重要である[84]．

サルコイドーシスの経過を観察したMurdochら[81]は，可逆性の変化はスリガラス様濃度病変，結節性および不規則線状影，小葉間隔壁の肥厚で，非可逆性の変化は囊胞（cystic air-space）と構造の乱れ（architectural distorsion）であったとしている．

Remy-Jardinら[86]はサルコイドーシスのdis-

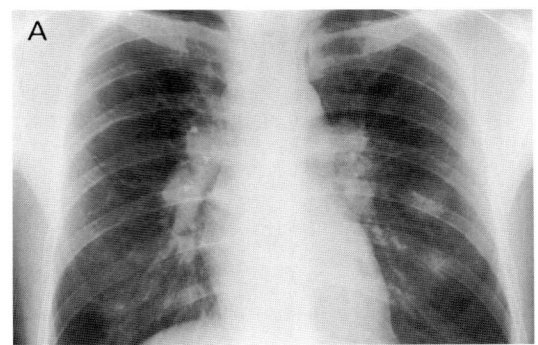

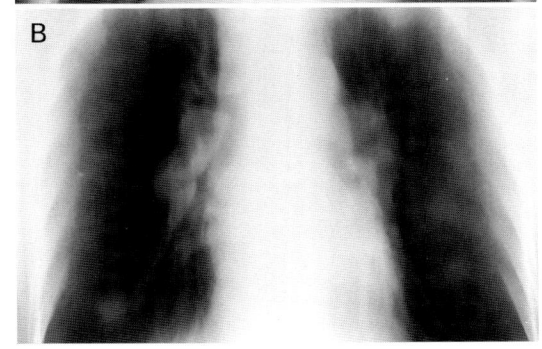

図7-32 "Alveolar" sarcoidosis（22歳男）
A：胸部単純X線写真，B：断層写真．
両側肺門部リンパ節腫大が認められ，両側肺に淡い境界不鮮明な陰影が散在性に認められる．

ease activityと肺機能との関連でCT所見を検討し，症例を2群に分けた．Disease activityに血清ACE（angiotensin converting enzyme）活性およびBALFのリンパ球によって評価した．第1群ではCT所見とdisease activityおよび肺機能と比較した．第2群は初回の評価と経過観察後の評価とを初回CT所見とdisease activityおよび肺機能と対比した．その結果，CT所見としてみられた結節，air-space consolidation, lung distorsion, 小葉間隔壁および小葉間隔壁以外の線状影，スリガラス様陰影，honeycombingのうち，小葉間隔壁の肥厚だけがdisease activityと相関した．結節を除くCT所見が肺機能およびdisease activityとの間には統計学的に有意差を示したが（P=.05），相関係数は低かった（r<48）．

結論的には，肺のCT所見の程度は肺機能を反映するが，サルコイドーシスの活動性を反映する

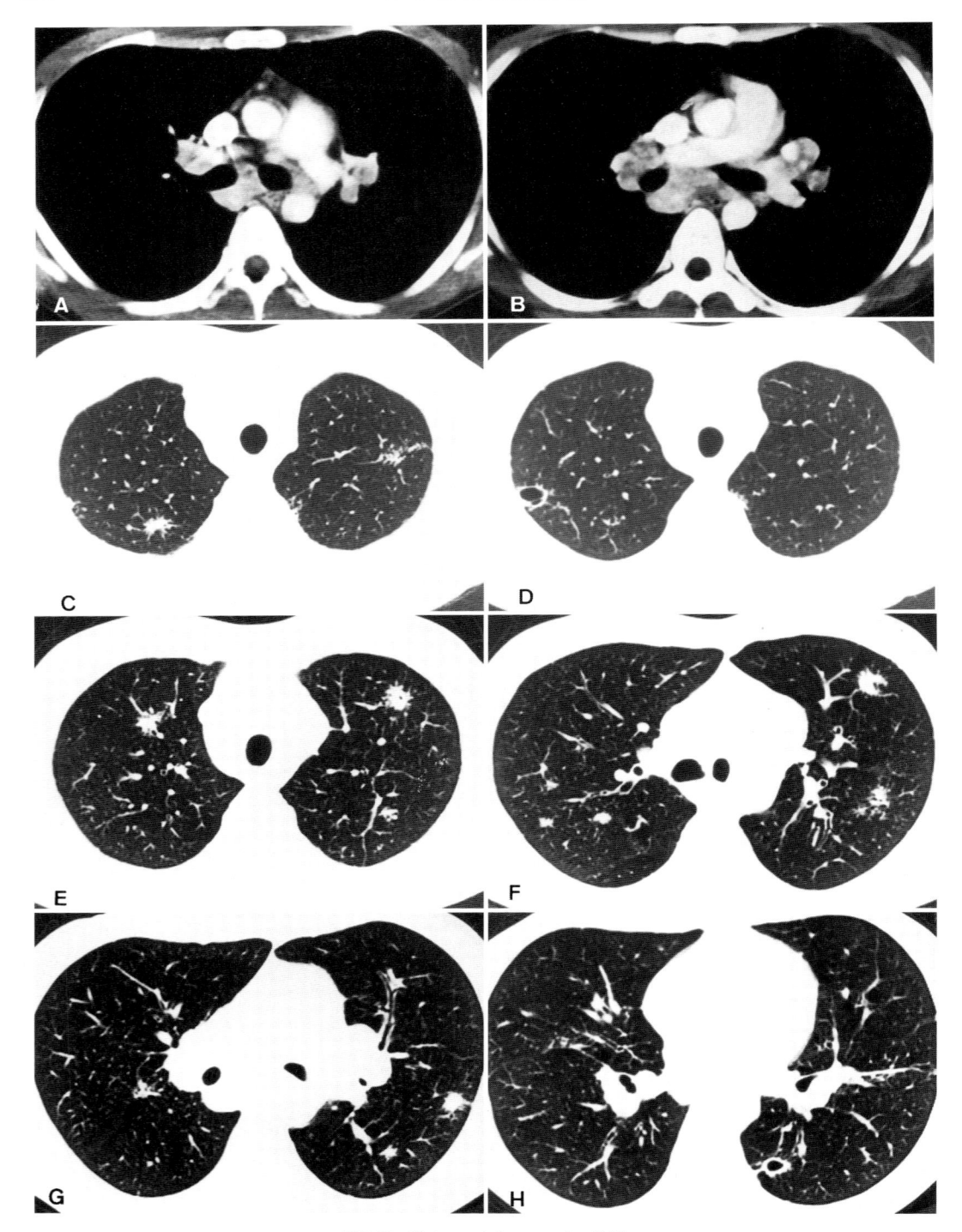

図7-33 肺サルコイドーシス(23歳男)

肺門部の造影 CT では，肺門および縦隔リンパ節(#3, 4, 7)の著しい腫大を認める(A, B)．肺野の2 mm スライス CT では，散在性に不整形の結節影がみられ，右上葉には壁のやや不整な囊胞形成がみられる(C〜G)．肺門部のレベル(G, H)では気管支壁の肥厚(↑)や肺動脈のやや結節状の輪郭(↑)がみられ，bronchovascular bundle の肥厚のあることがわかる．本例の肺野病変は multinodular or diffuse bronchopneumonic form あるいは alveolar sarcoidosis とよばれるものに相当する．

ものではなかった．また，CT所見から経過を予測することはできなかったとした[86]．

13. リンパ球増殖性疾患

リンパ球増殖性疾患（lymphoproliferative disorders）は肺縦隔をおかす種々のリンパ系病変の総称である．すなわち，肺をおかすものとしては，(1)形質細胞肉芽腫（plasma cell granuloma），(2)偽リンパ腫（pseudolymphoma），(3)移植手術後リンパ球増殖性疾患（posttransplantation lymphoproliferative disorders），(4)リンパ球性間質性肺炎（lymphoid interstitial pneumonia, LIP），(5)リンパ腫様肉芽腫症（lymphoid granulomatosis）などがあ

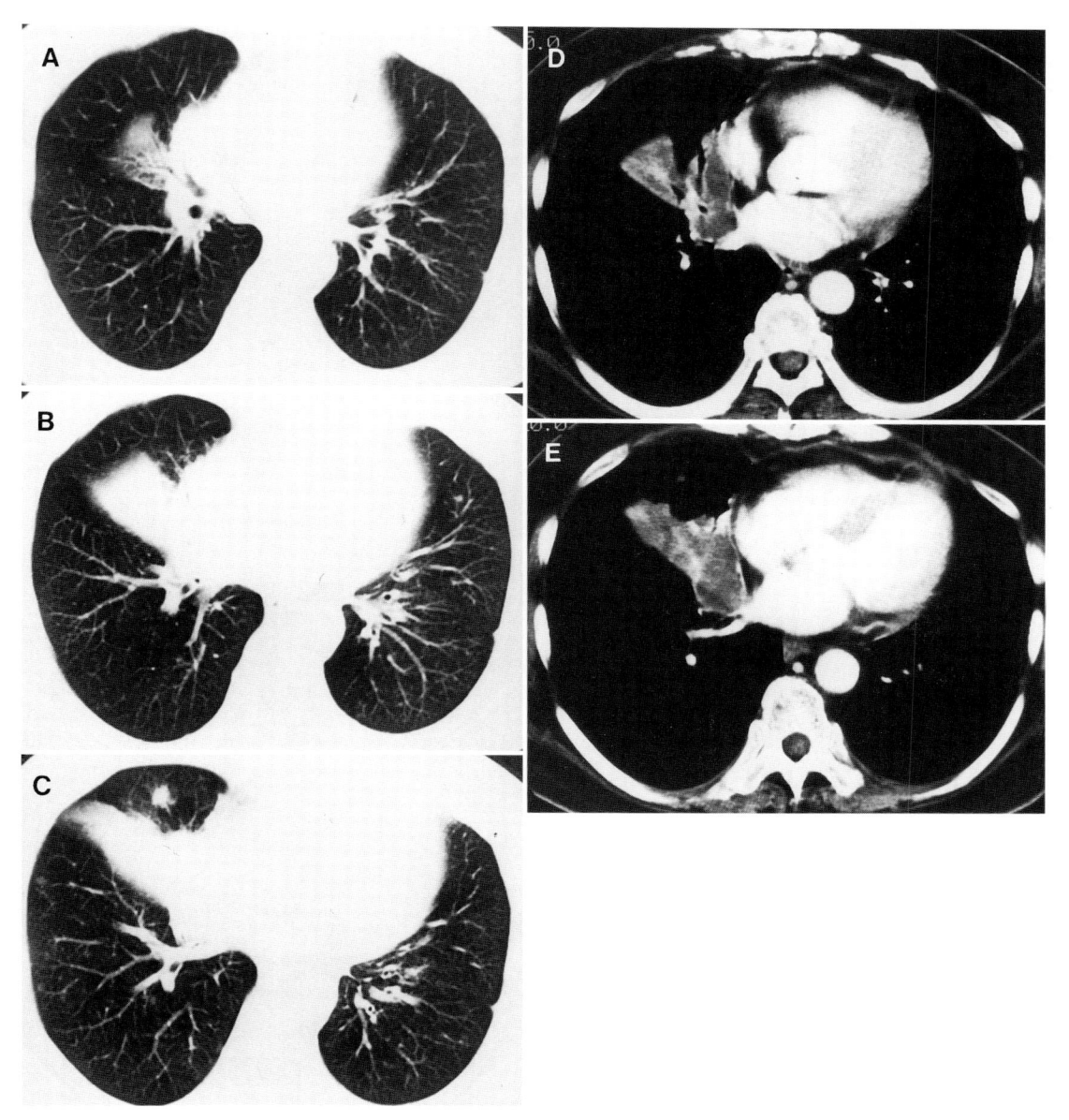

図7-34 肺初発悪性リンパ腫（44歳女）
肺野条件（A～C）ではあたかも中葉の無気肺を思わせる高吸収域が中葉に一致してみえる．しかし，Aでみられるように，中支幹の起始部は開存しており，endobronchial obstructionではないことがわかる．造影CT（D, E）では中葉の中枢側に気管支および肺動脈周囲に沿って増強効果に乏しい低吸収域が認められる．手術によりnon-Hodgkinリンパ腫と診断された．

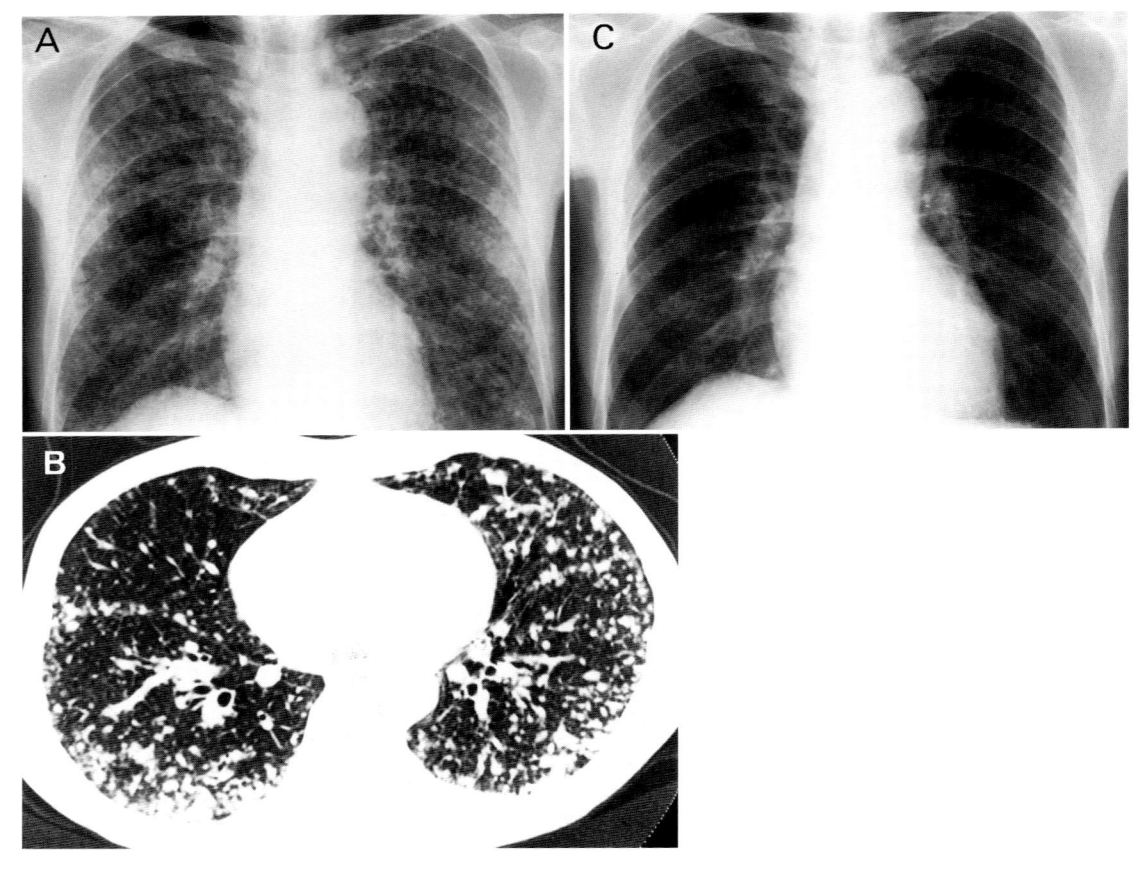

図 7-35 悪性リンパ腫（56歳男）

診断困難であった1例である．入院時の胸部X線写真では全肺野にほぼ均等に分布する粒状影がみられた．肺門・縦隔リンパ節腫大はなく，胸水もなかった．37度台の発熱，咳嗽，体重減少がみられた（A）．2 mmスライスのCTでは，病変の分布は中葉にやや少なく，肺門側よりは末梢側に多い傾向である．個々の病変の大きさは数mmから15 mm程度で，10 mm大のものが主体を占めた．一部は癒合性となり胸壁に接していた．数mm大の結節は胸壁から少し離れた位置に存在していた．葉間胸水に一致して小結節が並んでいた．小葉間隔壁の肥厚像もみられた．気管支血管周囲には軽度の不規則な辺縁不整像がみられた．すなわち小葉中心性，汎小葉性，小葉辺縁性分布を示し，LIPを含む悪性リンパ腫などが考えられたが，診断を絞り込むまでには至らなかった（B）．わずかに腫大してきた左鼠径部リンパ節生検でangionecrotic T cell lymphomaと診断された．ただちにCHOP療法が施行され，PO_2の著明な改善と胸部X線写真で粒状影の消失がみられた（C）．

り，胸腔内のリンパ節をおかすものとしては，(1)Castleman病，(2)伝染性単核症（infectious mononucleosis），(3)血管免疫芽球性リンパ節症（angioimmunoblastic lymphadenopathy）などがある[87]．

近年の免疫化学の技術的進歩によりリンパ球増殖性疾患の解析が飛躍的に進んだ．これらの疾患の臨床像および画像所見を理解することにより，悪性リンパ腫との鑑別診断がある程度可能となってきている．

免疫学的に単クローン性の増殖（monoclonal proliferation）は悪性であり，多クローン性増殖（polyclonal proliferation）は一般に良性疾患である．以前には良性と考えられていたpseudolymphomaやLIPは，現在では非Hodgkinリンパ腫の低悪性度リンパ腫（low-grade non-Hodgkin's lymphoma）と考えられている[87]．肺初発の悪性リンパ腫を図7-34に，びまん性肺陰影を呈し診断に苦慮した肺初発悪性リンパ腫例を図7-35に示した．

a. 形質細胞肉芽腫

形質細胞肉芽腫 (plasma cell granuloma) は別名 inflammatory pseudotumor, histiocytoma, xanthogranuloma, fibroxanthoma, inflammatory myofibroblastic tumor などのよび名がある．通常30歳以下に好発する．胸部単純X線写真では孤立性腫瘤影としてみられることが多く，肺癌との鑑別が問題となる．大きさは1〜数cmで，偶然発見されることも多い．下葉に発生することが多いが，どこにでも起こりうる．1〜2年では大きくならないが，その後次第に緩徐に増大する．胸水貯留はなく，縦隔リンパ節腫大もない．肺癌を否定できないために，手術されて本症と判明することが多い[87]（第3章「末梢部肺癌および孤立性肺腫瘤性病変」を参照）．

b. Castleman 病

Castleman 病 (Castleman's disease) の同義語としては，angiofollicular mediastinal lymph node hyperplasia, giant lymph node hyperplasia, lymph node hamartoma などがある．大部分は無症状で，中縦隔あるいは後縦隔腫瘤として発見される．ときに石灰化をきたすことがある．組織学的には hyaline-vascular type と plasma cell type とに分けられるが，前者が80〜90％を占める[87]（第8章「縦隔病変」を参照）．

c. 伝染性単核症

伝染性単核症 (infectious mononucleosis) では，肺門，縦隔のリンパ節腫大と脾腫がみられる．

d. 偽リンパ腫

偽リンパ腫 (pseudolymphoma) は nodular lymphoid hyperplasia ともよばれる．LIP がびまん性にみられる疾患であるのに対して，本症は LIP と同じ疾患が限局性に腫瘤性に増大したものと理解されている．多くの場合 pseudolymphoma は monoclonal proliferation を示し，したがって low-grade の非 Hodgkin リンパ腫である．悪性化率は15〜80％とされている．胸部X線写真および CT では不規則な孤立性腫瘤影あるいは肺炎様の consolidation としてみられる．リンパ節腫大や胸水貯留はみられない．通常は肺葉内，区域内に限局するが，多発性のこともある[87]．肺癌と類似する所見を呈するため手術で判明することが多い．

e. 血管免疫芽球性リンパ節症

血管免疫芽球リンパ節症 (angioimmunoblastic lymphadenopathy) は50〜70歳に好発する．縦隔リンパ節腫大としてみられる．肺野に腫瘤あるいは浸潤影を伴うこともある．症状も強く悪性リンパ腫に類似する[87]．

f. リンパ球性間質性肺炎

リンパ球性間質性肺炎 (lymphoid interstitial pneumonia) は40〜70歳に多くみられる．下肺野を中心に気管支血管束周囲にリンパ性増殖が不規則にみられるが，肺門・縦隔リンパ節の腫大，胸水貯留はまれである[87]．

g. リンパ腫様肉芽腫症

リンパ腫様肉芽腫症 (lymphomatoid granulomatosis) は30〜50歳が好発年齢である．境界不鮮明な間質性または実質性，あるいは両者を混在するような陰影を呈する[87]．

14. 肺線維症

1969年，Liebow と Carrington[88] は原因不明の肺線維症 (idiopathic pulmonary fibrosis, IPF) を次の5型に分類した．

(1) UIP (usual interstitial pneumonia)：胞隔の線維性組織および単核の炎症細胞浸潤が特徴であり，1つの病巣と他の病巣とで重症度がさまざまであるのが典型的とされる．

(2) DIP (desquamative interstitial pneumonia)：肺胞腔に著明なマクロファージの増殖があり，胞隔には単核炎症細胞の浸潤による肥厚がみられる．

(3) BIP (bronchiolitis obliterans and interstitial pneumonia)：UIP に類似したびまん性の病変があり，閉塞性細気管支炎 (bronchiolitis obliterans) を伴っているもの．

(4) LIP (lymphoid interstitial pneumonia)：リンパ球様細胞の間質への浸潤が著明で，ときにはリンパ腫との鑑別が困難であるもの．

(5) GIP (giant cell interstitial pneumonia)：単核炎症細胞浸潤に加えて不整形の多核巨細胞浸潤が認められるもの．

近年，これらの病型の研究の進歩が著しく，それぞれの組織型の特徴は，特定の疾患というよりは原因に対する反応によるものとみる意見が優勢で，これについてはすでに言及してきた．すなわち，BIP は BOOP に[51]，LIP はリンパ球増殖性疾患（lymphoproliferative disorders）に含まれ[7]，GIP は超合金の粉塵吸入やウイルス性疾患に対する反応性病変とされ，原因不明の UIP と DIP が IPF（idiopathic pulmonary fibrosis）として取り扱われるようになってきた[89,90]．

Liebow ら[88]の分類によると，UIP では線維性および単核炎症細胞浸潤による胞隔の肥厚がみられ，新旧さまざまの重症度の異なる病変が斑状に分布することが特徴で，DIP では肺胞腔内のマクロファージの著しい増殖がみられるのが特徴であるとされたが，UIP と DIP にはオーバーラップがみられ，UIP と DIP は同一病変の異なる時期をみているものとする意見が支配的である[91-94]．

Scadding ら[91]によれば，UIP，DIP には 3 つの特徴がある．すなわち，(1)終末細気管支より末梢の肺に限局すること，(2)炎症細胞浸潤，ことにリンパ球浸潤による胞隔の肥厚がみられ，これは線維化へ移行する傾向を示すこと，(3)大型単核細胞が肺胞腔内に出現することである．そして，これら 3 つのうち(2)，(3)の所見は UIP でも DIP でもみられることから，同一の病変の異なる時期をみているに過ぎないと考察し，UIP と DIP を単一疾患とみなしてびまん性線維性胞隔炎（diffuse fibrosing alveolitis）とよんだ．その他の研究による歴史的変遷から，現在では本症は，(1)肺胞腔内のマクロファージの増殖期，(2)間質の炎症細胞浸潤・線維化期，(3)蜂窩肺，などの広いスペクトラムの病態を示すものと理解するのが一般的である．

肺線維症の原因は不明であるが，UIP を示すものとしては種々の疾患が知られている（表 7-6)[95,96]．その代表的なものは膠原病である．進行性全身性硬化症（PSS）やリウマチ様関節炎（RA）は UIP の所見を示すことでよく知られている．その他の自己免疫疾患としては，指趾血管炎（digital vasculitis），重症筋無力症，慢性活動性肝炎，尿細管性アシドーシス，溶血性貧血，IgA 腎症，血小板減少性紫斑病などが知られている．また遺伝性，ウイルス性，さらにはパラコート（paraquat）が有毒化学物質として知られ，薬物によるものとしては hexamethonium, nitrofurantoin, methotraxate, busulfan, phenytoin, bleomycin が UIP の所見を示すことがある．

わが国で用いられている特発性間質性肺炎（idiopathic insterstitial pneumonitis, IIP）は，まったく原因不明ものを指し，膠原病その他の疾患に合併する病変は IIP には含めない．

本症の典型例の肉眼所見は次のようである．胸膜表面から観察すると小葉間隔壁がやや陥凹するために敷石状の外観を呈する．割面では厚い壁を有する 5～6 mm までの拡張した気腔が胸膜直下の肺に 1～2 cm の幅で帯状に認められる．肺の髄質とよばれる内側の病変は軽度である．このような気腔が拡張して蜂の巣状にみえる所見を蜂窩肺（honeycomb lung）というが，胞隔炎の持続による線維化の結果とされている[95]．

本症は慢性に経過するものが大部分であり，典型例では両側肺底部からはじまり，中・上肺の変化は軽い．下葉の縮小も大部分の例でみられる．

CT 像の分析では，本症の特徴である新旧さまざまの病変が混在し，胞隔炎から線維化して蜂窩肺に至る一連の肺構造の変化が描出される（図 7-36～7-38）．

小場ら[97]によれば，胞隔炎の CT 像は，(1)肺構造の改築を伴わないものと，(2)肺構造の改築とに分けられる．前者の変化は胞隔の肥厚，肺胞内滲出であり，後者は肺胞の虚脱・線維化であるとしている．肺構造の改築はさらに肺の容積減少性変化と気道拡張性変化の 2 つに分けられる．

肺構造の改築のないもの，すなわち胞隔肥厚または肺胞内滲出性変化の場合には，伸展固定肺標本の HRCT では肺野濃度の上昇として観察される．胞隔への細胞浸潤や肺胞内の滲出性変化が強

H. 主な疾患

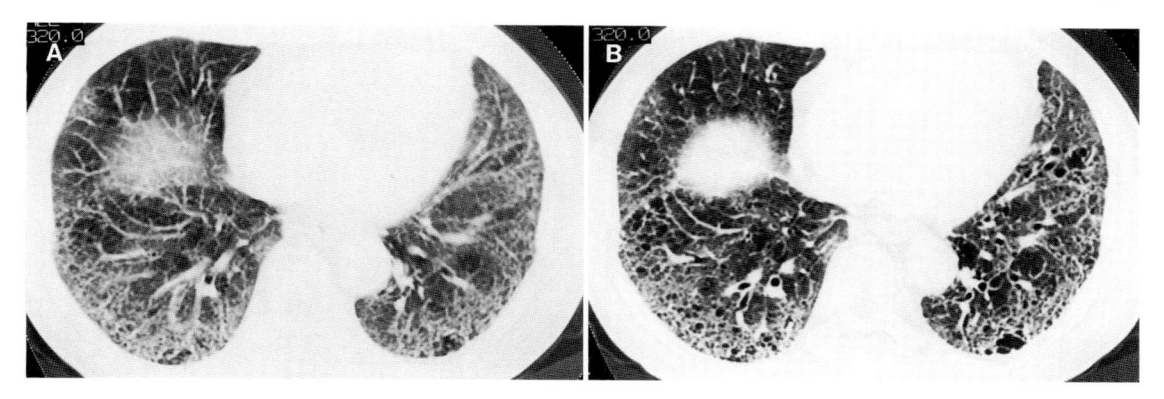

図 7-36 UIP（59歳男）
A は 10 mm スライス，B は 2 mm スライス CT 像である．下肺野ことに背側を中心に数 mm から 10 mm 大の嚢胞形成とそれらの間の肺濃度の上昇がある．正常と思われる肺濃度は中葉のごく一部に認められるにすぎない．

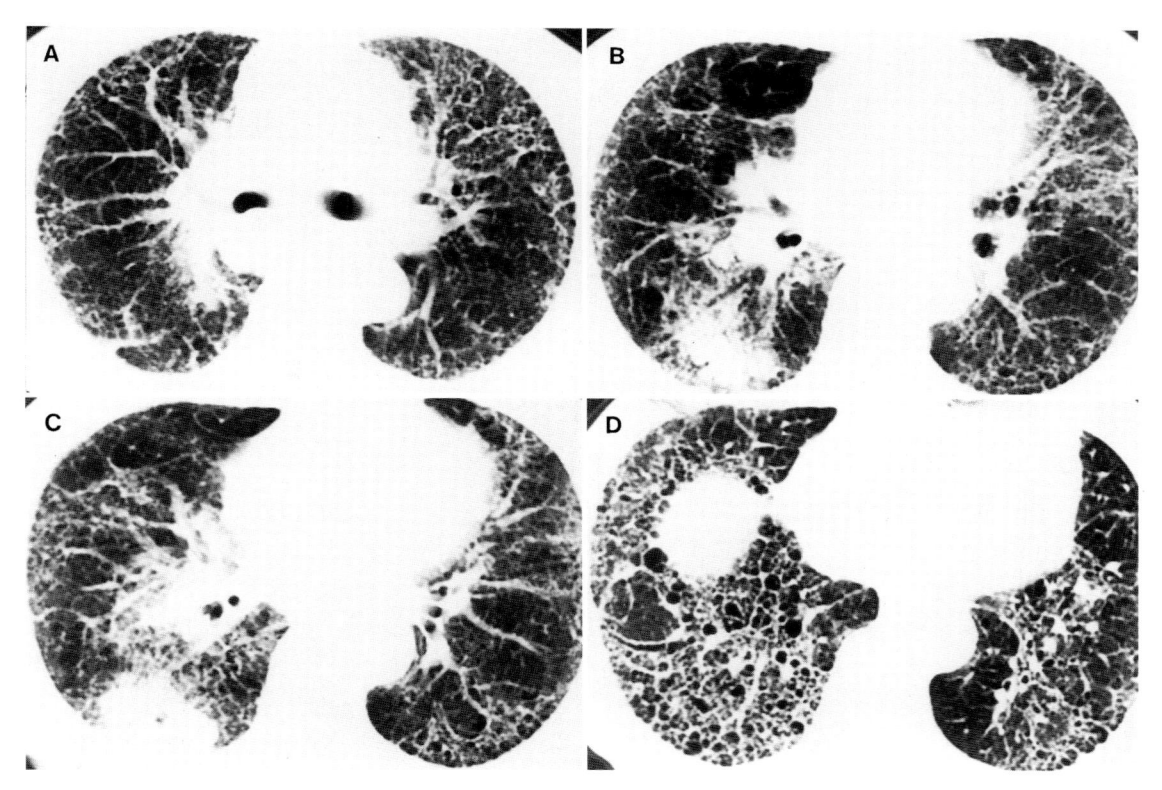

図 7-37 IPF に小細胞癌を合併（68歳女）
広範な肺線維症がみられ，下肺野では honeycombing がみられる（D）．右下葉に腫瘤があり（C），気管支周囲を浸潤して気管支内腔を狭窄し（B），肺門部では右主気管支を後方から圧迫しているのがわかる（A）．

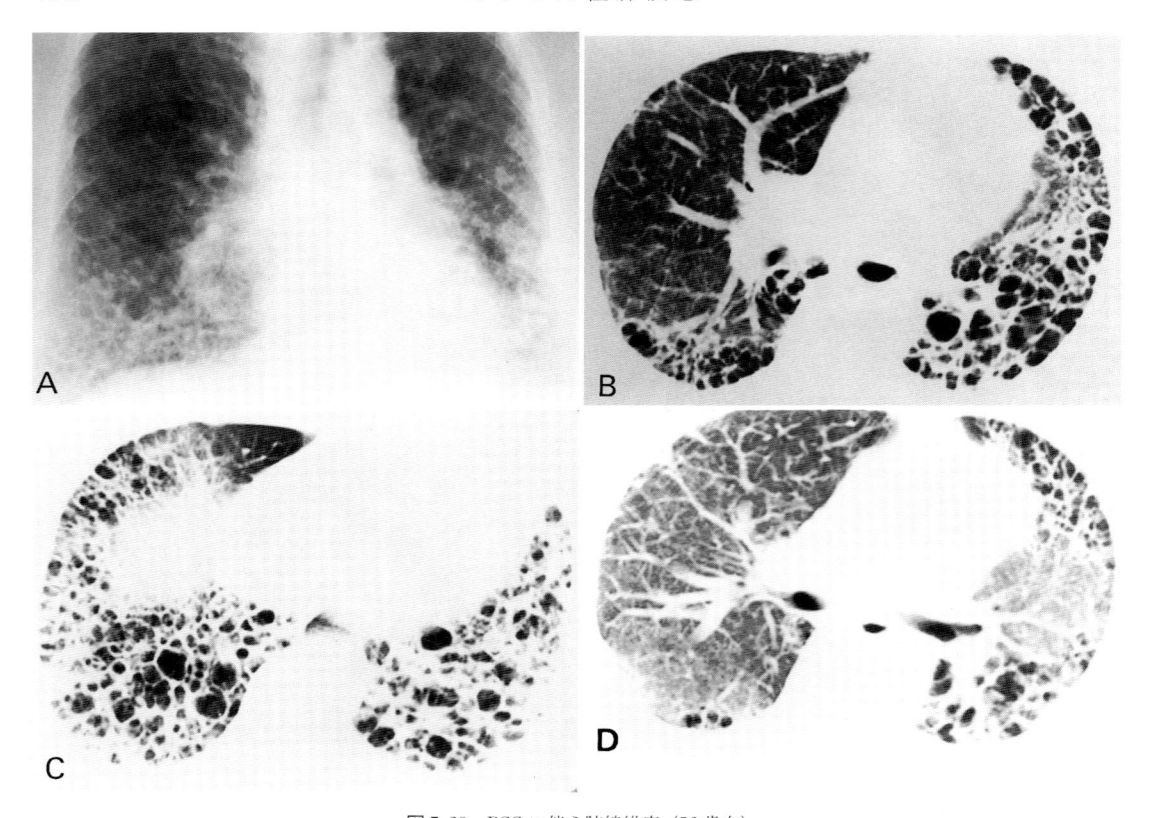

図 7-38　PSS に伴う肺線維症（56 歳女）
胸部 X 線写真では下肺野に honeycombing を認める．上肺野の変化は乏しい（A）．B，C は 2 mm スライス CT．典型的な honey-comb lung の所見である．大小さまざまの囊胞状の透亮像がみられ，横隔近傍のレベル（C）では下葉には正常肺はほとんどない．やや上方のレベル（D）では中葉は正常肺に近い領域を残している．

ければ強いほど高濃度となる[97]．このことは，肺構造の大きな変化がない場合には，びまん性の肺野濃度の上昇が唯一の CT 所見であることを示している．

軽度の肺構造の変化，つまり肺胞の虚脱はあるが気道拡張が軽度であるときは，CT では著明な容積減少を伴う高濃度域として描出される．肺構造の変化を伴わないものとの鑑別は，容積減少に伴う血管・気管支の偏位などの肺全体の広がりを比較するとわかりやすい．気道系の拡張が加わり，肺胞道や呼吸細気管支が 1 mm くらいになっても，CT の解像力が 1 mm 程度であるため，輪状影としてはみえず，粒状影として認められる．つまり，微細な気道の拡張は粒状影としてしか描出されない[97]．

肺の虚脱・線維化に加えて気道の拡張が 2〜3 mm 以上になって初めて，細気管支拡張が高濃度の肺野に透亮像として認められるようになる．逆に，このような細気管支の透亮像が認められる場合には，肺野の無気肺性変化（肺胞虚脱）と細気管支レベルでの拡張性変化がかなり進んだ状態になっていることを物語っている[97]．

Müller ら[98]は IPF の disease activity の判定を病理学的に行い，それを HRCT 所見と対比している．それによると，肺胞内病変つまり CT 上のスリガラス様濃度病変（ground-glass opacity）として表現される肺野濃度上昇の所見が disease activity が高く DIP に相当し，肺胞腔内の細胞密度が低く線維化の進行したものが蜂窩肺に相当したとしている．副腎皮質ステロイドの有効

性は疾患の disease activity の観点からみると，肺胞腔内の細胞密度が高く線維化の少ないものほど有効であるとされており[92,93,99]，Müller らの報告でも治療効果との関連性を認めている．

また，Terriff ら[98]も，26 例の IPF を経時的に観察し，その HRCT 像を分析した結果，スリガラス様濃度病変が続発する線状網状病変に先行することから，これらの所見は IPF の進行度のよい指標となることを報告している．さらに Lee ら[101]はスリガラス様濃度部は副腎皮質ステロイド剤投与により改善し，同時に DLCO%，FVC%，FEV_1% などの呼吸機能改善との相関がみられたと報告している．

これらの最近の研究は，IPF の病期診断および治療効果の予測に HRCT が役立つ可能性を示したものとして興味深い．

15. 血行性肺転移

肺転移の機序としては，(1)肺動脈や気管支動脈を介しての血行性転移，(2)リンパ行性転移，(3)胸膜腔を経由した転移，(4)経気道性転移，(5)直接浸潤による転移などがある[102]．このうち血行性転移は最も多く，通常多発性，ときに孤立性の結節性病変として認められることが多い（図 7-39～7-41）．

Meschan のテキストでは肺転移の X 線型を 6 型に分けている[103]．第 1 は miliary type で甲状腺癌の肺転移が最もよく知られているが，そのほかにも肺癌，乳癌，骨肉腫があげられている．日本では胃癌の肺転移がこの型を呈する場合があることも知っておく必要があろう．第 2 は lymphangitic type で原発巣としては胃癌，乳癌，膵癌，肺癌，悪性リンパ腫や白血病，それに前立腺癌などがある．第 3 は golfball type で，比較的大きな肺転移巣を形成するもので，肉腫，結腸癌，セミノーマ，腎細胞癌などがある．第 4 は coarse nodular type で，胃癌，甲状腺癌，絨毛癌などをはじめ多くの肺転移がこれに属する．第 5 は subpleural type で胸水の貯留を主徴とする．これには乳癌，肺癌，胸膜中皮腫などがよく知られている．第 6 は pneumonic and peribronchial nodular type で食道癌，肺癌，乳癌があげられている[103]．

村田ら[104,105]や Hirakata ら[106]は剖検肺の伸展固定標本の HRCT 像，軟 X 線写真，実体顕微鏡による小肺転移巣の局在について肺小葉のレベルで詳細な観察を行って報告している．村田ら[104,105]によれば，大きさ 3 mm 以下の 190 個の転移巣の検討では，127 個（67%）は肺小葉の central bronchovascular bundle と perilobular structure のどちらとも離れてこれらの間に存在し，組織学的検索では呼吸細気管支レベルに存在した．33 個（17%）は central bronchovascular bundle に接し，30 個（17%）は perilobular structure に接して存在した．また，大きさ 3 mm 以上の結節 74 個では 43 個（58%）は central bronchovascular bundle も perilobular structure も圧排するのみで，結節に入り込む血管は認められなかった．18 個（24%）の結節では central bronchovascular bundle の 1 分枝が結節に巻き込まれていたが，他の血管は圧排され，HRCT 像では血管は結節の辺縁を走行し，流入する血管は認められなかった．複数の結節が近接して存在する場合には central bronchovascular bundle が結節に挟まれる形で存在した．残りの 13 個（18%）では結節に接する血管周囲の結合組織内のリンパ管に癌細胞がみられ，限局的な癌性リンパ管症を示した．軟 X 線写真および HRCT 像では結節に接する血管影の腫大として認められた[104,105]．

同様に Hirakata ら[106]は，central bronchovascular bundle と連結しているのは 12%，perilobular structure と接しているのは 28%，これらのいずれとも接していないものが 60% を占めたと報告している（図 7-42）．

これら 2 つの報告は，Meziane ら[107]が HRCT で肺転移結節が直接肺動脈とつながっている所見を mass-vessel sign として報告したが，肺小葉レベルでみると転移性小結節は mass-vessel sign を呈する転移結節はむしろ少なく，central bronchovascular bundle や perilobular structure とは関係なく存在しているものが圧倒

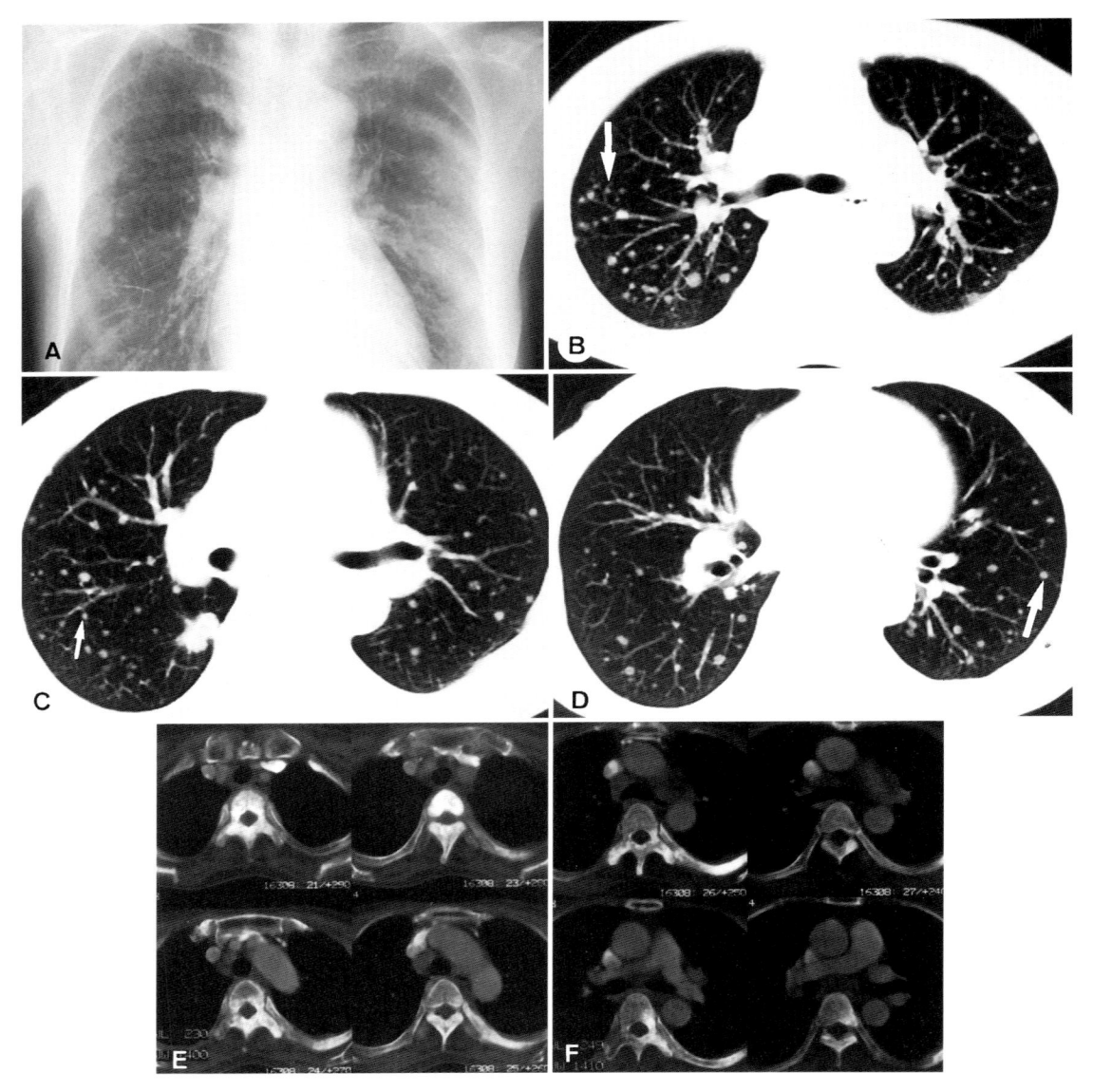

図 7-39　肺癌とその肺および骨転移（54 歳女）
A：胸部単純 X 線写真，B〜D：肺野条件 10 mm スライス CT，E，F：胸部 CT の bone window display．
胸部単純 X 線写真ではびまん性の小結節影がみられ，左肋骨には bone density の増強がある．CT では単純 X 線写真で描出されなかった右 S^6 に notch および spiculation を有する腫瘍を認めた．肺野にはびまん性に小結節があり，ところどころ mass-vessel sign（本文参照）が認められる（↑）．転移結節の一部は内部に小さな空洞様の透亮像を示している．小さな転移結節内の空洞形成は腺癌の肺転移でときどき認められる所見であり，肺腺癌とその肺転移と診断できる．また骨の display（E，F）では osteoblastic lesion が椎体および肋骨に認められ，slow growing tumor からの骨転移と判定され，肺腺癌の転移として矛盾はない．気管支鏡下生検により腺癌が確認された．

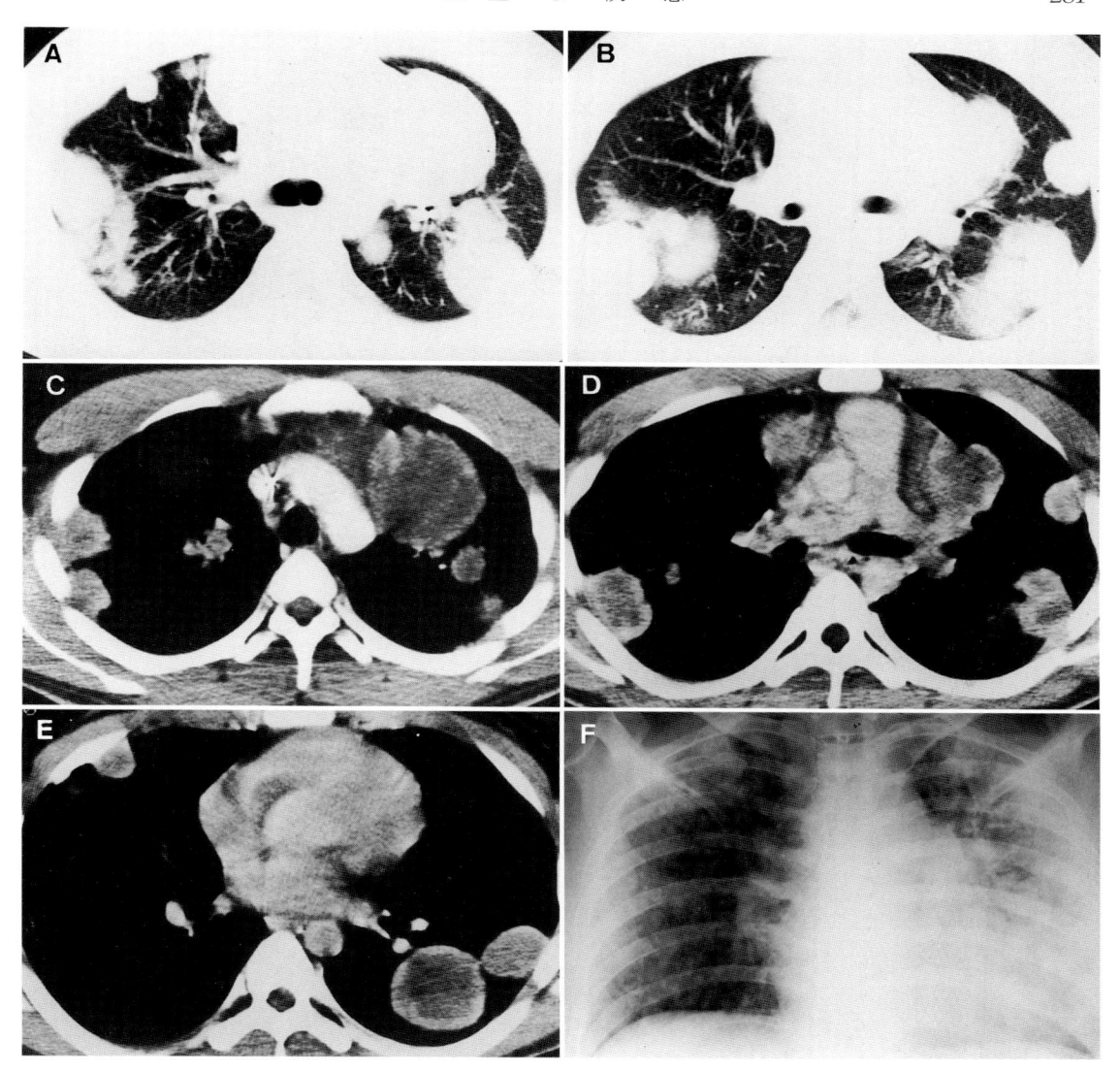

図 7-40 絨毛癌の肺転移

A〜E は 17 歳男．肺野条件（A，B）では大小さまざまの転移結節があり，その辺縁部は ground-glass attenuation を示している．Thin-section CT が撮影されていないため詳細は不明であるが，絨毛癌の出血による halo である可能性がある．F は 32 歳女．急速に悪化した絨毛癌の肺転移で死亡し，剖検により診断が確定した症例である．本例のように，絨毛癌の肺転移は転移結節内部や周囲に出血を伴いやすく，1 個 1 個の結節は境界が不鮮明であることが多い．

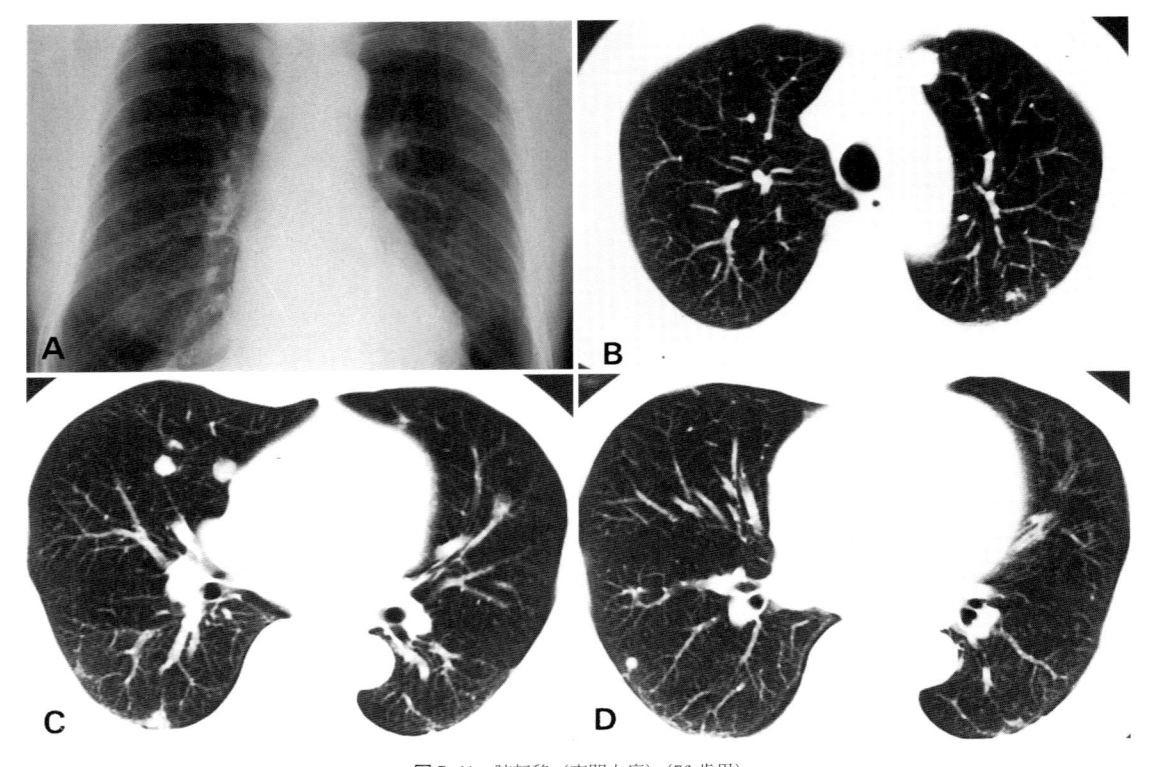

図7-41 肺転移（声門上癌）（76歳男）
胸部単純X線写真では転移巣のごく一部しかみえない（A）が，CTでは全肺野に転移結節が散在している（B～D）.

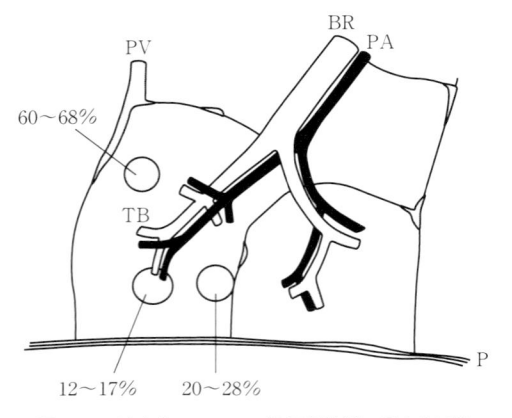

図7-42 肺小葉レベルでの肺転移結節の局在[104～106]

的に多いことを示したものとして重要な知見である．ただし，日常臨床でHRCTが行われる症例ではもう少し大きい転移性結節を対象としている可能性があり，central bronchovascular bundleやperilobular structureとはもともと関係のない結節が増大して肺動脈と連続しているようにみえ，いわゆるmass-vessel signのようにみえる頻度は高くなるかも知れない．

腫瘍塞栓の大きさは100～200 μm であると考えられており，終末細気管支に伴走する肺動脈径が200～300 μm であることを考慮すると，腫瘍栓は主として呼吸細気管支レベルの肺動脈あるいは細動脈に生じると考えられ，3 mm以上の結節はHRCTで認識できるレベルの血管を圧排しながら存在することが多いといえる[104,105]．

また，Hirakataら[102,106]は剖検で得られた14肺の伸展固定標本を作成し，5～20 mmの87結節についてそのHRCT像と病理所見を対比している．これによれば，38%の結節は境界明瞭で辺縁平滑，16%は境界明瞭で辺縁は不規則，30%は境界不明瞭で辺縁は不規則であった．HRCTで境界明瞭で辺縁平滑な結節は組織学的に膨張性発育および肺胞充填型発育に一致してい

H. 主な疾患

た．境界不明瞭な結節は肺胞上皮癌型発育に，辺縁の不規則な結節は間質増殖型に一致していた[102,106]．腺癌の肺転移では，52% が肺胞上皮癌型，48% が間質増殖型と肺胞充填型の混合型で，65% が HRCT で境界不鮮明で不規則な辺縁を示した．扁平上皮癌は 52% が間質増殖型と肺胞充填型の混合型を，23% が肺胞充填型，23% が間質増殖型で，76% が HRCT で不規則な辺縁を示した．肝細胞癌の肺転移では，83% が膨張性発育型と膨張性発育＋肺胞充填型の混合型で，76% が HRCT で境界明瞭であった[102,106]．剖検肺の HRCT 所見が臨床例でそのまま当てはまるとは限らないが，これらの組織学的所見は肺転移の判定に何らかの示唆を与えることは間違いない．

ところで，第 4 章，肺癌の病期診断の項でふれたように，日本肺癌学会の肺癌取扱い規約の最新版では，肺癌に伴う同側肺に多発性の腫瘍巣が認められる場合の診断基準は M 因子として判断するのではなく T 因子で行うと規定された．肺内転移は腺癌などで問題となることが多く，経気管支性転移を重視したものと解釈されるが，経気管支転移と血行性転移を十分に区別できるとは限らないので，肺癌の staging に当たっては十分な注意が必要であろう．

栗山ら[107]などは肺癌の肺内転移巣の HRCT 像を次のように報告している．肺内転移巣に対して外科的切除が施行され，病理組織学的検討の行われている 5 症例 12 病巣の像を検討した．病巣の大きさは最大径 4〜20 mm で平均 12 mm であった．占拠部位は 2 例を除き肺野末梢に分布していたが，胸膜に接するものや胸膜直下に局在するものは 12 病巣中 2 病巣であった．形態は円形が半数，楕円形が半数であり，分葉の程度はほとんど認めないか軽度のものが 9 病巣であった．辺縁の性状は比較的鮮明 8 病巣で，過誤腫などに比べると CT 像はやや不鮮明であった．胸膜との関係は胸膜近傍にあっても胸膜陥入像を伴わないものが 10 病巣あった．これは，胸膜陥入像を高頻度に認める原発性肺癌病巣に比べて特徴的であった．腫瘤内濃度は，腺癌の大部分は淡く，腫瘍内に細気管支透亮像を認めるものが 6 病巣あった．

扁平上皮癌例において腫瘍内濃度は高く，中心部に比較的大きな空洞を伴っていた．肺動脈との関係をみると肺動脈との連続性は 9 病巣において認められた．石灰化を認めたものはなかった．病理組織所見は，扁平上皮癌の肺内転移例では圧排性の伸展を示し，中央に壊死性の空洞を認めた．腺癌の肺内転移例はすべて原発巣と同じ中・高分化型乳頭腺癌であり，3 例 10 病巣において肺胞腔を保ちながら肺胞壁に沿って周囲の肺組織へ進展する部分がみられた[107]．

このように，肺癌の肺内転移例の検討では mass-vessel sign の認められる頻度が高いが，前述のようにやや大きい転移結節であるためか，あるいは手術の対象となる同一肺葉内の転移が経気管性転移であるためなのかは明らかでない．

16. 肺胞微石症

肺胞微石症（alveolar microlithiasis）は大きさ 100〜200 μm の層状，砂状の石灰化球が肺胞内に無数に形成される原因不明のまれな疾患である．

Korn ら[108]は，繰り返す気胸で発症した肺胞微石症の 1 例の HRCT 所見を分析している．それによると肺実質は広範囲に高い吸収値を示し，肺底部にいくにつれて濃度が高く，背側部のほうが前胸部よりも高濃度であった．1〜5 mm 大の石灰化が無数に認められた．気管支や肺血管には石灰化はみられなかった．また，縦隔胸膜，壁側胸膜面に接して 5〜10 mm の小さな壁の薄い cystic air space が無数に存在していた．胸膜そのものにも肥厚があり，胸膜にも石灰化がみられた．これは，Felson[109]のいう "black pleura line" は胸膜そのものではなく胸膜に接する cystic air space をみているものと考えられるとした．また，Melamed ら[110]の 35 歳男性例の報告では，癒合した石灰化濃度病変が両側肺の背側部に認められ，興味あることに，間質である小葉間隔壁の肥厚が胸膜に連続していた．間質の石灰化を伴うことが病理学的に証明された例の報告[102-104]もあることから，本症は純粋に肺胞性疾患との考え方は変えなければいけないようであ

7. びまん性肺疾患

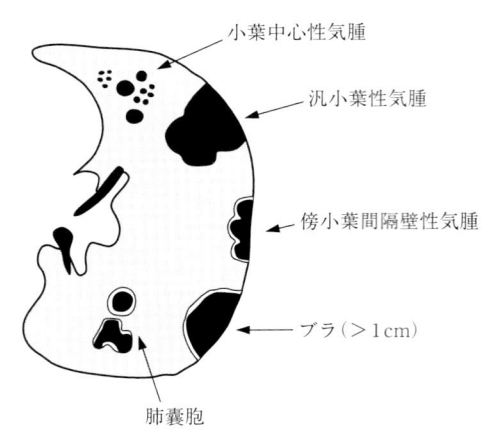

図7-43 気腫および囊胞性肺病変のHRCT像
（Webb[115]により作図）

- 小葉中心性気腫
- 汎小葉性気腫
- 傍小葉間隔壁性気腫
- ブラ（>1cm）
- 肺囊胞

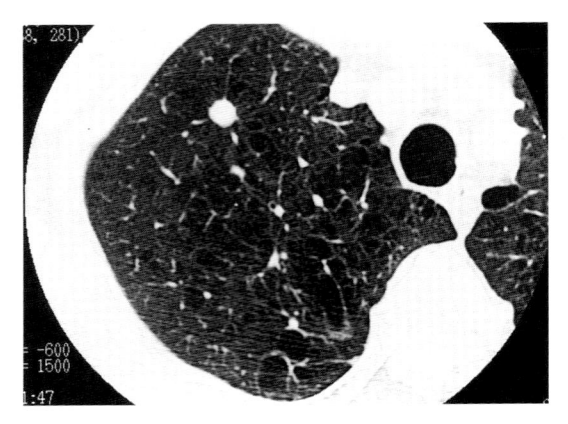

図7-44 小葉中心性気腫（74歳男）
右上葉のHRCTである．数mmから10mm大の限局性の低吸収域が多数認められる．明らかな壁はみられないが，小葉間隔壁やbronchovascular bundleによって境される壁構造があるようにみえる．なお，類円形の結節は石灰化を有する結核腫である．

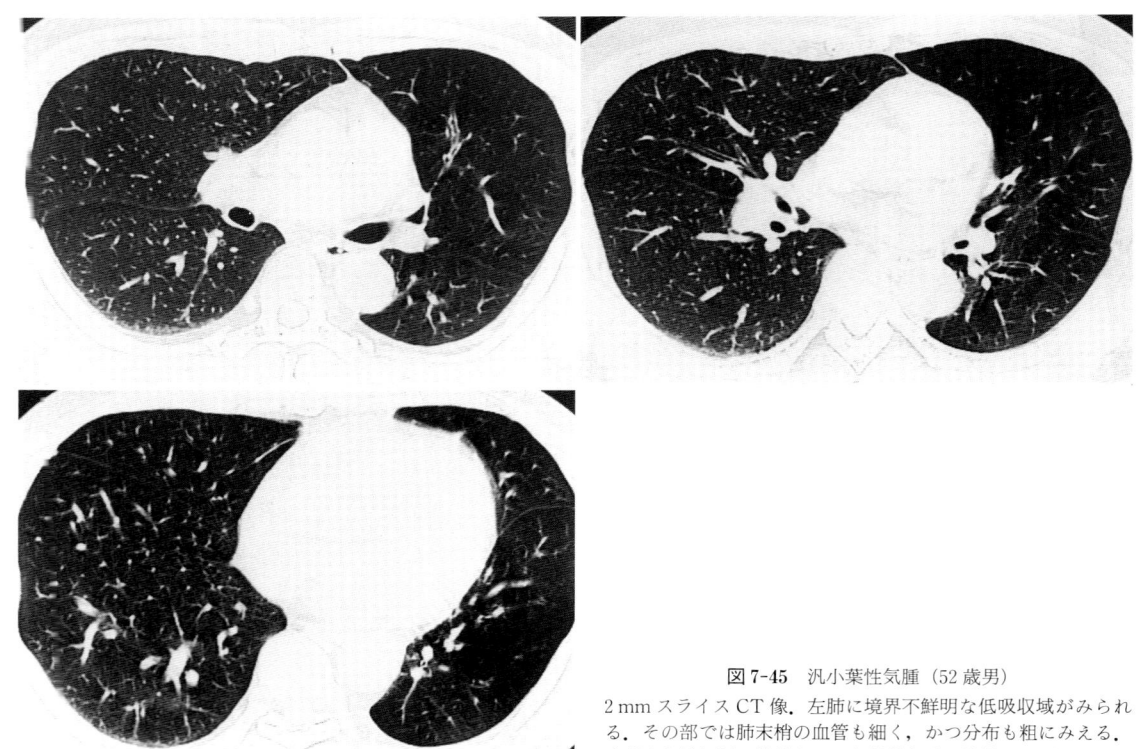

図7-45 汎小葉性気腫（52歳男）
2mmスライスCT像．左肺に境界不鮮明な低吸収域がみられる．その部では肺末梢の血管も細く，かつ分布も粗にみえる．小葉中心性気腫と比較すると気腫性部分の境界は不明である．

る。また，Melamedら[110]の報告した症例では胸膜直下のcystic air sapceは認められていない。

17. 肺気腫

肺気腫（pulmonary emphysema）とは終末細気管支より末梢のair spaceの永続的な異常な拡張で肺胞壁の破壊を伴うが明らかな線維化のないものをいう[114,115]。病理学的には，(1)汎小葉性気腫（panlobular emphysema），(2)小葉中心性気腫（centrilobular emphysema），(3)傍小葉間隔壁性気腫（paraseptal or distal lobular emphysema），(4)不規則性または傍瘢痕性気腫（irregular or paracicatrical emphysema）の4つのsubtypeがある。

Centrilobular emphysemaは喫煙と密接な関係があり，上葉のS^1，S^2あるいは下葉のS^6などの肺葉の上部に好発する。気腫に陥った部分は癒合してさらに大きいブラ（bulla）になる。ブラは境界明瞭な直径1cm以上の気腫性病変をいうが，壁は1mm以下と薄い（図7-43）。Panlobular emphysemaは下葉に分布する特徴がある。α_1-antitripsin欠乏症やSwyer-James症候群にみられ，喫煙とは直接の関係はなく非喫煙者にもみられる。Paraseptal emphysema（distal lobular emphysema）はほぼ例外なく胸壁や葉間胸膜に接して肺の末梢にみられ，小葉間隔壁に接して肺小葉の末梢に生ずるとされている。自然気胸との関連性で重要である。Irregular or paracicatrical emphysemaは線維化によって2次性に起こるもので，肺小葉のどの部分にでも生ずるが，本来の肺気腫の定義には必ずしも合致しない[114,115]。

Centrilobular emphysemaのHRCT所見は，均一な正常肺の濃度の中に，大きさ1cm以下の限局性の低吸収域として観察される。明らかな線維化や壁はないが，部分的に小葉間隔壁やcentral bronchovascular bundleによって境される[114,115]（図7-44）。

Panlobular emphysemaは小葉中心性気腫よりも大きく範囲の広い均一な低吸収域としてみら

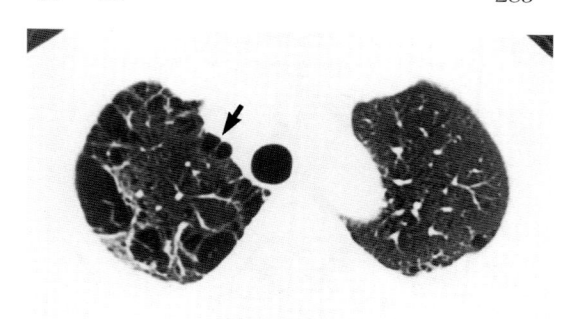

図7-46 Paraseptal emphysema（59歳男）
大きさ10mm以上となって明らかにブラとすべき気腫性嚢胞が多発しているが，矢印で示した部分は数mmのparaseptal emphysemaである。

れ，肺血管は狭細化し，下葉に分布するのが特徴的である。汎小葉性気腫の部分と健常部の肺の濃度には，小葉中心性気腫でみられるほどのきわだった濃度差はない[114,115]（図7-45）。汎小葉性気腫について剖検肺の伸展固定標本のHRCT像と臨床例のHRCT像を比較対比した山岸ら[116]の報告では，汎小葉性気腫の形態が多角形ないし不定形であるのは2次小葉の辺縁の走行が直線的であるという病理形態を反映していた。気腫の内部では血管構造は狭細化し，気腫の辺縁が明瞭であるのは小葉外気管支・血管が気腫の辺縁として描出されるとき明瞭となった。そうでないときは気腫部分と健常肺との境界は不明瞭であったとしている[116]。

Paraseptal emphysemaは，多発性の数mmから1cmの大きさの胸膜直下のair spaceとして認められる。これをhoneycombingと誤ってはならない[114,115]（図7-46）。

18. 薬剤性肺傷害

薬剤性肺傷害（drug-induced pulmonary disorders）は，(1)直接毒性（direct toxicity），(2)過敏性反応（hypersensitivity reaction），(3)薬剤に対する特異体質（drug idiosyncrasy）の3群に分けられる[117]。一方，薬剤に対する肺の病理組織学的反応パターンは，次のように分けられる。すなわち，(1)noncardiogenic pulmonary edema and diffuse alveolar damage，(2)pulmo-

表7-14 びまん性肺胞性陰影をきたす薬剤[118]

Pulmonary edema
 Cocaine
 Ara-C
 Heroin (overdose)
 IL-2
 Morphine (overdose)
 OKT 3
 Ritodrine
 Salicylates
 Terbutaline
 Tricyclic antidepressants (overdose)
Pulmonary hemorrhage
 Anticoagulants
 Crack cocaine
 Penicillamine
 Quinidine

表7-15 びまん性間質性陰影をきたす薬剤[118]

Acute interstitial reactions
 All-trans retinoic acid
 Methotrexate (hypersensitivity)
 Nirtofurantoin (acute ; hypersensitivity)
 Procarbazine (hypersensitivity)
 Drugs causing pulmonary edema (表7-14)
Chronic interstitial reactions
 Cytotoxic agents
  BCNU
  Bleomycin
  Busulfan
  Cyclophosphamide
  Methotrexate
  Mytomycin-C
 Noncytotoxic agents
  Amiodalone
  Gold salts (chronic hypersensitivity)
  Nitrofurantoin (chronic)
  Oxygen
  Tocainide HCl

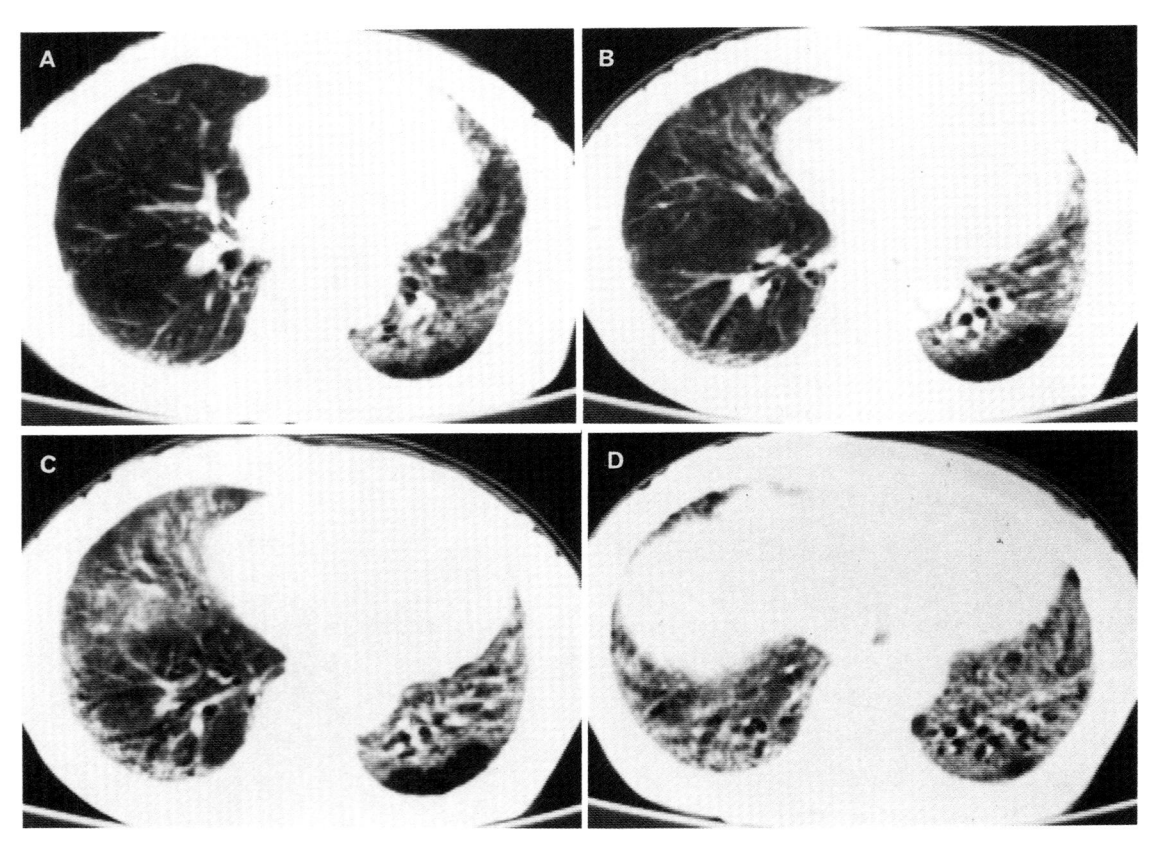

図7-47 薬剤性肺傷害 (bleomycin)
A〜Dは10mmスライスCTである．舌癌の治療の際にbleomycinが投与され，間質性肺炎を併発した．図はステロイド治療後7年目のもので，病勢の進行は止まっている．下肺野優位に気管支拡張症を伴うスリガラス様の濃度上昇がある．ところどころ，とくに右下葉には，ほぼ正常ないしやや気腫性の濃度の低い部分が混在している．

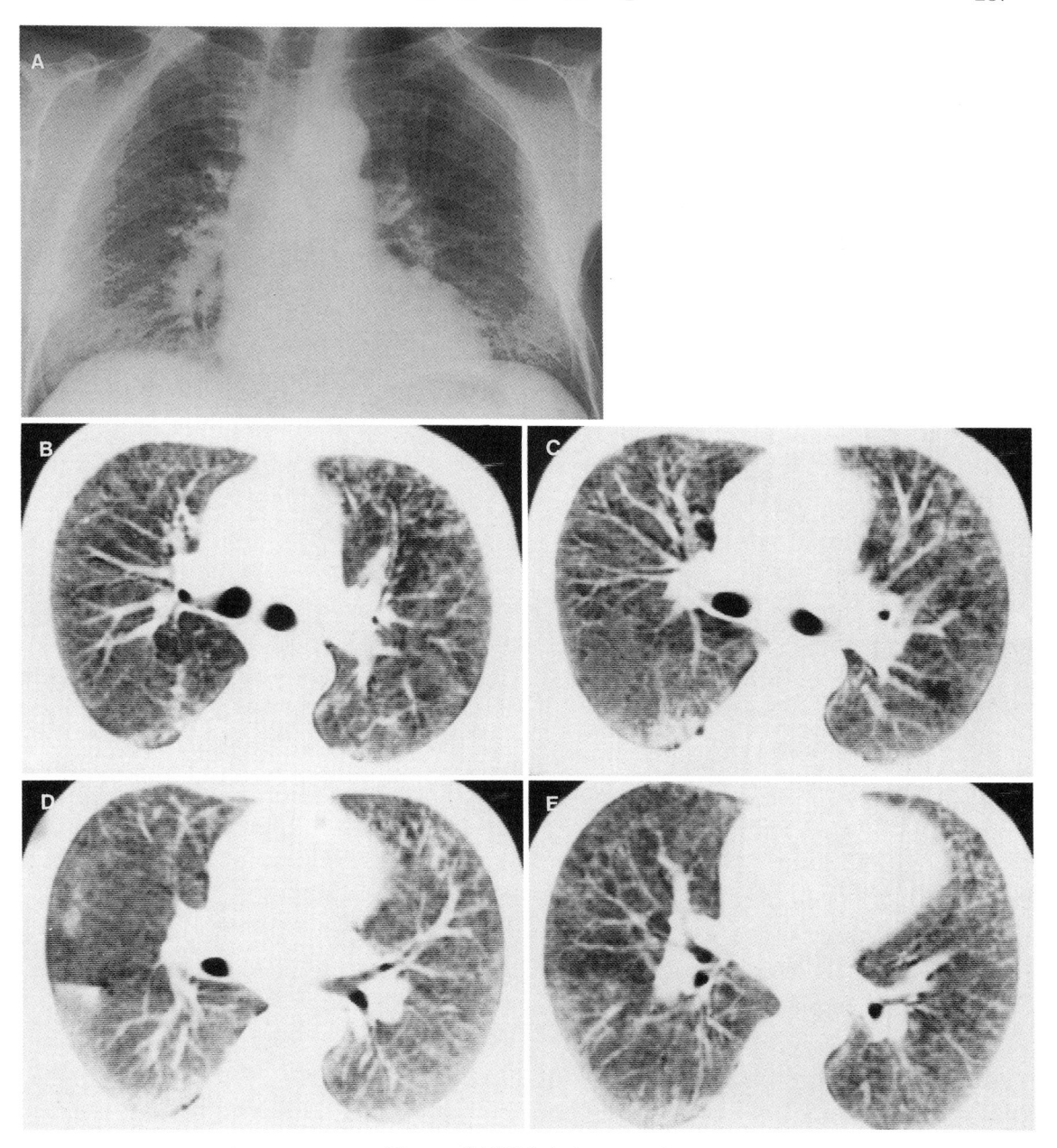

図 7-48 薬剤性肺傷害（bleomycin）

膀胱癌の治療のため bleomycin 投与後に呼吸促迫が出現，胸部 X 線写真（A）ではスリガラス状，小粒状影が認められた．この時期の CT では，B〜E はいずれも 10 mm スライスであるが，スリガラス様の肺濃度の上昇が全肺野にみられ，小粒状影，雲恕状影が胸膜直下にみられる．ステロイドの投与により陰影はほぼ完全に消失したことから，滲出期の変化が主体であったと考えられる．

表7-16 限局性肺胞性陰影をきたす薬剤[118]

Phospholipidosis
    Amiodalone
Pulmonary infiltration with eosinophilia (hypersensitivity)
    Nitrofurantoin (acute)
    Paraaminosalicylic acid
    Penicillin
    Sulfonamides (sulfasalazine)
Lipoid pneumonia
    Mineral oil aspiration
Vasculitis
    Ampicillin
    Penicillin
    Sulfonamides

表7-17 肺結節をきたす薬剤[118]

Amiodalone (rare nodular opacities)
Belomycin (rare nodular opacities)
Cyclosporine (PTLD)
Mineral oil aspiration (parafinoma)

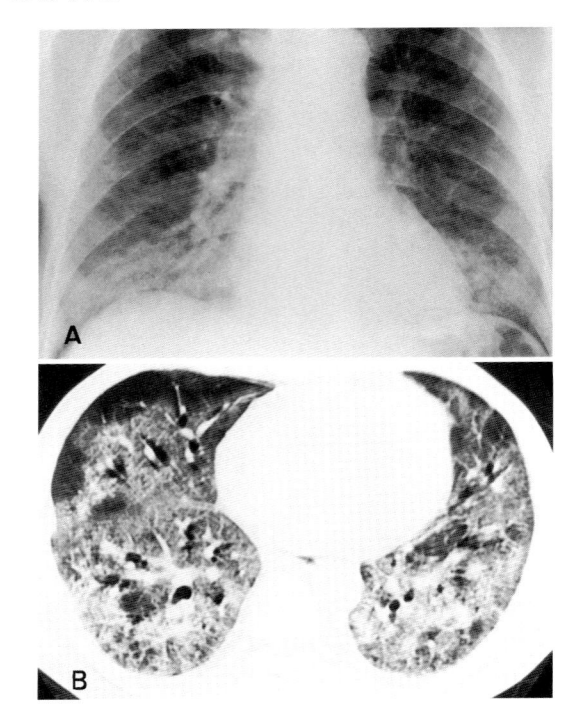

図7-49 Busulfan lung（63歳男）
慢性骨髄性白血病の治療中に発生した．胸部単純X線写真では主として下肺野にground-glass densityがみられる（A）．2mmスライスCT（B）でも主としてground-glass densityがみられ，一部に小葉間隔壁の肥厚もある．Ground-glass densityの間に，あるいは隣接してほとんど変化のない肺小葉もみられる．

nary hemorrhage, (3) usual and desquamative interstitial pneumonia, (4) lipoid pneumonia, (5) bronchiolitis obliterans, (6) eosinophilic pneumonia, (7) lymphoplasmacytic interstitial pneumonia, (8) lupus-like syndrome, (9) angiopathy, (10) metastatic calcification and ossificationである[117]．

放射線診断の観点から，代表的な薬剤性肺傷害を分類したのが表7-14〜7-17である[118]．

ここではCTスキャンが行われた経験例について症例を示したい（図7-47〜7-50）．

19. カリニ肺炎

カリニ肺炎（*Pneumocystis carinii* pneumonia, PCP）はX線的には両側性の間質性あるいは肺胞性の陰影を呈することで知られている．CTではモザイク状，斑状のground-glassないしconsolidationとしてみられ，しばしば肺門中心性である（図7-51）．またground-glass opacityと小葉間隔壁の肥厚がみられ，肺胞内の液体や細胞性炎症産物と浮腫および細胞浸潤による肺胞隔壁の肥厚を反映するものと解釈されている[119,120]．Kuhlmanら[120]は39例のカリニ肺炎を分析し，CT所見には3つのパターンがあるとしている．すなわちground-glass pattern, "patchwork" patternおよびinterstitial or reticular patternで，それぞれ26%, 56%, 18%に認められたとしている．同時に認められた所見としては，結節状病変が18%に，リンパ節腫大が18%に，囊胞形成が38%に認められた．囊胞形成はAIDS例に多いとされている[120]（図7-52）．

H. 主 な 疾 患

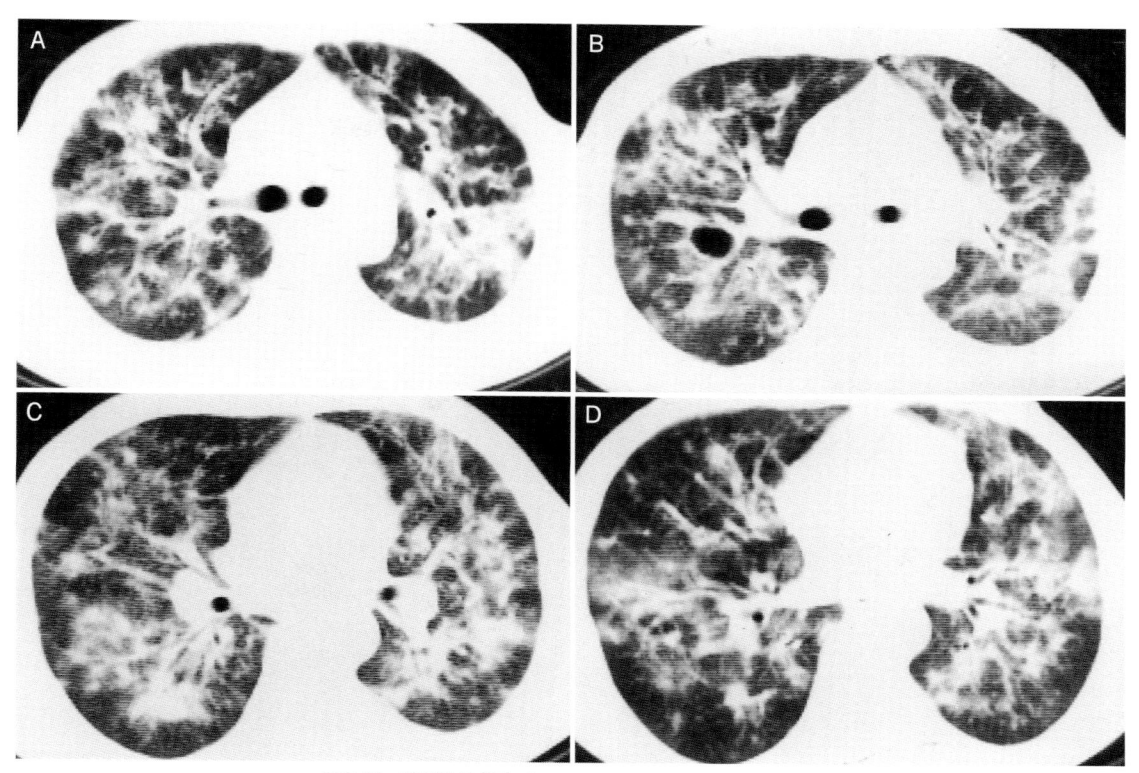

図7-50 薬剤性肺傷害（gold-induced disease）（54歳男）
関節リウマチの治療で金製剤が用いられた．10 mm スライス CT では，不整形の consolidation や ground-glass density，粒状影などがみられる．

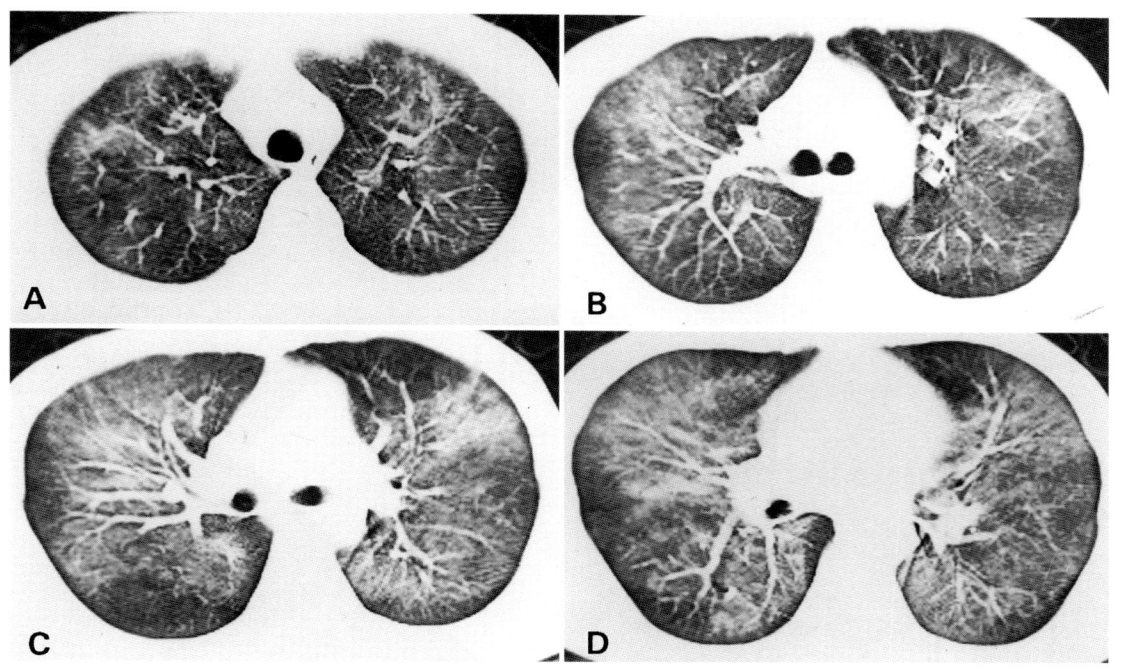

図7-51 カリニ肺炎（26歳男）
AIDS症例．A～D はいずれも 10 mm スライスである．両側性，びまん性，やや肺門中心性に ground-glass density がみられる．

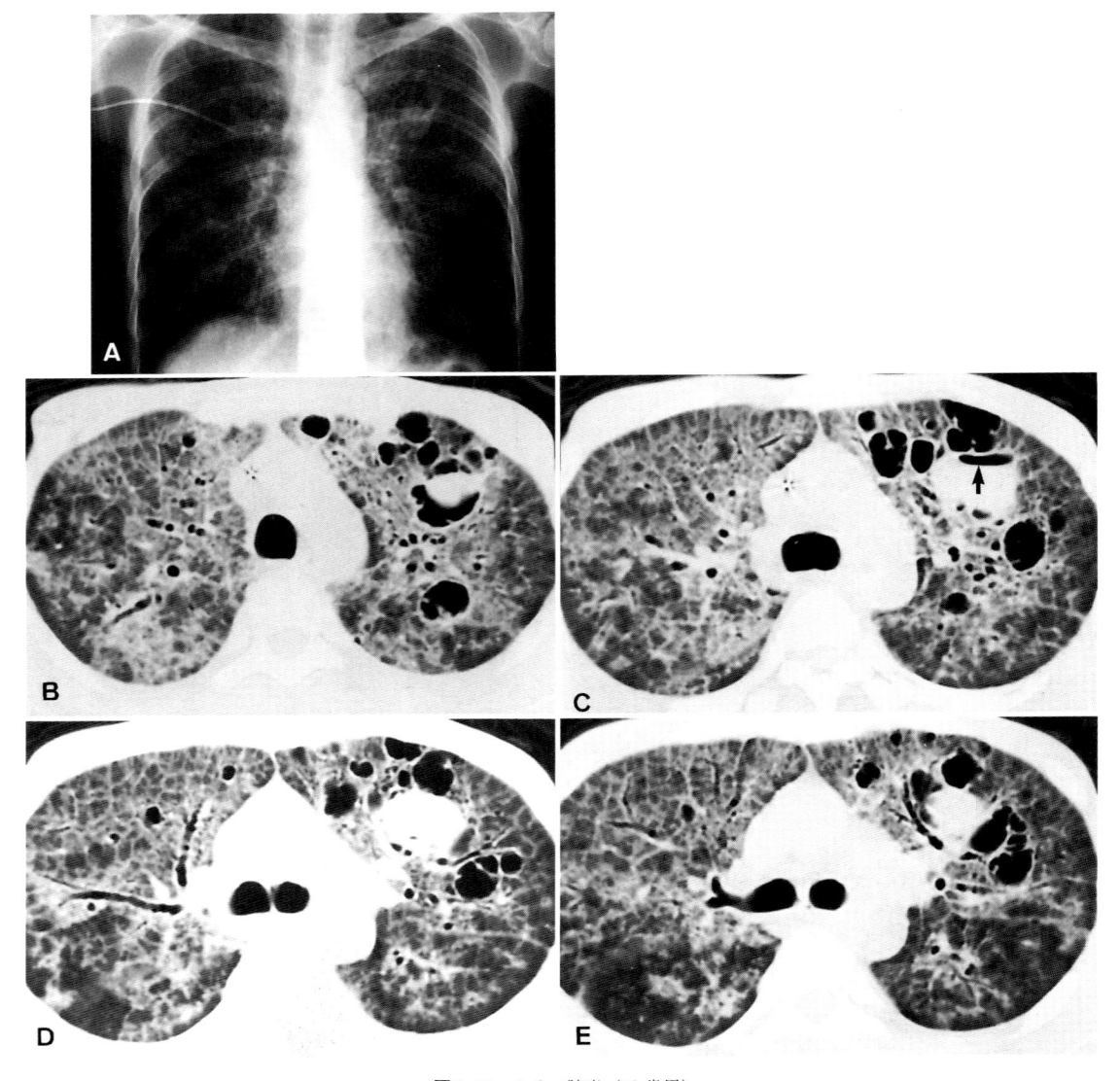

図 7-52　カリニ肺炎（49 歳男）

AIDS 症例．胸部単純 X 線写真（A）では上肺野を中心に線状，網状影があり，左上肺野には空洞ないし嚢胞がある．B〜E は 3 mm スライス CT で，胸壁側の一部を除きほぼ全体に ground-glass density がみられ，空洞ないし嚢胞が多発している．内部には液体貯留があり，air-fluid level（↑）もみられる．

文献

1) Fraser RG, Paré JAP, Paré PD, Fraser RS, Genereux GP : Diagnosis of Diseases of the Chest, 3rd ed, vol I, Glossary, WB Saunders, Philadelphia, 1988.
2) Murray JF : The Normal Lung, WB Saunders, Philadelphia, 1986 ; pp43-50.
3) Miller WS : The acinus. The Lung, 2nd ed, Charles C Thomas, St Louis, 1950 ; pp203-205.
4) Reid L : The secondary lobule in the adult human lung, with special reference to its appearance in bronchograms. Thorax 1958 ; **13** : 110-115.
5) 伊藤春海, 金岡正樹, 野間恵之, ほか : びまん性肺病変の画像診断—小葉性病変をめぐって—. 画像診断 1988 ; **8** : 562-571.
6) Colby TV, Swensen SJ : Anatomic distribution and histopathologic patterns in diffuse lung disease : correlation with HRCT. J Thorac Imaging 1996 ; **11** : 1-26.
7) Heitzman ER : The Lung. Radiologic-pathologic correlations, CV Mosby, St Louis, 1984.
8) Weibel ER : Looking into the lung : What can it tell us? AJR 1979 ; **133** : 1021-1031.
9) Murata K, Khan A, Herman PG : Pulmonary parenchymal disease : evaluation with high-resolution CT. Radiology 1989 ; **170** : 629-635.
10) Webb WR, Müller NL, Naidich DP : Standardized terms for high-resolution computed tomography of the lung : a proposed glossary. J Thorac Imaging 1993 ; **8** : 167-175.
11) Webb WR, Müller NL, Naidich DP : High-Resolution CT of the Lung, Raven Press, New York, 1992 ; p157.
12) Gruden JF, Webb WR, Warnock M : Centrilobular opacities in the lung on high-resolution CT : diagnostic consideration and pathologic correlation. AJR 1994 ; **162** : 569-574.
13) Müller NL, Miller RR : Diseases of the bronchioles : CT and histopathologic findings. Radiology 1995 ; **163** : 3-12.
14) Murata K, Itoh H, Todo G, et al : Centrilobular lesions of the lung : demonstration by high-resolution CT and pathologic correlation. Radiology 1986 ; **161** : 641-645.
15) 山中 晃, 横山 武 : 肺病理アトラス, 第2版, 文光堂, 東京, 1990 ; pp62-82.
16) 土井 修, 野辺地篤郎 : びまん性汎細気管支炎. 画像診断 1986 ; **6** : 41-46.
17) Homma H, Yamanaka A, Tanimoto S, et al : Diffuse panbronchiolitis : a disease of the transitional zone of lung. Chest 1983 ; **83** : 63-69.
18) 伊藤春海, 村田喜代史, 藤堂義郎, ほか : 肺小葉からみた呼吸器疾患. 臨床放射線 1983 ; **28** : 1029-1036.
19) 伊藤春海, 泉 孝英, 北市正則, ほか : 間質性肺病変のCT像. 画像診断 1986 ; **6** : 6-14.
20) Akira M, Kitatani F, Yong-Sik L, et al : Diffuse panbronchiolitis : evaluation with high-resolution CT. Radiology 1988 ; **168** : 433-438.
21) 西村浩一, 北市正則, 泉 孝英, ほか : びまん性汎細気管支炎のCT像と伸展固定肺標本との比較検討. 臨床放射線 1989 ; **34** : 773-782.
22) Nishimura K, Kitaichi M, Izumi T, Itoh H : Diffuse panbronchiolitis : correlation of high-resolution CT and pathologic findings. Radiology 1992 ; **184** : 779-785.
23) Akira M, Higashihara T, Sakatani M, Hara H : Diffuse panbronchiolitis : follow-up CT examination. Radiology 1993 ; **189** : 559-562.
24) Groskin SA : Heitzman's the Lung : Radiologic-Pathologic Correlations, 3rd ed, Mosby, St Louis, 1993 ; pp325-339.
25) Heppelston AG : Disorders due to free silica, In Pathology of the Lung(Thurlbeck WM, ed), Thieme, New York, 1987 ; pp594-606.
26) Remy-Jardin M, Remy J, Farre I, Marquette CH : Computed tomographic evaluation of silicosis and coal worker's pneumoconiosis. Radiol Clin North Am 1992 ; **30** : 1155-1176.
27) Shipley RT : The 1980 ILO classification of radiographs of the pneumoconiosis. Radiol Clin North Am 1992 ; **30** : 1135-1145.
28) Akira M, Higashihara T, Yokoyama K, et al : Radiographic type p pneumoconiosis : high-resolution CT. Radiology 1989 ; **171** : 117-123.
29) Seal RME, Cockcroft A, Kung I, et al : Central lymph node and progressive massive fibrosis in coal workers. Thorax 1986 ; **41** : 531-537.
30) Gross BH, Schneider HJ, Proto AV : Eggshell calcification of lymph node : an update. AJR 1980 ; **135** : 1265-1268.
31) Bégin R, Ostiguy G, Filion R, Groleau S : Recent advances in early diagnosis of asbestosis. Semin Roentgenol 1992 ; **27** : 121-139.
32) Akira M, Yamamoto S, Yokoyama K, et al : Asbestosis : high-resolution CT-pathologic correlation. Radiology 1990 ; **176** : 389-394.
33) Akira M, Yokoyama K, Yamamoto S, et al : Early asbestosis : evaluation with high-resolution CT. Radiology 1991 ; **178** : 409-416.
34) Müller NL : Imaging of the pleura. Radiology 1993 ; **186** : 297-309.
35) Colby TV, Lombard C : Histiocytosis X. Hum Pathol 1983 ; **14** : 847-956.
36) Friedman PJ, Liebow AA, Sokoloff J : Eosinophilic granuloma of lung : clinical aspects of primary pulmonary histiocytosis in the adult.

Medicine 1981; **60**: 385-396.

37) Moore ADA, Godwin JD, Müler NL, et al: Pulmonary histiocytosis X: comparison of radiographic and CT findings. *Radiology* 1989; **172**: 249-254.

38) Brauner MW, Grenier P, Mouelhi MM, et al: Pulmonary histiocytosis X: evaluation with high-resolution CT. *Radiology* 1989; **172**: 255-258.

39) Fraser RG, Paré JAP, Paré PD, Fraser RS, Genereux GP: Diagnosis of Diseases of the Chest, 3rd ed, vol IV, WB Saunders, Philadelphia, 1991; pp2672-2677.

40) Dähnert W: Radiology Review Manaual, 2nd ed, Williams & Wilkins, Baltimore, 1993; p312.

41) Colby TV, Carrington CB: Lymphangio-leiomyomatosis and tuberous sclerosis. *In* Pathology of the Lung (Thurkbeck WM, ed), Thieme, New York, 1988; pp482-488.

42) 山中 晃, 横山 武: 肺病理アトラス, 第2版, 文光堂, 東京, 1990; pp228-229.

43) 押川克久, 北村 諭: Pulmonary lymphangiomyomatosisの臨床病理学的検討. 臨床放射線 1994; **39**: 125-132.

44) Rappaport DC, Weisbrod GL, Herman SJ, et al: Pulmonary lymphangioleiomyomatosis: high-resolution CT findings in four cases. *AJR* 1989; **152**: 961-964.

45) Sherrier RH, Chiles C, Roggli V: Pulmonary lymphangiomyomatosis: CT findings. *AJR* 1989; **152**: 937-940.

46) Lenior S, Grenier P, Brauner MW, et al: Pulmonary lymphangiomyomatosis and tuberous sclerosis: comparison of radiographic and thin-section CT findings. *Radiology* 1990; **175**: 329-334.

47) Müller NL, Chiles C, Kulling P: Pulmonary lymphangiomyomatosis: correlation of CT with radiographic and functional findings. *Radiology* 1990; **175**: 335-339.

48) Aberle DR, Hansell DM, Brown K, et al: Lymphangiomyomatosis: CT, chest radiographic, and functional correlation. *Radiology* 1990; **176**: L381-387.

49) 住 幸治, 哨 成済, 富田富士子, ほか: びまん性過誤腫性肺脈管筋腫症の画像診断. 画像診断 1988; **8**: 82-87.

50) 山本 彰, 玉井 仁, 大石卓爾, ほか: びまん性過誤腫性肺脈管筋腫症の1例—画像診断, 特にCT像と開胸肺生検の比較検討を中心に—. 臨床放射線 1990; **35**: 293-296.

51) Remy-Jardin M, Remy J, Gosselin B, et al: Lung parenchymal changes secondary to cigarette smoking: pathologic-CT correlations. *Radiology* 1993; **186**: 643-651.

52) Gruden JF, Web WR: CT findings in a proved case of respiratory bronchiolitis. *AJR* 1993; **161**: 44-46.

53) Garg K, Lynch DA, Newell JD, King TE Jr: Proliferative and constrictive bronchiolitis: classification and radiologic features. *AJR* 1994; **162**: 803-808.

54) Engeler CE, Tashijan JH, Trenkner SW, Walsh JW: Ground-glass opacity of the lung parenchyma: a guide to analysis with high-resolution CT. *AJR* 1993; **160**: 249-251.

55) 長嵜鼎二: 末梢肺病変のCT像—進展固定肺標本の軟X線像とCT像の比較—. 日本医放会誌 1985; **45**: 1000-1008.

56) Akira M, Kita N, Higashihara T, et al: Summer-type hypersensitivity pneumonitis: comparison of high-resolution CT and plain radiographic findings. *AJR* 1992; **158**: 1223-1228.

57) 川上光一, 三村文俊, 高橋雅士, ほか: 過敏性肺臓炎のCT像. 臨床放射線 1990; **35**: 201-207.

58) 大畑一郎, 西岡雅行, 紅林昌吾: 過敏性肺臓炎のhigh resolution CT所見—夏型過敏性肺臓炎を中心として—. 臨床放射線 1993; **38**: 119-123.

59) Lynch DA, Rose CS, Way D, King TE Jr: Hypersensitivity pneumonitis: sensitivity of high-resolution CT in a population-based study. *AJR* 1992; **159**: 469-472.

60) Epler GR, Colby TV, McLoud TC, et al: Bronchiolitis obliterans organizing pneumonia. *N Engl J Med* 1985; **312**: 152-158.

61) McLoud TC, Epler GR, Colby TV, et al: Bronchiolitis obliterans. *Radiology* 1986; **159**: 1-8.

62) Müller NL, Staples CA, Miller RR: Bronchiolitis obliterans organizing pneumonia: CT features in 14 patients. *AJR* 1990; **154**: 983-987.

63) Lee KS, Kulling P, Hartman TE, Müller NL: Cryptogenic organizing pneumonia: CT findings in 43 patients. *AJR* 1994; **162**: 543-546.

64) Colby TV, Swensen SJ: Anatomic distribution and histologic patterns in diffuse lung disease: correlation with HRCT. *J Thorac Imaging* 1996; **11**: 1-26.

65) Crofton JW, Livingstone JL, Oswald NC, Roberts ATM: Pulmonary eosinophilia. *Thorax* 1952; **7**: 1-35.

66) Gaensler EA, Carrington CB: Peripheral opacities in chronic eosinophilic pneumonia: the photographic negative of pulmonary edema. *AJR* 1977; **128**: 1-13.

67) Mayo JR, Müller NL, Road L, Lillington G: Chronic eosinophilic pneumonia: CT findings in six cases. *AJR* 1989; **153**: 727-730.

68) 木上裕輔, 西沢貞彦, 黒田康正, ほか: 慢性好酸球性

肺炎のCT像. 臨放 1992 ; **37** : 123-131.

69) Ebara H, Ikezoe J, Johkoh T, et al : Chronic eosinophilic pneumonia : evolution of chest radiograms and CT features. *J Comput Assist Tomogr* 1994 ; **18** : 737-744.

70) Godwin JD, Müller NL, Takasugi JE : Pulmonary alveolar proteinosis : CT findings. *Radiology* 1988 ; **169** : 609-613.

71) Murch CR, Carr DH : Computed tomography appearances of pulmonary alveolar proteinosis. *Clin Radiol* 1989 ; **40** : 240-243.

72) 幡野賀子, 吉岡寛康, 梁　淑子, ほか : 肺胞蛋白症の1例―CT画像を中心に―. 臨床放射線 1991 ; **36** : 169-172.

73) 塚田　博, 古泉直也, 秋田真一, ほか : 肺胞蛋白症のX線CT所見―胸部単純写真および病理所見との対比―. 臨放 1993 ; **38** : 125-130.

74) Janower ML, Blennerhasset JB : Lymphangitic spread of metastatic tumor to lung. *Radiology* 1971 ; **101** : 267-273.

75) 土井　修, 渡辺文彦, 広瀬正典, ほか : 癌性リンパ管症の画像診断. 呼吸 1988 ; **7** : 807-812.

76) Munk PL, Müller NL, Miller RR, Ostrow DN : Pulmonary lymphangitic carcinomatosis : CT and pathologic findings. *Radiology* 1988 ; **166** : 705-709.

77) Stein MG, Mayo J, Müller NL, et al : Pulmonary lymphangitic spread of carcinoma : appearance on CT scans. *Radiology* 1987 ; **162** : 371-375.

78) Ren H, Hruban RH, Kuhlman JE, et al : Computed tomography of inflation-fixed lungs : the beaded septum sign of pulmonary metastases. *J Comput Assist Tomogr* 1989 ; **13** : 411-416.

79) Johkoh T, Ikezoe J, Tomiyama N, et al : CT findings in lymphangitic carcinomatosis of the lung : correlation with histologic findings and pulmonary function tests. *AJR* 1992 ; **158** : 1217-1222.

80) 土井　修, 野辺地篤郎, 平賀洋明, 泉　孝英 : 肺サルコイドーシスのCT所見. 臨放 1991 ; **36** : 789-796.

81) Müller NL, Kullnig P, Miller RR : The CT findings of pulmonary sarcoidosis : analysis of 25 patients. *AJR* 1989 ; **152** : 1179-1182.

82) Brauner MW, Grenier P, Mompoint D, et al : Pulmonary sarcoidosis : evaluation with high-resolution CT. *Radiology* 1989 ; **172** : 467-471.

83) Nishimura K, Izumi T, Kitaichi M, et al : The diagnostic accuracy of high-resolution computed tomography in diffuse infiltrative lung diseases. *Chest* 1993 ; **104** : 1149-1155.

84) Remy-Jardin M, Beuscart R, Sault MC, et al : Subpleural micronodules in diffuse infiltrative lung disease : evaluation with thin-section CT scans. *Radiology* 1990 ; **177** : 133-139.

85) Murdoch J, Müller NL : Pulmonary sarcoidosis : changes on follow-up CT examination. *AJR* 1992 ; **159** : 473-477.

86) Remy-Jardin M, Giraud F, Remy J, et al : Pulmonary sarcoidosis : role of CT in the evaluation of disease activity and functional impairment and in prognosis assessment. *Radiology* 1994 ; **191** : 675-680.

87) Bragg DG, Chor PJ, Murray KA, Kjeldsberg CR : Lymphoproliferative disorders of the lung : histopathology, clinical manifestations, and imaging features. *AJR* 1994 ; **163** : 273-281.

88) Liebow AA, Carringtone CB : The interstitial pneumonias. *In* Frontiers of Pulmonary Radiology (Simon M, Potchen EJ, LeMay M, ed), Grune & Stratton, New York, 1969 ; p102.

89) 泉　孝英, 北市正則, 西村浩一, ほか : 間質性肺炎―とくに idiopathic pulmonary fibrosis(IPF)をめぐって. *Medicina* 1987 ; **24** : 1688-1700.

90) 伊藤春海, 西村浩一, 金岡正樹, ほか : 特発性肺線維症. 胸部のCT(中田　肇, 高島　力, 伊藤春海, 編), 秀潤社, 東京, 1989 ; pp117-159.

91) Scadding JG, Hinson KFW : Diffuse fibrosing alveolitis (diffuse interstitial fibrosis of the lung) : correlation of histology and biopsy with prognosis. *Thorax* 1967 ; **22** : 291-304.

92) Tuner-Warwick M, Johnson A, Burrow B : Cryptogenic fibrosing alveolitis : clinical features and their influence on survival. *Thorax* 1980 ; **35** : 171-180.

93) Crystal RG, Bitterman PB, Rennard SI, et al : Interstitial lung diseases of unknown cause : disorders characterized by chronic inflammation of the lower respiratory tract. *N Engl J Med* 1984 ; **310** : 154-166.

94) Reynolds HY : Idiopathic interstitial pulmonary fibrosis. *Chest* 1986 ; **89** : 139S-144S.

95) Fraser RG, Paré JAP, Paré PD, Fraser RS, Genereux GP : Diagnosis of Diseases of the Chest, 3rd ed, vol. IV, WB Saunders, Philadelphia, 1991 ; pp2647-2672.

96) 河端美則, 片桐史郎 : 特発性間質性肺炎とびまん性汎細気管支炎. 臨床放射線 1989 ; **34** : 747-754.

97) 小場弘之, 加藤誠也, 渡辺英明, ほか : HRCTを利用した診断法―特発性間質性肺炎―. 臨床放射線 1989 ; **34** : 763-771.

98) Müller NL, Satples CA, Miller RR, et al : Disease activity in idiopathic pulmonary fibrosis : CT and pathologic correlation. *Radiology* 1987 ; **165** : 731-734.

99) Carrington CB, Gaensler EA, Coutu RE, et al : Natural history and treated course of usual and

desquamative interstitial pneumonia. *N Engl J Med* 1978 ; **298** : 801-808.

100) Terriff BA, Kwan SY, Chan-Yeung MM, et al : Fibrosing alveolitis : chest radiography and CT as predictors of clinical and functional impairment at follow-up in 26 patients. *Radiology* 1992 ; **184** : 445-449.

101) Lee JS, Im J-G, Ahn JM, et al : Fibrosing alveolitis : prognostic implication of ground-glass attenuation at high-resolution CT. *Radiology* 1992 ; **184** : 451-454.

102) Hirakata K, Nakata H, Nakagawa T : CT of pulmonary metastases with pathologic correlation. *Semin US CT MRI* 1995 ; **16** : 379-394.

103) Meschan I : Analysis of Roentgen Sings in General Radiology, vol 4, WB Saunders, Philadelphia, 1987 ; p550.

104) 村田喜代史, 高橋雅士, 森　正幸, ほか : 血行性肺転移のHRCT像. 臨床放射線 1991 ; **36** : 35-42.

105) Murata K, Takahashi M, Mori M, et al : Pulmonary metastatic nodules : CT-pathologic correlation. *Radiology* 1992 ; **182** : 331-335.

106) Hirakata K, Nakata H, Haratake J : Appearance of pulmonary metastases on high-resolution CT scans : comparison with histopathologic findings from autopsy specimens. *AJR* 1993 ; **161** : 37-43.

107) 栗山啓子, 門脇弘一, 鳴海善文, ほか : 肺癌術後の肺内転移巣の高分解能 thin-section CT像. 日本医放会誌 1989 ; **49** : 48-54.

108) Korn MA, Schurawitzki H, Klepetko W, Burghuber OC : Pulmonary alveolar microlithiasis : findings on high-resolution CT. *AJR* 1992 ; **158** : 981-982.

109) Felson B : The roentgen diagnosis of disseminated pulmonary alveolar diseases. *Semin Roentgenol* 1967 ; **2** : 3-6.

110) Melamed JW, Sostman HD, Ravin CE : Interstitial thickening in pulmonary alveolar microlithiasis : an underappreciated finding. *J Thorac Imaging* 1994 ; **9** : 126-128.

111) Balikian JP, Fuheihan FJD, Nucho CN : Pulmonary alveolar microlithiasis : report on 5 cases with special reference to roentgen manifestations. *AJR* 1968 ; **103** : 509-518.

112) Sosman MC, Dodd GD, Jones WD, Pillmore GV : The familial occurrence of pulmonary alveolar microlithiasis. *AJR* 1957 ; **77** : 947-1012.

113) Cluzel P, Greiner P, Bernadac P, et al : Pulmonary alveolar microlithiasis : CT findings. *J Comput Assist Tomogr* 1991 ; **6** : 938-942.

114) Stern EJ, Frank MS. CT of the lung in patients with pulmonary emphysema : diagnosis, quantification, and correlation with pathologic and physiologic findings. *AJR* 1994 ; **162** : 791-798.

115) Webb R : High-resolution computed tomography of obstructive lung disease. *Radiol Clin North Am* 1994 ; **32** : 745-757.

116) 山岸雅彦, 暴間昭彦, 横川和夫, ほか : 汎小葉性肺気腫の病理形態像とCT像の対比. 臨放 1992 ; **37** : 85-95.

117) Pietra GG : Pathologic mechanisms of drug-induced lung disorders. *J Thorac Imaging* 1991 ; **6** : 1-7.

118) Aronchick JM, Gefter WB : Drug-induced pulmonary disorders. *Semin Roentgenol* 1995 ; **30** : 18-34.

119) Bergin CJ, Wirth RL, Berry GL, Castellino RA : *Pneumocystis carinii* pneumonia : CT and HRCT observations. *J Comput Assist Tomogr* 1990 ; **14** : 756-759.

120) Kuhlman JE, Kavuru M, Fishman EK, Siegelmann SS : *Pneumocystis carinii* pneumonia : spectrum of parenchymal CT findings. *Radiology* 1990 ; **175** : 711-714.

8. 縦隔病変

　縦隔には種々の臓器があり，そこに発生する疾患も多種多様である．縦隔に発生する囊胞や腫瘍性病変はそれぞれ好発部位がある．縦隔の腫瘍性病変の最終診断は病理に依存しなければならないが，CTやMRIによって質的診断はかなり高いレベルで可能となってきている．縦隔のCT解剖でみてきた正常構造と診断対象となる病変の解釈について知識を深めたい．

　本章ではまず縦隔腫瘍について述べ，次いで腫瘍以外の縦隔病変，さらに大血管病変として大動脈解離と大動脈瘤，血管奇形を取り上げることとする．これらの血管病変はCT診断の役割が大きいからである．

A. 縦隔病変の分析

縦隔病変ことに腫瘤性病変には第2章で述べたように好発部位があり，腫瘤性病変の局在そのものが鑑別診断に有効な情報となる．また，CT診断ではその優れた濃度分解能により特有の吸収値を示す領域があると，これも診断上の大きな手がかりとなる．

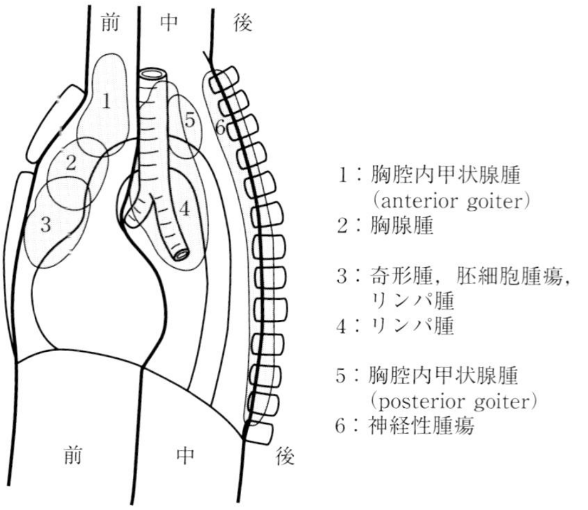

したがって，縦隔に病変の存在が疑われてCTが行われた場合には，次のような基本的所見の分析を行うとよい．

(1) 腫瘤性病変か？
- 充実性病変か，囊胞性病変か
- 脂肪組織を含んでいるか
- 水濃度領域を含んでいるか
- 石灰化を含んでいるか
- 既存の縦隔構造ではないか
- リンパ節ではないか
- 血管性病変ではないか
- 単発性か，多発性か
- 造影剤増強効果に何か特徴はないか

(2) 腫瘤性病変以外の病変か？
- 異常な空気が縦隔内にあるか
- 異常な液体貯留があるか
- 気道内に異常があるか
- 食道内に異常があるか
- 心房，心室に異常があるか

縦隔病変について，その濃度別に分類したものが表8-1，図8-1〜8-3である[1]．

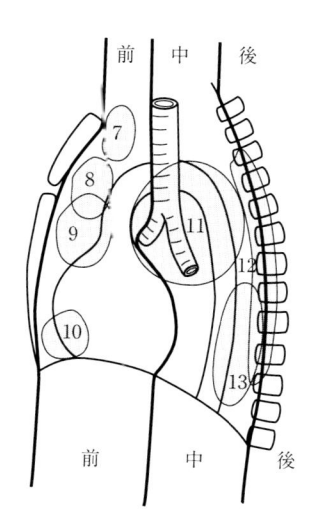

図8-1 縦隔腫瘍 (1) 充実性腫瘍

1：胸腔内甲状腺腫（anterior goiter）
2：胸腺腫
3：奇形腫，胚細胞腫瘍，リンパ腫
4：リンパ腫
5：胸腔内甲状腺腫（posterior goiter）
6：神経性腫瘍

図8-2 縦隔腫瘍 (2) 囊胞性腫瘍

7：甲状腺囊胞，囊胞性ヒグローマ（リンパ管腫）
8：胸腺囊胞
9：囊胞性奇形腫
10：心膜囊胞
11：気管支囊胞
12：髄膜瘤
13：神経腸囊胞

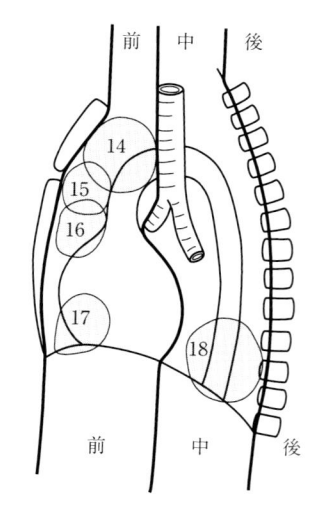

図8-3 縦隔腫瘍 (3) 脂肪成分を含むもの

14：脂肪沈着症
15：胸腺脂肪腫
16：囊胞性奇形腫
17：Morgagniヘルニア
18：Bochdalekヘルニア

A. 縦隔病変の分析

表 8-1 縦隔病変の CT 濃度別分類[1]

I. 脂肪濃度（−20〜−100 HU）を呈するもの
 ・嚢胞性奇形腫（cystic teratoma）*
 ・大網，腸間膜ヘルニア（omental or mesenteric hernia）
 ・脂肪腫，高分化型の脂肪肉腫（lipoma, well differentiated liposarcoma）
 ・脂肪沈着症（lipomatosis）（Cushing 症候群，ステロイド治療，肥満，糖尿病）
 ・正常脂肪組織（epicardial fat pad, intrapericardial fat pad）
 ・胸腺脂肪腫（thymolipoma）

II. 水濃度（0〜15 HU）を呈するもの
 ・嚢胞（cyst：eg, bronchogenic, gastroenteric, neuroenteric；dermoid；thymic；pericardial；hydatid；cystic lymphangioma）*
 ・食道拡張（esophageal dilatation）
 ・リンパ瘤（lymphocele）
 ・髄膜瘤（meningocele, meningomyelocele）
 ・膵仮性嚢胞（pancreatic pseudocyst）
 ・被包化された胸水，心嚢液（pleural or pericardial effusion, loculated）
 ・充実性腫瘍の嚢胞変性（solid neoplasm with cystic degeneration：eg, cystic thymoma, neurogenic tumor）*

III. 軟部組織濃度（15〜40 HU）を呈するもの
 ・心臓腫瘍（cardiac neoplasm）*
 ・食道腫瘍（esophageal neoplasm）
 ・髄外造血（extramedullary hematopoiesis）
 ・血腫（hematoma）*
 ・ヘルニア（hernia：eg, hepatic, Morgagni, hiatal, Bochdalek）*
 ・リンパ節腫大（lymphadenopathy, include. Castleman's disease）*
 ・リンパ嚢腫（lymphangioma）
 ・縦隔血腫（mediastinal hematoma or hemorrhage）
 ・縦隔炎（mediastinitis：acute；mediastinal abscess；chronic）
 ・転移（metastasis）*
 ・神経性腫瘍（neurogenic tumor）*
 ・副甲状腺腫瘍（parathyroid neoplasm）
 ・肺分画症（pulmonary sequestration, extralobar）*
 ・紡錘形細胞腫瘍（spindle cell tumor：fibroma, leiomyoma, rhabdomyoma, neurofibroma, and their malignant counterparts）
 ・奇形腫（teratoid lesions：eg, immature teratoma, malignant teratoma）*
 ・胸腺過形成（thymic hyperplasia）
 ・胸腺腫（thymoma）*
 ・甲状腺腫（thyroid goiter or neoplasm）*

IV. 石灰化を呈するもの*
 ・動脈瘤（aneurysm）
 ・気管支嚢胞（bronchogenic cyst）
 ・奇形腫（teratoma, dermoid cyst）
 ・血管腫，静脈結石（hemangioma, phlebolith）
 ・脂肪腫（lipoma）
 ・嚢胞変性を伴う神経性腫瘍（neurogenic tumor with cystic degeneration）
 ・胸腺腫（thymoma, esp. with cystic degeneration）
 ・甲状腺腫（thyroid goiter）

V. 血管性または強い造影剤増強効果を呈するもの
 ・動脈瘤（aneurysm, include. dissection）*
 ・奇静脈拡張（azygos dilatation）
 ・Castleman 病（Castleman's disease or benign lymphoid hyperplasia）
 ・血管腫（hemangioma）*
 ・胸腔内甲状腺腫（intrathoracic goiter, neoplasm）
 ・傍神経節腫（paraganglioma）
 ・副甲状腺腺腫（parathyroid adenoma）
 ・血管性病変（vascular lesions：collaterals, vascular anomalies, ectatic vessels, varices）

*：石灰化を示す可能性のあるもの．

B. 胸　　　腺

　胸腺（thymus）は第3鰓嚢，ときに一部は第4鰓嚢より発生する．胎生期の早期には胸腺は上縦隔へと下降するが，両葉とも甲状腺とは甲状胸腺靱帯（thyrothymic ligament）で線維性の結合を保っている．胸腺組織が頸部に残っていたり，副甲状腺が上縦隔に存在したりするのはこのような関係によるものである[2-4]．

　胸腺は胸郭入口部から第4肋軟骨の高さで，大血管，心膜の前方に位置する[2-4]．しかし，頭側は甲状腺から尾側は横隔膜まで，深部は横隔神経の深さまできわめて広範囲に分布することが知られ，したがって胸腺腫の発生はこの分布範囲のどこからでも発生する可能性のあることが知られている[5,6]．

　胸腺には筋膜様の被膜があり，両葉はそれぞれの被膜で覆われている．胸腺被膜は下方で心臓に付着している．胸腺はリンパ球を有する上皮組織であり，細葉（lobule）は外側の皮質と内側の髄質とを有する[2-4]．

　生下時の重量は約15gで思春期には35gに達する．20歳以降に徐々に退縮が起こり，脂肪化する．小児期には実質性で，皮質はリンパ球の集団からなり，髄質は上皮細胞，Hassal小体を含み，形質細胞，組織球，好酸球，腸クロム親和性細胞（enterochromaffin cell）などがみられる[2,3]．

　正常胸腺のCT所見は年齢によって著しく異なる．思春期まではその形も大きさもさまざまであるが，大血管の前方に位置し，形は矢じり（矢頭）型あるいは2分葉型である．境界は平滑でやや分葉する傾向がある．Baronら[7]によれば矢じり型が62%，左葉と右葉が分離した2分葉型が32%，1葉のみが6%であったとしている（図8-4）．胸腺の大きさを測定した結果は図8-5，表8-2のごとくであった[7]．

　胸腺の吸収値は筋肉のそれと同じか少し高い値を示し，思春期までは脂肪成分はみられない．25歳以上になると退縮による脂肪化が目立つようになり，痕跡的に島状の胸腺組織がみえるに過ぎない（図8-6）．退縮の早さと時期は各個人によっ

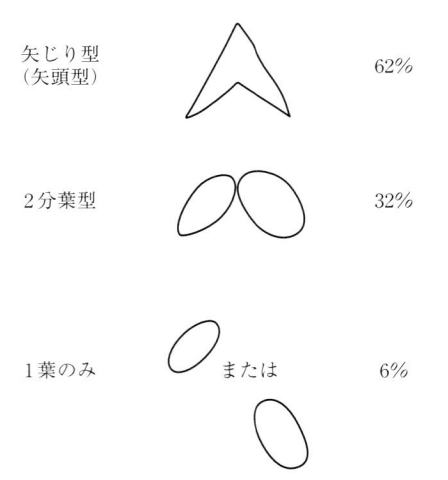

図8-4　CTにおける胸腺の形態と頻度[7]

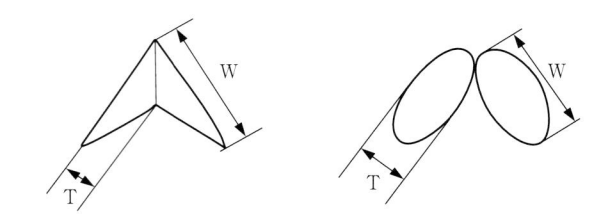

図8-5　CTにおける胸腺の大きさ[7]

表8-2　CTにおける胸腺の大きさ[7]

年　齢	左　葉		右　葉	
	幅（W）cm	厚さ（T）cm	幅（W）cm	厚さ（T）cm
6〜19	3.3 ± 1.1 (1 SD)	1.1 ± 0.40	2.0 ± 0.55	1.0 ± 0.39
20〜49	1.4 ± 0.59	0.5 ± 0.27	1.4 ± 0.9	1.5 ± 0.15

B. 胸腺肥大と胸腺過形成

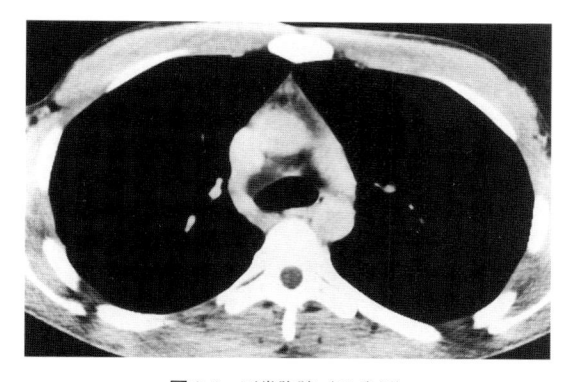

図 8-6　正常胸腺（19 歳男）
胸骨後方の前縦隔脂肪組織内にみえる矢じり状ないし三角形の軟部組織濃度域が胸腺に相当する．

て大きく異なる．正常胸腺 154 例についての検討結果では，30 歳以下では胸腺は全例に描出されたが，30〜49 歳では描出率は 73％，50 歳以上では 17％にしか描出されなかった．また胸腺の大きさは 12〜19 歳で最大で，脂肪退縮は 20〜60 歳に起こり，60 歳では胸腺の重量は 19 歳時のそれの半分以下になることが観察されている[7]．

気縦隔による計測によれば，正常胸腺の大きさは 7.7〜10.1 cm で，厚さは 0.6〜1.3 cm であった[8]．

C. 胸腺肥大と胸腺過形成

　胸腺肥大（thymic hypertrophy）とは組織学的に正常構造を示しているが胸腺が大きくなっているものをいい，胸腺過形成（thymic hyperplasia）とは無数の活動性胚中心を認めるものをいう．両者は明らかに病理学的には区別されるものである．しかし，CT などの画像的観察ではいずれも胸腺が大きくなってみえるだけで両者を区別することはできない場合があり，したがって，これらを一括して胸腺腫大，胸腺増大あるいは胸腺拡大（thymic enlargement）と表現せざるを

えない場合もある．

　小児，ことに乳幼児では胸部 X 線写真で前縦隔に腫瘤を認めた場合には，そのほとんどは正常胸腺によるものと考えられる．しかし 5〜6 歳以上の年長児では胸腺陰影を X 線的に認めることはまれであり，腫瘍との鑑別に苦慮することがある．

　この点について中田ら[9]は 8 例の胸腺過形成とリンパ腫を主体とする 8 例の前縦隔腫瘍とを比較して次のように述べている．(1) 胸腺過形成では

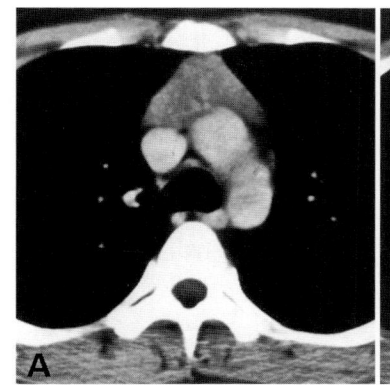

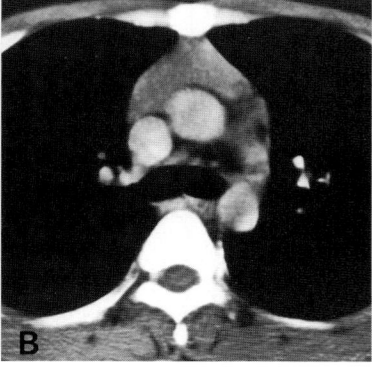

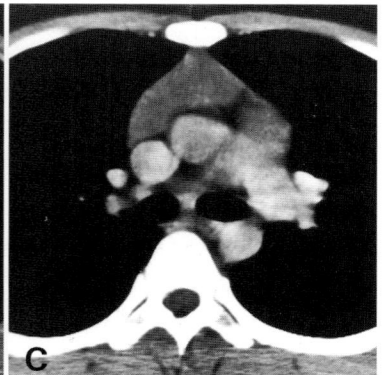

図 8-7　甲状腺機能亢進症に伴う胸腺過形成
造影 CT．胸骨後，上行大動脈前方にほぼ三角形の均一な軟部組織濃度領域がある．腫瘤性でなく本来の胸腺の形態を保っている．

少なくとも一側に三角形あるいは矢じり状の形態があるのに対し，腫瘍では両側性に腫瘤状の突出がみられ，多くは辺縁に凹凸を認めた．(2)胸腺過形成では内部構造は均一で血液よりやや高いかほぼ等しい濃度で，造影剤投与により均一な増強効果がみられた．(3)胸腺過形成では気道の圧迫や胸水の合併がみられないが，腫瘍では全例に気道の圧迫がみられた．

例外的な15歳児の胸腺腫の1例報告によれば，一部囊胞性，一部充実性の3×3×2cmの境界明瞭な腫瘤が認められている[10]．

胸腺の一部ないし全体が明らかな腫瘤形成を示している所見がある場合に初めて胸腺腫瘍と診断できる．

なお，胸腺過形成は，重症筋無力症，甲状腺機能亢進症（図8-7），巨人症，Addison病，その他の自己免疫疾患などでみられることが知られている[11,12]．また悪性腫瘍に対する化学療法終了後や小児の熱傷からの回復期などで胸腺の増大がみられ，thymic rebound hyperplasia とよばれている[13,14]．

D. 異所性胸腺

異所性胸腺（ectopic thymus）は胎生期に胸腺組織が異常に遊走するために起こるもので，頸部にみられるものが最も多い．頻度は低いが胸腺が本来ある前縦隔から中縦隔，後縦隔に連続性に進展することがある．迷入した胸腺組織の画像診断にはいろいろな断層面で判断する必要があり，MRIが有用である．縦隔内の異所性胸腺の診断には次の4つの診断基準がある．(1)MRIのすべてのシーケンスで正常部位にある胸腺と同じ信号強度を呈すること，(2)均一な信号強度，(3)均一で軽度の造影剤増強効果，(4)正常部の胸腺組織との連続性がある．(4)は有用な所見ではあるが，実際には薄い線維性組織で連結しているときにはMRIでは検出されない．縦隔内の異所性胸腺は右傍気管領域に多い[15]．

E. 胸腺腫

胸腺腫（thymoma）は胸腺上皮細胞とリンパ球で構成されるが，その比率はさまざまである．線維性被膜によって被包化された非浸潤性胸腺腫と，被膜を破って発育する浸潤性胸腺腫とに分けられる．病理学的にも，良性・悪性の鑑別はもっぱら被膜を破る浸潤の有無によって診断されている[16-18]．組織学的に異型性の強いものは胸腺腫とはよばず，胸腺癌とよぶ[19,20]．したがって，悪性胸腺腫という用語は浸潤性胸腺腫を指すのか胸腺癌を指すのかがあいまいになっており，最近は用いられない傾向にある．

胸腺腫は20歳以下に発生することはきわめてまれで，平均年齢は52歳で性差はない．約半数は重症筋無力症を有し，さらに10%はerythrocyte hyperplasia による貧血や低ガンマグロブリン血症を伴う[21]．

1. CT所見

胸腺腫の典型像は円形，類円形または分葉状の境界鮮明な腫瘤としてみられ，多くは非対称性に一側の前縦隔に偏在する傾向を示して発育する．30歳代の若年成人では，まだ胸腺自体が実質性であることもあって，正常の胸腺の輪郭から突出した腫瘤としてみえる．40歳以上になると胸腺

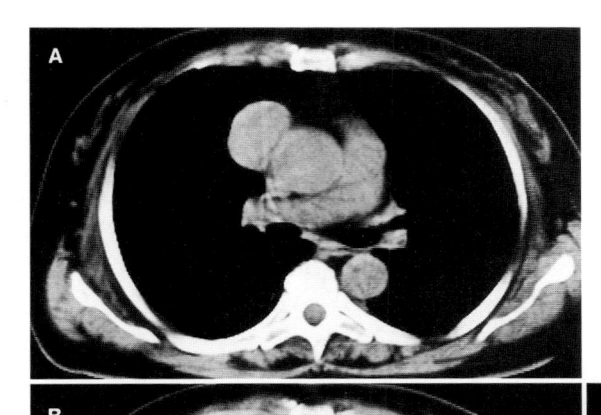

図 8-8 胸腺腫（47歳女）

住民検診で縦隔腫瘍を指摘された．Aは単純CT，Bはdynamic CTの早期，Cは1分後のCTである．Aでは筋肉とほぼ同じ均一な濃度の腫瘤が上行大動脈の右外側前方に認められる．石灰化や囊胞形成はみられない．Bでは腫瘤はやや増強され，Cではさらに均一に増強されている．右前縦隔腫瘤であること，内部に脂肪組織や石灰化のないこと，増強効果が認められることなどから，胸腺腫と診断される．手術では周囲への浸潤や癒着はなかった．大きさは 4.5×4.5×3.0 cm，重量は 36 g であった．病理では非浸潤性胸腺腫（リンパ球型）と診断された．

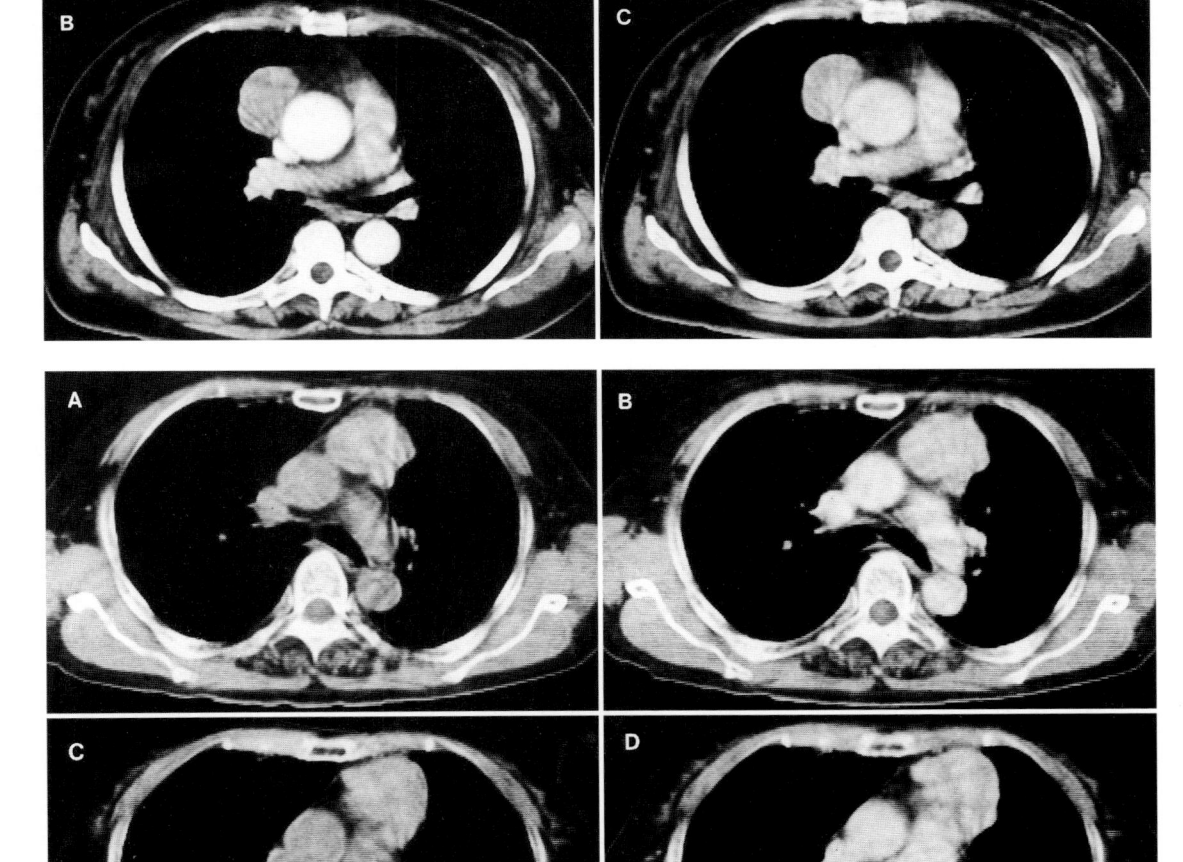

図 8-9 胸腺腫（60歳女）

貧血を指摘されて来院，胸部X線検査で前縦隔腫瘤を指摘された．A, Cは単純CT, B, Dは造影CTで，BはAと同一レベル，DはCと同一レベルである．肺静脈幹レベルにやや不整で分葉状の充実性腫瘤があり，Bではほぼ均等に，Dではやや不規則に増強されている．不整な辺縁と肺動脈幹との間の脂肪組織が不明瞭であるため，浸潤性胸腺腫と診断した．精査ののち手術が行われ，pure red cell aplasia を伴う非浸潤性胸腺腫であった．

の脂肪化退縮によって腫瘍は周囲の脂肪組織のためにきわめて容易に検出できるようになる(図8-8〜8-10).石灰化は10〜20%に認められ,粗大,不規則あるいはリング状を呈する(図8-11, 8-12).出血や壊死を伴うと不均一な造影剤増強効果を示すが,通常は均質な造影剤増強効果がみられる[21-26](図8-8, 8-9).

胸腺過形成(thymic hyperplasia)との鑑別点についてはすでに述べた.

2. 病期分類

胸腺腫の臨床病期分類は,正岡の分類[26,27]がよく用いられている(表8-3).この分類による胸腺腫の術後の生存率は,I期では5年生存率92.6%,10年生存率66.7%,II期では5年生存率85.7%,10年生存率60%,III期では5年生存率69.6%,10年生存率58.3%,IV期では5年生存率50%,10年生存率0%であり,臨床病期の進展とともに生存率の低下が認められている[27,28].

胸腺腫がその初期に血行性の遠隔転移を起こすことはまれで,その進展はもっぱら被膜を破った後に,連続性ないし浸潤性に,あるいは胸膜播種の形で胸郭内隣接臓器を冒す.胸膜播種は重力に

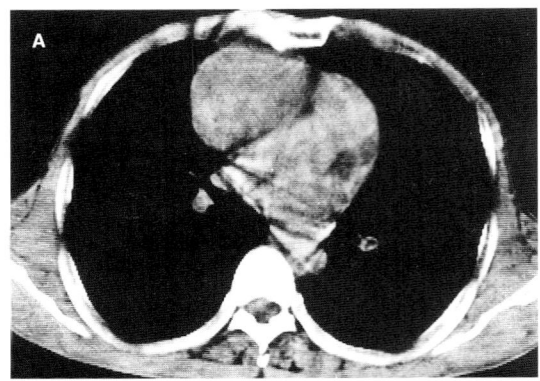

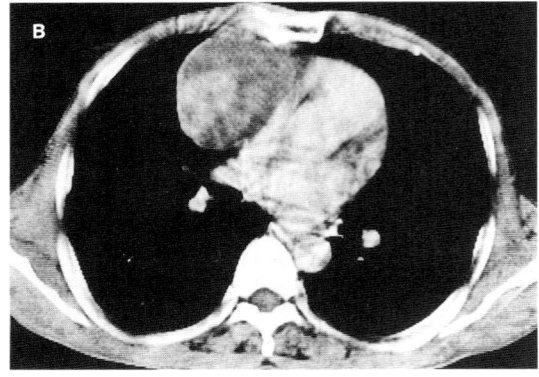

図8-10 胸腺腫(40歳男)
重傷筋無力症と診断されて胸部X線検査を施行.心臓影と重なる腫瘤が疑われた.Aは単純CT,Bは造影CTである.前縦隔右側に類円形の境界明瞭な腫瘤があり,心臓を圧迫している.内部の濃度は不均一で,造影CTではよく増強される部分と増強されない部分とが明瞭となった.手術では内部に出血と壊死巣を伴っていた.筋無力症の著しい改善が認められた.

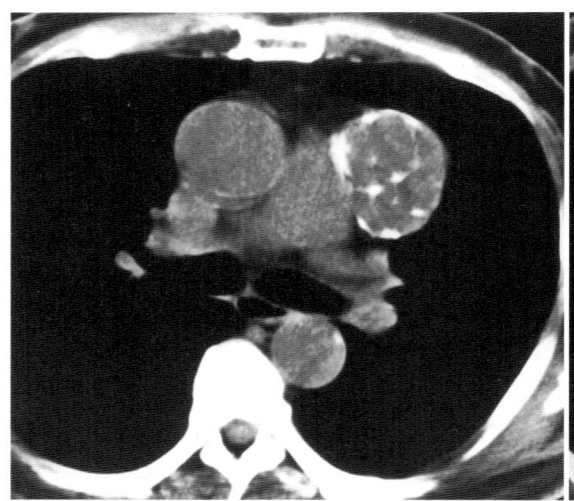

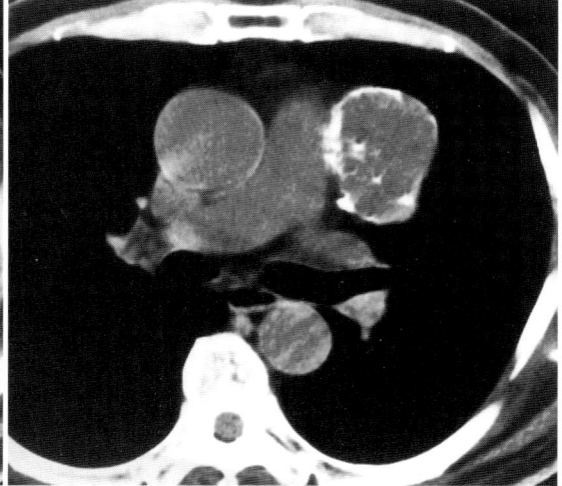

図8-11 石灰化を伴う胸腺腫(63歳男)
単純CT.肺動脈幹の左に腫瘤があり,辺縁に沿って不整な石灰化があり,内部にも点状石灰化が散在性に認められる.

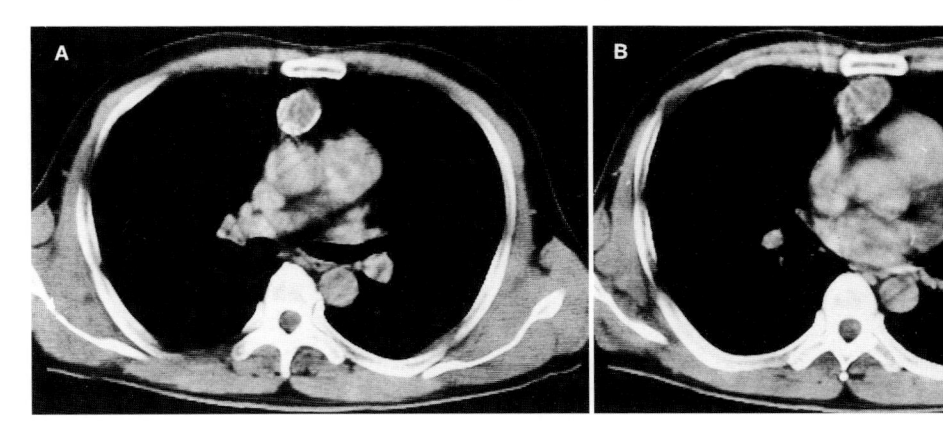

図 8-12　石灰化を伴う胸腺腫
胸骨後方で上行大動脈の前方にリング状の石灰化を伴う腫瘤がある．本例は重症筋無力症合併例である．

表 8-3　胸腺腫の病期分類（正岡分類）[27,28]

Ⅰ期：	肉眼的に被膜に被包され，組織学的にも被膜浸潤のみられないもの
Ⅱ期：	肉眼的に被膜外の脂肪組織あるいは胸膜への浸潤もしくは癒着が認められるか，肉眼的に浸潤がなくても組織学的に被膜浸潤が認められるもの
Ⅲ期：	心囊，大血管，肺その他の周囲組織に直接浸潤するもの
Ⅳa期：	胸膜もしくは心囊播種のみられるもの
Ⅳb期：	リンパ行性あるいは血行性転移のみられるもの

従って下方に起こりやすいのが特徴である．縦隔胸膜，壁側胸膜，臓側胸膜，葉間胸膜にとどまらず，縦隔内脂肪組織，心大血管，横隔膜，肺内，さらに大動脈裂孔を通って腹腔内にも進展する（図 8-13〜8-16）[29,30]．

3. 非浸潤性胸腺腫と浸潤性胸腺腫の鑑別診断

以上のような病期分類によって治療法が選択されるので，胸腺腫が非浸潤性か浸潤性かの鑑別診断が重要であり，さらに浸潤性ならその進展範囲を詳細に検討することが画像診断の役割である．

境界鮮明で辺縁平滑，卵円形ないし楕円形を呈し，周囲の縦隔脂肪層がよく保たれていれば非浸潤性である確率がきわめて高いか，たとえ浸潤性であっても顕微鏡的にわずかな浸潤にとどまる（図 8-17〜8-19）．これに対して，凹凸がみられ，扁平あるいは不整形の胸腺腫は浸潤性で被膜を破って周囲に浸潤性に発育しているものが多い．西原[26]によると辺縁の平滑な 11 例中 8 例が非浸潤性で，逆に凹凸のみられた 10 例中 8 例が浸潤性であった．

MRI では類円形あるいは分葉状の腫瘤が T_1 強調像では骨格筋とほぼ同等かやや高い信号強度を，T_2 強調像では骨格筋よりはるかに高く脂肪に近い信号強度を示す．

心大血管への浸潤の診断には，腫瘤の周囲の脂肪層の消失が一応の目安となるが，この判定基準のみでは false positive も多い（図 8-20，8-18）[22,25,26]．脂肪層が存在するということは少なくとも肉眼レベルでの浸潤がないことを意味しているが，顕微鏡レベルで浸潤がないことを裏づけているわけではないし，また一方では，脂肪層が消失していることが必ずしも浸潤性というわけではない[25]．

Chen ら[22] は 33 例の胸腺腫の CT 像を分析して次のように報告している．胸腺腫と縦隔脂肪層との関係を 3 型に分けた．第 1 は胸腺腫の周囲の脂肪層が完全に保たれているもの，第 2 は一部に脂肪層の消失があるもの，第 3 は脂肪層が完全に消失しているものである．第 1 群の 13 例では 12 例

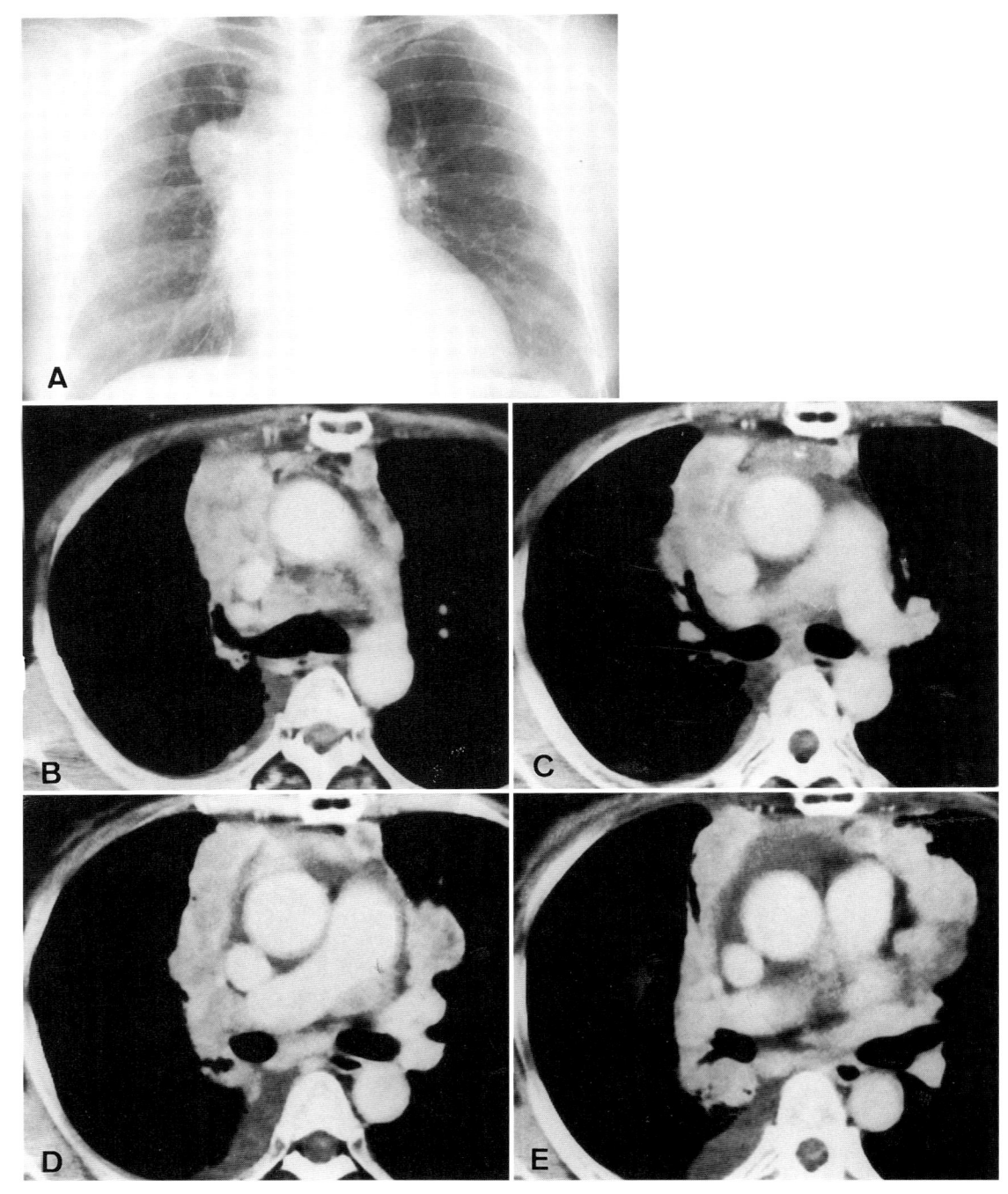

図 8-13　浸潤性胸腺腫（63歳女）

胸部単純 X 線写真では右肺門部上方で肺野に突出する腫瘤陰影が認められる（A）．造影 CT（B～E）では上行大動脈の右前方に肺野に突出し，不均一に増強される腫瘍があり，上行大動脈と上大静脈の間に進展している（B, C）．気管前リンパ節の腫大も認められる（B）．さらに腫瘍は下方に心膜あるいは縦隔胸膜に沿って進展している（D, E）．腫瘍は肺と接する面では凹凸を示している．また，腫瘍は胸骨の後方を通って左側に出て，腫瘤を形成しながら心膜，縦隔胸膜面に進展していることがわかる．右胸水の貯留も認められる．

E. 胸腺腫

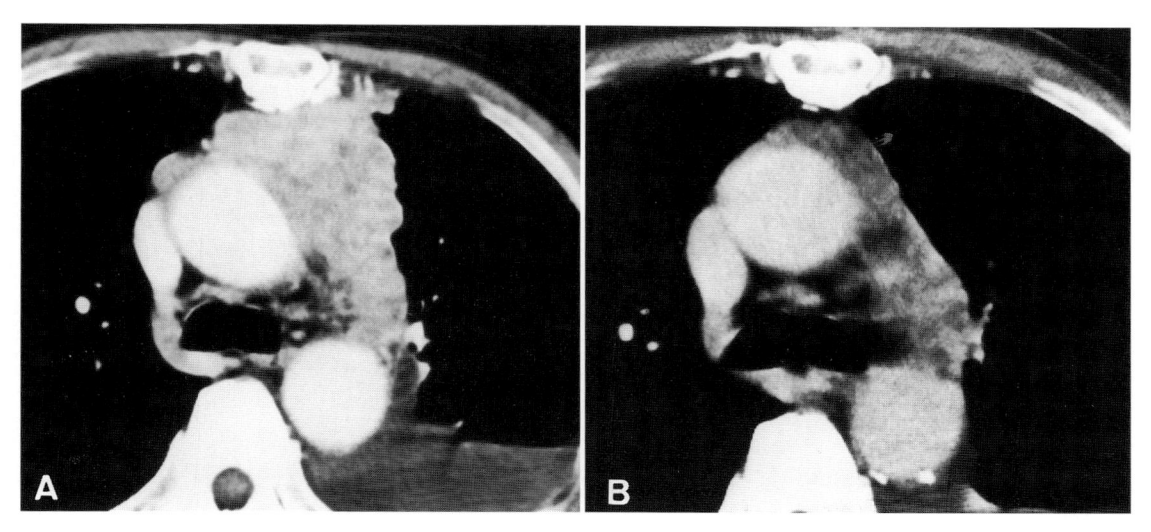

図8-14 浸潤性胸腺腫（65歳男）
やや不規則な増強効果を示す前縦隔腫瘍が浸潤性にA-P windowに発育している．辺縁は不整で分葉状を呈している（A）．胸水貯留も認められる．CDDP 80 mg，ADR 20 mgを左内胸動脈より2回動注後のCTでは腫瘍は著しく縮小した（B）．胸水も減少した．手術により浸潤性胸腺腫と診断された．

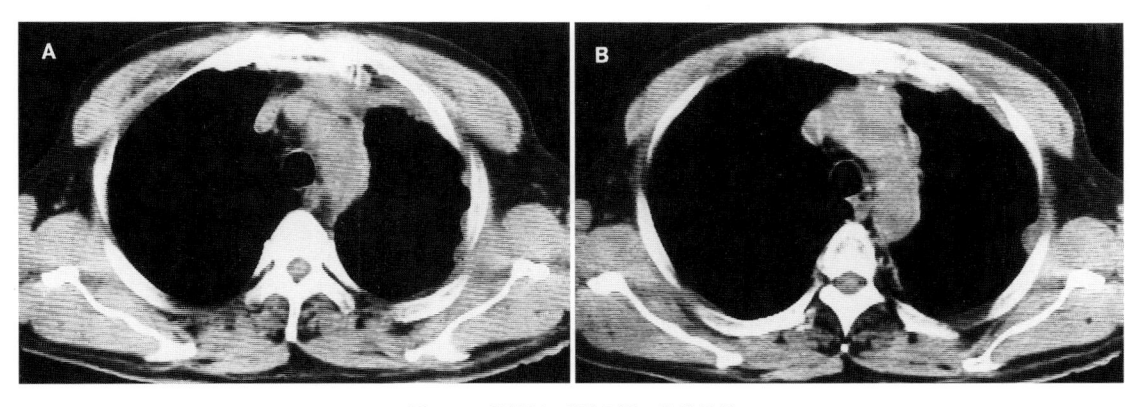

図8-15 胸腺腫の術後再発と胸膜播種
A，Bは浸潤性胸腺腫の術後のfollow-upの単純CTである．胸骨と上行大動脈との間に軟部組織濃度の腫瘍再発がみられ，左前胸壁の内面に沿って進展している（A）．さらにこの腫瘍とは離れて胸壁から扁平に隆起した腫瘤が認められる．胸膜播種の所見である．胸腺腫に限らず胸腺由来の腫瘍は胸膜播種をきたしやすいので，読影に際しては十分な注意が必要である．

は非浸潤性であった．残りの1例は手術的には非浸潤性であったが病理学的にわずかに浸潤が認められて浸潤性胸腺腫と判定された．第3群の3例はすべて浸潤性であった．第2群の17例は非浸潤性と浸潤性が半々であったとしている．

腕頭動静脈，上大静脈，右心房などが，これらに密着している胸腺腫によって圧迫変形を受ける所見が心大血管浸潤の所見として重要である[29]．

また栗原ら[31]は浸潤の有無の判定にcine MRIの有用性を報告している．それによれば，1回の心拍動の間に腫瘍と心大血管が独立して別々に運動するmotion gap，および腫瘍と心大血管の間に一過性に低信号の線状，索状構造物が出現するlow signal bandとに注目し，これらの所見があるものを浸潤なし，いずれの所見も認められないものを浸潤ありと診断した．Low signalが

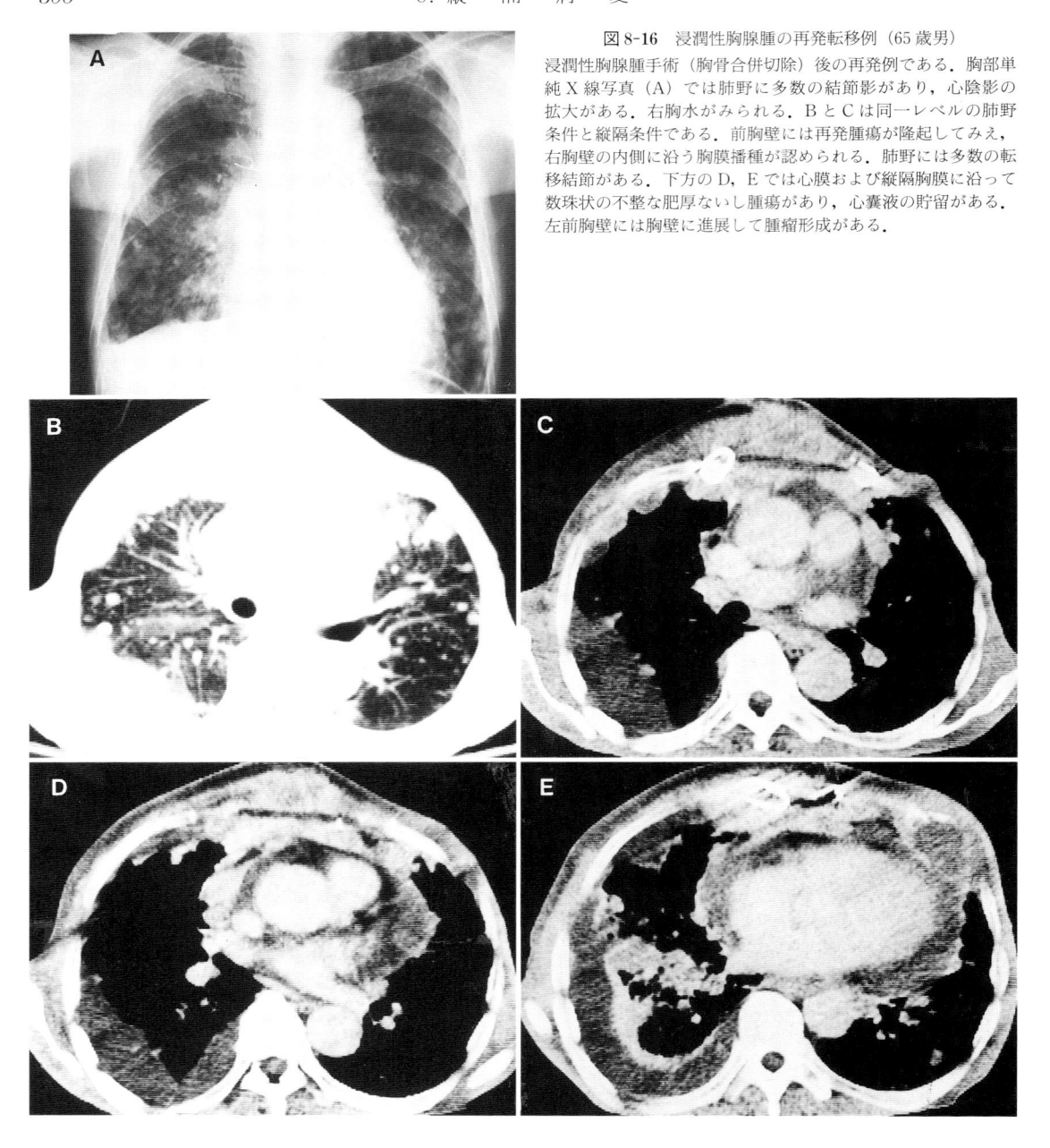

図 8-16 浸潤性胸腺腫の再発転移例（65歳男）
浸潤性胸腺腫手術（胸骨合併切除）後の再発例である．胸部単純X線写真（A）では肺野に多数の結節影があり，心陰影の拡大がある．右胸水がみられる．BとCは同一レベルの肺野条件と縦隔条件である．前胸壁には再発腫瘍が隆起してみえ，右胸壁の内側に沿う胸膜播種が認められる．肺野には多数の転移結節がある．下方のD，Eでは心膜および縦隔胸膜に沿って数珠状の不整な肥厚ないし腫瘍があり，心嚢液の貯留がある．左前胸壁には胸壁に進展して腫瘤形成がある．

どのような構造に起因するかは不明であるが，motion gap と low signal band の両者が消失した箇所では腫瘍と大血管との間に癒着ないし浸潤があることが確認されたとしている．

最近，Sakai ら[32]は胸腺腫のMRIを分析し，非浸潤性と浸潤性とでは T_2 強調像で違いがあり，縦隔腫瘍の鑑別診断に有用であるばかりでなく，胸腺腫の浸潤性か否かの鑑別に役立つとするきわめて興味ある報告を行っている．これによれば，浸潤性胸腺腫12例中11例に T_2 強調像で散在性に高信号領域が不均一にみられ，また6例には1～2mmの低信号の線状構造によって境される分葉構造がみられた．病理学的には，線状構造は線維性隔壁に一致し，分葉構造はリンパ球およ

E. 胸　腺　腫

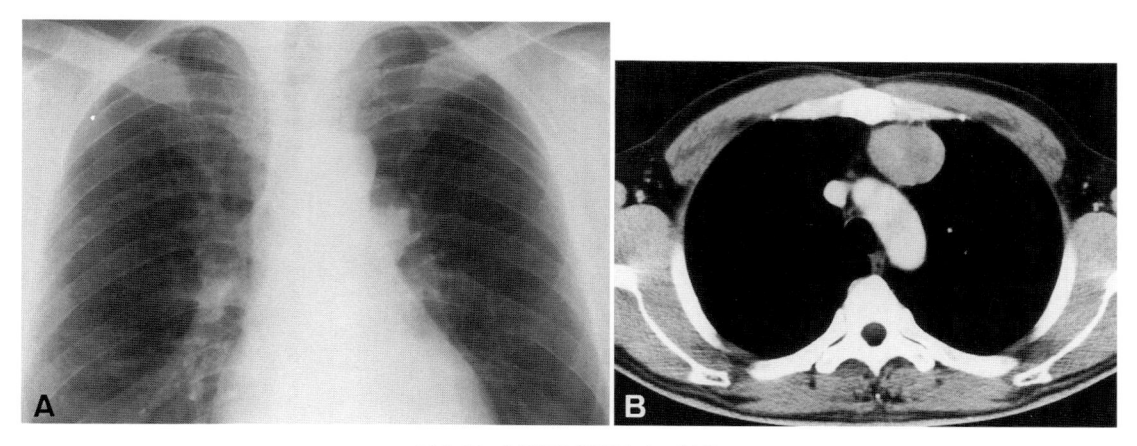

図 8-17　非浸潤性胸腺腫（51歳男）

住民検診で異常を指摘された．胸部単純 X 線写真（A）では AP window レベルで左肺野に突出する腫瘤影がある．CT（B）では前縦隔の左側に辺縁平滑で均質な腫瘤があり，縦隔内脂肪組織への浸潤はみられない．左肺との境界面も平滑で肺浸潤はないと判定される．手術では腫瘍は被膜内にとどまっており，非浸潤性胸腺腫であった．

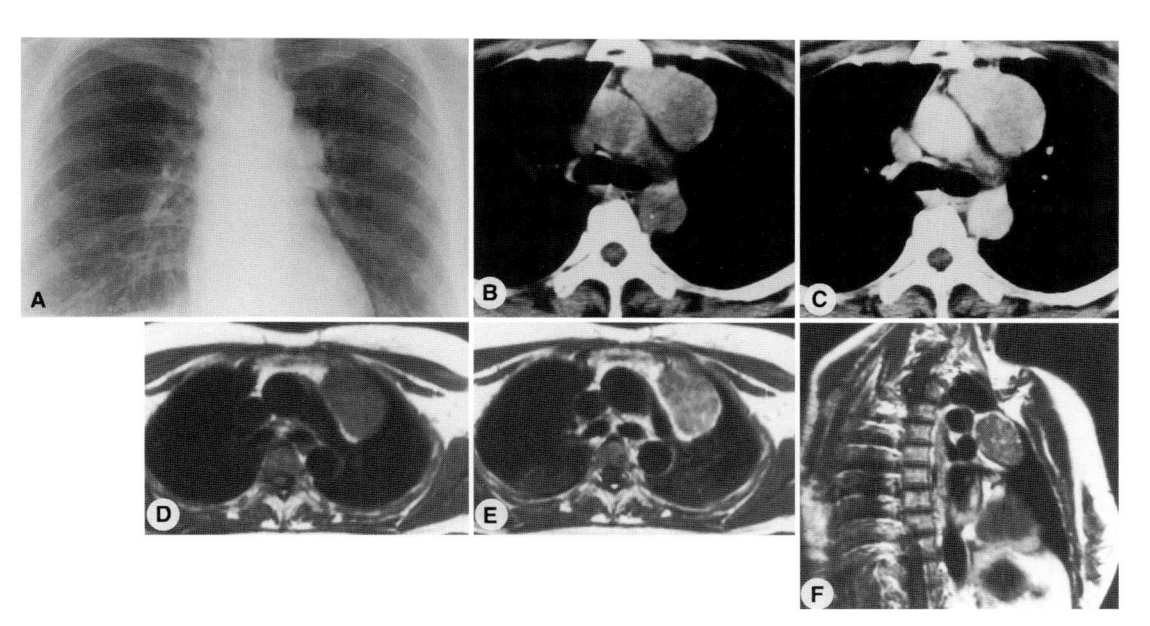

図 8-18　非浸潤性胸腺腫（42歳女）

住民検診で縦隔腫瘍と診断された．胸部単純 X 線写真（A）では左肺門部に腫瘤陰影がある．単純 CT（B）では左前縦隔に軟部組織濃度の楕円形の腫瘤があり（B），造影 CT（C）でよく増強されている．周囲縦隔構造との間には低吸収域があり，脂肪組織が保たれているのがわかる．D～F は MRI である．T_1 強調像（SE 650/15）では同部に骨格筋とほぼ等信号強度の腫瘤があり，縦隔側には脂肪層がよく保たれているのがわかる．E は Gd-DTPA による造影 T_1 強調像である．腫瘍は増強効果を示し，内部に隔壁様に増強された線状構造が認められる．F は肺動脈との関連をみるための斜断面での造影 T_1 強調像（SE 650/15）である．大動脈との間には脂肪層が明瞭に認められるが，肺動脈との間では脂肪層の一部が欠如している．よって一部浸潤性と診断した．手術では非浸潤性胸腺腫であった．

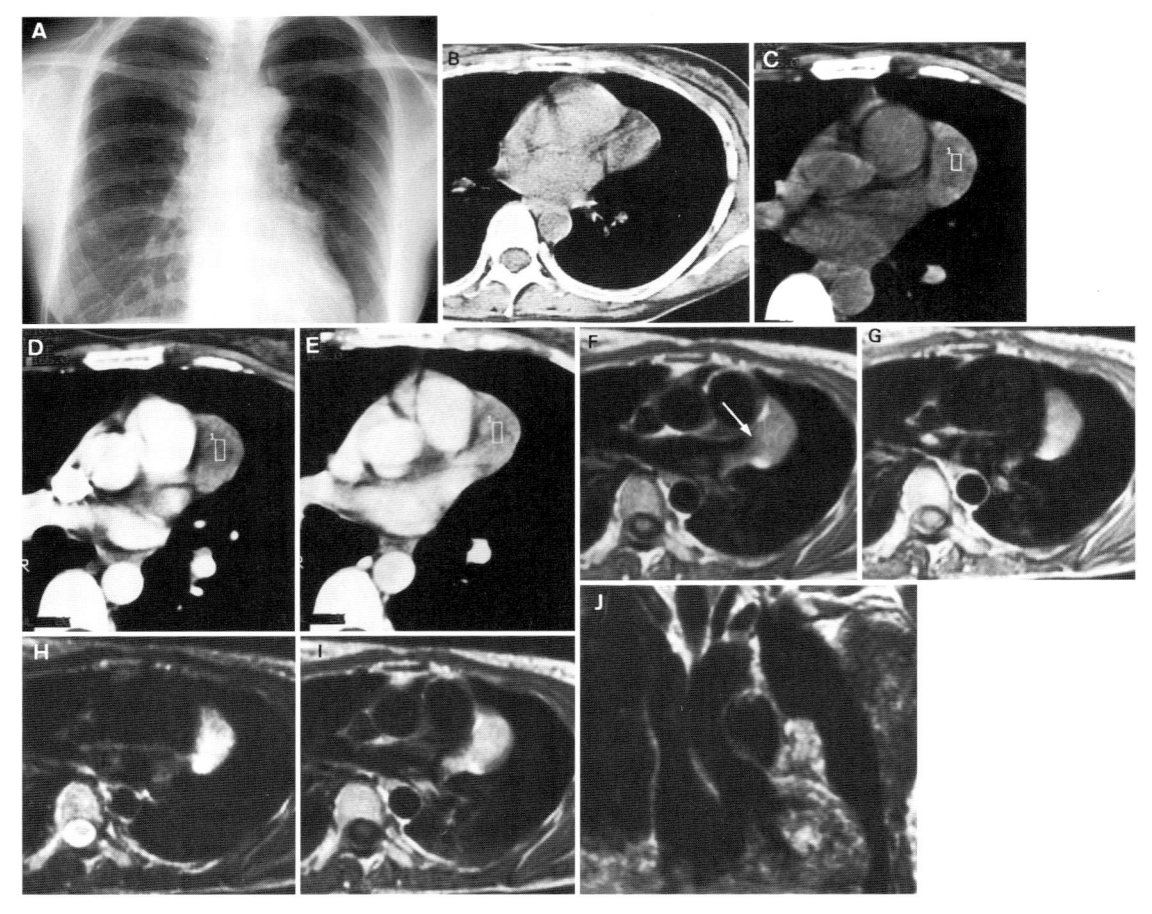

図 8-19 浸潤性胸腺腫（40歳女）

住民検診で縦隔腫瘍を疑われた．胸部単純 X 線写真（A）では左肺門部のやや下方に心陰影から突出する陰影があり，縦隔腫瘍が疑われる．B では肺癌検診用 CT（LSCT）（第3章参照）によるヘリカルスキャン画像で，右室の流出路および左房の左側に三角形の軟部組織濃度腫瘤を認める．C〜E は外来受診時の dynamic CT である．心血管腔は造影剤で著しく増強されているが，腫瘤は時間経過とともに増強効果を示し，胸腺腫と診断した．F〜J は MRI である．T_1 強調像（SE 990/15）では骨格筋よりやや高信号域としてみられ，上肺静脈流入部で脂肪層が消失している（↑）．G はプロトン密度像（SE 200/15），H は T_2 強調像（SE 200/90）である．腫瘍の内側辺縁は脂肪層の欠如する部分でやや不規則にみえる．腫瘍の信号強度は不整な高信号強度を呈している．I は Gd-DTPA 造影 T_1 強調像（SE 960/15），J はその冠状断像である．腫瘍はやや不規則に増強され，脂肪層の欠如した部分でやや不整である．手術では肉眼的には非浸潤性と思われたが，病理学的には被膜を破る浸潤性胸腺腫であった．

び上皮細胞で構成される円形あるいは不規則な高信号領域に一致していた．より高信号の部分は囊胞性部分に一致し，出血を伴うものとそうでないものがあった（図 8-19，8-20）．一方，非浸潤性胸腺腫の 5 例では，腫瘍内部の分葉構造はみられなかった．したがって，腫瘍内部の信号強度と分葉構造の有無によって浸潤性と非浸潤性とを鑑別できる可能性があるとしている．

これに対して藤本ら[33]は，非浸潤性胸腺腫 11 例，浸潤性胸腺腫 15 例の計 26 例について MRI 所見を検討した．摘出標本で被膜は正岡分類 IV 期の 3 例を除く 23 例全例に認められた．MRI による被膜の検出率は 74％（17/23）で，CT では 35％（8/23）であった．胸腺腫内部の隔壁構造は摘出標本で非浸潤性胸腺腫 11 例中 10 例，浸潤性胸腺腫 15 例中 13 例に認められた．この隔壁構造の検出率は MRI で 74％（17/23），CT で 39％（9/23）であった．すなわち，Sakai ら[32]のいう

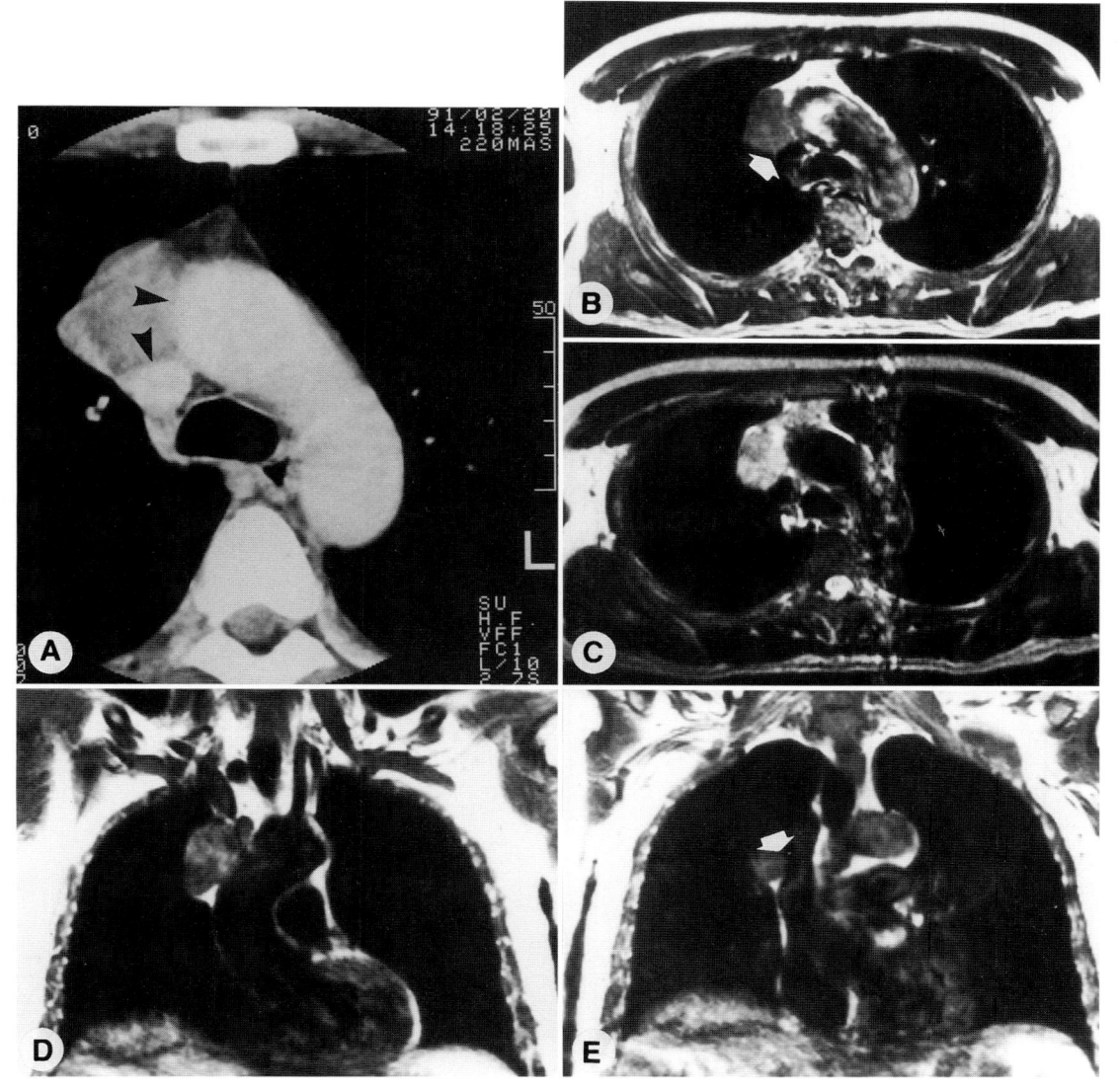

図 8-20　浸潤性胸腺腫（53 歳男）

造影 CT では平滑で均質に増強される前縦隔腫瘍があり，胸腺腫と診断される．上大動脈と密に接し，軽度の圧迫がみられる（矢頭）．また上行大動脈との間の脂肪層もみられない（矢頭）（A）．上大静脈および上行大動脈への浸潤が疑われたため MRI が行われた．B は T_1 強調像（SE 780/15）で，上大静脈との間の脂肪層は明らかでない（矢頭）．上行大動脈との間にはわずかに脂肪の高信号域がある．C は T_2 強調像（SE 1900/90）で，不規則な高信号を呈している．D，E は T_1 強調冠状断像（SE 640/15）で，腫瘍と上大静脈との間の脂肪層は認められない．これらの所見から浸潤性胸腺腫と診断した．手術では腫瘍は上大静脈と腫瘍性に癒着しており剝離困難で，上大静脈の部分切除と静脈置換が行われた．上行大動脈には浸潤はなかった．

線維性被膜に囲まれた分葉構造は非浸潤性胸腺腫でも浸潤性胸腺腫でも高率に認められており，浸潤性か否かの鑑別点にはならないとしている．さらに，藤本ら[33)]は信号強度についても T_1 強調像では骨格筋と同程度，T_2 強調像ではほとんどの症例が骨格筋より高い高信号を呈し，非浸潤性と浸潤性との間に差はなかったとしている．ただし，腫瘍内部の囊胞状の液化壊死では T_1 強調像で低信号，T_2 強調像では高信号を呈し，腫瘍内出血では T_1，T_2 強調像とも高信号を示した．壊

死と出血は非浸潤性胸腺腫で1例ずつみられ，浸潤性胸腺腫ではそれぞれ3例，2例にみられた．浸潤性胸腺腫では壊死や出血が多い傾向があったとしている．

ともあれ，胸腺腫の内部構造の描出についてはMRIの方がCTよりすぐれているのは確かであり，腫瘍辺縁の被膜の構造，腫瘍内部の変化，周囲臓器との関係を総合的に判断すれば，非浸潤性胸腺腫と浸潤性胸腺腫との鑑別はCTよりも高い精度で行いうると思われる．

4. 浸潤性胸腺腫の進展

胸腺腫が被膜を破ると，縦隔内の脂肪組織，静脈壁，大動脈壁に浸潤し，さらに壁側胸膜や縦隔胸膜に沿って胸郭内に広がり，葉間胸膜，肺内へと進展する．また，大動脈裂孔，retrocrural spaceを通って後腹膜，Morgagni孔や横隔膜直線浸潤を介して腹控や後腹膜へと浸潤することが知られている（図8-21）[29,30]．

このような進展様式は胸腺腫に特徴的なもので，はじめは胸郭内進展が主体である．いったん腫瘍が胸膜面に露出すると，胸膜播種の形で連続性または非連続性に小結節を形成しながら胸膜面に沿って認められるようになる．さらに進行すると胸膜は限局性あるいはびまん性に不整な肥厚を示すようになる．胸水や心嚢液の貯留も認められるようになる（図8-13〜8-16）．

まれではあるが，浸潤性胸腺腫が直接血管内に浸潤して腫瘍栓を形成することがある．この場合には肝細胞癌や腎細胞癌が静脈系に浸潤して腫瘍栓を形成するのと同様に，造影CTでは本来の血管構造は拡張し，内部に軟部組織濃度の腫瘍栓がみえ，周囲には血管壁が強い増強効果を示すようになる[34]．

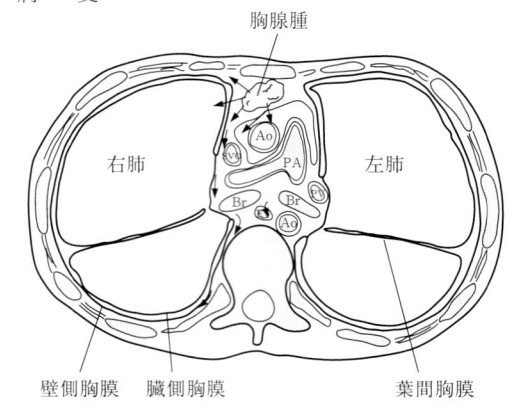

図8-21 胸腺腫の進展[29]

F. 胸 腺 癌

1977年，下里ら[19,35]が胸腺扁平上皮癌を報告して以来，組織学的に明らかな異型性を有する上皮性腫瘍は胸腺癌（thymic carcinoma）として独立して分類されるようになった[20,36]．表8-4のような組織学的亜型があるが，扁平上皮癌とlymphoepithelioma-like carcinomaとで胸腺癌の90％以上を占めるという[19,20,35,36]．

CT所見は，腫瘍は不整形で周囲臓器への浸潤傾向が強いのが特徴で，胸膜播種やリンパ節転移を伴うことが多いとされている（図8-22，8-23）．また，嚢胞変性や点状の石灰化がときに認められる[19]．胸腺癌5例（扁平上皮癌2例，lymphoepithelioma-like carcinoma, undifferentiated carcinoma, basaloid carcinoma各1例）のCT所見についての報告によれば[37]，扁平上皮癌は境界鮮明な比較的均一な腫瘍で間質の線維増生があ

表8-4 胸腺癌（thymic carcinoma）の分類[19,35]

- squamous cell carcinoma
- lymphoepithelioma-like carcinoma
- sarcomatoid carcinoma
- clear cell carcinoma
- basaloid carcinoma
- mucoepidermoid carcinoma
- small cell carcinoma

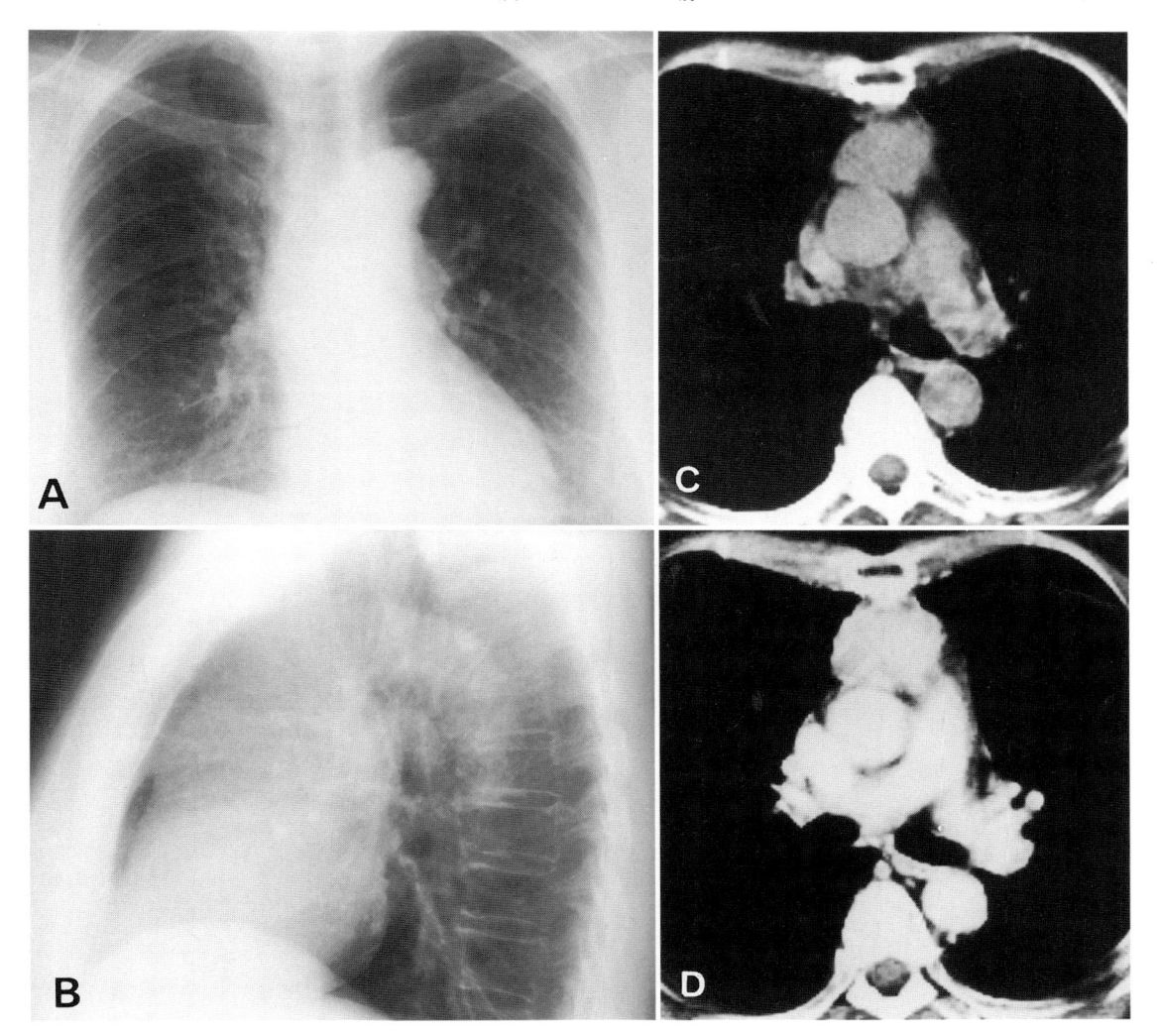

図 8-22 胸腺癌（62 歳女）
胸部単純 X 線写真（A，B）では異常を指摘するのが難しいが，側面像（B）で retrosternal clear space の濃度が高いのが異常所見である．単純 CT では胸骨後の前縦隔に軟部組織濃度の腫瘍が認められ（C），造影 CT（D）ではほぼ均一な増強効果を示した．術前の経皮的生検で胸腺癌と診断され，手術にて胸腺癌（扁平上皮癌）と診断された．

り壊死が少ないのが特徴である．Lymphoepithelioma-like carcinoma と undifferentiated carcinoma はびまん性に強い浸潤傾向を示し，心膜，胸膜への浸潤も認められている．Basaloid carcinoma は境界鮮明な腫瘍で，内部には多房性の囊胞構造を含んでいた．囊胞内容の CT 値は 10～13 HU であったと報告されている．

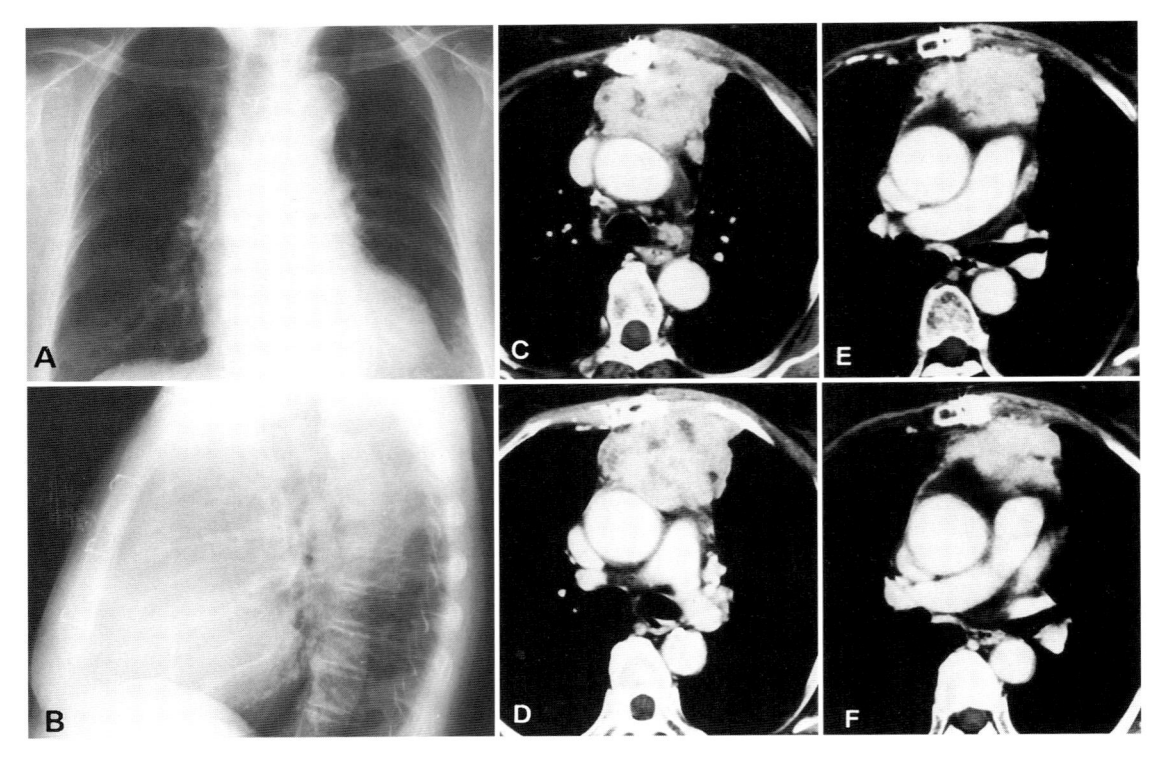

図 8-23 胸腺癌（74歳女）

胸部 X 線写真正面像（A）では縦隔腫瘤を指摘するのは困難である．側面像（B）では retrosternal clear space の increased density が認められる．なお，本例は以前に胸腔内甲状腺腫で手術を受けている．造影 CT（C〜F）では辺縁不整な腫瘤が胸骨後部にみられ，部分的に壊死によると思われる低吸収域があるが，大部分はほぼ均質の増強効果を示している．腫瘍の下方では心膜内に達している（E, F）．手術により腫瘍は心膜の一部とともに切除された．術前生検および術後の病理検索により胸腺癌（扁平上皮癌）と診断された．

G. 胚細胞腫

　胚細胞腫（germ cell tumor）は胎生期に前縦隔の胸腺あるいはその近傍に迷入した胚細胞（germ cell）より発生するもので，あらゆる種類の胚細胞腫瘍が発生する可能性がある．すなわち，良性あるいは悪性の奇形腫（teratoma），精上皮腫（seminoma），胎児性癌（embryonal carcinoma），絨毛癌（choriocarcinoma），卵黄嚢腫瘍（yolk sac tumor, endodermal sinus tumor）などがそれである．多くは 10 歳代から 30 歳代の若年者ことに男性に発症する[3,38]．

　最も多いのは良性奇形腫で縦隔発生の胚細胞の 70〜75％を占めている．悪性胚細胞腫瘍で最も多いのは精上皮腫で，次いで胎児性癌，悪性奇形腫，絨毛癌，卵黄嚢腫瘍である[40]．病理組織診断は上記の組織の混合型もみられることから，経皮的生検による腫瘍のごく一部からの標本採取では必ずしも容易でないとされる．

　しかし臨床的には強力な化学療法が存在する現在では，胚細胞腫瘍の subtype を診断するよりも，転移性腫瘍ではなく胚細胞腫瘍であることの診断がより重要である．ことに若年者の前縦隔腫瘍で明らかな原発巣がない場合には，前縦隔原発

G. 胚 細 胞 腫

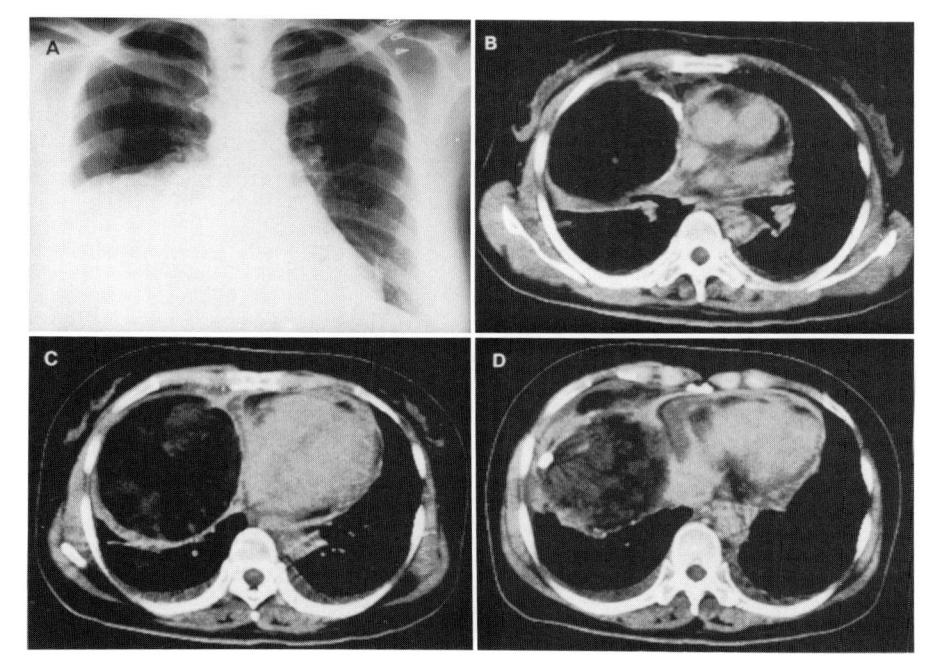

図 8-24 成熟型奇形腫
胸部単純X線写真（A）では右中下肺野に均等な陰影を認める．CT（B〜D）では比較的厚い被膜があり，その一部に石灰化が認められる．内部には豊富な脂肪組織があり，下方では水濃度を示す構造が混在している．腫瘍は心膜と接し，心膜肥厚を伴っている．手術では心膜と強い癒着が認められた．成熟型奇形腫では病理学的に膵組織を含むことが多く，分泌された消化酵素により破裂を起こしたり，強い炎症性癒着をきたしたりすることがある．なお，両側に少量の胸水貯留がある．

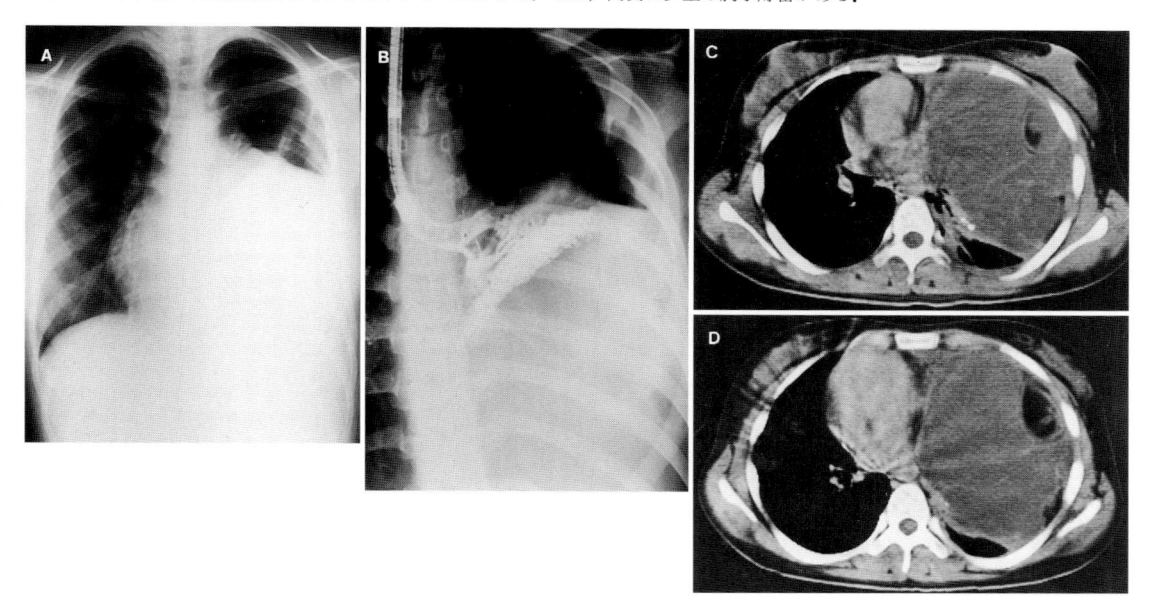

図 8-25 成熟型奇形腫（16歳女）
高校の定期検診で異常陰影を指摘された．運動時の息切れがあった．胸部単純X線写真では左心のシルエットを完全に消失させる巨大な陰影があり，その濃度は右方に偏位した心陰影よりも濃く，前後径も相当大きい病変と考えられる（A）．肺腫瘍か肺外腫瘍かの鑑別のため気管支造影を行った（B）．左肺下葉は圧迫されて扁平になっており，肺外腫瘍と考えられた．CT（C，D）では縦隔を右方へ圧排する巨大な腫瘍があり，内部はほぼ一様の液体成分で占められ，この部分のCT値は0〜10 HUであった．この病変の内部には胸壁直下に皮下脂肪と同じ吸収値を示す低濃度域があり，奇形腫と診断される．なお，圧迫された下葉の気管支内には気管支造影による造影剤の残存がある．手術され，病理学的に奇形腫と診断された．

(immature) と悪性化型 (teratoma with malignant transformation) に分けられる[40]．

a. 成熟型奇形腫

成熟型奇形腫 (mature teratoma) が最も多い．境界鮮明で単房性または多房性の囊胞性腫瘤であるが，ときに充実性のこともある．組織学的には外胚葉，なかんずく表皮，毛髪，汗腺が主体をなすが，骨，軟骨，脂肪，平滑筋，グリア細胞，腸管上皮，膵組織などからなる．

CTでは被包化された腫瘤の内部に脂肪，石灰化，水の成分が認められ，これらの部位は造影剤増強効果を示さない．ときに fat-fluid level がみられる．石灰化は1/2〜1/3の症例にみられる．典型的な脂肪，軟部組織，石灰化がみられれば診断は容易である[40-43]（図8-24〜8-29）．

b. 幼若型奇形腫

幼若型奇形腫 (immature teratoma) は成熟型奇形腫と同様な組織成分からなるが，発育中の胎児に似て全体として充実性となる．幼児期や小児期に切除されたものは良好な経過をとるが，それ以降に発症したものはしばしば悪性の経過を示す．肉腫，ことに血管肉腫 (angiosarcoma) や横紋筋肉腫 (rhabdomyosarcoma) の形態をとるものが多い[40]（図8-30）．

c. 成熟型奇形腫の悪性転化

悪性転化 (malignant transformation) を示す成熟型奇形腫では腺癌が最も多く，扁平上皮癌や未分化癌がこれに次いで多い[40]．浸潤性の所見や転移などがなければ良性成熟型奇形腫との鑑別診断は難しい場合が多い．被膜が厚く造影され，被膜外浸潤が認められたとする報告がある[44]．

奇形腫の多くは胸部X線写真によって偶然発見されることが多い．悪性奇形腫では上大静脈症候群や気管支圧迫による閉塞性肺炎や無気肺などがみられることがある．

d. 成熟型奇形腫の破裂

ときに囊胞性奇形腫が破裂して内容物が縦隔や胸膜腔に及び，縦隔炎や膿胸を形成することが報告されている．囊胞破裂の成因については膵組織の存在によって膵液が産生されて，その組織破壊によるものとする説が有力である[40]．

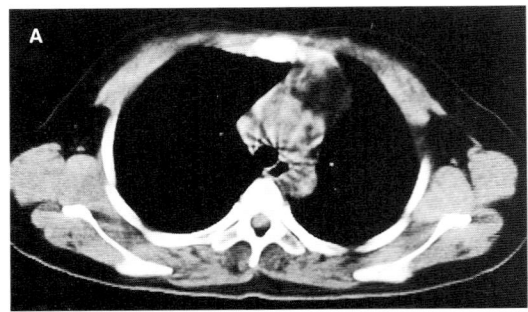

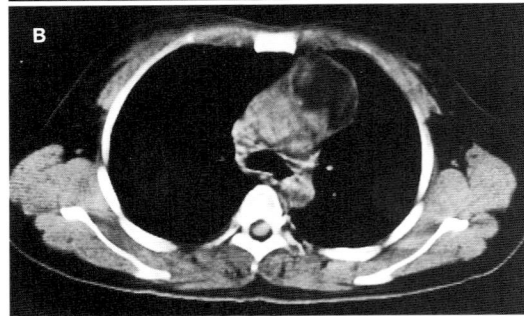

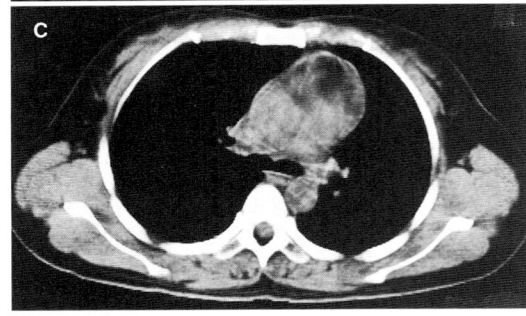

図8-26　成熟型奇形腫（31歳男）
単純CT．大動脈弓レベルで，その左前方に類円形の腫瘤があり，内部には皮下脂肪と同じ吸収値を示す低吸収域がある．辺縁部には隣接の大血管と同じ吸収値を示す軟部組織濃度域がある．石灰化はない．

の胚細胞腫瘍の可能性を考えておく必要がある[40]．

1. 奇形腫

類皮囊胞あるいは支様囊腫 (dermoid cyst) は腫瘍が外胚葉組織である表皮 (epidermis) とその付属器から形成される場合に用いられるが，縦隔では卵巣の場合と異なり，内胚葉，中胚葉系組織を含有することが多く，奇形腫 (teratoma) という用語が用いられるのが一般的である[40]．

奇形腫は成熟型 (mature)，未熟（幼若）型

G. 胚細胞腫

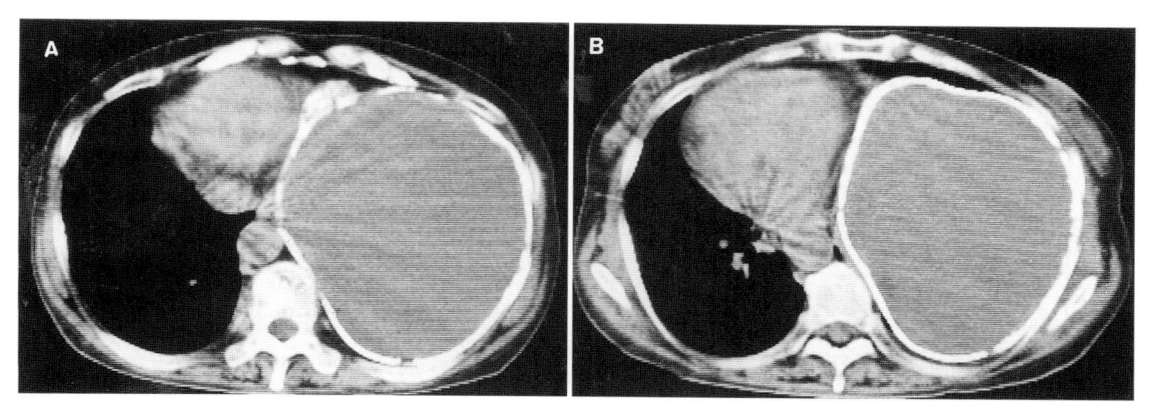

図 8-27 成熟型奇形腫
左胸腔内を占める巨大な病変があり，ほぼ全周性に比較的厚い石灰化がある．内部は CT 値 15 HU の液体成分が充満している．心臓，下行大動脈は右方へ強く圧排されている．ここまで大きくなると縦隔のどの領域から発生した病変なのかの判定が必ずしも容易でない．A でみられるように，心臓に接する厚くなった石灰化が前縦隔にやや深く食い込んでおり，起源を判定するのに参考となるかもしれない．図 8-24 も参照．

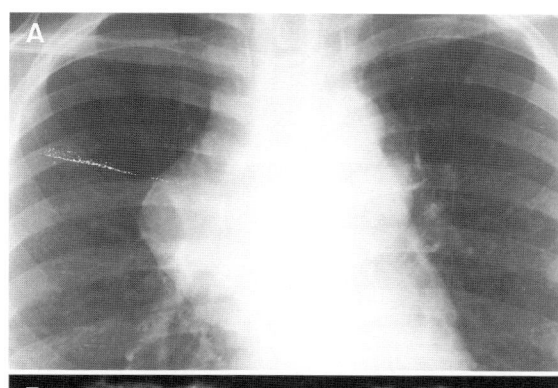

図 8-28 囊胞状奇形腫（18 歳女）
胸部単純 X 線写真（A）で SVC のシルエットが途中から消失しており，hilum overlay sign があり，前縦隔腫瘍とわかる．造影 CT（B，C）では内部はほぼ均質な near-water density を呈している．小石灰化（↑）とわずかに増強される軟部組織濃度が認められる．胸腺囊胞との鑑別が問題となるが，cystic teratoma であった．

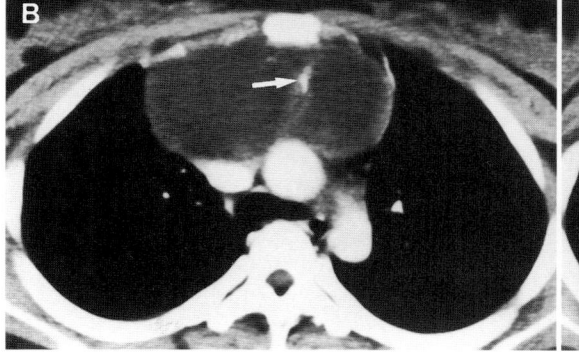

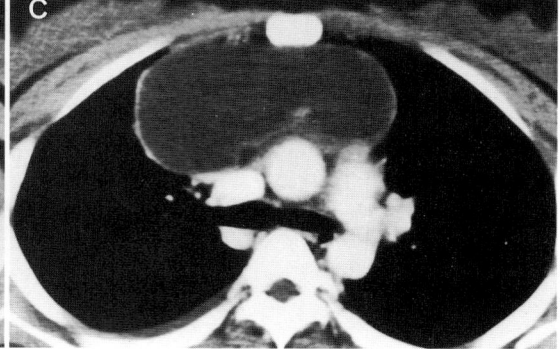

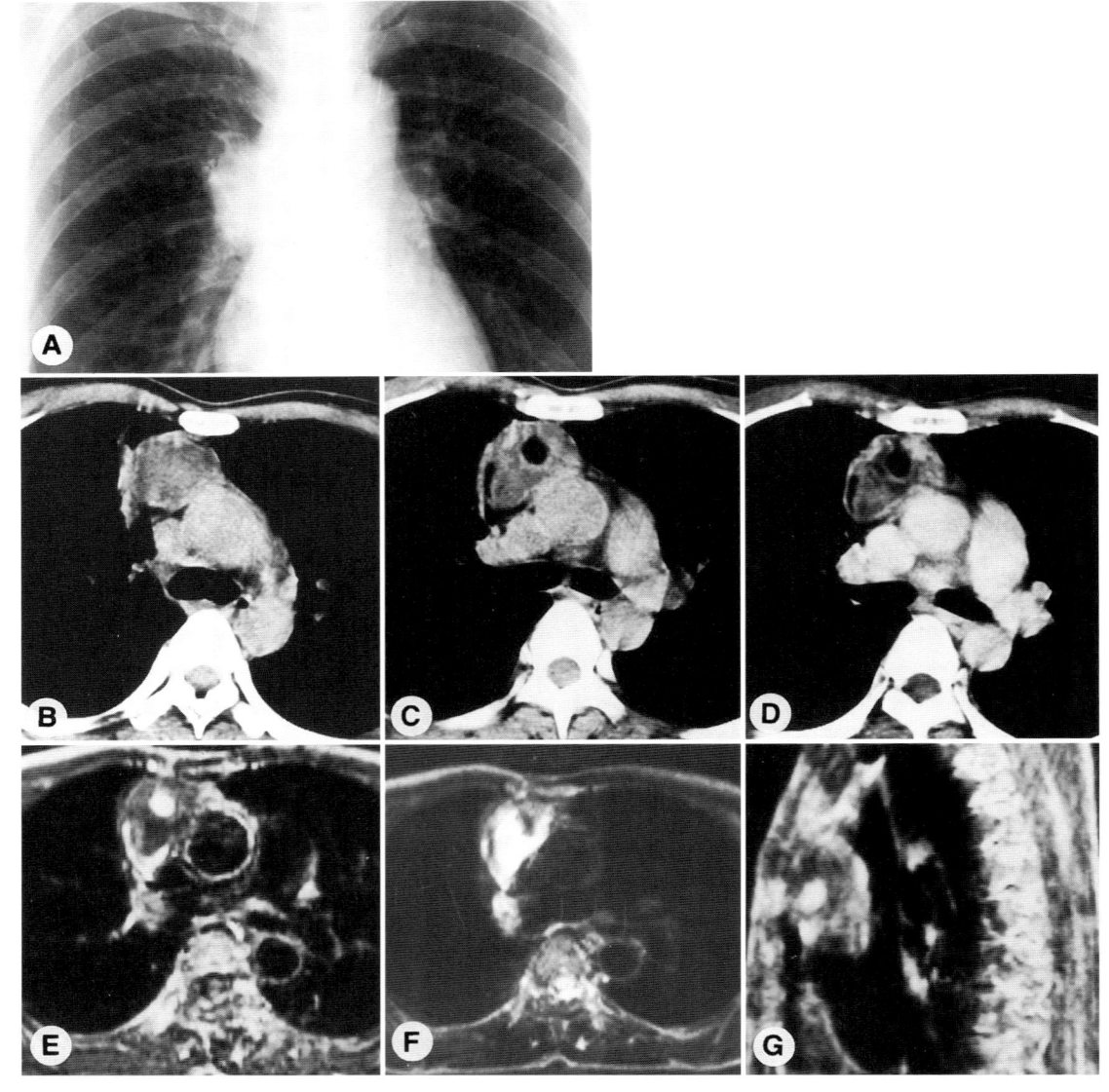

図 8-29 成熟型奇形腫（40歳女）

住民検診で異常陰影を指摘された．胸部単純X線写真では右肺門部に重なる腫瘤陰影が認められる（A）．単純CT（B, C）では右前縦隔に腫瘤があり，上方では骨格筋と同じほぼ均一な吸収値を示し（B），下方では内部に皮下脂肪と同じ低吸収域がある（C）．造影CT（D）では増強効果はみられない．奇形腫と診断される．MRIのT₁強調像（SE 820/15）ではCTでみられた低吸収域に一致して高信号域がある（E）．T₂強調像（SE 1400/90）では囊胞状構造を呈する部分が高信号域を呈している（F）．GはT₁強調像（SE 840/15）の矢状断像で，Eの所見によく一致している．

G. 胚細胞腫

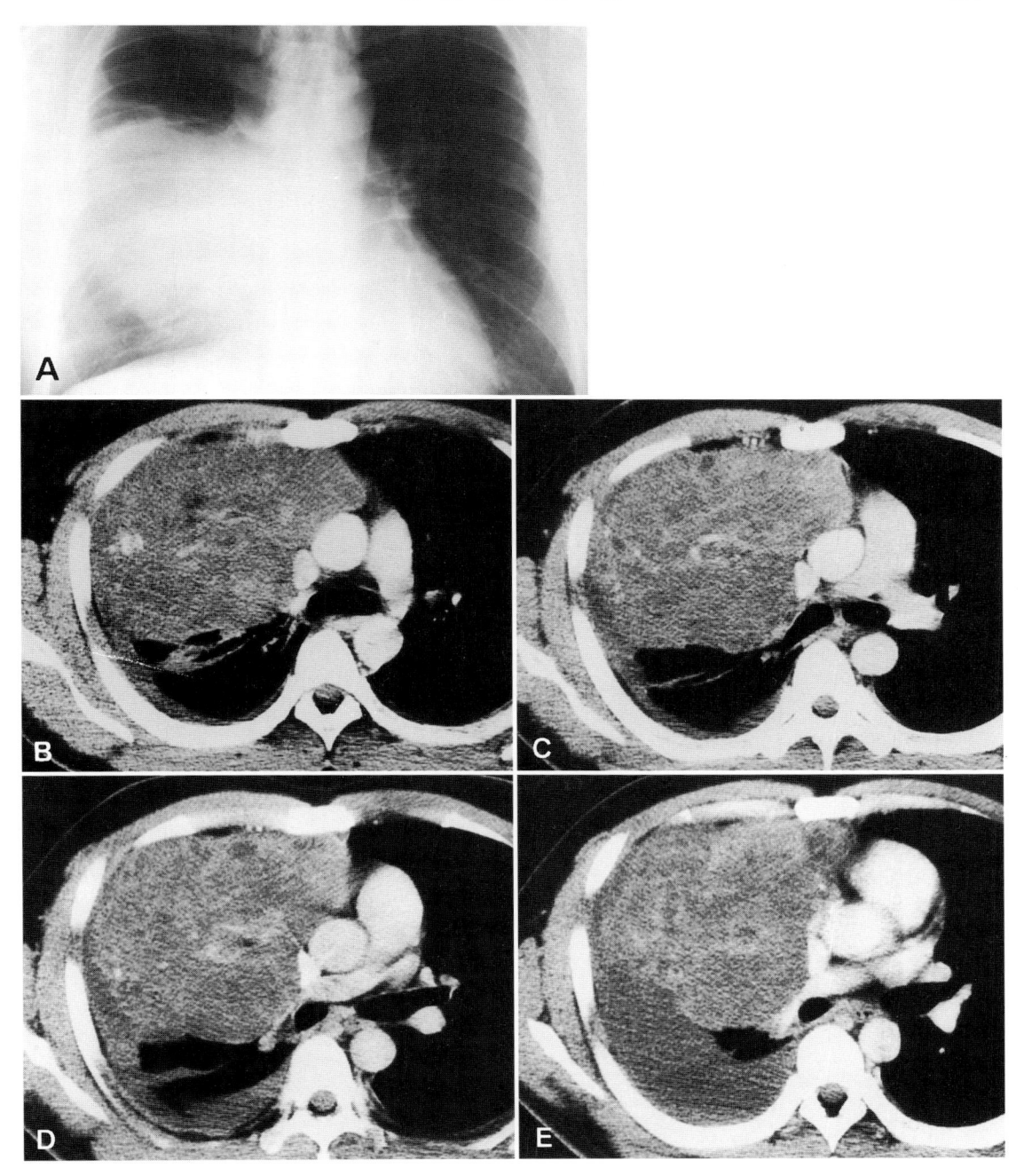

図 8-30 幼若型奇形腫（28歳男）
急速に増大する縦隔腫瘍の精査・治療のため紹介された．胸部単純X線写真では心右縁のシルエットは消失し，中〜下肺野に突出する腫瘤影がみられる（A）．造影CTでは全体として充実性の巨大な腫瘍が不均一に増強効果を示している．胸骨後から上行大動脈，上大静脈の右方に突出し，右肺動脈も圧迫している．胸水もみられる（B〜E）．胚細胞腫瘍，幼若型奇形腫などが考えられた．生検および手術により悪性奇形腫と診断された．

2. 精上皮腫（セミノーマ）

セミノーマ（seminoma）は胚細胞腫瘍では奇形腫に次いで多く，圧倒的に男性に多い．他の胚細胞腫瘍と同様，30歳以下が好発年齢である．分葉状の巨大な腫瘍であることが多く，縦隔の一側のみならず両側に突出した腫瘤を形成する．他の胚細胞腫瘍との鑑別は困難なことが多い．ただ，囊胞変性がみられる場合に，non-seminomatous germ cell tumor では囊胞変性による低吸収域が50％以上を占めることが多いのに対し，セミノーマでは25％以下である頻度が高いという[21,44]．石灰化はあってもなくてもよい（図8-31）．

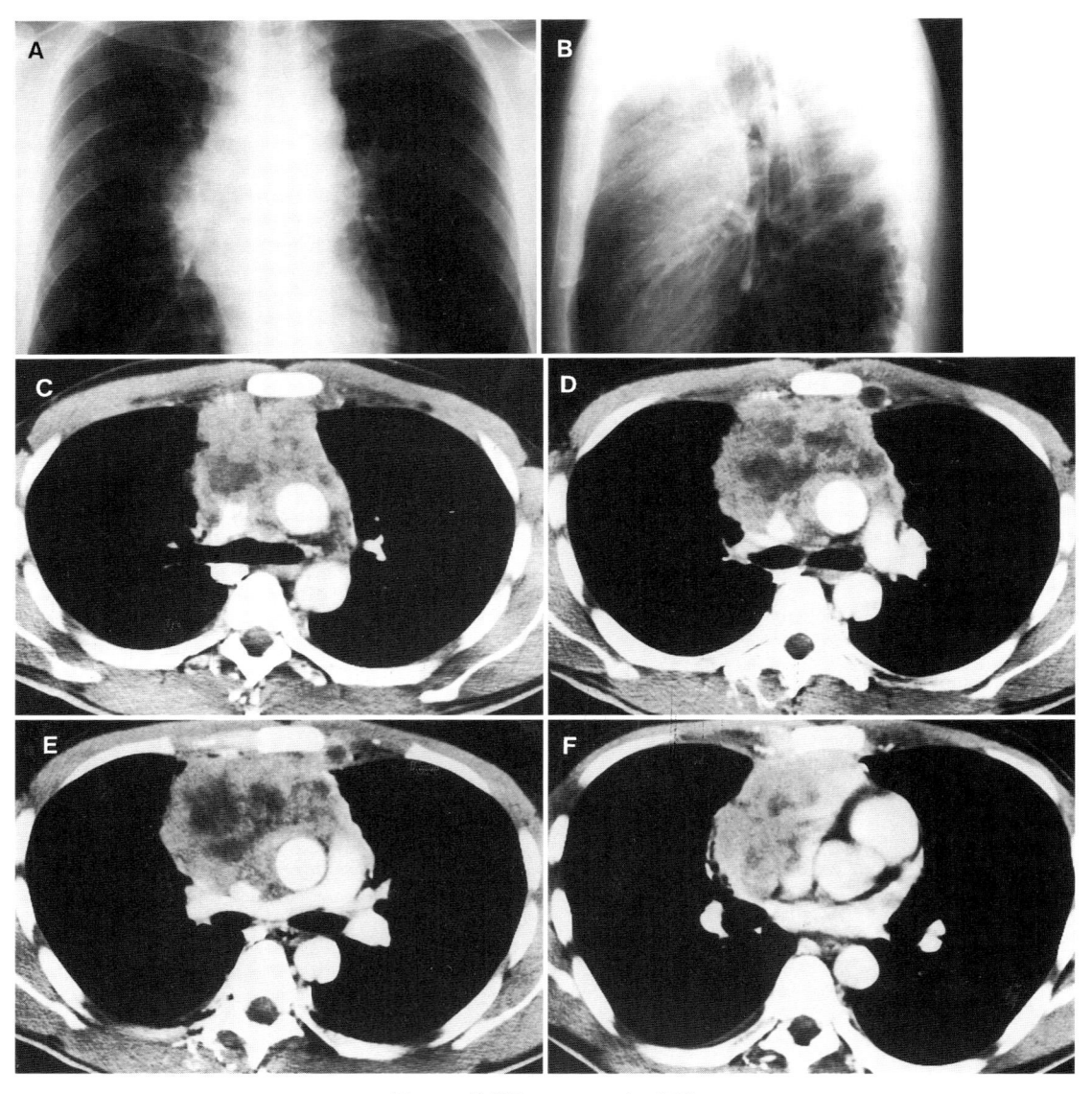

図 8-31　前縦隔セミノーマ（26歳男）
胸部単純 X 線写真正面像（A）で肺門部レベルに左右肺に突出する腫瘍がある．側面像（B）では胸骨後の陰影があり，前縦隔腫瘍が疑われる．C～F は造影 CT の連続する4スライスである．前縦隔，主として右側に不整形の内部は境界不鮮明な低吸収域を伴う腫瘍があり，上行大動脈に密に接し，上大静脈変形を伴っている．悪性病変が考えられ，年齢的に胚細胞腫瘍が疑われた．超音波ガイド下生検でセミノーマと診断された．

3. その他の胚細胞腫瘍

セミノーマ以外の胚細胞腫瘍（non-seminomatous germ cell tumor）では，卵黄嚢腫瘍（yolk sac tumor, endodermal sinus tumor）は他の悪性胚細胞腫瘍と同様，若年男性に圧倒的に多い．被膜は薄く，部分的に隔壁を有する低吸収域

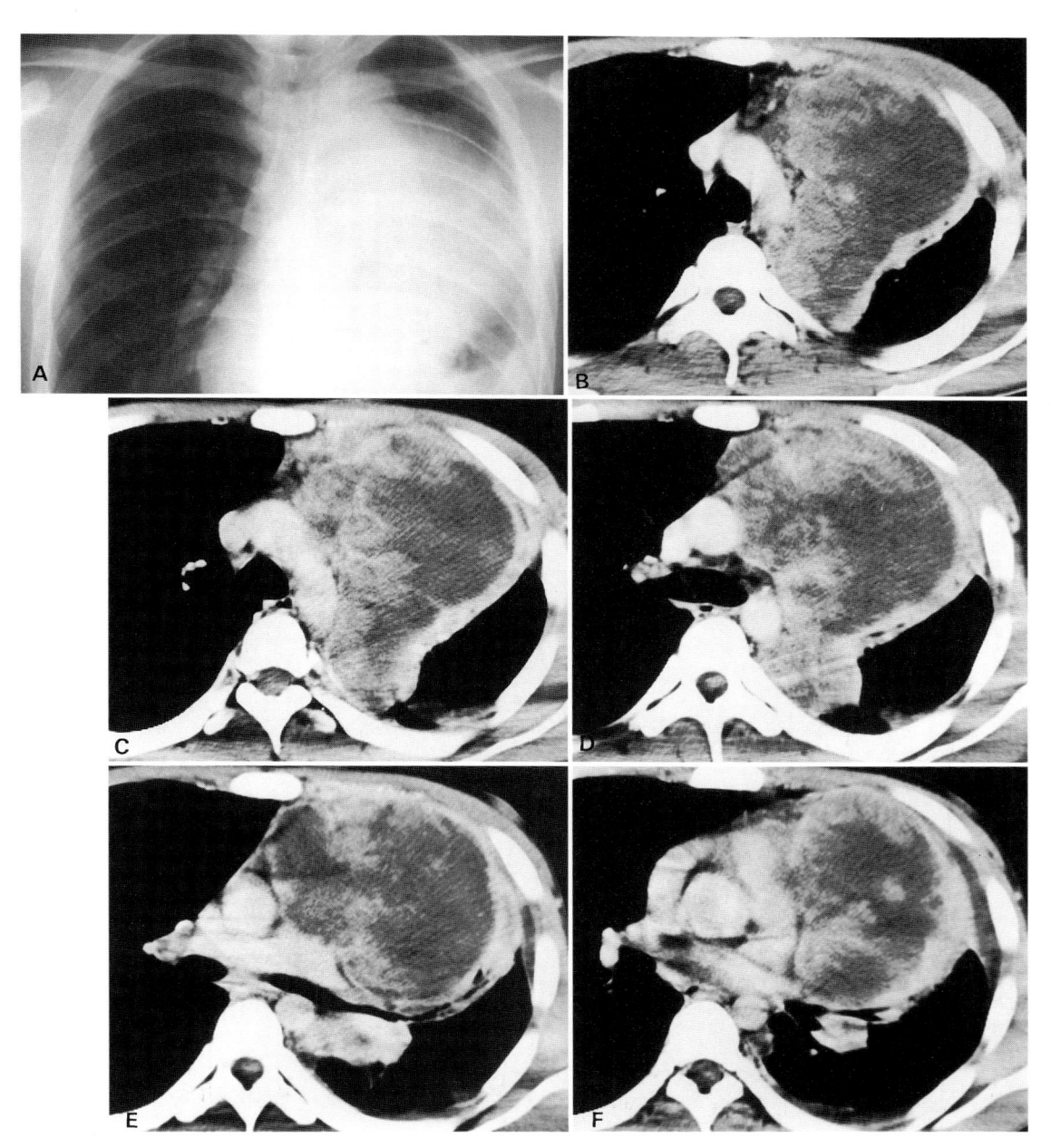

図 8-32 卵黄嚢腫瘍（yolk sac tumor）（19 歳男）

胸部単純 X 線写真（A）では縦隔陰影の拡大と左肺の広い範囲に重なる巨大な陰影がある．胸水も認められる．造影 CT（B〜F）では巨大な腫瘍が左前縦隔にあり，左肺に突出して隣接する肺には無気肺がみられる．無気肺部分があたかも被膜様にみえるが，これを除けば被膜は比較的薄い．内部には不整な増強効果がみられ，広範な低吸収域が主として腫瘍の外側部に認められる．胚細胞腫瘍が考えられた．α-fetoprotein が著しい高値を示し，卵黄嚢腫瘍と診断された．本例は左内胸動脈からの動注化学療法と全身化学療法が併用され，腫瘍が縮小した時点で手術されて診断が確定した．

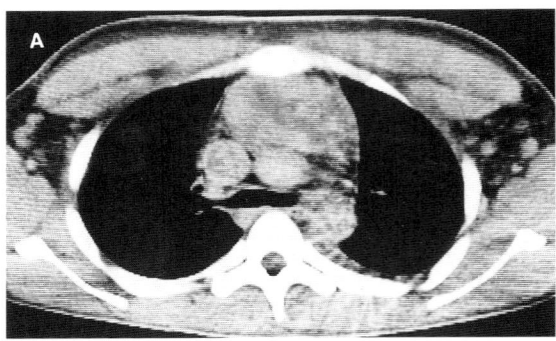

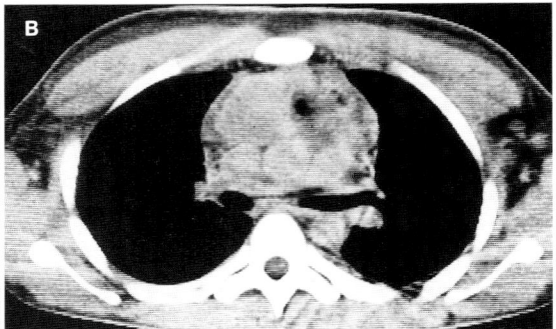

図 8-33 卵黄嚢腫瘍 (16歳男)

呼吸促迫と顔面浮腫にて来院，胸部X線写真にて前縦隔腫瘍が疑われた．単純CTを示す．前縦隔に不規則な軟部組織濃度の腫瘤があり，縦隔は左右に拡大している．腫瘍は胸腺の形態に類似している (A)．血管および気管支は，この腫瘍により後方へ圧迫されている．大血管の起始部では腫瘤の辺縁は不鮮明である．造影剤過敏症があり，造影CTは得られなかったが，上大静脈が異常に拡張し，上行大動脈と同程度に太くかつ丸みを帯びている．このことから上大静脈血栓 (腫瘍性あるいは非腫瘍性) が上大静脈症候群の原因であると推測された．α-fetoproteinは1500 ng/mlと高値を示し，yolk sac tumorと診断され，後の剖検で確認された．

を含んでいることが多いとされている[21,44-46]．自験例でも部分的に低吸収域がみられた (図8-32, 8-33)．なお，本症は α-fetoprotein (AFP) が高値を示す腫瘍としてよく知られている．一般に予後は不良であるが，最近では長期生存や治癒の報告も散見される[46]．

絨毛癌 (choriocarcinoma) や胎児性癌 (embryonal carcinoma) は頻度が低い．

胚細胞腫瘍の画像による質的診断は困難で，正確な診断には病理学的検索が必要である．胚細胞腫瘍では壊死や囊胞変性がみられることが多いが，セミノーマでは前述のように25%以下の範囲にとどまるのに対し，non-seminomatous germ cell tumorでは50%以上の広い範囲を占めることが多いとされており，両者の鑑別に役立つかもしれない[21,44]．ただし治療後はセミノーマでも低吸収域の範囲が拡大するので，治療中や治療後の症例では参考にはならない．

H. その他の胸腺腫瘍

1. 神経内分泌腫瘍

神経内分泌腫瘍 (neuroendocrine tumor) は小円形細胞で構成され，最近では悪性度によりclassical carcinoid, atypical carcinoma, small cell carcinomaに分けられるようになった (肺癌の項参照)．胸腺のneuroendocrine tumorそのものが珍しい腫瘍であるが，胸腺カルチノイド (thymic carcinoid) はこれらのうちで最も多いとされ，他のneuroendocrine tumor，例えば褐色細胞腫，甲状腺髄様癌，肺小細胞癌などと同様に，しばしば内分泌学的に活性で，35%前後が異所性のACTHを分泌するとされている[47]．また無機能性胸腺カルチノイドはMEN (multiple endocrine neoplasia) のtype Iの一部分症としてみられることもある[21]．

CTでは胸腺カルチノイドと診断できるような特徴的な所見はない (図8-34, 8-35)．臨床的にCushing症候群やMEN type Iの場合に前縦隔腫瘍を伴えば胸腺カルチノイドが考えやすい[21]．

2. 悪性リンパ腫

成人の前縦隔悪性リンパ腫は通常Hodgkin

H. その他の胸腺腫瘍

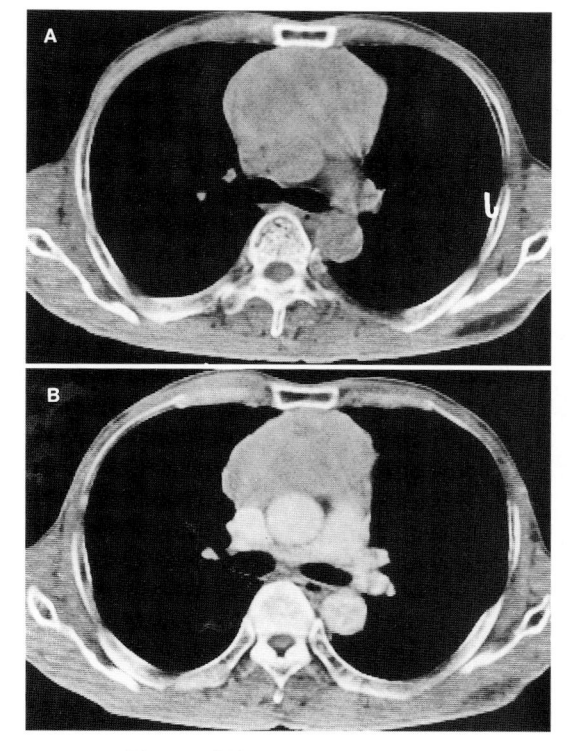

図 8-34 胸腺カルチノイド（60歳男）
胃 X 線検査時に前縦隔腫瘍が発見された。A は単純 CT，B は造影 CT である。前縦隔の中央部にやや分葉状の巨大な軟部組織濃度腫瘍があり，上方は胸郭入口部，下方は大動脈起始部に及んでいた。造影 CT ではほぼ均質に増強効果がみられる。腫瘍と上行大動脈との間の脂肪組織は不明瞭となっており，浸潤性胸腺腫と診断したが，手術および病理で thymic carcinoid と診断された．

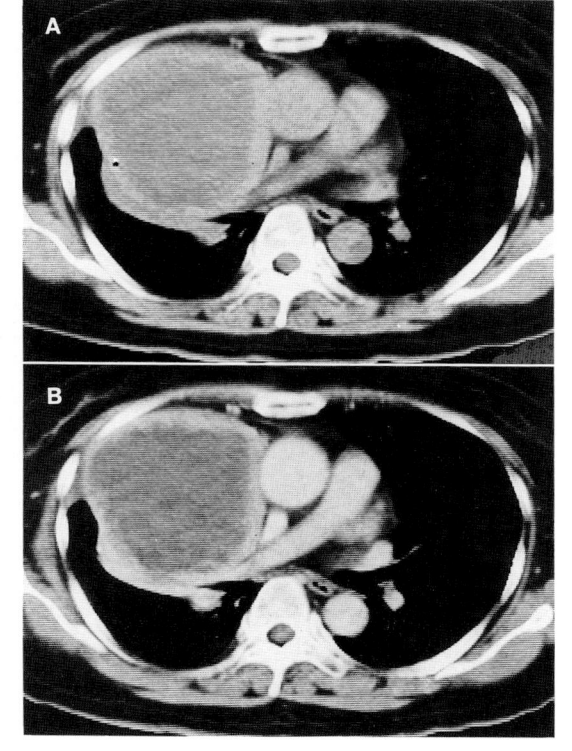

図 8-35 胸腺カルチノイド（57歳女）
前胸部圧迫感で来院した．胸部 X 線写真で巨大な腫瘤影が認められた．A は単純 CT, B は造影 CT．境界明瞭な腫瘤が右胸郭前方に張り出している．上行大動脈は心とともに左方へ圧排されている．辺縁部は吸収値が高く，造影 CT でよく増強されるが，内部は増強されない．浸潤傾向に乏しく，非浸潤性胸腺腫と診断したが，手術の結果 thymic carcinoid と病理学的に診断された．

病，ことに nodular sclerosing type で女性に多い．これに対し，小児の縦隔リンパ腫は non-Hodgkin リンパ腫であることが多い．しばしば多数の前縦隔リンパ節が腫大・癒合した形態を示すが，壊死による低吸収域も約半数に認められる[21]（図 8-36）．

Heron ら[48]は Hodgkin 病について胸腺腫大の頻度，所見，治療後経過観察中の CT 所見を分析し報告している．縦隔リンパ腫の腫大が確認されている Hodgkin 病 50 例の初回 staging で，15 例 (30%) に胸腺の腫大がみられた．一方，再燃再発群 50 例では，13 例 (26%) が縦隔にリンパ節腫大を示したが，うち 8 例 (16%) に胸腺腫大があった．放射線治療や化学療法で腫瘍が縮小した後，周囲のリンパ節腫大がないのに胸腺が再び大きくなってくる所見が 8 例あった．逆に，胸腺の腫大があり，リンパ節腫大を伴っていたものは再燃・再発であった．治療後にリンパ節腫大を伴わない胸腺の腫大は治療後 4〜10 か月にみられた．治療後に起こる胸腺の腫大は thymic rebound hyperplasia とよばれ，リンパ腫の再発・再燃ではないので注意が必要である[48]．

胸腺リンパ腫に類似した所見を呈した白血病症例を図 3-37 に示した．

3. 胸腺嚢胞

胸腺嚢胞（thymic cyst）は，(1)炎症性，(2)先天性，(3)腫瘍性，(4)術後性に分類されてい

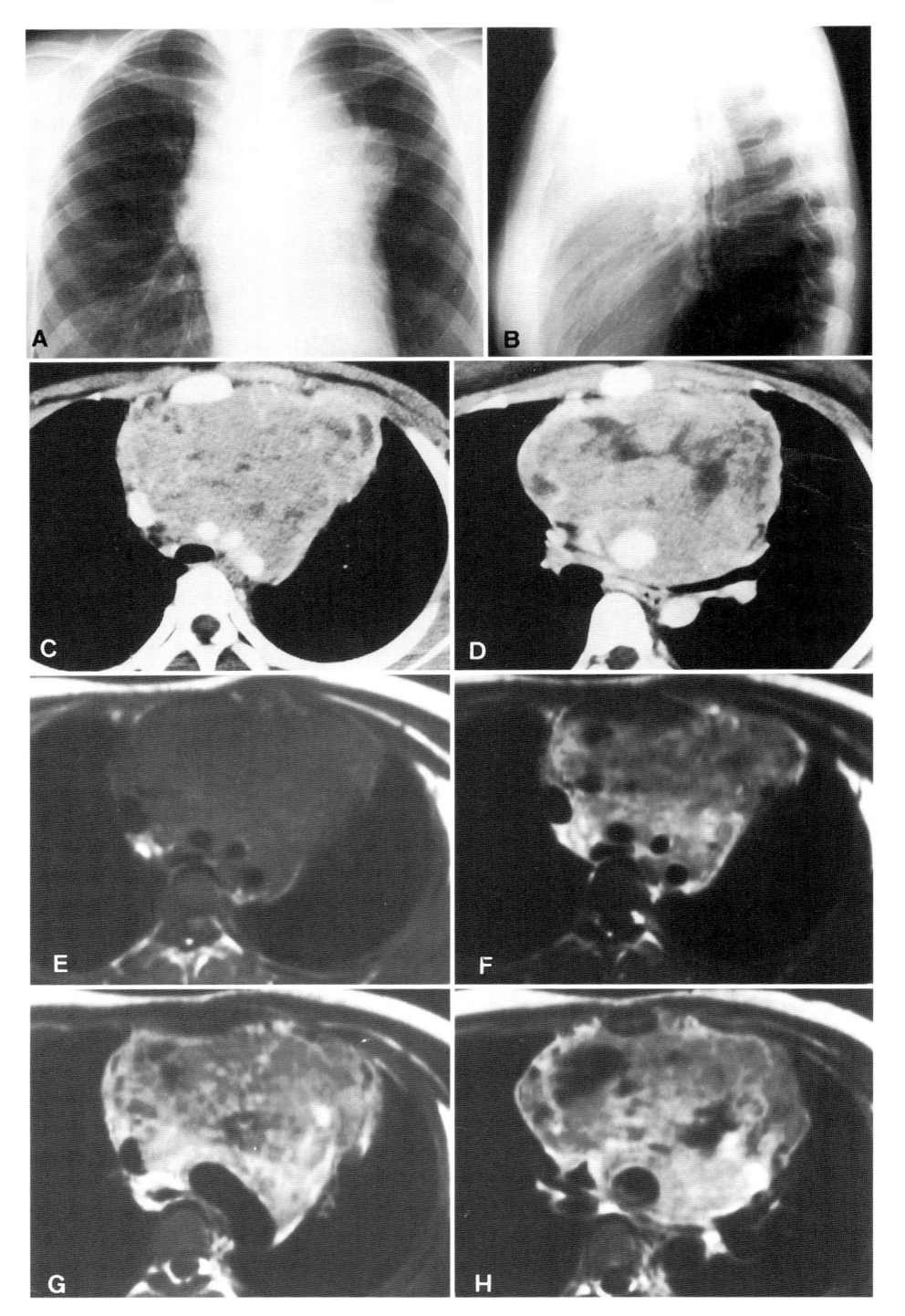

図 8-36 悪性リンパ腫（12歳女）

A，B：胸部単純 X 線写真，C，D：造影 CT，E〜H：MRI（E：SE 550/15, F〜H：造影 MRI, SE 550/15）．
胸部単純 X 線写真で前縦隔に巨大な腫瘍があるのがわかる．CT，MRI では不規則に増強効果を示す腫瘍により縦隔既存構造は後方に圧迫されているが，腫瘍の大きさ，進展度の割には血管はよく保たれ，軟らかい腫瘍であることがわかる．生検により non-Hodgkin リンパ腫（B-cell）であった．

H. その他の胸腺腫瘍

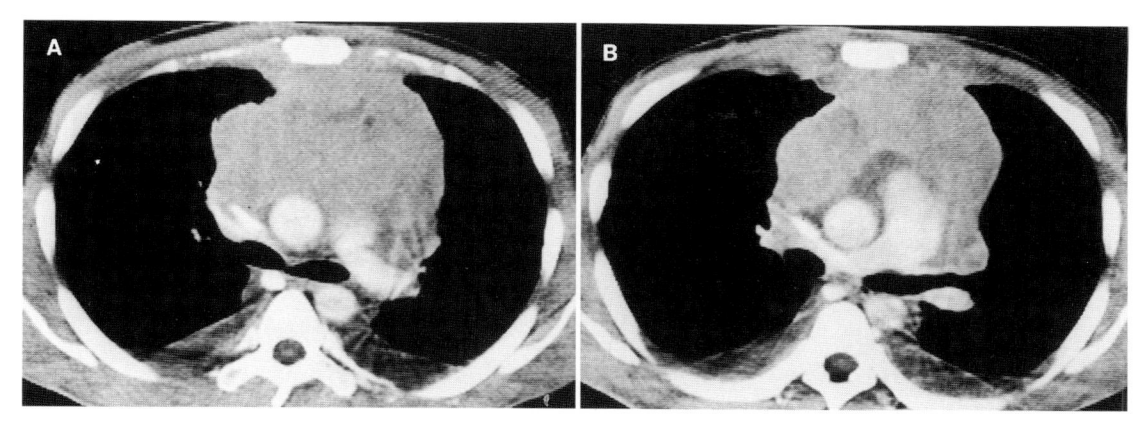

図 8-37 急性リンパ性白血病（22 歳男）

呼吸困難を訴えて来院．前縦隔に巨大な腫瘤がみられた．造影 CT を示す．縦隔区分で述べた曽根のいう縦隔前外側部（precardiovascular zone）を占拠する腫瘍が縦隔中心部（central zone）を後方へ圧迫している．腫瘍と前胸壁・心膜との境界は不鮮明で，左右の肺近くまで浸潤性に広がっているのがわかる．両側胸水もみられる．年齢を考慮すると胚細胞腫瘍，悪性リンパ腫などが考えられる．呼吸困難を伴っており，放射線治療が開始された．その後まもなく腹痛が起こり，超音波検査で高度の hepatosplenomegaly が認められた．この所見と CT 所見から leukemia-lymphoma 群の疾患と考えられ，血液学的検査の結果 acute lymphatic leukemia と診断された．

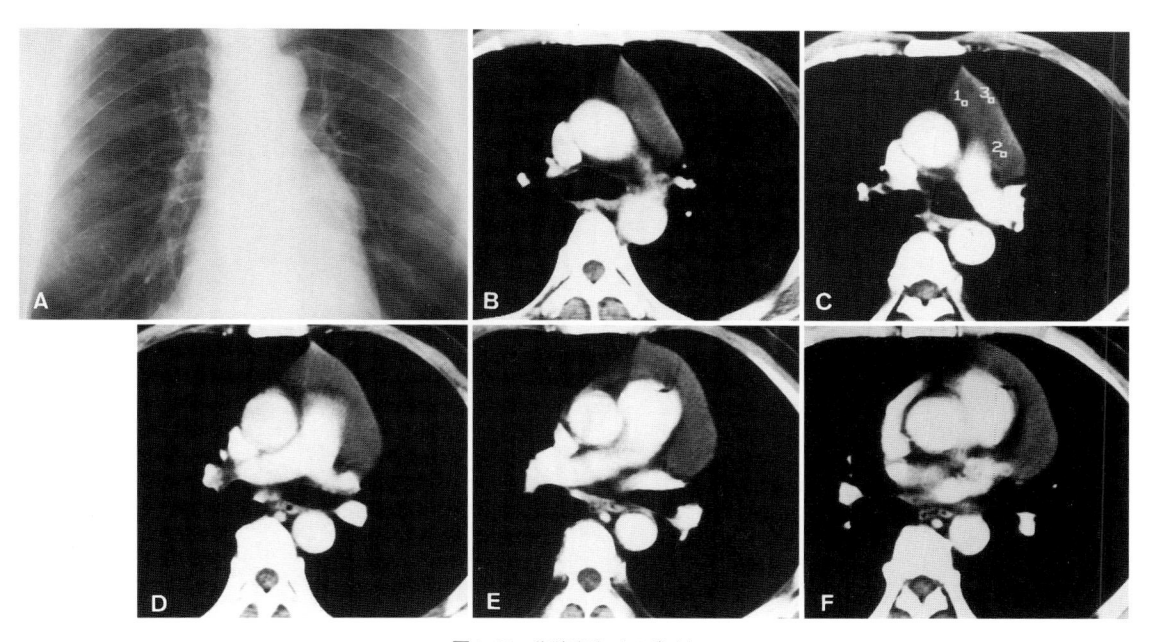

図 8-38 胸腺嚢胞（62 歳女）

胸部単純 X 線写真（A）では左肺部門の高さで辺縁平滑な縦隔の突出がある．造影 CT（B～F）では胸腺左葉の部位に一致して増強効果のない near-water density mass が認められる．肺動脈をとりまくように心膜に沿って後方は左肺門近くまで達している．なお ROI 1～3 の CT 値は 15～23 HU であった．

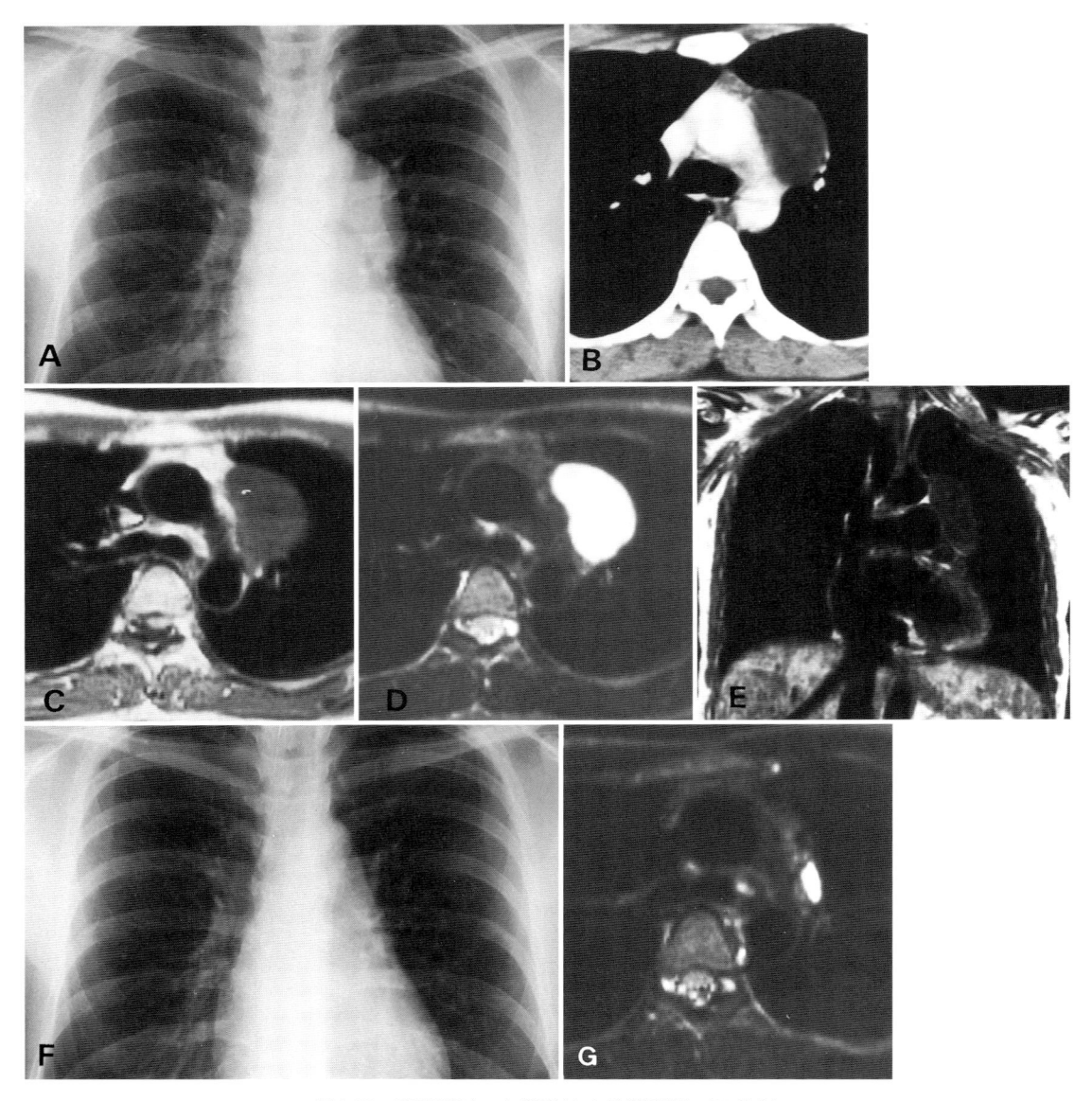

図 8-39 経過観察中に自然退縮した前縦隔囊胞（36 歳女）

胸部単純 X 線写真（A）では hilum overlay sign を示す辺縁平滑な腫瘤がある．CT では増強効果のない near-water desity があり，胸腺左葉と接している（B）．MRI では T_1 強調像で低信号，T_2 強調像で著しい高信号強度を呈している（C, D）．冠状断 T_1 強調像では肺動脈の左側に縦長の低信号病変がみられる（E）．胸腺囊胞，心膜囊胞，気管支囊胞などが考えられたが，囊胞性腫瘤であるため経過観察することとなった．42 か月後の胸部 X 線写真（F）で腫瘤影の縮小がみられ，MRI の T_2 強調像（G）で確認された．MRI で囊胞と肺動脈との間に脂肪層があり，胸腺左葉との間に beak sign がみられること，および気管支囊胞としては気管・気管支から離れていることなどの所見から胸腺囊胞と考えられた．

H. その他の胸腺腫瘍

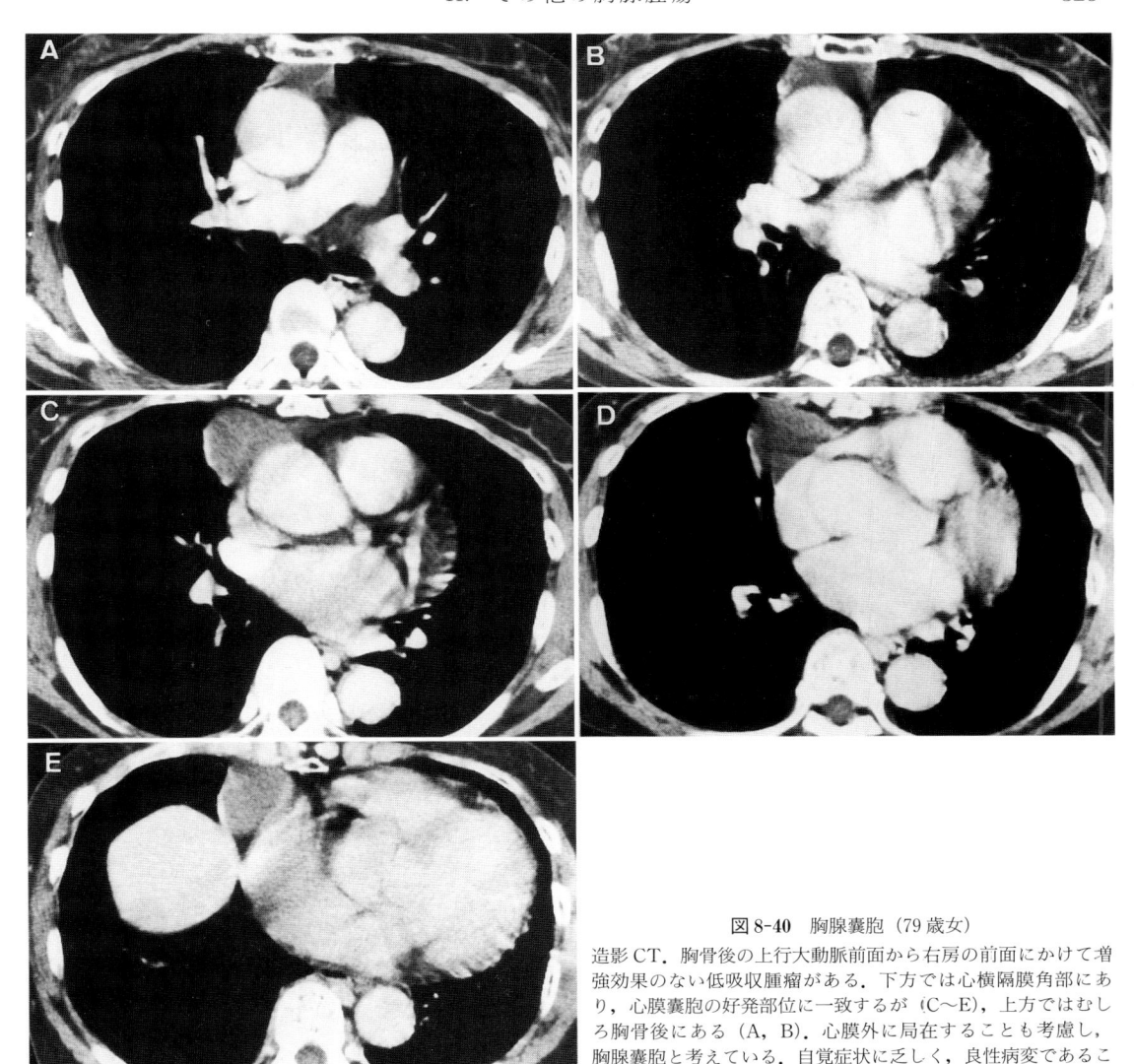

図8-40 胸腺嚢胞（79歳女）
造影CT．胸骨後の上行大動脈前面から右房の前面にかけて増強効果のない低吸収腫瘤がある．下方では心横隔膜角部にあり，心膜嚢胞の好発部位に一致するが（C～E），上方ではむしろ胸骨後にある（A, B）．心膜外に局在することも考慮し，胸腺嚢胞と考えている．自覚症状に乏しく，良性病変であることから手術は行われていない．

る[21]．胸腺嚢胞の大部分は胸腺咽頭管（thymopharyngeal duct）の遺残から発生するとされている．

CTでは通常，水の吸収値を示す内容物と薄い壁を有し胸腺の位置に存在することから，診断は比較的容易である（図8-38～8-40）．内部に出血を起こして急性症状を呈したり[49]，以前の出血による石灰化が認められることがあるとCT所見は修飾を受けて非典型的所見となる．CTでは急性期の出血では内部に高吸収域がみられ，MRIで

はT_1強調像でmetohemoglobinによる高信号域があれば以前に出血があったことがわかる．

4．胸腺脂肪腫

胸腺脂肪腫（thymolipoma）は胸腺組織と脂肪成分からなる柔らかい病変で，無症状であるため，発見時には巨大になっていることがある．若年成人，思春期に多い．胸腺腫瘍の約5％を占めるとされる[50]．ときに重症筋無力症，甲状腺機能亢進症，再生不良性貧血，低ガンマグロビン血症

を合併することがある[21]。

胸部単純X線写真では大きい割に濃度の低い前縦隔の腫瘤として捉えられ，心拡大や脂肪パッド，あるいは心膜嚢胞に類似の所見を呈するが，CTでは脂肪成分による水よりも低い吸収値が特徴的である[21,50]。

I. 胸腔内甲状腺腫

甲状腺腫瘤の最大径の部分が胸郭入口部より下方にあるものを胸腔内甲状腺腫（intrathoracic goiter）という[2]。甲状腺，気管，食道は頸部の内臓周囲筋膜（perivisceral fascia）内にあり，胸郭内甲状腺腫はこの筋膜内を下方に進展する[2,51]。胸腔内甲状腺腫には腕頭動静脈の前方を胸郭内に向かって下降する前方型（anterior goiter）と，腕頭動静脈の後方を下降する後方型（posterior goiter）とがある。前方型が75%，後方型は25%を占める[2]（図8-41，8-42）。

前方型は胸骨下にあり，甲状腺の外側部，峡部から発生した場合の腕頭動静脈や反回神経の前方を下降する。甲状腺腫は前頸筋膜（anterior cervical fascia）と上胸膜筋膜（suprapleural fascia）の間の潜在腔を，縦隔の前接合線を広げるように下降するとされている。大きな胸腔内甲状腺腫では気管や食道は後方に圧排される[2]。

後方型は甲状腺の外側部，後方部から発生した甲状腺腫が，腕頭動静脈や反回神経の後方を下降するものである。気管や食道の周囲筋膜であるperivisceral fascia内を下降する。通常甲状腺との実質性の交通が認められる。縦隔内では食道の後方にあるもの，食道と気管の間にあるものなどがある。下方に進展すると奇静脈弓のレベルにまで達するとされている[2]。

前方型では切除の際には通常の甲状腺切除術の皮膚切開でよいが，後方型では開胸が必要となることが多いので，前方型か後方型かの鑑別は重要である[2]。

Bashistら[52]は10例（男性5例，女性5例）の胸腔内甲状腺腫のCT所見について検討した。10例の年齢は31歳から80歳で，平均年齢は57歳であった。単純X線写真と比較するとCTは次のような点で有用であった。(1)頸部の甲状腺との連続性は8例で明瞭に描出された。(2)9例は境界鮮明であった。(3)点状，粗大，輪状石灰化が8例に認められた。(4)甲状腺腫の濃度は9例で不均一で，造影CTでは増強されない低吸収域が6例にみられた。(5)単純CTでは甲状腺腫のCT値は正常甲状腺部よりも低く70〜85 HUであったが，造影剤でよく増強された。(6)縦隔への進展の特徴が把握できた。

藤栄ら[52]は17例の胸腔内甲状腺腫について検討した。男性4例，女性13例で，年齢は34〜84歳，平均年齢は60歳であった。組織診断は腺腫様甲状腺腫11例，濾胞性甲状腺腫4例，甲状腺癌2例であった。甲状腺癌の1例を除いて胸腔内への下降は片葉性で，いずれも境界明瞭であった。全例に頸部甲状腺との連続性が認められ，気管とは半襟巻状に広範に接していた。15例（88.2%）が後方型であった。腫瘍内部は出血や嚢胞変性，石灰化（10例，58.8%），壊死などがみられ多彩であった。

このように，前方型にせよ後方型にせよ胸腔内甲状腺腫のCTでは次のような特徴がある。(1)甲状腺機能としてはeuthyroidであっても腫瘤部分は何らかの病理学的異常を示す。ときには甲状腺癌もありうる。(2)まれに頸部甲状腺との連続性のない胸腔内甲状腺腫の報告はあるが，大部分は頸部甲状腺との実質性の連続がみられる。(3)内部は出血，嚢胞変性，壊死，石灰化などを有する頻度が高いため，不均一な濃度を示す。(4)大多数では境界は明瞭である。(5)造影剤による強い増強効果がみられ，かつ増強効果が持続する。(6)50歳以上の高齢者に多い[51-57]。

I. 胸腔内甲状腺腫

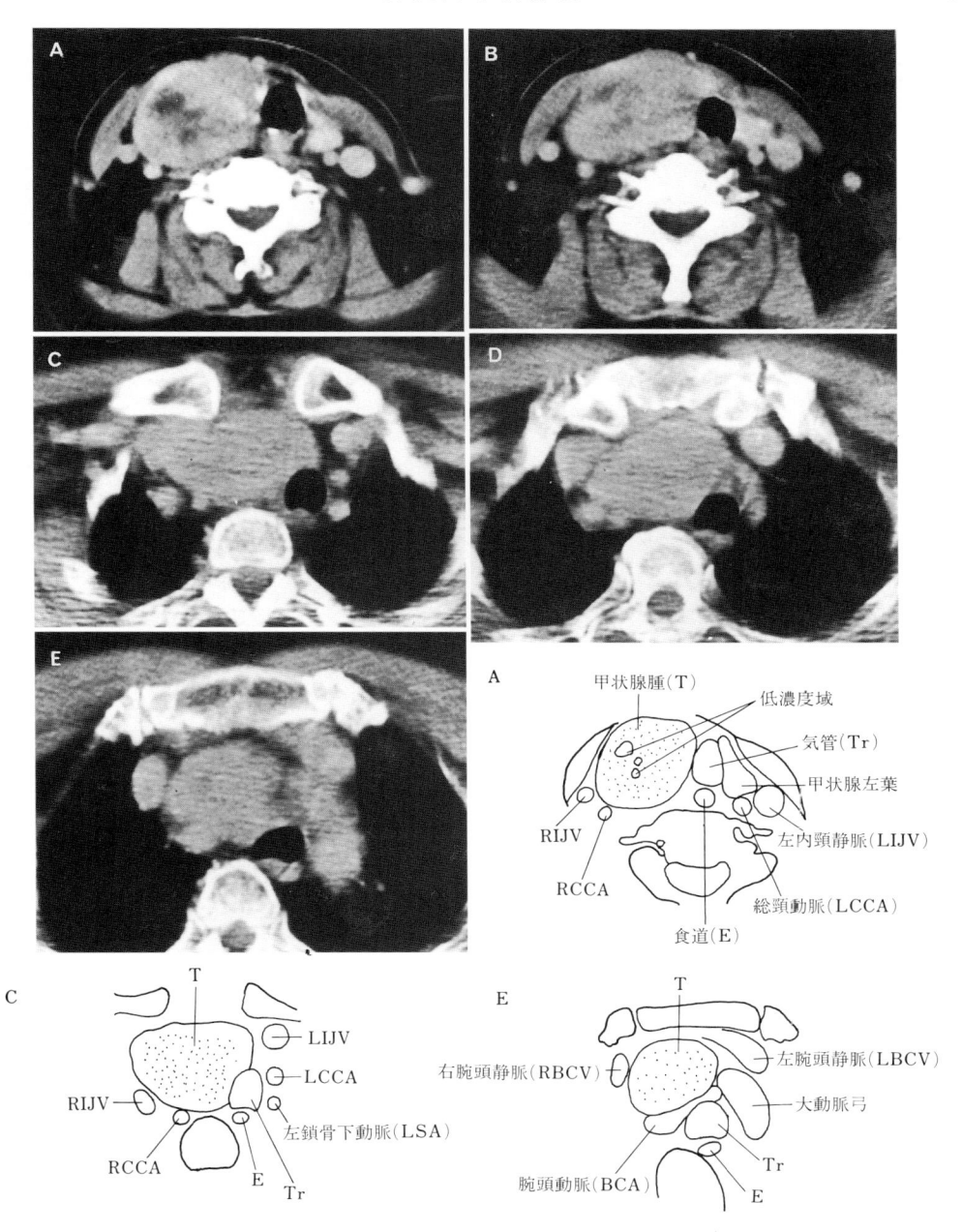

図 8-41 胸腔内甲状腺腫（64 歳女）
住民検診の間接 X 線写真で毎年異常を指摘されていた．A〜E は頸部から胸郭入口部にかけての造影 CT の 5 スライスである．A，C，E のスケッチを示した．甲状腺右葉の腫大がみられ，内部には不整な低吸収域がみられる．腫瘤の辺縁は平滑である．気管は左方へ圧排されて偏位している．頸部血管群の前方を胸郭内に下降していることがわかる（anterior goiter）．

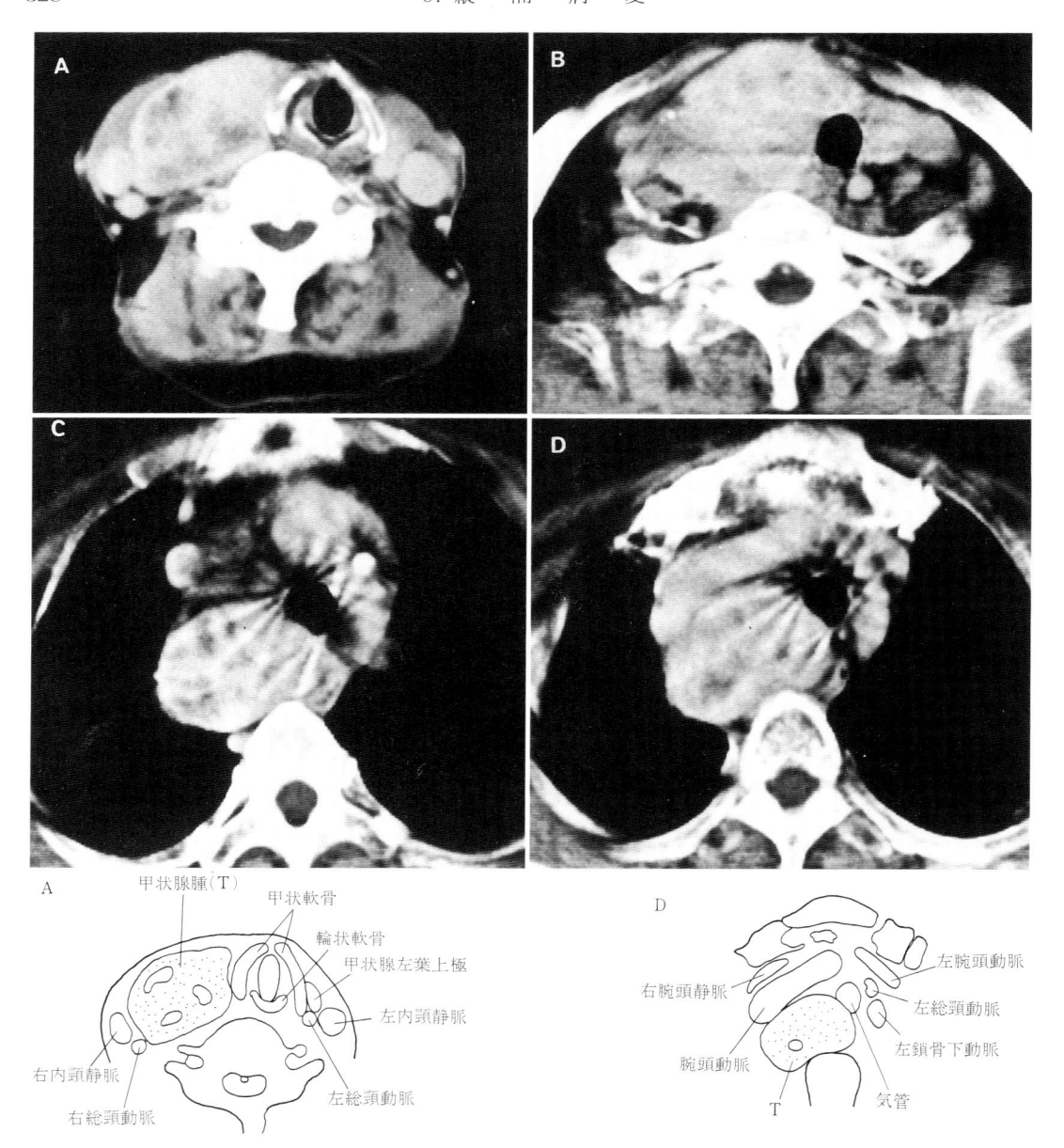

図 8-42 胸腔内甲状腺腫（76歳女）

高血圧にて治療を開始した10年前から上縦隔の異常を指摘されていた．造影CTを示す．甲状腺右葉は著しく腫大し，内部には不規則な低吸収域がある．右葉は下方に広がり頸部血管群の後方から上縦隔に達している．すなわち posterior goiter である．

J. 心膜嚢胞

　心膜嚢胞（pericardial cyst）は壁側心膜の陥凹部（pericardial recess）の憩室様の突出で，内部には透明な黄色の液体を含み嚢胞壁は膠原線維で構成され，ところどころに弾性線維がみられる．上皮は1層の内皮細胞で覆われている．通常単房性であるが，多房性のものも報告されてい

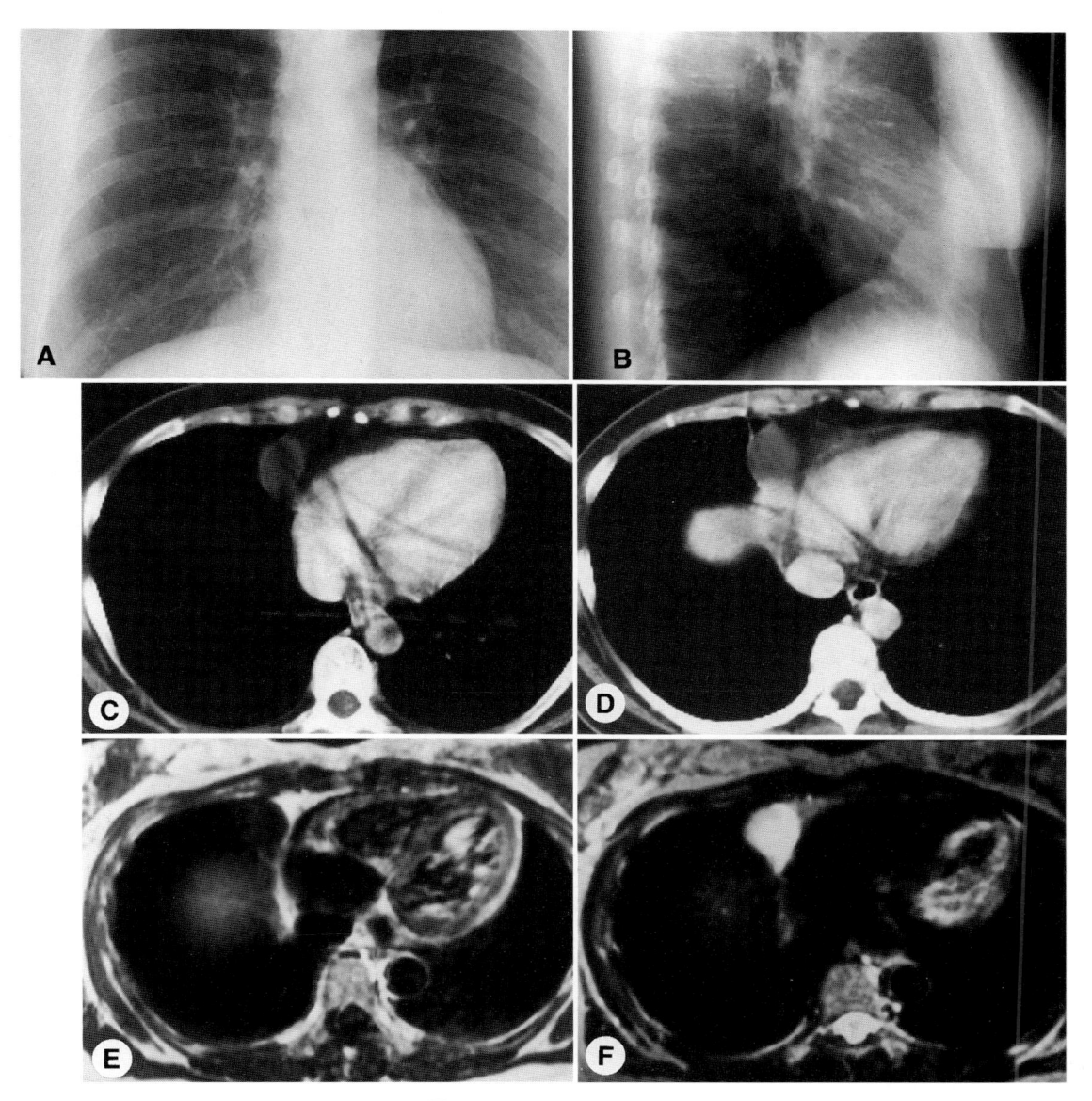

図 8-43　心膜嚢胞（46歳女）
住民検診にて異常陰影を指摘された．胸部単純 X 線写真（A，B）では右心横隔膜部に境界鮮明で平滑な腫瘤影がある．造影 CT（C，D）では心臓に接して増強効果のない低濃度域を認める．いわゆる near-water density であり，心膜嚢胞と診断した．MRI T$_1$ 強調像（SE 750/15）では心嚢内脂肪とは明瞭に区別される低信号域としてみられ（E），T$_2$ 強調像（SE 2100/90）では著しい高信号強度を呈している（F）．本例は経過観察中であるが，増大はみられていない．

8. 縦隔病変

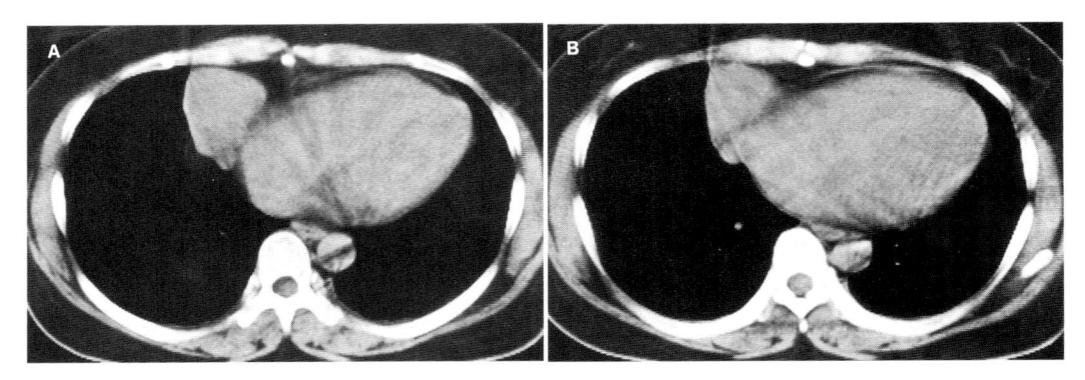

図 8-44　心膜囊胞（50歳女）
右心横隔膜角に三角形をした境界明瞭な腫瘤影がある．CT 値は 12 HU であり，好発部位であることから心膜囊胞と診断できる．手術によって確認された．

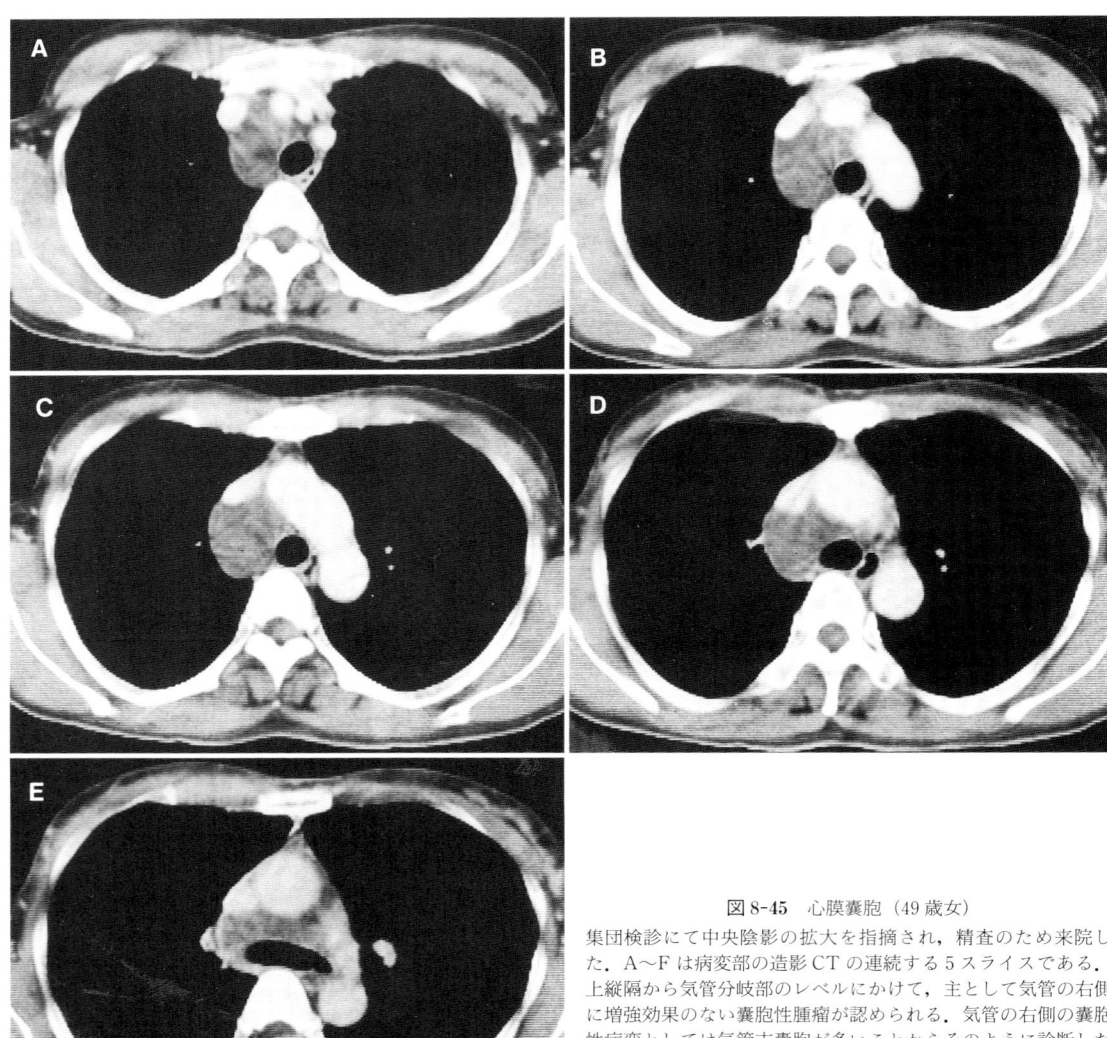

図 8-45　心膜囊胞（49歳女）
集団検診にて中央陰影の拡大を指摘され，精査のため来院した．A〜F は病変部の造影 CT の連続する 5 スライスである．上縦隔から気管分岐部のレベルにかけて，主として気管の右側に増強効果のない囊胞性腫瘤が認められる．気管の右側の囊胞性病変としては気管支囊胞が多いことからそのように診断したが，手術および病理診断で心膜囊胞であった．Retrospective にみると，上行大動脈の後方の retroaortic pericardial pocket とよばれる部位にも囊胞性病変が存在していることを考えると，pericardial cyst と診断すべきであった．

る．多くは心膜腔との交通を認めないが，少数例では心膜腔（pericardial cavity）との交通があり心膜憩室（pericardial diverticulum）とよばれている[58-60]．経過中に急激に大きさが変化する，ことに縮小するのは，心膜腔との交通のある心膜憩室を示唆する所見とされている[59]．

大多数の症例は無症状で偶然発見されるが，外科的に切除された症例では胸痛，咳，呼吸困難などを伴うものが1/3程度を占めている[60,61]．

好発部位は心横隔膜角（cardiophrenic angle）で，右側に多い（図8-43, 8-44）．心膜，横隔膜，前胸壁に接している．Mayo Clinicにおける72例の心膜嚢胞では，37例（51％）が右心横隔膜角部にあり，17例（24％）が左心横隔膜部にあった．他の18例は縦隔の高位にあり，11例は上縦隔に進展していた[61]（図8-45）．AFIPの41例のX線写真では右：左＝4：3であった[60]．CTでは境界明瞭で平滑な円形あるいは楕円形を呈し，心臓に接している．CT値はnear-water densityを示す[62]が，中には軟部組織濃度を呈するものもある[63]．

なお，右心横隔膜角に腫瘤を形成するものとしては心膜嚢胞のほかにpericardial fat pad, Morgagniヘルニア，右中葉の無気肺や腫瘍，ときに胸腺腫，奇形腫などがある．これらの病変の鑑別診断には，脂肪成分の有無，near-water densityの有無，石灰化やガス像の有無，軟部組織で充実性かなどを検討すれば，多くは鑑別可能である．

K. リンパ管腫

リンパ管腫（lymphangioma）は，リンパ系と静脈系との交通が不全の状態であり，胚形成中に発生する．組織学的にcapillary lymphangioma（lymphangioma simplex）, cavernous lymphangioma, cystic lymphangioma（cystic hygroma）の3型がある．Capillary lymphangiomaは小さ

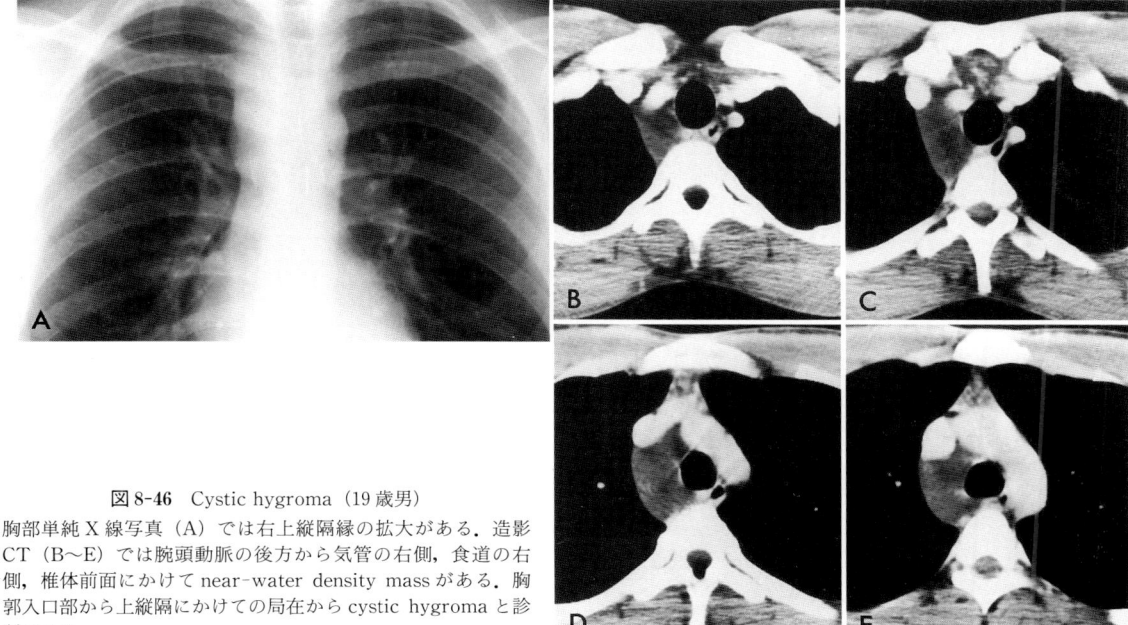

図8-46 Cystic hygroma（19歳男）
胸部単純X線写真（A）では右上縦隔縁の拡大がある．造影CT（B～E）では腕頭動脈の後方から気管の右側，食道の右側，椎体前面にかけてnear-water density massがある．胸郭入口部から上縦隔にかけての局在からcystic hygromaと診断できる．

な、壁の薄いリンパ管からなる腫瘤を形成する。Cavernous lymphangioma は大きなリンパ管を有し、外膜をもっている。Cystic lymphangioma は肉眼的にも大きな腔を有し、その壁は膠原線維や平滑筋組織を含んでいる[64]（図8-46）。

発生部位と組織型との間には関連がある。つまり、cysitc lymphangioma (cystic hygroma) は結合組織や筋膜の比較的少ない膨張可能な領域（頸部や腋窩）に発生しやすい。それに対して、cavernous lymphangioma は筋肉や結合組織が豊富で膨張性発育を阻止するような領域（口腔、口唇、舌、頬）に好発する傾向がある。頸部のリンパ管腫が縦隔に進展する（cervicothoracic form）のは小児例に多く、頻度も高い。縦隔内に発生するリンパ管腫（mediastinal form）は通常無症状でX線写真で偶然発見されるが、cervicothoracic form よりも少なくまれである[65-68]。

L. 血管性腫瘍

縦隔の血管性腫瘍はまれである。良性病変としては毛細管性血管腫（capillary hemangioma）または海綿状血管腫（cavernous hemangioma）である。血管成分とリンパ管成分とが混在するリンパ管血管腫（lymphangiohemangioma）、血管内皮腫（hemangioendothelioma）、血管肉腫（hemangiosarcoma）などもまれに報告されている。

血管腫はどの年齢にもみられるが10歳までに最も多くみられる。通常、無症状の腫瘤として前縦隔にみられる。次に多いのは後縦隔である。静脈石（phlebolith）があれば診断上重要な所見となるが、これは約10％程度にしかみられない。形はさまざまで、集簇した血管が一塊となったような所見を呈する。単純CTでは軟部組織濃度で30 HUくらいのCT値を示すが、造影後には強く増強される。しかし、増強効果は腫瘤としてみられる範囲のごく一部であることが多い[69-71]。

M. 縦隔脂肪沈着症

過剰な脂肪組織が縦隔に沈着して縦隔の拡大がみられることがあり、縦隔脂肪沈着症（mediastinal lipomatosis）として知られている。肥満、ステロイド治療、まれにCushing症候群などに伴って縦隔、ことに上前縦隔に脂肪沈着とそれによる縦隔の拡大をきたす。気管の変形をきたすことはない。左右対象性かつ平滑で、心横隔膜角部の脂肪沈着などを伴っていることが多い。CT値は－70～－130 HUの脂肪に特徴的な所見を呈するので診断は一般に容易である。また、ステロイド投与による脂肪沈着症では上前縦隔のみならず心横隔膜角部あるいは傍脊椎部にも脂肪沈着症を伴っていることが多いとされている[72-76]。

N. 腹部脂肪組織のヘルニア

大網や胃周囲などの腹部の脂肪組織が食道裂孔、Morgagni 孔、Bochdalek 孔を介して縦隔に

N. 腹部脂肪組織のヘルニア　　　　　　　　　　　　　　333

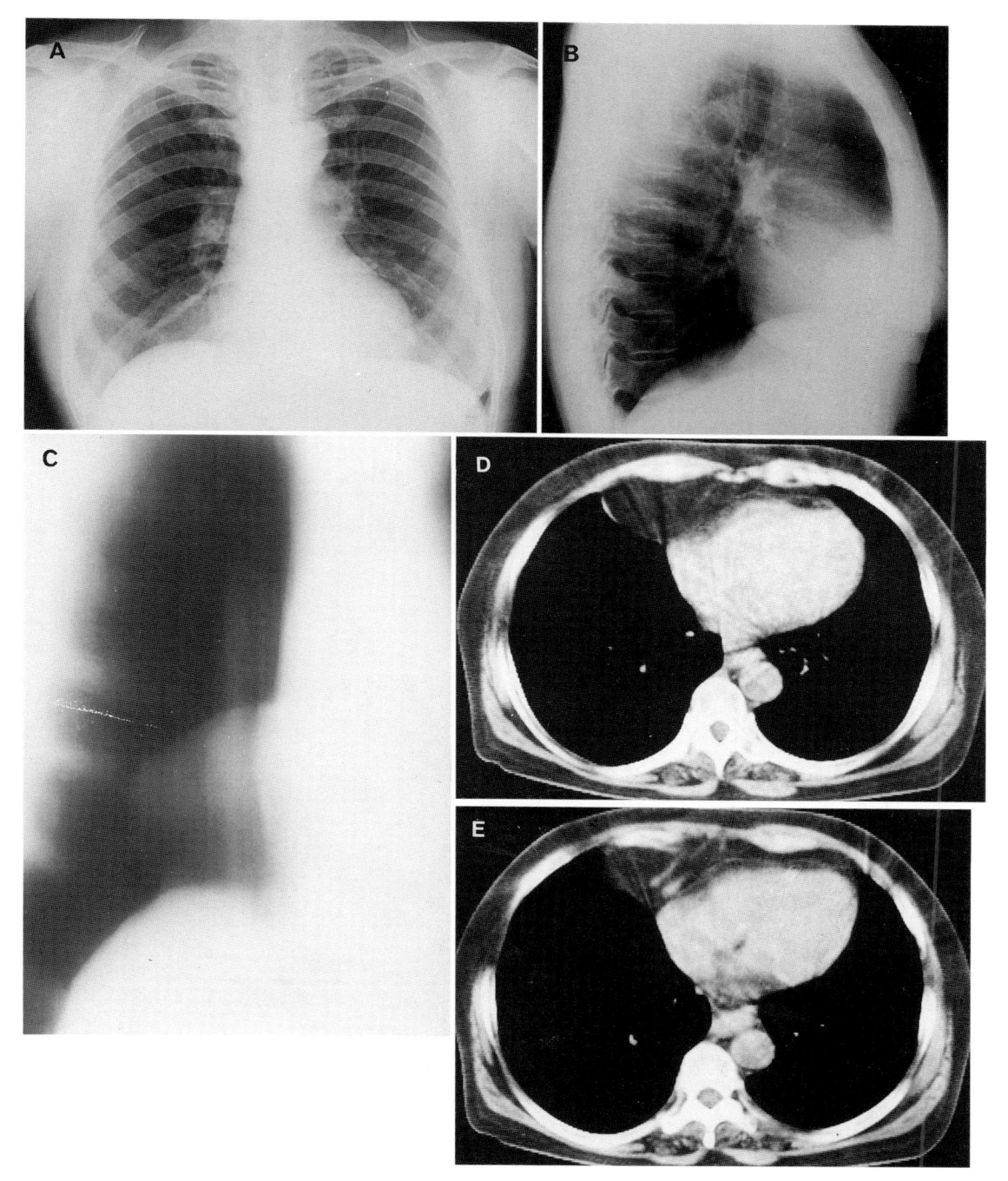

図 8-47 Morgagni ヘルニア
単純 X 線写真（A，B）では右心横隔膜角部に境界明瞭な淡い腫瘤影が認められる．断層写真（C）では大きさの割には腫瘤の濃度は低く，脂肪成分を含んだ病変が推測される．造影 CT（D，E）では心膜の右前方に血管と思われる線状影を含んだ脂肪組織があり，これは下方へ連続していた．

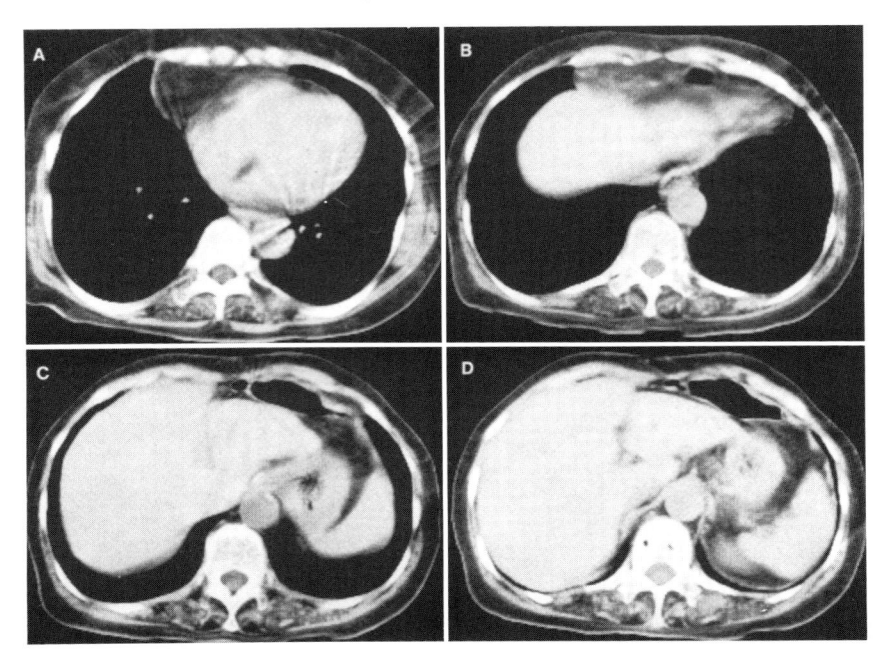

図 8-48 Morgagni ヘルニア
前図と同様に，右心横隔膜角部に脂肪性腫瘤がある（A）．その下方ではガス像が認められ（B），収縮した胃とは別の結腸ガス像に連続しているのがわかる．

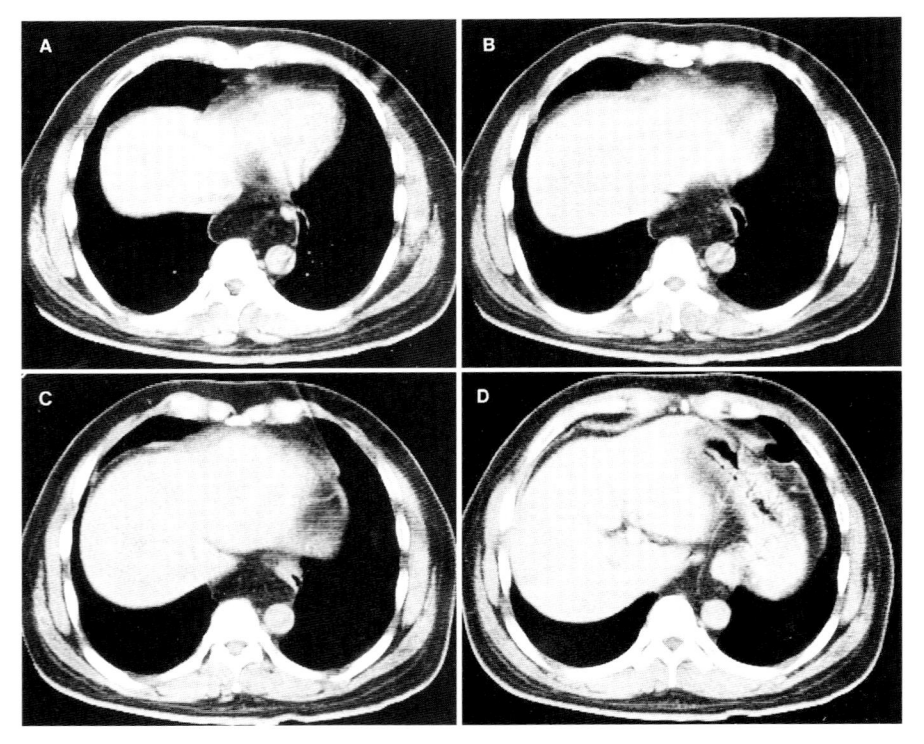

図 8-49 大網の傍食道ヘルニア
会社検診で下縦隔の腫瘤影を指摘された．食道造影では左方偏位のみで食道裂孔ヘルニアはなかった．A〜D は連続するスライスの造影 CT である．食道を左方へ圧排する脂肪性病変があり，内部には点状，線状の軟部組織影がみえ，腹腔内へ連続している．大網ヘルニアが考えられる．自覚症状はなく，10 年以上の経過観察でも増大はみられない．

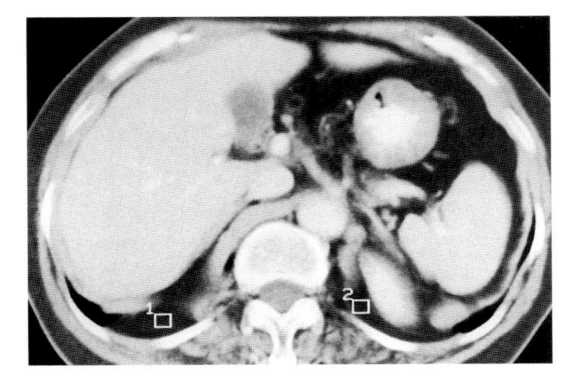

図 8-50 Bochdalek ヘルニア（65 歳男）
胸部 X 線側面像で横隔膜の後方が挙上しているので CT が行われた．左右の Bochdalek 孔部で横隔膜筋肉組織が欠損しており，そこから腹部の脂肪組織が上方に移動しているのが描出された．この程度の軽度の Bochdalek ヘルニアは意外に多い．高齢者では横隔膜の筋組織の萎縮と脂肪化により脆弱となって，脂肪組織がヘルニアを起こすためである．

脱出して脂肪性の腫瘤を形成することがある（図 8-47～8-50）．診断は単純 X 線写真で可能であることが多いが，CT では −70～−130 HU の吸収値を示すので診断は容易となる．大網は線状あるいは索状の血管によると思われる構造を脂肪性腫瘤内に認めることが多い[77,78]．

O. 脂肪性腫瘍

　脂肪性腫瘍（fatty tumors）は単純 X 線写真では良性悪性のいずれも円形あるいは楕円形の縦隔腫瘤として認められる．
　脂肪腫（lipoma）は柔らかく，よほど大きくなるまで周囲の既存構造を圧迫することはない．CT では脂肪に特有の低い吸収値が特徴的である[78]．脂肪芽腫（lipoblastoma）は小児の良性腫瘍であるが，脂肪組織内に軟部組織濃度の部分がみられ，ときに脂肪組織が非常に少ないことがあるという[78]．血管脂肪腫（angiolipoma）も軟部組織と脂肪とを混在するが，脂肪肉腫との鑑別は困難である[79]．脂肪肉腫の CT 値は複雑である．すなわち，CT 像と病理像を対比した早坂ら[80]の報告によれば，CT での脂肪濃度の部分は lipoma-like，増強効果のない水濃度の部分（pseudocystic）は myxoid，増強効果の強い内

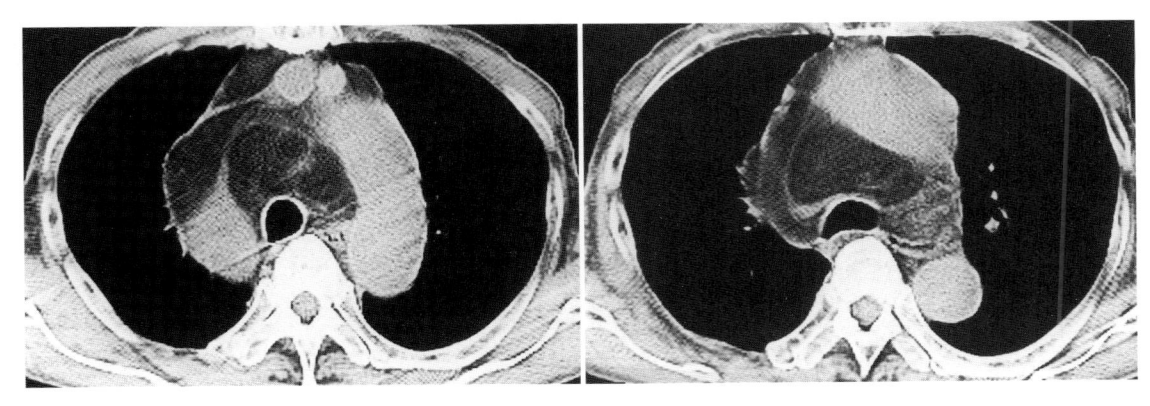

図 8-51 縦隔脂肪肉腫（84 歳女）
約 7 年前，縦隔腫瘍で手術を受け，高分化脂肪肉腫と診断された．その後の再発時の単純 CT である．部分的には軟部組織濃度の病変があるが，縦隔腫瘍の大部分を脂肪組織が占める．

部組織濃度の部分は non-myxoid と対応するとしている．したがって，脂肪肉腫のCT値は，構成成分の含まれる割合によってかなり幅広いCT値を示すことになる．一般に高分化脂肪肉腫（well differentiated liposarcoma）では脂肪腫と区別ができない脂肪特有の低いCT値を示すことが経験されている[78]（図8-51）．

そのほかに脂肪組織を含有する病変としては奇形腫，胸腺脂肪腫，髄外造血などがあるが，これらについてはそれぞれの項を参照願いたい．

P. 縦隔および肺門リンパ節腫大

1. リンパ節石灰化

特に結核や欧米ではヒストプラズマ症によるものがよく知られているが，そのほかにも珪肺，サルコイドーシス，まれにはアミロイドーシス，Castleman病，強皮症などでも認められる．腫瘍によるリンパ節の石灰化はきわめてまれであるが，骨肉腫，軟骨肉腫，大腸癌，カルチノイド腫瘍，肺癌などでみられることがある[81]．一般に，リンパ節の石灰化があれば，それは悪性腫瘍をむしろ除外できる所見としてよい．

肺門および縦隔リンパ節の卵殻状石灰化は珪肺や炭坑夫肺でみられる所見として知られている（図2-23参照）．腫大したリンパ節の周辺部に石灰化が認められるものをいうが，実際には点状，びまん性石灰化などもある．Paratracheal and subcarinal chains, anterior mediastinal chains, paraesophageal nodes など縦隔リンパ節部位のいずれにでも起こる．大きさは通常20 mmを越えない．リンパ節の病理組織学的特徴は壊死と線維化であり，これはリンパ節被膜外にも及ぶことがある．

卵殻状石灰化は珪肺以外でもみられることが報告されるようになり，この所見のみから珪肺と診断するには職歴や病歴が重要である．卵殻状石灰化をきたすものとしては，(1)珪肺，(2)炭坑夫肺，(3)Hodgkin病の放射線治療後，(4)ヒストプラズマ症（histoplasmosis），(5)サルコイドーシス（sarcoidosis），(6)アミロイドーシス（amyloidosis），(7)強皮症（scleroderma），(8)分芽菌症（blastomycosis）などが報告されている[82]．

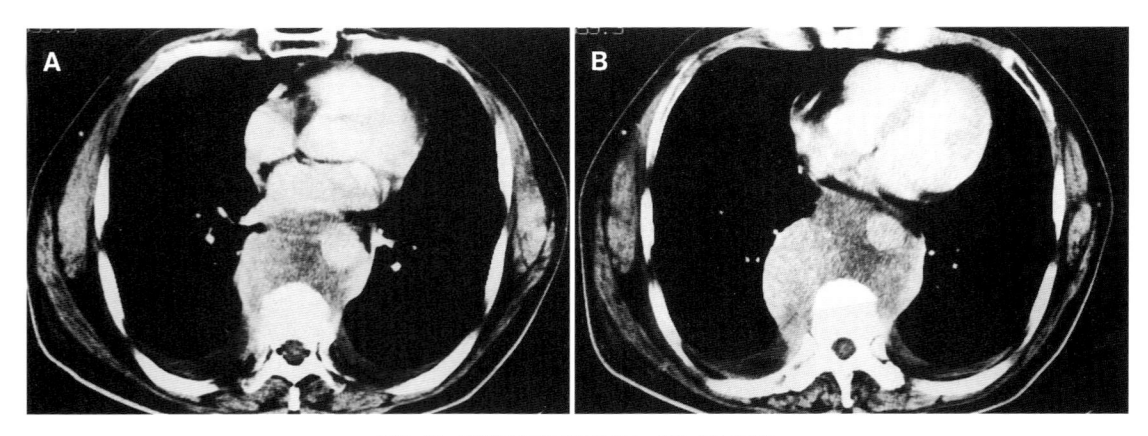

図8-52　後縦隔初発の悪性リンパ腫（63歳男）
胸部X線写真にて心陰影と重なる腫瘤を指摘された．造影CTを示す．傍椎体部から椎体前方にかけて左右の肺野に突出する腫瘤が認められ，下行大動脈は椎体前縁から持ち上げられて floating aorta sign を呈している．腫瘤の外側部はよく増強されているが，下行大動脈周囲は増強効果が弱く境界不鮮明な低吸収域としてみえる．また胸水貯留も認められる．CTガイド下に胸膜外のアプローチで生検が行われ，T-cell lymphoma, diffuse small cell type と診断された．

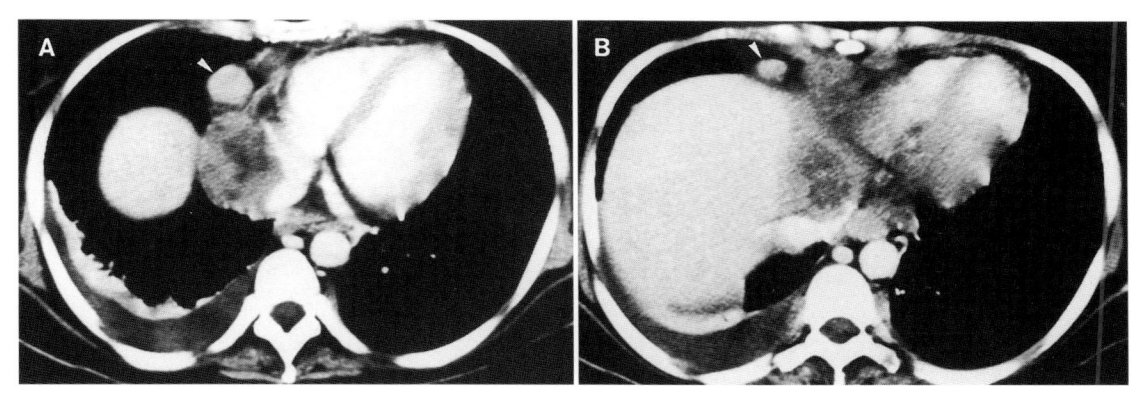

図 8-53 Non-Hodgkin リンパ腫の pericardial lymphadenopathy（31 歳女）
初回治療後の再燃時の造影 CT である．心膜周囲に内部に不規則な低吸収域を有する腫瘤（矢頭）があり，同様の吸収値を示す腫瘤が剣状突起の後方にある（矢頭）．その他にも壊死傾向の少ないリンパ節腫大も認められる．なお，右胸水貯留と右下葉の passive atelectasis が認められる．

2. 低吸収を示すリンパ節腫大

腫大したリンパ節に壊死をきたしやすい病変では造影剤による増強効果に乏しく，低吸収性である．感染症では結核（図 6-2 参照），真菌症などがあり，転移性腫瘍では睾丸腫瘍[83]，さらに悪性リンパ腫（図 8-52，8-53）がよく知られている．

3. リンパ節腫大の原因疾患と診断上の注意点

肺門部あるいは縦隔リンパ節腫大をきたす疾患は数多くある．表 8-5 に Teplick and Haskin[84] の著書から引用した原因疾患をあげた．原因疾患を大別すると，腫瘍，感染症，サルコイドーシス，反応性リンパ節腫大などに分けられる．腫瘍には悪性リンパ腫（図 8-54，8-55），白血病，リンパ球増殖性疾患などがあり，癌では肺癌（図 8-56），乳癌，腎細胞癌（図 7-28 参照），頭頸部癌など多くの癌がリンパ節転移の原因となる．感染症では結核に最も注意したい．ヒストプラズマ症は欧米ではリンパ節腫大の原因疾患としてよく知られている．AIDS では AIDS-related lymphoma や結核を初めとする肉芽腫性感染症の頻度が高いことも記憶しておくべきであろう．

表 8-5 肺門・縦隔リンパ節腫大をきたす疾患[84]

感染性	腫瘍性	その他
Adenoviral infection	Bronchogenic carcinoma	Behçet disease
Bacterial pneumonias (children)	Extramedullary plasmacytoma	Erythema nodosum
Blastomycosis	Follicular lymphoma	Sarcoidosis
Candidiasis	Hodgkin's disease	Silicosis
Coccidiomycosis	Non-Hodgkin lymphoma	
Histoplasmosis	Leukemia (acute and chronic)	
Infectious mononucleosis	Metastatic disease	
Measles		
Mycoplasm		
Pertusis		
Plague pneumonia		
Psittacosis		
Sporotrichosis		
Tuberculosis		
Turalemia		
Varicella pneumonia		
Viral pneumonia		

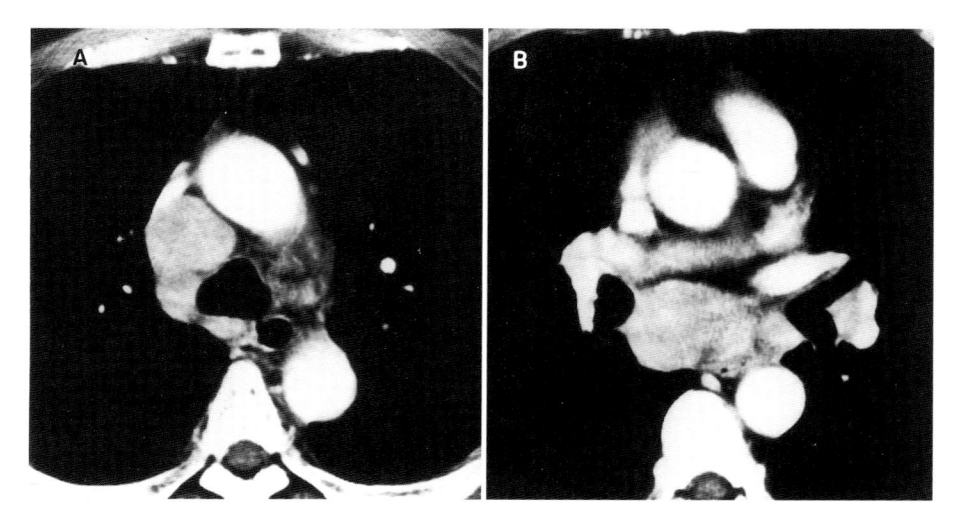

図 8-54 悪性リンパ腫（64 歳男）
Non-Hodgkin リンパ腫例で，胸部単純 X 線写真で縦隔の拡大があり全身検索のために CT が行われた．造影 CT を示す．A は A-P window のレベル，B は気管分岐のレベルである．A では気管前リンパ節（#2）と癒合した右気管気管支リンパ節（#4）の腫大が，B では気管分岐部リンパ節（#7）の腫大が明らかである．また左肺門部には left upper lobe spur 部に肺動脈を外側に圧迫するリンパ節（#11）腫大も認められる．

サルコイドーシスは若年成人では胸腔内リンパ節腫大の原因として頻度の高い疾患である．多発性かつ左右対称性にリンパ節腫大があり，無症状かサルコイドーシスの臨床症状があれば一般に診断は容易である（図 7-33，7-34 参照）．悪性リンパ腫との鑑別が常に問題となるが，悪性リンパ腫ではサルコイドーシスと同様な肺門・縦隔リンパ節群がおかされるが，左右対称性であることは少ない．

リンパ節腫大をみた場合に注意すべきその他の疾患としては，珪肺，石綿肺，Castleman 病，血管免疫芽球性リンパ節症（angioimmunoblastic lymphadenopathy），アミロイドーシス，多発性骨髄腫，Wegener 肉芽腫症，慢性好酸球性肺炎，methotrexate などの薬剤によるリンパ節腫大などがある．

肺門ならびに縦隔リンパ節腫大と誤りやすい解剖学的構造について触れておくと，(1)superior pericardial recess，(2)left superior intercostal vein（aortic nipple），(3)奇静脈弓，および(4)左上大静脈遺残（persistent left superior vena cava）である．これらについてもそれぞれの項で解説したので参照されたい．

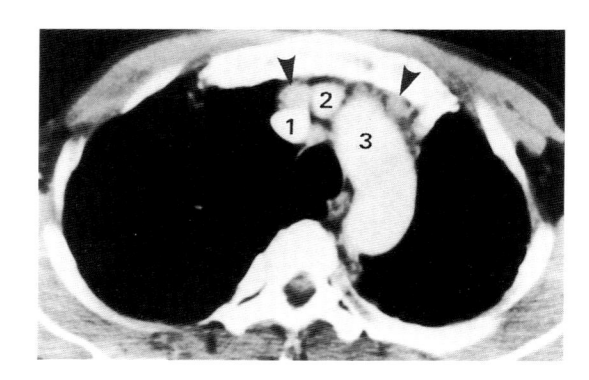

図 8-55 前縦隔リンパ節腫大，悪性リンパ腫（59 歳男）
造影 CT．造影剤によって増強させれた血管系，すなわち上大静脈 (1)，腕頭動脈 (2)，大動脈弓 (3) をサブトラクションすると矢頭で示した構造はリンパ節とわかる．

Q. 神経性腫瘍　　　　　　　　　　　　　　339

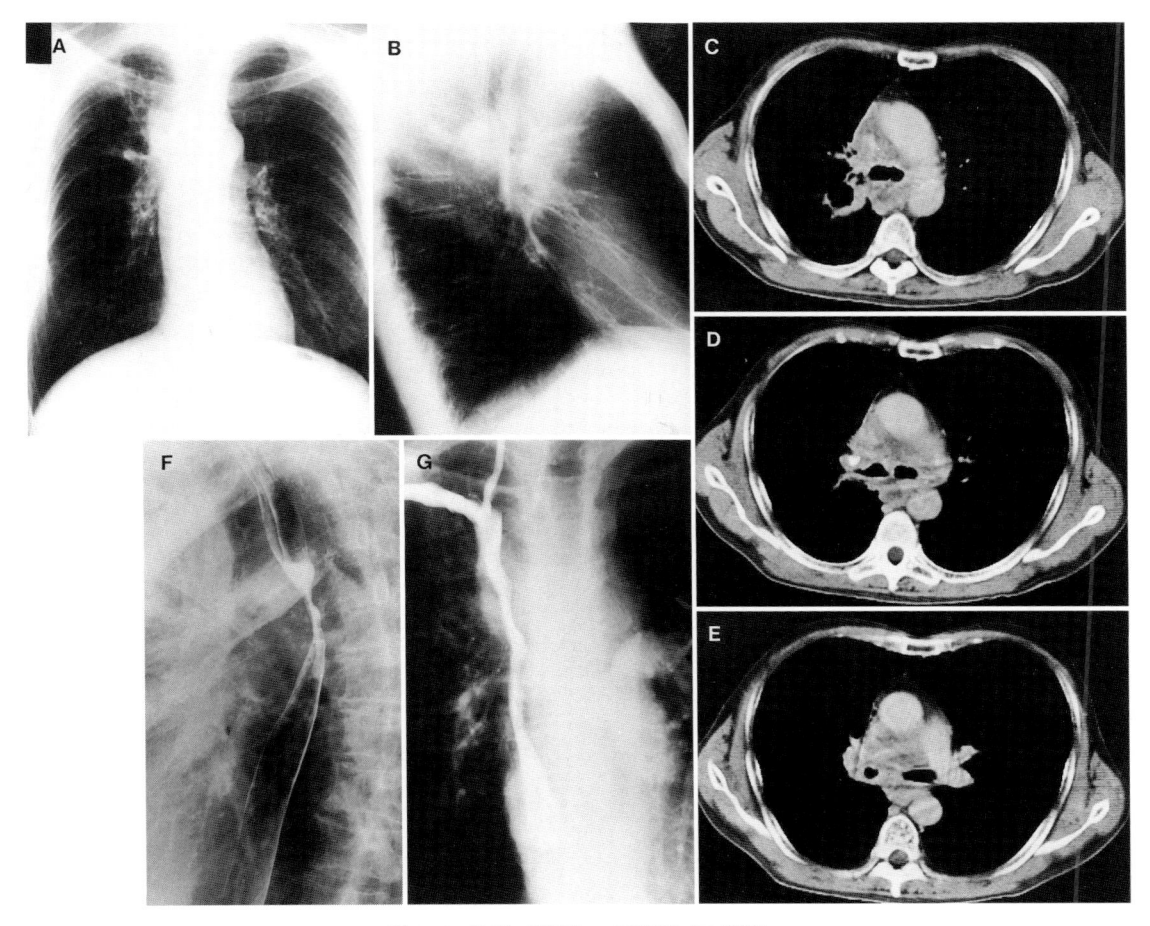

図 8-56 肺癌の縦隔リンパ節転移（57歳男）
血痰を主訴として来院した．食道の通過障害もあった．胸部 X 線写真正面像（A）では右肺門の挙上と縦隔の拡大が認められる．右側面像（B）では S^2 に不整な腫瘤影がみえ，posterior tracheal band の肥厚と気管後壁から気管支内腔に扁平に隆起する陰影がある．CT（C～E）では大動脈弓のレベルで空洞形成性腫瘤が S^2 にあり，これと連続する縦隔の脂肪組織は腫瘍と同程度に増強される軟部組織濃度に置き換えられている．上大静脈の狭小化が明らかである．気管分岐部リンパ節腫大も認められる．縦隔リンパ節のそれぞれの輪郭は消失し，リンパ節の被膜外に進展した浸潤性リンパ節転移であることがわかる．F は食道造影で気管分岐部の高さで締めつけられたような狭窄がみられる．27 Gy 照射時の上大静脈造影（G）では上大静脈のほぼ全長にわたって狭窄が認められる．

Q. 神経性腫瘍

　神経性腫瘍（neurogenic tumor）は，病理学的には末梢神経線維由来のものと，交感神経節細胞由来のものとに大別される．神経線維由来として神経鞘腫（schwannoma, neurinoma, neurilemmoma），神経線維腫（neurofibroma），悪性神経鞘腫（malignant schwannoma）があり，神経節由来として神経節細胞腫（ganglioneuroma），神経節芽細胞腫（ganglioneuroblastoma），神経芽（細胞）腫（neuroblastoma）がある．傍交感神経系由来のまれな腫瘍として傍神経細胞腫（paraganglioma），褐色細胞腫（pheochromocytoma）がある．このうち神経鞘腫，神

経節細胞腫，神経線維腫の頻度が高い．

神経線維由来のものは成人に多く，神経節由来のものは若年者に多く発生する．神経性腫瘍134例を分析したRibetら[85]の報告によれば，小児例は66例で成人例は68例であった．小児例では神経細胞由来の腫瘍が約85%を占め，その67%は悪性であった．成人では神経鞘由来の腫瘍が最も多く74%を占めた．神経細胞腫瘍は男子に多く，神経鞘腫瘍は女子に多かった．19例は神経線維腫症（neurofibromatosis, von Recklinghausen disease）を伴っていた．症状があったのは，小児の神経性腫瘍の76%にみられ，成人では37%にみられた．脊髄の圧迫は小児例で8例，成人例で2例であった．手術で完全に切除できたのは，良性腫瘍86例中80例（93%），悪性腫瘍48例中26例（54%）であった．悪性例（小児例17例，成人例8例）では術後に化学療法や放射線治療が行われた．平均のfollow-up期間は小児で11年，成人では8年6か月であった．術死が1例あった．良性腫瘍例では死亡はなかった．脊髄圧迫例では予後は悪性か良性か，および腫瘍の病期に依存した．5年生存は，神経芽腫28例中21例，神経節芽細胞腫9例中8例であった．傍神経細胞腫は腫瘍の進展度に依存した．悪性神経鞘腫の予後は，特に神経線維腫症に合併したものでは，きわめて悪かった[85]．

神経鞘腫および神経線維腫は筋肉よりも低吸収の腫瘤として認められることが多い（図8-57〜8-59）．神経線維腫は膠原線維を有し，そのために筋肉と同じ吸収値を示すものがかなりある．そ

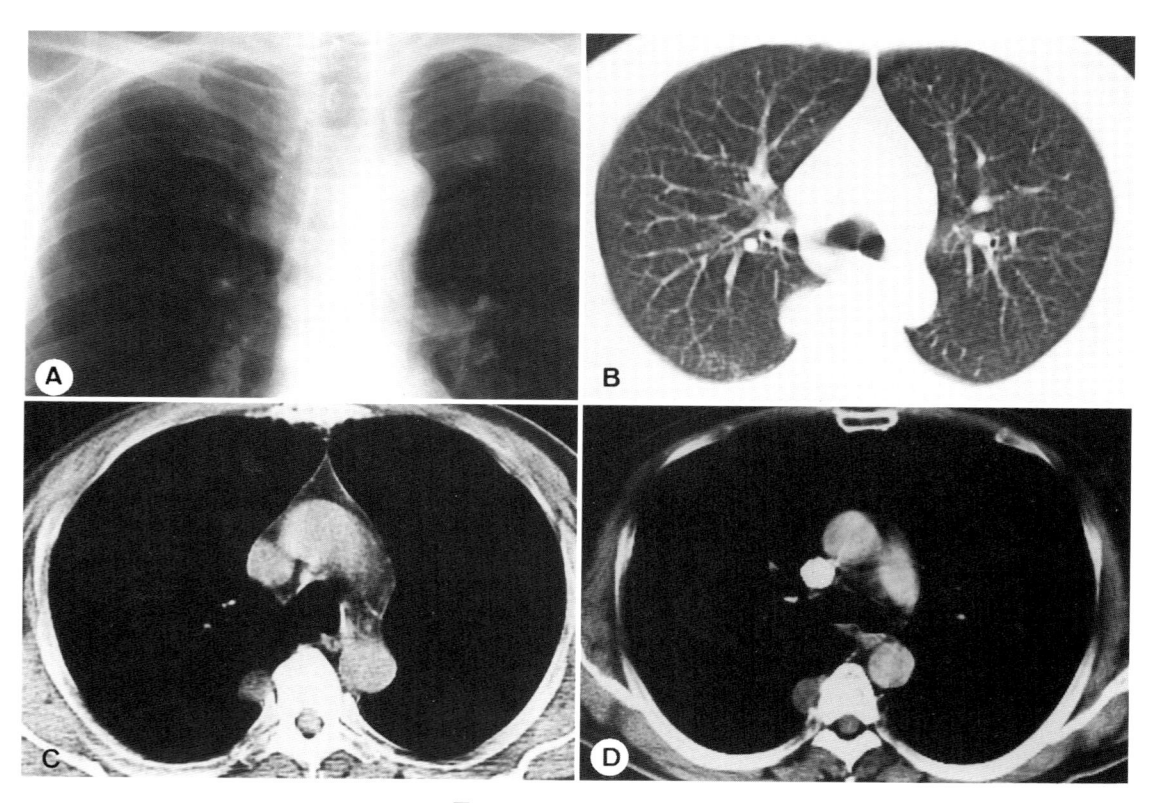

図8-57　神経鞘腫（63歳男）
住民検診にて異常陰影を指摘された．胸部単純X線写真（A）では大動脈弓のレベルで気管の右側に肺野に突出する腫瘤影がみられる．B, Cは肺癌検診用CT（LSCT）である．スキャン条件は120 kVp, 50 mAであるため，縦隔条件画像（C）ではimage qualityの点で問題があるが，それでも右傍椎体部に筋肉よりも低吸収の腫瘤がある．Dは外来受診時のCTで，同部に比較的低吸収の腫瘤があり，辺縁は平滑である．手術が行われ，神経鞘腫であった．

Q. 神 経 性 腫 瘍

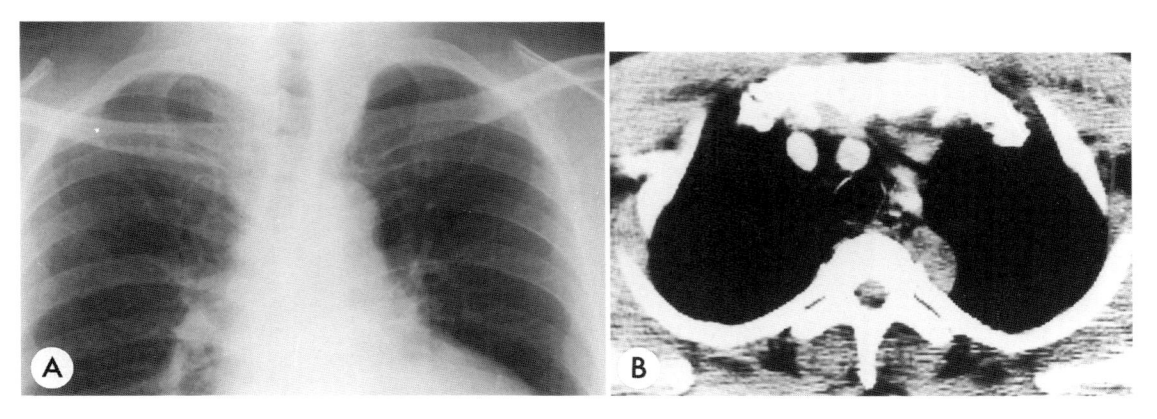

図 8-58 神経鞘腫（52歳男）
以前から左頸部から肩にかけての疼痛があった．住民検診にて異常を指摘され，精査目的で紹介させられた．胸部単純X線写真では，大動脈弓の上方に左鎖骨下動脈とは異なる輪郭を示す陰影がある（A）．CT（B）では左傍椎体部にやや扁平な筋肉と同等かやや低吸収の腫瘤がある．手術の結果神経鞘腫であった．自覚症状は消失した．

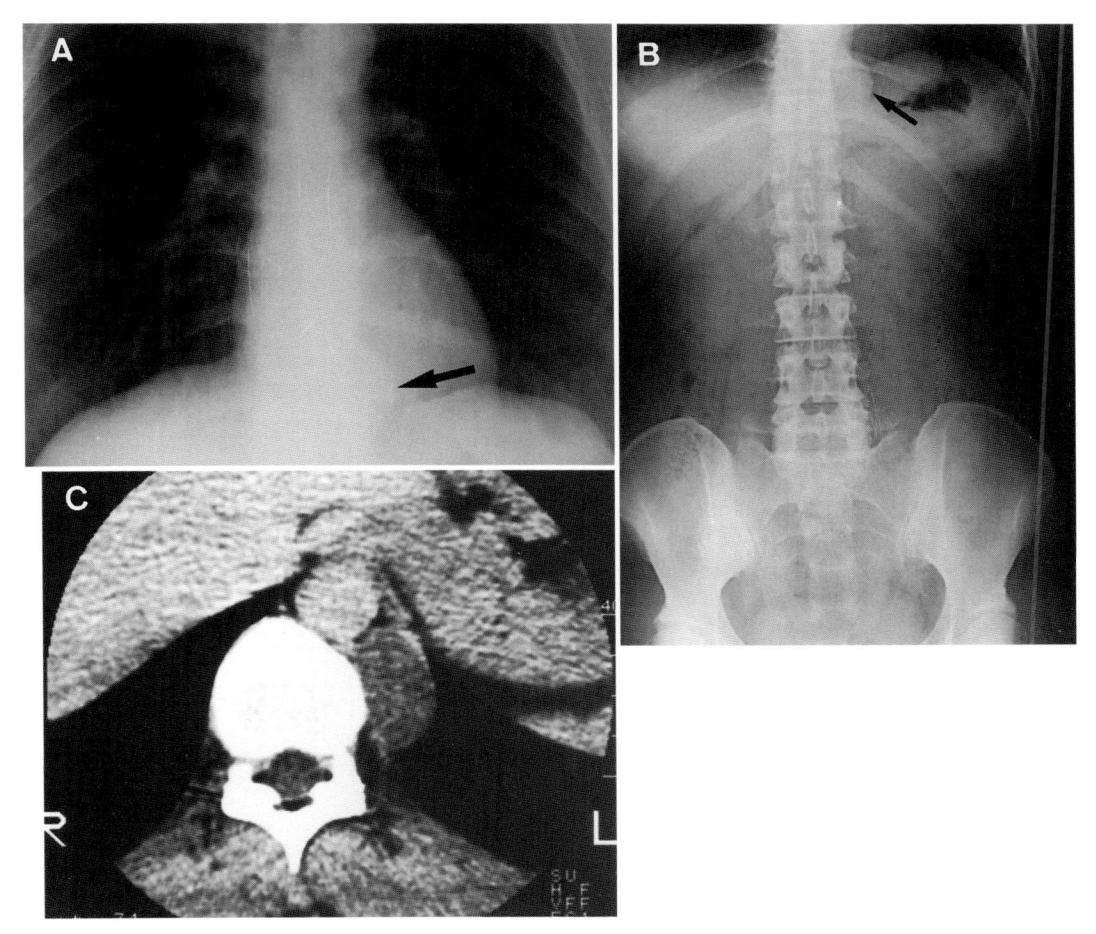

図 8-59 神経鞘腫（37歳女）（A～C）
住民検診で異常を指摘された．左背部痛がある．胸部（A），腹部（B）の単純X線写真ではTh 10～11のレベルに平滑で境界明瞭な腫瘤影がある．造影CT（C）では病変は傍椎体部にあり，楕円形で境界鮮明である．増強効果の乏しい腫瘍で，筋肉よりもやや低吸収である．

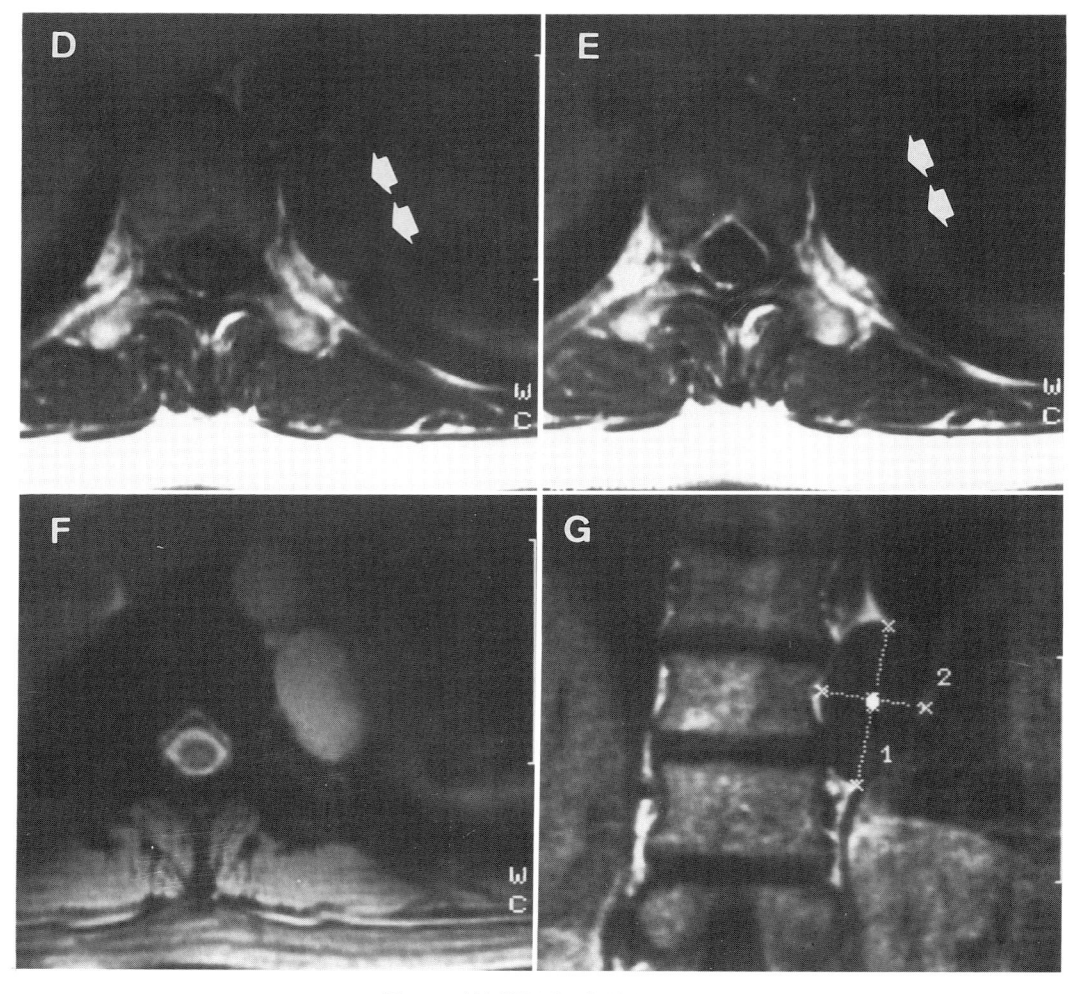

図 8-59 神経鞘腫（37歳女）(D〜G)

MRI. 同部に腫瘤があり，冠状断（G）での大きさは 37×23 mm であった．D は T_1 強調像（TR/TE, 450/15）で，E は造影後の T_1 強調像であるが増強効果はほとんどない．F は T_2^*（TR/TE/FA, 39/18/19）で高信号域としてみられる．G は造影後 T_1 強調冠状断像で，胸腹部単純 X 線写真で認められた腫瘤の下方への進展がよくわかる．手術を希望しないため神経鞘腫として経過観察中であるが，2年半の間大きさの変化はみられない．

Q. 神 経 性 腫 瘍　　　343

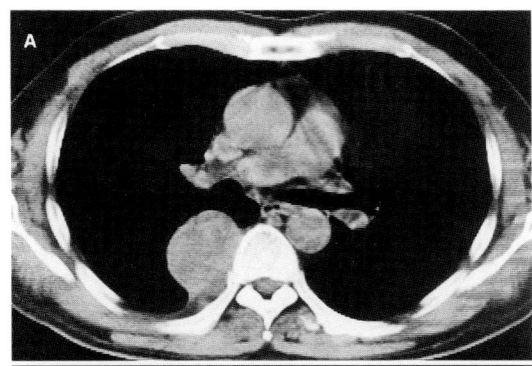

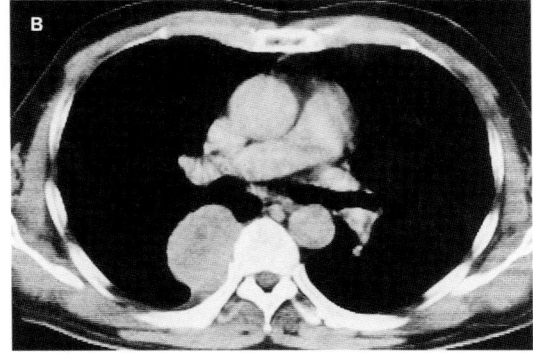

図 8-60　神経線維腫（52 歳男）
住民検診にて異常影を指摘された．A は単純 CT, B は造影 CT である．気管分岐部直下のレベルで右傍椎体部に半球状に隆起する腫瘤がある．A では筋肉とほぼ iso-density である．B では内部に一部低吸収の領域があるが，ほぼ一様に増強されている．神経線維腫であった．

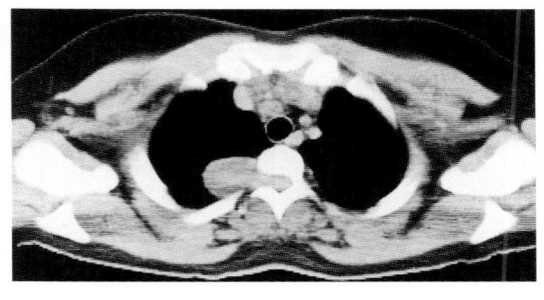

図 8-61　神経線維腫（29 歳女）
神経痛様の背部痛があり，胸部 X 線写真で腫瘤影を発見されて来院した．上縦隔のレベルで右傍椎体部に境界明瞭で平滑な腫瘤があり，筋肉と等吸収である．椎間孔の拡大があり，いわゆる"dumbbell-shaped"で，神経性腫瘍と診断される．神経線維腫であった．なお，本例には神経線維腫症（neurofibromatosis）はない．

して増強効果は神経鞘腫ほど強くなく，かつ均一であることが多い（図 8-60）．これに対して神経鞘腫は膠原線維を欠き，粘液成分を含むこと，嚢胞状変性を示すことなどから，筋肉よりも低吸収である．造影剤増強効果を示す腫瘍内に嚢胞様の低吸収域としてみられる．水に近い 5〜10 HU の低い吸収値を示すことがある[86-88]．

神経根腫瘍は肋間神経から発生するものが一般的であるが，肋間腔を開大させたり肋骨・脊椎にエロジオンを生じたりする．病変の一部が脊柱管にあると椎間孔を拡大し，dumbbell lesion とよばれたり，あるいは hour-glass 状を呈する（図 8-61）[86,88]．

神経線維腫症（neurofibromatosis type 1, von Recklinghausen disease）では蔓状神経線維腫（plexiform neurofibroma）が認められることがある（図 8-62）．

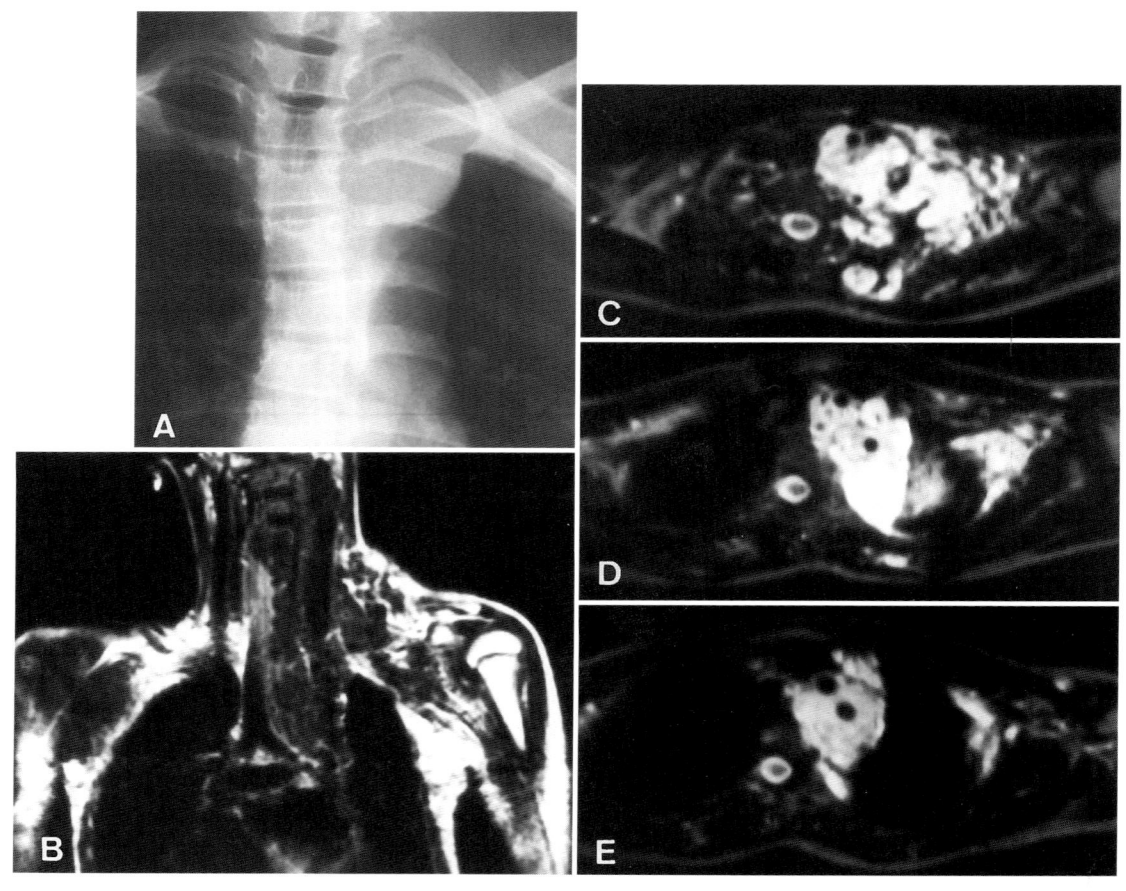

図8-62　蔓状神経線維腫（13歳女）
Neurofibromatosis type 1の患者である．胸椎X線写真（A）では左肺尖部に平滑な腫瘤があり，左下頸部の軟部組織濃度の増強がある．MRIのGd-DTPAによる造影T₁強調（SE 400/15）冠状断像（B）では左肩内側部の軟部組織の腫脹があり，やや増強された不整形の腫瘤が左頸部から上縦隔にかけて進展しているのがわかる．C～EはT₂強調像（SE 2000/90）の横断像で，神経線維腫は著しい高信号強度を示している．縦隔内では1つの腫瘤を形成しており，単純X線写真でみられるように平滑な辺縁を示すが，胸郭入口部から頸部にかけてはきわめて不規則な高信号域が複雑に交錯していることがわかる．このような病変を蔓状神経線維腫（plexiform neurofibroma）という．

R. Castleman病

　Castlemanら[89,90]によってbenign mediastinal lymphoid massを特徴とする疾患として報告されたもので，angiofollicular mediastinal lymph node hyperplasia, angiomatous lymphoid hyperplasia, lymphoid hamartoma, giant lymph node hyperplasiaなどのよび名がある[91]．組織学的には血流豊富なhyaline vascular typeとあまり血流の豊富でないplasma cell type，およびmixed typeとがある．およそ90％は血流豊富なhyaline vascular typeであるとされている[90-92]．

　事実，術中に生検組織の採取の際に大量の出血があり，改めて気管支動脈塞栓術を施行した後に再開胸して切除された報告もある[93]．Onikら[94]は造影CTで著しく強く増強された前縦隔の本症

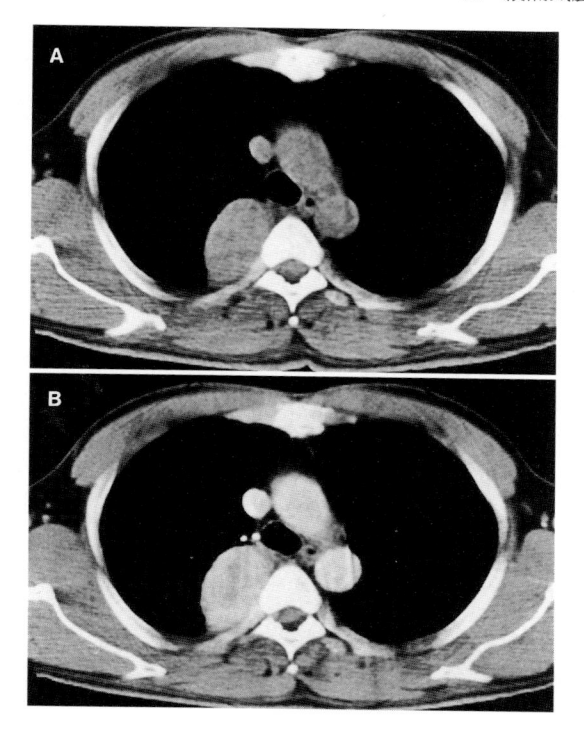

図8-63 Castleman病（38歳男）

胸部X線写真で腫瘤影を指摘された．Aは単純CT，Bは造影剤の急速静注による動脈相のCTである．気管分岐部直上の右傍椎体部にやや扁平な隆起を示す腫瘤があり，気管の後壁に接している．Bでは気管の右壁に接して2つの小円形の高吸収域が出現し，気管支動脈の走行に一致すると思われる．左側では気管支動脈と思われる血管は描出されない．腫瘤は拡張した右気管支動脈によって栄養されているものと推測される．手術の結果Castleman病（hyaline vascular type）と診断された．本例のCTを行ったころにはまだ経験例がなく，Castleman病を疑うまでには至らなかったが，きわめて血流豊富な腫瘤ではCastleman病を鑑別診断に入れておく必要があろう．

を報告している．筆者ら[94,95)]の経験例（図8-63）でも著しい造影剤増強効果が認められている．Moonら[91)]の10例のCastleman病のCTに関する報告によると，9例がhyaline vascular typeで，大きさは2〜7cmで，6例は肺門部に，2例は上縦隔に，1例は後縦隔に存在していた．造影CTでは著しい増強効果がみられた．Dynamic CTを行った1例では，時間経過とともに次第に求心性に増強効果が認められたとしている．また，hyaline vascular typeの1例には腫瘤の中心部に塊状の不規則な石灰化が認められた．また，plasma cell typeの1例では均質に増強された多発性の小結節が縦隔と鎖骨上窩に認められたと報告している[91)]．さらに囊胞を認めたという報告[97)]もある．

発生部位について，須藤ら[95)]がわが国の123例の報告例を分析したところ，70例が胸部に発生しており，このうち肺門・縦隔に発生したものは65例であった．また好発年齢は思春期から若年成人である[92)]．

これらの結果から，若年成人の肺門部または縦隔に局在し，かつ造影剤増強効果のきわめて強い腫瘤性病変の場合には本症を鑑別診断すべき疾患として考えておくべきである．

S. 縦隔気腫・縦隔膿瘍

縦隔気腫（mediastinal emphysema）の成因別分類は，(1)肺胞破裂に続発する間質性気腫が縦隔に広がる場合，(2)いくつかの成因が混在すると考えられ発生機転の明らかでないもの（例：自発性縦隔気腫，胸壁外傷），(3)頸部の深部筋層から縦隔への空気の侵入，(4)後腹膜腔より縦隔への空気侵入，(5)気管・気管支，食道の縦隔内穿孔などとなっている[98)]．福地[99)]は空気漏出源と

表 8-6　空気漏出源に基づく縦隔気腫の分類[99]

I. 胸腔内に漏出源があるもの
　(1) 肺胞から間質への漏出
　　　a. 肺疾患を合併しないもの：自発性縦隔気腫, 出産, 糖尿病性アシドーシス, 登山, スキンダイビング, マリファナ吸入
　　　b. 肺疾患を合併するもの：粟粒結核, 気管支喘息, 慢性気管支炎, 肺炎(化膿性, 嚥下性, 巨細胞性, 麻疹), SLEによる間質性肺炎, サルコイドーシス, 呼吸窮迫症候
　(2) 縦隔内含気臓器からの漏出
　　　a. 食道
　　　　1) 食道検査に伴うもの, 外傷
　　　　2) Boehaave症候群
　　　b. 気管・主気管支：外傷, 腫瘍
　(3) 混合性漏出
　　　閉塞性胸部外傷後の縦隔気腫
II. 胸腔外に漏出源があるもの
　(1) 頸部や口腔からの漏出
　　　気管切開, 扁桃摘出, 抜歯, 顎骨の骨折, 甲状腺手術
　(2) 腹腔からの漏出
　　　a. 後腹膜腔：消化管穿孔, 後腹膜空気注入造影術, 腎生検
　　　b. 腹腔内：気腹術後, 十二指腸前壁破裂

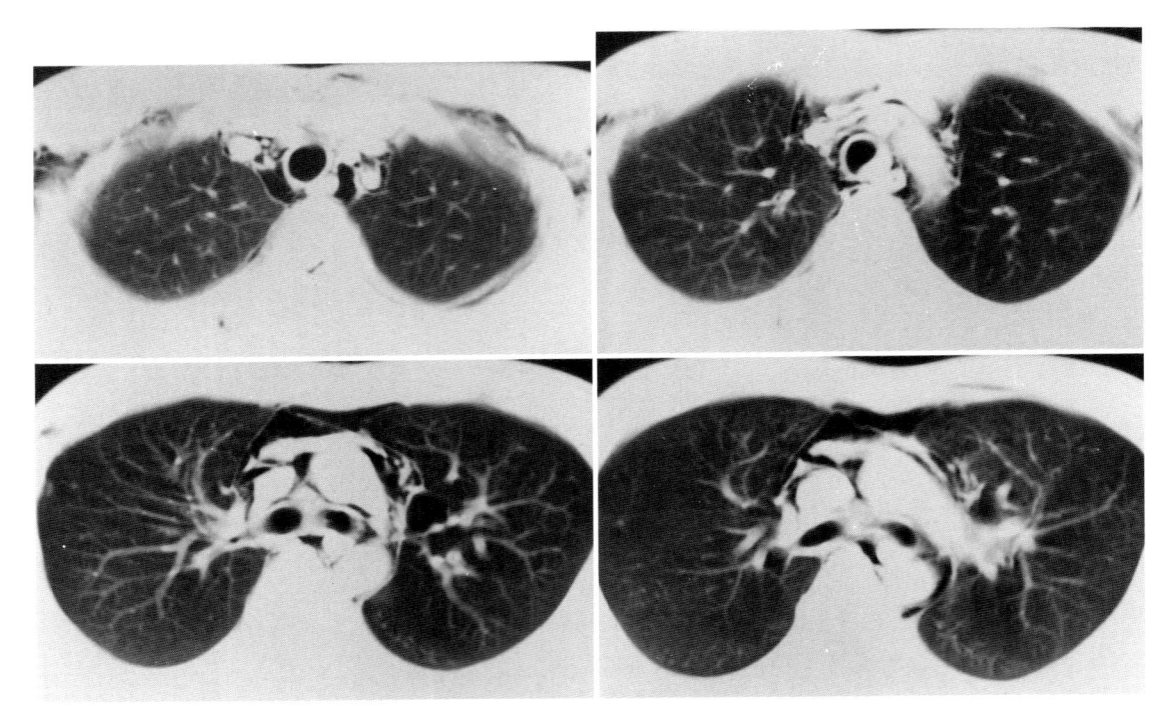

図 8-64　縦隔気腫 (20歳男)
気管支喘息に併発した縦隔気腫で, 皮下気腫もみられる. 正常の肺濃度よりも低い空気が縦隔の既存構造の間隙にみられる. また軽度の気胸も合併している.

縦隔への侵入経路に基づいて縦隔気腫を表 8-6 のように分類している.

自発性縦隔気腫 (spontaneous mediastinal emphysema) は 20〜30 歳代の健常男子に好発する (図 8-64). 咳嗽発作などに続発することも多いが, 必ずしも誘因が判然としないことも多く,

S. 縦隔気腫・縦隔膿瘍

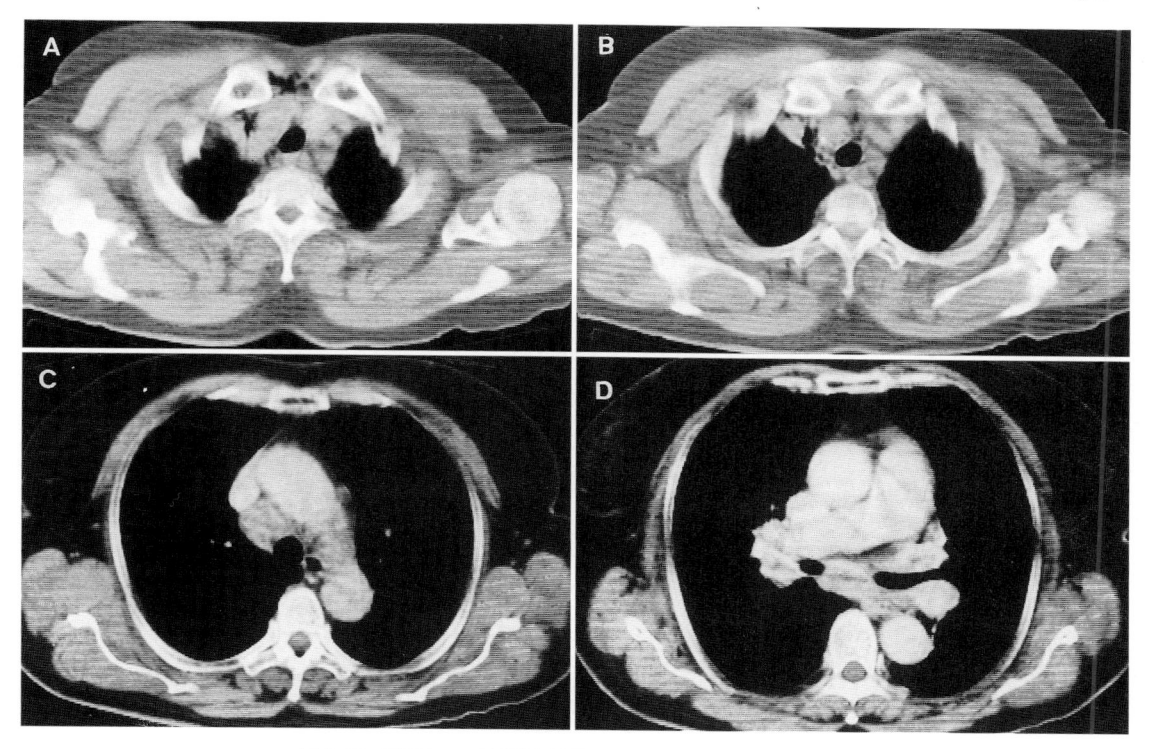

図 8-65 頸部リンパ節試験切除後にみられた縦隔気腫（65歳女）
サルコイドーシスの確定診断を得るためにリンパ節生検が施行され，その後に CT が行われた．A〜D は同一日のもので，A，B ではウィンドウ幅を広くしてある．上縦隔にごくわずかの air density が認められる．これによる自覚症状はなかった．C，D では気管前リンパ節（#3）や気管分岐部リンパ節（#7）の腫大が明らかである．なお，肺野には異常は認められなかった．

無症状のことも少なくない．症状がある場合には突発する胸骨下痛が主なもので，呼吸や嚥下により，これが増強されることも少なくない[99]．図 8-65 はサルコイドーシスのリンパ節試験切除にみられたごく軽度の iatrogenic pneumomediastinum である．

Satoh ら[100]は推定体重 25 kg の拒食症の 16 歳女性で皮下気腫，硬膜外気腫，縦隔気腫，間質性肺気腫などがみられたとして報告している．小児や若年成人では栄養不良と肺の過膨張が呼吸筋脆弱化の誘因となることが知られており，拒食症による栄養不良が気腔の拡大をきたし，肺胞の破裂による間質性肺気腫，縦隔気腫をきたしたものと考察している．

縦隔膿瘍（mediastinal abscess）の原因として最も多いものは食道破裂あるいは穿孔によるもので，内視鏡（図 8-66），Boehaave 症候群，穿通性外傷などによる．気管・主気管支の穿孔としては気管内挿管，気管支造影，穿通性外傷などがある．また，開胸術，胸骨切開術の術後，咽後膿瘍，頸部膿瘍，骨髄炎，膿胸や化膿性心膜炎などからの波及もある[101]．

縦隔膿瘍の救命には発症から治療開始までの時間が重要であり，迅速な診断が要求されるので[102]，食道内視鏡検査後の発熱と胸痛のある場合や，縦隔膿瘍をきたす原因がある場合には，CT は積極的に利用すべきである．その理由は，縦隔内に漏れた空気や液体貯留あるいは縦隔炎（mediastinitis）による縦隔の異常は，その初期には単純 X 線写真では発見困難であることによる．

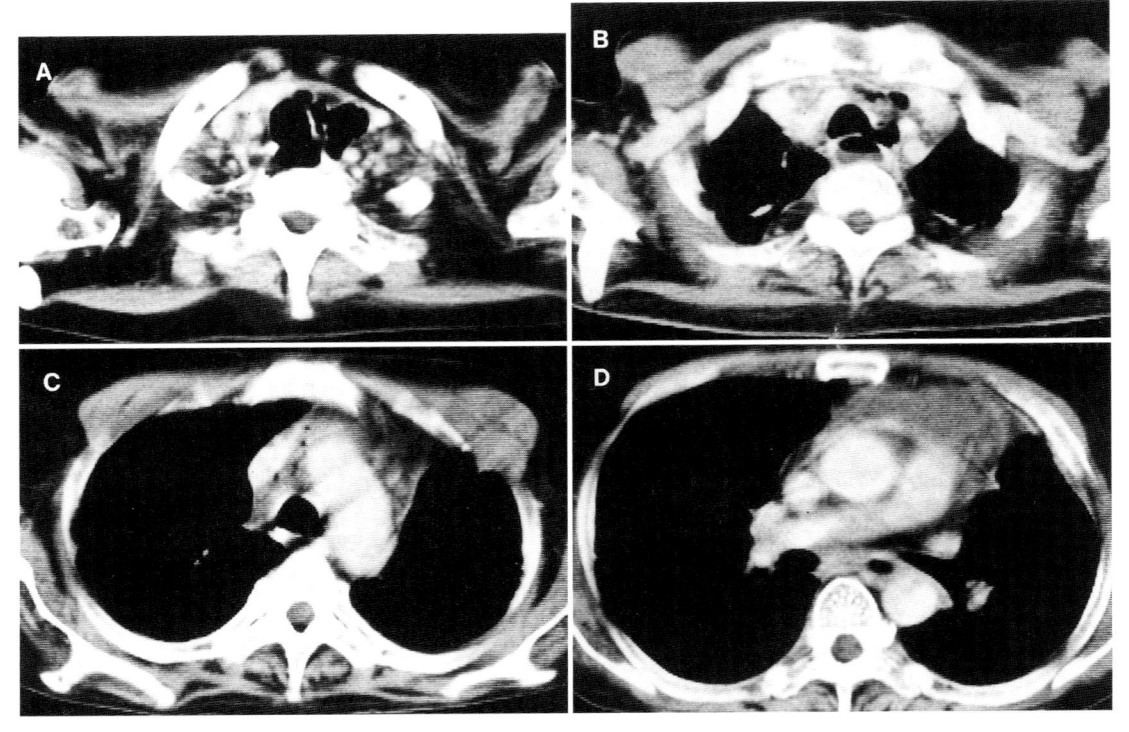

図 8-66　縦隔膿瘍（49 歳男）
頸部リンパ節転移と嗄声を伴う食道癌症例．前医で食道の内視鏡検査が施行されており，生検も行われている．初診時より高熱があった．A〜D は造影 CT である．胸郭入口部の気管の左方および前方に air density がみられ（A，B），大動脈弓の高さ（C）では air bubble としてみられる．さらに右肺動脈が描出されるレベル（D）では前縦隔に液体貯留が認められる．おそらく内視鏡による食道損傷か食道癌の穿孔と思われるが，確証の得られないまま死亡した．

T. 大動脈解離

　大動脈解離は循環血液によって壁が長軸性に分離したものである．解離性大動脈瘤（dissecting aneurysm）という用語は誤りである．解離するのは動脈内の血液であり，大動脈自身はわずかしか拡張しないことも，まったく拡張しないこともある．大動脈解離（aortic dissection, AD）がより正確な用語である[103]．

　外傷性解離（traumatic dissection）は鈍的外傷による胸部大動脈の病変に対して用いられるが，自然発生のいわゆる大動脈解離と混同してはいけない．好発部位は大動脈近位と左鎖骨下動脈の末梢で，非外傷性のものと同じであるが，これ以外はまったく異なる．損傷を受けた動脈は裂けて動脈の全層がすべて種々の程度におかされる．裂け目は通常横断性で，長軸性の進展は少ない．囊状仮性動脈瘤は大動脈損傷部に生じる[103]．

　これに対して自然発生の大動脈解離では大動脈壁の最初の裂け目は内膜である．この部は entry site とよばれ，長軸性に裂けて中膜を選択的におかすのが特徴である．大動脈拡張は通常紡錘形である．中膜の弾性線維と平滑筋の変性が認められるが，これは特異的なものではなく，加齢によるもので，大動脈解離のない高齢者の中膜変化と違いはないとされている．例外は Marfan 症候群

で，中膜の変化が強く，若年者にも認められることである．中膜の変化は2次的なもので，解離は中膜が組織学的に正常であっても起こるとされている．Intimal tear は大動脈に対する機械的な力によるもので，心臓は大血管にぶら下げられている．比較的固定されている2つの部位，すなわち isthmus と大動脈弁の付近が最も強く機械的な力が作用する．したがって，上行大動脈の近位と左鎖骨下動脈の末梢に大部分の intimal tear が起こる[103]．

DeBakey 分類（図8-67）では次のように定義されている．Type I：上行大動脈に始まり大動脈弓あるいはそれより遠位に及ぶもの．Type II：上行大動脈に限局するもの．Type III：下行大動脈に始まり遠位に及ぶもの[103]．

最近，Stanford 分類（図8-67）が提唱され，次のように分類されている．Type A：上行大動脈すなわち近位部に発生したもの．Type B：下行大動脈すなわち遠位部に発生したもの．治療および予後との関連では上行大動脈に病変があるかどうかが重要であるため，最近ではこの Stanford 分類がよく用いられている．つまり proximal AD は外科的に治療されるが，distal AD は比較的予後良好で内科的に治療される[103]．

解離は血流方向に一致して末梢側へ進展するのが原則である．中枢側へ解離が進む場合は逆行性解離（retrograde dissection）という．カテーテル操作による解離はしばしば逆行性解離である[103]．

発症2週間以内は一応急性期，それより経過したものを慢性期と分けている．

大動脈解離の患者には，大動脈中膜の変性と高血圧の存在を示す所見（左室肥大，心拡大など）などが約90％に認められることから，高血圧は中膜の変性を加速させると思われている．大動脈解離を有する40歳以下の患者の約半数は何かしら基礎病変をもっている．先天的に bicuspid または uncuspid aortic valve は重要な誘発因子となる．Marfan 症候群では上行大動脈の大動脈解離の頻度が高い．その他 Ehlers-Danlos, Turner, Noonan などの症候群，大動脈縮窄症，反復性多発性軟骨炎（relapsing polychondritis）などでも大動脈解離を起こすことが知られている．まれなものとしては systemic lupus erythematosus, giant cell arteritis などがある[103]．

大動脈近位の primary intimal tear は entry point とよばれ，遠位の secondary tear は re-entry point とよばれている．Entry が1個の場合と entry, re-entry point が多発する場合とがある．Proximal AD の entry point は90％の例で上行大動脈の起始部から4cm以内にある．Distal AD の entry point は90％以上は isthmus あるいは下行大動脈の近位にある．Dissection channel は大動脈の外側のカーブに沿ってらせん状に形成される傾向がある．False lumen は上行大動脈の前方，右方にあり，大動脈弓では上方やや後方にあることが多い．下行大動脈では後方左側にあるのが一般的である．True lumen は false lumen にしばしば圧迫されている．剖検では約半数に大動脈弓から分岐する血管にも解離がみられ，腎動脈は約1/4に，腸骨動脈は半数にみられる．生存者では分枝の解離は少ない．解離した血管では true lumen, false lumen あるいは両者によって血流があり，慢性期には false lumen は内皮化してアテローム硬化を起こし，石灰化も起こす．死亡は false lumen の破裂によることが多い．心膜内での破裂は心タンポナーデをきたし，死因の最多を占め，剖検では proximal AD の70％にみられる．Distal AD ではときどき左

DeBakey分類	I	II	III
Stanford分類	A	A	B

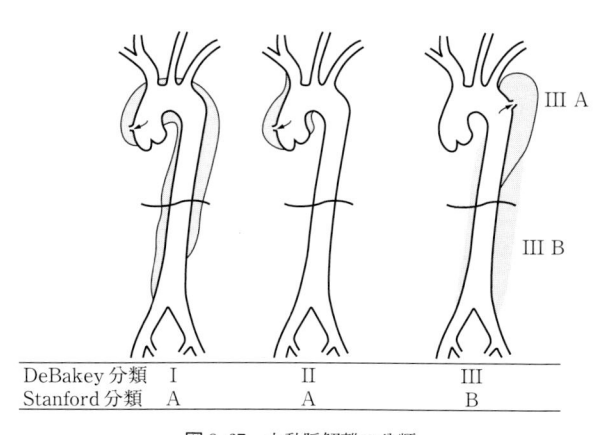

図8-67 大動脈解離の分類

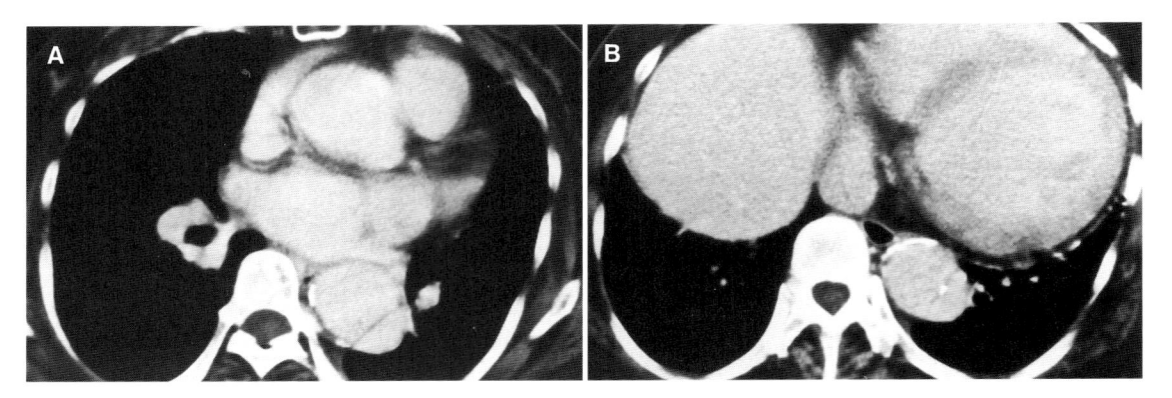

図 8-68　大動脈解離における内膜石灰化の偏位（54 歳女）
Distal AD の造影 CT である．A では解離腔に石灰化はないが，intimal flap が線状の低吸収域としてみえる．B では intimal flap に一致して石灰化がみえる．すなわち内膜の石灰化が内方に偏位していることがわかる．

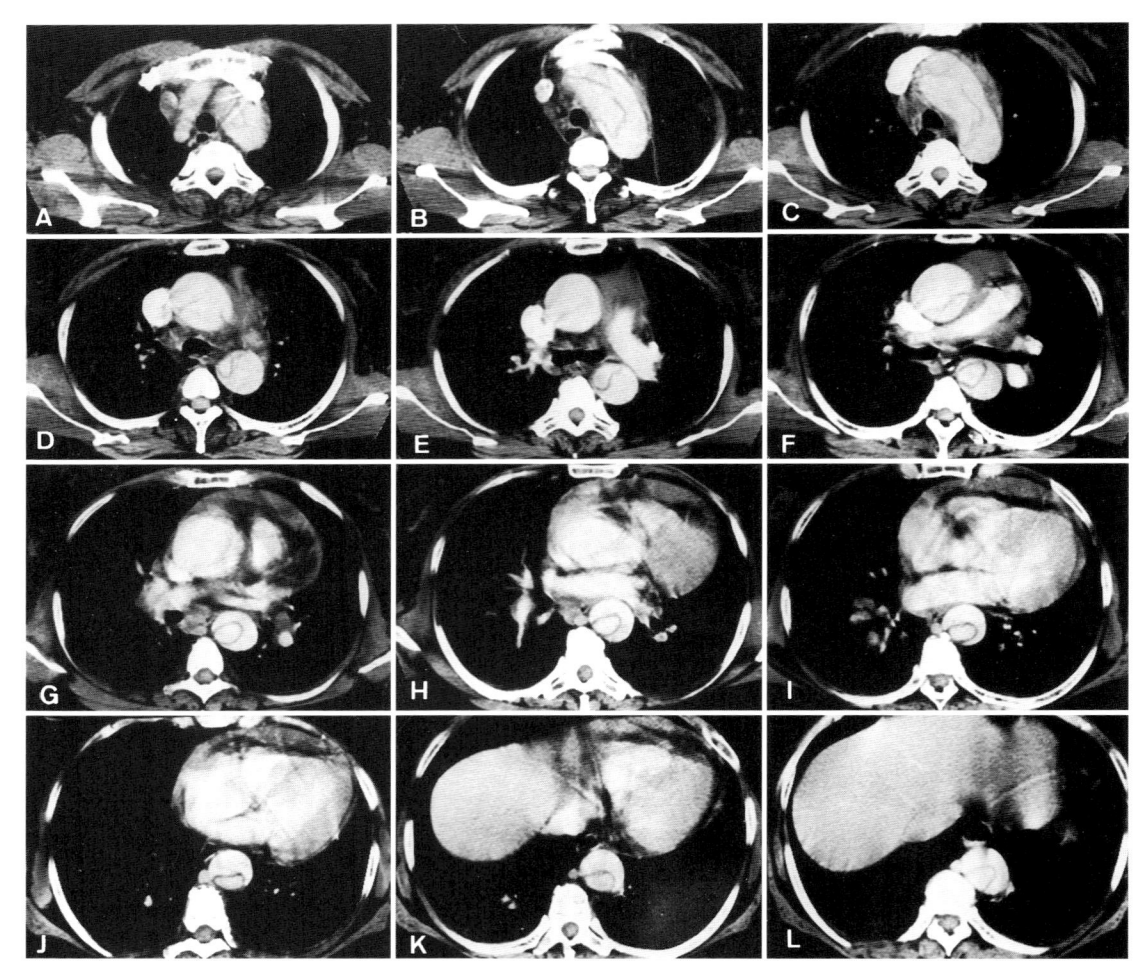

図 8-69　大動脈解離（57 歳女）
連続する 12 スライスの造影 CT である．大動脈弁の直上部（F〜H）で intimal flap がみえ，解離腔は拡大して真腔の前方にある（A〜F）．大動脈弓のレベル（A〜C）では偽腔は前方から左外側に，下行大動脈（D〜L）では偽腔は外側後方からふたたび前方へとらせん状に形成されている．真腔は偽腔に圧迫されて小さい．心囊液貯留も認められる．

T. 大動脈解離

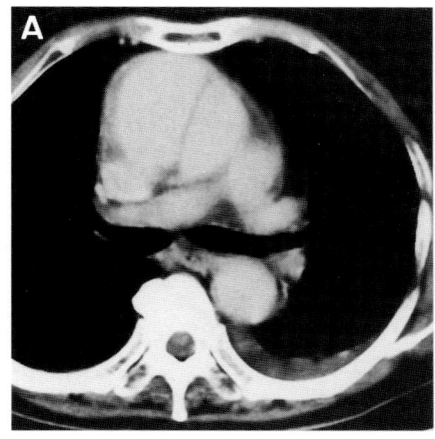

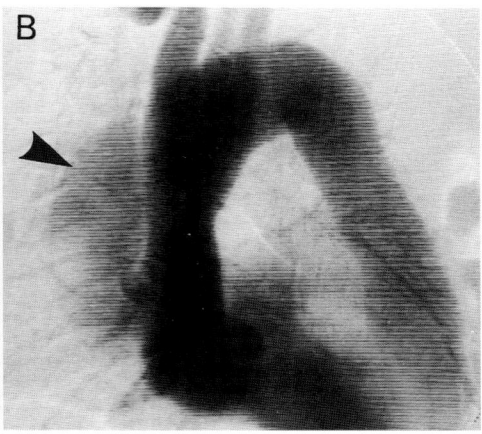

図 8-70 大動脈解離（60歳女）
造影 CT（A）では上行大動脈は著しく拡張し，前胸壁に接している．内腔には intimal flap が線状の低吸収域としてみえ，2つの腔が存在する．左前斜位の DSA（B）では大きな偽腔（▲）とよく造影された真腔がみえる．

胸腔に破裂して死亡の原因となる．左胸腔への破裂は distal AD の 4％にみられる．右胸膜腔，縦隔，後腹膜，腹腔への破裂は少ない．胸痛は最も多い症状で 95％にみられる．疼痛は急性，激烈で，発症時に最も強い．Proximal AD はしばしば前胸部痛を生じるが，distal AD は背部痛を生じる．疼痛は解離の進行によって移動する傾向がある．頭部，頸部，下背部，腹部にも放散する．ショック状態にみえても血圧は特に distal AD ではしばしば高い．脈拍が触れにくくなる所見は解離の重要な所見であり，大動脈弁閉鎖不全の心音の出現は大動脈弁をおかした所見として重要である[103]．

大動脈解離の診断はときに胸部 X 線写真によってなされ，異常所見が高頻度にみられることが報告されているが，その所見は通常非特異的なものである．縦隔の拡大や種々の大動脈の異常がよくみられるが，これらの所見は同年齢ではよくみられるものであり，かつ胸部 X 線写真では正常と判定されるものが 25％ ある[103]．

患者の以前のフィルムとの比較読影によって大動脈や縦隔の形や大きさが経時的に変化していれば大動脈解離を示唆する所見である．内膜石灰化が 1 cm 以上内側に変位している所見や上行大動脈と下行大動脈との径の不均衡は有力な所見である．

大動脈解離の単純・造影 CT 所見は次のごとくである．単純 CT では内膜石灰化が偏位してみえること（図 8-68），血栓化した偽腔は高吸収域としてみえること，心嚢液や胸水貯留がみられる，大動脈拡張がある．これに対応して造影 CT では intimal flap がみえること，大動脈の内腔が 2 つみえること，真腔が偽腔によって圧迫されてみえること，大動脈の分枝にまで解離が及んでいる場合があるとこれがみえること，などである（図 8-69，8-70）[103,104]．

山田ら[105,106]は，急性期から解離腔が血腫で完全に閉塞しており，血管造影を行っても剝離内膜や intimal tear が認められないものがおよそ 40％ にみられるとし，その CT 所見について報告した．急性期の単純 CT では 44〜64％ において三日月状の解離腔は high density すなわち中膜血腫を示した．血腫の high density は時間経過とともに isodensity に変化した．胸水の出現は 2 日目に多かった．造影 CT では，脆弱となった大動脈外膜の修復機転を反映して，大動脈壁のリング状の増強効果（ring enhancement）がみられた．なお，このタイプの大動脈解離の予後は比較的良好である[105]．

U. 胸部大動脈瘤

　上行大動脈は大動脈根部（aortic root または aortic bulb），筒状部分（tubular segment）に分けられる．Aortic root は3つの Valsalva 洞からなり，大動脈弁から Valsalva 洞の上縁までをいう．冠状動脈は左右の Valsalva 洞から分岐している．Tubular segment は aortic root から腕頭動脈の分岐部までの部分で，上行大動脈の大部分は心膜内にある．上行大動脈は後方の左房，肺動脈，右主気管支に接している．右側には上大静脈と右房，左側には肺動脈幹がある．大動脈弓は腕頭動脈起始部から Botallo 靱帯（ligamentum arteriosum）までの間である．重要な構造すなわち肺動脈幹の分岐部，左主気管支，左反回神経が大動脈弓の内側にある．下行大動脈は Botallo 靱帯から横隔膜の大動脈裂孔までの間である．食道は下行大動脈の上，中部では下行大動脈の右側に，下部では食道は下行大動脈と交叉して前方を通り左側に出る[107]．

　上行大動脈は長さ約5 cm，大動脈弓は約4.5 cm，下行大動脈は約20.0 cm である．大動脈径は大動脈根部が最大で末梢にいくに従って次第に細くなる[107]．

　Aronberg ら[108]は大動脈の冠状断径を測定した．平均径は大動脈根部が3.6 cm，大動脈弓より1.0 cm 近位の上行大動脈径が3.5 cm，下行大動脈近位が2.6 cm，中央部が2.5 cm，遠位が2.4 cm であった．上行大動脈の最大径は4.7 cm，遠位下行大動脈の最小径は1.4 cm であった．下行大動脈が上行大動脈よりも太い部位はなかった．上行大動脈径と下行大動脈径の比は若年女性では2.2，これ以上の年齢では約1.2 であった．大動脈径は加齢とともに増大した．成人では10年ごとに約0.1 cm ずつ増加する[107,108]．

　大動脈径の増大は圧の上昇で起こり，高血圧，

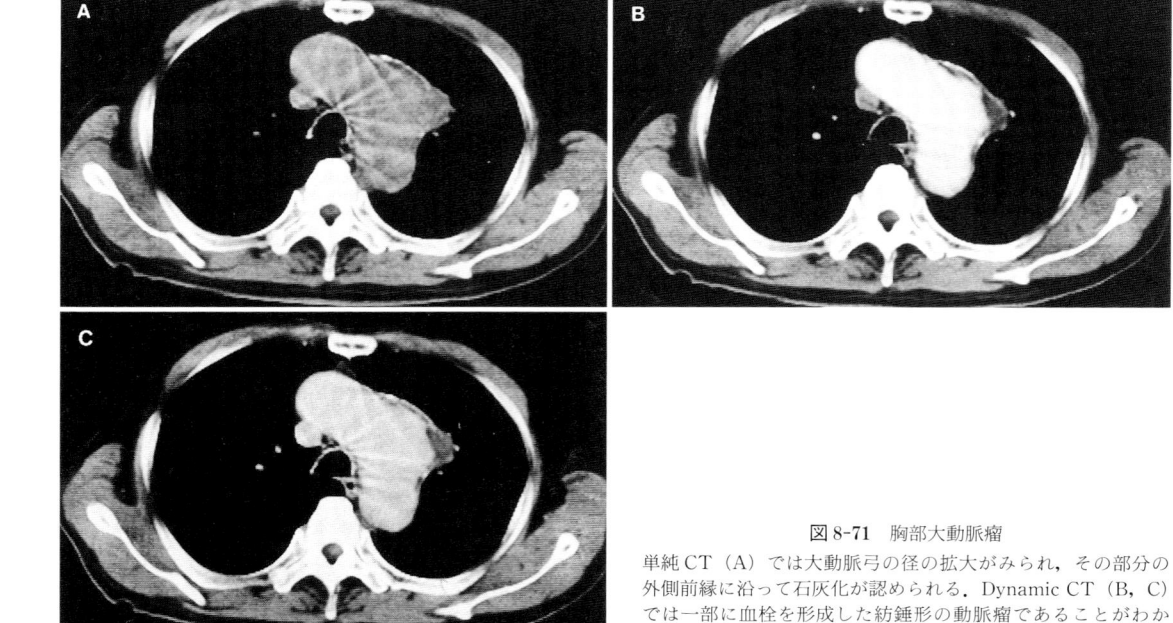

図 8-71　胸部大動脈瘤
単純CT（A）では大動脈弓の径の拡大がみられ，その部分の外側前縁に沿って石灰化が認められる．Dynamic CT（B，C）では一部に血栓を形成した紡錘形の動脈瘤であることがわかる．

U. 胸部大動脈瘤

大動脈弁狭窄，縮窄症の近位で起こる．同様に異常な容積により径の増大をきたすものとして大動脈弁閉鎖不全症がある[107]．

動脈瘤は血管壁の疾患により永久的に拡張をきたしたものと定義される．真性動脈瘤（true aneurysm）とは動脈壁の全層の脆弱化によって起こるが，層構造は保たれている．これに対して仮性動脈瘤（false aneurysm）は限局性の穿孔により血液が壁に漏れた部分以外は正常の壁である．血液は外膜（adventitia）あるいは動脈壁の結合組織や器質化した凝結内にある[107]．

紡錘形動脈瘤（fusiform aneurysm）は血管壁の全周をおかすが，囊状動脈瘤（saccular aneurysm）は動脈壁の一部がおかされたものである．原因としては，(1)動脈硬化性，(2)中膜変性，(3)梅毒性，(4)細菌性，(5)大動脈炎に伴うもの，(6)先天性などがある[107]．

CT検査手技としては，まずscanogramを撮る．関心領域の単純CTを行う．単純CTは動脈壁の石灰化の有無，形態の判定に必要である．Dynamic CTで大動脈解離の診断や縦隔腫瘍との鑑別診断ができる．通常の造影では大動脈弓の上縁から腹部大動脈が総腸骨動脈の分岐部までをスキャンする．動脈瘤の所見は限局性あるいはびまん性の拡張と変形である．石灰化の局在は大動脈解離との鑑別に重要である．すなわち大動脈解離では内膜石灰化は内腔へ変位するが（図8-68），動脈瘤では石灰化は辺縁にある（図8-69）．動脈瘤の辺縁の石灰化は約75%に認められる．CTは動脈瘤の実際の径を測定するのによい．壁

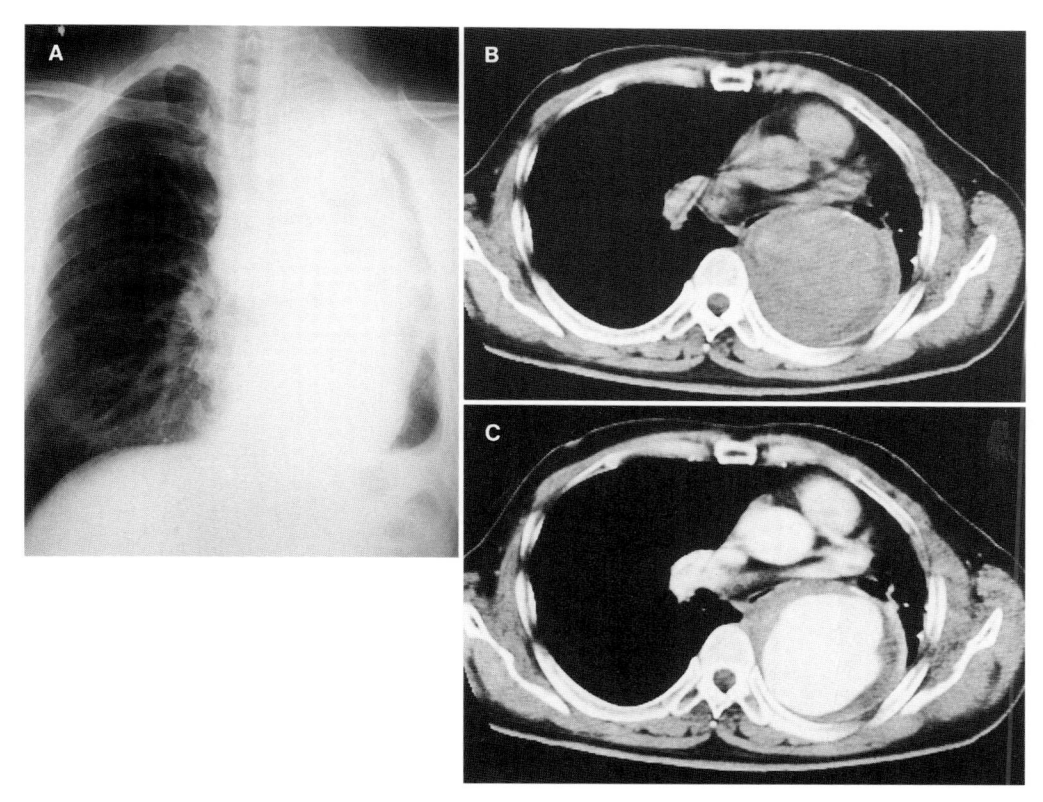

図8-72 胸部大動脈瘤
胸部単純X線写真（A）では肺結核の既往があり，左胸郭は小さい．縦隔陰影が著しく拡大しており，心陰影はよくみえない．単純CT（B）では下行大動脈は著しく拡大し，動脈瘤とわかる．周辺部には三日月状の低吸収域がみえ，壁在血栓が疑われる．心臓を後方から圧迫している．造影CT（C）では動脈瘤の内腔が強く増強されている．壁在血栓は厚く，動脈瘤径と内腔とは内径がかなり違う．

在血栓があると血管造影では動脈瘤径を正しく測定できなくなることによる．動脈瘤の周囲に高吸収液体成分があれば動脈瘤破裂が疑われる．Aortic graft の感染は本来の native aorta と graft との間に2週以後にガスがあればほぼ確実である．術後6週以降の液体の存在も感染を示唆する所見とされている[107]．

胸部大動脈瘤の CT 所見は，限局性またはびまん性の大動脈径の拡大と変形である．内膜石灰化の局在は大動脈解離との鑑別診断に重要である．すなわち動脈瘤では石灰化は瘤の辺縁にあるが，解離では内側に偏位している[109,110]．大動脈瘤の約75％には辺縁性の石灰化がみられるのでこの所見は有用である（図8-71）[110]．

動脈瘤の径を正確に評価するには CT のほうが血管造影よりもすぐれている．それは，壁在血栓があると血管造影では正確な動脈瘤径を測定できないことによる（図8-72）．

動脈瘤の切迫破裂や破裂の評価にも CT は有用である．動脈瘤は縦隔，心囊あるいは胸腔，胸壁などに穿破しうるが，これらの部位に高吸収の液体を証明できれば動脈瘤破裂を示唆する重要な所見である[111,112]．辺縁性の石灰化が中心へと偏位する所見が動脈瘤破裂の初期徴候であるとする報告もある[110]．

また，CT は縦隔腫瘍か動脈瘤かの鑑別にも重要な役割を果たしている．この場合重要なことは，従来の点滴静注法では縦隔腫瘍がある程度血流豊富であると動脈瘤との鑑別がむずかしくなるので，十分な濃度差をつけるために急速静注法が必須である．さらに1断層面で大量の造影剤を用いた dynamic CT を行えば，動脈内腔は著しく高い吸収値となり，周囲の縦隔腫瘍や縦隔の既存構造との鑑別が容易となる．

V. 大動脈弓とその分岐異常

大動脈弓とその分岐の異常は，多くの場合単純 X 線写真，食道造影，透視所見などから診断しうるが，ときには定型的な所見でない場合や縦隔腫瘍との鑑別で迷う場合がある．このような場合の CT スキャンは非侵襲的で，しばしば確定診断を与えうる検査法として意義がある．呼吸器病を専攻する者にとっても，日常遭遇する頻度の高い動脈奇形の CT 所見を理解しておくほうがよい．

右側大動脈弓（right aortic arch）には3型があり，うち2型が多いとされている[113]．

図8-73 Edwards の double aortic arch model[113]

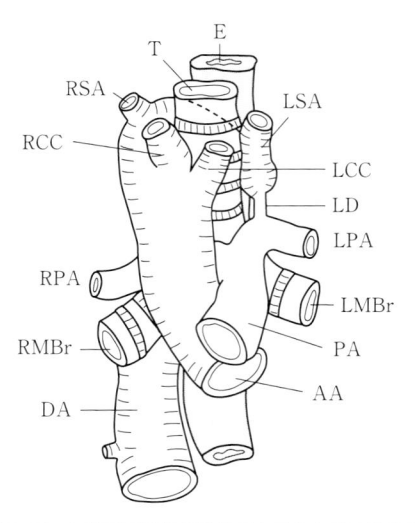

図8-74 左鎖骨下動脈起始異常を伴う右側大動脈弓

V. 大動脈弓とその分岐異常

Edwardsのモデルから説明したものが図8-73である[113]。最も多いのが左鎖骨下動脈起始異常を伴う右側大動脈弓（right aortic arch with aberrant left subclavian artery）である（図8-74）。胎生期のdouble aortic archにおいて図8-73の3の部分が退縮消失したものである。上行大動脈から分岐する最初の枝は左総頸動脈であり、続いて右総頸動脈、右鎖骨下動脈、4番目に左鎖骨下動脈が右側大動脈弓の後方から分岐して気管および食道の後方を通って左側に出る。左鎖

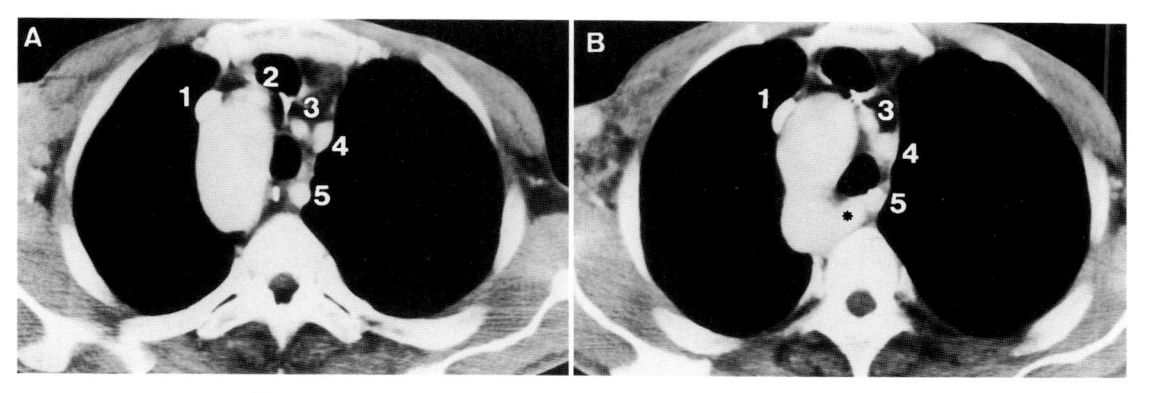

図8-75 左鎖骨下動脈起始異常を伴う右側大動脈弓，食道癌術後（56歳男）
1：SVC，2：RCC，3：RSA，4：LCC，5：LSA，＊：diverticulum of Kommerell

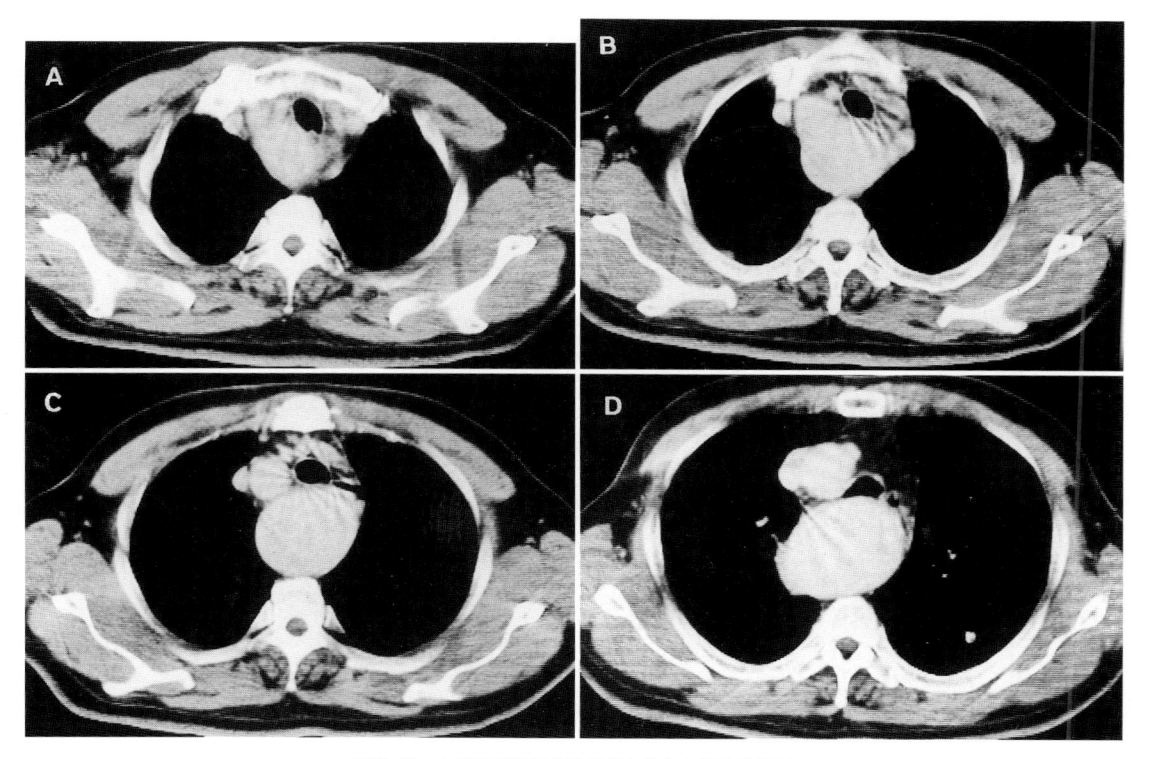

図8-76 左鎖骨下動脈起始異常を伴う右側大動脈弓
大動脈弓は気管の右側にあり，Bでdiverticulum of Kommerellから分岐する左鎖骨下動脈がみえる．下行大動脈は動脈瘤を伴っている．

骨下動脈の起始部は大動脈憩室すなわち diverticulum of Kommerell にある。大動脈憩室は動脈管により肺動脈に付着しているため血管輪を作り，食道を後方から圧排する（図 8-75，8-76）。Type 1（Edwards のモデルの 1 が消失したもの）は Fallot 四徴症などの他の奇形を合併する頻度が高く，通常呼吸器病医が遭遇する頻度はきわめて低い[113-116]。

　右鎖骨下動脈起始異常を伴う左大動脈弓（left aortic arch with aberrant right subclavian artery）は左大動脈弓で最も多い血管の起始異常で，人口の 0.5％に認められるとされている[115]。Edwards の double aortic arch モデルで右側大動脈弓の 3 の部分が退縮したものである（図 8-77）。つまり，左鎖骨下動脈起始異常を伴う右側大動脈弓と対称的な形態を示す。右鎖骨下動脈は左大動脈弓からの血流を受けるため，右鎖骨下動脈は分岐する血管の最後の分枝であり，気管および食道の後方を通って右胸郭入口部に到達する。この起始部では大動脈弓の拡張がみられ，これを diverticulum of Kommerell という。これはオリジナルの double arch の名残りであるとされている。この奇形は無症状のことが多く，偶然胸部 X 線写真で発見される。すなわち，胸部 X 線正面写真では左大動脈弓から上方に分岐する左

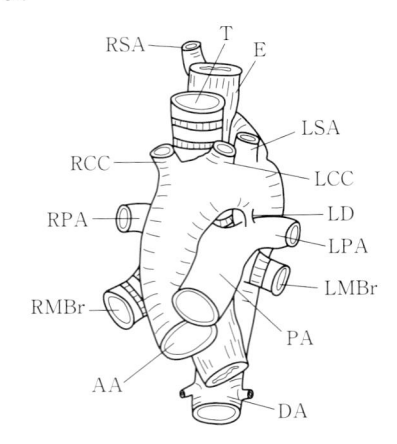

図 8-77　右鎖骨下動脈起始異常を伴う左側大動脈弓

鎖骨下動脈がみえるのが正常所見であるが，この上方に延びる左鎖骨下動脈の輪郭が右上方に向かって延びていることで本症を疑うことができる（図 8-78）[116]。しかし高齢者では Kommerell diverticulum が動脈瘤様拡張をきたすと vasular ring と同様な症状をきたすことがある。右鎖骨下動脈起始異常が高齢者で蛇行や拡張により食道の圧迫や気管の圧迫による通過障害や呼吸困難をきたすことがあり，dysphagia lusoria とよばれている[116]。

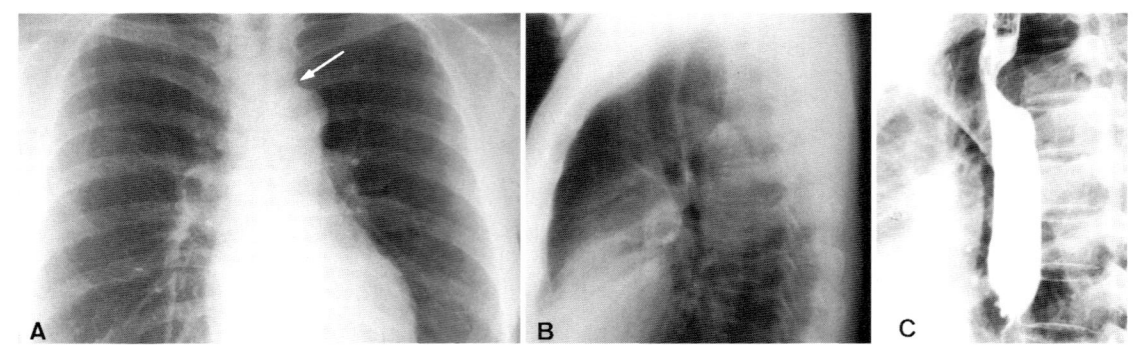

図 8-78　右鎖骨下動脈起始異常（54 歳女）（A～C）
胸部 X 線写真正面像（A）では大動脈弓の頂上部から上方やや左側に向かって本来の左鎖骨下動脈の輪郭がみえるはずであるが，それがみえない。胸骨柄に重なってややみにくいが，鎖骨下動脈の輪郭が右上方に向かっている（↑）。側面像（B）では気管の前方への圧迫がみられる。食道造影（C）では，大動脈弓のレベルで後方からの圧迫が認められる。なお，本例は下部食道癌を伴っている。

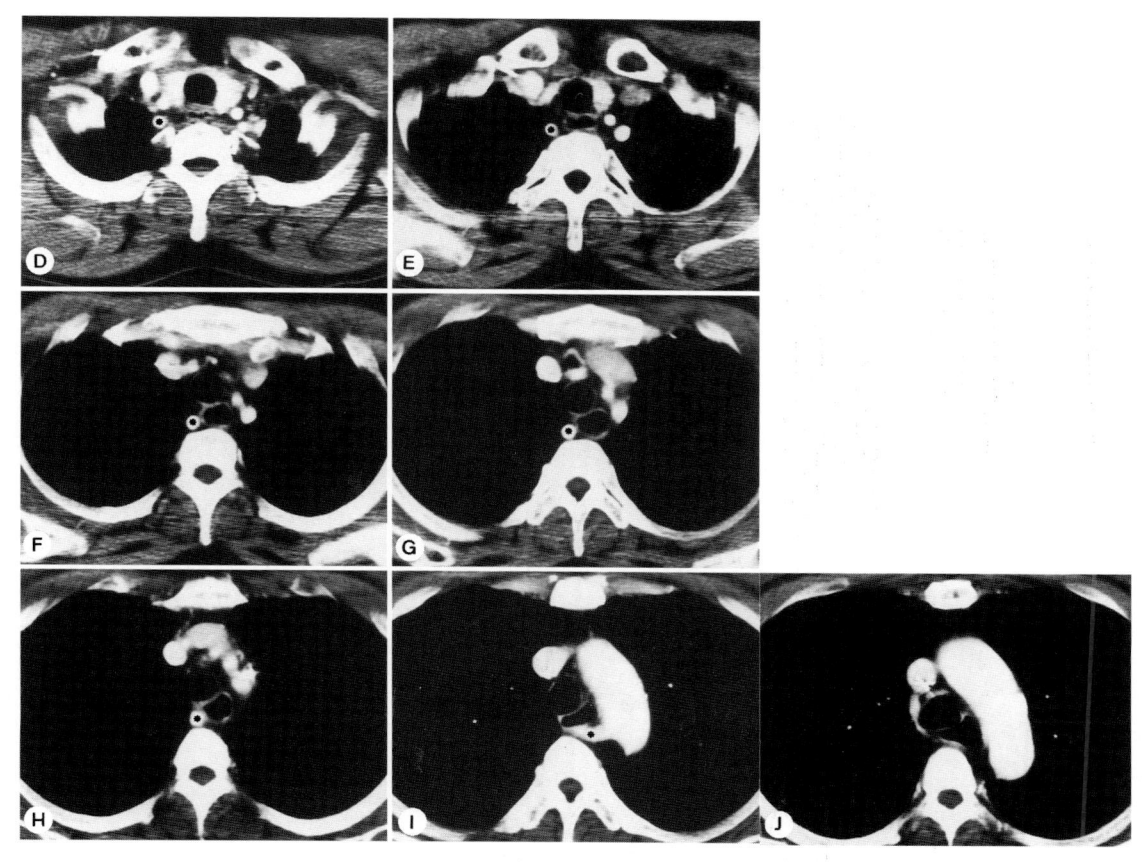

図 8-78 右鎖骨下動脈起始異常（54 歳女）(D〜J)
造影 CT, 大動脈弓のレベルで大動脈弓の後部から分岐した右鎖骨下動脈（＊）が食道の後方を通って (I), 椎体の前面に達し (H), そこから上行していくのがわかる (G, F, E, D).

Ⅶ. 食道病変

1. 食道癌

　食道癌の診断はバリウム X 線検査, 内視鏡検査によって行われるものであり, CT が原発巣の発見に寄与する頻度はきわめて低い. しかし, 食道癌が発見されると, 進展範囲の診断, 手術適応の決定などに CT が重要な情報を提供することが多い.
　食道は 20 数 cm もの長い管腔臓器であり, そのリンパ節転移は上縦隔から上腹部に及ぶ. したがって, 食道癌の staging のための CT スキャンは胸骨上縁より 3 cm あたりから膵頭部あたりまでの広い範囲が検査対象となる. これに要するスライス数は従来のスキャン法では 30 スライスを越えた. 最近では造影剤の急速静注による造影ヘリカル CT により検査時間を大幅に短縮できる.
　正常食道の CT 所見をまず理解しておく必要がある. 食道は頸部食道から腹部食道に至るまで CT でよく描出される. 検査時には食道がよく伸展されているほうがよいので, ガストログラフィンの希釈液を服用させるのが一般的である. 食道壁の厚さは食道の伸展の程度によってさまざまであるが, よく伸展されている場合は壁厚は 3 mm

以下であり，5 mm 以上の壁肥厚は異常とされている[117,118]．胸腔内食道は縦隔の脂肪組織に囲まれているため，その輪郭が明瞭に識別できることが多い．ただし，食道が大動脈，左主気管支，左房と接している部位では，限局性に脂肪組織がほとんどないので，食道そのものや食道癌の進展範囲の判定に苦慮する場合がある．また，食道癌症例では痩せて脂肪組織が少なくなっていることが多く，これも進展範囲の判定にマイナスに作用する．

a．T因子，A因子のCT診断

食道癌は壁厚5 mm 以上の限局性の壁肥厚な

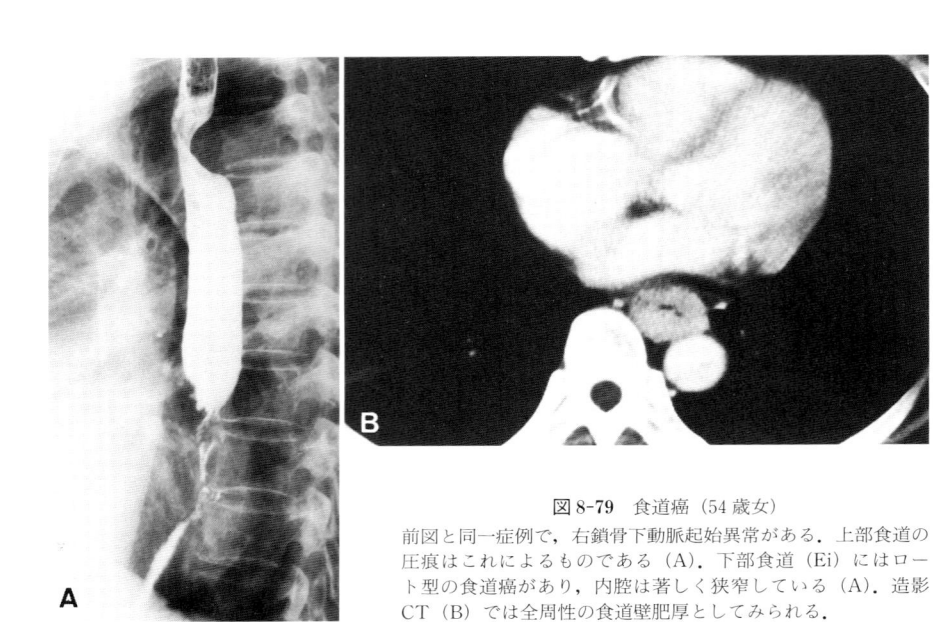

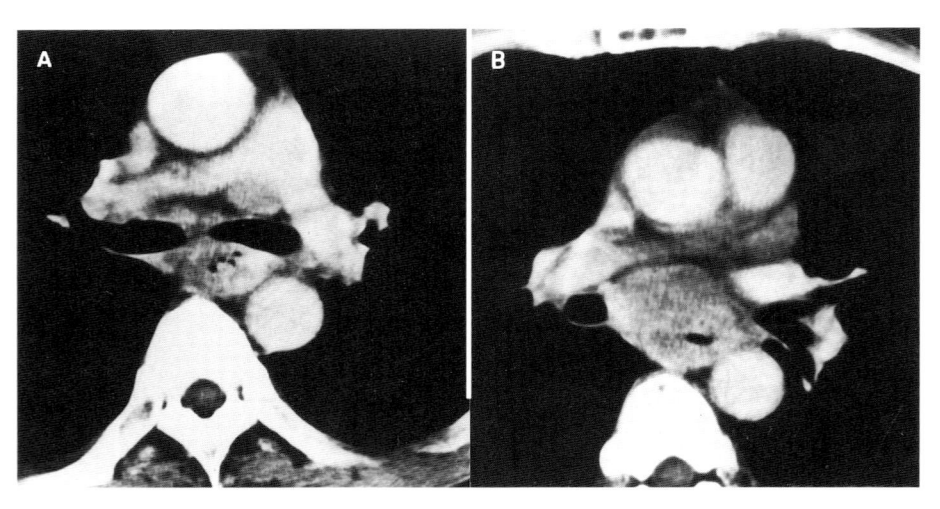

図 8-79 食道癌（54歳女）
前図と同一症例で，右鎖骨下動脈起始異常がある．上部食道の圧痕はこれによるものである（A）．下部食道（Ei）にはロート型の食道癌があり，内腔は著しく狭窄している（A）．造影CT（B）では全周性の食道壁肥厚としてみられる．

図 8-80 食道癌（55歳男）
造影CT．Im領域のらせん型の食道癌で，A では全周性の壁肥厚としてみられる．肺動脈幹が左右の肺動脈に分岐するところで，左主気管支の前方の気管気管支リンパ節腫大があり転移と判定される．B では食道癌の前壁側に著しい壁肥厚がある．気管分岐部リンパ節と一塊になっているものと思われる．右肺動脈を圧迫しているが，肺動脈と腫瘍との間には低吸収域があり，心膜内への浸潤はないものと考えられる．

Ⅳ. 食道病変

表8-7 食道癌のCT型分類[119]

1. 正常様型
2. 壁肥厚型
   2a. 部分的肥厚型
   2b. 全周性（びまん性）壁肥厚型
3. 腫瘤型
   3a. 非膨張性腫瘤型（小腫瘤で周囲臓器とは分離可能で圧排性変化のみられないもの）
   3b. 膨張性腫瘤型（明らかな中等度腫瘤をなすが，圧排性変化の少ないもの）
   3c. 圧排性膨張性腫瘤型（大腫瘤で明らかな圧排を伴い分離困難なもの）
4. 浸潤型（腫瘤の辺縁は不整で浸潤像を示すもの）
5. 分類不能型

表8-8 食道癌のCT病期分類[118]

病期	判定基準
Ⅰ	食道腔内腫瘍で食道壁肥厚のないもの 縦隔浸潤またはリンパ節転移のないもの
Ⅱ	5mmを越える食道壁肥厚 縦隔浸潤またはリンパ節転移のないもの
Ⅲ	食道周囲への進展を伴う食道壁肥厚 所属リンパ節転移のあるものまたはないもの
Ⅳ	遠隔転移のあるもの

いし腫瘤として認められる（図8-79）．しかし，食道の壁肥厚や腫瘤が発見されたからといっても，それが良性腫瘍であるか悪性腫瘍であるかの鑑別診断はいつも正確に行えるとは限らない．進行癌であれば壁外への浸潤性所見が認められるが（図8-80），壁外浸潤のない食道癌では良性，悪性の鑑別すらできない場合も多いので注意を要する．

吉田，牛尾ら[119,120]は食道癌のCT所見を表8-7のごとく分類した．CT型分類とX線型分類との対比では，X線型の表在型はCTでは正常様または壁肥厚型に，深達度の深いらせん型，漏斗型は膨張性または圧排性膨張性の比較的大きな腫瘤型に相当していたとしている．また，正常様型，壁肥厚型，非膨張性腫瘤型ではいずれもA2以下でA因子の進行度は低く，圧排性膨張性腫瘤型および浸潤型ではA2以上の進行度であるものが多く，CT型分類とA因子には相関関係が認められたとしている[120]．

食道癌のCTによる進展度判定の主な目的は手術によるresectabilityの術前判定にある．Mossら[118]はCTによる食道癌のstagingのクライテリアを提案した（表8-8）．またTioら[121]は1987年のTNM分類改訂に伴ってCTによる食道癌の病期分類を提案した（表8-9）．

これらの進行度分類は，わが国で用いられている食道癌取扱い規約では外膜浸潤（A因子）に相当する．A因子の診断は予後不良なA3（癌組織の浸潤が他臓器すなわち気管，気管支，大動脈，心嚢などに及ぶもの）か，A2（癌組織が明らかに外膜に出ているが他臓器浸潤のないもの）以下かの判定が重要である．特に，合併切除が手技的に困難な大動脈，気管，気管支への浸潤の有無が重要であり，A3かA2以下か，A3なら相手臓器は何かが診断上のポイントとなる[122]（図8-81）．

A3はTioら[121]のCT-T3に相当するが，(1)腫瘍と周囲臓器との間の脂肪層の消失の有無，(2)腫瘍と周囲臓器との接触程度，(3)周囲臓器の圧排性変化の有無，(4)隣接臓器の不整ならびに不鮮明化，(5)瘻孔形成の有無，(6)大動脈中心と

表8-9 CTによる食道癌のTNM病期分類[121]

病期	判定基準
CT-T1	食道壁が5～10mmで縦隔浸潤のないもの
CT-T2	食道壁が10mmを越え，縦隔浸潤はあるが隣接臓器浸潤のないもの
CT-T3	隣接臓器浸潤があるもの 大動脈と90度以上にわたって接しているもの 浸潤が強く疑われるもの

表8-10 食道癌手術例におけるCT診断成績[26]

	外膜浸潤	リンパ節転移	
	pA3	縦隔	胃・腹腔動脈周囲
True positive	4	2	12
True negative	26	11	14
False positive	1	2	1
False negative	0	6	3
計	31	21	30
Accuracy(%)	96.8	61.9	86.7
Sensitivity(%)	80.0	50.0	92.3
Specificity(%)	100.0	64.7	82.4

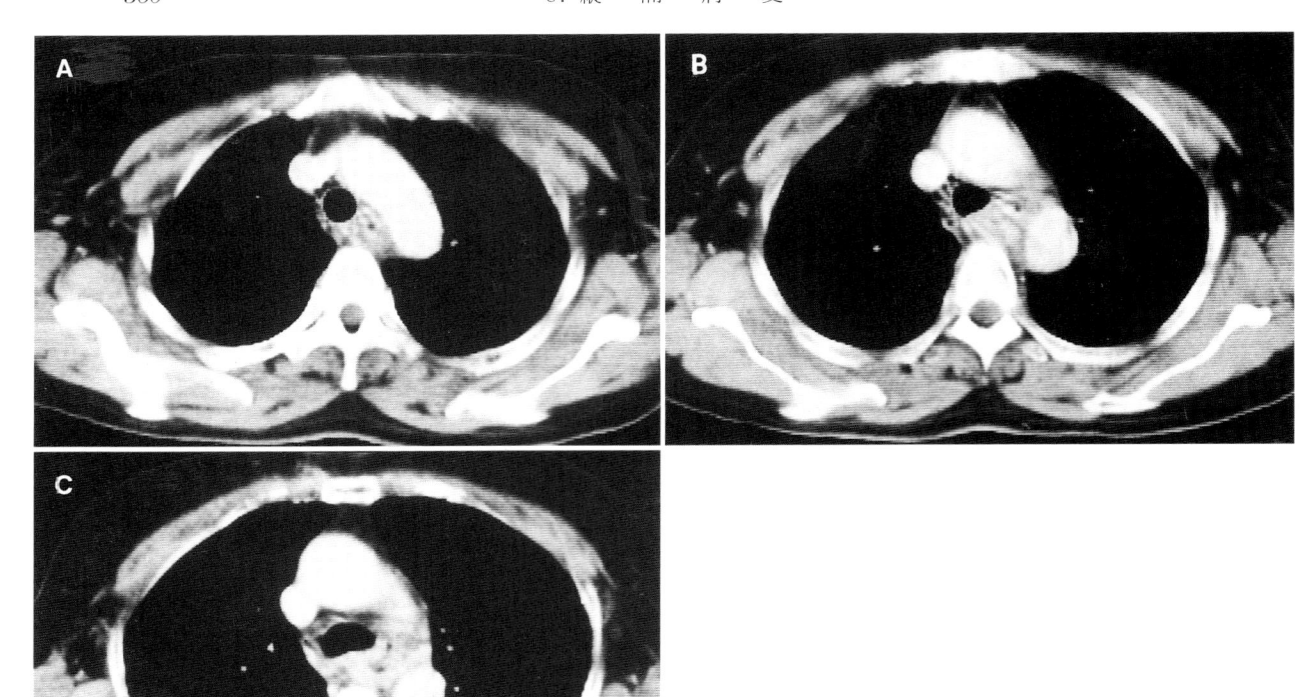

図 8-81　食道癌，奇静脈浸潤

Iu のらせん型の食道癌．食道の全周性の壁肥厚があり，その輪郭は不鮮明である．また大動脈弓の圧迫（A）と下行大動脈の変形（C）がみられる．吉田らの分類の浸潤型ないし圧排膨張性腫瘤型と判定される．奇静脈弓がよく増強されていない．術前照射後の手術では下行大動への浸潤はなかったが，奇静脈への浸潤が認められた．

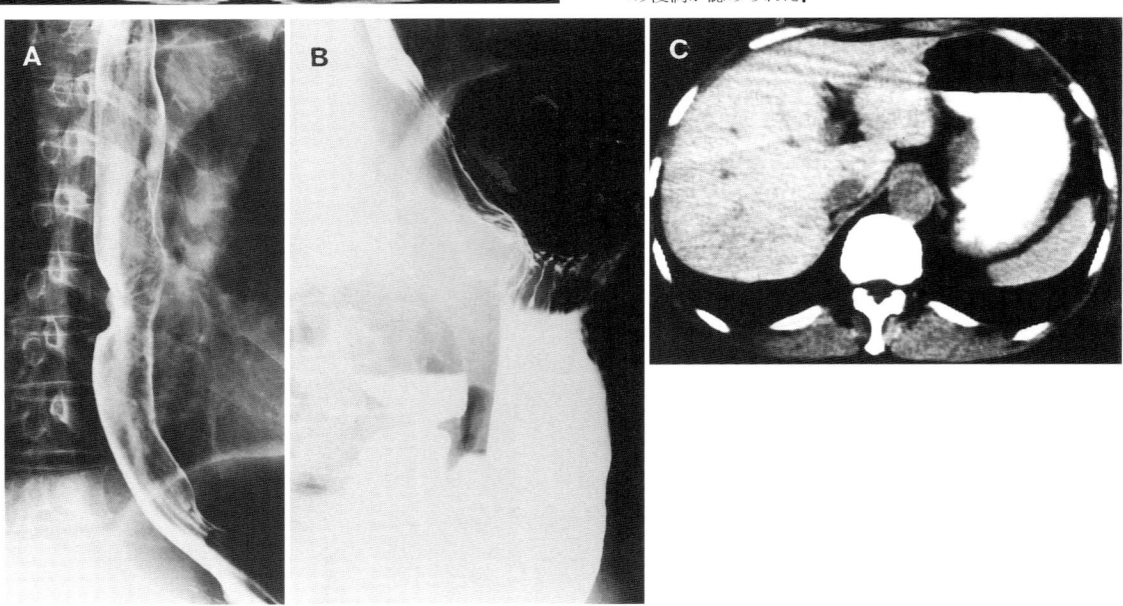

図 8-82　腹部リンパ節転移を示した食道癌

Im に鋸歯型の食道癌があり（A），胃の第 1 斜位充満像で胃体上部に外部からの圧迫がある（B）．内視鏡では胃粘膜に病変はなかった．開腹すると＃3 リンパ節に大きな転移があり，これが胃壁に浸潤していた．胸部食道・胃全摘術が施行された．pA 1，＃3N（＋）で stage IV であった．

W. 食道病変

表 8-11 食道癌の占拠部位別郭清用リンパ節の分類（食道癌取扱い規約より）

占拠部位			第1群(N_1)	第2群(N_2)	第3群(N_3)	第4群(N_4)
頸部食道		Ce	101	102, 104	100, 103, 105, 106, 107, 108	109, 110, 111, 112, 1, 2, 3, …
胸部食道	上部	Iu	105	106, 107, 108, 112	101, 110, 111, 1, 2, (104), (109)	100, 102, 103, 3, 4, 5, 6, 7, 8, 9, …
	中部	Im	108	105, 106, 107, 110, 111, 112, 1, 2	3, 7, (104), (109)	100, 101, 102, 103, 10, 4, 5, 6, 8, 9, ……
	下部	Ei	110	108, 111, 112, 1, 2, 3, 7	105, 106, 107, (109)	100, 101, 102, 103, 104, 4, 5, 6, 8, 9, ……
腹部食道		Ea	1, 2	110, 111, 3, 7, 9, (10), (11)	108, 5, 8, (112), (4)	100, 101, 102, 103, 104, 105, 106, 107, 109, 6, ……
噴門部 (胃上部)		C	1, 2, 3, 4	7, 8, 9, 10, 11, (5), (6)	12, 13, 14, (110), (111)	100, 101, 102, 103, 104, 105, 106, 107, 108, 109, 112, 15, 16, …
食道胃接合部		EC E=C CE	1, 2, 3	7, 9, 10, 11, (110), (111), (4)	108, 5, 6, 8, (112), (12), (13), (14)	100, 101, 102, 103, 104, 105, 106, 107, 109, 15, 16, ……

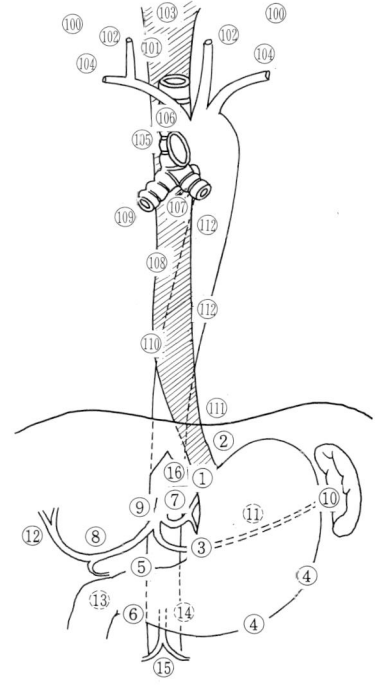

注1）Cは胃癌扱い規約による．
注2）（ ）のリンパ節は病巣の位置と広がりによっては，必ずしも郭清しなくてもよい．
注3）食道胃接合癌のリンパ節群の分類は，下記のごとく定める．

郭清用リンパ節

食道癌とのなす角度，(7)癌の最大径などを総合して判定が行われている[117-125]．

筆者らの経験ではA3の正診率は96.8%であった（表8-10）[126]．大久保ら[127]は通常のCTと気縦隔CTでの外膜浸潤の診断精度について報告し，前者ではsensitivity 85%, specificity 65%, accuracy 73%であったが，気縦隔CTではそれぞれ100%，87%，94%に向上したとしている．

b. N因子のCT診断

食道癌の郭清用リンパ節は食道癌取扱い規約によって癌占拠部位別に第1群から第4群まで規定されている（表8-11）．これらのリンパ節のうち，たとえ第1群のリンパ節であっても，傍気管（♯106）の左側は通常のアプローチでは郭清不能であり，傍食道リンパ節（♯105, 108, 110）や縦隔リンパ節（♯112）の非開胸側に存在するものは取り残される危険性が高い．さらに，上縦隔リンパ節領域の徹底した郭清は術後肺合併症を増悪させるため必ずしも定型的にはなしえない．また，深頸部リンパ節（♯102）や鎖骨上リンパ節（♯104）を両側とも郭清することは，実際には不可能である[122]．

一方，腹部リンパ節は縦隔と比較すると手技的には十分な郭清がなされる．しかし，左胃動脈リンパ節（♯7）や腹腔動脈リンパ節（♯9）への転移は，予後不良であると同時に，郭清に際して膵体尾部・脾の合併切除を必要とすることがあり，また胃小彎側リンパ節（♯3）転移が胃壁に広範に浸潤すると（図8-82），胃を用いた食道再建が

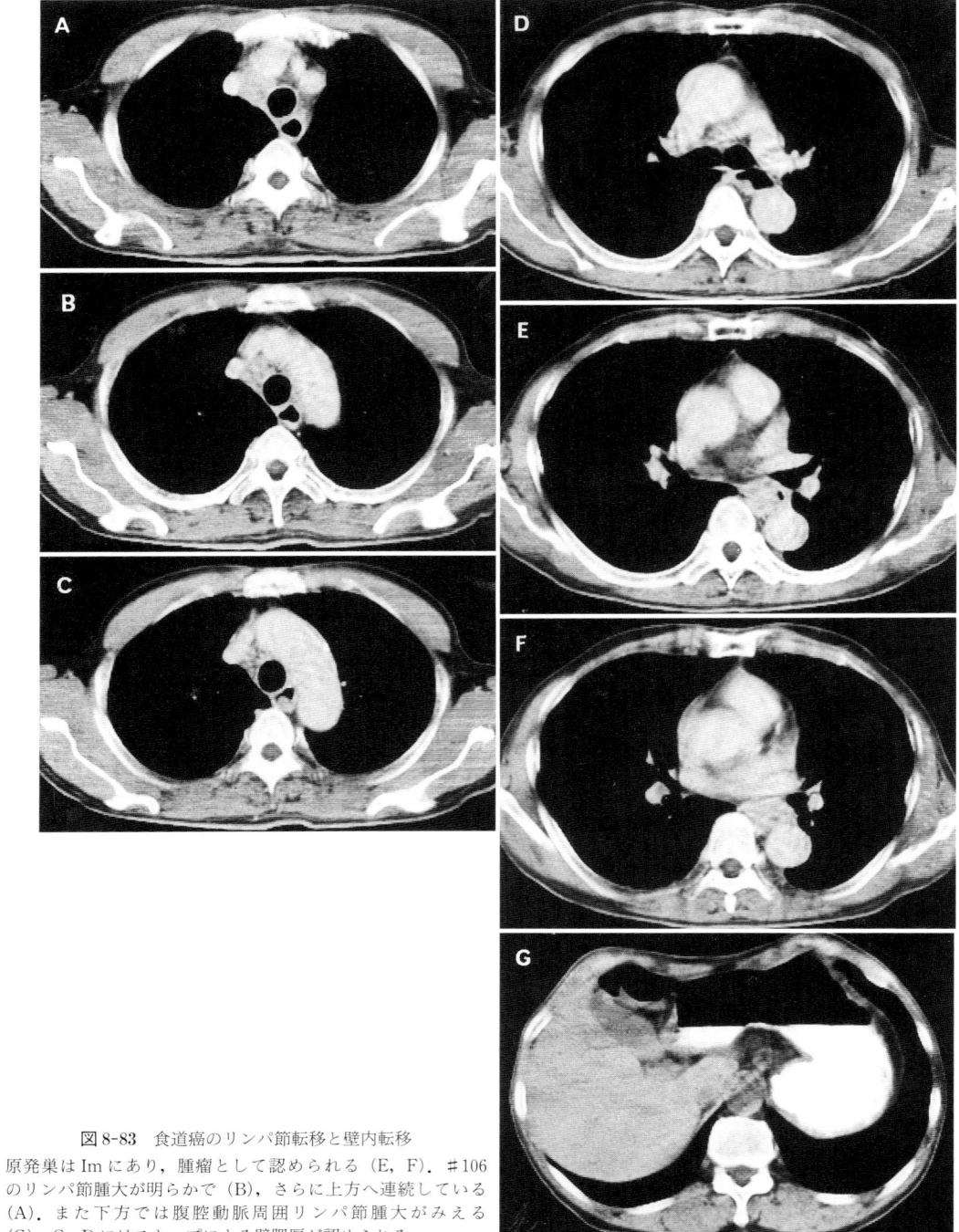

図 8-83 食道癌のリンパ節転移と壁内転移
原発巣は Im にあり，腫瘤として認められる（E, F）．#106 のリンパ節腫大が明らかで（B），さらに上方へ連続している（A）．また下方では腹腔動脈周囲リンパ節腫大がみえる（G）．C, D にはスキップによる壁肥厚が認められる．

Ⅳ．食道病変

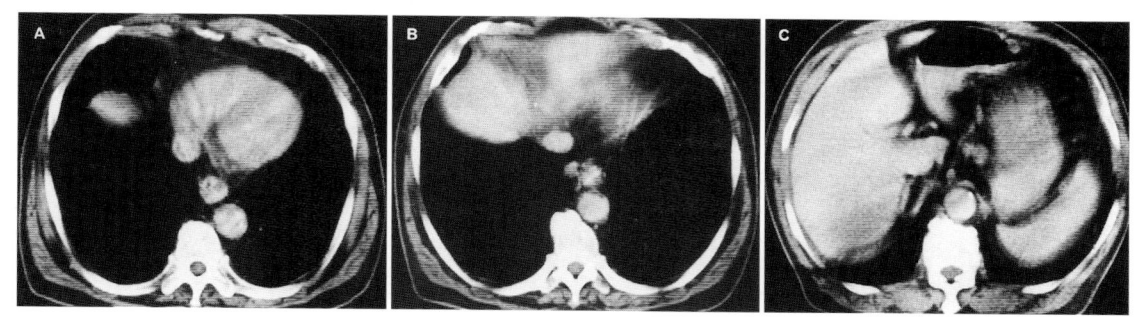

図 8-84　リンパ節腫大を伴う食道癌
原発巣は Ei にあり腫瘤としてみえる（A）．食道周囲の脂肪層はよく保たれている．傍食道リンパ節（#108）腫大（B）と，胃小彎リンパ節（#3）の腫大（C）が認められる．

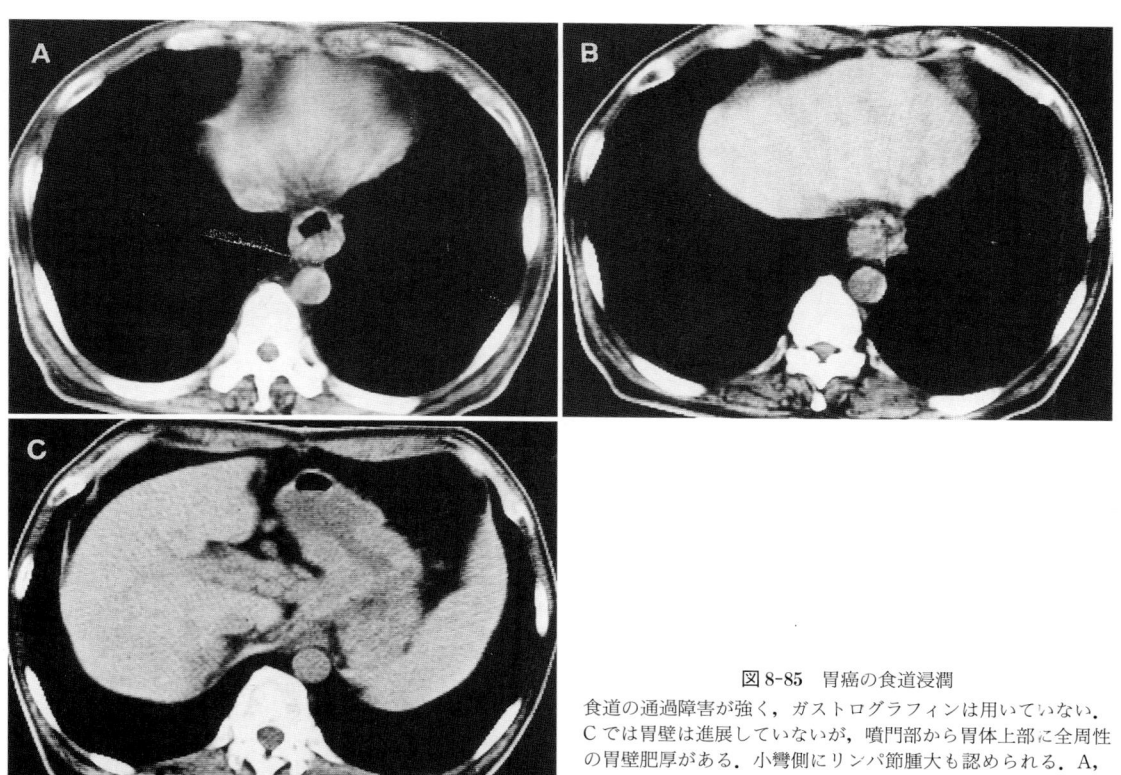

図 8-85　胃癌の食道浸潤
食道の通過障害が強く，ガストログラフィンは用いていない．C では胃壁は進展していないが，噴門部から胃体上部に全周性の胃壁肥厚がある．小彎側にリンパ節腫大も認められる．A，B では食道壁の肥厚がみられ，内腔は偏在性で，B から C にかけて食道の狭窄が強い．

図 8-86 食道癌の術後再発

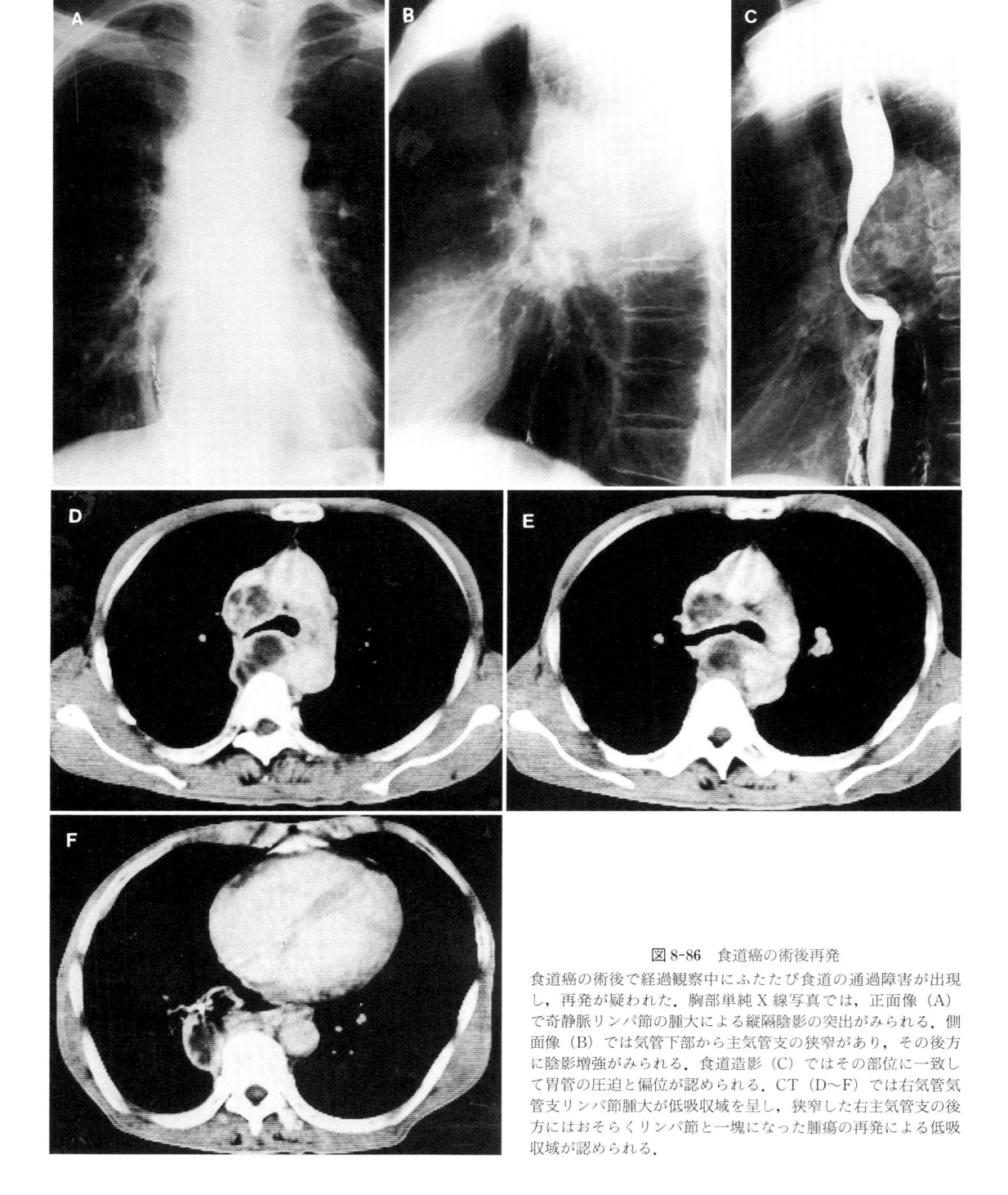

食道癌の術後で経過観察中にふたたび食道の通過障害が出現し，再発が疑われた．胸部単純X線写真では，正面像（A）で奇静脈リンパ節の腫大による縦隔陰影の突出がみられる．側面像（B）では気管下部から主気管支の狭窄があり，その後方に陰影増強がみられる．食道造影（C）ではその部位に一致して胃管の圧迫と偏位が認められる．CT（D〜F）では右気管気管支リンパ節腫大が低吸収域を呈し，狭窄した右主気管支の後方にはおそらくリンパ節と一塊になった腫瘍の再発による低吸収域が認められる．

Ⅳ. 食 道 病 変

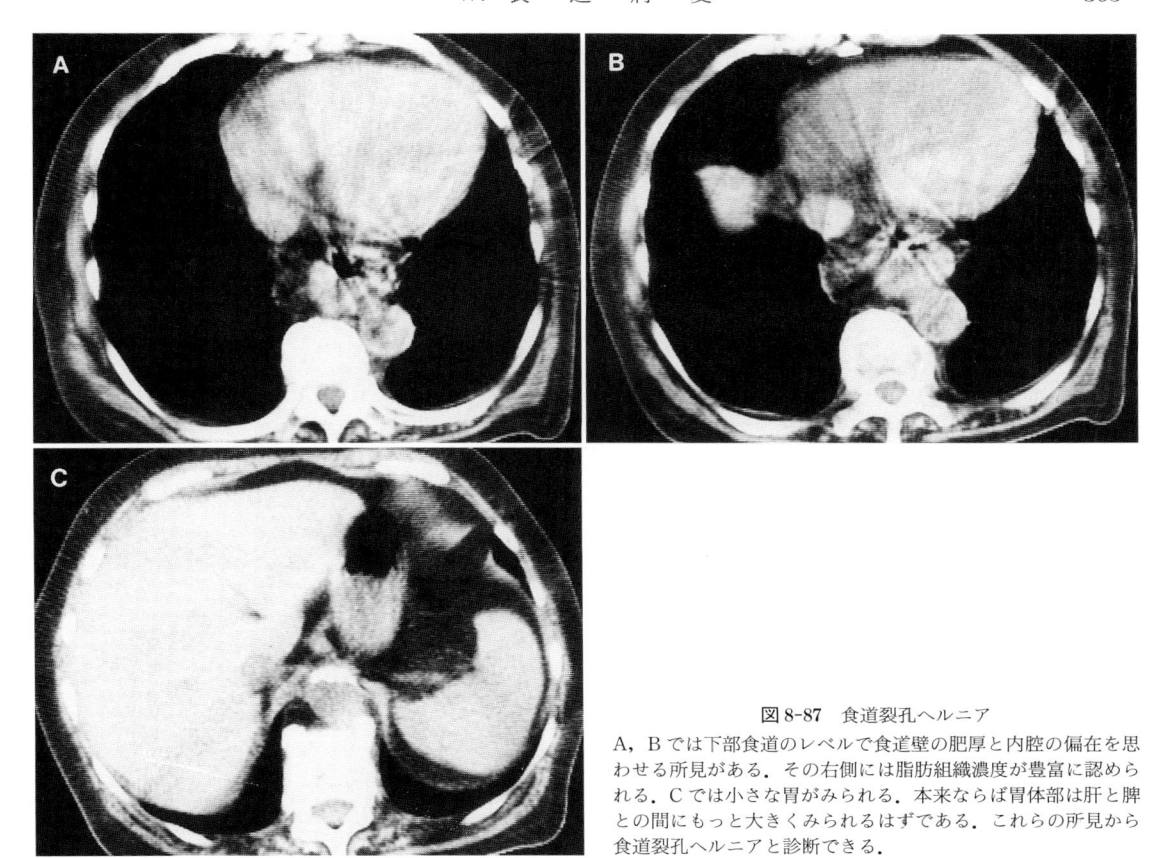

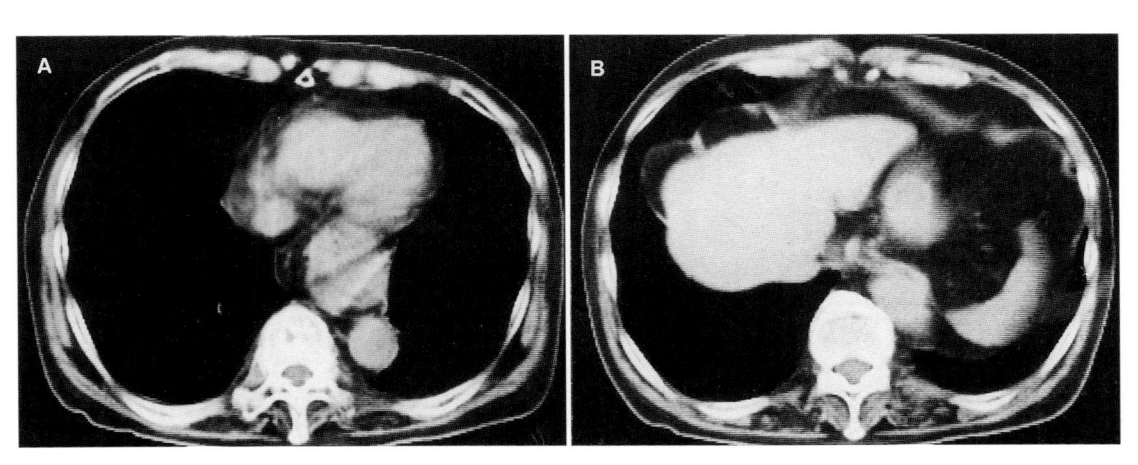

図 8-87 食道裂孔ヘルニア
A, Bでは下部食道のレベルで食道壁の肥厚と内腔の偏在を思わせる所見がある．その右側には脂肪組織濃度が豊富に認められる．Cでは小さな胃がみられる．本来ならば胃体部は肝と脾との間にもっと大きくみられるはずである．これらの所見から食道裂孔ヘルニアと診断できる．

図 8-88 食道裂孔ヘルニア
Aでは食道下部のレベルで大きな腫瘤を形成し，内腔は描出されていない．その右側には脂肪組織が豊富に認められる．Bではガストログラフィンを含んだ胃体部が通常よりもはるかに小さくみえる．すなわち胃の一部が食道裂孔を通ってヘルニアを起こしたものと理解される．

図 8-88 食道裂孔ヘルニア
Aでは食道下部のレベルで大きな腫瘤を形成し，内腔は描出されていない．その右側には脂肪組織が豊富に認められる．Bではガストログラフィンを含んだ胃体部が通常よりもはるかに小さくみえる．すなわち胃の一部が食道裂孔を通ってヘルニアを起こしたものと理解される．

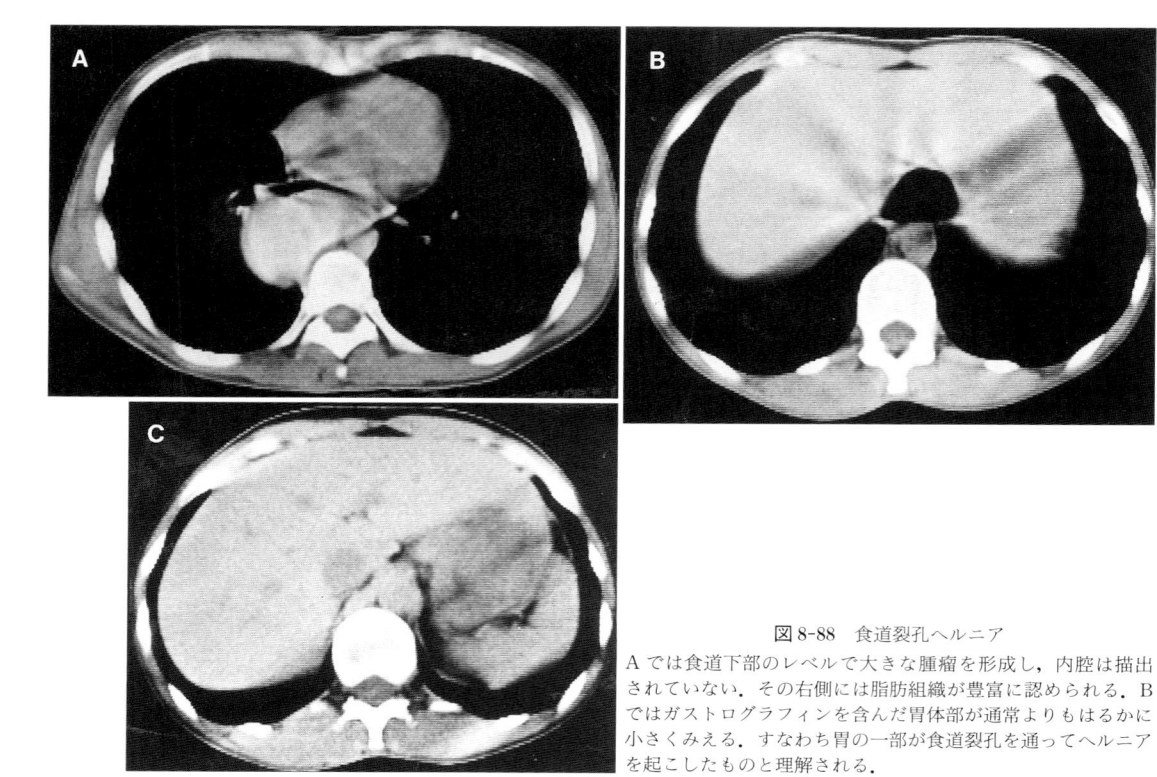

表 8-12 食道癌の CT による病期診断結果[128]

	Sensitivity(%)	Sepcificity(%)	Accuracy(%)
大動脈浸潤	6〜100	52〜96	55〜96
気管気管支浸潤	31〜100	86〜98	74〜97
所属リンパ節転移	34〜61	88〜97	51〜70
腹部リンパ節転移	50〜76	87〜100	83〜87

不可能となり，結腸などによる再建が必要となって手術侵襲の拡大を余儀なくされる[122]．

以上のように，リンパ節転移については通常は郭清の及ばないリンパ節，対側縦隔リンパ節転移についての情報が必要となる．さらに，CTで描出されない転移リンパ節は手術によって郭清可能であり，陰性診断も外科医にとっては有用な情報であるとされている[122]．

CTにおけるN因子診断は，正常既存構造内に異常な軟部組織濃度の腫瘤を指摘することであり，そのためには正常解剖の知識が必要である（図 8-83，8-84）．

しかし，CTによるリンパ節検出能には限界がある．手術例の検討では，リンパ節径5mm未満のものでは5%，5〜10mm未満では24〜27%，10〜15mm未満では52〜65%が検出されたにすぎない[119,125]．15mm以上では，検出能は100%となる[119]．

筆者ら[126]もリンパ節部位別，大きさ別にCTによる検出能と転移の有無とを検討した．郭清されたリンパ節径15mm以上は25個中22個88.0%が検出され，うち19/22（86.4%）に転移が証明された．一方，15mm未満のリンパ節はCTで検出されたものはなく，11/151（7.3%）に転移が認められたにすぎない．この結果は，CTで検出しえたリンパ節を転移陽性とすると，

CTによるリンパ節転移の診断成績は表8-9のごとくであった．すなわち，縦隔ではsensitivity 50.0%，specificity 64.7%，accuracy 61.9%と低いが，腹部ではsensitivity 92.3%，specificity 82.4%，accuracy 86.7%であった．

このように，通常の10mmスライスCTによる縦隔リンパ節の転移診断率は低く，腹部リンパ節ではややよい診断率が得られる傾向がある[119,125,126]．CTによる食道癌のstagingについて多数の報告を集計したものが表8-12である．

壁内転移は食道X線写真や内視鏡で診断されるが，転移がある程度の大きさになるとCTでも十分に検出できる（図8-84）．

リンパ節転移ではないが，胃癌の食道浸潤も壁肥厚としてみられる（図8-85）．

c. 術後再発の発見におけるCTの有用性

食道癌術後再発の早期診断も，適切で効果的な2次治療の選択にあたり重要な問題である．筆者ら[129]の検討では，食道癌術後症例22例中，術後再発は14例で，頸部・縦隔リンパ節転移が10例と大半を占め，次いで胸水（非癌性）6例，上腹部リンパ節転移5例，肝転移5例，局所再発4例などであった（図8-86）．

食道癌の術後症例では，手術術式・再建法などにより，術前と同じ精度で胸部単純X線写真を読影できるとは限らない．再発が疑われたら，上腹部から上縦隔までの広い範囲の検査を行いうるCTの意義は大きい[129,130]．

2. 良性病変

平滑筋腫をはじめその他の食道腫瘍のCT診断は，病変の検出そのものよりも壁外進展の診断に主な目的がある．

食道壁が5mm以上で壁肥厚は全周性円周状または偏在性である場合には良性病変の可能性が高いとされ，非対称性偏心性肥厚であれば良性も悪性もありうるとされている[131]．全周性に円周状の壁肥厚を示すものとして逆流性食道炎，放射線肺炎，カンジダ症，静脈瘤，食道裂孔ヘルニア（図8-87, 8-88）などをあげている[131]．図8-87, 8-88に示した症例では食道壁肥厚は全周性ではあるが一様の厚さではなく，悪性腫瘍と区別できるとは限らない．しかし，横隔膜下のスライスをみると，胃が異常に小さく，食道裂孔ヘルニアを診断する重要な所見であることがわかる．食道裂孔ヘルニアは食道癌と同様に高齢者に多いが，食道裂孔ヘルニアでは食道の通過障害はなく，症状があったとしても胃から食道への逆流現象や胸焼けなどの酸症状が主体である．

アカラシアは，食道は拡張しているが壁肥厚はみられず，噴門部では内腔が閉塞して，食道壁の軽度の肥厚としかいえない所見であった（図8-89）．

異物，食道穿孔，良性食道狭窄，その他X線や内視鏡で確証の得られない場合にはCTは有用である．

X. 縦隔病変と反回神経麻痺

廣瀬[132]によると喉頭麻痺800例のうち327例は術後性麻痺で，手術に無関係な麻痺は473例であった．このうち胸部疾患によるものは90例で，手術に無関係な麻痺の19%を占めていた．

胸郭内病変による喉頭麻痺（真の反回神経麻痺）の90例の内訳は表8-13のごとくであった[132]．すなわち肺癌とそれによる縦隔リンパ節転移によるものが最も多いが（図8-90），反回神

表8-13 胸郭内病変による反回神経麻痺90例の原因別内訳[131]

胸部疾患名	例数	%
肺腫瘍（転移を含む）	31	34
肺結核（胸膜癒着）	16	18
大動脈瘤	15	17
僧帽弁狭窄および閉鎖不全症	13	14
縦隔腫瘍	9	10
食道癌	6	7
計	90	100

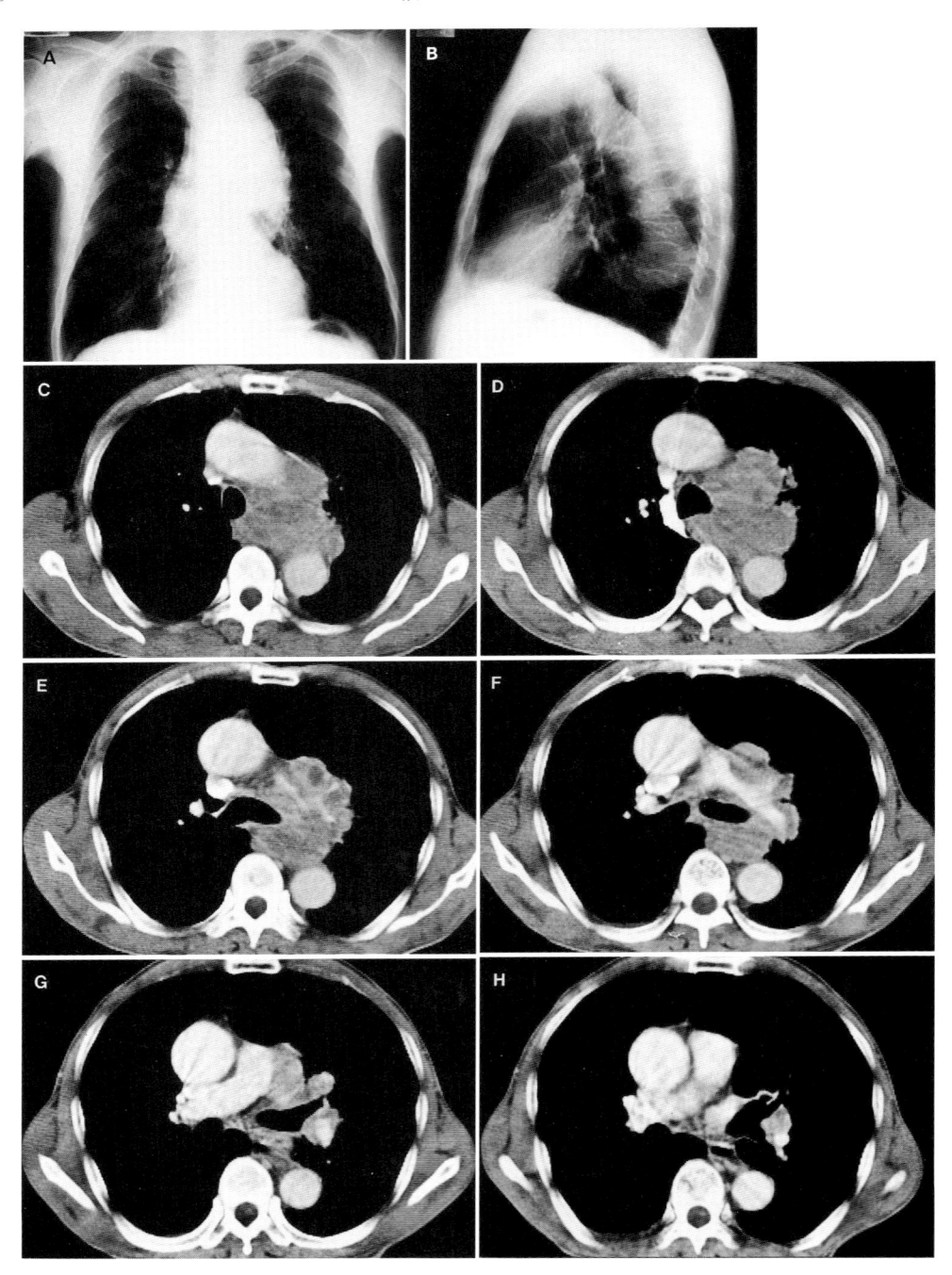

図8-90 肺癌による反回神経麻痺（60歳男）

高血圧症の治療中に突然嗄声となり精査のため紹介された．左反回神経麻痺を認めたが，他の頭頸部領域には異常所見はなく，胸部X線検査とCTが施行させれた．胸部単純X線写真（A, B）では胸部大動脈の延長と蛇行がある．下行大動脈が左肺門部に重なっており，この部分の陰影増強があるが明らかな腫瘤を指摘できない．CTをみると，A-P windowに巨大な腫瘤があり（A〜D），肺動脈幹から左肺動脈にかけて高度の狭窄がある（D）．胸部単純X線写真では動脈硬化による大動脈延長，蛇行が病変に重なって読影を困難にしていたが，CTではA-P windowに大きな腫瘍を形成しており，これが左反回神経の経路にあることから嗄声の原因となっていることがわかる．

X. 縦隔病変と反回神経麻痺

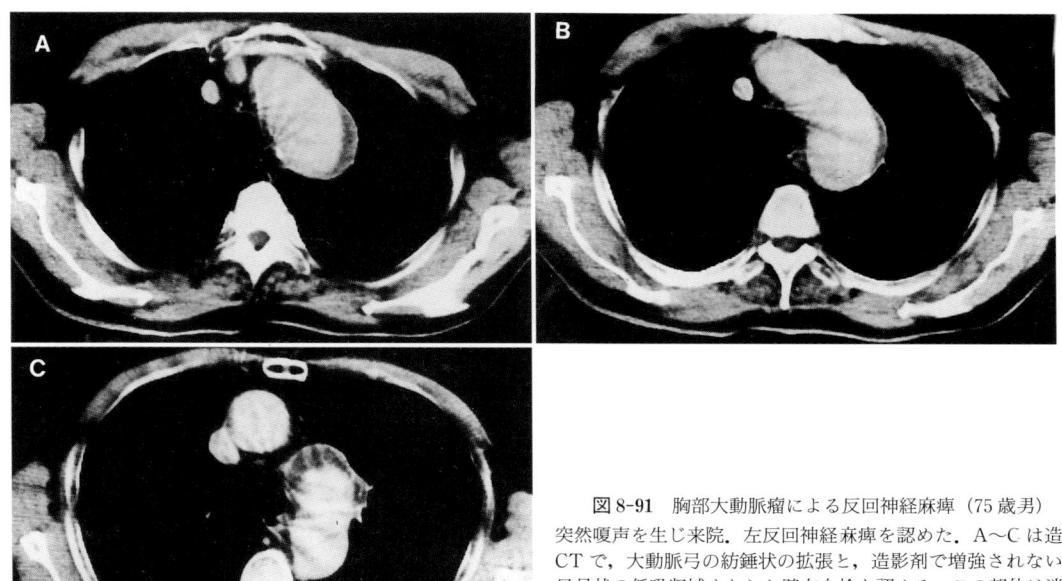

図 8-91 胸部大動脈瘤による反回神経麻痺（75 歳男）
突然嗄声を生じ来院．左反回神経麻痺を認めた．A～C は造影 CT で，大動脈弓の紡錘状の拡張と，造影剤で増強されない三日月状の低吸収域すなわち壁在血栓を認める．この部位は迷走神経から左反回神経が分岐し，Botallo 靱帯の後方で大動脈をくぐって気管の左壁に達し，食道の前面を上行する部位に当たる．ここで反回神経は動脈瘤による圧迫や牽引によって機械的損傷を受けると解釈されている．

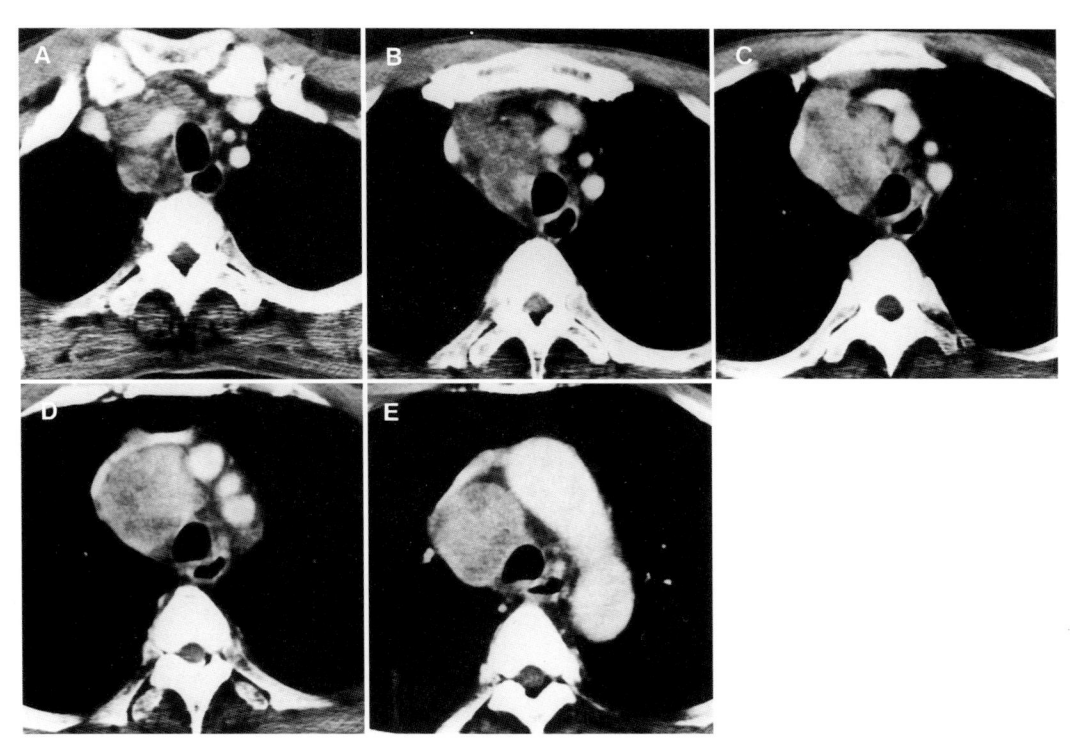

図 8-92 嗄声を伴った食道癌（55 歳男）
Im にらせん型の食道癌のある症例で，初診時すでに嗄声がみられ，右反回神経麻痺と診断された．造影 CT では気管前リンパ節，上縦隔リンパ節に転移がみられる．ことに上縦隔レベルでは腕頭動脈の右側に大きなリンパ節転移があり（B～D）．鎖骨下動脈と総頸動脈との分岐部では動脈の前後にリンパ節腫大がある（A）．これは右反回神経の反転部位にあたり，リンパ節転移によって嗄声をきたしたものと診断できる．

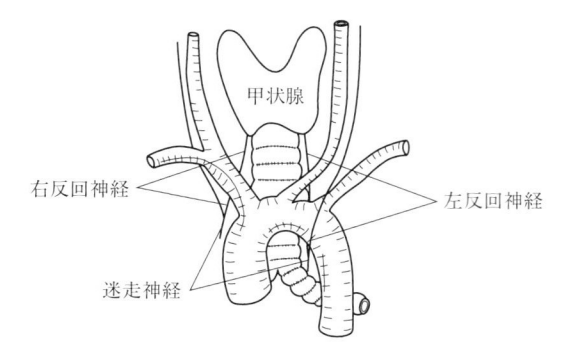

図8-93 反回神経の経路

経麻痺の原因としてよく知られている胸部大動脈瘤（図8-91）や肺結核によるもの，さらに頻度は低いが食道癌のリンパ節転移（図8-92）などによるものみられた．反回神経の走行経路は図8-93のごとくで，左側ではA-P windowの病変，右側では腕頭動脈や鎖骨下動脈周囲の病変により反回神経麻痺を起こす．筆者の経験した食道癌のリンパ節転移による嗄声はいずれも右反回神経麻痺によるもので，腕頭動脈，右鎖骨下動脈周囲のリンパ節腫大が認められた（図8-92）．これは石井[133,134]の主張と一致しており，右反回神経麻痺例で頸部に明らかな原因病変を認めない場合には，食道癌も鑑別すべき疾患の1つとして考えておくべきであろう．

文 献

1) Reeder MM : Reeder and Felson's Gamuts in Radiology, 3rd ed, Springer-Verlag, New York, 1993 ; p412.
2) Heitzman ER : The mediastinum. In Radiologic Correlations with Anatomy and Pathology, 2nd ed, Springer-Verlag, New York, 1988.
3) Siegelman SS, Scott WW Jr, Baker RR, et al : CT of the thymus. In Computed Tomography of the Chest, Chruchill Livingstone, New York, 1984 ; pp233-272.
4) Day DL, Gedgaudas E : The thymus. Radiol Clin North Am 1984 ; **22** : 519-538.
5) 正岡 昭, 山川洋右：外科医が知りたい縦隔疾患の手術のための情報．胸部画像診断の要点（土井 修，ほか編），メジカルビュー社，東京，1989 ; pp192-201.
6) Masaoka A, Nagaoka Y, Kotake Y : Distribution of thymic tissue at the anterior mediastinum. J Thorac Cardiovasc Surg 1975 ; **70** : 747-753.
7) Baron RL, Lee JKT, Sagel SS, et al : Computed tomography of the normal thymus. Radiology 1982 ; **142** : 121-125.
8) Sone S, Higashihara T, Morimoto S, et al : Normal anatomy of thymus and anterior mediastinum by pneumomediastinography. AJR 1980 ; **134** : 81-90.
9) 中田 肇，渡辺秀幸，今田 肇，ほか：年長児における胸腺過形成のCT診断．臨床放射線 1989 ; **34** : 805-810.
10) Ishii K, Kono M, Maeda K : Noninvasive thymoma in a 15-year-old girl : CT findings. AJR 1993 ; **160** : 894.
11) Adams DD : Pathogenesis of the hyperthyroidism of Grave's disease. Br Med J 1965 ; **5541** : 1015-1019.
12) Robbins SL, Cotran RS, Kumar V : Pathologic Basis of Disease, 3rd ed, WB Saunders, Philadelphia, 1984.
13) Kissin CM, Husband JE, Nicholas D, Everman W : Benign thymic enlargement in adults after chemotherapy : CT correlation. Radiology 1987 ; **163** : 67-70.
14) Gefland DW, Goldman AS, Law EJ, et al : Thymic hyperplasia in children recovering from thermal burns. J Trauma 1972 ; **12** : 813-817.
15) Meza MP, Benson M, Slovis TL : Imaging of mediastinal masses in children. Radiol Clin North Am 1993 ; **31** : 583-604.
16) Lewis JE, Wick MR, Schneithauer BW, et al : Thymoma : a clinico-pathologic review. Cancer 1987 ; **60** : 2727-2743.
17) Baron LR, Muhm JR, Gray JE : Radiologic detection of thymoma. AJR 1980 ; **134** : 1181-1188.
18) 森 清志，江口研二，森山紀之，ほか：CTによる胸腺腫の診断．臨床放射線 1985 ; **30** : 449-453.
19) 下里幸雄：胸腺腫と胸腺癌の組織形態．胸腺の形態学．胸腺腫とはなにか（正岡 昭編），協和企画通信，東京，1984 ; pp15-32.
20) 成松明子，樋口 睦，重田帝子：縦隔悪性腫瘍のCT診断．臨床放射線 1992 ; **37** : 757-764.
21) Brown LR, Aughenbaugh GL : Masses of the anterior mediastinum : CT and MR imaging. AJR 1991 ; **157** : 1171-1180.
22) Chen J, Weisbrod GL, Herman SJ : Computed tomography and pathologic correlations of thymic lesions. J Thorac Imaging 1988 ; **3** : 61-65.
23) Mink JH, Bein ME, Sukov R, et al : Computed tomography of the anterior mediastinum in patients with myasthenia gravis and suspected thymoma. AJR 1978 ; **130** : 239-246.
24) Baron RL, Lee JKT, Sagel SS, et al : Computed tomography of the abnormal thymus. Radiology

1982；**142**：127-134.
25) Fon GL, Bein ME, Mancuso AA, et al：Computed tomography of the anterior mediastinum in myasthenia gravis：a radiologic-pathologic correlative study. *Radiology* 1982；**142**：135-141.
26) 西原真美子：胸腺のCT像—第2編：胸腺腫瘤性病変の診断. 日本医放会誌 1987；**47**：804-812.
27) 正岡 昭：胸腺腫の病期分類についての新しい考え方. 日本胸部臨床 1980；**39**：433-438.
28) Masaoka A, Monden Y, Nakahara K, Tanioka T：Follow-up study of thymomas with special reference to their clinical stages. *Cancer* 1981；**48**：2485-2492.
29) Zerhouni EA, Scott WW, Baker R, et al：Invasive thymomas：diagnosis and evaluation by computed tomography. *J Comput Assist Tomogr* 1982；**6**：92-100.
30) Scatarige JC, Fishman EK, Zerhouni EA, et al：Transdiaphragmatic extension of invasive thymoma. *AJR* 1985；**144**：31-35.
31) 栗原泰之, 中島康雄, 石川 徹：縦隔悪性腫瘍のMRI診断—cine MRIの有用性について—. 臨床放射線 1992；**37**：765-777.
32) Sakai F, Sone S, Kiyono K, et al：MR imaging of thymoma：radiologic-pathologic correlation. *AJR* 1992；**158**：751-756.
33) 藤本公則, 西村 浩, 安賠等思, ほか：胸腺腫のMR imaging—CT, 手術, 病理所見との対比. 日本医放会誌 1992；**52**：1128-1130.
34) Korobkin M, Casano VA：Intracaval and intracardiac extension of malignant thymoma：CT diagnosis. *J Comput Assist Tomogr* 1989；**13**：348-350.
35) Shimosato Y, et al：Squamous cell carcinoma of the thymus：an analysis of eight cases. *Am J Surg Pathol* 1977；**1**：109-121.
36) Rosai J：Thymoma. *In* Ackerman's Surgical Pathology (Stamathis G, ed), Mosby, St Louis, 1989；pp350-376.
37) Lee JD, Choe KO, Kim SJ, et al：CT findings in primary thymic carcinoma. *J Comput Assist Tomogr* 1991；**15**：429-433.
38) Siegelman SS, Scott WW Jr, Baker RR, et al：CT of the thymus. *In* Computed Tomography of the Chest (Siegelman SS, ed), Churchill Livingstone, New York, 1984；pp233-272.
39) Levitt GR, Husband JE, Glazer HS：CT of primary germ cell tumor of the mediastinum. *AJR* 1984；**142**：73-78.
40) Fraser RG, Pare JAP, Pare PD, Fraser RS, Genereux GP：Diagnosis of Diseases of the Chest, 3rd ed, vol 4, WB Saunders, Philadelphia, 1991；pp2835-2844.
41) Suzuki M, Takashima T, Itoh H, et al：Computed tomography of mediastinal teratomas. *J Comput Assist Tomogr* 1983；**7**：74-76.
42) Brown LR, Muhm JR, Aughenbaugh GL, et al：Computed tomography of benign mature teratomas of the mediastinum. *J Thorac Imaging* 1987；**2**：66-71.
43) Fulcher AS, Proto AV, Jolles H：Cystic teratoma of the mediastinum：demonstration of fat/fluid level. *AJR* 1990；**154**：259-260.
44) Lee KS, Im J-G, Han CG, et al：Malignant primary germ cell tumors of the mediastinum：CT features. *AJR* 1989；**153**：947-951.
45) Fox MA, Vix VA：Endodermal sinus (yolk sac) tumors of the anterior mediastinum. *AJR* 1980；**135**：291-294.
46) Blomlie V, Lien HH, Fossa SD, et al：Computed tomography in primary non-seminomatous germ cell tumors of the mediastinum. *Acta Radiol* 1988；**29**：289-292.
47) Rosai J, Higa E：Mediastinal neuroendocrine neoplasm, of probably thymic origin, related to carcinoid tumor. *Cancer* **29**：1061-1074.
48) Heron CW, Husband JE, Williams MP：Hodgkin disease：CT of the thymus. *Radiology* 1988；**167**：647-651.
49) Moskowitz PS, Noon MA, McAlister WH, et al：Thymic cyst hemorrhage：a cause of acute symptomatic mediastinal widening in children with aplastic anemia. *AJR* 1980；**134**：832-836.
50) Chew FS, Weissleder R：Mediastinal thymolipoma. *AJR* 1981；**137**：468.
51) 平方敬子, 石野洋一, 中田 肇：胸腔内甲状腺腫のCT診断. 画像診断 1989；**9**：1340-1345.
52) Bashist B, Ellis K, Gold RP：Computed tomography of intrathoracic goiters. *AJR* 1983；**140**：455-460.
53) 藤栄寿雄, 篠崎健史, 大河原 清, ほか：胸腔内甲状腺腫の画像診断. 臨床放射線 1996；**41**：89-96.
54) Binder RE, Pugatch RD, Faling J, et al：Diagnosis of posterior mediastinal goiter by computed tomography. *J Comput Assist Tomogr* 1980；**4**：550-552.
55) Glazer GM, Axel L, Moss AA：CT diagnosis of mediastinal thyroid. *AJR* 1982；**138**：495-498.
56) Morris UL, Colleti PM, Ralls PW, et al：CT demonstration of intrathoracic thyroid tissue. *J Comput Assist Tomogr* 1982；**6**：821-824.
57) Spizarny DL, Rebner M, Gross BH：CT evaluation of enhancing mediastinal masses. *J Comput Assist Tomogr* 1987；**11**：990-993.
58) Pader E, Kirschner PA：Pericardial diverticulum. *Dis Chest* 1969；**55**：344-346.

59) Kittredge PD, Finby N : Pericardial cyst and diverticula. *AJR* 1967 ; **99** : 668-673.
60) Feigin DS, Fenoglio JJ, McAllister HA, et al : Pericardial cysts : a radiologic-pathologic correlation and review. *Radiology* 1977 ; **125** : 15-20.
61) Wychulis AR, Connolly DC, McGoon DC : Pericardial cysts, tumors, and fat necrosis. *J Thorac Cardiovasc Surg* 1971 ; **62** : 294-300.
62) Pugatch RD, Braver JH, Robbins AH et al : CT diagnosis of pericardial cyst. *AJR* 1978 ; **131** : 515-516.
63) Brynner DR, Whitely NO : A pericardial cyst with high CT numbers. *AJR* 1984 ; **142** : 279-280.
64) Enzinger FM, Weiss SW : Tumors of lymph vessels. *In* Soft Tissue Tumors, CV Mosby, St Louis, 1988.
65) Pila TJ, Wolverson MK, Sundaram M, et al : CT evaluation of cystic lymphangiomas of the mediastinum. *Radiology* 1982 ; **144** : 841-842.
66) Shin MS, Berland LL, Ho KJ : Mediastinal cystic hygromas : CT chracteristics and pathogenetic consideration. *J Comput Assist Tomogr* 1985 ; **9** : 297-301.
67) Tatu WF, Pope TL Jr, Daniel TM, et al : Computed tomography of mediastinal cystic hygroma in an adult. *J Comput Assist Tomogr* 1985 ; **9** : 233-236.
68) Pannell TL, Jolles H : Adult cystic mediastinal lymphangioma simulating a thymic cyst. *J Thorac Imaging* 1991 ; **7** : 86-89.
69) Schurawitzki H, Stiglbauer R, Klepetko W, et al : CT and MRI in benign mediastinal haemangioma. *Clin Radiol* 1991 ; **43** : 91-94.
70) Seline TH, Gross BH, Francis IR : CT and MR imaging of mediastinal hemangioma. *J Comput Assist Tomogr* 1990 ; **14** : 766-768.
71) Toye R, Armstrong P, Dacie JE : Lymphangiohaemangioma of the mediastinum. *Br J Raiol* 1991 ; **64** : 62-64.
72) Bein ME, Mancuso AA, Mink JH, et al : Computed tomography in the diagnosis of mediastinal lipomatosis. *J Comput Assist Tomogr* 1978 ; **2** : 379-383.
73) Homer MJ, Wechsler RJ, Carter BL : Mediastinal lipomatosis : CT confirmation of a normal variant. *Radiology* 1978 ; **128** : 657-661.
74) Price JE, Rigler LG : Widening of the mediastinum resulting from fat accumulation. *Radiology* 1970 ; **96** : 497-500.
75) Teates CD : Steroid-induced mediastinal lipomatosis. *Radiology* 1970 ; **96** : 501-502.
76) Streiter ML, Schneider HJ, Proto AV : Steroid-induced thoracic lipomatosis : paraspinal involvement. *AJR* 1982 ; **139** : 679-681.
77) Rohlfing BM, Korobkin M, Hall AD : Computed tomography of intrathoracic omental herniation and other mediastinal fatty masses. *J Comput Assist Tomogr* 1977 ; **1** : 181-183.
78) Glazer HS, Wick MR, Anderson DJ : CT of fatty thoracic masses. *AJR* 1992 ; **159** : 1181-1187.
79) Kline ME, Patel BU, Agosti SJ : Non-infiltrating angiolipoma of the mediastinum. *Radiology* 1990 ; **175** : 737-738.
80) 早坂和正, 齋藤泰博, 杉江広紀, ほか : 脂肪肉腫の CT. 日本医放会誌 1985 ; **45** : 1517-1520.
81) Mallens Nijhius-Heddes JMA, Bakker W : Calcified lymph node metastases in bronchioloalveolar carcinoma. *Radiology* 1986 ; **161** : 103-104.
82) Gross BH, Schneider HJ, Proto AV : Eggshell calcification of lymph node : an update. *AJR* 1980 ; **135** : 1265-1268.
83) Youssem DM, Scatarige JC, Fishman EK, et al : Low-attenuation thoracic metastases in testicular malignancy. *AJR* 1986 ; **146** : 291-293.
84) Teplick JG, Haskin ME : Roentgenologic Didagnosis, 3rd ed, vol II, WB Saunders, Philadelphia, 1976 ; p B10.
85) Ribet ME, Cardot GR : Neurogenic tumor of the thorax : *Ann Thorac Surg* 1994 ; **58** : 1091-1095.
86) Kumar AJ, Kuhajda FP, Martinez CR, et al : Computed tomography of extracranial nerve sheath tumors with pathological correlation. *J Comput Assist Tomogr* 1983 ; **7** : 857-865.
87) 池添潤平, 曽根脩輔, ほか : 胸郭内神経原性腫瘍の CT像. 日本医放会誌 1982 ; **42** : 853-860.
88) Glazer HS, Siegel MJ, Sagel SS : Low-attenuation mediastinal masses on CT. *AJR* 1989 ; **152** : 1173-1177.
89) Castleman B, Towne VW : Case records of the Massachusetts General Hospital ; case 40011. *N Engl J Med* 1954 ; **250** : 26-30.
90) Castleman B, Iverson L, Menendez VP : Localized mediastinal lymph node hyperplasia resembling thymoma. *Cancer* 1956 ; **9** : 822-830.
91) Moon WK, Im J-G, Kim S, et al : Mediastinal Castleman disease : CT findings. *J Comput Assist Tomogr* 1994 ; **18** : 43-46.
92) Bragg DG, Chor PJ, Murray K, Kjeldsberg CR : Lymphoproliferative disorders of the lung : histology, clinical manifestations, and imaging features. *AJR* 1994 ; **163** : 273-281.
93) Walter JF, Rottenberg RW, Cannon WB, et al : Giant mediastinal lymph node hyperplasia (Castleman's disease) : angiographic and clinical findings. *AJR* 1978 ; **130** : 447-450.

94) Onik G, Goodman PC : CT of Castleman disease. *AJR* 1983 ; **140** : 691-692.
95) 須藤久男, 鈴木良彦, 東　正明, ほか：後縦隔に発生した Castleman lymphoma の一例. 北関東医学 1984 ; **34** : 469-474.
96) 前原康延, 松本満臣, 川島実穂, ほか：頸部 Castleman disease—Ga67 シンチグラムと CT—. 臨床放射線 1988 ; **33** : 817-820.
97) 丸山雄一郎, 近藤良明, 曽根脩輔, ほか：囊胞を有した mediastinal Castleman's disease : MRI が有用であった1例. 肺癌 1994 ; **34** : 565-570.
98) Gray JM, Hanson GC : Mediastinal emphysema : aetiology, diagnosis, and treatment. *Thorax* 1966 ; **21** : 325-332.
99) 福地義之助：縦隔気腫. 臨床呼吸器病学（原澤道美, 吉村敬三編), 朝倉書店, 1982 ; pp874-879.
100) Satoh K, Ohkawa M, Tanabe M, Suwaki H : Anorexia nervosa with soft-tissue emphysema in multiple locations [letter]. *AJR* 1994 ; **163** : 484.
101) Breatnach E, Nath PH, Delany DJ : The role of computed tomography in acute and subacute mediastinitis. *Clin Radiol* 1986 ; **37** : 139-145.
102) Burnett CM, Rosemurgy AS, Pfeiffer EA : Life-threatening acute posterior mediastinitis due to esophageal perforation. *Ann Thorac Surg* 1990 ; **49** : 979-983.
103) Demos TC, Posniak HV, Marsan RE : CT of aortic dissection. *Semin Roentgenol* 1989 ; **24** : 22-37.
104) Heiberg E, Wolverson MK, Sundaram M, et al : CT findings in thoracic aortic dissection. *AJR* 1981 ; **136** : 13-17.
105) 山田哲久, 高宮　誠, 内藤博昭, ほか：X 線 CT による「内膜非破綻性大動脈解離」の診断. 日本医放会誌 1985 ; **45** : 699-710.
106) Yamada T, Tada S, Harada J : Aortic dissection without intimal rupture : diagnosis with MR imaging and CT. *Radiology* 1988 ; **168** : 347-352.
107) Posniak HV, Demos TC, Marsan RE : Computed tomography of the normal aorta and thoracic aneurysm. *Semin Roentgenol* 1989 ; **24** : 7-21.
108) Aronberg DJ, Glazer HS, Madsen K, et al : Normal thoracic aortic diameters by computed tomography. *J Comput Assist Tomogr* 1984 ; **4** : 247-250.
109) Godwin JD, Herfkens RL, Skiöldebrand CG, et al : Evaluation of dissections and aneurysms of the thoracic aorta by conventional and dynamic CT scanning. *Radiology* 1980 ; **136** : 125-133.
110) Heiberg E, Wolverson MK, Sundaram M, et al : CT characteristics of aortic atherosclerotic aneurysm versus aortic dissection. *J Comput Assist Tomogr* 1985 ; **9** : 78-83.
111) Godwin JD : Examination of the thoracic aorta by computed tomogrpahy. *Chest* 1984 ; **85** : 564-567.
112) Kucich VA, Vogelzang RL, Hartz RS, et al : Ruptured thoracic aneurysm : unusual manifestation and early diagnosis using CT. *Radiology* 1986 ; **160** : 87-89.
113) Shuford WH, Sybers RG, Edwards FK : The three types of right aortic arch. *AJR* 1970 ; **109** : 67-74.
114) Webb WR, Gamsu G, Speckman JM, et al : CT demonstration of mediastinal aortic arch anomalies. *J Comput Assist Tomogr* 1982 ; **6** : 445-451.
115) Predey TA, McDonald V, Demos TC, Moncada R : CT of congenital anomalies of the aortic arch. *Semin Roentgenol* 1989 ; **24** : 96-111.
116) VanDyke CW, White RD : Congenital anomalies of the thoracic aorta presenting in the adult. *J Thorac Imaging* 1994 ; **9** : 230-245.
117) Haber MD, Daffner RH, Thompson WM : CT of the esophagus. 1. normal appearance. *AJR* 1979 ; **133** : 1047-1050.
118) Moss AA, Schnyder P, Theoni RF, Margulis AR : Esophageal carcinoma : pre-therapy staging by computed tomography. *AJR* 1981 ; **136** : 1051-1056.
119) 牛尾啓二, 吉田　裕：食道癌の CT 診断―型分類の提唱ならびに進行度診断―. 日本医放会誌 1984 ; **44** : 800-822.
120) 吉田　裕, 牛尾啓二, 佐藤美晴, 松盛正之：食道癌の CT 診断. 画像診断 1985 ; **5** : 820-827.
121) Tio TL, Coene P, Coene PP, et al : Endosonography and computed tomography of esophageal carcinoma : preoperative classification to the new (1987) TNM system. *Gastroenterology* 1989 ; **96** : 1478-1486.
122) 福田敬宏, 中村　茂, 阪上昌三郎, ほか：外科から術前画像診断に期待するもの. 画像診断 1985 ; **5** : 811-819.
123) Picus D, Balfe DM, Koehler RE, et al : Computed tomography in the staging of esophageal carcinoma. *Radiology* 1983 ; **146** : 433-438.
124) Thompson WM, Halvorsen RA, Foster WL Jr, et al : Computed tomography for staging esophageal and gastrointestinal cancer : reevaluation. *AJR* 1983 ; **141** : 951-958.
125) 大久保幸一, 浜田麻美, 西沢由香理, ほか：食道癌の CT 診断. 画像診断 1983 ; **3** : 870-879.
126) 松本満臣, 前原康延, 福田敬宏, ほか：肺癌, 食道癌, 縦隔領域. 画像診断 1985 ; **5** : 324-331.
127) 大久保幸一, 浜田麻美, 西沢由香理, ほか：食道癌における CT—PMG CT による検討—. 日本医放会誌 1982 ; **42** : 740-748.

128) Wolfman NT, Scharling ES, Chen MYM：Esophageal squamous carcinoma. *Radiol Clin North Am* 1994；**32**：1183-1201.
129) 前原康延, 松本満臣, 中村勇司, ほか：術後経過観察におけるCTの有用性—食道癌, 胃癌, 大腸癌—. 画像診断 1985；**5**：860-866.
130) Heiken JP, Balfe DM, Roger CL：CT evaluation after esophagogastrectomy. *AJR* 1984；**143**：555-560.
131) Halvorsen RA, Daffner RH, Thompson WA：The esophagus. *In* Computed Tomography of the Chest (Godwin JD, ed), JB Lippincott, Philadelphia, 1984；pp250-291.
132) 廣瀬　肇：原因的考察（臨床統計）. 反回神経麻痺（石井英男編），文光堂，東京，1984；pp109-122.
133) 石井英男：反回神経麻痺の再吟味. 耳鼻科展望 1976；**19**：502-507.
134) 石井英男：特発性反回神経麻痺. 反回神経麻痺（石井英男編），文光堂，東京，1984；pp208-219.

9. 胸膜・胸壁病変

　胸膜および胸壁の疾患は比較的少なく，日常遭遇するものの大部分は胸水である．CT では胸壁の横断面がそのまま描出されるので，病変の性状の判定にも有利である．胸壁のうち肺尖部と横隔膜はドーム状にカーブを描いており，CT の横断像のみでは情報として物足りない場合がある．矢状断や冠状断を自由に選択できる MRI が病変と胸壁との関係の評価あるいは進展範囲の判定に CT よりも有用性が高い．

　また，胸膜および胸壁病変の診断では体表から走査できる超音波検査も有用であるが，胸部全体をわかりやすい横断像として表示する CT のよさは決して失われていない．

A. 肺・胸膜・胸壁病変の鑑別診断

　肺の末梢に発生した病変は，しばしば肺内病変か胸膜病変かあるいは胸壁病変かが問題となる．一般にその鑑別診断は，胸部単純X線写真で行われてきたように，病変と胸膜のなす角度に着目して行うのが原則である．またHRCTによって胸膜あるいは胸壁構造が単純X線写真よりも明瞭に描画されるため，単純X線写真よりは詳細な観察が可能となっているが，それでも実際には病変の発生部位の判定の困難なものが存在する（図9-1）[1]．

　胸膜外病変（extrapleural lesion），すなわち胸壁病変は，壁側胸膜と臓側胸膜の2枚を圧排するので，原則的には病変と胸膜あるいは胸壁とのなす角度は鈍角である（図9-1 A）[1]．

　胸膜病変も同様に，一般に鈍角をなし図9-1 Bのような所見を呈する．この場合，肋骨の破壊が認められれば胸膜外病変の確率が高い．胸膜病変でも肺内に突出する限局性の病変では，肺内病変との鑑別が困難となる（図9-1 C）．また，同様に広基性の胸膜病変でも，肺内病変と類似することがある（図9-1 D，F）[1]．図9-2は病変の中心部が胸膜の内側にあり，あたかも肺転移の胸壁浸潤

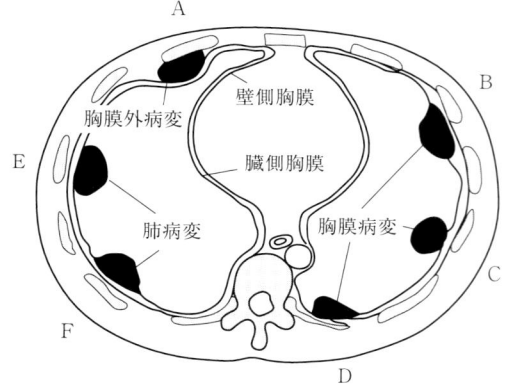

図9-1 病変部位の鑑別（Naidichら[1]の原図を改変）

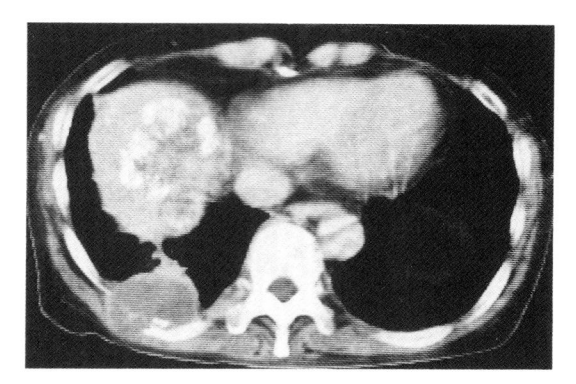

図9-2 直腸癌の胸壁（肋骨）転移
肺および胸壁にまたがる腫瘤があり，肋骨の破壊も認められる．腫瘤の中心は胸膜の内側にあり，右下葉への肺転移の胸壁浸潤かと思われたが，剖検では肺・臓側胸膜には病変はなく，胸壁の腫瘍であった．なお，肝転移に対しては動注化学療法が行われている．

のごとくにみえたが，剖検では臓側胸膜には病変はなく，胸壁転移であった．

　肺内病変は末梢に発生すると胸膜に接することがあるが，通常胸膜との角度は鋭角である．例外として図9-1 Fのような肺病変の胸膜浸潤が広基性に起こった場合には，鑑別ははなはだ困難である[1]．

B. 胸膜病変

1. 胸　水

　壁側胸膜は肋間動脈や上横隔膜動脈などの大循環系から栄養を受け，肋間静脈や気管支静脈へと注ぐ．臓側胸膜は，葉間，縦隔，横隔膜の一部の領域を除けば，肺動脈の毛細血管によって栄養され，肺門部を除けば肺静脈へと注ぐ．リンパ系は壁側胸膜，臓側胸膜ともに肺門部へと進む．蛋白質を含まない水などは，Starlingの仮説である毛

細管透過性交換によって説明される．すなわち，毛細管から胸膜腔への液体の移動量は，透過性係数および静水圧と膠質浸透圧との差によって決まる[2]．壁側胸膜では大循環であるため静水圧は陰圧である胸腔より高く，膠質浸透圧勾配があるので，壁側胸膜から胸膜腔へと濾過が起こる．臓側胸膜における静水圧は，肺動脈圧を反映するため低い．この圧較差によって臓側胸膜は胸膜腔から水を吸収する．胸膜面を覆う中胚葉由来の中皮細胞表面にある microvilli は臓側胸膜面により多く，壁側胸膜面には少ないことが知られているが，microvilli が臓側胸膜面に多いことで有効表面積が広いので，これが水の吸収をより促進するとされている[2]．蛋白質を含む液体はこの機序では説明されない．蛋白質は壁側胸膜内の毛細管から毛細管外へと移動するが，基本的には壁側胸膜内のリンパ管へと注ぐ[2]．

このような速やかな液体成分の産生と吸収があるが，胸膜腔には正常でもごく少量の胸水が存在する．その量は通常1〜5 ml 程度とされ，ときに15〜20 ml 程度になることがあるされる[2]．

胸水の原因を追及する場合に，古くから漏出液と滲出液とに分けられてきた．漏出液は Starling の力学の不均衡によって生じる．臓側胸膜の毛細管の静水圧の上昇が原因となるものとしては，左心不全で肺静脈圧亢進が起こった場合，あるいは右心不全で大循環系での静脈圧亢進が起こった場合がある．血漿コロイド浸透圧が低下するものとしては，肝硬変やネフローゼ症候群などによる低アルブミン血症がある．このような場合には左右の胸膜面での変化があるため，両側性の胸水貯留となる[2]．

これに対して，滲出液は胸膜面の腫瘍や炎症などの疾患そのものを反映している．これらの疾患は臓側ならびに壁側胸膜面の透過性亢進をきたし，蛋白質が胸膜腔へと移動する．結果として胸水の膠質浸透圧は高い．リンパ系へのドレナージの障害が胸水中の蛋白質濃度を上昇させる．滲出液は静水圧勾配が高くなった場合でも起こる．例えば，気管支動脈閉塞や肺実質の無気肺をきたすような病変があると胸腔内圧はさらに低くなり，胸膜腔に液体が貯留しやすくなる[2]．

胸腔穿刺液の分析では，(1)胸水蛋白/血清蛋白>0.5，(2)胸水 LDH/血清 LDH>0.6，(3)胸水 LDH>200 IU のいずれかがあれば滲出液と診断され，その正診率は99%であるとされる[2]．

遊離胸水は，一般的な撮影体位である背臥位では，半月状の液体成分として背部胸膜面に沿って認められる（図9-3）．通常筋肉などの軟部組織よりも低吸収で均質な水に近い濃度（near-water density）を呈する．しかし，心拍動などによるアーチファクトのため正確な CT 値を測定できないことがある．また，液体成分に著しい構成成分の特徴がある場合を除き，漏出液か滲出液か，あるいは乳び胸水かの CT 値による鑑別は難しいことが多い．しかし軟部組織よりも CT 値が高い場合は急性期の血胸を疑いうる[3-5]．

少量の胸水は胸膜肥厚と鑑別困難なことがあ

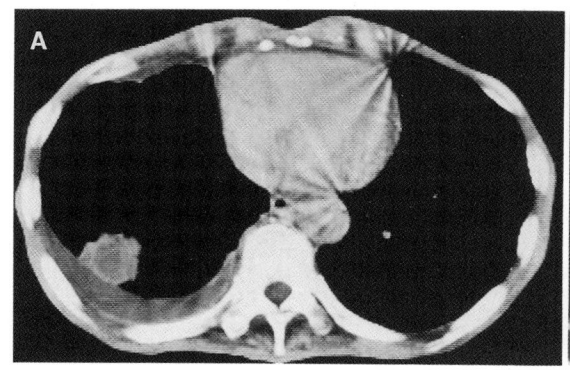

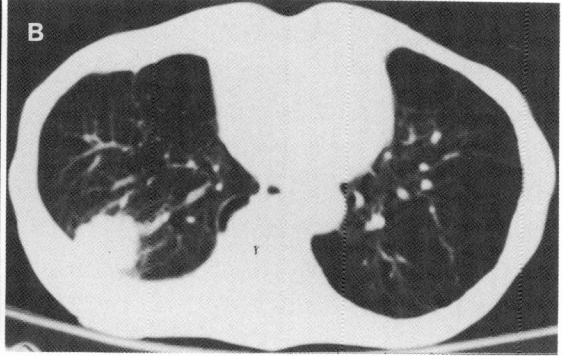

図9-3 胸水を伴う腺癌

り，この場合は側臥位や腹臥位で再スキャンすることにより胸水の移動を証明することができる．

漏出液か滲出液かのCTによる鑑別診断について，興味ある報告がある．Waiteら[6]は膿胸35例，悪性胸水30例，漏出性胸水20例について造影CT所見を分析した．その結果，造影CTを行った膿胸の25例中24例（96％）が壁側胸膜の増強効果を示した．一方，漏出液20例では増強効果は認められなかった．壁側胸膜の造影剤増強効果とともに肥厚も認められている[6]．

また，同様の検討を行ったAquinoら[7]は次のように報告している．造影CTが行われた80例（86胸水）を分析し，前述の穿刺液の分析結果と比較した．59胸水が滲出液で27胸水が漏出液であった．59胸水中36胸水（61％）が限局性あるいはびまん性壁側胸膜肥厚を伴っていた．36胸水中30胸水では胸膜の厚さは2〜4mmで，胸膜の厚さと疾患との関連はみられなかった．36胸水中12胸水はびまん性で平滑な胸膜肥厚を示し，2胸水はびまん性で不規則な胸膜肥厚を示していた．他の22胸水は不規則あるいは平滑な限局性胸膜肥厚を示した．すべて三日月状で単房性であった．悪性腫瘍の1例とアスベストーシスの1例の計2例はびまん性の不規則な胸膜肥厚を示した．限局性で不規則な胸膜肥厚は悪性腫瘍であった．滲出液であった23胸水には胸膜肥厚はみられなかった．これには悪性腫瘍12，肺炎8，原因不明2および胸部外傷後胸水1が含まれていた．10例の膿胸では全例に壁側胸膜肥厚がみられたが，肺炎18例では10例（56％）にしかみられなかった．27漏出液ではわずか1胸水が胸膜肥厚を示した．胸水の胸膜肥厚の有無による滲出液の診断はsensitivity 61％，specificity 96％であった．胸水貯留例の造影CTでみられる壁側胸膜肥厚は，ほぼすべて滲出液であるといえる．胸膜肥厚を示さない滲出液は，悪性腫瘍と肺炎でみられた[7]．すなわち壁側胸膜肥厚を伴う胸水は滲出液であり，造影CTによって滲出液か漏出液かの鑑別ができるというものである．

胸水と腹水が同時に存在する場合，あるいは少量であるために胸水であるのか腹水であるのかを決めにくいことがある．この場合，ポイントとなるのは横隔膜の確認である[8]．液体貯留と横隔膜との解剖学的位置関係から胸水か腹水かを鑑別しようとするものである．横隔膜は胸水あるいは腹水よりも高いCT値を示すので，これを参考にする．すなわち横隔膜の外側にあるのが胸水であり，横隔膜の内側にあるのが腹水である（図9-4）．ある1スライスでは決定困難であっても，

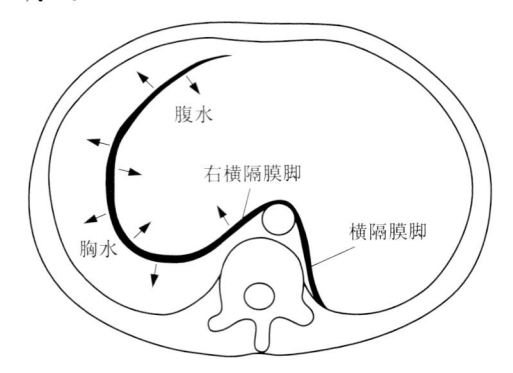

図9-4 胸水と腹水の鑑別[8]

上下を追跡することにより，胸水か腹水かを決めることができる．胸水は下方へいくにつれて少なくなり，横隔膜脚の後方あるいは後方内側に存在する．これに対して横隔膜下の腹水は，下方へいくほど多くなり，かつ肝臓，脾臓の外側あるいは前方に認められるようになる．Dwyer[9]は，胸水が横隔膜脚の後方から内側で椎体の前方に広がっていくため，横隔膜脚そのものが外側ないし前方に偏位する所見をdisplaced crus signと称した．また，Teplickら[10]は，液体と横隔膜の境界面の状態に着目し，液体が肝や脾と鮮明な境界面を形成する場合は腹水であり，不鮮明な境界面を形成する場合は胸水であるとし，interface signとよんだ．胸水の場合は横隔膜が液体と肝や脾との間にあることが境界面が不鮮明になる原因であろうとした．

2. 膿　　胸

胸膜腔に膿性の液体貯留をきたした状態を膿胸（empyema, pyothorax）という．原因の多くは細菌性肺炎，肺膿瘍，感染性肺梗塞などが胸膜腔に進展したものである（図9-5）．多くの症例で

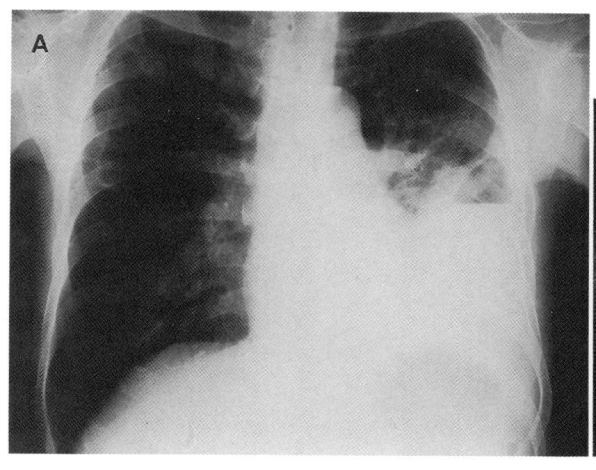

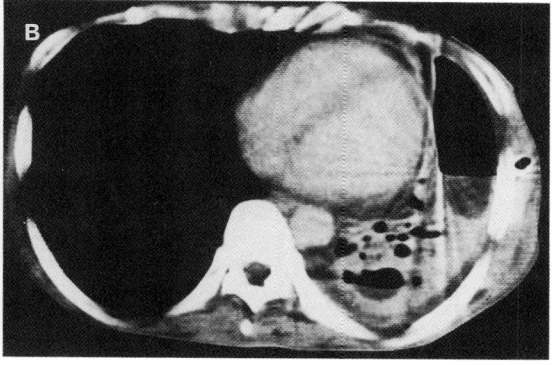

図9-5 急性膿胸
胸部単純X線写真では左中下肺野に均等陰影がある。その上部には air-fluid level が認められる (A). CT はドレナージ中のもので, 左側胸壁にドレイン挿入部位がみえる。この時点では液体と air bubble が混在した hydropneumothorax となっている.

は胸部単純X線写真で膿胸か, 肺膿瘍かの鑑別が可能であるが, 膿胸も肺膿瘍も air-fluid level を形成しうるので注意を要する. 膿胸では胸腔ドレナージが, 肺膿瘍では抗生物質の投与が中心的な治療法であり, 両者の鑑別は重要である.

CTでは横断面で横の広がりを把握できるため, 胸腔や肺と胸膜の接する境界面を観察できるので診断情報量が多くなる.

膿胸では胸壁に沿った凸レンズ状の形を呈し, 膿胸と胸壁とのなす角度は鈍角で, 隣接肺との境界は明瞭である. 肺の圧迫所見がみられ, 血管影は全体として偏位する. 通常膿胸壁は比較的均一で, 数 mm 程度に肥厚している. 内壁は平滑であるものが多い[4,11].

Stark ら[12]は63例の70病変についてCT像の検討を行い, 膿胸と診断するのに有用な所見は, (1)臓側胸膜と壁側胸膜の分離 (split pleura sign), (2)薄くて均一で平滑な壁, (3)隣接肺の圧迫所見, (4)胸壁と鈍角をなす, (5)凸レンズ状の形態であるとし, 大きさ, 数, 病巣内のガス, 液体の移動などの所見は鑑別診断上有用ではなかった. 膿胸と肺膿瘍との鑑別点は図9-6および表9-1のごとくである[12]. さらにCTの重要な役割の1つとして, 的確に病巣の広がりや部位を特定できることがあり, これによって有効かつ適切な位置でのドレナージ施行が容易となる[13].

結核性胸膜炎は血行性散布または隣接する感染性リンパ節からの波及によっても起こるが, 胸膜直下の乾酪巣の胸膜腔への破裂によるものが最も多い. これは活動性結核のいずれの時期にでも起こりうる. 胸水は結核菌蛋白に対する過敏性反応

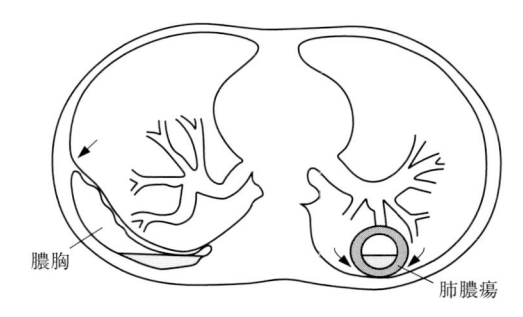

図9-6 膿胸と肺膿瘍の比較[12]

表9-1 膿胸と肺膿瘍の鑑別[12]

	膿 胸	肺膿瘍
形	凸レンズ状	球状
体位変換による形の変化	ありうる	なし
壁の状態	厚い, 不均一	比較的薄い, 均一
内壁	平滑	不整
胸壁との接触角	鈍角	鋭角
隣接肺との境界	鮮明	不鮮明
肺圧迫の所見	あり	なし
CT値の幅	狭い	低〜高まで幅広い

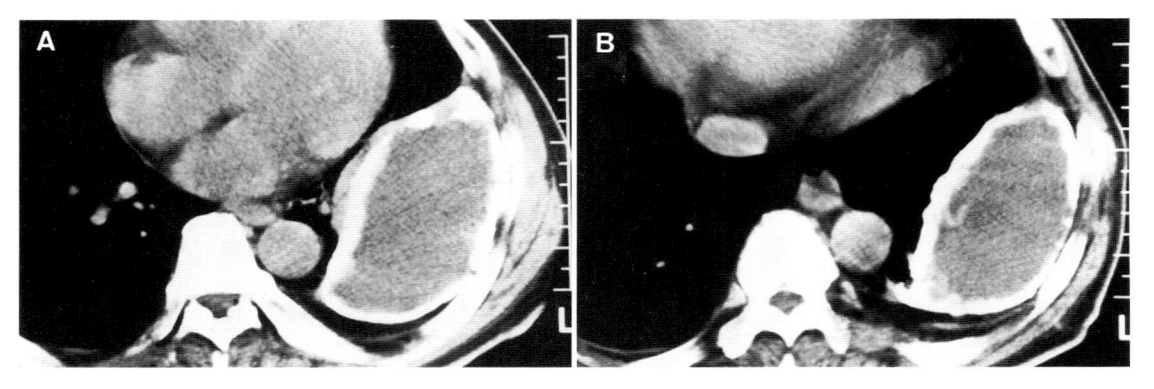

図 9-7 慢性膿胸（67歳男）
単純 CT．壁側，臓側胸膜ともに肥厚し，かつ石灰化が著しい．壁側および臓側胸膜が分離し，split pleura sign を呈している．膿胸内容物の CT 値は高い．

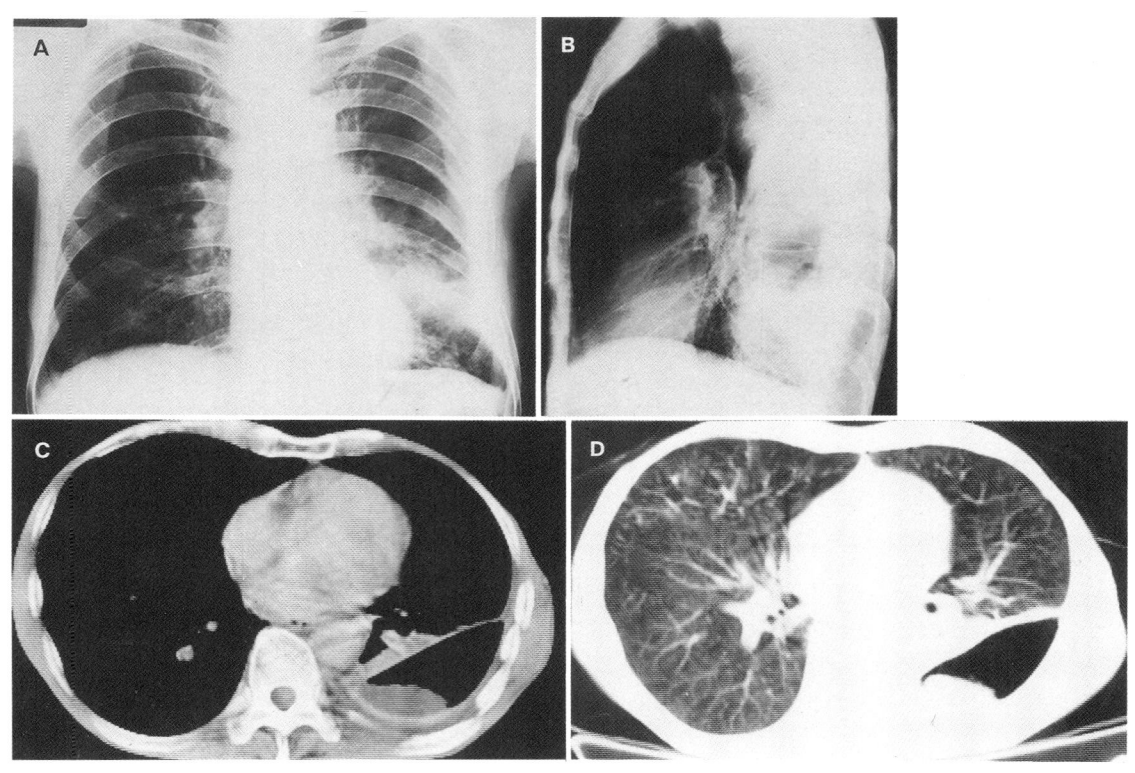

図 9-8 結核性慢性膿胸
胸部単純 X 線写真（A，B）では肺膿瘍との鑑別が問題となる．CT（C，D）では病変は凸レンズ状で壁は薄く，内部に空気を含む．Split pleura sign があり，胸壁となす角度も鈍角である．C では壁側胸膜に沿って淡い石灰化がみられる．これらの所見から膿胸と診断できる．

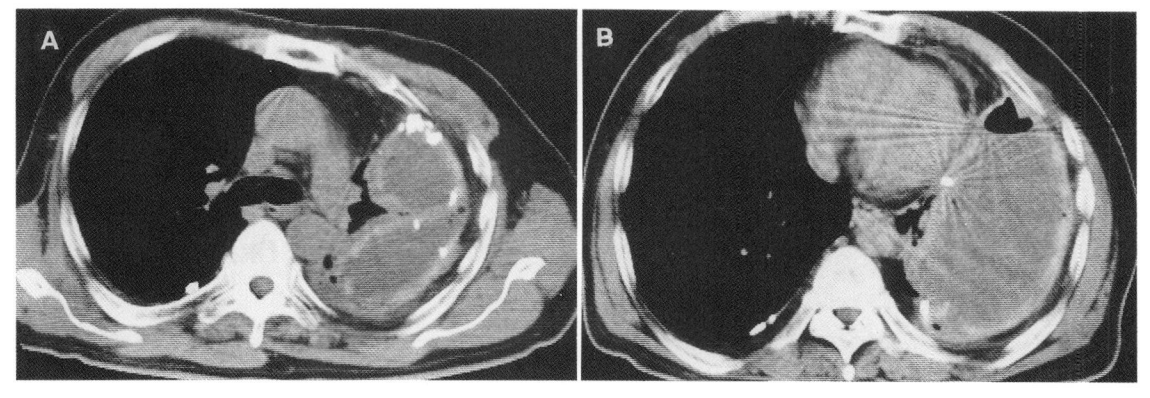

図 9-9 結核性慢性膿胸
Air-fluid level を伴う慢性膿胸である．全体としては凸レンズ状で，壁側胸膜，臓側胸膜ともに肥厚し，膿胸壁には石灰化も認められる．

の結果として貯留するものとされるが，胸膜面に肉芽腫を形成して胸水貯留をきたす場合もある．一般に漿液性の滲出液で，まれに血性である．結核菌はごく少数しか認められない．結核性胸膜炎は自然治癒する傾向があり，数週間でゆっくりと消退する．しかし，ここで治療しないと5年以内に半数以上の例が活動性肺あるいは肺外結核を発症する．胸水や喀痰培養の陽性率は低く，胸膜生検および培養でも50～80％の陽性率であるとされている[14]．初期の結核性胸膜炎においても，CTは他の診断法で明らかになる前に診断的示唆を与えるし，胸膜直下の空洞性病変を検出することができる点で役割が大きい[14]．

結核性膿胸の終着駅は広範な胸膜の線維化を形成し，fibrothorax とよばれている．すなわち diffuse pleural fibrosis であり，厚い胸膜石灰化をきたす（図9-7～9-9）．胸膜石灰化は結核以外でも陳旧性炎症，陳旧性出血，アスベストーシスなどでみられるので，結核に特異的という訳ではない．しかし，石灰化した fibrothorax は結核性であり，かつ非活動性あることを強く示唆する有力な所見である[14]．石灰化のない fibrothorax は液体貯留があれば活動性であると判断されており，これを描出できる意義も大きい[14]．

また，結核性慢性膿胸では臓側胸膜優位の胸膜石灰化や隣接肋骨の肥大，気管支胸膜瘻孔，胸壁穿通性膿胸（empyema necessitatis）（図9-10）などを認めることがある[14,15]．

まれな病態であるが，慢性膿胸として10年以上の長期間を経たのち次第に膿胸腔が増大するも

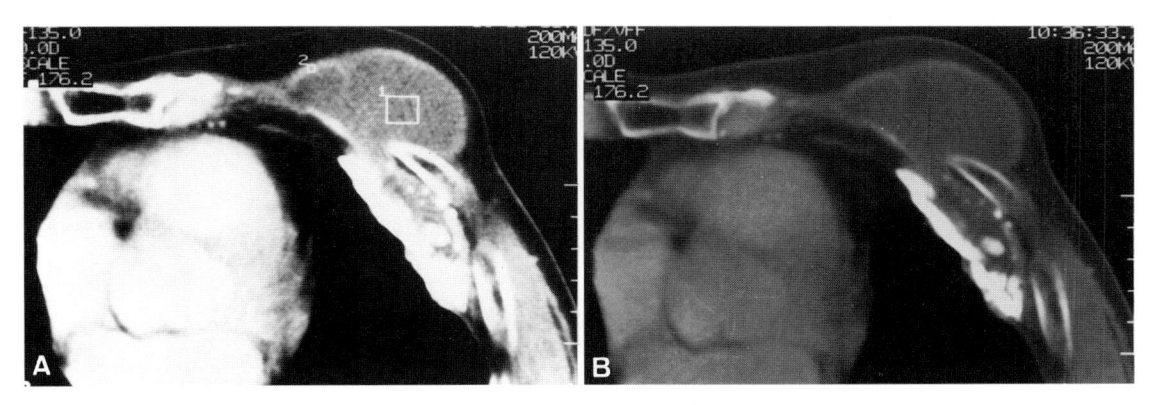

図 9-10 胸壁穿通性膿胸（49歳男）
A：造影CT，B：同骨ディスプレイ．石灰化に囲まれた膿胸がみえ，肋間から肋骨外の胸壁に膿を貯留して嚢胞様にみえる．左前胸壁の膨隆が明らかである．内容物 (1) のCT値は49 HU，壁 (2) のCT値は71 HUであった．

のがある．このような場合，膿胸腔内は膿汁ではなく，大量の壊死物質や新旧の血腫で充満されている．野尻ら[16]は5例の出血性膿胸についてCTおよびMRI所見を分析した．CTでは境界明瞭な腫瘤が一側胸腔内に認められ，内部は大部分が不均一な低吸収域で占められ，やや濃度の高い領域が混在していた．腫瘤辺縁部には不整な軟部組織濃度域があり，その厚さはさまざまであった．点状または板状の石灰化がみられた．造影CTでは腫瘤の辺縁部に厚さの不整な増強効果がみられた．

MRIでは，T_1強調像で腫瘤内は筋肉より低信号からやや高信号を示して不均一で，辺縁部に小さな高信号域が散在していた．T_2強調像では内部はより不均一で，筋肉よりも低信号の領域と脂肪よりも高信号の領域とが混在していた．造影T_1強調像ではT_2強調像で著しい高信号を示した領域にほぼ一致して強い増強効果がみられた[16]．

手術標本をみると，腫瘤辺縁は易出血性で，内部には黄白色豆腐様半固形物質や新鮮な血腫が充満していた．組織学的には，辺縁部には新生血管を伴う肉芽組織がみられ，血管腫様構造がみられた．炎症像や腫瘍性病変はなかった．内部の半固形物質は主として変性陳旧化したフィブリン塊であった[16]．

出血性膿胸の成因については，胸腔内が陰圧であることと，呼吸運動や咳嗽などが絶えず加わることにより，小血管にとってはきわめて不安定な出血しやすい環境にあり，血管が充血，拡張して血管腫様になるとされ，野尻らの1例ではCTガイド下針生検を行ったところ，新鮮血が吸引されたためゼルフォームを用いて止血したという[16]．

慢性膿胸例では悪性リンパ腫を初めとする悪性腫瘍の合併が問題となるが，悪性腫瘍を疑って診断を進める場合に，出血性膿胸の存在を知っておくことは鑑別診断上意義あることと思われる．

慢性膿胸に合併する悪性腫瘍としては，悪性リンパ腫と扁平上皮癌が多いが，腺癌，胸膜中皮腫，線維肉腫のほか血管豊富な血管肉腫，血管内皮細胞腫などの報告がある[16,17,18]．

3. アスベストーシスの胸膜病変

アスベストーシスによる肺病変については第7章「びまん性肺疾患」で述べた．ここでは胸膜の変化について述べる．

胸膜プラーク（pleural plaque）は膠原線維を中心とした結合組織による胸膜肥厚である．壁側胸膜をおかすが，ときに葉間胸膜内の臓側胸膜にもみられる．アスベストーシスによる胸膜プラークの成因については不明である．臓側胸膜の表面に出たアスベスト線維による長期間の直接慢性刺激によって壁側胸膜が肥厚するとされているが，病理学的な証明は得られていない[19]．最近ではアスベスト線維ないし微小線維は壁側胸膜内リンパ管によって取り込まれるという考え方が有力である．すなわち，アスベスト線維は肺から臓側胸膜を貫通して胸膜面すなわち胸腔に出る．胸腔に達したアスベスト線維は，マクロファージによる貪食作用によって壁側胸膜に取り込まれてリンパ管内へと移動する．そして，胸膜プラークができる部位は壁側胸膜のリンパ管への取り込みの多い部位に一致するとされ，ここでコラーゲン産生は始まるとされている．この部位はKampmeier focusとよばれている[19]．肺病変を伴わない胸膜プラークのみの時期には肺機能の低下はごく軽微であり，臨床的意義は低い．しかし胸膜プラークを検出することは，(1)間質性肺病変を合併した胸膜プラークはアスベストーシスを強く示唆する所見であること，(2)アスベストーシスに特有の所見であるこから，職業歴を詳細に調べる必要が生じること，(3)アスベストーシスと喫煙との相互関係で肺癌が発生しやすくなるので禁煙を勧めるのに役立つ，などの点で重要である[19]．

胸膜プラークの検出には最初に胸部単純X線写真を用いるのが一般的である．しかし，胸膜プラークの診断における胸部単純写真のsentivityやspecificityは高くない．その理由としては，胸壁の正常の筋肉や脂肪によるcompanion shadowと胸膜プラークとを区別できないことによる[19]．壁側胸膜外脂肪（extrapelural fat）は第4～8肋骨のレベルの後外側面に豊富であり，この部分で左右対称性の胸膜肥厚様所見はむしろ

壁側胸膜外脂肪を示唆する．胸膜プラークもこの部位にみられるが，大多数は左右非対称性である[19,20]．

CT ことに高分解能 CT では，胸壁と肺の境界面に肋間に軟部組織濃度の 1～2 mm のストライプを認める．これは intercostal stripe とよばれ，臓側胸膜，壁側胸膜，内胸筋膜（endothoracic fascia），最内肋間筋（innermost intercostal muscle）からなっている[21]（第 2 章 E．「胸膜・胸壁の CT 横断解剖」参照）．ところが，臓側胸膜と壁側胸膜と胸腔の水の厚さはわずか 0.2～0.4 mm であり，endothoracic fascia もきわめて薄い構造であるため，intercostal stripe の大部分は肋間筋によって構成されているといえる[21]．正常では，肋骨の内側面および傍椎体部には軟部組織濃度の構造は存在しない．なぜなら，肋間筋は肋骨や椎体の内側面を走行することはなく，endothoracic fascia も CT で識別できるほどの厚さはない．よって，肋骨の内側面および椎体の内側面に軟部組織濃度の stripe があれば，これは異常所見といえる[19-21]．

前述のように，胸膜プラークは下方の壁側胸膜の後外側部あるいは横隔膜に認められるのが特徴的である．ときに臓側胸膜，肋骨横隔膜角，肺尖部にもみられる．胸膜プラークは肺の異常がなくても認められる場合があり，また頻度は低いが，胸膜プラークがないのにアスベストーシスが存在することもある[22]．胸膜プラークの石灰化は意外に少なく，10～15％程度である[22,23]．

胸膜プラークが広範に広がって板状から肺を取り囲むように全周性になった状態はびまん性胸膜肥厚（diffuse pleural thickening）とよばれている．胸膜プラークが無症状の患者で偶然発見されることが多いのに対し，diffuse pleural thickening は症状を伴う肺機能異常を有している患者でみられることが多い[22,23]．

また，胸膜プラークが主として壁側胸膜をおかすのに対して，diffuse pleural thickening は壁側胸膜にも臓側胸膜にも肥厚がみられる．臓側胸膜の肥厚は中等症から重症のアスベストーシスにみられ，dose-responce relationship があるとされている[22,23]．

4. 限局性線維性胸膜腫瘍

限局性線維性胸膜腫瘍（localized fibrous tumor of the pleura）は比較的まれである．以前は限局性線維性胸膜中皮腫（localized fibrous mesothelioma）とか良性中皮腫（benign mesothelioma），限局性中皮腫（localized mesothelioma），線維性中皮腫（fibrous mesothelioma）などとよばれていたが，病理学的に線維性腫瘍で上皮性の分化を示さないこと，良性が多いが悪性もあることなどから，限局性線維性腫瘍（localized fibrous tumor）とよばれるようになってきた[19]．

約 60％が良性で，40％が悪性であるという．予後は比較的良好で，良性例の全例と悪性例の約半数は外科切除により治癒する．切除できない進行性の腫瘍は浸潤性の病理所見を呈し，胸水を伴うことが多い．40％が有茎性で，有茎性のものは良性が多く，多くは臓側胸膜に付着している．切除不能である腫瘍の多くは壁側胸膜由来である．10 cm を越える腫瘍は悪性であることが多い．石灰化は 5％に認められる[19]．わが国の統計では若年者に多い傾向が認められ，40 歳以下が 80％を占める[24]．

本症は肥大性骨関節症（hypertrophic osteoarthropathy），ばち指（clubbed finger），低血糖などを伴うことでも知られているが，hypertrophic osteoarthropathy は 35％に，ばち指は 4％に，低血糖は 4～5％にみられるとする報告がある[19]．なお，アスベストーシスとの関連はない[22-24]．

X 線写真では円形あるいは類円形の境界鮮明な腫瘤としてみられ，しばしば分葉状となり，胸膜面に接して存在する．有茎性腫瘍は体位の変換により，形を変えたりすることがある（図 9-11，9-12）[19,22-24]．

CT では腫瘤としてみられ，腫瘤と肺，胸壁との境界は明瞭である．腫瘤が大きいと胸壁となす角度は鋭角である．また，胸壁との接触角度が鋭角である場合は有茎性であることが多い（図

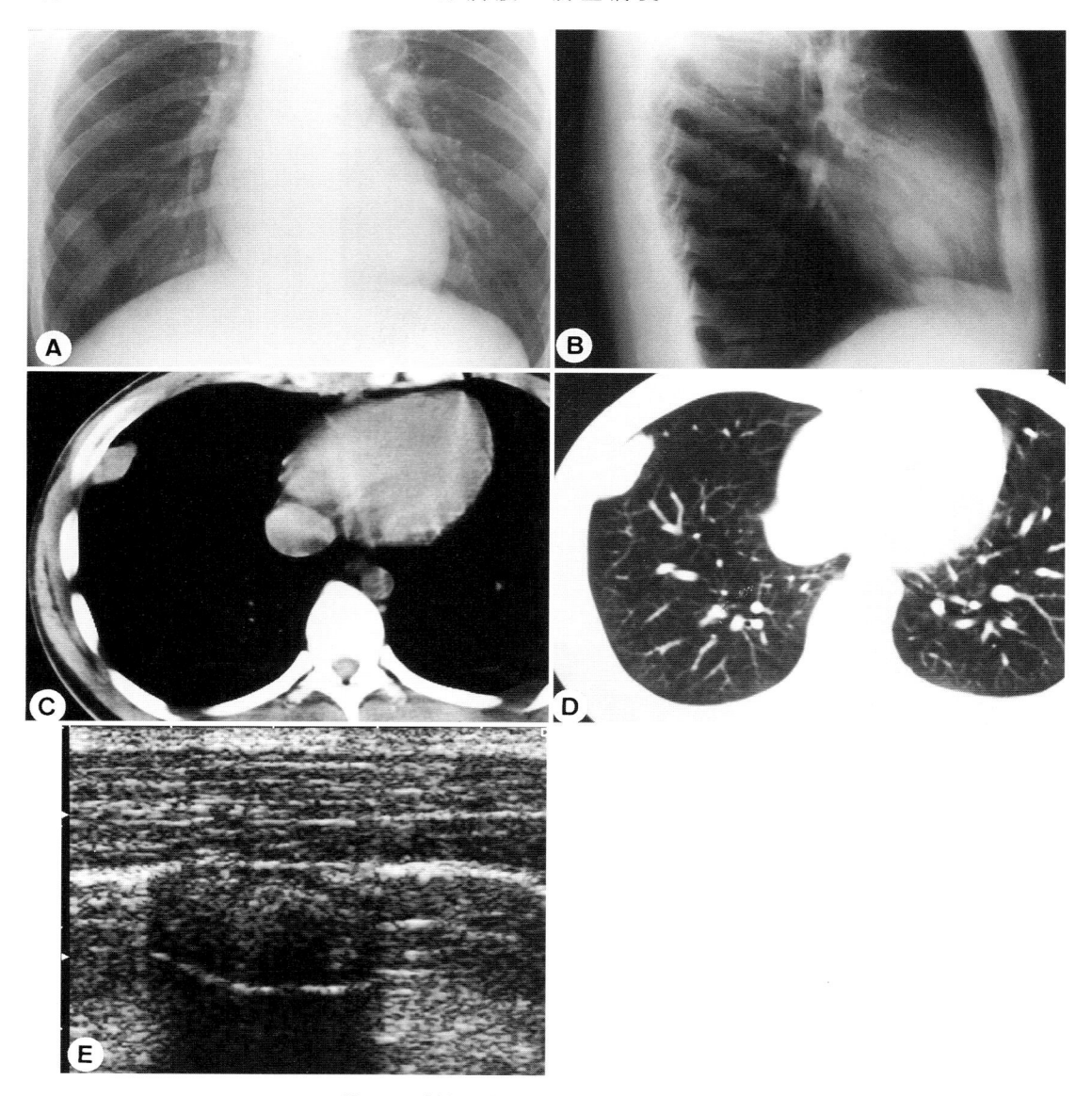

図 9-11　良性限局性胸膜中皮腫（28 歳男）(A〜E)

胸部単純 X 線写真（A，B）では右下肺野に境界明瞭な腫瘤影がある．正面像（A）では外側部に輪郭の消失した部分があり，いわゆる incomplete border sign を呈し，胸壁由来または胸壁に接している病変と考えられる．側面像（B）では腫瘤の長軸が肋骨の走行に近いことから，この時点では肋間神経由来の腫瘍が考えられた．造影 CT（C，D）をみると，腫瘤はやや不規則に増強されている．腫瘤と胸壁のなす角度が鋭角であること，肺野条件（D）で腫瘤の先端が avascular band としてみられる葉間胸膜の方向に向かっていることから，胸壁由来の有茎性病変すなわち限局性胸膜中皮腫が疑われた．E は肋間走査の超音波像である．深呼吸をさせながらスキャンすると，壁側胸膜とともに動き，腫瘤の近傍の臓側胸膜とは別の動きをしていた．腫瘤の内側（図では下方）の高エコー線が臓側胸膜と思われた．内部は充実性で，深部ではエコーの減弱がみられた．

B. 胸 膜 病 変

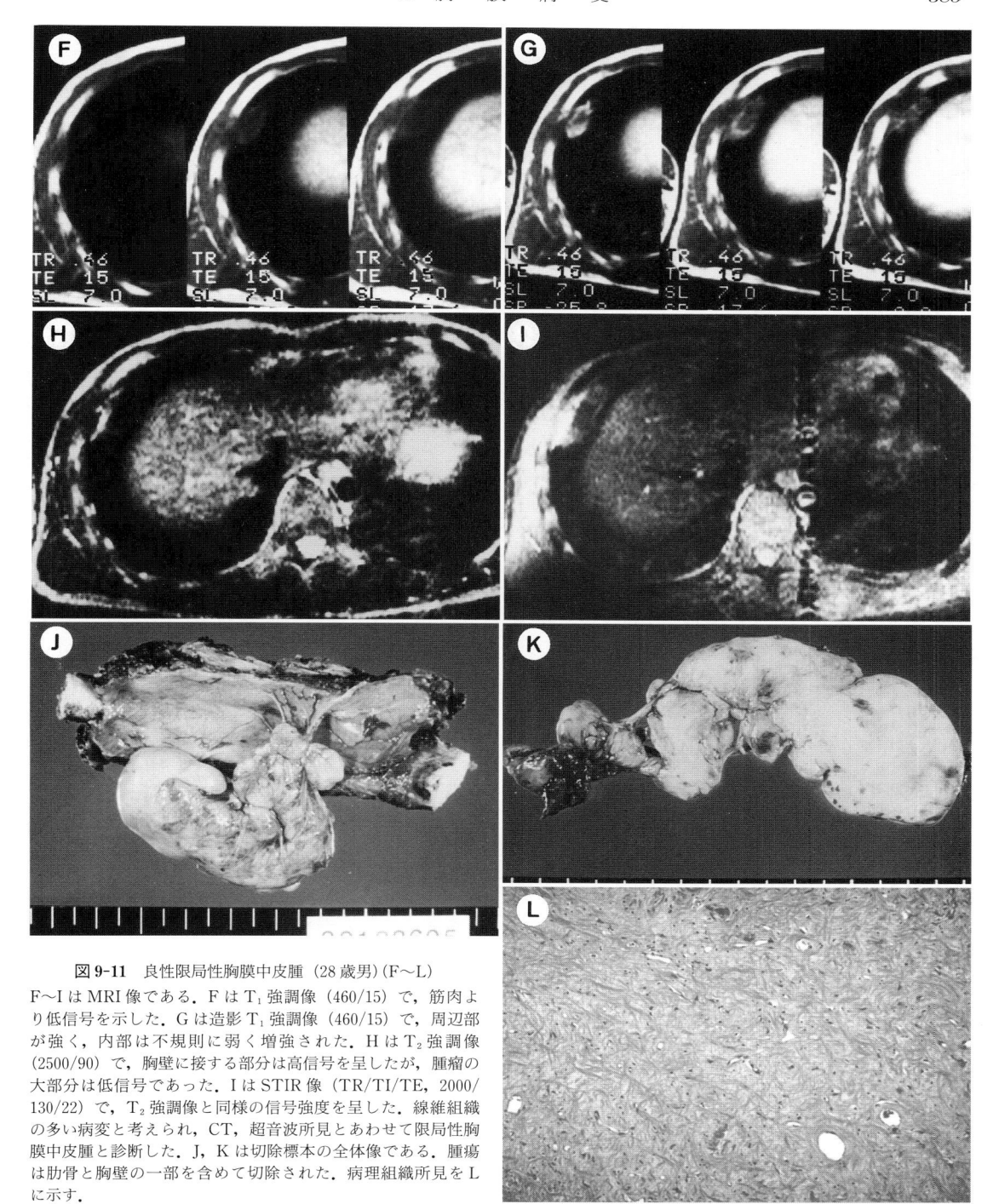

図 9-11 良性限局性胸膜中皮腫 (28歳男)(F～L)

F～I は MRI 像である．F は T_1 強調像 (460/15) で，筋肉より低信号を示した．G は造影 T_1 強調像 (460/15) で，周辺部が強く，内部は不規則に弱く増強された．H は T_2 強調像 (2500/90) で，胸壁に接する部分は高信号を呈したが，腫瘤の大部分は低信号であった．I は STIR 像 (TR/TI/TE, 2000/130/22) で，T_2 強調像と同様の信号強度を呈した．線維組織の多い病変と考えられ，CT，超音波所見とあわせて限局性胸膜中皮腫と診断した．J，K は切除標本の全体像である．腫瘍は肋骨と胸壁の一部を含めて切除された．病理組織所見を L に示す．

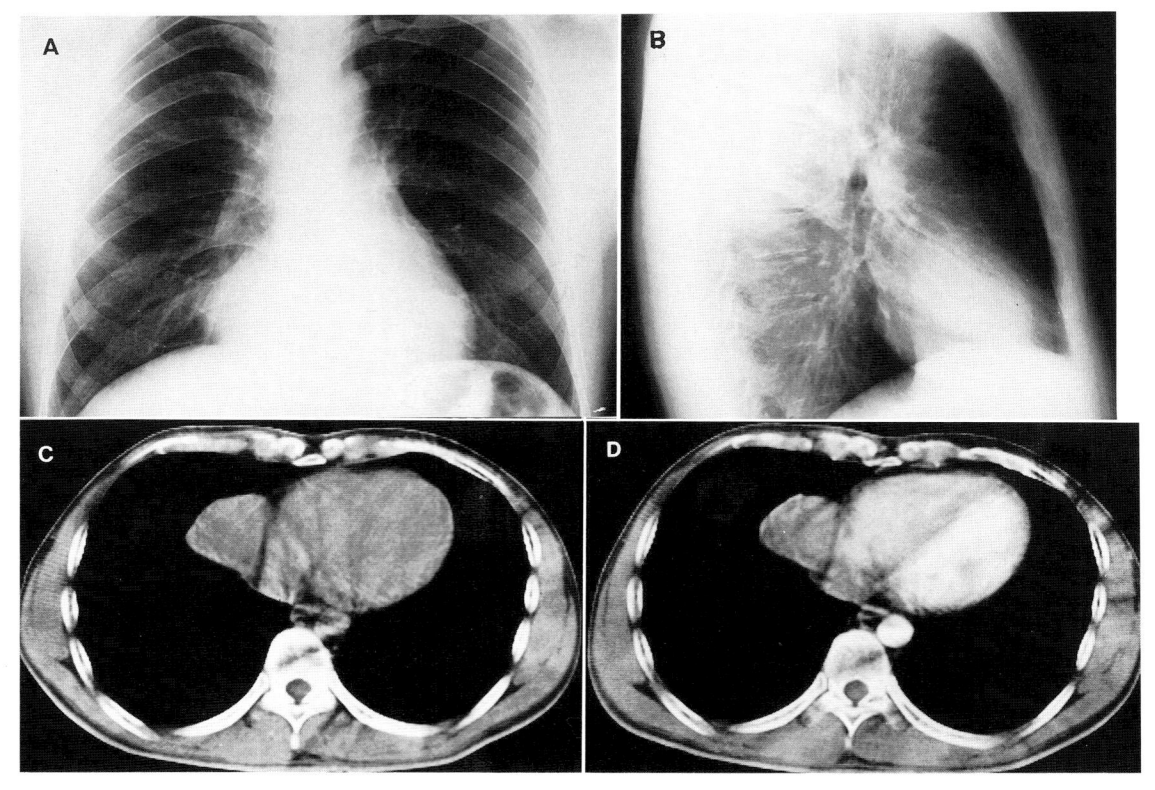

図9-12 良性限局性胸膜中皮腫

胸部単純X線写真（A，B）では右心横隔膜角に腫瘤陰影がある．Cは単純CT，Dはdynamic CTの初期像である．血流の少ない腫瘍であることがわかる．限局性胸膜中皮腫を考える所見である．手術では腫瘍は縦隔側の臓側胸膜から発生していた．

9-1)[25]．CTにおける造影剤増強効果はさほど強くなく，周囲の軟部組織の増強効果とほぼ同じくらいのものが多いが，強く増強されるものもある．均一に増強されるものが多いが，内部に壊死，囊胞変性，粘液成分，出血などがあると不均一な増強効果を示す[25,26]．茎がうまく断層面に当たれば茎の部分が増強されてみえる[25]．悪性の限局性線維性胸膜腫瘍，すなわち線維肉腫は腫瘍そのものが大きく，中心部に壊死を有しているものがしばしばみられる[27]．

5．びまん性胸膜肥厚

びまん性胸膜肥厚（diffuse pleural thickening）はアスベストーシスでみられる広範囲の胸膜肥厚であり，アスベストーシスの胸膜病変の項で述べた．しかしこの用語はアスベストーシスに限定されるものではない．びまん性胸膜肥厚は結核性胸膜炎，慢性膿胸，びまん性中皮腫，転移性胸膜腫瘍などでもみられる．

6．悪性中皮腫またはびまん性中皮腫

悪性中皮腫（malignant mesothelioma）およびびまん性中皮腫（diffuse mesothelioma）は，胸膜面をびまん性に進展する悪性病変を指す．原因は不明であるが，約80％にアスベストーシスとの関連が認められることが知られている．少数例であるが，放射線治療後に生じた悪性中皮腫の報告もある[19]．60～70歳代に最も多く，壁側胸膜に好発する．多発結節状の発育し，互いに癒合して，胸壁に沿って厚い不整な胸膜肥厚となって肺を包み込み，高率に肺，縦隔，心囊，胸壁，横隔膜などに浸潤する．呼吸困難，咳嗽，胸痛，体重減少などの症状を伴うことが多い（図9-13，9-14）．限局性線維性胸膜腫瘍と異なり，hyper-

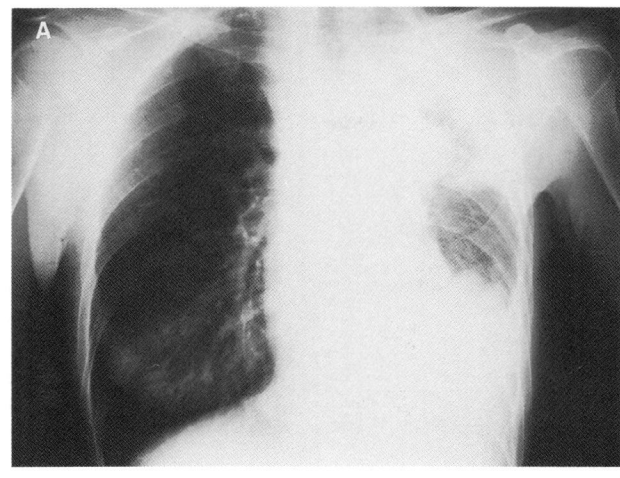

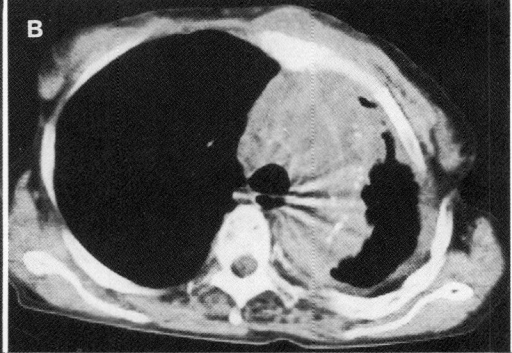

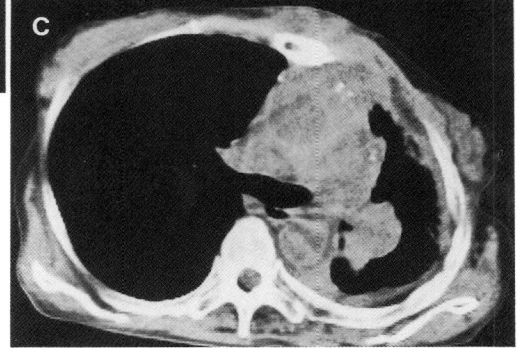

図9-13 びまん性胸膜中皮腫（72歳女）
胸部単純X線写真では左上〜中肺野および下肺野に陰影が認められ，左胸郭は縮小している（A）．CT（B，C）では，左胸郭の内面に沿って，胸膜，縦隔，心膜，肺門にびまん性の不整な胸膜肥厚がみられる．腫瘍は肋間から前胸部に及び，胸骨前面の腫瘤形成も認められる．

trophic osteoarthropathy を伴うことはきわめてまれである[19,24,28,29]．

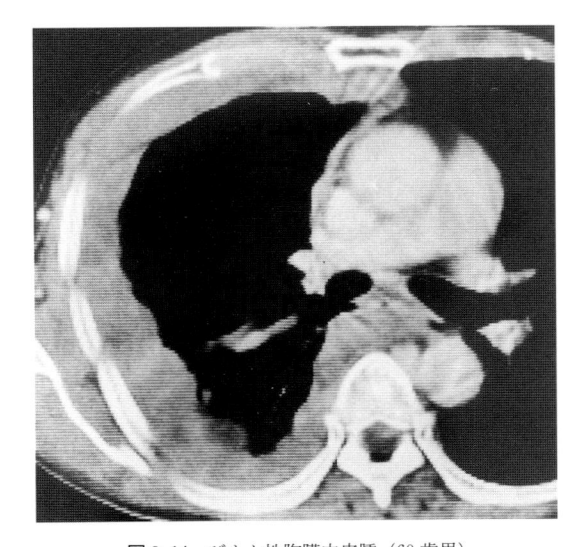

図9-14 びまん性胸膜中皮腫（60歳男）
右胸郭の内側面に沿って不整な軟組織濃度の帯状の病変がある．このレベルでは胸水貯留はほとんどみられない．胸骨後面から縦隔胸膜に沿う肥厚が認められる．椎体前面では病変はすでに正中を越えて対側胸郭へと進展している．

X線写真では，(1)胸膜をベースとする多発性腫瘤，(2)びまん性の胸膜肥厚，(3)胸水がよくみられる所見である．約70％に胸水を伴っているが，(1)，(2)では胸水を伴うことも伴わないこともある[28,29]．胸壁浸潤の頻度は高く，ときに肋骨の破壊が認められる．線維性腫瘍であるため，よほど大量の胸水を伴う場合は別として，縦隔は正常の位置にあるか，または患側に偏位する．また，患側の胸郭の容積減少を伴うことが多い[24,29,30]．

Alexanderら[31]は5例の悪性中皮腫のCT所見を検討した．いずれの例にも胸膜をベースとした広範な，不規則な胸膜腫瘍がみられ，肺を取り囲み，葉間胸膜および縦隔へ進展していた．2例では対側胸壁膜に進展し，1例では腹部進展が，他の1例では胸壁浸潤がみられた．したがって，不規則で，胸膜をベースとした腫瘍が一側胸郭の広い範囲をおかす所見がCTで認められば，悪性胸膜中皮腫が強く示唆されるとともに，その進展度の判定にCTが役立つとしている[31]．

表 9-2 International Mesothelioma Interest Group の提案による新しい TNM 分類

(1) T 因子

	進展範囲	特徴
T1a	同側の縦隔胸膜と横隔膜胸膜を含む壁側胸膜に限局	臓側胸膜浸潤がない
T1b	同側の縦隔胸膜と横隔膜胸膜を含む壁側胸膜	散在した腫瘍巣が臓側胸膜をおかす
T2	同側の胸膜表面*	少なくとも次のうち1つ ・横隔膜筋への浸潤 ・癒合した臓側胸膜（葉間胸膜を含む）腫瘍または臓側胸膜から肺実質への浸潤
T3	局所的には進行しているが切除の可能性のあるもの；同側の胸膜表面*	少なくとも次のうち1つ ・内胸筋膜への浸潤 ・縦隔脂肪組織への浸潤 ・胸壁の軟部組織に浸潤している孤立性で完全切除可能な病巣
T4	局所的に進行して技術的に切除不能；同側の胸膜表面	少なくとも次の1つ ・胸壁に浸潤し肋骨浸潤のないものまたはあるもので、びまん性進展または多結節性腫瘤 ・横隔膜を貫く腹膜への直接進展 ・対側胸膜への直接進展 ・縦隔の1つ以上の器官への直接進展 ・脊椎への直接進展 ・心嚢液貯留を伴うまたは伴わない心膜内面への腫瘍進展または心筋への腫瘍浸潤

*：壁側胸膜，縦隔胸膜，横隔膜胸膜，および臓側胸膜

表 9-3 International Mesothelioma Interest Group の提案による新しい TNM 分類

(2) N および M 因子

	説明
NX	局所リンパ節評価不能
N0	局所リンパ節転移なし
N1	同側の気管支肺または肺門リンパ節転移
N2	気管分岐下リンパ節または同側の縦隔リンパ節転移，同側の内胸リンパ節転移を含む
N3	対側縦隔リンパ節，対側内胸リンパ節，および同側または対側の鎖骨上リンパ節転移
MX	遠隔転移評価不能
M0	遠隔転移なし
M1	遠隔転移あり

表 9-4 International Mesothelioma Interest Group の提案による新しい TNM 分類

(3) 病期

病期	T 因子	N 因子	M 因子
Ia	T1a	N0	M0
Ib	T1b	N0	M0
II	T2	N0	M0
III	anyT3	anyN1 or N2	M0
IV	anyT4	anyN3	anyM1

また，Mirvis ら[32]は，9例の悪性中皮腫のCT所見について述べている．治療開始前の典型的な所見はさまざまな量の胸水を伴い，肺を取り囲むような胸膜の分葉状の肥厚であった．縦隔や，心膜，横隔膜，対側胸郭への浸潤がCTでよく描出された．また，5例では腹部への進展がみられた．臨床的あるいは胸部X線写真で病状が安定しているようにみえても，腫瘍の進行や改善が客観的に判定できたとしている[32]．

50例のびまん性中皮腫のCT像を検討したKawashima と Libshitz の報告[33]では，胸膜肥厚が92％（42/50）に，葉間胸膜の肥厚が86％（43/50）に，胸膜石灰化が20％（10/50）に，胸水が74％（37/50）に認められた．患側の胸郭の容積減少が42％（21/50）にみられ，縦隔の対側への偏位が14％（4/50）にみられた．壁側胸膜を越えて胸壁，縦隔，リンパ節，横隔膜に浸潤したものがみられた．

また，84例の胸膜中皮腫のCT所見を検討したSahin ら[34]の報告では，胸膜結節は25例30％に，胸膜腫瘤は44例52％にみられた．すなわち

胸膜の腫瘤状の所見は69例82%に認められた．胸水は61例73%に，縦隔胸膜浸潤は78例93%に，胸膜石灰化は52例62%に，葉間胸膜浸潤は64例76%に，胸郭の容積減少は61例73%に認められた．

悪性胸膜中皮腫の病期分類はButchardら[35]によって次のように提案されている．Stage Ⅰは悪性中皮腫が一側の壁側胸膜内に限局するもの，stage Ⅱは腫瘍が壁側胸膜の被膜を越えて胸壁や縦隔をおかすもの，stage Ⅲは腫瘍が横隔膜を貫いて腹膜をおかすもの，または対側の壁側胸膜をおかすもの，または胸郭外のリンパ節をおかすもの，stage Ⅳは血行性転移を有するものである[35]．

Sahinら[34]の報告ではstage Ⅰと診断されていた症例の44%において，CT所見によって病期の変更がなされた．また，Patzら[36]はCTおよびMRIによる悪性胸膜中皮腫41例のresectabilityの診断について検討した．上記の病期分類のstage Ⅰ，Ⅱをresectable，stage Ⅲ，Ⅳをunresectableと判定したところ，34例（83%）に開胸術が行われ，24例がresectableであった．Resectabilityに関するsensitivityはCTもMRIも90%以上であった．しかしspecificityは低かった[36]．

悪性腫瘍からの胸膜への転移性腫瘍は，肺癌，乳癌，悪性リンパ腫が多いが，卵巣癌や消化器系癌からの胸膜転移も少ないがみられる．転移性胸膜腫瘍では胸水が最も顕著な所見であることが多いが，胸膜面の結節や広範な胸膜肥厚が認められる場合もあり，悪性胸膜中皮腫との鑑別が困難になることがある[19]．

びまん性の胸膜肥厚がみられた場合の良性，悪性の鑑別診断について，Leungら[37]が詳細な検討を行っている．悪性39例，良性35例の計74例のびまん性胸膜肥厚例を対象にCT所見を比較検討した結果，次の4つのCT所見が悪性を強く示唆する所見であった．すなわち，(1)一側胸壁の全周性の胸膜肥厚，(2)結節状の胸膜肥厚，(3)壁側胸膜の1cm以上の肥厚，(4)縦隔胸膜浸潤であった．それぞれの所見のspecificityは100%，94%，94%，88%であり，sensitivityは41%，51%，36%，56%であった．主な例外は結核性膿胸の場合で，胸膜肥厚は広範で縦隔胸膜まで及ぶものもあった．胸膜の石灰化は良性病変を示唆する所見である場合が多く，良性では35例中16例にみられたが，悪性例でも39例中3例に認められており，診断上注意が必要である[37]．

なお，最近International Mesothelioma Interest Groupによる新しいTNM分類[38]が提案されているので，表9-2～9-4に記した．

7. その他の限局性胸膜・胸壁腫瘍

胸郭を形成する脊椎（図9-15），胸骨，肋骨に

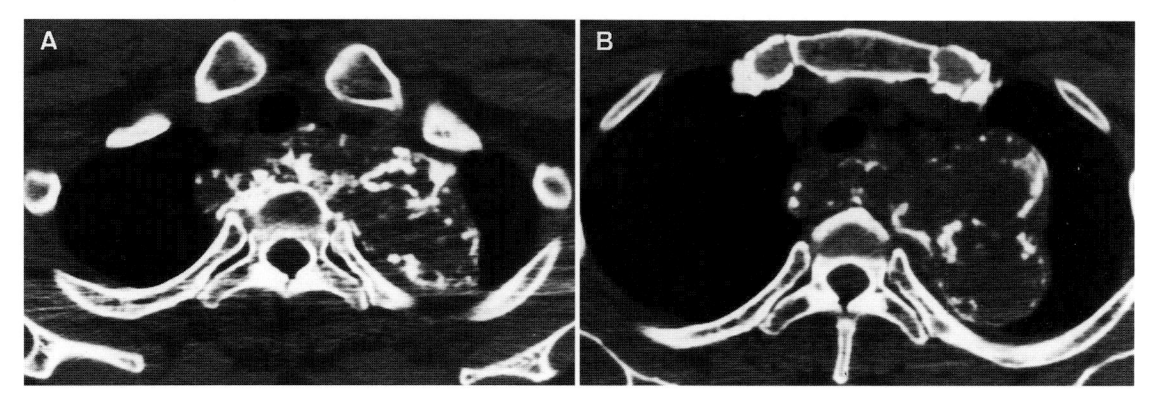

図9-15 頸椎に発生した骨巨細胞腫（41歳男）
上部胸椎に発生した巨細胞腫のbone displayである．脊椎骨外への増大が顕著で，shell状の石灰化が認められる．縦隔の既存構造は前方に圧迫されている．

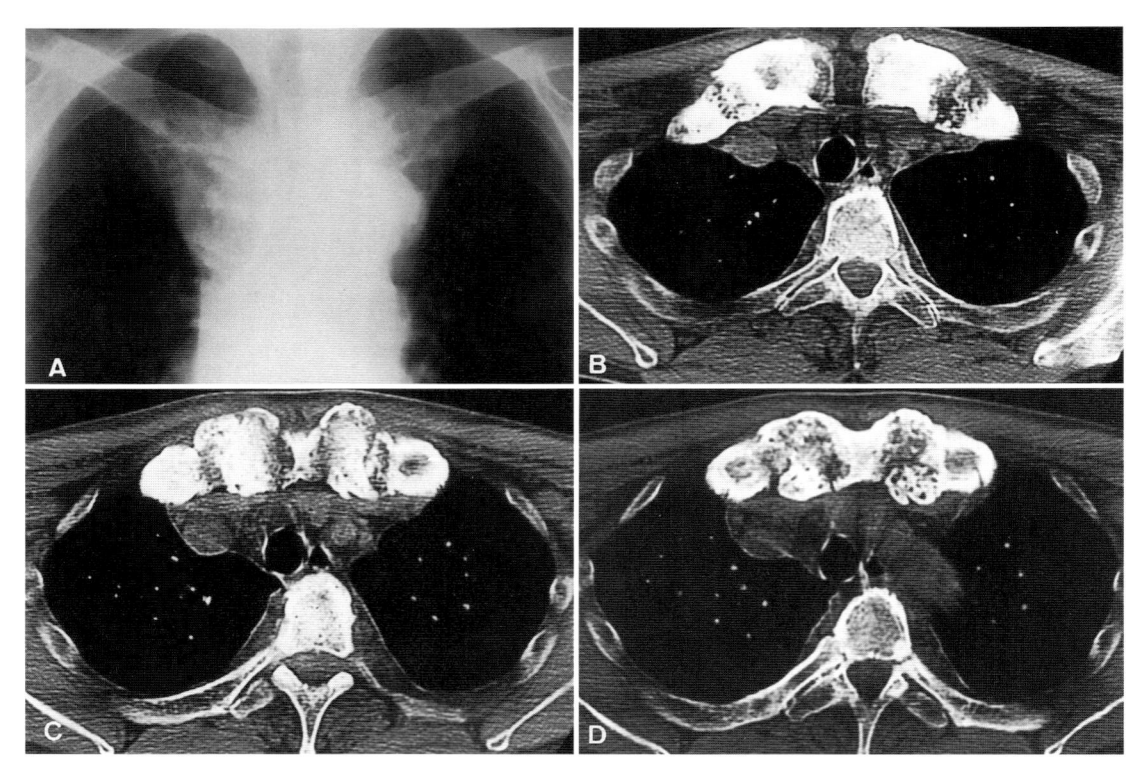

図 9-16 胸骨肋骨鎖骨過骨症（sternocostoclavicular hyperostosis）（46 歳男）
前胸部上方の腫脹と疼痛がある．胸部単純 X 線写真では胸骨柄，鎖骨，第 1 肋骨が目立つ（A）．CT では胸骨柄，鎖骨，第 1 肋骨の肥厚が著しい．

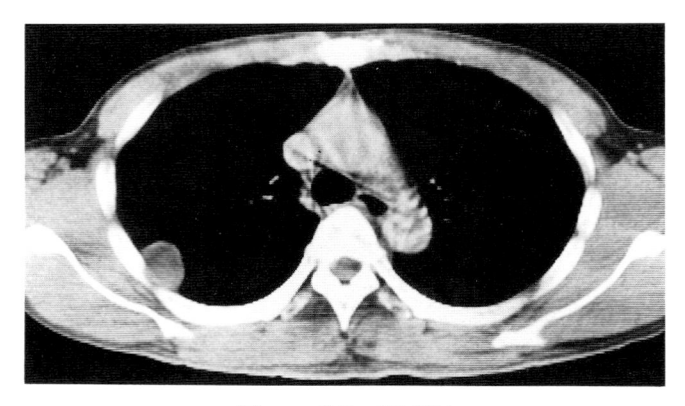

図 9-17 胸壁の神経鞘腫
右内胸壁に接して比較的急峻な立ち上がりを示す平滑な腫瘤が肋間にある．内部には比較的増強されない低吸収域がみられる．部位および内部構造から肋間神経由来の神経鞘腫が疑われ，手術にて確認された．

B. 胸 膜 病 変

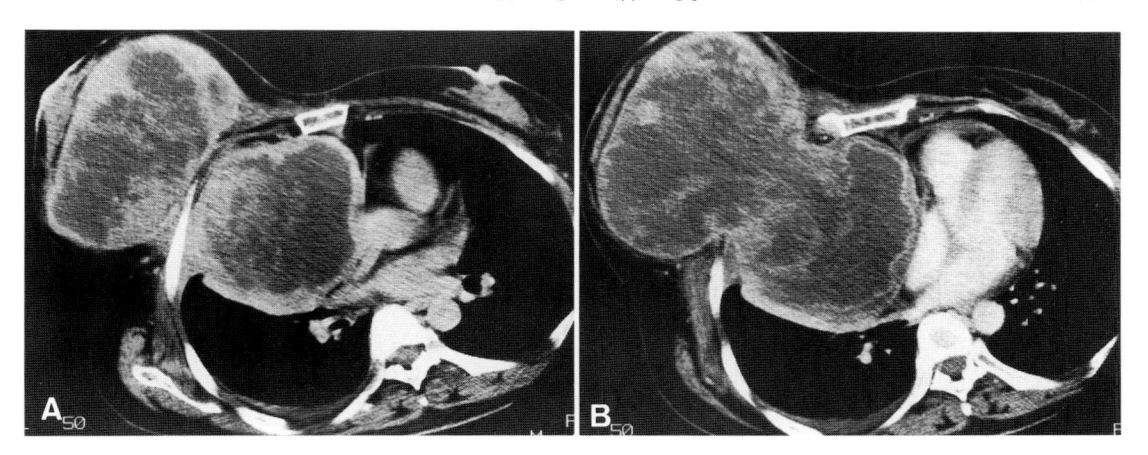

図 9-18 肋間神経由来の神経鞘腫（49歳女）
急速に増大する乳腺腫瘤として紹介された．本例は neurofibromatosis の症例である．CT では乳腺組織の後方に巨大な腫瘤があり，乳腺との間には低吸収域がある．よって乳腺腫瘍ではない（A）．胸腔内にも大きな腫瘤があり，胸壁外と胸壁内の腫瘤は開大した肋間腔の内外に dumbbell 状に連続している（B）．腫瘍の辺縁部は比較的よく増強されているが，内部は増強効果に乏しい低吸収域が大部分を占めている．これらの所見および急速に増大していることから悪性神経鞘腫を疑った．手術により胸壁内外の腫瘍は一塊として摘出された．肋間神経由来の悪性神経鞘腫であった．

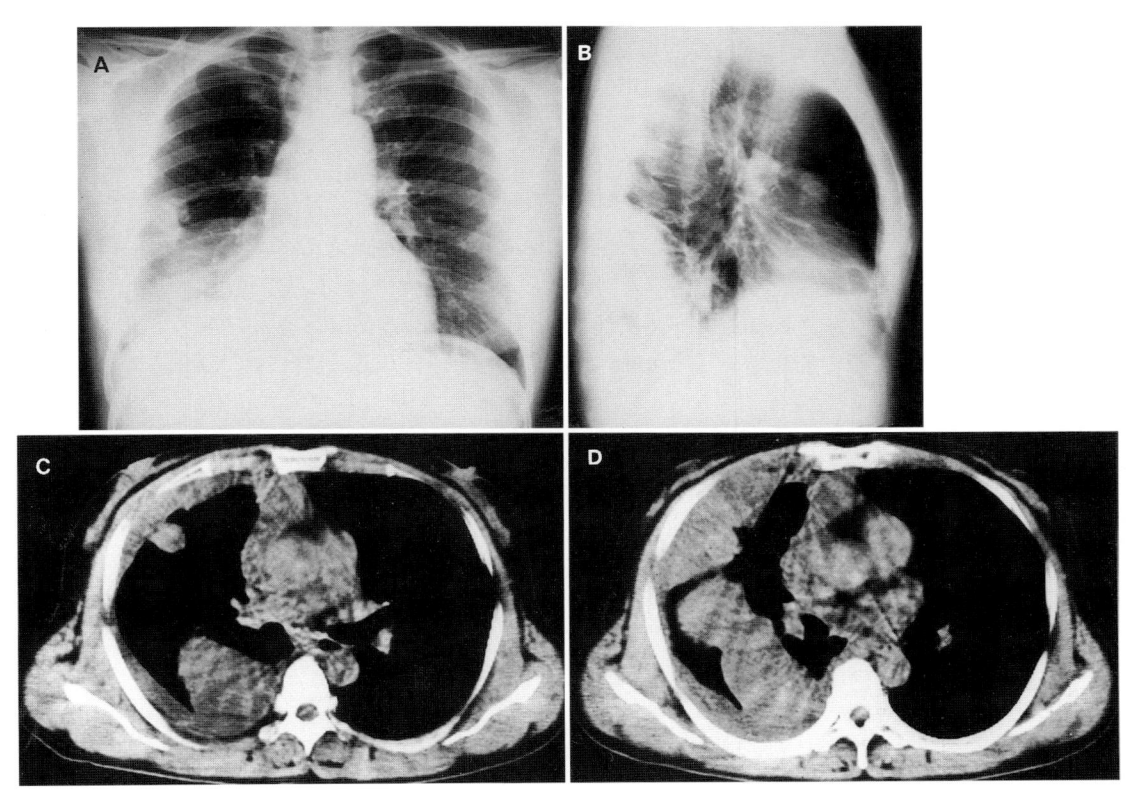

図 9-19 胸壁の脂肪肉腫
胸部単純 X 線写真（A, B）では胸壁に沿って腫瘤形成がみられる．C, D は単純 CT であるが，筋肉よりも低吸収の胸壁に沿う腫瘍が内胸壁面のみならず縦隔，心膜にまで及んでいる．手術により脂肪肉腫と診断された．

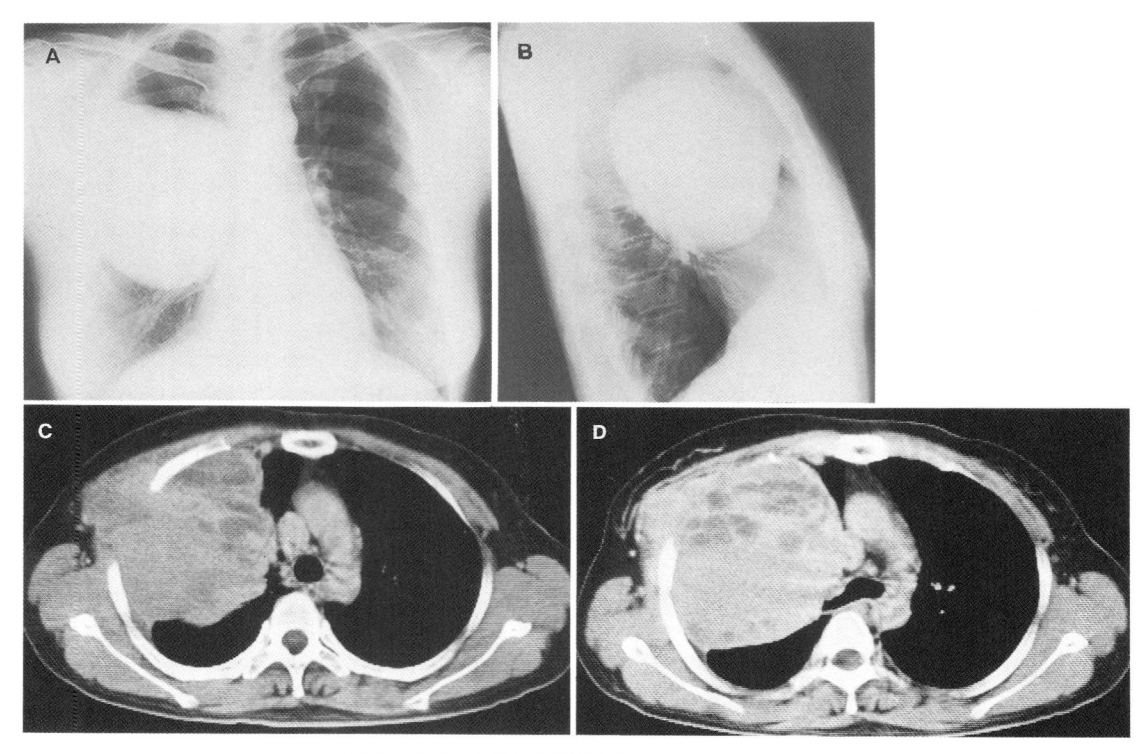

図 9-20　胸壁の血管外皮細胞腫（hemangiopericytoma）
数年前，胸部単純 X 線写真で胸壁腫瘍を発見されたが放置していた．胸部腫瘤と胸痛が出現したので来院した．胸部単純 X 線写真では右胸郭内に類円形の巨大な腫瘤影がある（A，B）．CT では胸壁を貫通し，肋間から肋骨の外側に進展する腫瘤があり，肺内にも大きく隆起している（C，D）．増強効果が強い腫瘤である（D）．手術により hemangiopericytoma と診断された．

は種々の骨腫瘍が発生しうる．図 9-16 には sternocostoclavicular hyperostosis を示した．このほかにも肋間神経由来の神経線維腫，神経鞘腫（図 9-17）などがあり，その悪性病変（図 9-18）もある．また肺癌の胸膜，胸壁浸潤などがある．軟部組織由来の腫瘍は間葉系のものが多い．脂肪腫，脂肪肉腫（図 9-19），線維腫，血管腫，血管外皮細胞腫（図 9-20）などがそれである．

脂肪腫は良性の胸壁軟部腫瘍としては最も多く，脂肪肉腫は悪性の胸壁軟部腫瘍としては最も多い．脂肪腫は一般に境界明瞭で被膜内は特有の低い CT 値を示すので診断は容易である．脂肪腫は胸壁のどこからでも発生するので，胸郭内にも胸郭外にも起こる．あるものは胸郭外と胸郭内にまたがるように dumbbell 様の形をなし，transmural lipoma とよばれる[39]．

脂肪肉腫（図 9-20）は病理組織学的に，(1) well-differentiated liposarcoma, (2) myxoid liposarcoma, (3) round cell liposarcoma, (4) pleomorphic liposarcoma に分けられ，これらが混在する mixed type もよくみられる．Well-differentiated type は正常の脂肪組織や脂肪腫と類似の脂肪組織に特有の X 線透過性を示すため CT 値は低いが，myxoid type, round cell type, pleomorphic type は軟部組織に近い CT 値を示すので診断上注意が必要である[40]．早坂ら[41]によれば，脂肪肉腫の CT 像と病理像を対比すると次のように分類された．すなわち，CT で脂肪濃度を示す部分は lipoma-like，造影剤増強効果のない水濃度の部分は myxoid，増強効果のある水濃度の部分は myxoid mixed，増強効果の顕著な軟部組織濃度の部分は non-myxoid と対応した[41]．したがって，脂肪肉腫の CT 値はこれらの構成成分の含まれる割合によって $-130 \sim +35$

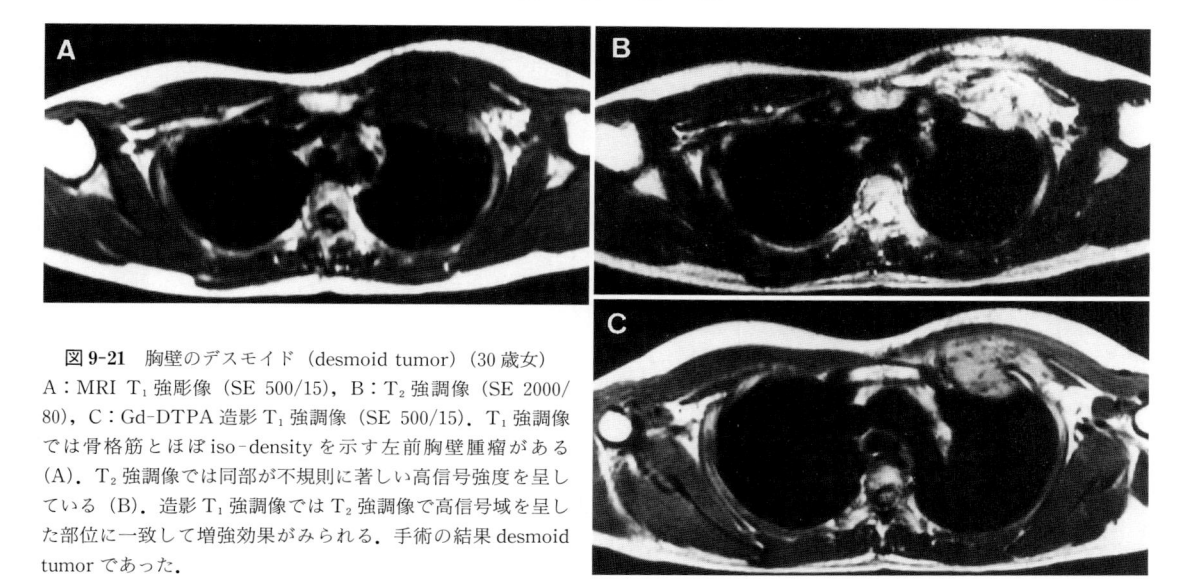

図9-21 胸壁のデスモイド (desmoid tumor) (30歳女)
A：MRI T_1強調像 (SE 500/15), B：T_2強調像 (SE 2000/80), C：Gd-DTPA造影T_1強調像 (SE 500/15). T_1強調像では骨格筋とほぼiso-densityを示す左右前胸壁腫瘤がある (A). T_2強調像では同部が不規則に著しい高信号強度を呈している (B). 造影T_1強調像ではT_2強調像で高信号域を呈した部位に一致して増強効果がみられる. 手術の結果desmoid tumorであった.

HUあるいはそれ以上のかなり幅広いCT値の分布を示すことになる.

デスモイド (desmoid tumor, extraabdominal desmoid, aggressive fibromatosis, musuculo-apponeurotic, desmoid fibromatosis) (図9-21) は良性であるが, 局所的には浸潤傾向を示す線維芽球性腫瘍で, 横紋筋に発生する. 腹壁の筋肉に発生するものが最も多いが, 胸部では肩関節領域や胸壁に発生する[39,40]. 外傷の既往があることがしばしばある. 局所的には浸潤性であるため境界は不明瞭で硬く, 筋肉の長軸方向への移動性は乏しい. 筋肉の短軸方向への移動性は軽度ながらある. CTでは周囲の筋肉組織と同じような吸収値を呈するため病変の境界を追跡するのは困難である場合が多い[39,40,42]. MRIではそのすぐれたコントラスト分解能ゆえに, 病変の範囲が明瞭に描出される. 一般に軟部組織腫瘍はT_2強調像で高信号強度を呈するが, extraabdominal desmoidや悪性線維性組織球腫 (malignant fibrous histiocytoma, MFH) のうち細胞成分に乏しくコラーゲンの豊富な組織像の場合には, このような組織学的特徴を反映して, T_2強調像で低信号強度を示すことが報告されている[43].

線維肉腫は下肢の表在の軟部組織に好発するが, 乳房や胸壁にも発生するが, 特徴的な所見を示さないので質的診断は困難である[39].

横紋筋肉腫は病理組織学的にはembryonal rhabdomyosarcoma, alveolar rhabdomyosarcoma, pleomorphic rhabdomyosarcomaおよびそれらの混合型がある. 前2者が大部分を占め, 20歳以下の若年者が圧倒的に多い. 男性に多い傾向がある. 好発部位は頭頸部領域, 後腹膜, 泌尿生殖器領域である[40,44]. Bulky massを形成した時点では, 造影剤増強効果をみると中心部に嚢胞変性をきたし, 低吸収域をみることが多い. 周囲の筋肉組織よりもよく増強される (図9-22, 9-23)[44].

造影剤増強効果の顕著な病変であれば血管腫や血管外皮細胞腫 (hemangiopericytoma) (図9-20) などの可能性が高い[45]. CTでは円形の石灰化すなわち静脈結石 (phlebolith) の存在によって血管腫が示唆されることがある. 造影後には, 他の部位の血管が増強されるように, 血管腫の領域に一致して増強された血管が円形あるいは索状にみえる[46].

胸骨肋骨鎖骨過骨症 (sternocostoclavicular hyperostosis) (図9-16) は胸骨, 上部肋骨, 鎖骨の増生とそれらの間の軟部組織が骨化する病態

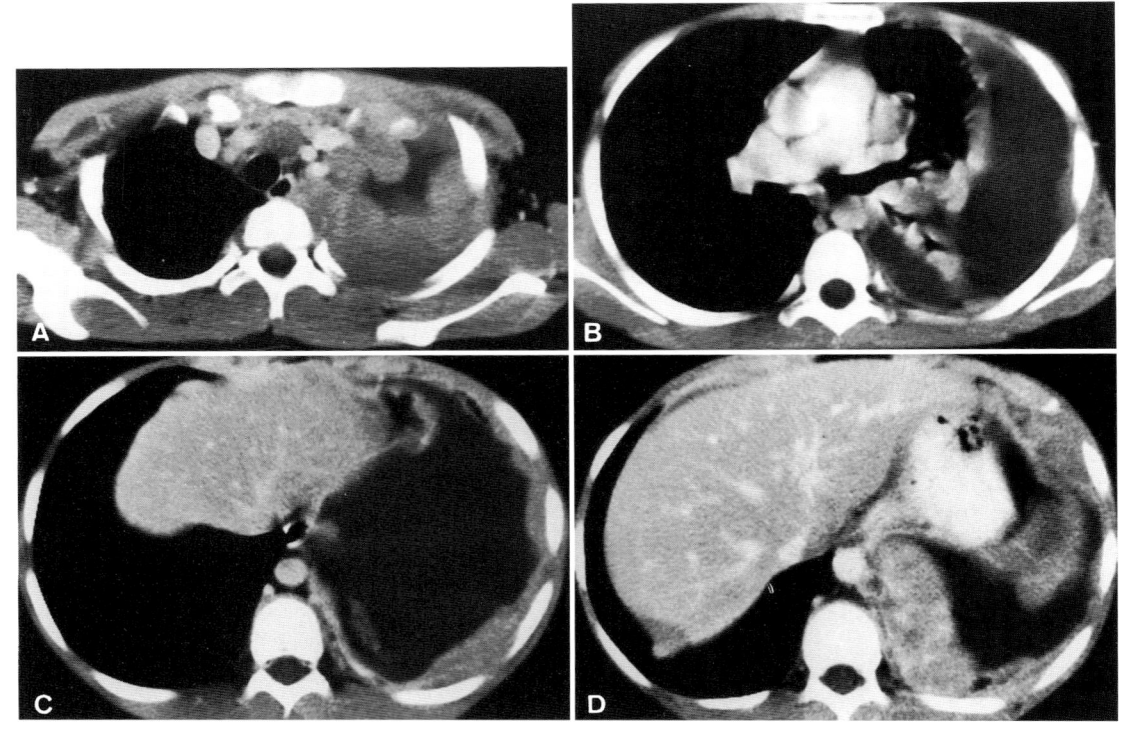

図9-22 横紋筋肉腫（9歳男）
左胸郭の内面，ことに下部の傍椎体部に骨格筋よりも強く増強される腫瘤があり（D），胸壁に沿って進展している（A〜C）．内胸壁に沿って進展している部分では増強効果は強くない．大量の胸水貯留があり，左肺は passive atelectasis を起こしている．経皮的生検により横紋筋肉腫と診断された．

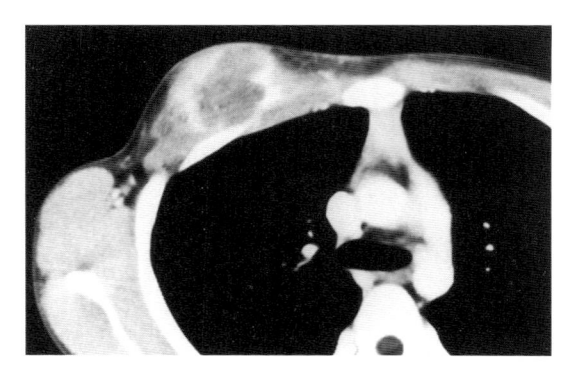

図9-23 横紋筋肉腫（13歳男）
右前胸壁の皮下に腫瘤があり，辺縁部は増強効果が強いが内部はあまり増強されない．筋肉，肋骨および皮膚に対して浸潤性に発育している．

である．しばしば強直性脊椎炎（ankylosing spondylitis）や DISH（diffuse idiopathic skeletal hyperostosis），その他の骨増生をきたす疾患を合併することが知られている．典型的には男性に起こり，長期間の疼痛と前胸部の腫脹がある．X線的には，鎖骨と第1肋骨との間隙に骨化が起こるのが特徴的である．骨 Paget 病や慢性骨髄炎などと混同しないよう注意する必要がある[46,47]．

多発性骨髄腫は，肋骨の破壊と周囲の軟部組織腫瘤形成がみられることでよく知られている（図9-24）．CTは病変の進展範囲，深さなどを知るにはすぐれた検査法である．

Askin 腫瘍（Askin tumor）は小児，若年成人にみられるまれな胸壁腫瘍である．胎生期の neural crest 細胞から発生する未分化小細胞肉腫で，primitive neuroectodermal tumor（PNET）

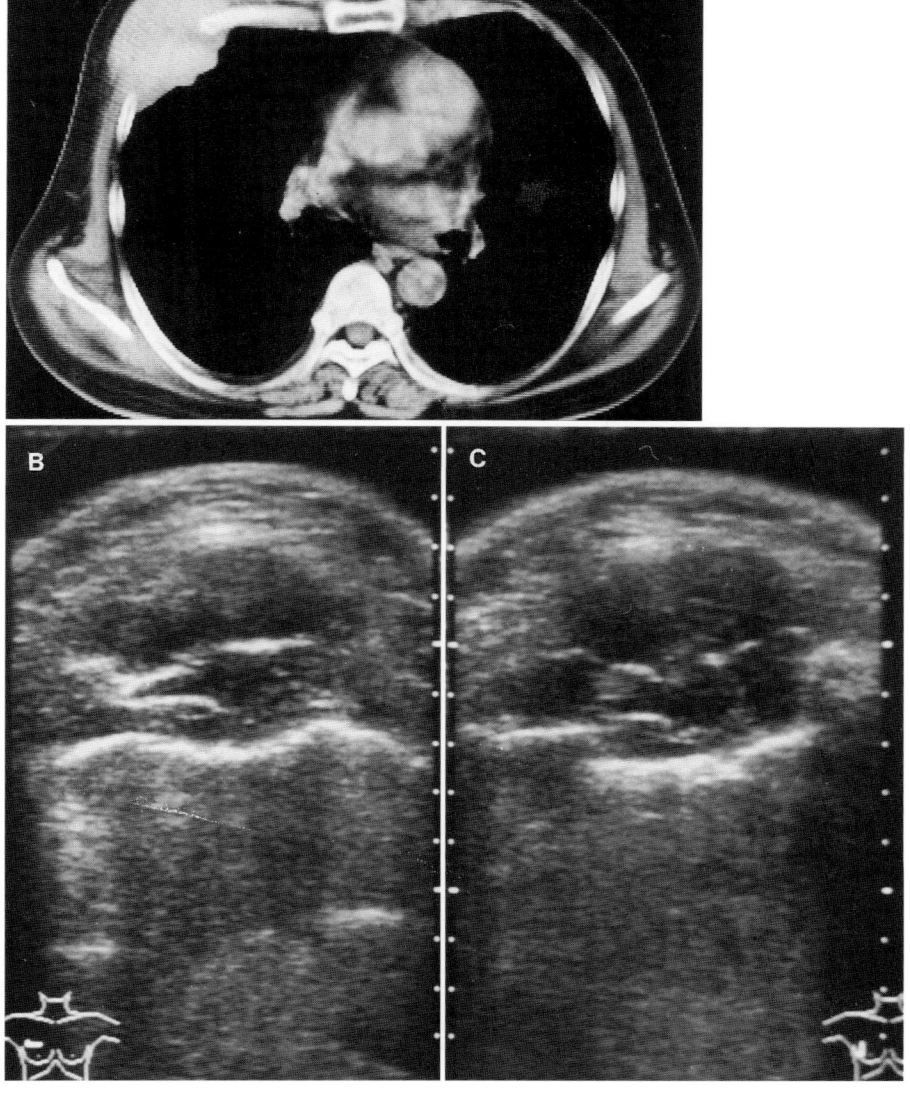

図 9-24 多発性骨髄腫
CT では肋骨の破壊と外方,内方への広がりを示す均質な腫瘤として認められる (A).超音波では辺縁部は高エコー,内部は低エコーである.内部には肋骨の破壊によると思われる線状,点状の高エコー域がみられる.

の一型とされている.胸壁の軟部組織濃度の腫瘍が胸腔内外へ進展する.増大すると内部に出血や壊死がみられる.胸水を伴うことが多い[48].

文 献
1) Naidich DP, Zerhouni EA, Siegelman SS: Computed Tomography of the Thorax, 2nd ed, Raven Press, New York, 1984 ; pp243-268.
2) Henschke CI, Davis SD, Romano PM, Yankelevitz DF : Pleural effusions : pathogenesis, radiologic evaluation, and therapy. *J Thorac Imaging* 1989 ; **4** : 49-60.
3) Kollins AK : Computed tomography of the pulmonary parenchyma and chest wall. *Radiol Clin North Am* 1977 ; **15** : 297-308.

4) Williford ME, Hidalgo H, Putman CE, et al : Computed tomography of pleural disease. *AJR* 1983 ; **140** : 909-914.
5) Williford ME, Putman CE : The pleura. In Computed Tomography of the Chest (Godwin JD, ed), JB Lippincott, Philadelphia, 1984 ; pp 130-157.
6) Waite RJ, Carbonneau RJ, Balikian JP, et al : Parietal pleural change in empyema : appearance at CT. *Radiology* 1990 ; **175** : 145-150.
7) Aquino SL, Webb WR, Gushiken BJ : Pleural exudates and transudates : diagnosis with contrast-enhanced CT. *Radiology* 1994 ; **192** : 803-808.
8) Halvorsen RA, Fedyshin PJ, Korobkin M, et al : Ascites or pleural effusion? CT demonstration : four useful criteria. *RadioGraphics* 1986 ; **6** : 135-149.
9) Dwyer A : The displaced crus : a sign for distinguishing between pleural fluid and ascites on computed tomography. *J Comput Assist Tomogr* 1978 ; **2** : 598-599.
10) Teplick JG, Teplik SK, Goodman LC, Haskin ME : The interface sign : a computed tomographic sign for distinguishing pleural and intra-abdominal fluid. *Radiology* 1982 ; **144** : 359-362.
11) Williford ME, Godwin JD : Computed tomography of lung abscess and empyema. *Radiol Clin North Am* 1983 ; **21** : 575-583.
12) Stark DD, Federle MP, Goodman PC, et al : Differentiating lung abscess and empyema : rdaiography and computed tomography. *AJR* 1983 ; **141** : 163-167.
13) Stark DD, Federle MP, Goodman PC : CT and radiographic assessment of tube thoracostomy. *AJR* 1983 ; **141** : 253-258.
14) Hulnick DH, Naidich DP, McCauley DI : Pleural tuberculosis evaluated by computed tomography. *Radiology* 1983 ; **149** : 759-765.
15) 齋藤博史 : 慢性結核性膿胸のCTによる検討. 臨床画像 1990 ; **6** : 98-101.
16) 野尻陽子, 成松明子, 樋口 睦, ほか : 出血性膿胸の画像診断. 臨床放射線 1996 ; **41** : 103-109.
17) Minami M, Kawauchi N, Yoshikawa K, et al : Malignancy associated with chronic empyema : radiologic assessment. *Radiology* 1991 ; **178** : 417-423.
18) 櫛橋民生, 清野哲孝, 小平泰永, ほか : 慢性結核性膿胸に合併した悪性腫瘍 : CTおよびMRIの役割. 臨床放射線 1996 ; **41** : 111-118.
19) Müller NL : Imaging of the pleura. *Radiology* 1993 ; **186** : 297-309.
20) Proto AV : Conventional chest radiographs : anatomic understanding of newer observations. *Radiology* 1992 ; **183** : 593-603.
21) Im JG, Webb WR, Rosen A, Gamsu G : Costal pleura : appearance at high-resolution CT. *Radiology* 1989 ; **171** : 125-131.
22) Gamsu G, Aberle DR, Lynch D : Computed tomography in the diagnosis of asbestos-related thoracic disease. *J Thorac Imaging* 1989 ; **4** : 61-67.
23) Staples CA : Computed tomography in the evaluation of benign asbestos-related disorders. *Radiol Clin North Am* 1992 ; **30** : 1191-1207.
24) 尾形利郎 : 胸膜腫瘍. 臨床呼吸器病学 (原澤道美, 吉村敬三編), 朝倉書店, 東京, 1982 ; pp866-870.
25) Mendelson DS, Meary E, Buy JN, et al : Localized fibrous pleural mesothelioma : CT findings. *Clin Imaging* 1991 ; **15** : 105-108.
26) Lee KS, Im JG, Choe KO, et al : CT findings in benign fibrous mesothelioma of the pleura : pathologic correlation in nine patients. *AJR* 1992 ; **158** : 983-986.
27) Saifuddin A, Da Costa P, Chalmers AG, et al : Primary malignant localized fibrous tumors of the pleura : clinical, radiological and pathological features. *Clin Radiol* 1992 ; **45** : 13-17.
28) Ellis K, Wolff M : Mesotheliomas and secondary tumors of the pleura. *Semin Roentgenol* 1977 ; **12** : 303-311.
29) Heitzman ER : The Lung. Radilogic Pathologic Correlations, CV Mosby, St Louis, 1984 ; pp534-540.
30) 足立秀治, 河野通雄, ほか : 胸膜腫瘍. 画像診断 1987 ; **7** : 883-860.
31) Alexander E, Clark RA, Colley DP, Mitchell SE : CT of malignant pleural mesothelioma. *AJR* 1981 ; **137** : 287-291.
32) Mirvis S, Duthcer JP, Haney PJ, et al : CT of malignant pleural mesothelioma. *AJR* 1983 ; **140** : 665-670.
33) Kawashima A, Libshitz HI : Malignant pleural mesothelioma : CT manifestations in 50 cases. *AJR* 1990 ; **155** : 965-969.
34) Sahin AA, Çöplü L, Selçuk ZT, et al : Malignant pleural mesothelioma caused by enviromental exposure to asbestos or erionite in rural Turkey : CT findings in 84 patients. *AJR* 1993 ; **161** : 533-537.
35) Butchard EG, Ashcroft T, Barnsley WC, Holden MP : Pleuropneumonectomy in the management of diffuse malignant mesothelioma of the pleura. *Thorax* 1976 ; **31** : 15-24.
36) Patz EF Jr, Shaffer K, Piwnica-Worms DR, Jochelson M, et al : Malignant pleural mesothelioma : value of CT and MR imaging in predicting resectability. *AJR* 1992 ; **159** : 961-966.

37) Leung AN, Müller NL, Miller RR : CT in differential diagnosis of diffuse pleural disease. *AJR* 1990 ; **154** : 487-492.
35) Patz EF Jr, Rusch VW, Heelan R : The proposed new international TNM staging system for malignant pleural mesothelioma : application to imaging. *AJR* 1996 ; **166** : 323-327.
39) Omell GH, Anderson LS, Bramson RT : Chest wall tumors. *Radiol Clin North Am* 1973 ; **11** : 197-214.
40) Enzinger FM, Weiss SW : Soft Tissue Tumors, 2nd ed, CV Mosby, St Louis, 1988.
41) 早坂和正,齋藤泰博,杉江広紀,ほか：脂肪肉腫のCT. 日本医放会誌 1985 ; **45** : 1517-1520.
42) Hudson TM, Vandergriend RA, Hawkins IF Jr, et al : Aggressive fibromatosis : evaluation by computed tomography and angiography. *Radiology* 1984 ; **150** : 495-501.
43) Sundaram M, McGuire MH, Schajowicz F : Soft-tissue masses : histologic basis for decreased signal (short T_2) on T_2-weighted images. *AJR* 1987 ; **148** : 1247-1250.
44) Stark P, Eber CD, Jacobson F : Primary intrathoracic malignant mesenchymal tumors : pictorial essay. *J Thorac Imaging* 1994 ; **9** : 148-155.
45) Vock P : Thoracic inlet, chest wall, and diaphragm. *In* Computed Tomography of the Chest (Godwin JD, ed), JB Lippincott, Philadelphia, 1984 ; pp60-128.
46) Wechsler RJ, Steiner RM : Cross-sectional imaging of the chest wall. *J Thorac Imaging* 1989 ; **4** : 29-40.
47) Sartoris DJ, Schreiman JS, Kerr R, et al : Sternocostoclavicular hyperostosis : a review and report of 11 cases. *Radiology* 1986 ; **158** : 125-128.
48) Winer-Muram HT, Kauffman WM, Gronemeyer SA, Jennings SG : Primitive neuroectodermal tumors of the chest wall (Askin tumors) : CT and MR findings. *AJR* 1993 ; **161** : 265-268.

索　引

和　文　索　引

あ　行

アカラシア　366, 367
悪性奇形腫　314, 317
悪性神経鞘腫　339
悪性線維性組織球腫　119, 120
悪性中皮腫　112, 113, 386
悪性リンパ腫　273, 274, 320, 322, 336, 338
アスベストーシス　251, 382
アーチファクト　6
圧排性増殖　71
アミロイドーシス　145, 146
アレルギー性気管支肺アスペルギルス症　160, 232

異所性胸腺　300
石綿肺　251
1次結核　210
1次肺小葉　142, 236
遺伝性出血性毛細血管拡張症　120
犬糸状虫　116

ウィンドウセンタ　4
ウィンドウ幅　4
ウィンドウレベル　4
右側大動脈弓　354

円形無気肺　113, 114, 160
炎症後気管支拡張症　160
炎症性偽腫瘍　112
円柱状気管支拡張症　161

横隔神経　39, 41, 42
横隔膜脚　42
横紋筋肉腫　393, 394

か　行

外因性アレルギー性胞隔炎　260
外肋間筋　53
過誤腫　84, 89, 100, 101, 102
画　素　3
下大静脈欠損奇静脈連結　40

下肺静脈　30
過敏性肺炎　259, 260
過膨張　142
下［葉気管支］幹　30
カリニ肺炎　288, 289, 290
カルチノイド　76, 77, 78
癌性リンパ管症　178, 179, 267, 268

気管支拡張症　160, 162
気管支関連リンパ組織　109
気管支結核　146, 147
気管支血管周囲(束)間質分布病変　243
気管支血管束周囲病変　238
気管支血管束　269
気管支/細気管支中心性分布　238
気管支軟化症　148
気管支囊胞　117
気管支壁(構造)　148
気管支壁内転移　143
気管腫瘍　142
気　腔　237
奇形腫　312, 313, 314, 315, 316, 317
器質化肺炎　108, 109
奇静脈食道陥凹　40, 41
気　道　142, 237
急性膿胸　379
胸郭入口部　32
胸腔内甲状腺腫　326
胸骨肋骨鎖骨過骨症　390, 393
胸　水　210, 214, 376
胸　腺　298
胸腺過形成　299
胸腺カルチノイド　320
胸腺癌　300, 310
胸腺脂肪腫　325
胸腺腫　300
　　―の胸膜播種　305, 310
　　―の臨床病期分類　302
胸腺腫大　299
胸腺囊胞　321, 323, 324, 325
胸腺肥大　299
胸内筋膜　49

胸脾症　120
胸部大動脈瘤　352
胸壁浸潤　171, 172, 173, 175, 198
胸壁穿通性膿胸　381
胸膜外病変　376
胸膜下(外)脂肪組織　49
胸膜陥入　65, 66, 67, 80, 84, 86, 87, 92, 93, 94, 96, 109, 130
胸膜/胸膜直下分布　238
胸膜石灰化　381
胸膜線　174
胸膜播種　171, 174, 175, 176, 177, 178, 305, 310
胸膜プラーク　252, 382
巨大気管気管支　142, 148
偽リンパ腫　110, 273, 275

空　洞　124, 146, 149, 154, 210, 211, 212, 214, 216, 225, 227
空洞形成　68
クリプトコッカス症　114, 115, 229

形質細胞肉芽腫　109, 112, 273, 275
珪　肺　246
結核腫　60, 95, 96, 98, 99, 100, 127, 220
結核性胸膜炎　210, 379
結核性膿胸　381
結核性肺炎　210
結核性リンパ節炎　210
血管外皮細胞腫　392, 393
血管腫　332
血管中心性分布　238
血管免疫芽球性リンパ節症　109
血　胸　377
限局性胸膜中皮腫　384
限局性線維性胸膜腫瘍　383
限局性線維性胸膜中皮腫　383

硬化性血管腫　105, 106, 107
好酸球性肉芽腫　252
後接合線　38
高分解能CT　10, 63, 66, 237
高分化型乳頭状腺癌　64

高分化腺癌　67, 68, 70
呼吸細気管支　142, 236
呼吸細気管支炎　258
骨巨細胞腫　389
骨軟骨増殖性気管気管支症　146
骨肉腫　122, 123
孤立性肺結節影　56
孤立性肺転移　122

さ 行

細気管支肺胞上皮癌　64, 68, 71, 112
最内肋間筋　53
再発性多発(性)軟骨炎　145
細　葉　142, 236
細葉辺縁性分布　239
撮像視野　11
左房浸潤　185, 186, 196
サルコイドーシス　147, 269
散布巣　59, 95, 99, 109, 212, 215, 219, 223

脂肪腫　335, 392
脂肪肉腫　335, 336, 391, 392
縦隔炎　347
縦隔気腫　350
縦隔区分と好発病変　49, 50
縦隔脂肪沈着症　332
縦隔直接浸潤　180, 196
縦隔膿瘍　347
縦隔病変　296
縦隔リンパ節転移　189, 190, 191, 196, 198
収縮性細気管支炎　258
集　束　65, 66
集束像　67, 76, 80, 84, 87, 92, 96, 109, 111, 114
終末細気管支　142, 236
絨毛癌　312, 320
主［気管支］幹　22
出血性膿胸　382
上幹動脈　22
上区［気管］支　28
上行動脈　23
小細胞癌　74, 76, 78, 151, 170
上大静脈浸潤　182
上肺静脈　28
静脈瘤様気管支拡張症　161
小葉間隔壁分布　239
小葉間裂　22
小葉中心性気腫　285
小葉中心性病変　238, 241, 242
初期変化群　210
食道癌　357
食道裂孔ヘルニア　365, 367

神経芽(細胞)腫　339
神経鞘腫　339, 390, 391
神経性腫瘍　339
神経節芽細胞腫　339
神経節細胞腫　339
神経線維腫(症)　339, 343
神経内分泌腫瘍　320
神経分泌細胞癌　76
滲出液　377, 378
浸　潤　214
浸潤性胸腺腫　300, 303, 310
浸潤性増殖　65
浸潤性肺アスペルギルス症　229
深達進展　65, 66
塵　肺　246
心膜憩室　330
心膜浸潤　181, 184, 187, 188, 190, 196, 197
心膜嚢胞　329

ストリーク　7
スパイラルCT　11
スピクラ　76, 80, 81, 87
スリガラス濃度　67, 86
スリガラス様陰影　242
スリップリング方式　3

成熟型奇形腫　314
精上皮腫　312, 318
石灰化　59, 62, 81, 84, 105, 118, 122, 123
舌［区気管］支　28
セミノーマ　318
前接合線　38
喘　息　160, 164
腺様嚢胞癌　142

造影剤増強効果　63, 97, 103, 105, 113, 120
造影剤増強法　17
側副換気　118
粟粒結核　211

た 行

大細胞癌　65, 75, 156
第3世代方式　2
胎児性癌　316, 320
大動脈解離　348
大動脈憩室　356
ダイナミックCT　19
大網ヘルニア　334
大葉間裂　22
第4世代方式　2
多発性骨髄腫　394, 395

ダブリングタイム　59
炭坑夫肺　246
炭粉沈着線維化巣　85
中間［気管支］幹　29
中心静脈　26
中心静脈型　26
中［葉気管］支幹　28, 29
中葉症候群　157
超高速CT　13
通常スキャン　15, 19
蔓状神経線維腫　343, 344
低悪性度癌　76
低悪性度リンパ腫　274
低分化腺癌　65, 73, 74
低分化扁平上皮癌　65
デジタルトプログラム　14
デスモイド　393
転移性胸膜腫瘍　389
伝染性単核球症　109

動脈管索　39
特発性間質性肺炎　276

な 行

内肋間筋　53
夏型過敏性肺炎　260

2次結核　211
2次肺小葉　142, 236
乳頭腫症　143
乳び胸水　377
ニューテイト/ローテイト方式　3

粘液塞栓　147, 153, 156, 232
粘表皮癌　143

膿　胸　378
嚢胞状気管支拡張症　161, 162, 163
嚢胞線維症　160
ノッチ　71, 76, 81, 95

は 行

肺アスペルギルス症　229
肺犬糸状虫症　116
肺癌検診　124
肺癌検診用CT　124, 126
肺癌取扱い規約　168
肺癌の病期診断　168
肺間膜　32
肺気腫　285
肺クリプトコッカス症　114

索　引

肺形成不全　157
肺梗塞　232
胚細胞腫　312
肺実質　236, 237
肺静脈浸潤　181
肺靭帯　32, 49
肺水腫　266
肺線維症　275
肺塞栓症　232
［肺］底［気管支］幹　30
肺転移　279
肺動静脈瘻　120
肺動脈浸潤　181, 183, 187
肺内転移　175, 178, 179
肺内リンパ節　121
肺膿瘍　225, 228, 379
肺分画症　118
肺　胞　142, 236
肺胞道　142, 236
肺胞出血　239
肺胞蛋白症　263
肺胞微石症　283
肺無形成　157, 159
肺門部早期癌　152
肺門部肺癌　148
肺リンパ管筋腫症　256
白血病　323
反回神経　38, 39
反回神経麻痺　367
板状無気肺　160
汎小葉性気腫　285
汎小葉性病変　238, 242, 243

ピクセル　3
脾　症　120
非小葉性ランダム分布病変　243
非浸潤性胸腺腫　300, 303
左下［葉気管支］幹　28, 30
左上大静脈遺残　39, 40
左上［葉気管支］幹　28
左上肋間静脈　38
ピッチ　11, 12
非平衡期　18
びまん性間質性分布　239
びまん性胸膜中皮腫　387

びまん性胸膜肥厚　386
びまん性線維性肺隔炎　276
びまん性中皮腫　386
びまん性肺胞領域損傷　239
びまん性汎細気管支炎　244
表層進展　65, 66
皮様嚢腫　314

部分体積効果　9
部分容積効果　9
ブ　ラ　285
分化型腺癌　65, 66, 67, 79, 81, 82, 84,
　　86, 87, 88, 91, 93, 94, 126

平衡期　18
閉塞性細気管支炎　164
壁側胸膜外脂肪層　171, 172, 173, 175,
　　198
ヘリカルCT　11, 126
　　——による3D画像　87
ヘリカルスキャン　12, 15, 19
扁平上皮癌　65, 72, 73, 77, 81, 83, 84,
　　85, 131, 132, 143, 148, 150, 151,
　　152, 154, 155
扁平上皮細胞乳頭腫　143

蜂窩肺　276
傍小葉間隔壁性気腫　285
傍小葉性病変　238
傍神経細胞腫　339
傍瘢痕性気腫　285
ボクセル　3
ポップコーン様石灰化　102
ボーラス期　18

ま　行

末梢部肺癌　64
マトリックス　3
慢性炎症　94
慢性好酸球性肺炎　262
慢性膿胸　380, 381
　　——に合併する悪性腫瘍　382

右鎖骨下動脈起始異常を伴う左大動脈
　　弓　356

右上肺静脈　25
右上［葉気管支］幹　22
右上肋間静脈　39, 40
無気肺　142, 151, 154, 156, 157, 211,
　　214
無血管帯　22
ムチン産生腫瘍　122

迷走神経　38, 39, 41, 42

モザイクパターン　164

や　行

薬剤性肺傷害　285

遊離胸水　377

葉間胸膜　22, 31
幼若型奇形腫　314, 317
溶接工肺　250

ら　行

らせんCT　11
卵黄嚢腫瘍　312, 319
卵殻状石灰化　250, 251, 336
ランダム分布　239

良性限局性胸膜中皮腫　386
良性石灰化　62
リンパ管腫　331
リンパ球性間質性肺炎　109, 110, 273
リンパ球増殖性病変　109, 273
リンパ腫様肉芽腫症　109
リンパ節（部位と命名）　42
リンパ性分布　239
リンパ節腫大　209, 337
リンパ節石灰化　336

漏出液　377, 378
ローテイト/ローテイト方式　2

わ　行

腕神経叢　32
腕頭動脈蛇行症　38

欧　文　索　引

A

acinus　142, 236
adenoid cystic carcinoma　143

adhesive atelectasis　157
agenesis of the lung　157
AIDS　289, 290
air bronchogram　65, 67, 71, 80, 84,
　　92, 93, 109, 111, 112, 114, 130, 209,
　　210, 218, 221
air bronchogram sign　71, 84
air crescent sign　229

air-fluid level 161, 162, 216
air space 237
── consolidation 239
air trapping 16, 118, 164
airway 142, 237
allergic bronchopulmonary aspergillosis(ABPA) 160, 232
alveolar duct 142, 236
alveolar hemorrhage 239, 240
alveolar microlithiasis 283
alveolar proteinosis 263
alveolar sarcoidosis 270, 271, 272
alveolus 142, 236
amyloidosis 146
angiocentric distribution 238
angioimmunoblastic lymphadenopathy 109
anterior goiter 326
anterior junction line 38
aortic dissection(AD) 348
aortic nipple 39
A-P window 39
arteriovenous fistula(AVF) 120
asbestosis 251
ascending artery 23
Askin tumor 394
aspergilloma 232
atelectasis 142, 154, 211, 214
atypical carcinoid 76
axial connective tissue 237
axial interstitium 268
azygoesophageal recess 40

B

beam hardening artifact 8, 9
black pleura line 283
Bochdalek ヘルニア 335
bolus-effect phase 18
BOOP pattern 240
Botallo 靭帯 39
brachial plexus 32
broad avascular band 22
bronchiectasis 160
bronchiolitis obliterans and interstitial pneumonia(BIP) 275
bronchiolitis obliterans organizing pneumonia(BOOP) 260
bronchioloalveolar carcinoma 71
broncho/bronchiolocentric distribution 238
bronchocentric granulomatosis 232
bronchogenic cyst 117
bronchomalacia 148
bronchopulmonary foregut malformation 118
bronchovascular bundle 267, 269, 270, 272
bronchovascular bundle lesion 243
bronchus-associated lymphoid tissue(BALT) 109
bronchus basalis 30
bronchus intermedius 29
bubble-like appearance 71, 84
buckling 37, 38
bulla 285

C

canals of Lambert 142
Caslteman's disease 109, 274, 275, 344
cavity 212, 214
central vein 型 26
centrilobular emphysema 285
centrilobular lesion 241
choriocarcinoma 312, 320
chronic eosinophilic pneumonia 262
chronic necrotizing aspergillosis (CNA) 231
cicatrization atelectasis 157, 158
classical carcinoid 76
coal worker's pneumoconiosis 246
collateral ventilation 118
comet tail sign 114
compression atelectasis 157, 158
consolidation 71, 86, 115, 209, 210, 212, 214, 218, 219, 242
constrictive bronchiolitis 258
contrast enhancement 17
conventional scan 15, 19
crazy paving appearance 264, 265, 266
crura of the diaphragm 42
cryptogenic organizing pneumonitis 260
CT angiogram sign 71
CT densitometry 59
CT 値 3
── 計測 59
cylindrical bronchiectasis 161
cystic bronchiectasis 161
cystic fibrosis 160
cystic hygroma 331
cystic lymphangioma 331

D

DeBakey 分類 349
dependent density 15
dermoid cyst 314
desmoid tumor 393
desquamative interstitial pneumonia (DIP) 275
diffuse alveolar damage(DAD) 239, 240
diffuse fibrosing alveolitis 276
diffuse interstitial distribution 239
diffuse mesothelioma 386
diffuse panbronchiolitis(DPB) 244
diffuse pleural thickening 386
Dilofilaria immitis 116
displaced crus sign 378
distal lobular emphysema 285
diverticulum of Kommerell 356
double fissure artifact 7
double-fissure sign 31
double-lumen artifact 7, 8
doubling time 133
drug-induced pulmonary disorder 285
dual-energy CT scan 63
dumbbell lesion 343
dynamic CT 17, 19
dynamic incremental scan 19
dynamic study 156
dyskinetic cilia syndrome 160

E

ectopic thymus 300
edge effect 61
eggshell calcification 250, 251
embryonal carcinoma 312, 320
empyema 378
empyema necessitatis 381
endobronchial metastasis 143
endobronchial obstruction 154
endodermal sinus tumor 312, 319
endothoracic fascia 49
eosinophilic granuloma 252
equilibrium phase 18
extensive disease 170
extrapleural fat layer 49, 171
extrapleural fat plane(EFP) 173, 198
extrapleural lesion 376
extrinsic allergic alveolitis(EAA) 260

F

feeding vessel sign 232
fibrothorax 381
field of view(FOV) 11
focal organizing pneumonia 109

G

ganglioneuroblastoma 339
ganglioneuroma 339
germ cell tumor 312
Gohn complex 210
Ghon focus 210
giant cell interstitial pneumonia (GIP) 276
gloved-finger appearance 232
ground-glass attenuation 81
ground-glass density 67, 68, 86, 93, 115
ground-glass opacity 242

H

halo 281
halo sign 67, 230
hamartoma 100
Hampton's hump 232
helical CT 11
helical scan 12
hemangioma 332
hemangiopericytoma 392, 393
hereditary hemorrhagic telangiectasia 120
high-resolution CT (HRCT) 10, 80, 63, 66, 68, 237
Hodgkin 病 321
honeycomb lung 276
Hounsfield unit (HU) 3
hyperinflation 142
hypersensitivity pneumonitis 260
hypoplasia of the lung 157

I

idiopathic interstitial pneumonitis (IIP) 276
idiopathic pulmonary fibrosis (IPF) 275, 276
immature teratoma 314
infectious mononucleosis 109
[inferior] pulmonary ligament 32
inferior pulmonary vein 30
inflammatory pseudotumor 112, 275
intercostal stripe 383
interface sign 378
interstitial fibrosis 240, 241
intrapulmonary lymph node 121
intrathoracic goiter 326
invasive pulmonary aspergillosis (IPA) 229
inverted S sign 147, 153, 155, 157

K

Kampmeier focus 382
Kartagener 症候群 160, 161
Kohn 孔 142, 236
Kulchitsky 細胞 76, 148
Kulchitsky 細胞癌 (KCC) 76

L

Lambert 管 142, 236
Langerhans cell histiocytosis 252, 254
laryngotracheobronchial papillomatosis 143
left aortic arch with aberrant right subclavian artery 356
left superior intercostal vein 38
left upper lobe spur 30, 41
ligamentum pulmonare 32
limited disease 170
lipoma 335
liposarcoma 336
lobular core structure 236, 237, 242, 243, 267
lobular septal structure 237
localized fibrous mesothelioma 383
localized fibrous tumor of the pleura 383
low-grade non-Hodgkin's lymphoma 274
lung abscess 225
lung-cancer screening CT (LSCT) 126
lymphadenopathy 209
lymphangioma 331
lymphangiomyomatosis (LAM) 256
lymphangitic carcinomatosis 268
lymphatic distribution 239
lymphocytic interstitial pneumonia (LIP) 109, 110
lymphoid interstitial pneumonia (LIP) 273, 275
lymphomatoid granulomatosis 109
lymphoproliferative disorder 109, 273

M

MacLeod 症候群 160
major fissure 22, 31
malignant fibrous histiocytoma (MFH) 119, 120
malignant mesothelioma 386
malignant schwannoma 339
mass-vessel sign 279, 283
mature teratoma 314
mediastinal abscess 347
mediastinal emphysema 345
mediastinal lipomatosis 332
mediastinitis 347
melting sign 232
mesentery of the esophagus 38
miliary tuberculosis 211
milk of calcium 118
minor fissure 22, 31
Monod's sign 232
Morgagni ヘルニア 333, 334
mosaic pattern 164
mosaic perfusion 258
motion artifact 7
Mounier-Kuhn syndrome 142, 148
mucoepidermoid carcinoma 143
mucoid impaction 147, 153, 156

N

neurilemmoma 339
neurinoma 339
neuroblastoma 339
neuroendocrine carcinoma 76
neuroendocrine tumor 320
neurofibroma 339
neurofibromatosis type 1 343
neurogenic tumor 339
non-equilibrium phase 18
non-invasive aspergillosis 232
notch 71, 73, 80

O

obliterative bronchiolitis 164
Osler-Weber-Rendu 症候群 120

P

Pancoast 腫瘍 172
panlobular emphysema 285
panlobular lesion 242
papillomatosis 143
paracicatrical emphysema 251, 285
paraganglioma 339
parallel sign 77
paraseptal emphysema 285
parenchymal band 251, 252
parenchymal consolidation 239
partial volume effect 9, 10, 11, 22
partial volume phenomenon 9
passive atelectasis 157
peribronchovascular lesion 243
pericardial cyst 329
pericardial diverticulum 330

peripheral acinar distribution 239
peripheral connective tissue 237
peripheral interstitium 268
persistent left superior vena cava (PLSVC) 39
photographic negative of pulmonary edema 262
phrenic nerve 41
picture element 3
pixel 3
plasma cell granuloma 109, 112, 273, 275
platelike atelectasis 160
pleural effusion 210, 214
pleural indentation 84
pleural plaque 252, 382
pleural retraction 84
pleural/subpleural distribution 238
pleural tag 84
pleural tail sign 84
plexiform neurofibroma 343, 344
pneumoconiosis 246
Pneumosystis carinii pneumonia (PCP) 288
popcorn calcification 102
pores of Kohn 142
posterior goiter 326
posterior junction line 38
postinfectious bronchiectasis 160
pretracheal-retrocaval space 38
primary complex 210
primary pulmonary lobule 142, 236
primary tuberculosis 210
primary tuberculous pneumonia 210
primitive neuroectodermal tumor (PNET) 394
progressive massive fibrosis (PMF) 248, 251
pseudolymphoma 110, 111, 112, 113, 273, 275
pseudoplaque 251
pulmonary aspergillosis 229
pulmonary cryptococcosis 114
pulmonary dilofilariasis 116
pulmonary embolism 232
pulmonary emphysema 285
pulmonary infarction 232
pulmonary ligament 49
pulmonary parenchyma 236, 237
pulmonary sequestration 118
pyothorax 378

R

Ranke complex 210
recurrent nerve 38
reference phantom 62
relapsing polychondritis 145
replacement atelectasis 157
resectability 196, 199
respiratory bronchiole 142, 236
respiratory bronchiolitis 258
reversed pulmonary edema pattern 262
rhabdomyosarcoma 393
right aortic arch 354
right middle lobe bronchus 29
right mid-lung window 31
right superior pulmonary vein 25
right upper lobe spur 30, 41
round(ed) atelectasis 113, 160

S

sarcoidosis 147, 269
satellite density 223
satellite lesion 95, 99
scar emphysema 251
schwannoma 339
sclerosing hemangioma 105
secondary pulmonary lobule 142, 236
secondary tuberculosis 211
semicentral vein 型 28
semi-invasive aspergillosis 231
seminoma 312, 318
septal distribution 239
shrinking pleuritis with atelectasis 113
signet ring pattern 161, 162
silicosis 246
skip metastasis 191, 195
small cell carcinoma 76
smoker's bronchiolitis 258
solitary pulmonary nodule (SPN) 56
spicula 65, 87
spiculation 80, 87, 94, 115
spiral CT 11
splenosis 120
split pleura sign 379, 380
squamous cell carcinoma 73, 143
squamous cell papilloma 143
staging 168
Stanford 分類 349
star artifact 7
sternocostoclavicular hyperostosis 390, 393
subpleural curvilinear line 251, 252
subpleural fat layer 49
Swyer-James 症候群 160

T

target lesion 229, 230
teratoma 312, 314
terminal bronchiole 142, 236
thin-rim enhancement 60, 97, 98
thoracic splenosis 120
thymic carcinoid 320
thymic carcinoma 310
thymic cyst 321
thymic enlargement 299
thymic hyperplasia 299
thymic hypertrophy 299
thymic rebound hyperplasia 300, 321
thymolipoma 325
thymoma 300
thymus 298
TNM 分類 168
tracheobronchomegaly 142, 148
tracheobronchopathia osteochondroplastica 146
traction bronchiectasis 160, 271
tree-in-bud appearance 215, 217, 220
truncus superior 22
tuberculoma 95
twinkling star artifact 7

U

ultrafast CT 13
usual interstitial pneumonia (UIP) 275

V

vagus nerve 38
varicose bronchiectasis 161
vascular sign 232
venolobar syndrome 119
von Recklinghausen disease 343

W

Wegener's granulomatosis 146
welder's lung 250
window center 4
window level 4
window width 4

Y

yolk sac tumor 312, 319

著者略歴

松本　満臣
（まつもと　みつおみ）

1941 年　島根県に生まれる
1966 年　群馬大学医学部卒業
1977 年　群馬県立がんセンター東毛病院放射線部部長
1988 年　群馬大学助教授，中央放射線部副部長
現　在　東京都立医療技術短期大学教授，診療放射線学科長
　　　　群馬大学医学部・東京女子医科大学講師
　　　　医学博士

最新胸部 CT 診断学（普及版）　　　　定価はカバーに表示

1997 年 11 月 25 日　初　版第 1 刷
2006 年 6 月 30 日　普及版第 1 刷

　　　　著　者　松　本　満　臣
　　　　発行者　朝　倉　邦　造
　　　　発行所　株式会社　朝　倉　書　店
　　　　　　　　東京都新宿区新小川町 6-29
　　　　　　　　郵便番号　162-8707
　　　　　　　　電　話　03(3260)0141
　　　　　　　　FAX　03(3260)0180
　　　　　　　　http://www.asakura.co.jp

〈検印省略〉

© 1997〈無断複写・転載を禁ず〉　　　真興社印刷・渡辺製本

ISBN 4-254-32225-9　C 3047　　　　Printed in Japan